妊娠の正常経過　妊娠期のアセスメント　妊娠悪阻　妊娠貧血　異所性妊娠　流産 切迫流産　妊娠高血圧症候群　切迫早産・早産　前期破水　前置胎盤　多胎妊娠 常位胎盤早期剝離　羊水過多症　羊水過少症　過期妊娠・過期産　胎児発育不全（FGR） 血液型不適合妊娠　心疾患合併妊娠　腎疾患合併妊娠　糖尿病合併妊娠　喘息合併妊娠 自己免疫疾患合併妊娠	妊娠期
分娩の正常経過　分娩期のアセスメント　児頭骨盤不均衡（CPD）　骨盤位・横位　微弱陣痛 遷延分娩　胎児機能不全　胎盤剝離異常（癒着胎盤） 産科出血・産科ショック・DIC　分娩損傷　帝王切開　吸引分娩術　鉗子分娩術	分娩期
産褥の正常経過　産褥期のアセスメント　子宮復古不全　子癇　産褥熱・産褥感染症 乳腺炎　乳汁分泌不全　妊娠高血圧症候群（産褥期）　マタニティブルーズ　死産	産褥期
新生児の生理　新生児のアセスメント　新生児仮死　低出生体重児 初期嘔吐　哺乳障害　体重増加不良　黄疸　分娩外傷　口唇口蓋裂・ダウン症候群	新生児期

第3版

ウエルネスからみた

母性看護過程

病態関連図

編集
佐世正勝
山口県立総合医療センター総合周産期母子医療センター長

石村由利子
四日市看護医療大学教授・母性看護学

医学書院

ご注意

　本書に記載されている治療法や看護ケアに関しては，出版時点における最新の情報に基づき，正確を期するよう，著者，編集者ならびに出版社は，それぞれ最善の努力を払っています．しかし，医学，医療の進歩から見て，記載された内容があらゆる点において正確かつ完全であると保証するものではありません．

　したがって，看護実践への活用にあたっては，常に最新のデータに当たり，本書に記載された内容が正確であるか，読者御自身で細心の注意を払われることを要望いたします．本書記載の治療法・医薬品がその後の医学研究ならびに医療の進歩により本書発行後に変更された場合，その治療法・医薬品による不測の事故に対して，著者，編集者，ならびに出版社は，その責を負いかねます．

株式会社　医学書院

ウエルネスからみた　母性看護過程＋病態関連図

発　行	2009 年 3 月 1 日　　第 1 版第 1 刷
	2011 年 10 月 15 日　第 1 版第 6 刷
	2012 年 9 月 1 日　　第 2 版第 1 刷
	2015 年 12 月 1 日　　第 2 版第 5 刷
	2016 年 11 月 1 日　　第 3 版第 1 刷ⓒ
	2016 年 12 月 1 日　　第 3 版第 2 刷

編　集　佐世正勝・石村由利子

発行者　株式会社　医学書院

　　　　代表取締役　金原　優

　　　　〒113-8719　東京都文京区本郷 1-28-23

　　　　電話　03-3817-5600(社内案内)

印刷・製本　山口北州印刷

本書の複製権・翻訳権・上映権・譲渡権・公衆送信権(送信可能化権を含む)は株式会社医学書院が保有します．

ISBN978-4-260-02838-7

本書を無断で複製する行為(複写，スキャン，デジタルデータ化など)は，「私的使用のための複製」など著作権法上の限られた例外を除き禁じられています．大学，病院，診療所，企業などにおいて，業務上使用する目的(診療，研究活動を含む)で上記の行為を行うことは，その使用範囲が内部的であっても，私的使用には該当せず，違法です．また私的使用に該当する場合であっても，代行業者等の第三者に依頼して上記の行為を行うことは違法となります．

JCOPY 〈出版者著作権管理機構　委託出版物〉

本書の無断複製は著作権法上での例外を除き禁じられています．複製される場合は，そのつど事前に，出版者著作権管理機構(電話 03-3513-6969，FAX 03-3513-6979，info@jcopy.or.jp)の許諾を得てください．

はじめに

　わが国の 2015 年の合計特殊出生率は 1.46 で，2 年ぶりに上昇したことが報じられました．合計特殊出生率は 2005 年の 1.26 を底に緩やかな回復傾向にありますが，それでも人口置換水準 2.07（2015 年）からは大きくかけ離れており，人口減少が止まる気配がありません．少子化は 20 世紀後半から 21 世紀に引き継がれた重要課題の一つであり，母性看護の視点からも時代に即したケアのあり方，世代を伝承する意味をしっかり考えることが求められています．

　看護教育の場に目を転じてみると，少子化は母性看護学および助産学の実習に困難をきたす大きな要因となっています．出産数の減少は学生が周産期のケアを学ぶ機会の縮小につながります．看護学生数の増加と相まって，受け持ち事例の確保は年々難しくなっています．貴重な学習の機会をより有益なものにするためにも，対象にしっかり向き合い，情報を的確にアセスメントし，より質の高いケアにつなげていく学習への姿勢が求められます．

　本書は看護学生を対象に，臨地実習用の参考書として 2009 年 3 月に初版，2012 年 8 月に第 2 版が出版されました．その後の 4 年間にも，産科学・助産学の領域ではさらに多くのエビデンスが集積され，ガイドラインとして提示されてきました．しかし，学生の知識，経験ではガイドラインを正確に読み解き，適切なケアに結びつけることは決してたやすいことではありません．今回の改訂では，医学解説，看護過程の解説ともに最新の知見を反映したものになるよう，全項目にわたって見直しを行いました．

　母性看護学および助産学の臨地実習では，妊娠期，分娩期，産褥期，新生児期にある対象の生理的変化が理解でき，各期の健康レベルをアセスメントできることが求められます．本書の記述は，手順に従って観察していくことで対象の健康レベルが判断できるようになっています．正常な経過をたどるローリスクの対象の看護過程は，ウエルネスの視点で考えると理解が容易です．この考え方によって，望ましい方向に健康行動を強化するために必要な支援，看護介入を決定していくことができます．正常からの逸脱が認められる場合には，初版，第 2 版と同様に「問題解決型思考」の手法を用いて，情報の収集・分析から健康問題を明確化し，看護目標の設定，問題解決に至る過程をたどることができるように，根拠を提示しながら記述しています．根拠を明確にすることで，応用可能な知識として定着させることにつながります．

　母性看護学の難しさは，個人の健康を考えるだけでなく，次世代の健康を見据えた視点が必要であること，さらに家族，地域へと視野を広げる必要性を求められること

iii

にあります．健康を医学的な概念だけにとらわれることなくアセスメントし，適切な看護実践を提供できるかが問われています．

　看護過程を学ぶ中で，ウエルネス型の考え方は初版の時代よりずいぶん定着してきました．母性看護はこの思考過程を学ぶには最も適した領域といえます．本書がそのガイドとして役に立つことを願っています．

　初版，第2版同様，本書も看護学生のみならず，助産師学生や臨床の看護師，助産師の方々に活用していただけるものと信じています．

　最後になりましたが，今回の改訂に際しても医学書院の編集者の方々の温かいご支援と多くの貴重なご示唆をいただきました．心よりお礼申し上げます．

2016年9月

編著者を代表して　石村由利子

編集

佐世　正勝　山口県立総合医療センター総合周産期母子医療センター長
石村由利子　四日市看護医療大学教授・母性看護学

執筆（五十音順）

〔医学解説〕

岩本　梨恵　医療法人淳心会岩本医院小児科

上田　一之　山口県立総合医療センター副院長・産科診療部長

佐世　正勝　山口県立総合医療センター総合周産期母子医療センター長

讃井　裕美　山口県立総合医療センター産婦人科部長

中村　康彦　山口県立総合医療センター婦人科診療部長

長谷川恵子　山口県立総合医療センター新生児科診療部長

古谷　信三　山口県済生会山口総合病院産婦人科部長

三輪一知郎　山口県立総合医療センター産婦人科部長

吉冨　恵子　山口県立総合医療センター産婦人科部長

〔看護過程解説〕

石村由利子　四日市看護医療大学教授・母性看護学

木村奈緒美　名古屋市立大学看護学部助教・性生殖看護学・助産学

永澤　規子　さいたま市立病院副看護部長

本書の構成と使い方

正常経過解説

妊産褥婦と新生児の正常経過を
ビジュアルに解説しています．

ひと目でわかる一覧表

ビジュアルな解説

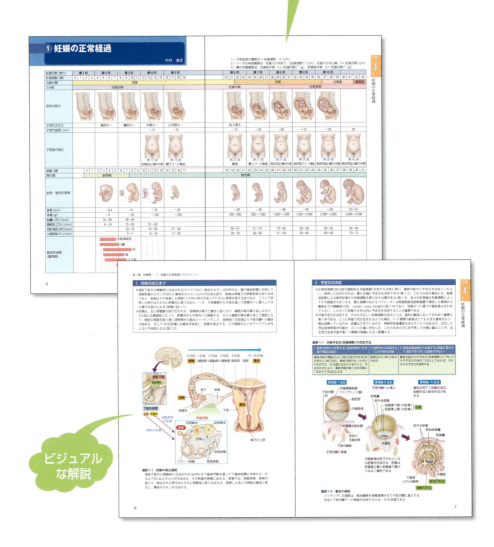

本書の構成と使い方

アセスメント解説

アセスメントの視点とポイントを根拠を示しながら解説しています．

正常な状態であるか，時期に相応した経過をたどっているかを確認しよう．

生理的変化を理解し，基本となるアセスメント技術をしっかり覚えよう．

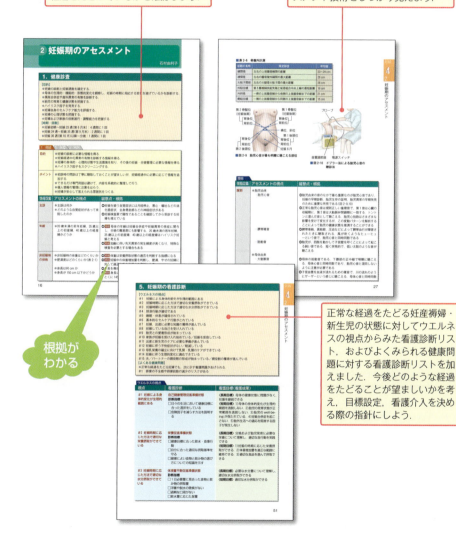

根拠がわかる

正常な経過をたどる妊産褥婦・新生児の状態に対してウエルネスの視点からみた看護診断リスト，およびよくみられる健康問題に対する看護診断リストを加えました．今後どのような経過をたどることが望ましいかを考え，目標設定，看護介入を決める際の指針にしよう．

vii

本書の構成と使い方

疾患解説

基本的な医学的知識をわかりやすくワンポイントで解説しています.

疾患の知識として,
- 病態生理
- 病因・増悪因子
- 疫学・予後
- 症状
- 診断・検査値
- 合併症
- 治療法

を簡潔に記載しています.
カルテをみたら確認してみよう.

ひと目でわかる疾患の病態生理

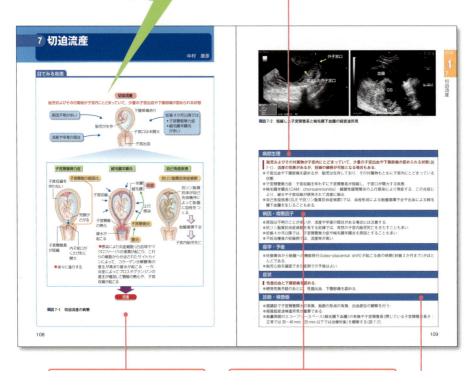

各項目の冒頭には「目でみる疾患」を掲載しています.まず最初に疾患の全体像をつかもう.

増悪因子の除去は大切なケアの1つ.日常生活環境も含めてチェックしよう.

検査値のチェックはナースの大切な役割.異常を早期に発見しよう.

本書の構成と使い方

ひと目でわかる治療薬一覧．薬の副作用は早期に発見するためにもチェックしておこう

合併症を早期発見するために，この項目をチェックしておこう．

治療方針を理解することでケアの質の向上につなげよう．

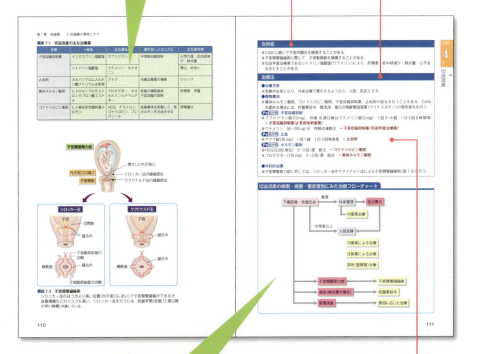

病期・病態・重症度別に治療の流れをフローチャート化

実際の患者さんに使われている薬がわかるように，具体的な処方例を記載しています．さらに処方の目的がわかるように薬効名も併記しています．カルテをみたら確認しよう．

※処方例について：健康保険が適用されない処方も一部含まれます．そのような処方例につきましては，本文中に（保険適用外）として表記しました．

ix

本書の構成と使い方

看護過程解説

情報収集からアセスメント，ケアプラン，評価まで，どんな患者さんにも対応できるよう，詳細に解説しています．

Step 1 アセスメント

情報収集とアセスメントのポイント，その根拠を解説しています．それらの情報を通して浮かびあがってきそうな看護問題も併記しました．受け持ち患者さんと照らし合わせてアセスメントしてみよう．

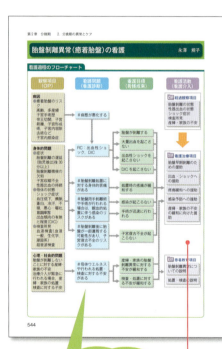

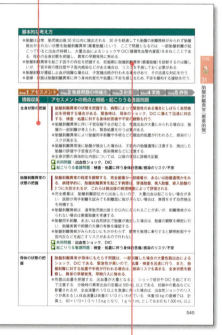

ひと目でわかる看護過程のフローチャート

看護過程の概要をひとまずオーバービューすることで全体像をつかもう．

ケアの基本的な考え方をまず理解しておこう．ここからスタート！

※「看護過程のフローチャート」で明示される［看護問題（看護診断）］には，「Step 1 アセスメント」から導き出された看護問題を，［看護目標（看護成果）］には「Step 3 計画」で展開されるケアプランから抜粋した内容を記載しています．

本書の構成と使い方

> **Step 2　看護問題の明確化**
>
> ここでは想定される一般的な看護問題リストを提示しました．フォーカスアセスメントはその後のケアプランにも影響する大切なステップです．「看護問題の優先度の指針」を参考にしながら，患者さんと家族が抱える看護問題を慎重に検討しよう．

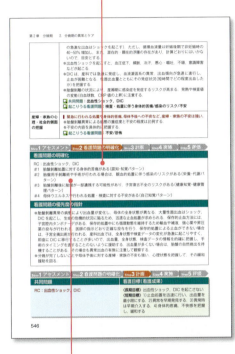

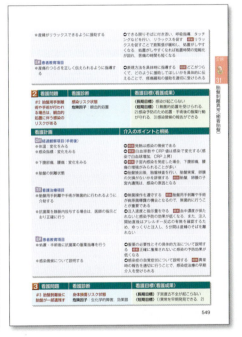

> アセスメントの枠組みとしてゴードンの「機能的健康パターン」を使った場合の分類を参考までにカッコ内に付記しました（分類や表記は，リンダ J. カルペニート＝モイエ『看護診断ハンドブック　第10版』による）．

※共同問題は，リンダ J. カルペニート＝モイエ『看護診断ハンドブック　第10版』により RC（risk for complications，合併症のリスク状態）として表記しました．

xi

本書の構成と使い方

Step 3　計画

それぞれの看護問題に対して，看護診断，看護目標，看護計画，介入のポイントと根拠を具体的に記載しています．患者さんの状態に合わせてケアプランを工夫してみよう．

根拠がよくわかる

看護目標は，長期目標と短期目標を立てよう．

患者さんの状態に合わせたケアプランを立てよう．

本書の構成と使い方

Step 1~4 フィードバック

Step 4 実施
ケアプランを実施するうえでのポイントをまとめました．効果的なケアにつなげよう．

Step 5 評価
達成度をチェックしてケアの評価と看護過程へのフィードバックに生かそう．

病態関連図で全体像をまとめました．この図を参考に受け持ち患者さんの病態関連図を描いてみよう

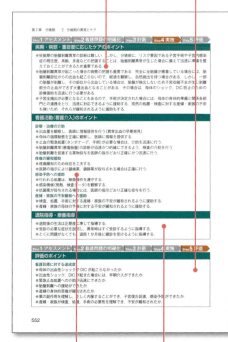

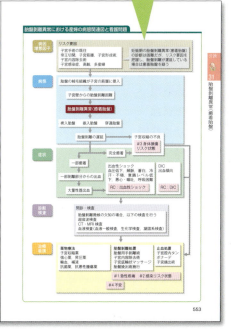

ケアのポイントをしっかりおさえよう．

退院指導はナースの大切な役割です．

xiii

目次

ウエルネスからみた 母性看護過程＋病態関連図

はじめに ……………………………………………………… 石村由利子　iii

本書の構成と使い方 ………………………………………………………… vi

第1章　妊娠期

1. 妊娠の正常経過とアセスメント

1　妊娠の正常経過 …………………………………………… 中村康彦　4

2　妊娠期のアセスメント ……………………………………… 石村由利子　16

　　健康診査　16／妊娠の診断　30／妊娠期の経過診断　34／妊娠期の基本的生活行動,
　　心理・社会的状態の診断　43／妊娠期の看護診断　51

2. 妊娠期の異常とケア

3　妊娠悪阻 …………………………………………… 中村康彦／永澤規子　56

4　妊娠貧血 ………………………………… 三輪一知郎／木村奈緒美　69

5　異所性妊娠 ………………………………………… 中村康彦／永澤規子　81

6　流産 ………………………………………………… 中村康彦／永澤規子　93

7　切迫流産 …………………………………………… 中村康彦／永澤規子　108

8　妊娠高血圧症候群 ………………………………… 上田一之／永澤規子　127

9　切迫早産・早産 …………………………………… 上田一之／永澤規子　151

10　前期破水 …………………………………………… 上田一之／永澤規子　183

11　前置胎盤 …………………………………………… 上田一之／永澤規子　201

12　多胎妊娠 …………………………………………… 佐世正勝／永澤規子　218

13　常位胎盤早期剝離 ………………………………… 佐世正勝／永澤規子　241

14　羊水過多症 ………………………………………… 佐世正勝／永澤規子　254

15　羊水過少症 ………………………………………… 佐世正勝／永澤規子　274

16　過期妊娠・過期産 ………………………………… 上田一之／永澤規子　283

17　胎児発育不全（FGR）……………………………… 佐世正勝／永澤規子　293

18　血液型不適合妊娠 ………………………… 古谷信三・佐世正勝／永澤規子　306

19　心疾患合併妊娠 …………………………………… 佐世正勝／永澤規子　319

20　腎疾患合併妊娠 …………………………………… 佐世正勝／永澤規子　332

21　糖尿病合併妊娠 …………………………………… 佐世正勝／永澤規子　343

22　喘息合併妊娠 ……………………………………… 佐世正勝／永澤規子　361

目次

23 自己免疫疾患合併妊娠 ·· 佐世正勝／永澤規子　378

第2章　分娩期

1.　分娩の正常経過とアセスメント

24 分娩の正常経過 ·· 上田一之　398

25 分娩期のアセスメント ·· 石村由利子　413

　　健康診査　413／分娩開始の診断　427／分娩期の経過診断　430／分娩期の基本的
　　生活行動，心理・社会的状態の診断　451／分娩期の看護診断　457

2.　分娩期の異常とケア

26 児頭骨盤不均衡（CPD）····································· 吉冨恵子／永澤規子　462

27 骨盤位・横位 ··································· 吉冨恵子・佐世正勝／永澤規子　479

28 微弱陣痛 ·· 吉冨恵子・佐世正勝／永澤規子　496

29 遷延分娩 ··· 吉冨恵子／永澤規子　513

30 胎児機能不全 ·· 吉冨恵子／永澤規子　526

31 胎盤剝離異常（癒着胎盤）································ 吉冨恵子／永澤規子　540

32 産科出血・産科ショック・DIC··············· 吉冨恵子・佐世正勝／永澤規子　554

33 分娩損傷 ·· 吉冨恵子・佐世正勝／永澤規子　576

34 帝王切開 ·· 古谷信三・佐世正勝／永澤規子　592

35 吸引分娩術・鉗子分娩術 ····················· 古谷信三・佐世正勝／永澤規子　615

第3章　産褥期

1.　産褥の正常経過とアセスメント

36 産褥の正常経過 ·· 讃井裕美　638

37 産褥期のアセスメント ·· 石村由利子　644

　　健康診査　644／産褥期の経過診断　656／産褥期の基本的生活行動，心理・社会的
　　状態の診断　669／産褥期の看護診断　681

2.　産褥期の異常とケア

38 子宮復古不全 ·· 佐世正勝／永澤規子　686

39 子癇 ·· 佐世正勝／永澤規子　699

40 産褥熱・産褥感染症 ·· 古谷信三／永澤規子　715

41 乳腺炎 ·· 讃井裕美／永澤規子　732

42 乳汁分泌不全 ·· 讃井裕美／永澤規子　745

xv

43 妊娠高血圧症候群（産褥期）⋯⋯⋯⋯⋯⋯⋯⋯⋯⋯⋯⋯⋯讃井裕美／永澤規子　759

44 マタニティブルーズ⋯⋯⋯⋯⋯⋯⋯⋯⋯⋯⋯⋯⋯⋯⋯⋯⋯讃井裕美／永澤規子　779

45 死産⋯⋯⋯⋯⋯⋯⋯⋯⋯⋯⋯⋯⋯⋯⋯⋯⋯⋯⋯⋯⋯⋯⋯⋯古谷信三／永澤規子　797

第4章　新生児期

1. 新生児の生理とアセスメント

46 新生児の生理⋯⋯⋯⋯⋯⋯⋯⋯⋯⋯⋯⋯⋯⋯⋯⋯⋯⋯⋯⋯⋯⋯⋯⋯長谷川恵子　818

47 新生児のアセスメント⋯⋯⋯⋯⋯⋯⋯⋯⋯⋯⋯⋯⋯⋯⋯⋯⋯⋯⋯⋯石村由利子　826

健康診査　826／成熟度の診断　841／新生児期の経過診断　847／新生児期の養護・
環境の診断　853／新生児期の看護診断　859

2. 新生児の異常とケア

48 新生児仮死⋯⋯⋯⋯⋯⋯⋯⋯⋯⋯⋯⋯⋯⋯⋯⋯⋯⋯⋯長谷川恵子／永澤規子　862

49 低出生体重児⋯⋯⋯⋯⋯⋯⋯⋯⋯⋯⋯⋯⋯⋯⋯⋯⋯⋯⋯長谷川恵子／永澤規子　875

50 初期嘔吐⋯⋯⋯⋯⋯⋯⋯⋯⋯⋯⋯⋯⋯⋯⋯⋯⋯⋯⋯⋯⋯長谷川恵子／永澤規子　889

51 哺乳障害⋯⋯⋯⋯⋯⋯⋯⋯⋯⋯⋯⋯⋯⋯⋯⋯⋯⋯⋯⋯⋯⋯岩本梨恵／永澤規子　898

52 体重増加不良⋯⋯⋯⋯⋯⋯⋯⋯⋯⋯⋯⋯⋯⋯⋯⋯⋯⋯⋯⋯岩本梨恵／永澤規子　910

53 黄疸⋯⋯⋯⋯⋯⋯⋯⋯⋯⋯⋯⋯⋯⋯⋯⋯⋯⋯⋯⋯⋯⋯⋯⋯岩本梨恵／永澤規子　923

54 分娩外傷⋯⋯⋯⋯⋯⋯⋯⋯⋯⋯⋯⋯⋯⋯⋯⋯⋯⋯⋯⋯⋯⋯岩本梨恵／永澤規子　937

55 口唇口蓋裂・ダウン症候群⋯⋯⋯⋯⋯⋯⋯⋯⋯⋯⋯⋯⋯⋯岩本梨恵／永澤規子　951

付録⋯⋯⋯⋯⋯⋯⋯⋯⋯⋯⋯⋯⋯⋯⋯⋯⋯⋯⋯⋯⋯⋯⋯⋯⋯⋯⋯⋯⋯佐世正勝　967

産科に必要な薬の知識　968／妊娠中の主な禁忌薬　971／抗菌薬の種類と特徴
978／抗菌薬略語一覧　983

看護診断名索引⋯⋯⋯⋯⋯⋯⋯⋯⋯⋯⋯⋯⋯⋯⋯⋯⋯⋯⋯⋯⋯⋯⋯⋯⋯⋯⋯⋯⋯987

索引⋯⋯⋯⋯⋯⋯⋯⋯⋯⋯⋯⋯⋯⋯⋯⋯⋯⋯⋯⋯⋯⋯⋯⋯⋯⋯⋯⋯⋯⋯⋯⋯⋯⋯988

第1章

妊娠期

1

妊娠の正常経過とアセスメント

1 妊娠の正常経過

中村　康彦

妊娠月数（数え）	第1月				第2月				第3月				第4月				第5月			
妊娠週数（満）	0	1	2	3	4	5	6	7	8	9	10	11	12	13	14	15	16	17	18	19
出産分類	流産																			
3分割	妊娠初期																			
母体の変化																				
子宮の大きさ					鶏卵大〜				鵞卵大〜				手拳大〜				小児頭大〜			
子宮の底長（cm）													〜12				〜15			
子宮底の高さ													第15週 恥骨結合と臍の中間				第19週 臍下2〜3横指			
胎齢（満）	0	1	2	3	4	5	6	7	8	9	10	11	12	13	14	15	16	17		
期分類	胎芽期																			
胎芽・胎児の発育																				
身長（cm）					〜0.4				〜9				〜16				〜25			
体重（g）					〜4				〜20				〜100				〜250			
胎囊（GS）(mm)					10〜39				40〜54											
頭殿長（CRL）(mm)					6〜14				15〜50				51〜93							
児頭大横径（BPD）(mm)									10〜18				19〜36				37〜49			
大腿骨長（FL）(mm)									5〜7				8〜16				17〜29			
器官形成期 （臨界期）					中枢神経系／心臓／耳／眼／上下肢／口蓋／外生殖器															

1）子宮底長の概算式＝妊娠週数－5（cm）
2）ハーゼの身長概算法　妊娠5か月まで：（妊娠週数）^{2}（cm），妊娠6か月以降：5×妊娠月数（cm）
3）榊の体重概算法　妊娠前半期：2×（妊娠月数）^{3}（g），妊娠後半期：3×（妊娠月数）^{3}（g）

妊娠
1
妊娠の正常経過

	第6月				第7月				第8月				第9月				第10月					
	20	21	22	23	24	25	26	27	28	29	30	31	32	33	34	35	36	37	38	39	40	41	42	43
							早産											正期産					過期産	
	妊娠中期											妊娠後期												

成人頭大					
～21	～24	～28	～31	～35	35

第23週	第27週	第31週	第35週	第39週	第40週
臍高	臍上2～3横指	剣状突起と臍の中間	剣状突起下2～3横指	剣状突起と臍の中間	剣状突起と臍の中間

18	19	20	21	22	23	24	25	26	27	28	29	30	31	32	33	34	35	36	37	38	39	40	41
胎児期																							

～30	～35	～40	～45	～50	50～51
250～650	650～1,000	1,000～1,500	1,500～2,000	2,000～3,000	3,000～3,500
50～61	51～72	73～82	83～88	89～93	94～95
30～35	36～50	51～58	59～65	66～69	70～71

5

第1章 妊娠期　1. 妊娠の正常経過とアセスメント

1. 妊娠の成立まで

- 視床下部から律動的に分泌されるゴナドトロピン放出ホルモン(GnRH)は，脳下垂体前葉に作用して卵胞刺激ホルモン(FSH)と黄体化ホルモン(LH)の分泌を促す．前者は卵巣での卵胞発育を促す主役であり，後者はその発育した卵胞(この中に卵子を含んでいる)に排卵を促す主役である．こうして排卵した卵子はただちに卵管内に取り込まれ，一方，子宮頸管から子宮を通って卵管内へと侵入してきた精子を受け入れる(受精)(図1-1)．
- 受精は，主に卵管膨大部で行われる．受精卵は精子と融合し胚となり，細胞分裂を繰り返しながら，4日目には桑実胚となって，卵管内から子宮内へと移動する．さらに細胞分裂を繰り返して胞胚となり，胞胚の周囲を取り巻く透明帯から脱出(ハッチング)して，排卵後7日目頃より子宮内膜への着床が始まる．そして10日目頃には着床が完成し，妊娠が成立する．この過程のどこかでトラブルが生じると不妊症となる(図1-2)．

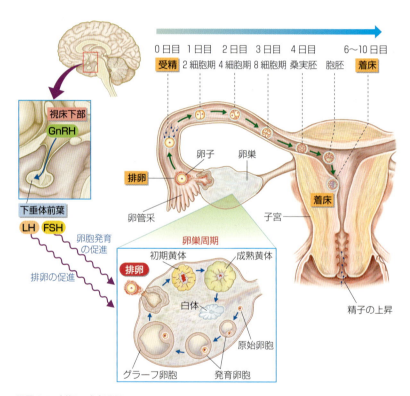

■図1-1　妊娠の成立過程
　視床下部から律動的に分泌されるGnRHは下垂体門脈を通って下垂体前葉に作用する．するとFSHおよびLHが分泌され，その刺激が卵巣に伝わる．卵巣では，卵胞発育・排卵が起こり，排出された卵子はただちに卵管采に取り込まれる．排卵したあとの卵胞は黄体に変化し，黄体ホルモンを分泌する．

2. 予定日の決定

- 正常性周期(28日型の規則的な月経周期)を有する女性に限り，最終月経から予定日を決定してもよい．排卵した日がわかれば，最も正確に予定日を決定できる(表1-1)．これら以外の場合には，超音波診断による胎児計測から妊娠週数を割り出す必要がある(図1-3)．各々の計測値は妊娠週数によってその誤差が大きくなる．最も信頼のおけるパラメーターは経腟超音波診断装置で測定した頭頂から殿部までの頭殿長(CRL：crown rump length)(図1-4)であり，妊娠8〜11週での個体差はきわめて小さい．したがって妊娠3か月以内に予定日を決定することが重要である．
- 分娩予定日を決定する，すなわち正しい妊娠週数を知ることは，産科の臨床においてきわめて重要な第1歩である．とくに早産で児が生まれるような場合，1〜2週間の誤差はとても大きな意味をもつ．肺は成熟しているのか，皮膚はできているのか，神経学的後遺症をきたすリスクはあるか，出生した児は自発呼吸が可能か，といった違いが生じる．これらをあらかじめ予見して分娩に臨むことが，出生児の生命予後や後(こう)障害の有無に大きく影響する．

■表1-1　分娩予定日(妊娠週数)の決定方法

1. 最終月経から計算する(月経周期が28日型で順調な場合)	2. 排卵日から計算する(これが最も正確)	3. 超音波測定値から計算する(妊娠8週から11週までのCRLは誤差が少ない)
最終月経の開始日より280日目が予定日(30日型なら282日目)．最終月経のあった月に9を足すか，12を超えるなら3を引くと，予定日の月となり，最終月経の第1日の日数に7を足すと予定日となる	排卵日から266日目が予定日	最終月経からの予定日(妊娠週数)とCRLからの予定日の差が7日以上であれば，CRLからの予定日を採用する

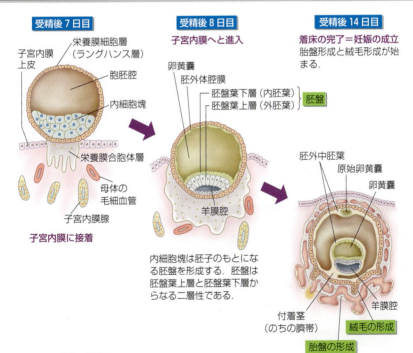

■図1-2　着床の過程
　ハッチングした胞胚は，絨毛細胞を増殖浸潤させて子宮内膜に進入する．完全に子宮内膜下への移動が完成するのは，10日目頃である．

第1章 妊娠期　　1. 妊娠の正常経過とアセスメント

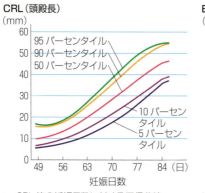

a. CRL値の妊娠日数に対する回帰曲線

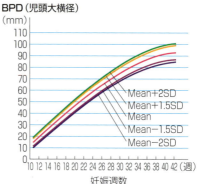

b. BPD値の妊娠週数に対する回帰曲線

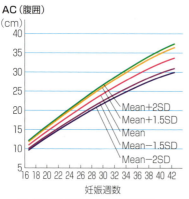

c. AC値の妊娠週数に対する回帰曲線

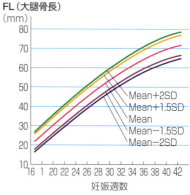

d. FL値の妊娠週数に対する回帰曲線

■図1-3　胎児の各超音波検査測定値と妊娠日数・妊娠週数との相関
〔日本超音波医学会：超音波胎児計測の標準化と日本人の基準値. 超音波医学 30(3)：418, 424-425, 2003〕

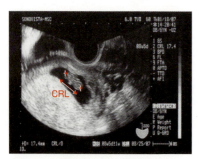

■図1-4　妊娠9週＋0日の頭殿長（CRL）

8

3. 妊娠による子宮の変化

- 妊娠により変化する器官のなかで,最も大きく変化するのが子宮である.妊娠中の子宮底の高さの変化を表1-2に示す.
- 子宮内膜では,胚の着床に備えて排卵後の分泌期子宮内膜が脱落膜へと変化する.この脱落膜の形成は胚から発生する絨毛が子宮内膜へ進入する(図1-2)のを受けとめるのに大変重要である.進入してきた絨毛は発育増殖し,脱落膜とともに胎盤を形成する.絨毛の形成不良は妊娠高血圧症候群の原因になるともいわれている.また,脱落膜の形成が不十分であると,絨毛は子宮内膜を貫いて子宮筋層や子宮漿膜にまで達し,癒着胎盤の原因となる.
- 子宮に生じる変化で重要なものは,子宮峡部の伸展である(図1-5).上縁を解剖学的内子宮口,下縁を組織学的内子宮口ではさまれたこの部位は,非妊娠時には約1 cmにしかすぎない.しかし,妊娠後期には約10 cmにもなり,上縁は開大し子宮内壁の一部となる.一方,下縁は妊娠後期まで閉じており,これが産科的内子宮口となる.この変化は妊娠25週頃にできあがるとされており,それ以前の妊娠週数では峡部にかかった低置胎盤を前置胎盤と見誤ってしまうことがある.

■表1-2 妊娠中の子宮底の高さ

妊娠月数	子宮底の高さ
3か月末	恥骨結合上縁
4か月末	恥骨結合上縁と臍のほぼ中央
5か月末	臍下2横指
6か月末	臍高
7か月末	臍上2横指
8か月末	臍と剣状突起のほぼ中央
9か月末	剣状突起下2横指
10か月末	臍と剣状突起のほぼ中央

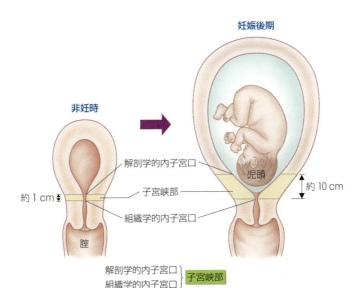

■図1-5 妊娠による子宮の変化(とくに子宮峡部に注目して)
子宮峡部は非妊娠時には約1 cmだが,妊娠後期には約10 cmに延長する.

第1章　妊娠期　　1. 妊娠の正常経過とアセスメント

4. 妊娠による全身の変化

1)乳房の変化
●妊娠によって胎盤から分泌されるエストロゲンとプロゲステロンの作用によって，乳腺組織が肥大増殖するため，乳房は非妊娠時の約3倍に肥大する．また，脳下垂体からのプロラクチン分泌も漸増し，乳汁の産生も高まる．しかし，乳汁の分泌は胎盤の娩出が終わるまで上記2種類の性ステロイドホルモンによって抑制されている．

2)消化器
●つわりの時期を除くと食欲は亢進し摂取カロリーも増加する．嗜好の変化を呈することもある．胃腸の動きは胎盤から分泌されるプロゲステロンの影響で一般的に低下し，増大した子宮による機械的な圧迫もあり，便秘や腹部膨満感を覚える．肝機能検査では，血清アルブミン値の低下（循環血液量の増加による希釈）やアルカリホスファターゼの上昇（胎盤による産生）など，肝障害を疑うような検査データを呈する．

3)循環器
●妊娠中は循環血液量が増加し，心臓への負担が増す．心拍数および1回拍出量ともに上昇し，心拍出量は非妊娠時の30〜40%も増加する（図1-6）．静脈系では，増大した子宮により下半身からの血液還流が障害される．これにより，しばしば下肢や外陰部に静脈瘤を認める．図1-7に示すように，妊娠後期には増大した子宮の影響を受けて，循環器系は体位による大きな変動を呈する．妊娠後期に仰臥位になると，増大した子宮に下大静脈が圧迫されて心臓に血液が戻らなくなり，ショック状態となることがある（仰臥位低血圧症候群）．とくに多胎妊娠や，帝王切開で麻酔がかかった筋弛緩時には注意が必要である．また，血液のうっ滞により下半身に静脈血栓を生じることがあり，これらによる肺動脈血栓塞栓症（エコノミークラス症候群）の発生にも注意する．

4)血液（表1-3）
●妊娠中は血液量も血漿量も増加する．妊娠32週頃にピークとなり，非妊娠時より約50%も増加する．一方，赤血球数の増加は遅く緩やかで，その増加も30%程度にとどまるため，検査データ上貧血となる．そこで，妊娠中はヘモグロビン値が11 g/dLまでを正常とする．
●妊娠中期より白血球は増加する．これは，胎盤から白血球の産生を促すGM-CSFなどのサイトカインが分泌されているためと思われる．血小板数はほぼ変化しない．
●凝固系は亢進しているといわれる．フィブリノゲンは増加するが各凝固因子の増減は一定していない．

5)呼吸器
●増大した子宮により横隔膜は挙上される（図1-7）．呼吸は胸式となり，肺活量や呼吸数は変化しないが，予備呼気量の減少によって1回換気量は増加する．

6)泌尿器
●腎血流量，糸球体濾過値ともに約1.5倍に増加する．このため，血清尿素窒素値やクレアチニン値は低下する．血清尿酸値も妊娠中期には低下するが，妊娠後期には非妊娠時と同様となる．増大した子宮の影響で，腎盂・尿管はやや拡張する．解剖学的な理由により，この傾向は右側に強く，尿路結石や腎盂腎炎も右側に発生しやすい．妊娠後期になると，増大した子宮に直接圧迫されたり，骨盤内の神経圧迫を介することにより，尿失禁や産後の排尿困難をきたすこともある．尿失禁は半数以上の妊婦で認める．

7)内分泌系
●胎盤からは血糖値を上昇させるさまざまなホルモンが分泌される．これに対して，膵臓ではβ細胞の過形成を生じ，インスリン分泌が盛んとなる．妊娠中は，胎盤性ホルモンにより血清コルチゾール濃度が増加する．このため，SLE（全身性エリテマトーデス）などの自己免疫疾患は，妊娠前よりよくコントロールされ妊娠中は安定するが，胎盤娩出後に悪化することがあるので，注意が必要である．甲状腺は妊娠中やや肥大するが，甲状腺機能は非妊娠時と変化はない．ただし，母体の甲状腺機能低下は児の知能発達に影響するといわれており，注意が必要である．

8)骨格系
●増大した子宮を支えるため，重心の位置が変化し脊柱の曲がりが強くなる（図1-8）．また，妊娠によるホルモンの影響で骨盤関節部の靱帯・結合組織は柔軟となり，関節の可動域が増す．これは分娩にとっては重要であるが，分娩時に恥骨離開などの原因ともなる．妊娠中の胎児は骨形成のために多量のカルシウム（Ca）を必要とするため母体の骨塩量は減少し，筋肉の攣縮（こむらがえり）などをきたすこともある．

10

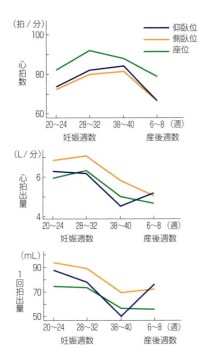

■図1-6 妊娠中の心拍数，1回拍出量，心拍出量の変化

(Ueland K, Metcalfe J：Circulatory changes in pregnancy. Clin Obstet Gynecol 18：41-50, 1975)

■表1-3 妊娠中変動する血液検査データ

	非妊娠時	妊娠中期	妊娠後期
赤血球数（×10⁴/mm³）	380〜480	320〜400	340〜420
ヘモグロビン値（g/dL）	12〜16	10〜12	10〜12
ヘマトクリット値（%）	33〜45	30〜40	32〜42
白血球数（/mm³）	3,500〜8,500	6,000〜16,000	6,000〜16,000
血小板数（×10⁴/mm³）	14〜33	16〜38	17〜40
血清蛋白（g/dL）	6.7〜8.3	5.7〜7.3	6.2〜7.8
総コレステロール値（mg/dL）	150〜175	160〜220	195〜275
フィブリノゲン値（mg/dL）	200〜400	200〜350	250〜450

妊娠 1 妊娠の正常経過

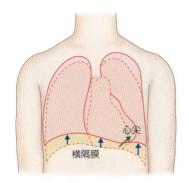

■図1-7 妊娠中の心・肺・胸郭の変化

非妊娠時（点線）に比べ，横隔膜は挙上され（➡），心尖部も左上方に挙上される（➡）．

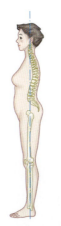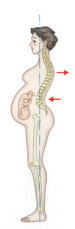

■図1-8 妊娠中の脊柱の曲がりの変化（重心の移動）

妊娠すると増大した子宮，胎児，付属物，羊水の重量により体の重心が前方に移動する．上体をやや後方に引いてバランスをとろうとするため，➡のように胸椎は後彎が，腰椎は前彎が増強する．

5. 妊娠中に用いる ME 診断機器

- 産科医療の進歩は ME 診断機器の進歩によってもたらされた．なかでも超音波診断装置と分娩監視装置の影響は大きい．

1) 超音波診断装置

- 妊娠成立から妊娠 3 か月までは，経腟超音波診断が有用である．正常妊娠であれば，各妊娠週数で認められる所見を図 1-9 に示す．
- 妊娠 4 か月以降は経腹超音波診断が主体となるが，子宮頸管長(切迫早産の指標)を測定したり，前置胎盤の診断には，経腟超音波診断が有用である．妊娠中期以降は，経腹超音波により胎児発育の観察〔児頭大横径(biparietal diameter：BPD)，大腿骨長(femur length：FL)，腹囲(abdominal circumference：AC)〕(図 1-10)や羊水量〔羊水ポケットや羊水インデックス(amniotic fluid index：AFI)〕(図 1-11)の計測を行う．羊水の主成分は胎児尿であり，羊水量は胎児の状態をよく反映する．また，妊娠中期には胎児奇形の有無をスクリーニングしておく．さらに，胎児の循環動態を観察するために，パルスドプラを用いて臍帯動脈および胎児中大脳動脈の血流速度を評価する(図 1-12, 13)．

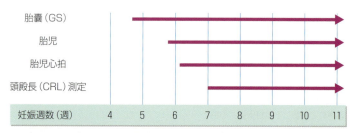

■図 1-9　経腟超音波診断装置で確認できる各所見とその時期

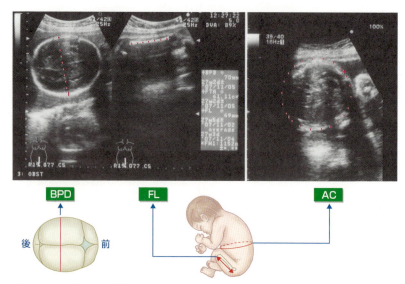

■図 1-10　妊娠 27 週の児頭大横径(BPD)，大腿骨長(FL)，腹囲(AC)

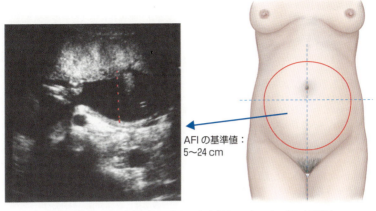

子宮を4等分して，各領域での羊水深度（胎児のいないところ）を測定し，これを足した値をAFIとする．

■図1-11 羊水量（AFI）の測定方法

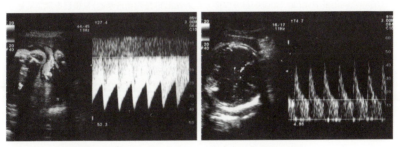

■図1-12 臍帯動脈血流波形（左写真）および中大脳動脈血流波形（右写真）

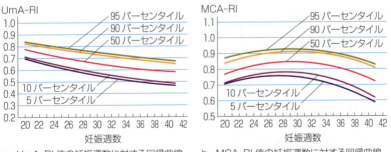

a. UmA-RI値の妊娠週数に対する回帰曲線　　b. MCA-RI値の妊娠週数に対する回帰曲線

■図1-13 臍帯動脈レジスタンス・インデックス（UmA-RI）および中大脳動脈レジスタンス・インデックス（MCA-RI）の基準値

〔日本超音波医学会：超音波胎児計測の標準化と日本人の基準値．超音波医学 30(3)：415-440, 2003〕

2) 胎児心拍数陣痛図

- 胎児が元気(well-being)でいるか否かを，胎児心拍数変動と陣痛から調べる手段である(図 1-14)．基線細変動，心拍数基線，一過性徐脈の組み合わせに基づいた胎児心拍数波形から胎児機能不全を診断する(「30 胎児機能不全」の項を参照)．
- 心拍数基線(FHR baseline)と基線細変動(baseline variability)が正常であり，一過性頻脈があり，かつ一過性徐脈がないとき，胎児は健康であると判断する(一過性頻脈は，妊娠 32 週以上は 15 bpm かつ 15 秒以上，妊娠 32 週未満は 10 bpm かつ 10 秒以上)．
- 以下のいずれかが認められる場合，胎児 well-being は障害されているおそれがあると判断する．
  ・基線細変動の消失を伴った，繰り返す遅発一過性徐脈
  ・基線細変動の消失を伴った，繰り返す変動一過性徐脈
  ・基線細変動の消失を伴った，遷延一過性徐脈
  ・基線細変動の減少または消失を伴った高度徐脈
- CST(contraction stress test：子宮収縮負荷試験)は，子宮収縮(低酸素)というストレスを負荷することによって胎児胎盤系における呼吸・循環不全，すなわち胎児胎盤機能不全の有無を診断し，胎児予備能を評価する(表 1-4)．
  ・適応：糖尿病，本態性高血圧，妊娠高血圧症候群，過期産，前回死産，FGR，母体合併症(心，腎，肺疾患，膠原病)，出血，母体薬剤服用，胎動減少．
  ・絶対禁忌：古典的帝王切開術(子宮体部縦切開術)後，前置胎盤，常位胎盤早期剝離，前期破水，臍帯脱出および下垂，前置血管である．なお，相対禁忌に切迫早産，頸管無力症，双胎(早産)がある．
  ・問題点：適応症例が限られる．判定保留が比較的に多い．偽陰性は少ないが，偽陽性が多い．
- BPS(Biophysical Profile Score)は 5 つの biophysical(生物物理学的)な項目を測定し総合的に評価することで，fetal well-being を正確に診断する(表 1-5, 6)．NST はじめ個々の項目の評価では，疑陽性(50%)が多い(疑陰性は数 %)が，生理学的に異なった項目を組み合せることで，疑陽性率を低下させる．禁忌がないため，CST に代わって用いられることが多い．簡略化された modified BPS(NST と羊水量 AFI)も用いられている(「17 胎児発育不全(FGR)」の項を参照)．
- リアクティブ(reactive．20 分間に 2 回以上の一過性頻脈)は，ノンストレステスト(non-stress test：NST)の判定(子宮収縮がないとき)であり，reassuring，non-reassuring は，総合的な胎児健康状態の判定である．reactive でも non-reassuring となることがある．例えば低酸素であるが，アシドーシスがないときである(一過性頻脈と遅発一過性徐脈が同時に出現している場合)．

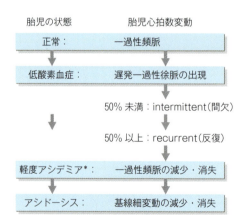

■図 1-14　胎児の状態と胎児心拍数変動

*アシデミア acidemia：組織内の水素イオン濃度が軽度増加しても，生体内の緩衝系によって恒常性を維持するように働き，動脈血 pH は軽度低下するに過ぎない．このように動脈血 pH 値が単に正常域以下を示す状態．

■表1-4 CSTの判定

1. Negative（陰性）	いずれの子宮収縮に際しても遅発一過性徐脈が出ない
2. Positive（陽性）	全子宮収縮の50%以上で遅発一過性徐脈が出た 子宮収縮が10分間に3回以上になる前に，各子宮収縮ごとに遅発一過性徐脈が出た
3. Equivocal（判定保留）	a. Suspicious：全子宮収縮の50%以下で遅発一過性徐脈が出た b. Hyperstimulation：子宮収縮が90秒以上持続したか，収縮間隔が2分以内となったときに遅発一過性徐脈が出た c. Unsatisfactory：十分な子宮収縮が得られない，あるいは胎児心拍数モニタリングの記録が悪い

■表1-5 バイオフィジカルプロファイルスコアの評価法

biophysical variable	正常（score＝2）	異常（score＝0）
胎児呼吸様運動（FBM）	30秒以上のFBMが30分間に1回以上	FBMが30分間出ないか30秒未満
胎動（BM）	明瞭な身体か四肢の動きが30分間に3回以上 （連続運動は1回と考える）	胎動が30分間に2回以下
胎児筋緊張	四肢か体幹の伸展とそれに引き続く屈曲が30分間に1回以上 手の開閉も正常と考える	弱い伸展と部分屈曲か伸展運動のみ運動の消失
NST	胎動に伴うFHR acceleration*（15秒以上，15bpm以上）が20分間に2回以上	FHR accelerationが20分間で1回以下
羊水量	2つの垂直断面画像で2cm以上の羊水ポケットが1つ以上	羊水ポケットが2cm以下

＊FHR acceleration：胎児心拍数（FHR）の加速（一過性頻脈）

■表1-6 バイオフィジカルプロファイルスコアの点数に基づく管理指針

点数	羊水正常		羊水過少	
	胎児死亡率	診療指針	胎児死亡率	診療指針
10/10	<1/1,000	通常	−	−
8/8（NSTなし）	<1/1,000	通常	−	−
8/10	<1/1,000	通常	20〜30/1,000	≧37週：分娩 <37週：BPS2回/週
6/10	50/1,000	≧37週：分娩 <37週：24時間以内に再検 6点以下なら分娩	>50/1,000	≧32週：分娩 <32週：毎日BPS
4/10	115/1,000	≧32週：分娩 <32週：毎日BPS	>115/1,000	≧26週：分娩
2/10	220/1,000	≧26週：分娩	>220/1,000	≧26週：分娩
0/10	−	−	550/1,000	≧26週：分娩

〔Manning FA：Fetal Biophysical Profile Scoring. Theoretical considerations and clinical applications. Chapter 6. In：Manning FA（ed）：Fetal Medicine：Principles and Practice. Norwalk CT, Appleton and Lange, pp.221-306, 1995〕

② 妊娠期のアセスメント

石村由利子

1. 健康診査

【目的】
- 妊娠の診断と妊娠週数を確定する.
- 母体の生理的・機能的・形態的変化を観察し, 妊娠の時期に相応する変化を遂げているかを診断する.
- 偶発合併症や産科異常の有無を診断する.
- 胎児の発育と健康状態を把握する.
- ハイリスク因子を発見する.
- 妊婦自身のセルフケア能力を評価する.
- 妊婦の心理状態を把握する.
- 妊婦および家族の役割遂行・調整能力を把握する.

【時期・回数】
- 妊娠初期〜妊娠23週(第6月末):4週間に1回
- 妊娠24週〜妊娠35週(第9月末):2週間に1回
- 妊娠36週(第10月)以降〜分娩:1週間に1回

1 問診	2 外診	3 内診

目的	● 妊娠の診断に必要な情報を得る. ● 妊娠経過中の異常の有無を診断する情報を得る. ● 妊婦の身体的・心理的状態や生活環境を知り, その後の妊娠・分娩管理に必要な情報を得る. ● ハイリスク因子をスクリーニングする.	
ポイント	● 初診時の問診は丁寧に聴取しておくことが望ましいが, 妊娠経過中に必要に応じて情報を追加する. ● できるだけ専門用語は避けて, 内容を系統的に整理して行う. ● 個人情報の管理に注意をはらう. ● 妊婦が安心して答えられる雰囲気をつくる.	

情報収集	アセスメントの視点	留意点・根拠
主訴	● 主訴は何か ● どのような自覚症状があって来院したのか	❶ 妊娠を疑う自覚症状には月経停止, 悪心・嘔吐などの消化器症状, 全身倦怠感などの神経症状がある ❶ 妊娠検査薬で陽性であることを確認してから受診する妊婦も増えている
年齢	● 20歳未満の若年妊婦, 35歳以上の初産婦, 40歳以上の経産婦かどうか	❶ **根拠** 母体の年齢は妊娠合併症や妊娠異常の発症に関与し, 分娩の難易度にも影響する. 20歳未満の若年妊婦, 35歳以上の初産婦, 40歳以上の経産婦はハイリスク妊娠と考える ❶ **根拠** 加齢に伴い先天異常の発生頻度が高くなり, 特殊な検査を必要とする場合もある
非妊娠時の体格	● 非妊娠時の体重はどのくらいか ● 肥満度はどのくらいか(表2-1) ● 身長は何cmか ● 身長が150cm以下かどうか	❶ **根拠** 体重は栄養摂取状態の適否を判断する指標になる ❶ **根拠** 妊娠中の体重増加量を判断し, 肥満, やせの妊婦に対して適正体重を指導する資料となる ❶ 身長を尋ねる. 併せて, 妊娠期間中に1回は計測する ❶ **根拠** 身長は骨盤の大きさと関係している. 150cm以下, とくに145cm以下の低身長では狭骨盤が疑われる

16

■表 2-1　体格区分(非妊娠時)

低体重(やせ)	BMI* 18.5 未満
ふつう	BMI　18.5 以上 25.0 未満
肥満	BMI　25.0 以上

＊BMI(body mass index)＝体重(kg)/身長(m)^2
(妊産婦のための食生活指針―「健やか親子 21」推進検討会報告書, 2006)

就業状況	●有職女性か専業主婦か ・有職女性：職種，業務形態，通勤手段など	➡職業の有無を聴取する．有職女性であれば仕事の内容，通勤手段と所要時間などを聞く　根拠 長時間の立位，不規則な就労時間，振動のある職場，重い荷物を持つ作業など，身体的負担の大きい業務は妊娠継続に影響を及ぼしやすい ➡農業，漁業などの第一次産業や自営業に従事する妊婦は生活環境に個人差が大きく，一般に過重労働になりやすい．家事労働を含めて労働状況を丁寧に聴取する
生活環境	●居住地はどこか ●居住地の物理的・化学的環境に問題はあるか ●家族構成 ●人的環境，経済的環境について問題はあるか ●在日外国人の場合，サポート資源はあるか．母国の文化との違いによる困難はないか	➡住所，電話番号を聴取し，連絡先を把握しておく．通院，入院時の交通手段についても確認しておく ➡居住地は都市部か郊外か，戸建てか集合住宅か，高層階か否か，周辺の交通手段を含む生活の利便性，大気，水，騒音など健康に影響する環境問題はないか，などを把握しておく　根拠 妊婦の ADL や育児環境に関する保健指導の参考になる ➡コミュニケーションは可能か．もし会話に不自由があるようなら通訳を依頼できる人はいるか確認する ➡生活習慣の違いを確認する ➡宗教上の制約を知っておく
生活習慣	●規則正しい生活習慣をもっているか ●規則正しい食生活習慣をもっているか ●タバコ，酒などの嗜好品の摂取状況 ●常用薬があるか ●運動，睡眠・休息の状況	➡基本的な生活パターンを聴取する　根拠 規則正しい生活習慣をもつことは妊婦自身の健康のみならず，胎児の発育によい影響を与える ➡根拠 喫煙は奇形を増加させることはないが，早産，胎盤早期剝離，前期破水，胎児発育不全(FGR)の危険が増加する ➡根拠 飲酒は流産，胎児発育不全，胎児死亡などのリスク因子の 1 つであり，胎児性アルコール症候群の発症に関係する ➡根拠 胎児の発育状況や形態異常を引き起こす薬物もある．服薬の目的を確認する ➡適度な運動習慣があるか確認する　根拠 医学的に問題のない妊婦では，適度な有酸素運動は健康を維持・増進するために推奨されている ➡十分な睡眠・休息が取れているか聴取する
結婚歴	●未婚・既婚の別 ●初婚・再婚の別 ●結婚年齢	➡結婚歴に加え，同居・別居，近親婚の有無などを聴取する ➡戸籍上の結婚年月日ではなく，性生活年齢を確認できることが望ましい ➡不妊後の妊娠かどうか確認する ➡根拠 不妊とは「一定期間，通常の性交を継続的に行っているにもかかわらず，妊娠の成立をみない場合」をい

妊娠

2

妊娠期のアセスメント

17

第1章　妊娠期　　1. 妊娠の正常経過とアセスメント

結婚歴 (つづき)		い，その一定期間についての定義の変更が2015年にあり，従来の2年から，「1年というのが一般的である」と修正された[1)
家族歴	●パートナーの健康状態に問題はないか	❺年齢，既往歴，現在の健康状態，血液型，係累の遺伝性疾患の有無を確認する　根拠胎児にとって父であるパートナーの健康状態は胎児の健康に影響を及ぼすため，重要な情報である
	●妊婦の両親の健康状態に問題はないか ●兄弟姉妹の人数および健康状態に問題はないか	❺家系内に遺伝性疾患のある場合は慎重に聴取し，不要に不安を喚起することのないよう配慮しながら進めなければならない　根拠家族歴は妊婦の遺伝的素因を知るうえで重要である ❺家族の健康状態は妊婦管理の参考となるので，丁寧に聞くことが大切である．死亡した者がいる場合は，死亡時の年齢と原因をわかる範囲で聴取する　根拠高血圧，糖尿病，アレルギー性疾患などの有無はハイリスク因子の発見に役立つ
	●妊婦の母親，姉妹の妊娠・分娩経過に関する情報に問題はないか	❺妊娠合併症の有無，分娩の難易度，多胎や児の発育異常の有無，死産や先天奇形をもつ児を分娩した者はいないか確認する
既往歴	●内科的疾患の既往の有無 ●外科的疾患の既往の有無	❺小児期以降の既往疾患について聴取する．発症の年齢，治療内容を聴取する　根拠とくに高血圧，心疾患，腎疾患，呼吸器系疾患，性感染症やウイルス性疾患などの感染症，結核性疾患，糖尿病，甲状腺疾患，膠原病などは妊娠・分娩経過に大きな影響を及ぼす
	●骨・関節の疾患．とくに骨盤の変形を伴う疾患の有無	❺根拠小骨盤腔の形状に変形が疑われる場合は，胎児の通過を障害することがあり，経腟分娩が可能か否か判断する必要がある
	●婦人科疾患の既往の有無	❺根拠婦人科疾患は妊娠の成立や継続に関係するものが多い
	●不妊症治療歴	❺不妊症治療を受けた場合は，治療内容，期間，今回の妊娠が治療の結果によるものか聴取する
	●手術歴	❺手術歴は疾患名，時期とともに術式，手術所見など，妊婦が知らされている範囲で，できる限り詳しく情報を得る．また，麻酔の種類や副作用の有無も聴取する
	●血液型	❺血液型を聴取する．妊婦の申告だけでなく，必ず検査を行う　→「18 血液型不適合妊娠」参照
現病歴	●病名，症状の程度，治療内容と経過	❺根拠妊婦の健康状態を把握するために重要な項目である ❺妊娠・分娩経過に影響を及ぼすことが予測される合併症がある場合は，主治医と連絡がとれるようにしておくことも必要である
月経歴	●初経年齢は何歳か ●月経周期日数や持続期間，月経血量に異常はないか ●月経前緊張症や月経随伴症状はあるか	❺非妊娠時の月経の状態について聴取する　根拠月経の状態は，妊婦の性機能や生殖器の器質的疾患の有無を知るうえで重要な情報である ❺月経前緊張症や月経随伴症状などの障害がある場合は，その症状と程度，治療の有無を聴取する ❺月経の停止は妊娠以外の原因でも起こりうるが，月経周期が順調であったものが予定日より2週間以上過ぎても次の月経が発来しない場合は妊娠の可能性が高い

既往妊娠歴・分娩歴	●既往の妊娠・分娩歴に問題はないか ・妊娠回数，分娩回数 ・流早産，死産の有無 ・先天異常児の分娩の有無，合併症・産科異常の有無 ●分娩経過に異常はないか ・正期産・早産・過期産 ・分娩様式，産科手術の有無，分娩所要時間，分娩異常の有無，分娩の難易度，出血量の多寡 ●児の状態に問題はなかったか ・出生体重，児の状態など ●産褥経過に問題はなかったか ●過去の妊娠・出産経験をどのようにとらえているか	◯既往の妊娠回数，分娩回数の記載は，今回の妊娠を含む方法と含まない方法がある．施設で決められた方法に従う ◯妊娠 22 週以降の分娩を 5 回以上経験している者を頻産婦あるいは多産婦といい，骨盤支持靱帯弛緩のリスクを考慮しておく ◯流産・死産も含め，最初の妊娠から経年的に把握できるように，妊娠ごとにそれぞれの経過，転帰を聴取する 根拠原因が明らかなものは，反復発生の予防に役立つ ◯妊娠高血圧症候群などの産科異常・合併症の既往のある者は，症状の程度，出現時期を把握しておく 根拠反復して発症する可能性があり，既往分娩の情報は今回の妊娠・分娩に参考となる因子である ◯児の健康状態や異常の有無などを聴取する 根拠出生体重は，今回の胎児の骨盤腔通過の可能性を判断する資料となる ◯産褥経過および生殖器の復古の良否，合併症の有無，乳汁分泌状態を聴取する ◯本来，出産体験は女性にとって自尊感情を高める肯定的な体験である．しかし，失敗感などの否定的感情を引き起こす出来事として認知されることもある．過去の妊娠・分娩が満足できる体験であったか，喪失体験として認知されているかを確認する 根拠分娩体験の認識は，その後の育児に影響を及ぼす
妊娠経過	●最終月経 ●妊娠週数 ●つわりの有無 ●胎動は自覚できているか ●異常徴候があるか ●マイナートラブルがあるか ●乳房の変化は適切か	◯最終月経開始日を正確に聴取しておく 根拠分娩予定日を決めるために重要な情報となる ◯月経周期が不順の場合は，2~3 周期前にさかのぼって月経開始日を聴取する．また，最終月経の次の月経相当日にわずかな出血量（着床期の出血）をみることがあるので，以前の月経と比較して異常がなかったか尋ねる 根拠妊娠週数は妊娠時期に適した母体の変化，胎児発育を遂げているか判断するための根拠となる ◯つわりの発現時期と症状の程度を聴取する．妊娠によって消化器系の機能に変化があったか，食事量，食事回数，栄養摂取状況の変化を聴取する 根拠妊娠を疑う補助的情報となる ◯妊娠 18 週頃には胎動を自覚できる．この時期を過ぎて来院した妊婦には胎動を初めて自覚した（胎動初覚）の日を尋ね，その後も胎動が自覚されていることを確認する ◯妊娠経過に伴う異常徴候，マイナートラブルがあるかを聴取する．不快症状があれば解決に向けた指導が必要である ◯妊娠時期に応じた乳房の変化があるか確認する．緊満感の自覚とその程度，乳房痛の有無と出現時期，初乳分泌の時期などを聴取する．客観的情報は視診，触診で確認する
心理状態	●妊娠を受容できているか	◯望んだ妊娠か否かによって，妊娠の受容に関する反応は異なる．望んだ妊娠でも妊娠初期はアンビバレントな反応を示すことに特徴があり，つわりなどの身体症状との

19

第1章　妊娠期　　1. 妊娠の正常経過とアセスメント

心理状態 (つづき)		関連を考慮しながら聴取する ➲一般に妊娠中期以降には妊娠を肯定的に受けとめるように 　なるが, いずれの時期にも不安を助長する因子がある 　ことを忘れてはならない
	●ボディイメージの変化を受け入 　れているか	➲体型の変化, 皮膚の変化などを, 妊娠している自己の姿 　として肯定的にとらえているか, 容姿の喪失感としてと 　らえているか判断する. 否定的にとらえている場合はそ 　のような反応を引き起こす因子を探ることも必要である
	●母親役割行動はとれているか	➲妊婦としての自己を受け入れ, 出産・育児に向けた準備 　行動がとれているか確認する
	●パートナーとの関係	➲パートナーとの関係は良好か判断する　**根拠**妊娠に対す 　るパートナーの反応は妊婦の心理に大きく影響し, サ 　ポート資源として重要な役割をもっている
セルフケ ア行動	●栄養摂取, 体重管理 ●姿勢, ADL ●運動 ●睡眠, 休息 ●排泄 ●清潔 ●衣類, 靴 ●マイナートラブル ●性生活	➲基本的な生活習慣を知り, 適切なセルフケア行動がとれ 　ているか確認する ➲妊娠期の健康管理に必要な知識をもっているか判断する ➲学習意欲はあるか, 適切な社会資源の活用が図れる環境 　にあるか確認する
家族・役 割関係	●父親役割行動はとれているか ●家族の受け入れ態勢はよいか	➲パートナーの父親役割の認識について確認する ➲生まれてくる子どもを迎える環境が整っているか否かを 　判断する

1 問診　2 外診　3 内診

目的	●妊婦の全身状態を観察する. ●妊婦自身の体格・形態学的特徴を把握する. ●妊娠経過に伴う胎児発育の良否を診断する.
ポイント	●外診とは内診・双合診に対して使用される言葉で, 視診, 触診, 計測診, 聴診の4種類があ 　る. 問診, 内診などの診断技術とともに総合的に行う.

視診

情報収集	アセスメントの視点	留意点・根拠
全身	●体格, 姿勢, 脊柱の状態 ●骨格の強弱 ●意識状態 ●動作, 運動障害の有無	➲形態的・機能的異常はないかを判断する　**根拠**妊婦の形 　態的特徴は, 妊娠経過や分娩の難易度に影響する ➲**根拠**妊娠週数が進むと体型が変化し, 姿勢や歩き方にも 　変化が現れる. 骨盤諸関節の結合組織や靱帯は軟らかく 　なり, 骨盤はわずかに弛緩する. 弛緩の程度が強い場 　合, 殿部を後方に突き出して体を左右に振りながら歩く 　ようになる. さらに弛緩が強くなると, 恥骨結合部や仙 　腸関節の離開を起こすことがある
	●栄養状態	➲体格, 顔色, 眼瞼結膜の状態などから栄養状態を判断す 　る

20

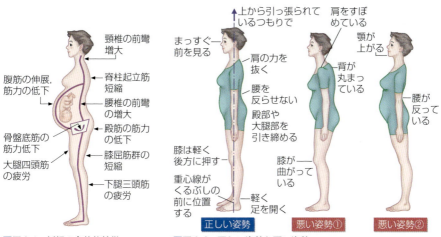

■図 2-1　妊婦の身体的特徴

■図 2-2　正しい姿勢と悪い姿勢
（笠原トキ子，鈴木愉：イラスト女性の運動，p.42，文光堂，1991 より一部改変）

全身 （つづき）	妊婦の身体的特徴 　妊婦の姿勢は胎児の発育に伴う子宮の増大によって重心が前方に移動するため，次第に反り身になり，頸椎・腰椎の生理的前彎が増大する（図 2-1, 2）．この不安定な姿勢を保つために重心の位置を下げる必要があり，そのため膝関節は屈曲し，膝屈筋群が短縮した状態になる．腹部を突き出し，足を上げない歩き方は大殿筋を使った歩き方にならず，大殿筋の筋力低下を招く．また，子宮の増大や腹直筋の過伸展によって，腹筋や骨盤底筋の筋力低下も引き起こされている．	
顔面	●表情，血色 ●眼瞼結膜の色 ●浮腫の有無 ●妊娠性肝斑の有無 ●頸部腫脹の有無	●顔色，眼瞼結膜や口唇の色がすぐれない場合は，貧血を疑う ●妊娠性肝斑は妊娠中期以降に妊婦の 70％ にみられる．顔面に左右対称に現れる褐色の色素沈着であり，産褥数か月で消失することが多い
乳房	●乳房の大きさ，形 ●妊娠線の有無 ●乳頭の大きさ，形 ●乳輪の大きさ，着色 ●モントゴメリー腺	●乳腺が発育し，脂肪組織も増加することから，乳房全体が大きくなり，緊満してくる．乳腺組織の発育は乳房の形で診断する（図 2-3）．乳房のタイプが I 型から III 型へいくほど発育状態がよい ●根拠 乳頭の形・大きさは，産褥期の授乳の適否にも影響する（表 2-2）．乳頭の突出状態を観察し，扁平乳頭，陥没乳頭などの形態異常の有無を観察する
腹部	●大きさ，形 ●皮膚の変化（着色，新旧妊娠線の有無，皮下脂肪の増加）	●立っているときに妊婦の腹部を観察し，尖腹(せんぷく)，懸垂腹(けんすいふく)の有無をみる（図 2-4）．根拠 これらは狭骨盤を疑う所見であり，陣痛が開始しても先進部の小骨盤腔への嵌入が困難な場合が多い ●妊娠による色素沈着や妊娠線の有無を確認する（図 2-5）

■表2-2　乳頭・乳輪の形態

乳頭頂の大きさ	乳頭側壁の長さ	乳輪の広さ	乳頭・乳輪の硬さ
大：1.7 cm〜 中：1.3〜1.6 cm 小：〜1.2 cm	長：1.3 cm〜 中：0.7〜1.2 cm 短：〜0.6 cm 扁平乳頭：0.4 cm 以下	広い：5.8 cm〜 中：3.5〜5.7 cm 狭い：〜3.4 cm	硬い：鼻翼の硬さ 中：口唇の硬さ 軟らかい：耳たぶの硬さ

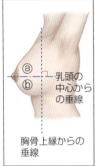

		Ⅰ型	Ⅱa型	Ⅱb型	Ⅲ型
乳房のタイプ					
ⓐ：ⓑの割合		ⓐ＜ⓑ	ⓐ≒ⓑ	ⓐ＞ⓑ	ⓐ≫ⓑ
特徴		扁平	おわん型 下垂を伴わない	おわん型 下垂している	下垂が著しい 大きい
出現頻度		3〜4%	52〜55%	27〜32%	10〜15%

ⓐⓑ　乳頭の中心からの垂線

胸骨上縁からの垂線

■図2-3　乳房の形態
乳房を側面から観察し，胸骨上縁から下ろした垂線に対して乳頭から直交する線を仮定して求めた乳房の上半分ⓐと下半分ⓑから判断する．

腹部 (つづき)	●発疹の有無，瘙痒感の有無 ●臍窩の状態 ●浮腫の有無 ●手術創，発疹の有無 ●胎動の状態	⮕ 根拠 皮膚の瘙痒感は，妊娠後期によくみられる症状である．治療を要する皮膚疾患との鑑別が必要である ⮕ 後期になると腹壁上から胎動を観察できることもある
外陰部	●浮腫の有無 ●静脈瘤の有無 ●瘢痕の有無 ●陰唇の着色の程度 ●分泌物の多寡と性状	⮕ 根拠 会陰部の静脈瘤や前回分娩時の会陰切開創の瘢痕は，今回の分娩時に会陰の伸展を妨げることがある ⮕ 根拠 妊娠中はエストロゲンの作用によって生理的に腟分泌物が増加する ⮕ 腟分泌物が多いとき，カッテージチーズ様の帯下や黄緑色の膿性の帯下などの特徴的な帯下をみるとき，瘙痒感を訴えるときは，腟カンジダ症やトリコモナス症などの感染症を疑う ⮕ 水様性の分泌物があるときは破水を疑い，確認のための検査が必要となる
下肢	●浮腫の有無 ●静脈瘤の有無	⮕ 浮腫は触診と併せて診断する ⮕ 静脈瘤とは下肢の表在静脈が拡張し，怒張して浮き出た状態である．症状が進むと浮腫，炎症とともに疼痛や知覚異常などの自覚症状を伴うことがある．症状の問診を併せて行う

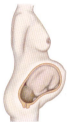
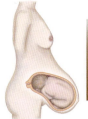
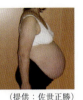

尖腹：腹部が前方に強く突き出ているもの．腹壁に緊張のある初産婦にみられる．

懸垂腹：腹壁が下がっているもの．多産婦で腹壁の弛緩した者にみられる．

（提供：佐世正勝）

■**図 2-4　腹部の形の異常**

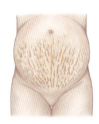
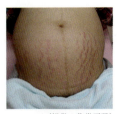

（提供：佐世正勝）

■**図 2-5　妊娠線**

脂肪組織の増加による急速な皮膚の伸展が原因で，皮下結合弾力繊維が断裂し，真皮乳頭血管が薄い表皮を通し赤色に見えるものである．表面は滑らかで光沢があり，新妊娠線は赤褐色を呈し，白色に退色した旧妊娠線と区別できる．下腹部のほか，乳房，大腿，殿部の皮膚に生じる．
妊娠線の既往がある妊婦には，予防用クリームでのマッサージが有効である．

触診

情報収集	アセスメントの視点	留意点・根拠
顔面	●浮腫の有無・程度	○視診で観察されるときは触診でも確認する
乳房	●乳房の大きさ，形，緊張 ●乳頭の大きさ，形 ●乳腺の発育状態 ●初乳圧出の有無	○乳腺の発育がよいものは，皮下に結節状の乳腺が乳頭から放射線状に緊満して触れる．このような妊婦では産褥期の乳汁分泌は良好である ○乳房・乳頭を圧迫して，初乳分泌の有無をみる
腹部	●腹壁の厚さ，緊張度 ●子宮の大きさ，形 ●子宮底の位置，高さ ●胎児各部の所在と位置（胎位，胎向，胎勢） ●胎児下向部の位置 ●子宮収縮の状態	○外診によって子宮体を腹壁上から触診できるのは妊娠12週以降であり，胎児部分を正確に触知できるのは妊娠24週以降である．したがって，それ以前は子宮の大きさ，子宮底の高さ，胎児の存在が確認できればよい．胎位，胎向，胎勢は，妊娠24週以降に診察するほうが確実である ○胎児の下向部の種類を診断することは，胎位の決定に役立つ　根拠 胎児の身体のうち，骨盤出口部に近く，下に向かう部分を下向部といい，頭位であれば児頭全体を指す．下向部のうち最も先進する部分を先進部という ○腹壁上から頤（おとがい）部を触知し，恥骨結合上縁からの高さで胎児下降度を知ることができる ○妊娠中は正常な経過をとる妊婦でも不規則な子宮収縮

腹部 (つづき)		(ブラクストン＝ヒックス収縮)が観察され，妊娠 20 週頃には腹壁上から子宮収縮が触知できるようになる．規則的な子宮収縮に移行するようなら注意が必要であり，切迫早産との鑑別が必要である
	●羊水量の多寡 ●胎動 ●胎児の数	◯レオポルド触診法第 2 段により羊水量の多寡が診察できる．羊水量が多ければ胎児を触れにくく，少なければ腹壁近くで胎児に触れるように感じる(図 2-6) ◯超音波診断装置の普及により，触診で胎児の数を診断することはほとんどない．ただし，多胎の場合，腹壁上から複数の胎児を触れる
下肢	●浮腫の有無・程度	◯脛骨稜を指圧して陥没の有無と程度を判断する ◯高血圧，蛋白尿を伴わない浮腫は妊婦の 30 % にみられ，母児の予後に影響を与えない ◯妊娠 28 週未満に発症するとき，急激に悪化するときは注意が必要である

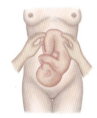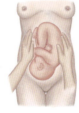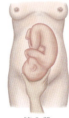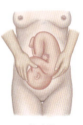

第 1 段　　　　第 2 段　　　　第 3 段　　　　第 4 段

■図 2-6　レオポルド触診法
　診察者は妊婦の右側に立ち，第 1 段から第 3 段までは顔を妊婦の頭部に向けて相対する位置をとり，第 4 段は足のほうを向く．診察は第 1 段から第 4 段へ順に行う(表 2-3,4)．乱暴な手技は妊婦に苦痛を与えるだけでなく，刺激によって腹壁や子宮が収縮して胎児部分の触知が困難になる．手指の先端だけに力が入ることがないよう，腕や指先の力を抜いて，指・手掌全体で静かに診察する．

■表 2-3　胎児各部分の触診上の手技

	観察項目	手技
第 1 段	子宮底の位置(高さ)，形 胎児部分の存否，種類 胎位の決定，など	両手を少し彎曲させ，指先をそろえて子宮底に当て，軽く圧する
第 2 段	子宮壁の厚さ，緊張度 子宮の形，大きさ，硬さ 羊水量の多寡，胎向の決定(児背，小部分の向き) 胎児の数，胎動，など	子宮底に当てた両手を子宮壁に沿って下方に移動させながら触診する．手掌を平たくして子宮の側壁を左右交互に圧しながら，臍付近まで達する 一側の手で圧を加えるときに他側の手は動かさない
第 3 段	下向部の種類，移動性 骨盤入口への嵌入の程度 児頭の位置，浮球感(バロットマン)，など	片手の母指と示指・中指の間で恥骨結合上にある胎児部分をつかむ．指は恥骨結合上縁から骨盤内部に向かって，できるだけ深く圧入する必要がある このとき，下向部の全部，または一部が骨盤入口部になければならない
第 4 段	下向部の種類，移動性 骨盤内嵌入の程度，など	妊婦の足のほうを向く．両手の 4 指をそろえて少し彎曲させ，子宮側壁に当てる．母体の下腹部から骨盤の方向にゆっくり指先を圧入し，胎児下向部をつかむ

■表 2-4　胎児各部分の触診上の特徴

胎児部分	特徴
頭部	①児体のどの部分よりも大きい ②均等な球形で，一様に硬く，凹凸がない ③児頭が骨盤内に固定するまでは浮球感がある
殿部	①頭部に次いで大きい ②球形に近いが，全体に軟らかい ③児体に続く部分に陥没部がない ④浮球感がない
背部	①比較的硬く，長い均等な板状の抵抗として触れる ②弓状に彎曲し，移動性に欠ける
小部分（上下肢の総称）	①常に児背の反対側にある ②膝，肘，かかとなどを，1個または数個の小さな突起として触れる ③可動性があり，衝突様運動を行う

計測診

情報収集	アセスメントの視点	留意点・根拠
全身	●身長，体重 ●血圧，体温，脈拍	➡ 根拠 身長は骨盤の大きさと関連が深い．とくに 145 cm 以下の低身長の妊婦は狭骨盤，児頭骨盤不均衡のため，帝王切開術の適応となることが多い ➡体重測定は毎回同じ下着で測り，前回からの増加量をみる．妊娠後期に 1 週間に 500 g 以上の増加が認められる場合は浮腫の可能性があり，触診や自覚症状の問診結果と併せて判断する
腹部	●子宮底長 ●子宮底高 ●腹囲	➡計測診は妊娠中期以降の定期健康診査時に行う ➡妊娠後期では，仰臥位をとると妊娠子宮が下大静脈を圧迫して静脈還流量が減少し，動脈圧が著明に低下して低血圧を生じることがある．これを仰臥位低血圧症候群といい，腹部の計測や聴診のために妊婦を仰臥位にするときは注意が必要である．不必要に長く仰臥位をとらせることを避ける ➡子宮底長は，恥骨結合上縁から子宮底最高点までの距離を，腹壁に沿って測定した長さをいう（図 2-7）．その計測値は，測定者間または同一測定者が反復して計測した場合に 2 cm 程度の誤差があることが知られている．最近では超音波断層法によって胎児の大きさを計測するので，子宮底長を測らない施設もある ➡子宮底高は，恥骨結合上縁から子宮底最高点までの直線距離をいう．胎児発育の指標としての臨床的意義が認められないことから，ほとんどの施設で測定していない ➡妊娠初期の子宮の大きさの診断は内診による．妊娠中期以降は外診で腹壁上から触知できるので，計測が可能である（表 2-5） ➡腹囲の測定には，臍の周囲を測定する方法が最も広く用いられている．最大周囲が臍周囲と異なる場合は，最大と思われる部分を 3 か所測って，そのうちの最大値をとる方法が用いられる ➡腹囲の日本人の平均値は妊娠後期で 85～90 cm．1 m 以上は肥満のほか，多胎妊娠，巨大児，羊水過多が疑われ

25

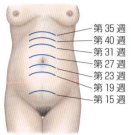
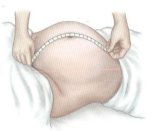

a. 妊娠各週の子宮底の高さ　　b. 子宮底までの長さの測定法

■図 2-7　子宮底のアセスメント

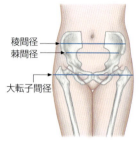
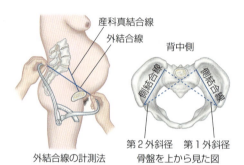

稜間，棘間，大転子間各径線　　外結合線の計測法　　骨盤を上から見た図

■図 2-8　骨盤外計測

■表 2-5　妊娠週数と子宮の大きさ，子宮底の位置

妊娠週数	子宮の大きさ	子宮の高さ	子宮前壁の長さ
妊娠 03 週末（第 1 月末）	鶏卵大（6×4 cm）		
妊娠 07 週末（第 2 月末）	鵞卵大（7×5 cm）		
妊娠 11 週末（第 3 月末）	手拳大		
妊娠 15 週末（第 4 月末）	小児頭大		恥骨結合上　　12 cm
妊娠 19 週末（第 5 月末）	成人頭大		〃　　15 cm
妊娠 23 週末（第 6 月末）		臍高	〃　　18〜21 cm
妊娠 27 週末（第 7 月末）		臍上 2〜3 横指径	〃　　21〜24 cm
妊娠 31 週末（第 8 月末）		臍と剣状突起のほぼ中央	〃　　24〜28 cm
妊娠 35 週末（第 9 月末）		剣状突起の下 2〜3 横指径	〃　　27〜31 cm
妊娠 39 週末（第 10 月末）		35 週末よりは低位となる	〃　　32〜35 cm

子宮底長の概算法
①妊娠週数から計算する：妊娠週数 −5 cm
②妊娠月数から計算する：妊娠第 5 か月末まで「妊娠月数×3」，妊娠第 6 か月以降「妊娠月数×3+3」

腹部 (つづき)	●骨盤外計測	る．また，小さすぎるときは胎児発育不全を疑う ⮕現在では狭骨盤や児頭骨盤不均衡の診断は X 線撮影によ る計測法によって行われている．骨盤外計測（図 2-8）は，骨産道の大きさを必ずしも反映しているとはいえないため，この方法の臨床的な診断価値は低く，現在では用いられることはほとんどない．しかし，外結合線が 18 cm 以下のときは狭骨盤を疑い，また，棘間径と稜間径の差が 1〜1.5 cm 以下のときは扁平骨盤を疑う

■表 2-6　骨盤外計測

径線の名称	測定部位	平均値
棘間径	左右の上前腸骨棘間の距離	23〜24 cm
稜間径	左右の腸骨稜外縁間の最大距離	26 cm
大転子間径	左右の大腿骨大転子間の最大距離	28 cm
外結合線	第5腰椎棘突起先端と恥骨結合中央上縁の最短距離	19 cm
外斜径	一側の上前腸骨棘から他側の上後腸骨棘までの距離	21 cm
側結合線	一側の上前腸骨棘から同側の上後腸骨棘までの距離	15 cm

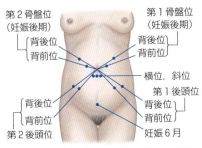

■図 2-9　胎児心音が最も明瞭に聴こえる部位

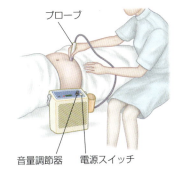

■図 2-10　ドプラー法による胎児心音の聴診法

聴診		
情報収集	アセスメントの視点	留意点・根拠
腹部	●胎児由来 ・胎児心音	●胎児由来の音のなかで最も重要なのが胎児心音であり，妊娠の早期診断，胎児生存の証明，胎児異常の早期発見のために重要な所見である(図 2-9,10) ●正常な胎児心音は規則正しい重複音で，第 1 音は心臓の収縮期に，第 2 音は大動脈弁閉鎖期に一致する．トントンと澄んだ音として聴こえる．胎児心拍数はさまざまな影響を受けて変化するが，この変動パターンを解析することによって胎児の健康状態を推測することができる
	・臍帯雑音	●臍帯巻絡，真結節，圧迫などによって臍帯血行が障害されたときに聴取される．風が吹くようなヒューヒューという音で，胎児心音と同時同数である
	・胎動音	●胎児が，四肢を動かして子宮壁を叩くことによって起こる鈍い音である．短く突発的で，低い太鼓のような音が聴こえる
	●母体由来 ・大動脈音	●母体の拍動音である．下腹部の正中線で明瞭に聴こえる．母体心音と同時同数であり，胎児心音と混同しないように注意が必要である
	・子宮雑音	●子宮血管を血液が流れるための雑音で，川の流れのようにザーザーという感じに聴こえる．母体心音と同時同数

妊娠

2　妊娠期のアセスメント

27

第1章　妊娠期　　1. 妊娠の正常経過とアセスメント

腹部 (つづき)	・腸雑音	である ➡腸内容が動くことによって起こる一過性の雑音である. とくに食後に多い

1 問診　2 外診　3 内診

目的	●妊娠初期は妊娠の診断と，子宮の大きさから妊娠週数，胎児の発育の程度を推定する. ●妊娠中期は流早産の予知のために，頸管熟化の程度を知る. ●妊娠後期は分娩開始時期を判断するために，軟産道の状態や胎児下降度などを知る.
ポイント	●内診とは，腟内に挿入した手指によって行う触診をいう. 医師および助産師が行う産婦人科特有の診察法である. 効果的に行うために，外陰部の視診，腟鏡診，双合診が併せて行われる. ●初診時，妊娠15週までの健診時，妊娠37週頃と分娩予定日の前後の各健診時，出血などの異常徴候のあったときにも行われる. ●内診は，産婦人科の診察のなかでもとくに羞恥心を喚起するものである. 診察が手際よく行われるように診察室の環境を整え，迅速かつ的確に所見がとれるように心がけ，短い時間で終了できるようにする. ●不安や緊張を和らげるよう配慮する.

内診・双合診

情報収集	アセスメントの視点	留意点・根拠
外陰	●会陰の伸展性の良否	➡会陰の伸展性を妨げる因子はないか確認する 根拠前回分娩時の会陰切開創が瘢痕化しているとき，静脈瘤があるときは伸展性が悪くなる
腟	●腟腔の広さ，腟壁の伸展性 ●腟中隔などの奇形の有無	➡内診指を挿入して，腟腔の広さ，伸展性を判断する
子宮	●子宮頸部の形状，硬度，長さ ●子宮口の形状，辺縁部の性状，開大の有無 ●子宮体の位置，大きさ，硬度，形状 ●胎児下向部の種類，高さ	➡根拠妊娠すると子宮は軟らかくなり，ピスカチェック徴候[*1]，ヘガール第1徴候[*2]が観察される [*1]　ピスカチェック徴候：子宮体部が受精卵の着床部と考えられる部分に一致して膨隆し，著しく軟化した状態になること [*2]　ヘガール第1徴候：子宮体部に比べて子宮頸部の軟化は遅れて生じるので，双合診を行うと，内子宮口付近で内診指と外診指が接して，あたかも子宮壁がないように感じられる状態をいう ➡根拠子宮の大きさ，形状は妊娠の進行によって変化する ➡妊娠期の子宮頸管は3cm程度の長さと硬度を保ち，子宮口は開大していない. 頸管長の短縮，軟化，子宮口の開大が観察されるときは切迫流早産を疑う
骨産道	●仙骨前壁の形（彎曲しているか，平坦か） ●尾骨の可動性の有無 ●恥骨結合後縁の形 ●坐骨棘の触知，両坐骨棘間の距離は正常か	➡根拠骨盤は数個の骨で構成され，入口部から出口部にかけて彎曲したカーブを描く. それぞれの骨の形状，左右の距離，尾骨の可動性が分娩の難易度に影響する
その他	●付属器の異常，腫瘤，圧痛の有	

その他 (つづき)	無 ●骨盤底筋の強靭性，伸縮性 ●その他異常の有無	

腟鏡診

情報収集	アセスメントの視点	留意点・根拠
腟	●腟粘膜の着色の程度 ●分泌物の量およびその性状	➡**根拠**エストロゲンの作用によって，腟壁は紫色に着色する(リビド着色) ➡**根拠**エストロゲンの作用によって腟分泌物が増加する ➡腟炎の有無を判断する **根拠**クラミジア感染症での膿性分泌物，カンジダ腟炎での白色苔状の分泌物など，特徴的な帯下が観察されることがある．これらは産道で新生児に感染する危険がある
子宮	●子宮腟部の着色 ●破水の有無	➡**根拠**腟壁と同様に，エストロゲンの作用によって，子宮腟部は妊娠初期からリビド着色がみられ，妊娠経過に従って強くなる ➡乾燥した腟鏡を挿入し，羊水が子宮口から流出してくるか，後腟円蓋にたまっているのを確認することで破水の診断ができる

第1章　妊娠期　　1. 妊娠の正常経過とアセスメント

2. 妊娠の診断

【早期診断の意義】
- 妊婦・胎児の異常やリスクを早期に発見し，適切な処置を講じることができる．
- 胎児の在胎日数を正確に把握して，その後の胎児発育の評価に役立てることができる．

【ポイント】
- 妊娠週数の補正は時期が早いほど容易であり，誤差を小さく抑えることができる．
- 妊娠週数は胎児管理のうえで最も基本的な情報であり，これを基準に早産，過期産，胎児発育不全などを診断する．
- 妊娠初期では，超音波検査以外に確実に胎児の存在を証明できるものはない．

1 妊娠の診断　2 分娩予定日の算定　3 妊娠週数の算定

目的	● 妊娠していることを診断する． ● 子宮内に妊娠していることを確認する．
ポイント	● 初診の時期によって診断に用いる方法が異なる． ● 妊娠反応が得られない，あるいははっきりしないときは，数日後に再検査する． ● 妊娠初期では，超音波検査以外に確実に胎児の存在を証明できるものはない．

情報収集	アセスメントの視点	留意点・根拠
自覚症状	● 月経の停止 ● 悪心・嘔吐などの消化器症状，全身倦怠感などの神経症状があるか	⮕ 月経周期が順調であった者が，予定日より2週間以上過ぎても次の月経が発来しないときは妊娠を疑う ⮕ 妊娠による消化器症状を総称して「つわり」という．妊娠5～6週頃から発症し，妊娠12～16週頃に自然治癒するものが多い．全妊婦の約50～80%にみられるといわれ，妊娠の可能性を示唆するとともに，妊娠週数を推定する目安となる　　→ 3 妊娠悪阻 参照
基礎体温	● 高温相の持続日数	⮕ **根拠** 高温相が18日以上持続した時点で妊娠を疑い，20～21日以上続けば一応妊娠と考えられる ⮕ 非妊婦でも経口避妊薬，黄体ホルモン薬の服薬などで高温相が持続していることもあり，問診で確認しておくことが必要である ⮕ 感染性疾患による発熱などで判定が不能となるなど，基礎体温の所見だけで妊娠を確定することはできない
免疫学的妊娠反応	● 尿中hCG(ヒト絨毛性ゴナドトロピン，human chorionic gonadotropin)の検出	⮕ **根拠** 診断薬の測定値が20万～50万 mIU/mL なら，妊娠4週で陽性になる ⮕ 尿中hCG濃度が試薬の検出感度以下のときや，妊娠以外の理由でhCG濃度が高いときは正しく結果が得られない(表2-7)
超音波断層法による胎囊の検出	● 胎囊(GS: gestational sac)の存在を確認する ● 胎囊が子宮腔内にあることを確認する	⮕ **根拠** 妊娠4週末から判定可能．妊娠5週では全例に検出可能となり，妊娠7週にはGS内に胎児像を見ることができる ⮕ GSは2 mm以上になると経腟法で確認できるようになり，この大きさはおよそ妊娠4週後半に相当する ⮕ **根拠** 子宮腔以外で胎囊が認められるときは，異所性妊娠を疑う　　→ 5 異所性妊娠 参照

30

■表 2-7　妊娠診断薬による判定の注意事項

妊娠していないのに陽性を示す場合（偽陽性）
① hCG 産生腫瘍（卵巣その他の腫瘍，絨毛癌など）
② hCG 製剤投与後
③分娩後，流産後，人工妊娠中絶後
④血尿，蛋白尿，混濁尿
⑤非特異的反応（最近の検査薬ではほとんど問題ない）
妊娠していると考えられるのに陰性を示す場合（偽陰性）
①妊娠のごく初期で hCG 濃度が試薬の検出感度以下（1～2 週間後に再検査）
②希釈尿（多尿により hCG 濃度低下）
③異所性妊娠で hCG 濃度が試薬の検出感度以下の場合（きわめてまれな例）
その他，判定が疑わしいとき
①試薬の有効使用期限の確認
②試薬の保存方法，使用方法の確認
③異常妊娠の可能性（胞状奇胎，異所性妊娠）

超音波断層法による胎児心拍動の検出	●胎児心拍動の確認	● **根拠** 妊娠早期の確定診断，胎児生存の証明が可能である ●妊娠 5 週末から胎児心拍動を検出することができ，妊娠 8 週では全例で確定診断することができる ※現在は電子走査型超音波診断装置（電子スキャン）に代表される自動高速走査法が広く用いられる
超音波ドプラー法による胎児心音の検出	●胎児心音の確認	● **根拠** 胎児生存の証明に簡便で有効な検査法である ●妊娠 8～9 週から検出可能であるが，妊娠 12 週以降，全例で聴取可能となる ●妊娠初期は血管性の音が主で，ザーザーと聴こえるので，母体音との鑑別が必要となる
妊婦の胎動自覚	●胎動自覚の有無	● **根拠** 妊娠 16～18 週には自覚できる
内診所見	●ピスカチェック徴候 ●ヘガール第 1 徴候 ●子宮の増大 ●切迫流早産の鑑別診断	● **根拠** 妊娠が成立していれば，これらの徴候はいずれも妊娠 4～11 週に最も著明である（p.28 参照） ●性器出血がない，頸管の熟化・短縮がない，子宮口の開大がないことを確認する　→ 6 流産 7 切迫流産 参照
外診所見	●子宮の増大 ●胎動の他覚 ●胎児部分の触知 ●胎児心音の観察	●妊娠初期には外診で妊娠を確定できる所見はない ●妊娠中期以降なら，その妊娠週数によって所見は異なる．胎児部分の触知，胎児心音の存在は妊娠を証明する

第1章　妊娠期　　1. 妊娠の正常経過とアセスメント

■表 2-8　妊娠期間

数え	月	第1月	第2月	第3月	第4月	第5月	第6月	第7月	第8月	第9月	第10月	
満	週	0 1 2 3	4 5 6 7	8 9 10 11	12 13 14 15	16 17 18 19	20 21 22 23	24 25 26 27	28 29 30 31	32 33 34 35	36 37 38 39	40 41 42 43
妊娠区分		妊娠前半期					妊娠後半期					
		妊娠初期			妊娠中期			妊娠後期				
		第1三半期			第2三半期			第3三半期				

1　妊娠の診断　2　分娩予定日の算定　3　妊娠週数の算定

目的	●分娩予定日を決定する. ●妊娠週数を算定し, 妊娠経過と胎児発育を評価するための基準とする.
ポイント	●最終月経初日を 0 日として, 満 280 日(40 週 0 日)が分娩予定日である. ●妊娠 20 週以降は個体差が大きくなるので, それ以前に分娩予定日を確定する. ●初診の遅れ, 月経不順など, 妊娠初期に予定日の確定ができなかった例では, 胎児発育の所見を注意深く観察する.

情報収集	アセスメントの視点	留意点・根拠
最終月経	●最終月経初日を確認する ●ネーゲレ概算法による分娩予定日の算定を行う	⮕最終月経初日に 280 日を加える　**根拠** この方法は月経周期が 28 日型であることを前提としている. 月経周期の長さによって, 妊娠が成立した日までの期間に個人差が生じる. 月経周期が基準より短い者はこの方法で算定した予定日より早く, 長い者は遅れて生まれる ⮕最終月経初日からネーゲレ概算法によって分娩予定日を算出する(p.7, 表 1-1 参照) 分娩予定の月＝最終月経初日の月＋9(または − 3) 分娩予定の日＝最終月経初日の日＋7 ⮕岡林妊娠暦や妊娠暦計算機が便利である
基礎体温	●基礎体温表から排卵日を推定する	⮕基礎体温上, 排卵日と推測される日に 266 日を加える ⮕排卵日を推定するには, 基礎体温表で低温相最終日に着目して判定するのが最も近いといわれる ⮕その他, 体温最低日, 高温相に移行する直前の陥凹も参考になるが, いずれも実際の排卵日とはずれがあることが知られている
受胎日	●受胎日を特定する	⮕不妊治療によって妊娠したとき, 超音波検査により排卵日が特定できたとき, 受胎に至る性交日がわかっているときは, その日に 266 日を加える ⮕不妊治療では, 人工授精施行日, 体外受精(IVF)または顕微授精(ICSI)施行日(受精日)を妊娠 14 日として, この日に 266 日を加えて分娩予定日を算定する
胎動初覚	●胎動を初めて自覚した日(胎動初覚日)を特定する	⮕胎動初覚日の月に 4 を加え, 日に 20 日を加える　**根拠** 胎動初覚の時期は初産婦ではおよそ妊娠 20 週, 経産婦では 18 週終わり頃とされることを利用している ⮕今日では分娩予定日の算定あるいは補正に, 胎動初覚日の意義はほとんどない

| | 1 妊娠の診断 | 2 分娩予定日の算定 | 3 妊娠週数の算定 |

| 目的 | ●現在の妊娠週数を確定する. |
| | ●妊娠経過と胎児発育を評価するための基準とする. |

ポイント	●WHO の提案に従って満日数または満週数で表す.
	●妊娠期間は最終月経初日を妊娠 0 週 0 日として，7 日から妊娠 1 週と表現する．分娩予定日は妊娠 40 週 0 日である.
	●妊娠 20 週以降は個体差が大きくなるので，それ以前に妊娠週数を確定する.
	●妊娠期間を 2 分割するときは，前半期，後半期，3 分割するときは妊娠初期，妊娠中期，妊娠後期という.

情報収集	アセスメントの視点	留意点・根拠
最終月経,分娩予定日	●最終月経初日から診察日までの経過日数	➡最終月経初日から診察日までの経過日数を計算し，週に換算して求める ➡分娩予定日が近ければ 280 日(40 週 0 日)までの残りの日数を引いてもよい ➡岡林妊娠暦や妊娠暦計算機が便利である
超音波断層法による胎児の計測値	●胎嚢(GS)の最大径 ●頭殿長(CRL：crown-rump length) ●大横径(BPD：biparietal diameter)	➡胎嚢の最大径(妊娠 4～8 週まで)，頭殿長(妊娠 8～12 週まで)，大横径(妊娠 12～20 週頃まで)の計測値が用いられる　根拠 この時期は個体差が小さく，妊娠週数とよく相関することが知られている ➡一般に頭殿長計測値が最も正確といわれ，個体差が少ない妊娠 9～11 週に妊娠週数を決定する
子宮底長の計測値	●子宮底長の計測値からの算定	➡根拠 妊娠初期は内診で子宮の大きさを観察し，週数を推測する．妊娠後半期には，子宮底長の計測値から推定できる 妊娠週数＝子宮底長の計測値(cm)＋5 ➡胎児発育が週数相応であることが前提となる．多胎，羊水量異常，肥満，膀胱充満などの影響を受けるため，目安にとどめる範囲で利用する

妊娠

2 妊娠期のアセスメント

33

第 1 章　妊娠期　　1. 妊娠の正常経過とアセスメント

3. 妊娠期の経過診断

【目的】
- 妊婦および胎児の生理的・機能的・形態的変化について，妊娠経過に相応する変化を示しているか確認する．
- 母体の健康状態に問題はないか確認する．
- 胎児が妊娠週数に相応する発育を遂げているか，健康状態に異常はないか，また，阻害する因子はないか確認する．
- 妊婦・胎児の異常やリスクを早期に発見し，適切な処置を講じることができる．

【ポイント】
- 胎児の健康は，母体の健康状態の良否に大きく影響を受ける．胎児の生育環境としての母体の健康の意義を認識し，妊婦自身のセルフケア行動に結びつけられることが望ましい．
- 胎児の成長には，形態学的に整い大きさが増すことと，身体の生理的・生化学的な機能が充実することが含まれる．
- 検査データの判読には判定基準，根拠を正しく理解していることが大切である．

| 1　母体の健康状態 | 2　子宮収縮 | 3　胎児の位置 | 4　胎児の発育・健康状態 | 5　胎児付属物の状態 |

情報収集	アセスメントの視点	留意点・根拠
バイタルサイン	●体温	◐妊娠 13〜16 週頃までは排卵後の高温相が持続し，妊娠初期は 36.7〜37.2℃ くらいで経過する　根拠これは黄体ホルモンの体温上昇作用によるものであり，妊娠中期以降，下降して低温相のレベルに戻る
		◐37.5℃ 以上は何らかの感染症を疑う．随伴症状を注意深く観察することと，原因の検索が必要である
	●脈拍数	◐脈拍数は妊娠 8 週頃から増加し始め，妊娠 28〜32 週頃に最大になる．一般に，妊娠後期でその増加率は 15% 程度（約 10 bpm）で，妊婦自身が自覚することはほとんどない
	●呼吸数	◐呼吸数は非妊娠時に比べ，ほとんど変わらない（表 2-9）．呼吸のしかた，自覚症状の観察を行う　根拠妊娠後期には増大した子宮によって肺が挙上され，呼吸運動が円滑に行われにくくなる．また，妊娠期は酸素必要量が増すために換気亢進が生じ，息切れとして自覚されることがある．症状が強くなれば，心疾患との鑑別が必要である
	●血圧	◐血圧は少なくとも 5 分以上の安静をとらせた後，座位で測定する　根拠増大した子宮の圧迫により体位によって変動しやすい
		◐妊娠期の血圧は心拍出量や循環血液量増加，末梢血管抵抗低下などの影響を受けるが，正常妊娠では一般に大きな変化はみられない
		◐非妊娠時の測定値より収縮期血圧で 30 mmHg 以上，拡張期血圧で 15 mmHg 以上の上昇は異常と判断する
		◐妊娠中期以降に上昇傾向がみられるときは，妊娠高血圧症候群の発症に留意する必要がある（表 2-10）．とくに急激な上昇は母児ともに危険な状態であると考え，他の健診所見と併せて管理方針を決定しなければならない
		→「8 妊娠高血圧症候群」「19 心疾患合併妊娠」「22 喘息合併妊娠」「23 自己免疫疾患合併妊娠」参照

34

■表 2-9　妊娠による循環器系・呼吸器系の変化

循環器系項目	増減	平均	呼吸器系項目	増減	平均
血液量	↑	+40〜45%	呼吸数	→	不変
血漿量	↑	+40〜50%	分時換気量	↑	+50%
心拍出量	↑	+40%	1回換気量	↑	+40%
1回拍出量	↑	+30%	肺活量	→	不変
心拍数	↑	+15%	動脈血 pH	→	不変
全末梢血管抵抗	↓	−15%	機能的残気量	↓	−20%
中心静脈圧	→	不変	残気量	↓	−20%

■表 2-10　妊娠高血圧症候群の診断基準

重症度	診断基準
軽症	収縮期血圧 140 mmHg 以上，160 mmHg 未満，あるいは拡張期血圧 90 mmHg 以上，110 mmHg 未満
重症	収縮期血圧 160 mmHg 以上，あるいは拡張期血圧 110 mmHg 以上

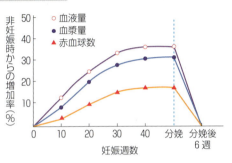

■図 2-11　妊娠中の母体血液量の変化
〔Cunningham FG, et al（eds）: Williams Obstetrics 22nd ed, p.129, McGraw-Hill, 2005〕

血液検査	●血液検査所見 ●妊娠貧血の有無	●妊娠中の血液検査の目的は，母体の健康状態が良好であることの確認と異常の早期発見にある ●妊娠中は生理的貧血に鉄欠乏性貧血が重複して存在することが多く，妊婦の 20〜30％ にみられる　根拠 妊婦の貧血傾向は妊娠による生理的現象の1つであり，合目的的変化と考えられる（図 2-11） ●妊娠期間中には 2〜3 回の血液検査が行われる．検査結果だけでなく，自覚症状，他覚症状の観察を十分に行い，早期発見，早期治療，重症化の予防が大切である ●貧血がある妊婦では，全身倦怠感，疲労感，頭痛，めまい，動悸・息切れなどの自覚症状，顔色不良，爪床の蒼白などの他覚症状がみられる．これらの症状を観察し，日常生活行動への影響を把握する →「1 妊娠の正常経過」「4 妊娠貧血」参照
	●妊娠中の循環血液量の増加は，妊娠初期から始まり，妊娠 32〜34 週で最高値を示して，その後の数週間は平坦となる（図 2-11）．この増加は血球成分より血漿成分で大きいため，血液単位容積あたりの赤血球数，ヘモグロビン値，ヘマトクリット値は低下し，血液が希釈された状態（水血症）となっている． ●妊娠貧血の診断基準（WHO, 1968）． 　ヘモグロビン値（Hb）　11.0 g/dL 未満 　ヘマトクリット値（Ht）　33％ 以下 　赤血球数（RBC）　300 万/μL 以下	
尿検査	●尿蛋白	●尿蛋白が妊娠初期から陽性のときは腎機能の異常を疑う ●妊娠中期以降に陽性となったときは妊娠高血圧症候群

第1章　妊娠期　　1. 妊娠の正常経過とアセスメント

尿検査 （つづき）		（妊娠高血圧腎症）の発症を考慮し，他の検査結果や臨床所見と併せて十分に監視する ⊃妊娠高血圧症候群の判定は，原則として24時間尿を用いて定量検査を行い，300 mg/日以上で2 g/日未満を軽症，2 g/日以上を重症と判断する．ただし随時尿を用いた成績しか得られない場合は，複数回の新鮮尿検体で連続して3＋以上のときを蛋白尿重症とみなすこともある
	●尿糖	⊃妊娠すると糖閾値が下がって尿糖がみられることがあるが，2回以上陽性が続くときは妊娠糖尿病を考慮して，空腹時尿糖，血糖検査を行う．必要な場合は，経口糖負荷試験を行い，糖尿病との鑑別を行う →「20 腎疾患合併妊娠」「21 糖尿病合併妊娠」参照
排泄機能	●尿量 ●排尿回数 ●残尿感 ●排尿時痛	⊃尿量は一般に増加し，1,500 mL/日に達する ⊃尿量が減少するときは水分摂取量，発汗の程度を観察し，併せて浮腫の存在を疑う ⊃感染徴候に留意し，排尿回数，残尿感，排尿時痛，頻尿の有無を観察する　根拠 妊娠期は尿管の圧迫により尿の貯留が起こるため，腎盂腎炎，膀胱炎などの尿路感染症を起こすことがある
	●頻尿の有無 ●水分摂取量 ●発汗の程度	⊃根拠 妊娠初期は小骨盤腔内で増大した子宮による膀胱への圧迫，妊娠後期は下降した児頭の圧迫により，膀胱容積が減少することから頻尿の訴えが増加する
浮腫	●浮腫の有無 ●浮腫は生理的か病的か	⊃浮腫は全妊婦の60～70%にみられる症状である．高血圧を伴わない限り生理的症状として扱われる ⊃妊婦は正常妊娠でも1.0～1.5 Lの水分貯留が起こる．臨床的に浮腫が観察されるときは，約3 Lの水分貯留をきたしていると判断される
	●浮腫の程度の観察 ・部位 ・程度 ・体重増加 ・尿量 ●他の臨床症状の観察 ・高血圧の有無	⊃多くは下肢にみられ，脛骨前面の皮膚を圧迫して圧痕が残るかどうか観察する．起床時に消失している浮腫は生理的と考えられるが，他の部位に及ぶときは，その部位，程度に加えて，体重増加，尿量減少，高血圧の有無などを観察する．重症化する疾患の前徴の場合もあるので，他の健診結果と併せて判断する ⊃浮腫のみであれば病的意義はもたない．児の健康状態に悪影響を及ぼすことはなく，出生体重は浮腫のない妊婦より大きい傾向にあり，低出生体重児の頻度も少ない
	●手根管症候群の症状はあるか	⊃手根管症候群は妊婦の約25%が体験する　根拠 手根管を走行する正中神経が浮腫によって圧迫されると，手のしびれ感を生じる
体重	●非妊娠時体重と肥満度 ●健診時の体重および非妊娠時からの増加量 ●1週あたりの体重増加量	⊃妊娠中の体重増加は胎児およびその付属物の発育の結果であり，また，分娩・産褥期に向けた母体の準備状態を確立するために必要な生理的変化の1つでもある ⊃肥満に注意する　根拠 肥満妊婦では妊娠高血圧症候群，耐糖能異常，難産，巨大児出生などのリスクが上昇する ⊃根拠 やせの妊婦では胎児発育不全や低出生体重児出生のリスクが高くなる ⊃根拠 妊婦の体重は妊娠12週前後から増加しはじめ，妊娠16週から妊娠32週にかけて著明な増加を示すが，い

36

■表 2-11　体格区分別推奨体重増加量

体格区分(非妊時)	推奨体重増加量 (妊娠全期間)	1週間あたりの推奨体重増加量 (妊娠中期から後期)
や　せ：BMI*1　18.5 未満	9〜12 kg	0.3〜0.5 kg/週
ふつう：BMI　18.5 以上 25.0 未満	7〜12 kg	0.3〜0.5 kg/週
肥　満：BMI　25.0 以上	個別対応*2	個別対応

*1　BMI(body mass index)＝体重(kg)/身長(m)^2
*2　BMI が 25.0 をやや超える程度の場合は，おおよそ 5 kg を目安とし，著しく超える場合には他のリスクなどを考慮しながら，臨床的な状況をふまえ個別に対応していく

(妊産婦のための食生活指針—「健やか親子 21」推進検討会報告書，p.63, 2006 より改変)

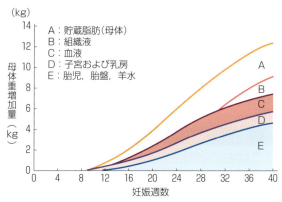

■図 2-12　正常妊娠における体重増加の因子

(Hytten FE, Leitch I, 1979)

体重 (つづき)		いずれの時期でも 500 g/週を超えることは望ましくない．体重増加量が多いときは過剰なエネルギー摂取による脂肪の蓄積，あるいは浮腫の存在を考える
感染徴候	●スクリーニング検査の成績 ・梅毒血清反応 ・風疹抗体 ・HBs 抗原・抗体 ・HCV 抗体 ・HIV 抗体 ・HTLV-Ⅰ抗体など	◯妊娠期の感染症は，母体の健康状態が悪化することで胎児に影響を及ぼすだけでなく，病原体が直接児に移行して，さまざまな異常や障害を起こす ◯妊娠期の母体から胎児への感染ルートには，経胎盤感染，上行感染の 2 つがある．前者は母体血中の病原体が胎盤を介して感染するもので，後者は腟，子宮頸管の病原体が破水に引き続いて羊水腔に侵入することによって感染が起こるものである ◯妊娠中の免疫機能は非妊娠時と異なる状態にあり，一部の病原体に対しては感染防御能が低下して重症化しやすい　根拠 多くのウイルス性感染では母体の症状が顕在化せず，保菌状態のまま経過して児に重篤な合併症を発症してしまうことがある．適切に対応するには妊娠初期のスクリーニング検査が重要である ◯初期のスクリーニング検査にトキソプラズマ，クラミジア，B 群溶血性レンサ球菌の感染症などを加える施設もある

第1章　妊娠期　　1. 妊娠の正常経過とアセスメント

■表2-12　臨床所見による絨毛膜羊膜炎の診断基準

(1) 母体発熱≧38.0℃(37.5℃)
　　以下，4項目中1つ以上あること
　　　・母体頻脈≧100 bpm
　　　・子宮の圧痛
　　　・腟分泌物，羊水の悪臭
　　　・白血球数≧15,000/μL
(2) または発熱がなくても他の4項目があれば診断確定

(Lencki SG, et al, 1994)

| 感染徴候
(つづき) | ●感染症が疑われるとき
　・母体血中白血球数
　・CRP値
　・分泌物培養検査
　・胎児心拍数モニタリング
　・バイオフィジカルプロファイルスコア(biophysical profile score：BPS) | ⮩妊娠中期以降の感染も胎児の健康状態に影響を与える．感染が疑われるときは母児の健康状態を診査する
⮩絨毛膜羊膜炎の存在は早産の原因の約半分を占める．前期破水のなかでも，妊娠週数が早いものほど進行した絨毛膜羊膜炎が原因になっており，破水した時点ですでに感染が成立していることが多い(表2-12)
→「9切迫早産・早産」参照 |

| 1 母体の健康状態 | **2 子宮収縮** | 3 胎児の位置 | 4 胎児の発育・健康状態 | 5 胎児付属物の状態 |

情報収集	アセスメントの視点	留意点・根拠
子宮収縮	●妊娠陣痛(ブラクストン＝ヒックス収縮) ●切迫早産との鑑別	⮩**根拠** 子宮は妊娠初期から不規則な収縮があるが，緊張の程度は弱く，普通は自覚しない．妊娠週数が進むと収縮の頻度が減少し，強度が増して，ブラクストン＝ヒックス収縮とよばれる子宮収縮が観察されるようになる ⮩妊娠陣痛は妊娠20週頃になると腹壁上から触知できるが，切迫早産との鑑別が必要である →「9切迫早産・早産」参照

| 1 母体の健康状態 | 2 子宮収縮 | **3 胎児の位置** | 4 胎児の発育・健康状態 | 5 胎児付属物の状態 |

情報収集	アセスメントの視点	留意点・根拠
胎位	●母体の縦軸と胎児の縦軸との関係 　・頭位 　・骨盤位 　・横位	⮩母体の縦軸と胎児の縦軸との関係をいい，両軸の方向が一致するものを縦位，交差するものを横位または斜位という ⮩縦位のうち，児頭が子宮の下方にあるものを頭位，上方にあるものを骨盤位という ⮩胎児の正常位置は頭位である ⮩妊娠中，胎児の位置は変化しやすい．骨盤位の率は妊娠20～25週では胎児の30～40%，妊娠32週で15%である ⮩妊娠後期から分娩時にかけては，縦位が99.5%で，そのうち95%が頭位である
胎向	●児背と母体側面の関係 　・第1胎向 　・第2胎向 ●横位での胎向	⮩縦位で，児背と母体側面との関係をいい，児背が母体左側にあるものを第1胎向，右側にあるものを第2胎向という ⮩横位では児頭と母体側面の位置関係で胎向を表す．児頭が母体左側にあるものを第1胎向，右側にあるものを第

胎向 （つづき）		2 胎向という
胎勢	●子宮内での胎児の姿勢 　・屈位 　・反屈位	⮕子宮内での胎児の姿勢をいい，おとがい（頤）を胸に近づけて屈曲状態にあるものを屈位，頸部を反らせて体幹を伸展させたものを反屈位という

1　母体の健康状態	2　子宮収縮	3　胎児の位置	**4　胎児の発育・健康状態**	5　胎児付属物の状態

情報収集	アセスメントの視点	留意点・根拠
胎児の生存	●胎児の生の徴候の確認 　・超音波断層法による胎芽・胎児の証明 　・胎児心音の聴取 　・胎動の自覚・他覚 ●子宮内胎児死亡の確認 　・尿中 hCG レベルの下降 　・胎児心拍の消失	⮕胎児の生死の確認は，超音波断層法による心拍動の検出，超音波ドプラー法やトラウベ法による胎児心音の聴取，胎動の自覚・他覚により確認できる ⮕子宮内胎児死亡の場合，妊娠初期であれば尿中 hCG レベルが下降し，つわりなどの妊娠に伴う自覚症状が消失し，いずれ流産として胎児は排出される．妊娠中期以降であれば，自覚的には胎動を感じられなくなり，腹部増大の停止，乳房の縮小などの所見を伴う
胎児の数	●超音波診断による証明 ●触診による胎児部分の数の確認 ●同期しない胎児心音の存在 ●妊娠週数と子宮底長計測値からの推定	⮕根拠 複数個の胎囊・胎児像を認めれば，多胎を診断できる ⮕根拠 妊娠後半期には触診によって頭部の数を確認できる ⮕根拠 同期しない胎児心音の存在を確認できれば，多胎と診断できる ⮕相当週数に比べ大きい子宮底長の計測値をとるときは，多胎の可能性を考慮して，他の診断方法と併せて確認する →12 多胎妊娠 参照
胎児の大きさ	●子宮底長の計測値 ●腹囲の計測値 ●計測値に影響を与える因子の有無 ●超音波断層法による計測値 　・胎囊（GS） 　・頭殿長（CRL） 　・大横径（BPD） ●推定胎児体重（EFBW）	⮕根拠 妊娠後半期の子宮底長の計測値が，胎児体重と比較的よく相関することを利用して用いられる．前述の概算式［妊娠週数＝計測値（cm）＋5］を用いて妊娠週数に対応する子宮底長の値を算出し，それと実測値とを比較する．また，パルトグラム（分娩経過図）に記入して経時的推移から適切な増加の幅にあるか観察し，胎児の発育状態を推測することもできる ⮕腹部の計測値から妊娠週数に見合った発育を遂げているかを判断するためには，多胎妊娠，巨大児，胎児発育不全，羊水量の異常，胎位の異常など，計測値に影響を与える産科異常がないことと，分娩予定日の誤認がないことが条件である ⮕腹囲は非妊娠時の体格に影響を受ける．1 回ごとの計測値だけで判断するのではなく，その伸び率を観察する ⮕妊娠 12 週頃から妊娠 22 週頃までは，BPD の計測値による方法が用いられる．すでに分娩予定日の確定がされているとき，BPD 値が基準となる範囲にあれば胎児の発育は順調な経過をとっていると判断してもよい ⮕妊娠 22 週以降では，胎児の大横径に加えて，大腿骨長，体幹前後径，体幹横径をパラメータとして，EFBW を算出する．在胎時期の標準体重に比べて 10 パーセン

妊娠

2

妊娠期のアセスメント

39

胎児の大きさ (つづき)		タイル未満(または −1.5 SD 未満)のときは, 胎児発育不全と診断される　→「17 胎児発育不全」参照
胎児の健康状態	●胎児心拍数モニタリング(表2-13) ・基準心拍数 ・一過性頻脈 ・一過性徐脈 ・細変動	●胎児の健康状態を知る方法は胎児胎盤機能検査, 胎盤機能検査, 胎児機能検査に大別することができる. 現在は胎児機能検査が広く用いられており, NST(図 2-13)を基本に, 必要があれば BPS などをバックアップテストとして行うのが一般的である

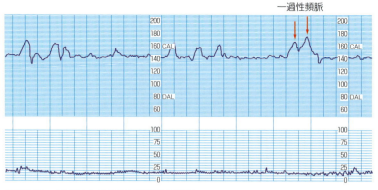

■図 2-13　ノンストレステスト(NST)の判定
リアクティブ：一過性頻脈(15 bpm 以上で 15 秒以上持続)が 20 分間に 2 回以上
ノンリアクティブ：一過性頻脈が 20 分間に 1 回以下
ノンリアクティブと判定されたものには, 胎児発育不全が多く, 胎児機能不全の発症頻度も高い. リスクが小さいと予測されるときは胎児振動音刺激試験を試みて覚醒させ, 胎動を誘発して心拍数の変化を観察することも行う.

■表 2-13　胎児心拍数(fetal heart rate：FHR)の変化に関連する用語

名称	内容	備考
心拍数基線 FHR-baseline	10 分間の区間内での平均胎児心拍数で, 正常な経過であれば 110〜160 bpm の範囲にある 110 bpm 未満であれば徐脈, 160 bpm を超えるときは頻脈とする	5 の倍数として示す 152 bpm は 150 bpm, 138 bpm は 140 bpm と表記する
基線細変動 FHR-baseline variability	1 分間に 2 サイクル以上の胎児心拍数の変動であり, 振幅, 周波数とも規則性がないもの 細変動の振幅の大きさによって, 消失(肉眼的に認められないもの), 減少(5 bpm 以下), 中等度(6〜25 bpm), 増加(26 bpm 以上)の 4 段階に分けられる	サイヌソイダルパターン(長期細変動の特殊型)はこれに含まない
一過性頻脈 acceleration	心拍数が急速に増加し(開始からピークまでが 30 秒未満), 開始から頂点までが 15 秒以上, 元に戻るまでの持続が 15 秒以上 2 分未満のものをいう	32 週未満では 10 bpm 以上, 戻るまでの持続が 10 秒以上のものとする
一過性徐脈 deceleration	一時的に心拍数が減少したのち, 基線に回復するパターンをいう. 子宮収縮に関連して生じることが多い 早発一過性徐脈, 遅発一過性徐脈, 変動一過性徐脈, 遷延一過性徐脈がある　→「25 分娩期のアセスメント」参照	

〔日本産科婦人科学会周産期委員会：胎児心拍数図の用語および定義検討小委員会報告. 日産婦誌 55(8)：1205-1216, 2003 をもとに作成〕

胎児の健康状態（つづき）	●ノンストレステスト(non-stress test：NST)	○日常の妊婦健診では，胎児機能検査のなかでも超音波断層装置や分娩監視装置を用いて，胎児情報をリアルタイムに手に入れられる生理学的検査が主である ○NSTがノンリアクティブの場合は，胎児が睡眠サイクルにある場合を考慮して検査時間を延長するか，改めて再検査する．胎児振動音刺激試験(VAST)をすることも検査時間を短縮させる利点がある
	●胎動の有無	○ 根拠 胎動を妊婦が自覚する時期は，初産婦ではおよそ妊娠20週，経産婦では18週終わり頃である．胎動は神経系の発達に関係しており，健康な胎児では一過性頻脈を伴うことから，健康状態を知る指標の1つとして注目されている
	●胎動カウント	○胎動カウントは，妊婦自身が自覚する胎動数を数えて胎児の健康状態をモニタリングしようとする方法である．一定回数の胎動を数えるのに要した時間を測定する方法と，一定時間内の胎動数を数える方法とがある．2時間で10回未満であれば精査が必要である
	●バイオフィジカルプロファイルスコア(BPS)	○胎児呼吸様運動，胎動，胎児筋緊張，羊水量にNSTの所見を加えた5項目の観察結果をスコア化し，それに基づいた管理指針が示される．5項目すべて正常であれば10点で，以下点数が下がるとともに周産期死亡率が上昇する
胎児の形態異常の有無と影響因子	●胎児形態異常のスクリーニング検査結果に異常はないか	○超音波検査法による妊娠各期の胎児の形態の観察はスクリーニング検査として必要不可欠な検査となっている．一般に妊娠18～20週頃に行うのが適切とされる 根拠 妊娠初期の経胎盤感染は胎児の器官形成，神経学的予後に大きく関与する
	●催奇形性のある薬物の服用をしていないか	○妊娠中は服薬，X線撮影を極力避ける 根拠 とくに睡眠薬，性ホルモン製剤，副腎皮質ホルモン製剤(ステロイド薬)などは催奇形性が高いといわれる．感受性の高い臨界期にこれらを服用することはなかったか，聴取する →「1妊娠の正常経過」参照
	●感染症への罹患はなかったか	○妊娠初期にTORCH(トキソプラズマ，風疹，サイトメガロウイルス，ヘルペスウイルス，その他のウイルス)などの感染症の罹患はなかったか聴取する

1 母体の健康状態	2 子宮収縮	3 胎児の位置	4 胎児の発育・健康状態	5 胎児付属物の状態

情報収集	アセスメントの視点	留意点・根拠
羊水量	●羊水量の診断(図2-14) ・羊水インデックス(amniotic fluid index：AFI) ・羊水ポケット ・外診による羊水過多・羊水過少の推測	○羊水量の多寡はレオポルド触診法などの外診によっても推測できるが，これらは確実に診断できる手段ではない ○羊水量を測定する方法は超音波断層法を用いて羊水腔を計測する方法がとられ，マニングManningらによる羊水ポケット法，フェランPhelanらによる羊水インデックス(AFI)が広く使われている ○妊娠の時期を問わず，800 mLを超えると判断される場合を羊水過多という(日本産科婦人科学会) ○羊水量の異常があるときは周産期死亡，胎児の健康状態の悪化，常位胎盤早期剥離，胎位異常，双胎間輸血症候

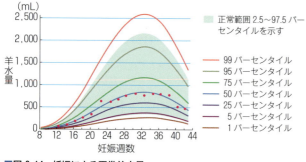

■図 2-14 妊娠による正常羊水量
(Brace RA, Wolf EJ : Normal amniotic fluid volume changes throughout pregnancy. Am J Obstet Gynecol 161 : 382, 1989)

妊娠 16 週ではおよそ 160 mL で，妊娠 32 週頃まで増加する．妊娠 33〜34 週にピークに達したのち減少に転じ，妊娠 42 週では 400 mL 程度となる．

羊水量 (つづき)		群など確率が高率となる．羊水過多・過少それぞれに特徴的な胎児奇形などを伴うことが多い →「14 羊水過多症」「15 羊水過少症」参照
胎盤の位置	●胎盤の付着部位	●胎盤は妊娠 14〜16 週頃には完成する ●妊娠後期には全子宮内面のおよそ 1/4〜1/6 を占める大きさになり，その重量は胎児のおよそ 1/6 にあたる．通常は子宮前壁，または後壁の中央部を占める位置にある ●胎盤付着部位の確認は超音波断層法によって確実に診断されるようになり，妊娠中期のスクリーニング検査として行われる ●現在では無症状のうちに前置胎盤の診断が可能である．妊娠後半期に性器出血を認めた場合は，前置胎盤の可能性を考慮して検査が進められる．妊娠経過に従って胎盤の位置は上方にずれるといわれるが，一般に，妊娠 30 週以降に前置胎盤と診断された例は分娩時まで変わらない可能性が高いので，注意して経過観察する →「11 前置胎盤」参照
胎盤剝離の時期	●胎盤剝離徴候 ●常位胎盤早期剝離と切迫早産との鑑別	●胎盤の剝離は胎児娩出後に，収縮した子宮壁と胎盤の母体面にずれが生じて起こる ●正常な経過であれば妊娠期に胎盤剝離は起こらない ●切迫早産と鑑別する　根拠　早期の常位胎盤早期剝離では，少量の性器出血と軽度の下腹部痛だけのこともあり，鑑別は難しい．持続的な子宮収縮と腹痛，板状に硬い腹部緊満の症状を認めるときは，きわめて緊急性の高い状態である ●慢性高血圧，妊娠高血圧症候群，前期破水のある場合では常位胎盤早期剝離の頻度が高くなるので，既往歴，妊娠異常との関連に注意する　→「13 常位胎盤早期剝離」参照
卵膜	●破水の有無	●分娩陣痛発来前に卵膜が破綻した状態を前期破水といい，主に絨毛膜羊膜炎が原因で発生する ●腟鏡診で羊水の流出を確認できるとき，内診で直接胎児を触れるときは破水と診断できる　→「10 前期破水」参照

4. 妊娠期の基本的生活行動，心理・社会的状態の診断

【目的】
- 基本的生活行動を確認する.
- 妊娠によって生じた心理・社会的変化を観察し，妊娠の時期に合った適応行動がとれているかを診断する.
- セルフケア行動を評価する.
- 親役割獲得過程，出産準備行動を観察する.
- ソーシャルサポート，家族の役割行動を評価する.

【ポイント】
- 妊婦および家族の生活を重視し，セルフケア能力を高める方向で支援できるよう情報収集する.
- 分娩，育児に向けた身体的・心理的準備行動と必要物品の準備作業を通して，自己認識の変化，妊娠・胎児の受容，親役割の獲得過程を知ることができる.
- 妊娠に伴う変化やソーシャルサポートについて，現実と期待が一致しているか判断する. もし乖離が大きければ葛藤が生じてストレスとなる.
- 新しい自己像の確立や，ライフスタイルの設計に向けた準備行動ができているか確認する.

妊娠
2
妊娠期のアセスメント

■表 2-14　妊娠の時期による保健指導の内容

妊娠週数	保健指導事項	妊娠週数	保健指導事項
4～11 週	①妊娠徴候が得られない場合には，その他の徴候から確実と考えられることを教え，妊婦としての自覚をもたせる ②分娩予定日を知らせる ③つわり・便秘に対する指導，栄養指導 ④嗜好品について ⑤衣服について ⑥清潔について ⑦旅行について ⑧歯科検診について ⑨精神の衛生について ⑩異常徴候と専門医の診察の必要性について ⑪健康診査のスケジュールについて ⑫母親学級の紹介 ⑬母子健康手帳について	20～23 週 （第 6 月）	①生活指導 ②栄養指導 ③妊婦体操 ④分娩場所の選定 ⑤分娩のための準備用品 ⑥家族の妊婦への理解と，きょうだいへの生まれる赤ちゃんに対する理解について ⑦勤労妊婦の産休について
		24～27 週 （第 7 月）	①生活指導 ②分娩の準備 ③健康診査を 2 週間に 1 回受けること
		28～31 週 （第 8 月）	①生活指導 ②栄養指導 ③母乳栄養の必要性と乳頭の清潔 ④分娩開始の徴候 ⑤異常の早期発見
12～15 週 （第 4 月）	①栄養と食事について ②生活指導，ADL，正しい姿勢について ③睡眠と休息について ④清潔指導 ⑤精神衛生指導 ⑥腹帯指導 ⑦妊娠中の運動について	32～35 週 （第 9 月）	①分娩の準備の再点検 ②入院の時期について ③生活指導 ④分娩に必要な補助動作 ⑤異常の早期発見
16～19 週 （第 5 月）	①生活指導 ②体重管理について ③乳房の手当て，乳頭の矯正方法 ④腹帯の用い方 ⑤衣服・靴について ⑥胎動について ⑦母子健康手帳の活用法	36～39 週 （第 10 月）	①分娩についての準備完了 ②分娩開始の徴候について ③入院の時期，助産師や医師に知らせるべき事項について ④健康診査を 1 週間に 1 回受けること

43

第1章　妊娠期　　1. 妊娠の正常経過とアセスメント

| 1 基本的生活行動 | 2 心理的状態 | 3 出産育児行動 | 4 社会的生活行動 |

情報収集	アセスメントの視点	留意点・根拠
栄養摂取・食生活行動	●妊娠時の栄養摂取の必要性・内容について理解しているか	⮕栄養摂取・食生活行動に関する知識レベルを確認する ⮕栄養指導は禁止・制限を強調するのでなく，マタニティライフを楽しく送ることができるような内容が望ましい．妊婦が日常生活で実施できるような意識づけと，具体的な方法の共有が大切である
	●1日に必要な栄養素を摂取できているか(表2-15) ●食事時間・食事回数が規則的であるか ●食材の選択，調理法，味付けを工夫しているか ●体調に応じて食事のとり方を工夫しているか	⮕妊娠中は時期に合った栄養摂取が必要となる．妊婦の嗜好，体格，身体活動レベルなどを考慮し，摂取量が適切であるか確認する．母体の栄養不足は胎児発育を阻害するだけでなく，出生後の発育・発達にも影響することを認識して，適切な栄養が摂取できているか判断する ⮕一般に，三大栄養素はほぼ充足しているが，鉄，カルシウムは不足傾向にある．早い時期から積極的に摂取を促したい栄養素である．また，葉酸は胎児の神経管閉鎖不全のリスクを低下させる効果があることから，積極的な摂取が勧められる ⮕若年者は貧血や栄養不足の傾向があり，胎児発育不全や低出生体重児出生のリスクファクターとなる．リスク軽減に向けた食事摂取を心がけているか観察する ⮕妊娠高血圧症候群，妊娠糖尿病など栄養管理が重要な疾患をもつ者は，病状に応じた食事摂取が実践できているか確認する ⮕妊娠初期は食欲減退，悪心・嘔吐，嗜好の変化などの消化器系症状に対する工夫，妊娠中期には食べ過ぎに注意，妊娠後期は子宮底が上昇しているので消化のよいものを選ぶなど，時期に応じた調理の工夫ができているか確認する
	●嗜好品が胎児に与える影響を理解できているか	⮕タバコ，酒，コーヒー・茶などの嗜好品が胎児に与える影響を理解できており，影響を最小限にとどめるよう行動していることを確認する
	●内分泌攪乱(かくらん)物質について理解しているか	⮕内分泌攪乱物質のリスクに関する知識レベルを確認する ⮕不要な摂取を避ける工夫ができているか，過剰な不安をもっていないか，確認する
	●妊娠中の体重増加について理解しているか ●食事量と運動量のバランスがとれているか	⮕妊娠中の体重増加に関する知識レベルを確認する ⮕食事量と運動量のバランスが適切であり，望ましい体重増加量を維持していることを確認する
姿勢・日常生活動作(ADL)	●妊娠経過に応じた正しい姿勢がとれているか ●身体の変化に応じた日常生活動作を工夫しているか	⮕姿勢の変化に関する知識のレベルを確認する　根拠妊娠中期以降では増大した子宮のために呼吸機能が制限されるが，よい姿勢をとることで横隔膜が下がり，肺の拡張に役立つ ⮕根拠妊婦の姿勢は，胎児の発育に伴う子宮の増大によって重心が前方に移動するため，次第に反り身になり，頸椎・腰椎の生理的前彎が増大する．そのため，腰背部痛，膝痛，静脈瘤などのマイナートラブルが生じやすくなる．その予防と軽減のためにADLへの指導が必要である(表2-16) ⮕根拠妊娠後期には足元が見づらくなり，動作も緩慢にな

■表2-15　妊婦の食事摂取基準

エネルギー		推定エネルギー必要量[1]		
エネルギー(kcal/日)	(初期)	+50		
	(中期)	+250		
	(後期)	+450		

栄養素		推定平均必要量[2]	推奨量[2]	目安量
タンパク質(g/日)	(初期)	+0	+0	—
	(中期)	+5	+10	—
	(後期)	+20	+25	—
脂質	脂質(%エネルギー)	—	—	—
	飽和脂肪酸(%エネルギー)	—	—	—
	n-6系脂肪酸(g/日)	—	—	9
	n-3系脂肪酸(g/日)	—	—	1.8
炭水化物	炭水化物(%エネルギー)	—	—	—
	食物繊維(g/日)	—	—	—
ビタミン 脂溶性	ビタミンA(μgRAE/日)[3] (初期・中期)	+0	+0	—
	(後期)	+60	+80	—
	ビタミンD(μg/日)	—	—	7.0
	ビタミンE(mg/日)	—	—	6.5
	ビタミンK(μg/日)	—	—	150
ビタミン 水溶性	ビタミンB₁(mg/日)	+0.2	+0.2	—
	ビタミンB₂(mg/日)	+0.2	+0.3	—
	ナイアシン(mgNE/日)	—	—	—
	ビタミンB₆(mg/日)	+0.2	+0.2	—
	ビタミンB₁₂(μg/日)	+0.3	+0.4	—
	葉酸(μg/日)	+200	+240	—
	パントテン酸(mg/日)	—	—	5
	ビオチン(μg/日)	—	—	50
	ビタミンC(mg/日)	+10	+10	—
ミネラル 多量	ナトリウム(mg/日)	—	—	—
	(食塩相当量)(g/日)	—	—	—
	カリウム(mg/日)	—	—	2,000
	カルシウム(mg/日)	—	—	—
	マグネシウム(mg/日)	+30	+40	—
	リン(mg/日)	—	—	800
ミネラル 微量	鉄(mg/日) (初期)	+2.0	+2.5	—
	(中期・後期)	+12.5	+15.0	—
	亜鉛(mg/日)	+1	+2	—
	銅(mg/日)	+0.1	+0.1	—
	マンガン(mg/日)	—	—	3.5
	ヨウ素(μg/日)[4]	+75	+110	—
	セレン(μg/日)	+5	+5	—
	クロム(μg/日)	—	—	10
	モリブデン(μg/日)	—	—	—

1)「参考表　推定エネルギー必要量(kcal/日)」に示した付加量である

		18~29歳	30~49歳
レベル*	身体活動 Ⅰ	1,650 kcal	1,750 kcal
	Ⅱ	1,950 kcal	2,000 kcal
	Ⅲ	2,200 kcal	2,300 kcal

＊身体活動レベルの低い，ふつう，高いの3つのレベルをⅠ，Ⅱ，Ⅲで示した

2)推定平均必要量及び推奨量は，各栄養素の食事摂取基準に示した付加量である

3)プロビタミンAカロテノイドを含む

4)耐容上限量を2,000 μg/日と設定した

（「日本人の食事摂取基準(2015年版)策定検討会」報告書より）

■表2-16　妊娠中のADLの基本

①体重を支える面積を広くとる
②じっと立っているより，歩く，座るなどの活動を多様に行う
③持続時間は短くする
④骨盤を正しい位置にした姿勢をとる
⑤正しい姿勢のままで歩行する
⑥足を広げ，背中を伸ばしてかがみこみ，持ちあげを行う
⑦階段は足全体をしっかりつけて一段ずつ昇り降りする
⑧物の持ち運びは，物を体の中心に近づけて運ぶ
⑨かさばった物は分けて，重い物はカートに載せて運ぶ
⑩高いところの物は足台を使って取る

第1章　妊娠期　　1. 妊娠の正常経過とアセスメント

ADL (つづき)		る．つまずかないように配慮し，障害物を置かないように心がけることが必要である
運動	●妊婦にとって適度な運動が必要であることを理解しているか	●妊婦のための運動に関する知識レベルを確認する　根拠 妊婦は腹部を突き出し，足を上げない歩き方になるので，大殿筋の筋力低下を招く．姿勢や筋力の変化によってマイナートラブルが生じやすくなるので，適度な運動が必要である
	●妊娠経過に応じて自分に適した運動を行っているか	●根拠ウォーキング，水泳，エアロビクス，ヨガなどの有酸素運動は，妊婦の健康増進に有効である ●立ちくらみ，頭痛，胸痛，呼吸困難，筋肉疲労，下肢の痛みあるいは腫脹，腹部緊満や下腹部重圧感，子宮収縮，性器出血，胎動減少・消失，羊水流出などの徴候が現れた場合，運動を中止し，医師の診察を受けるように勧める
	●生活習慣をふまえた運動を行っているか	●根拠妊産婦体操は妊娠中のマイナートラブルを予防・軽減させ，安全で安楽な出産に対する準備のための運動療法である．習慣化し，継続できるとよい
睡眠・休息	●妊娠による睡眠・休息への影響について理解しているか ●睡眠・休息時間が十分にとれているか	●睡眠や休息の必要性に関する知識レベルを確認する ●8時間程度の睡眠が確保できているとよい　根拠妊娠に伴う心身の変化により，妊婦は非妊娠時より疲れやすい状態にある．また疲労回復にも時間がかかるようになる ●入眠しやすい方法を知っており，熟睡感があるか確認する　根拠妊婦は体型の変化から寝苦しさなどを訴え，睡眠が浅くなったり，不足したりすることが多い．就寝時，妊娠週数に応じた体位(姿勢)を工夫できていることが必要である
	●休息と活動のバランスについて理解しているか	●睡眠時間が不足している場合は生活時間の見直しを図り，合理的に時間を使うように促す．夜間の睡眠が不足するようなら昼寝などで補う
	●日常生活のなかにリラクセーションを取り入れているか	●腰背部のマッサージやタッチング，アロマセラピーなど，リラックス効果がある方法を知っているか，またこれらを日常生活に取り入れているか確認する
排泄	●尿量，排尿回数に問題はないか	●尿量は一般に増加し，1,500 mL/日に達する．尿量が減少するときは浮腫の存在を疑い，併せて水分摂取量，発汗の程度を観察する
	●頻尿，残尿感，排尿時痛などの症状はないか	●根拠妊娠初期は小骨盤腔内で増大した子宮による膀胱への圧迫，妊娠後期は下降した児頭の圧迫により，膀胱容積が減少することから頻尿の訴えが増加する ●根拠妊娠期は尿管の圧迫により尿の貯留が起こるため，腎盂腎炎，膀胱炎などの尿路感染症を起こすことがある．感染徴候に留意して観察する
	●排便習慣に問題はないか ●便通機能の正常なパターンを維持しているか	●妊娠前の排便習慣と，妊娠による変化があるか確認する
	●排泄の変化に関するセルフケア行動がとれているか	●食物繊維の多い食材を選ぶなど，便秘を予防するための知識をもっているか確認する　根拠プロゲステロンの増加は胃腸の平滑筋を弛緩させ，腸の蠕動が減少する．そのため水分の再吸収が進み，便秘がちになる

46

清潔	●妊娠による皮膚や粘膜の変化と清潔の関係を理解しているか ●全身，陰部の清潔が保たれているか ●口腔内の清潔，歯科衛生が保たれているか	⭕清潔保持に関する知識レベルを確認する ⭕ 根拠 妊娠中は新陳代謝が活発になり，発汗や腟分泌物が増加する．皮膚が敏感になり，湿疹や瘙痒感があることも多い ⭕毎食後，歯磨きをして，口腔内の清潔を保つ 根拠 妊娠中はエストロゲン，プロゲステロンの増加により歯肉に変化が起こる ⭕つわりの時期を過ぎたら歯科受診し，口腔の清潔保持を学ぶ機会がもてるとよい 根拠 つわりのときには歯磨きの回数が減ることなどが影響し，口腔内の環境は悪化しやすい ⭕妊娠中に歯科の検診を受けていることや母子健康手帳の歯科検診欄などを利用していることも，アセスメントの指標となる
衣服・靴	●妊娠経過に応じた身体の変化に関する知識をもっているか ●体型の変化に応じた服装をしているか ●妊娠期に適した衣類を選択しているか ●妊娠期に適した靴を選択しているか	⭕妊娠経過に応じた衣類・靴の選択に関する知識レベルを確認する ⭕体型の変化に併せてデザイン，素材，経済性を考慮した衣服を選択できている 根拠 体型の変化に併せて適切な衣服を選択していることは，妊婦としての自己を受け入れているサインの1つとして評価できる ⭕腹帯の医学的根拠は乏しい．着用に関しては妊婦の選択に任せる．岩田帯，妊婦用ガードルなどがある ⭕腟分泌物が増加するため，通気性，吸湿性に優れた下着を選んでいるか確認する ⭕乳房の変化に応じたサイズのブラジャーを選んでいるか確認する ⭕ 根拠 腹部の増大に伴って重心が前方に移動し，姿勢のバランスを崩しやすくなるので，靴は安定性のあるものを選ぶとよい
マイナートラブルへの対処行動	●マイナートラブルへの対処行動がとれているか	⭕妊娠による変化が，生理的な範囲にあるか判断する ⭕ADLに支障をきたしていないことを確認する ⭕さまざまな生理的変化に対する適切な対処行動をとるために必要な知識をもっている →「1妊娠の正常経過」参照
旅行	●旅行は適切な時期を選び，無理のない計画を立てることができているか	⭕比較的安定している妊娠中期を選び，とくに流・早産の起こりやすい妊娠初期や妊娠後期は避けるなどの配慮ができているか，また無理のない計画を立てることができているか確認する ⭕妊婦であることを自覚し，旅行の途中でも身体の変調を感じたら必ず受診し，必要な場合は，旅行を中止するなどの対応がとれる ⭕海外旅行は妊娠経過に異常がなければ，とくに禁止する必要はなく，国内旅行と同様に考えてよい．ただし，行き先の国の状況や航空会社の搭乗制限などを確認し，妊婦であることを考慮して決めることが必要である
性行動	●妊婦であることを意識した性生活ができているか	⭕妊娠中のセクシュアリティおよび性生活パターンの変化に関する知識レベルを確認する

第1章 妊娠期 1. 妊娠の正常経過とアセスメント

性行動 （つづき）		⮕カップルが妊娠による変化に対処できているか確認する ⮕性行為により子宮頸管に加えられる物理的刺激，オキシトシンや精液中のプロスタグランジンなどの子宮収縮促進物質，感染の影響による切迫早産の徴候を見逃さない

1 基本的生活行動	2 心理的状態	3 出産育児行動	4 社会的生活行動

情報収集	アセスメントの視点	留意点・根拠
妊娠の受容	●妊娠を受け入れているか	⮕ 根拠 今回の妊娠は望んでいたものか，計画したものか，妊婦の健康状態，ボディイメージの受けとめ方，結婚生活への満足度，既往妊娠・分娩の受けとめ方，パートナーや家族の肯定的認知などが妊娠の受容に影響する
	●妊娠した自己を肯定しているか	⮕妊娠によって得られるものを自覚し，喜びを感じているか観察する ⮕妊娠に伴う喪失を受け入れている，生活の変化を受け入れていることを確認する
	●アンビバレントな感情をもっていることを肯定しているか	⮕ 根拠 妊娠に対してアンビバレントな感情をもつことは，とくに妊娠初期には当たり前である．罪悪感をもつことなく，自己の感情を受け入れることができているとよい
胎児との相互関係	●胎児を受容しているか	⮕胎児への関心を示す言動があることを確認する 根拠 受容していれば，胎児とコミュニケーションをとろうとする行動がみられる．腹部を触る，軽くたたく，話しかけるなど，胎児との相互関係を深める行動がみられるとよい
	●生まれてくる子どものイメージが具体的になっているか	⮕胎動自覚，超音波画像などにより胎児の存在を実感できる機会が増え，愛着を強めることに役立っている．子どものイメージが具体的になり，名前をつけるなどの行動がみられる ⮕子どものことを話したり，出産後の生活，育児について話し合ったりするなどの行動がみられる
	●妊娠終了に伴う胎児に対する喪失の準備	⮕分娩は胎児との分離のときである．喪失に向けた準備を進めていることを確認する
母親役割	●母親役割モデルをもっているか ●妊婦の受けた養育体験はどのようなものか ●母親役割獲得に向けた準備が進んでいるか ●育児経験はあるか	⮕自分の母親（あるいはそれに代わる養育者）などの母親のモデルになる存在を通して，自分自身の役割意識，行動のスタイルが確立される ⮕分娩や育児の準備について，十分な情報収集と自己の意思に基づいて決定している・決定しようとしている ⮕ 根拠 育児経験の有無は育児知識，技術の獲得に大きく影響する
ボディイメージ	●身体の変化を受容できているか	⮕ボディイメージの変化は体型の変化に伴って起こる ⮕妊婦である自己を肯定し，体型の変化，容姿の変化を受け入れていることを示す言動がみられる ⮕妊婦が体型の変化を肯定的に認知し，肯定的な自尊感情を維持するために，適切なサポートが役立つ ⮕生活のなかで安全に身体を動かせるよう工夫しており，体型の変化に対応できていることを確認する ⮕妊娠性肝斑，妊娠線，多毛・脱毛などの妊娠に伴う生理的な皮膚の変化は，大半の妊婦に生じる．治療が必要な皮膚疾患との鑑別が必要である

48

ボディイメージ（つづき）	●理想とするボディイメージはどのようなものか	➲ 根拠 理想のボディイメージとの乖離が大きいときは，妊娠・胎児に対する否定的感情を引き起こすことがある
問題への対処行動	●妊娠に伴う問題があるか	➲妊娠による変化やマイナートラブルによる問題をもっているか確認する
	●問題解決のために必要な対処行動がとれるか	➲ストレス・ストレス対処行動を言語表現できる 根拠 過去のストレス因子にどのように対処したかを知る．学習された対処法は将来の危機の際に活用できる
		➲ストレス耐性と介入の必要性を判断する 根拠 これまでの育児経験の有無は，今回の妊娠・出産・育児の不安を軽減させる．適切な対処行動を選択できる知識・技術をもっているか確認する
妊娠したことへの価値	●妊娠したことに価値を見出しているか	➲妊娠に対する妊婦自身の気持ち，関心，不安を表出できているか確認する
		➲妊娠に対する価値を見出す機会を多くもてることが望ましい

1 基本的生活行動 ＼ 2 心理的状態 ＼ 3 出産育児行動 ＼ 4 社会的生活行動

情報収集	アセスメントの視点	留意点・根拠
受診行動	●妊婦健診のための受診行動がとれているか ●母子健康手帳の活用ができているか	➲妊婦健康診査の必要性に関する知識レベルを確認する ➲妊婦健康診査を定期的に受けていることを確認する ➲ 根拠 母子健康手帳は胎生期から小学校就学までの子どもの健康の記録である．妊婦自身が所持することで，健康の自己管理意識を促進することを期待できる
身体的準備	●分娩に向けた身体的準備が進んでいるか	➲妊娠・分娩経過に関する知識レベルを確認する ➲体重コントロール，ADL が適切に行われていればよい ➲分娩時に必要な補助動作を学習し，主体的に分娩に臨もうとする姿勢がみられる ➲入院の時期，入院手続きについて知識をもっている
必要物品の準備	●分娩，育児のための必要物品を準備しているか	➲妊娠 20 週を過ぎる頃から分娩・育児のための用品の準備を始め，妊娠 32 週頃には入院の準備ができていることが望ましい 根拠 必要物品を揃える過程を通して子どものイメージを確立し，愛着を強める効果がある．親になる意識を高めることにつながる
バースプラン	●バースプランをもっているか	➲バースプランをもっており，分娩方法に対する希望を述べることができる 根拠 これは主体的に出産に向かおうとする姿勢として評価できる
出産・育児の学習行動	●出産・育児に関する知識を積極的に学ぼうとしているか	➲正常な妊娠経過に関する知識レベルを確認する ➲母親学級，両親学級，その他のプログラムに参加したり，出産に関する本を読んだりするなど，積極的に知識を得ようとする姿勢が観察される
	●リスクやリスク予防に関心をはらっているか	➲ 根拠 リスク状態を認識することはセルフケア能力を高め，予後の改善に役立つ

妊娠

2

妊娠期のアセスメント

49

第1章　妊娠期　　1. 妊娠の正常経過とアセスメント

| 1 基本的生活行動 | 2 心理的状態 | 3 出産育児行動 | 4 社会的生活行動 |

情報収集	アセスメントの視点	留意点・根拠
パートナーとの関係	●パートナーは妊娠を肯定的にとらえているか ●妊婦との関係に変化はあるか	⮕パートナーは妊娠を喜んでいるか ⮕妊娠経過に関心をはらっているか，胎児発育に関心をもっているかを観察する　根拠パートナーの肯定的姿勢は，妊婦の妊娠の受容を促進する ⮕互いの役割の変化を認めあう言動がみられる
家族・役割関係	●父性意識の形成，発達は適切か	⮕父性意識の発達を示す行動を確認する　根拠パートナーは自分自身の身体的変化を伴わないため，妻の妊娠期間中に父性意識の発展の度合いは低い．しかし，妻の体型の変化，胎児心音や超音波画像などの胎児の存在を意識できるものを通して，父性意識が形成，発達する
	●父親役割行動はとれているか	⮕パートナーが父親になる準備は進んでいるか．新しいライフスタイルへの調整，情報収集，学習の機会への参加などの具体的行動を通して父親としての準備状況を確認する．出産準備教室への参加，分娩時の立会いを希望するときは情報を提供して，パートナーの行動を支持する
	●父親役割モデルをもっているか	⮕根拠自分の父親（あるいはそれに代わる養育者）などの父親のモデルになる存在を通して，自分自身の役割意識，行動のスタイルが確立される
	●パートナーの受けた養育体験はどのようなものか	⮕父親役割モデルの存在と自己像との乖離はないか，確認する
	●パートナー以外の家族の受け入れ態勢はどうか	⮕妊娠確定時の家族の反応はどのようなものか，家族も妊娠・分娩の一部を担う存在であることを自覚しているか確認する　根拠新しい家族関係ができることは喜びであると同時に，ストレスでもある．対処能力をもっているか確認する ⮕第2子以降の妊娠では上の子どもへの接し方も新しい家族関係を構築するうえで重要である　根拠上の子どもの否定的反応は妊婦のストレスとなるので，子どもの成長発達段階に応じたかかわりが求められる
	●ソーシャルサポートはあるか	⮕ソーシャルサポートの存在を確認する　根拠家族のサポートは妊婦のストレスを軽減させる ⮕期待するサポートと現実のサポート資源との乖離がないか，確認する　根拠期待と現実が一致しないときは家族内での葛藤の原因となる
経済状態・社会資源	●経済的状況に問題はないか	⮕妊婦健診，出産・育児に必要な費用を確保できているか確認する
	●妊婦が活用できる社会資源や制度を知っているか	⮕無料受診券の利用など社会資源，諸制度を活用できているか確認する ⮕特殊な問題をもつ妊婦には，自助グループの存在を知っているか確認する　根拠同じ問題をもつ妊婦同士の交流は情報交換の場となり，不安の軽減に役立つ
就労状況	●就労妊婦の保護規定を知っているか	⮕就労妊婦に関する保護規定を知っているか，確認する．労働基準法や男女雇用機会均等法に基づく規定の活用を促す ⮕産前休暇に入る日を知っているか確認する

50

5. 妊娠期の看護診断

【ウエルネスの視点】
#1 妊娠による身体的変化が生理的範囲にある
#2 妊娠時期に応じた方法で適切な栄養摂取ができている
#3 妊娠時期に応じた方法で適切な水分摂取ができている
#4 排泄行動が適切である
#5 睡眠・休息が確保されている
#6 基本的なセルケア行動がとれている
#7 妊娠，出産に必要な知識の獲得が進んでいる
#8 妊娠している自己を受け入れている
#9 胎児との愛着形成が始まっている
#10 家族が妊娠を受け入れ始めている／妊娠を受容している
#11 出産と新生児のケアに必要な準備が進んでいる
#12 妊娠に伴う不快症状がない／軽減している
#13 母乳栄養の確立に向けて乳房・乳頭のケアができている
#14 妊娠に伴う生理的変化に適応できている
#15 夫／パートナーの親役割の形成が始まっている／親役割の獲得が進んでいる
【よくある健康問題】
● 正常な経過をたどる妊婦でも，次に示す看護問題があげられる．
#1 排便の不全感や排便回数の減少のリスクがある

ウエルネスの視点

視点	看護診断	看護目標（看護成果）
#1 妊娠による身体的変化が生理的範囲にある	**健康管理促進準備状態** **診断指標** □日々の生活において健康目標に合った選択をしている □危険因子を減らす方法を説明する	〈**長期目標**〉母体の健康状態に問題がなく，妊娠を継続できる 〈**短期目標**〉1）母体の身体的変化が生理的範囲を逸脱しない．2）胎児の発育状態が正常範囲を逸脱しない．3）胎児の well-being が保たれている．4）妊娠合併症を起こさない．5）胎外生活への適応を阻害する因子が発生しない
#2 妊娠時期に応じた方法で適切な栄養摂取ができている	**栄養促進準備状態** **診断指標** □健康目標に合った飲水・食事行動 □自分に合った適切な摂取基準を守る □健康によい食物と飲み物の選び方についての知識を示す	〈**長期目標**〉分娩および胎児発育に必要な栄養について理解し，適切な食行動を実践できる 〈**短期目標**〉1）妊娠の時期に応じた栄養摂取ができる．2）体重増加量を適正な範囲に維持できる．3）適切な食品を選んで摂取できる
#3 妊娠時期に応じた方法で適切な水分摂取ができている	**体液量平衡促進準備状態** **診断指標** □1日必要量に見合った食物と飲み物の摂取量 □浮腫や脱水の徴候がない □過剰な口渇がない □飲水量に応じた尿量	〈**長期目標**〉必要な水分量について理解し，適切な水分摂取ができる 〈**短期目標**〉適切な水分摂取ができる

妊娠

2

妊娠期のアセスメント

51

第1章　妊娠期　　1. 妊娠の正常経過とアセスメント

#4 排泄行動が適切である	排尿促進準備状態 診断指標 □正常範囲内の比重 □1日必要量に見合った水分摂取量 □膀胱を空にしやすいように自分で姿勢を工夫する	〈長期目標〉身体の変化に応じた適切な排泄行動がとれていて，排尿障害を起こさない 〈短期目標〉1)適切な尿量が確保できている．2)排泄時に姿勢を工夫できる
#5 睡眠・休息が確保されている	睡眠促進準備状態 診断指標 □目覚めたときによく休めたと報告する	〈長期目標〉身体の変化に応じた睡眠行動がとれ，良好な睡眠が確保される 〈短期目標〉睡眠不足，疲労感がない
#6 基本的なセルフケア行動がとれている	セルフケア促進準備状態 診断指標 □健康の維持に自立性を高めたいと願望を表す □セルフケア方策の知識を高めたいと願望を表す	〈長期目標〉身体の変化に応じた対処行動がとれ，基本的なセルフケア行動に支障がない 〈短期目標〉1)妊娠による身体的変化に応じた姿勢，日常生活動作ができている．2)胎児の安全に配慮した動作が工夫できる
#7 妊娠，出産に必要な知識の獲得が進んでいる	知識獲得促進準備状態 診断指標 □行動が表明された知識と一致している □学習への興味を示す □テーマに関する過去の経験を述べる	〈長期目標〉妊娠，出産に必要な知識の獲得と活用ができる 〈短期目標〉1)妊娠，出産に関する知識を積極的に獲得する．2)社会資源や有効な法制度を活用できる
#8 妊娠している自己を受け入れている	自己概念促進準備状態 診断指標 □能力に自信があることを示す □ボディイメージへの満足感を表す □役割遂行への満足感を表す	〈長期目標〉妊娠している自己を受け入れている 〈短期目標〉1)妊婦としての役割を強化する行動がとれる．2)ボディイメージの変化に対応できる．3)妊娠管理のために必要な医学管理を受けることができる
#9 胎児との愛着形成が始まっている	ペアレンティング促進準備状態 診断指標 □愛着の証し	〈長期目標〉愛着形成が促進する 〈短期目標〉胎児との相互関係を意識した行動がみられる
#10 家族が妊娠を受け入れ始めている／妊娠を受容している	家族機能促進準備状態 診断指標 □家族が変化に順応している □家族機能が家族構成員のニーズを満たしている □家族役割が発達課題に適している □人間関係は全般的に肯定的である	〈長期目標〉夫／パートナー，家族構成員が新しい家族を迎える準備が進んでいる 〈短期目標〉1)夫婦／カップルの関係が強化する．2)夫／パートナーが新しいライフスタイルへの調整のための行動を継続できる
#11 出産と新生児のケアに必要な	出産育児行動促進準備状態 診断指標	〈長期目標〉健康的な妊娠過程をたどり，出産，新生児のケアの準備ができる

準備が進んでいる	□妊婦健診を定期的に受けている □新生児ケアに必要な物品を準備している □適切な身体的準備ができていると報告する □妊娠週数に応じた生活行動がとれていると報告する □サポート体制がいつでも活用できると報告する □具体的な出産計画を報告する □必要な知識を求めている	**〈短期目標〉**1)バースプランを述べることができる．2)出産，育児に必要な知識を求めることができる．3)分娩・新生児のケアに必要な物品を準備できる．4)定期健診の受診を励行する
#12　妊娠に伴う不快症状がない／軽減している	**出産育児行動促進準備状態** **診断指標** □妊娠中の不快症状を軽減する行動がとれていると報告する	**〈長期目標〉**妊娠に伴う不快症状がみられない **〈短期目標〉**1)妊娠に伴う不快症状がない／軽減している
#13　母乳栄養の確立に向けて乳房・乳頭のケアができている	**出産育児行動促進準備状態** **診断指標** □適切な身体的準備ができていると報告する	**〈長期目標〉**母乳育児に向けた準備が進む **〈短期目標〉**1)乳房，乳頭ケアができる．2)乳頭ケアが禁忌となる状態を知っている
#14　妊娠に伴う生理的変化に適応できている	**コーピング促進準備状態** **診断指標** □考えられる環境変化を意識している □新しい方略の知識を探し求める □問題中心型の方略を幅広く使う	**〈長期目標〉**妊娠に伴う生理的変化に対する適応状態が良好である／対処行動がとれる **〈短期目標〉**妊娠中の不快症状への対処行動がとれる
#15　夫／パートナーの親役割の形成が始まっている／親役割の獲得が進んでいる	**家族コーピング促進準備状態** **診断指標** □同様の状況の経験者との接触に興味を示す □重要他者がライフスタイルを豊かにする方向に向かう	**〈長期目標〉**想像と現実の親役割を統合でき，自身の親役割の獲得が進む **〈短期目標〉**1)親役割のモデルを模倣する．2)親としての自己のあり方について述べる．3)親世代の親役割の再評価／親世代の親役割との葛藤と調整が進む

よくある健康問題

看護問題	看護診断	看護目標（看護成果）
#1　排便の不全感や排便回数の減少のリスクがある	**便秘リスク状態** **危険因子** □妊娠 □1日の平均的な身体活動量が性別・年齢別の推奨レベル以下 □不十分なトイレ習慣 □食習慣の変化	**〈長期目標〉**排便障害を起こさない **〈短期目標〉**1)排便に不全感がない．2)適切な排便回数を維持できる．3)適切な食習慣を確立できる

●引用文献
1) 日本産科婦人科学会：不妊の定義の変更について，2015.
　http://www.jsog.or.jp/news/html/announce_20150902.html(2016年7月20日現在)

第 1 章　妊娠期　　1．妊娠の正常経過とアセスメント

●参考文献
・日本産科婦人科学会（編）：産科婦人科用語集・用語解説集　改訂第 3 版，金原出版，2013
・石村由利子：妊娠期のフィジカルアセスメント，我部山キヨ子，武谷雄二（編）：助産学講座 7，[1] 妊娠期，助産診断・技術学 II　第 4 版，pp.159-193，医学書院，2007
・丸山知子：妊娠期の心理・社会的アセスメント，我部山キヨ子，武谷雄二（編）：助産学講座 7，[1] 妊娠期，助産診断・技術学 II　第 4 版，pp.194-197，医学書院，2007
・石村由利子，他：妊娠期のケア，武谷雄二，前原澄子（編）：助産学講座 5，助産診断・技術学 I　第 3 版，pp.171-210，医学書院，2002
・武谷雄二（総編）：正常妊娠，新女性医学大系 22，中山書店，2001
・武谷雄二（総編）：正常分娩，新女性医学大系 25，中山書店，1998
・武谷雄二（総編）：胎児の成長・発達，新女性医学大系 29，中山書店，2002
・真柄正直，荒木　勤：最新産科学改訂 21 版，文光堂，2002
・Pschyrembel W, Dudenhausen JW〔坂元正一（監）：産科臨床プラクティス，西村書店，1994
・武谷雄二（編）：EBM を考えた産婦人科ガイドライン Update 第 2 版，メジカルビュー社，2006
・「周産期医学」編集委員会編：周産期医学必修知識第 6 版，周産期医学　36（増刊号），2006
・「周産期医学」編集委員会編：周産期医学必修知識第 7 版，周産期医学　41（増刊号），2011
・稲川和男，他：妊娠診断薬，周産期検査診断マニュアル，周産期医学　30：8-9，2000
・五十嵐正雄，他：産婦人科最新診断治療指針新訂第 5 版，永井書店，1996
・村田雄二（編）：合併症妊娠第 2 版，メディカ出版，2003
・妊産婦のための食生活指針－「健やか親子 21」推進検討会報告書，2006
・岡井　崇，他（編）：標準産科婦人科学 第 4 版，医学書院，2011
・厚生労働省：「日本人の食事摂取基準（2015 年版）策定検討会」報告書，2014．
　http://www.mhlw.go.jp/stf/shingi/0000041824.html（2016 年 7 月 20 日現在）
・日本産科婦人科学会，日本産婦人科医会（編・監）：産婦人科診療ガイドライン・産科編 2014，p103，日本産科婦人科学会，2014

2

妊娠期の異常とケア

3 妊娠悪阻

中村　康彦

目でみる疾患

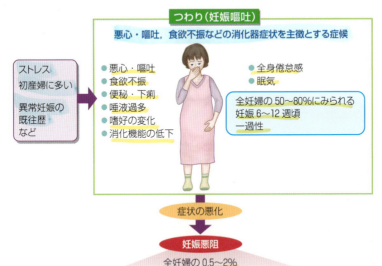

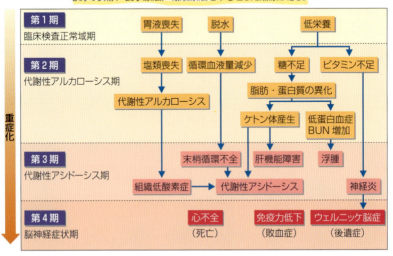

■図3-1　妊娠悪阻の病態

病態生理

妊娠悪阻とは,「つわり」の症状が悪化し,栄養障害,体重減少,脱水症状を呈し,治療を要する状態をいう(図 3-1).

- 第 1 期では,脱水,体重減少,栄養不良となる.
- 第 2 期では,胃液喪失による代謝性アルカローシス,脱水による血液濃縮や乏尿,栄養不良による低蛋白血症,体内貯蔵蛋白質や脂肪の異化による血中尿素窒素値の上昇や尿中ケトン体の出現を認める.
- 第 3 期では,末梢循環不全による代謝性アシドーシスや肝障害,低蛋白血症の増悪による胸腹水の貯留や浮腫,ビタミン B₁ 欠乏による神経炎をきたす.
- 第 4 期では,さらなる悪化により,血栓形成,ウェルニッケ脳症,易感染性が出現し,死に至る可能性もある.

病因・増悪因子

- 妊娠初期に急激に増加するヒト絨毛性ゴナドトロピン(hCG)をはじめ,甲状腺ホルモンなどとの関連が調べられてきたが,いまだその病因は不明である.
- 患者を取り巻く精神的な因子が病状に影響するともいわれている.

疫学・予後

- つわり(妊娠嘔吐)は,半数以上の妊婦に認められるが,妊娠悪阻は全妊婦の 0.5〜2% とまれである.通常は妊娠 12〜16 週頃までに自然消退する.
- 初産婦,肥満妊婦,多胎妊娠,胞状奇胎妊娠で発症することが多い.
- 第 1〜2 期の予後は良好である.第 3 期以上では人工妊娠中絶を考慮する.第 4 期に入ったものの予後は不良である.

症状

悪心・嘔吐が 1 日中続く.ビタミン B₁ 欠乏によってウェルニッケ脳症が発症することがある.

- つわりと異なり 1 日中悪心・嘔吐が続く.
- 体重減少,全身倦怠感,めまい,口臭をみる.
- ウェルニッケ脳症では,意識障害に加え,眼振・運動失調などの小脳症状を呈する.

診断・検査値

- 妊娠初期で高度の悪心・嘔吐を繰り返す場合には,妊娠悪阻を疑う.
- 他疾患との鑑別が重要である(表 3-1).
- 一般的な血液検査(血算・血清生化学),尿検査を行う.必要に応じて,動脈血ガス分析,画像診断(X 線検査,超音波検査,MRI 検査)を追加する.

合併症

- 最も多いのは肝機能障害である.高度の脱水状態が続くと血栓症,肺塞栓症を併発する危険性もある.
- ウェルニッケ脳症を合併すると小脳症状が残ることが多く,訴訟問題ともなりうる.
- 体重減少 5% 以上や尿中ケトン体強陽性が持続する場合には,加療が必要になる.

■ 表 3-1 妊娠悪阻と鑑別すべき疾患

1. 産婦人科疾患	2. 消化器疾患	3. 内分泌疾患	4. 中枢神経系疾患	5. 耳疾患
胞状奇胎,多胎妊娠,急性腹症(骨盤腹膜炎,異所性妊娠,卵巣腫瘍茎捻転,卵巣出血)	食道炎,胃・十二指腸疾患(炎症・癌),腸閉塞,虫垂炎,肝・胆・膵疾患(炎症・結石)	甲状腺機能亢進症,糖尿病	自律神経失調症,脳腫瘍,脳炎,髄膜炎,片頭痛	メニエール病,中耳炎,聴神経腫瘍

第1章　妊娠期　　2. 妊娠期の異常とケア

治療法

●治療方針
- 対症療法が主体をなす.
- 第1期では，食事療法とカウンセリングが主体となる.
- 第2期では，上記に加えて外来あるいは入院での薬物療法や輸液療法を行う.
- 第3期以上では，入院安静のうえ末梢静脈からの輸液（電解質の補正，アシドーシスの補正，ビタミンB₁，B₆の投与）を行う. さらに，必要に応じて経腸栄養や中心静脈からの高カロリー輸液を行う.

●食事療法
- 1回の摂取量を減らして，回数を増やす（満腹も空腹も好ましくない）.
- においに過敏となっているので，冷まして食べる.
- 数日間の絶食も効果がある.
- 経腸栄養（経鼻胃管を挿入して，エレンタールやクリニミールなどの経腸栄養剤を胃内に入れる）.

●心理療法（カウンセリング）
- 社会的問題，家族との問題を抱えていることがある.

●薬物療法

Px 処方例
- プリンペラン（5 mg）　1回1錠　1日3回　食前　←**胃腸機能調整薬**
- ビドキサール（10 mg）　1回1錠　1日3回　服用　←**ビタミンB₆製剤**
- その他
  - ・妊婦用マルチビタミン
  - ・しょうが（湯）　～1 g/日　4日間
  - ・小半夏加茯苓湯（しょうはんげかぶくりょうとう）　1回2.5 g　1日3回　食前または食間　水滞，とくに胃内停水　←**漢方薬**
  - ・半夏厚朴湯（はんげこうぼくとう）　1回2.5 g　1日3回　食前または食間　気滞，とくに喉頭部不快感　←**漢方薬**

Px 処方例）予防
- 妊娠前から「妊婦用マルチビタミン」を服用

●輸液療法
- 1日2,000～2,500 mL の輸液を行う.
  - ・細胞外液と細胞内液の輸液を考慮する.
  - ・ブドウ糖の補給とビタミン（とくにB₁，B₆）の補給を行う.
  - ・尿中にケトン体を認めるときはアシドーシス補正も行う.

Px 処方例
- ヴィーン 3G（500 mL）＋ネオラミン・スリービー液（10 mL）　点滴静注　←**電解質製剤＋複合ビタミン剤**
- ポタコール R（500 mL）＋ビタシミン（500 mg）　点滴静注　←**電解質製剤＋ビタミンC製剤**
- ソリタ-T3号 G（500 mL）　点滴静注　←**電解質製剤**
- ヴィーン D注（500 mL）＋ビタシミン（500 mg）　点滴静注　←**電解質製剤＋ビタミンC製剤**
- ※第2期のアルカローシスが強いときには，生食500 mL に変更したり，10% 塩化ナトリウムやコンクライト-Na を点滴内に混注する.
- ※第3期のアシドーシスが強いときには，7%（または8.4%）メイロン20 mL を点滴内に混注する.

●高カロリー輸液
- 食事療法，心理療法，薬物療法，輸液療法でも病態が改善しない，食事が全くとれない場合には高カロリー輸液を行う.
  - ・鎖骨下静脈または内頸静脈よりカテーテルを穿刺し，上大静脈に先端を留置する.

Px 処方例
- アミノトリパ-1号（1,700 mL）＋ネオラミン・マルチV　点滴静注　←**糖・アミノ酸・電解質液＋総合ビタミン剤**

58

3日ほど経過をみた後に，
- アミノトリパ-2号(1,800 mL)＋ネオラミン・マルチV　点滴静注　←糖・アミノ酸・電解質液＋総合ビタミン剤
  に変更

※長期にわたる場合には，10％イントラファット 200 mL（脂質補充）の併用も考慮する．

- 人工妊娠中絶
- 上記の治療にもかかわらず，症状が悪化し母体の生命に危険が及ぶ場合や神経症状を呈する場合には，ためらわずに妊娠の中絶を行う．

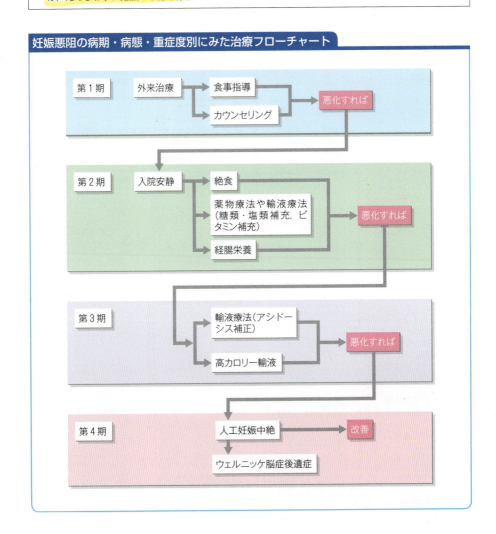

妊娠悪阻の病期・病態・重症度別にみた治療フローチャート

第1章 妊娠期　2. 妊娠期の異常とケア

妊娠悪阻における妊婦の看護

永澤　規子

看護過程のフローチャート

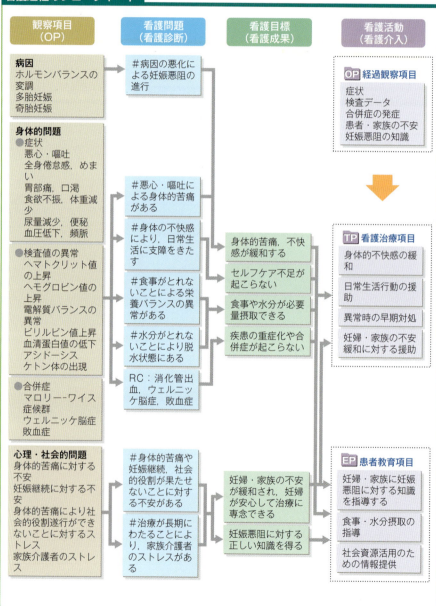

基本的な考え方

- 悪心・嘔吐を中心とした身体的苦痛が強いので，その緩和を図るとともに，それに伴うセルフケア不足に対する支援を行うことが求められる．
- 妊婦の心理・社会的状況を把握して，症状や妊娠継続に対する不安が緩和できるように援助する．
- 妊婦の社会的役割を理解し，治療環境が整えられるように家族や取り巻く周囲の人に働きかけ，妊婦が安心して治療に専念できるようにする．

Step1 アセスメント	Step2 看護問題の明確化	Step3 計画	Step4 実施	Step5 評価

情報収集	アセスメントの視点と根拠・起こりうる看護問題
全身状態の把握	■妊婦の全身状態をフィジカルアセスメントすることで，妊娠悪阻の重症度を確認する．また，身体的苦痛，不快感のために生じているセルフケア不足を把握することも妊婦の治療環境を整えるために重要である．さらに，妊娠悪阻の原因として心理的な要因も指摘されている．ストレスの要因となる状態がないかの視点で，妊婦・家族の心理・社会的状況の把握をすることが必要である． ● 妊娠悪阻の原因や誘因となっているものがないか把握する． ※全身状態の具体的な状態については以下の項目に詳細を記載． 🔍 **起こりうる看護問題**：悪心・嘔吐などによる身体的苦痛／身体的苦痛，不快感が日常生活に及ぼす影響／不安
症状の出現状況，程度の観察	■妊娠悪阻の主症状は悪心・嘔吐である．その程度によって二次的に脱水症状が現れ，栄養障害を起こし，全身倦怠感・脱力感などが生じる．また，妊娠悪阻は妊娠5～6週頃から始まり，長く続いても妊娠16週頃には軽快してくることが多い．それ以降に症状が持続する場合には，他の疾患との鑑別も必要となる． ● 悪心・嘔吐が頻回になると胃液，胆汁，血液混じりのものを吐くようになる． ● 食事，水分の摂取と関係なく，常に悪心・嘔吐が起こる． ● 脱水症状として尿量減少，尿濃縮，口渇，皮膚乾燥，便秘などが起こる． ● 妊娠悪阻の重症化が進むと血圧低下，頻脈が起こるようになる．また，血清蛋白値が低下し，腹水や胸水が貯留して，腹部膨満感，呼吸困難感などが出現する． ● 妊娠悪阻が重症化すると多臓器不全の状態となり，出血傾向や易感染状態となる．また，脳症状（耳鳴，頭痛，めまい，意識障害）が出現する． ● 頻回の嘔吐による合併症として，マロリー・ワイス症候群がある．繰り返す嘔吐により腹圧が上昇し，食道出口から胃噴門部にかけて粘膜が縦方向に亀裂を起こし，出血する病態をいう．大量の吐血をするのでショック症状に注意する． 🔍 **起こりうる看護問題**：悪心・嘔吐などによる身体的苦痛／身体的苦痛，不快感が日常生活に及ぼす影響／不安
検査データの把握	■妊娠悪阻の重症度の診断指標として検査データが用いられる． ● 脱水が起こると血液濃縮が起こり，ヘマトクリット値やヘモグロビン値が上昇する． ● 妊娠悪阻の重症化が進むと血中ビリルビン値の上昇，血清蛋白値の低下，電解質バランスの異常，ケトン体の産生がみられる． ● 多臓器不全が進行すると，血液凝固系の異常による出血傾向や免疫機能の低下による感染で，白血球の増加やC反応性蛋白（CRP）値の上昇がみられる． 🔍 **共同問題**：消化管出血，ウェルニッケ脳症，敗血症 🔍 **起こりうる看護問題**：妊娠悪阻の重症化／身体的苦痛
妊婦・家族の心理・社会的側面の把握	■妊婦・家族の心理状態や社会的背景を知ることは，妊娠悪阻の治療に対する理解の程度や協力体制の把握につながる．さらには，治療に対するノンコンプライアンスの原因を探ることもできる．また，妊婦の心理・社会的状況のなかに，妊娠悪阻の原因となるストレスが存在する場合もある．

妊娠

3

妊娠悪阻

61

第1章　妊娠期　　2. 妊娠期の異常とケア

> ●望まない妊娠は妊娠悪阻の原因となることがある.
> ●周囲の人々の過度の妊娠への期待は妊娠悪阻の原因となることがある.
> ●妊娠悪阻に対する知識不足は，妊婦・家族の治療に対するノンコンプライアンスの原因となる.
> ●妊婦の社会的役割遂行に対する過度の責任感は，治療の妨げになる.
> ●経済的な問題は治療に対するノンコンプライアンスの原因となる.
> ●妊婦の長期にわたる入院加療は，家族介護者の肉体的・精神的疲労につながり，介護役割の低下につながる.
>
> 🔍 **起こりうる看護問題：妊娠悪阻の知識不足／妊婦・家族のストレス／不安**

Step1 アセスメント	**Step2 看護問題の明確化**	Step3 計画	Step4 実施	Step5 評価

看護問題リスト

RC：消化管出血，ウェルニッケ脳症，敗血症
#1　悪心・嘔吐による身体的苦痛がある(認知-知覚パターン)
#2　身体の不快感により，日常生活に支障をきたす(活動-運動パターン)
#3　食事がとれないことによる栄養バランスの異常がある(栄養-代謝パターン)
#4　水分がとれないことにより脱水状態にある(栄養-代謝パターン)
#5　身体的苦痛や妊娠継続，社会的役割が果たせないことに対する不安がある(自己知覚パターン)
#6　治療が長期にわたることにより，家族介護者のストレスがある(コーピング-ストレス耐性パターン)

看護問題の優先度の指針

●妊娠悪阻は，妊婦の身体的苦痛が強く，看護ケアはその苦痛の緩和に重点がおかれる. また，妊娠悪阻の重症化による身体機能の悪化や合併症の防止のために，異常の早期発見をするための観察も重要である.
●妊娠悪阻の背景には，妊婦・家族の心理・社会的状況におけるストレスが影響していることもあるので，それを把握し，妊娠悪阻を増悪させる因子を探ることも必要である.
●身体的苦痛や妊娠継続の可否に対する不安を緩和するケアも求められる.

Step1 アセスメント	Step2 看護問題の明確化	**Step3 計画**	Step4 実施	Step5 評価

共同問題	看護目標（看護成果）
RC：消化管出血，ウェルニッケ脳症，敗血症	〈長期目標〉妊娠悪阻の重症化，合併症を起こさない 〈短期目標〉1)身体的異常とその変化を早期に把握する. 2)異常時は早期に介入する

看護計画	介入のポイントと根拠
OP 経過観察項目 ●妊娠悪阻の身体症状：変化をみる 　悪心・嘔吐，倦怠感，体重減少，食欲不振 ●吐血：出現の有無・程度をみる ●脳症状：出現の有無・程度をみる 　耳鳴，頭痛，めまい，眼振・運動失調，視力障害，意識障害 ●敗血症：出現の有無・程度をみる 　高熱，呼吸数の増加，頻脈，血圧低下，意識障	➡ **根拠** 重症化すると身体症状が悪化する ➡ **根拠** 合併症のマロリー–ワイス症候群では吐血がみられる ➡ **根拠** 妊娠悪阻が重症化したり，合併症のウェルニッケ脳症を起こすと脳症状がみられる ➡ **根拠** 合併症の敗血症では，左記の症状を呈し，ショック状態となる

害，乏尿
● 検査データ：変化をみる
血液一般検査，生化学検査，血液凝固系検査，尿検査
➡ 根拠 検査データの悪化は重症化を示す

TP 看護治療項目
● 重症化・合併症防止のために人工妊娠中絶が行われる場合は，その介助を行う

➡ 迅速に無菌操作が行われるように介助する
根拠 妊娠悪阻が重症化し脳症状や敗血症の症状が出現すると，後遺症や死の転帰をとることもある．早期発見して，妊娠悪阻の原因である妊娠を中断するために妊娠中絶をする

● 検査・処置が行われる場合には，その介助を行う

➡ 物品の準備を不備なく行い，迅速に介助する
根拠 検査，処置が円滑に行えるようにすることは，患者の身体的・心理的負担を軽減する

● 医師の指示により薬物を正確に投与する
➡ 根拠 薬物効果の評価ができるよう，薬物の用量・用法を医師の指示どおりに行う

EP 患者教育項目
● 重篤な症状，合併症について説明する

➡ 症状が悪化した場合には，すぐに知らせるよう指導する 根拠 自覚症状の変化は，重症化，合併症の対処，早期介入のために重要である

● 検査・処置を行う場合には，その説明をする

➡ わかりやすい言葉で行う 根拠 検査・処置に対する理解を得て，患者の協力を得ることにより，検査・処置が正確かつ迅速に行える

---

1 看護問題	**看護診断**	**看護目標（看護成果）**
#1 悪心・嘔吐による身体的苦痛がある	**悪心** **関連因子**：生化学的障害，妊娠 **診断指標** □食物に対する嫌悪感 □のどの絞扼感 □唾液分泌の増加 □嚥下回数の増加 □悪心 □口の中が酸っぱい	〈長期目標〉悪心・嘔吐が改善し，正期産まで妊娠が継続できる 〈短期目標〉1）悪心・嘔吐による不快感が緩和できる．2）身体の不快感を正確に伝えることができる

看護計画	**介入のポイントと根拠**
OP 経過観察項目 ● 悪心・嘔吐の程度，出現頻度の状況の把握：症状の強さ，出現頻度の変化をみる ● 検査データ：変化をみる	➡ 根拠 疾患の重症度の判断や，制吐薬などの薬物を使用する目安となる ➡ 根拠 嘔吐が継続すると胃液の喪失による電解質バランスの異常，アルカローシスが起こる
TP 看護治療項目 ● 身体の不快感を緩和させるため体位を工夫する ● 療養環境を整える ● 医師の指示による薬物を正確に投与する	➡ 妊婦の好む体位を工夫するように援助する 根拠 妊婦によって安静の保てる体位が異なる ➡ 光・音・空調（室温）などを妊婦の好みに合わせる 根拠 療養環境を整えることで心身のストレスを緩和する ➡ 根拠 薬理効果の評価ができるよう，薬物の用量・用法を医師の指示どおりに行う

妊娠

3
妊娠悪阻

63

第1章　妊娠期　　2. 妊娠期の異常とケア

EP 患者教育項目
● 身体の不快感を自分で表現できるように指導する

➲ 表現方法を指導する　**根拠** 自己の不快感を正しく伝えることで，適切な対処行動が起こせる

---

2 看護問題	看護診断	看護目標（看護成果）
#2 身体の不快感により日常生活に支障をきたす	**活動耐性低下** **関連因子**：不動状態 **診断指標** □消耗性疲労	〈**長期目標**〉セルフケア不足に対する適切な援助が受けられ，日常生活に支障をきたさない 〈**短期目標**〉1)セルフケア不足に対する援助が受けられる．2)セルフケア不足の内容を正確に伝えることができる

看護計画	介入のポイントと根拠
OP 経過観察項目 ● 不足しているセルフケアの内容を明確にする	➲ **根拠** 援助内容を明らかにできる
TP 看護治療項目 ● セルフケア不足への援助を行う	➲ 必要な日常生活援助を適切に行う　**根拠** 適切な援助により，日常生活を円滑に送ることができる
EP 患者教育項目 ● セルフケア不足の内容を自分で表現できるように指導する	➲ 表現方法を指導する　**根拠** 自己のセルフケア不足を看護者に正しく伝えることで，適切な対処行動が受けられる

---

3 看護問題	看護診断	看護目標（看護成果）
#3 食事がとれないことによる栄養バランスの異常がある	**栄養摂取消費バランス異常：必要量以下** **関連因子**：生物学的要因，心理的障害 **診断指標** □食物摂取量が1日あたりの推奨量よりも少ない	〈**長期目標**〉栄養バランス異常が起こらない 〈**短期目標**〉1)栄養バランスを整えるための援助が受けられる．2)自己の食物摂取量を正確に伝えることができる

看護計画	介入のポイントと根拠
OP 経過観察項目 ● 摂取している食事量：変化をみる ● 検査データ：変化をみる 　血液一般検査，生化学検査，尿一般検査 ● 体重：変化をみる	➲ **根拠** 摂取不足を把握する ➲ **根拠** 栄養バランスに異常が起こると，ケトン体が産生される．また，貧血症状として血中ヘモグロビン値，ヘマトクリット値，血清蛋白値の低下が起こる ➲ 脱水症状がある場合は，血液濃縮が起こっているため，これらの検査データは反対に上昇する場合があるので注意する ➲ **根拠** 栄養摂取量の低下が続くと体重が減少する
TP 看護治療項目 ● 妊婦の好む食物を準備する	➲ 食事の形態，量，回数，時間の好みを把握する **根拠** 好みに合った食事を用意することで食物を摂取できる場合がある

- ●医師の指示により薬物を正確に投与する

⮕ 根拠 薬理効果の評価ができるよう，薬物の用量・用法を医師の指示どおりに行う

EP 患者教育項目

- ●食事の好みを伝えることができるように指導する

⮕正確に伝わるように表現方法を指導する 根拠 好みを伝えることで，適切な介入を受けることができる

- ●食事を無理に摂取しなくてもよいことを説明する

⮕理由を説明する（理由：薬物投与によってビタミン類や水分の補充ができるので，胎児の発育には直接影響しない） 根拠 食事を強要すると症状が悪化する場合がある

妊娠

3

妊娠悪阻

---

4 看護問題	看護診断	看護目標（看護成果）
#4 水分がとれないことにより脱水状態にある	**体液量不足** **関連因子**：進行中の体液量の喪失 **診断指標** □脱力感 □口渇 □皮膚緊張度の低下 □乾燥した粘膜 □心拍数の増加 □血圧の低下 □尿量の減少 □尿の濃度の上昇 □ヘマトクリット値の上昇	〈長期目標〉脱水状態が改善される 〈短期目標〉1)体液量不足に対する補充が受けられる．2)自己の水分摂取量を正確に伝えることができる

看護計画	介入のポイントと根拠
OP 経過観察項目 ●摂取している水分量：変化をみる ●検査データ：変化をみる 　血液一般検査，尿一般検査 ●尿量，性状：変化をみる ●体重：変化をみる	⮕ 根拠 摂取不足を把握する ⮕ 根拠 脱水状態が起こると，血液の濃縮（ヘマトクリット値の上昇，ヘモグロビン値の上昇），尿比重の上昇が起こる ⮕ 根拠 脱水状態が起こると尿量減少，尿濃縮が起こる ⮕ 根拠 脱水状態になると体重が減少する
TP 看護治療項目 ●妊婦の好む水分を準備する ●医師の指示により薬物を正確に投与する	⮕水分の内容，湯温の好みを把握する 根拠 好みに合う水分を用意することで，水分を摂取できる場合がある ⮕ 根拠 薬理効果の評価ができるよう，薬物の用量・用法を医師の指示どおりに行う
EP 患者教育項目 ●好みの水分内容を伝えることができるように指導する ●水分を無理に摂取しなくてもよいことを説明する	⮕正確に伝わるように表現方法を指導する 根拠 好みを伝えることで，適切な介入を受けることができる ⮕理由を説明する（理由：薬物投与によって水分の補充ができるので，胎児の発育には直接影響しない） 根拠 水分摂取を強要すると症状が悪化する場合がある

第1章　妊娠期　　2. 妊娠期の異常とケア

5

看護問題	看護診断	看護目標（看護成果）
#5 身体的苦痛や妊娠継続，社会的役割が果たせないことに対する不安がある	**不安** **関連因子**：人生の目標に対する矛盾，大きな変化（役割機能，役割状態），満たされていないニーズ **診断指標** □心配する □不確かさ	〈**長期目標**〉不安が緩和する 〈**短期目標**〉1)不安の内容を表現できる. 2)妊娠悪阻の正しい知識を得る

看護計画	介入のポイントと根拠
OP 経過観察項目 ●不安の内容を把握する	➡ 根拠 具体的な不安の内容を把握することによって的確な介入をすることができる
TP 看護治療項目 ●不安を表現できる環境を整える	➡プライバシーが守れるようにする　根拠 周囲に気がねなく，不安を表すことができる
EP 患者教育項目 ●不安の内容を自分で表現できるように指導する ●行われる治療や妊娠悪阻の重症度について説明する	➡表現方法を指導する　根拠 不安の内容を正しく伝えることで，適切な対処行動が起こせる ➡妊婦が理解できる内容とする　根拠 知識を得ることで不要な不安をもたない

6

看護問題	看護診断	看護目標（看護成果）
#6 治療が長期にわたることにより，家族介護者のストレスがある	**介護者役割緊張リスク状態** **危険因子**：被介護者の病気の重症度，介護に不慣れ，ストレッサー，予測できない病気の経過	〈**長期目標**〉ストレスが緩和し，介護者役割を遂行できる 〈**短期目標**〉1)妊娠悪阻の正しい知識を得る. 2)妊婦の状況を正しく理解する. 3)ストレスの内容を表現し，役割サポートが受けられる

看護計画	介入のポイントと根拠
OP 経過観察項目 ●妊婦の社会的役割：社会的役割における責任の重要性を把握する	➡ 根拠 妊婦の社会的役割の重要性が大きければその代わりを担う家族のストレスも大きい
TP 看護治療項目 ●家族のストレスの内容を傾聴する	➡アドバイスできる内容を把握する　根拠 適切なアドバイスによって不要なストレスを除去する. また，傾聴することで家族のコーピングを図る
EP 患者教育項目 ●利用できる社会資源の情報を指導する	➡家族が必要としている社会資源を把握する 根拠 社会資源の活用によって介護者の負担が減る

| Step1 アセスメント | Step2 看護問題の明確化 | Step3 計画 | **Step4 実施** | Step5 評価 |

妊娠

3
妊娠悪阻

病期・病態・重症度に応じたケアのポイント

【軽症期・嘔吐期】悪心・嘔吐は強いが全身状態は比較的良好な時期である．看護ケアは，悪心・嘔吐などの身体的苦痛の緩和を図るとともに，妊婦の心理・社会的状況を把握し，妊娠悪阻の原因となるようなストレスがないかを探り，支援していくことが必要となる．

【重症期・肝腎障害期】妊娠悪阻の病態が重症化し全身状態が衰弱してくる．この時期の看護ケアは，身体的苦痛の緩和に加えて，日常生活にも支障をきたすので，セルフケア不足への援助も必要となってくる．また不可逆的な状態とならないように身体的な観察を十分に行い，異常の早期発見に努める．食事は絶食とし，必要によっては中心静脈からの高カロリー栄養補給となるので，その介助を行う．

【重症期・脳障害期】重症化が進むと脳症状が出現する．この時期の治療が遅れると後遺症を残したり，死亡する場合もある．治療は妊娠悪阻の原因である妊娠を中断するため人工妊娠中絶が行われる．その介助をするとともに，妊婦・家族の強い不安に対する緩和援助や妊娠中絶に対する理解を得るための病態の説明を，医師とともにわかりやすく行っていくことが必要である．

看護活動（看護介入）のポイント

診察・治療の介助
- 妊娠悪阻の他覚的評価のために行う血液検査，尿検査の介助を行う．
- 医師の指示による薬物の投与は，薬理効果の評価を適切に行うために正確に行う．
- 治療の効果があるかどうか観察を行い医師に情報を提供する．

身体的不快感を緩和する援助
- 悪心・嘔吐緩和のための体位を工夫する．
- 医師の指示による薬物の投与は，薬理効果の評価を適切に行うために正確に行う．
- 安静が保てるための療養環境を整える．

セルフケアの援助
- セルフケア不足の評価をする．
- セルフケア不足がある場合は，その援助を行う．

妊婦・家族の心理・社会的問題への援助
- 妊娠悪阻について，正しい知識を提供し，治療への参加を促す．
- 妊娠悪阻に対する妊婦・家族の不安を解消するように援助する．
- 家族の介護ストレスが緩和されるため社会資源の情報を提供する．

退院指導・療養指導

- 退院後も症状が安定するまでは，自宅で安静が保てるように妊婦・家族を指導する．
- 食事や水分の摂取方法について指導する．
- 妊娠悪阻の症状が増強した場合には，すぐに受診するように指導する．

| Step1 アセスメント | Step2 看護問題の明確化 | Step3 計画 | Step4 実施 | **Step5 評価** |

評価のポイント

看護目標に対する達成度
- 身体の不快感が緩和され，日常生活に支障をきたさなくなったか．
- 食事や水分が必要量がとれるようになったか．
- 妊娠悪阻の重症化を防止し，合併症を起こさなかったか．
- 妊婦の不安やストレスが緩和し，安寧な心理状態を保てるようになったか．
- 家族の不安やストレスが緩和し，介護者役割が果たせるようになったか．

第1章　妊娠期　　2. 妊娠期の異常とケア

妊娠悪阻における妊婦の病態関連図と看護問題

病因・増悪因子

発生機序は不明
仮説：妊娠によるホルモンバランスの変調

正常妊娠と比較して，ホルモン変調が強い

増悪因子
多胎妊娠
奇胎妊娠

病態

自律神経系の変調

諸臓器・組織の機能は，ホルモンと自律神経系によって調節されている．そのため，ホルモンバランスの変調が自律神経に影響し，自律神経系の変調も招くと考えられる．

症状

自律神経失調症様症状

悪心・嘔吐
全身倦怠感，めまい
胃部痛，食欲不振
血圧低下，頻脈

→ 体重減少
尿量減少
便秘

→ 吐血
脳症状（頭痛，めまい，耳鳴，意識障害）
敗血症症状（高熱，ショック症状）

病期の進行による症状の変化

RC：消化管出血，ウェルニッケ脳症，敗血症
#1 悪心
#2 活動耐性低下

#3 栄養摂取消費バランス異常：必要量以下
#4 体液量不足
#不安

診断・検査

血液検査
・血液一般検査
・生化学検査
・凝固系検査
・動脈血ガス分析
・静脈血培養（検査項目は病期による）

画像検査（ほかの疾患との鑑別のために行われる）
・胸部・腹部X線検査
・CT
・MRI
・超音波検査

尿検査
・ケトン体
・比重

治療・看護

安静

絶食・食事療法

心理療法

#セルフケア不足

薬物療法
経静脈的投与
補液
ビタミン薬
制吐薬

#感染リスク状態

最終的治療
人工妊娠中絶

#5 不安
#6 介護者役割緊張リスク状態
#無力感リスク状態

68

4 妊娠貧血

三輪一知郎

目でみる疾患

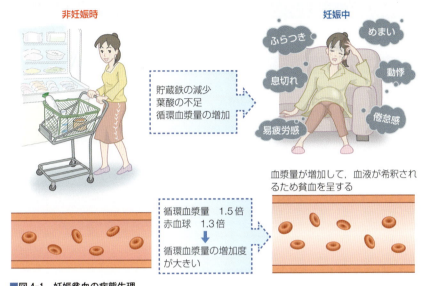

■図 4-1　妊娠貧血の病態生理

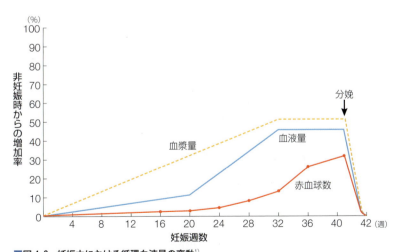

■図 4-2　妊娠中における循環血液量の変動[1]]

第1章 妊娠期　2. 妊娠期の異常とケア

病態生理

▌妊娠貧血とは，ヘモグロビン 11.0 g/dL 未満および/またはヘマトクリット 33% 未満をいう[2].
- 妊娠中は血液中の血漿量が増加して血液が希釈されるため，貧血を呈する（図 4-1）．母体の血漿量は 32 週ころでピークとなり，正常な単胎妊婦で非妊娠時より 40～50% 増加するが，赤血球数の増加は 30% 程度である（図 4-2）．

病因・増悪因子

- 妊娠貧血の 90% 以上は鉄欠乏性貧血である．頻度は低いが，他の疾患が原因のこともあるので注意を要する．

疫学・予後

- 妊娠貧血の頻度は，妊娠 5～12 週では 10% であるが，妊娠 13 週以降は増加傾向を示し，妊娠 13～16 週で 20%，妊娠 25 週以降では 50% にも及ぶ[3].
- 軽度の貧血は問題ないが，重症貧血では母体および胎児のリスクが上昇する．

症状

- ふらつき，めまい，動悸，息切れ，倦怠感，易疲労感などを認める．

診断・検査値

- 産婦人科診療ガイドライン[4]では，妊娠初期，妊娠 30 週，妊娠 37 週に血液検査（血算）の実施を推奨している．
- ヘモグロビン 11.0 g/dL 未満および/またはヘマトクリット 33% 未満が治療対象となる．

■表 4-1　貧血を起こすおもな疾患（平均赤血球容積：MCV による分類）

小球性貧血	正球性貧血	大球性貧血
鉄欠乏性貧血 鉄芽球性貧血 サラセミア 無トランスフェリン血症 慢性感染症/炎症性疾患 や腫瘍に伴う貧血	溶血性貧血 再生不良性貧血 赤芽球癆 骨髄異形成症候群 腎性貧血 造血器腫瘍 急性出血	巨赤芽球性貧血 　悪性貧血 　ビタミン B_{12} 欠乏症 　葉酸欠乏症 再生不良性貧血 骨髄異形成症候群 溶血性貧血 肝疾患 甲状腺機能低下症 抗癌薬投与 網赤血球増加

（矢崎義雄，他：貧血，内科学 第 10 版．p.94-95，朝倉書店，2013）

■表 4-2　妊娠貧血の主な治療薬

分類	一般名	主な商品名	薬の効くメカニズム	主な副作用
造血薬	クエン酸第一鉄ナトリウム	フェロミア	ヘモグロビン産生に利用可能な貯蔵鉄を増加させる	悪心・嘔吐，腹痛，下痢，便秘などの消化器症状，黒色便
	含糖酸化鉄	フェジン		血管外漏出による色素沈着，疼痛，腫脹など，黒褐色尿
ビタミン製剤	葉酸	フォリアミン	ヘモグロビン産生に利用可能な葉酸を増加させる	特になし
ビタミン B_{12} 製剤	メコバラミン	メチコバール	ヘモグロビン産生に利用可能なビタミン B_{12} を増加させる	

- ●平均赤血球容積（MCV）の値から小球性貧血（MCV≦80 fL），正球性貧血（81fL≦MCV≦100 fL），大球性貧血（101 fL≦MCV）のいずれであるかを判断する（表 4-1）[5]．

合併症

- ●ヘモグロビン 6.0 g/dL 未満の重症貧血では流産，胎児発育不全，胎児死亡などのリスクが上昇する[6]．

治療法

- ●治療方針
- ●妊娠貧血の 90% 以上は鉄欠乏性貧血であり，また妊娠中の鉄欠乏性貧血では必ずしも小球性を呈さないので，多くは鉄剤を処方して反応をみる．
- ●予防
- ●鉄分，葉酸，ビタミンを豊富に含む食材を積極的に摂取することを勧める．
- ●薬物療法
- **Px 処方例** 鉄欠乏性貧血の場合は，鉄剤を処方する．
- ●フェロミア錠（50 mg）　1 回 1～2 錠　1 日 2 回　←造血薬
- ●フェジン注（40 mg/2 mL/A）　1 日 1 回　40～120 mg　←造血薬
- **Px 処方例** 葉酸欠乏症，ビタミン B₁₂ 欠乏症の場合は，葉酸，ビタミン B₁₂ を処方する．
- ●フォリアミン錠（5 mg）　1 回 1 錠　1 日 1～3 回　←ビタミン製剤
- ●メチコバール錠（500 μg）　1 回 1 錠　1 日 3 回　←ビタミン製剤

●引用文献
1) Scott DE : Anemia in pregnancy. Obstet Gynecol Annu, 1 : 219-244, 1972
2) 日本産科婦人科学会教育・用語委員会，周産期委員会：妊娠貧血の用語，定義，分類，診断基準．日本産科婦人科学会雑誌，43 : 8-9, 1991
3) 水嶋好清，他：乾燥濾紙血液によるヘモグロビン測定と妊娠貧血マススクリーニングへの応用について．札幌市衛研年報，17 : 62-65, 1990
4) 日本産科婦人科学会，日本産婦人科医会（編・監）：産婦人科診療ガイドライン産科編 2014. p.1-4, 日本産科婦人科学会，2014
5) 矢崎義雄，他：貧血，内科学 第 10 版．p.94-95, 朝倉書店，2013
6) Sifakis S., et al : Anemia in pregnancy. Ann N Y Acad Sci, 900 : 125-136, 2000

妊娠貧血の病期・病態・重症度別にみた治療フローチャート

妊娠貧血

↓

鑑別診断

鉄欠乏性貧血 → 鉄剤の処方

葉酸欠乏症 → 葉酸の処方

ビタミン B₁₂ 欠乏症 → ビタミン B₁₂ の処方

その他 → 内科へコンサルト

第1章　妊娠期　2. 妊娠期の異常とケア

妊娠貧血における妊婦の看護

木村奈緒美

看護過程のフローチャート

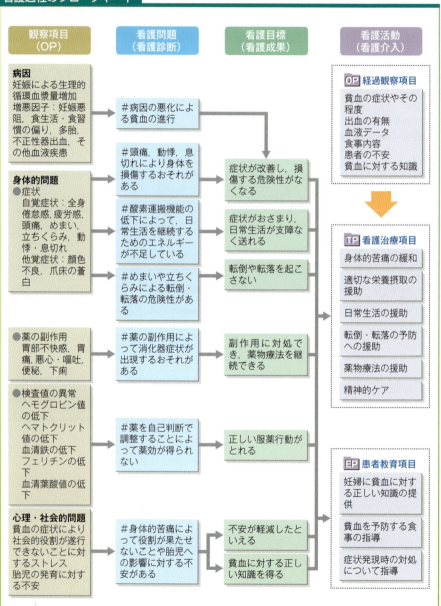

妊娠

4

妊娠貧血

基本的な考え方

- 妊娠すると生理的な血漿量の増加により，いわゆる水血症の状態となる．妊娠初期では悪阻（おそ）により食事内容が偏りやすく，必要な鉄分，蛋白質などの栄養素が不足することも重なって，貧血が増悪する可能性がある．また，軽度の貧血では自覚症状が乏しいため，適切な対応をせず，放置されることも多い．食生活の乱れにより増悪する可能性もある．貧血に対する知識の有無，理解の程度などを確認し，必要な指導を取り入れ予防を図る．
- 薬物療法が開始された場合は副作用の出現状況とともに，コンプライアンスが図れているか確認する．
- 貧血の症状により日常生活に支障が生じることもある．妊婦の社会的役割や状況，心理を理解して症状が緩和できるような支援，治療が受けられるようにする．

| Step1 アセスメント | Step2 看護問題の明確化 | Step3 計画 | Step4 実施 | Step5 評価 |

情報収集	アセスメントの視点と根拠・起こりうる看護問題
全身状態の把握	妊婦の自覚症状および他覚症状をアセスメントすることで，妊娠貧血の程度を観察する．また普段の食生活の内容や悪阻の程度などを詳しく把握することで，貧血を進行させている原因を知ることができ，必要な指導が明確になる． ● 軽度の貧血では自覚症状が乏しいこともあるため，全身状態や妊婦健診時の血液検査データを確認し，早期発見につなげる． 🔍 共同問題：鉄欠乏性貧血 🔍 起こりうる看護問題：頭痛，動悸，息切れにより身体を損傷するおそれがある／酸素運搬機能の低下によって，日常生活を継続するためのエネルギーが不足している／めまいや立ちくらみによる転倒・転落の危険性がある
症状の出現状況，程度の観察	長期にわたり貧血状態にあると身体が慣れてしまい，ヘモグロビン値が低くても無症状や無自覚の場合がある．自覚症状だけでなく，血液検査のデータなど客観的な指標から貧血の程度を把握する．また，重度貧血の場合はほかの疾患が原因となっている可能性もあるため，他の症状にも注意し観察する． ● 頭痛，動悸，息切れ，めまいなどの自覚症状と顔色不良，爪床の蒼白などが出現する． ● 妊婦の自覚症状だけでなく，皮膚粘膜の蒼白や歩行時のふらつきなどの観察からも貧血の程度を観察し，症状が強い場合は医師に相談する． 🔍 起こりうる看護問題：頭痛，動悸，息切れにより身体を損傷するおそれがある／酸素運搬機能の低下によって，日常生活を継続するためのエネルギーが不足している／めまいや立ちくらみによる転倒・転落の危険性がある
薬の効果と副作用の観察	薬物療法では，経口摂取ができる場合は鉄剤の内服が主となる．鉄剤の副作用として胃腸症状などが現れることがある．副作用による食欲不振や便秘などの消化器症状により，さらに食事摂取が不可能となることもある．また貧血に対する理解や知識が低いこと，副作用による苦痛のため，内服の継続が困難になる場合もあるため，ノンコンプライアンスとなっていないか確認する必要がある． ● 薬物療法による効果を症状の程度や血液検査で評価する． ● 残薬などがないか確認する． ● 副作用の有無を確認する． 🔍 起こりうる看護問題：薬の副作用によって消化器症状が出現するおそれがある／薬を自己判断で調整することによって薬効が得られない
妊婦の心理・社会的側面の把握	貧血による症状が進行することで身体的苦痛に関連するストレス，社会的役割の遂行に及ぼすストレス，胎児の成長に対する不安などが増長する可能性がある．貧血の原因や対処により緩和されることもあるため，妊婦の社会的役割や生活習慣などに目を向けるとともに，胎児の発育に関しても適宜情報を提供する．

73

第1章　妊娠期　　2. 妊娠期の異常とケア

- 貧血の持続や増悪により胎児の発育に対する不安が増大する可能性がある.
- 貧血の症状により社会的な役割が遂行できないことに対するストレスがある.
- **🔍 起こりうる看護問題：身体的苦痛によって役割が果たせないことや胎児への影響に対する不安がある**

Step1 アセスメント　Step2 看護問題の明確化　Step3 計画　Step4 実施　Step5 評価

看護問題リスト

- #1　頭痛, 動悸, 息切れにより身体を損傷するおそれがある(健康知覚-健康管理パターン)
- #2　酸素運搬機能の低下によって, 日常生活を継続するためのエネルギーが不足している(活動-運動パターン)
- #3　めまいや立ちくらみによる転倒・転落の危険性がある(健康知覚-健康管理パターン)
- #4　薬の副作用によって消化器症状が出現するおそれがある(排泄パターン)
- #5　薬を自己判断で調整することによって薬効が得られない(健康知覚-健康管理パターン)
- #6　身体的苦痛によって役割が果たせないことや胎児への影響に対する不安がある(自己知覚パターン)

看護問題の優先度の指針

- 妊娠貧血では貧血を予防することが重要であるが, 血液検査や症状により治療が必要と診断された場合は出現している症状の程度を観察し, その対応について指導を行う. 貧血の治療は主として鉄剤の経口投与だが, 副作用などにより難しい場合は静脈内注射が行われることもある. また, その副作用による不快症状によりノンコンプライアンスとならないように, 治療の必要性を理解できるよう指導することも重要である.
- 貧血による日常生活動作への影響を観察し, それに伴う支援を考える. また貧血が持続することで影響を受ける日常生活への支障や胎児の発育への不安が増大するおそれもあるため, 精神的な支援についても考える必要がある.

Step1 アセスメント　Step2 看護問題の明確化　Step3 計画　Step4 実施　Step5 評価

1 看護問題	看護診断	看護目標（看護成果）
#1 頭痛, 動悸, 息切れにより身体を損傷するおそれがある	**身体損傷リスク状態** **危険因子**：血液像の異常	〈長期目標〉症状が改善し損傷する危険性がなくなる 〈短期目標〉1)頭痛, 動悸, 息切れによる身体症状が緩和できる. 2)損傷の危険を回避する方法が理解できる

看護計画	介入のポイントと根拠
OP 経過観察項目 ● バイタルサイン	➡ とくに脈拍の速さに注意する　根拠 貧血が進むと頻脈になる
● 動悸, 息切れの有無と程度	➡ 常時出現しているか, 労作時に出現しているかに注意する　根拠 貧血が進行すると症状が強くなる
● 血液検査のデータ	➡ 変化をみる　根拠 妊娠週数が進むにつれ検査結果が悪くなることがある
● 身体的苦痛による心理的影響	➡ 表情や言動の変化をみる　根拠 身体的苦痛は心理に影響を及ぼすことがある
TP 看護治療項目 ● 症状出現時は休息を促す	➡ どんなときに症状が出現しているかを把握する

●症状出現時は体位を工夫するよう説明する ●医師の指示により薬物療法を行う	**根拠** 労作時は症状増悪の可能性がある ⇒安静時も症状がある場合は，安楽な体位としてセミファウラー位やシムス位のとり方を説明する ⇒血液検査の結果により薬物療法を開始した場合は，確実に服用できるように支援する ⇒自宅で内服することが多いため，確実に服用しているか次回の受診時に確認する

妊娠

4

妊娠貧血

EP 患者教育項目

●頻脈や動悸，息切れなどの症状が出現した場合や増悪したときは，早めに受診するように伝える ●症状により心理的苦痛がある場合は，伝えるように指導する	⇒これらの症状の出現は，貧血が進行，重症化している可能性を示し，注意が必要である **根拠** 病態の悪化は母体，胎児のリスクを高める ⇒妊婦の言動だけでなく表情などにも注意する **根拠** 症状の持続により心理的影響を受けることもある

2 看護問題	**看護診断**	**看護目標（看護成果）**
#2 酸素運搬機能の低下によって，日常生活を継続するためのエネルギーが不足している	**活動耐性低下** **関連因子**：酸素の供給/需要のアンバランス **診断指標** □労作時呼吸困難 □消耗性疲労	〈**長期目標**〉症状が治まり日常生活が支障なく送れる 〈**短期目標**〉1）症状出現時に対処行動がとれる．2）起こっている症状を明確に伝えることができる

看護計画	**介入のポイントと根拠**
OP 経過観察項目 ●バイタルサイン ●支障をきたしている日常生活活動 ●協力できる家族の情報	⇒**根拠** 支障をきたしている日常生活活動に対して，支援および介入することができる ⇒支障をきたしている日常生活活動について誰に協力を得られるか，妊婦ができる方法について具体的な情報を得る **根拠** 自宅での療養が主となることが多いため，妊婦の家庭の状況に合わせた対処方法をとる
TP 看護治療項目 ●症状に応じた日常生活活動の支援方法を一緒に考え，指導する ●家族に日常生活活動の介助，協力を依頼する	⇒支障をきたしている日常生活活動を把握する ⇒自宅で行えるセルフケアの工夫や方法を説明する ⇒家族の協力により妊婦自身の負担を減らす **根拠** 家族の協力により，妊婦は不足しているセルフケア行動をとることができる
EP 患者教育項目 ●身体症状が強い場合は早めに受診し，医師に伝えるように指導する ●身体症状が強いときは，身体活動を控えるように指導する	⇒**根拠** 症状の増悪により貧血が重症化している可能性がある ⇒**根拠** 酸素の消費を抑え，症状の悪化を防ぐ

75

第1章　妊娠期　2. 妊娠期の異常とケア

3 看護問題 / 看護診断 / 看護目標（看護成果）

看護問題	看護診断	看護目標（看護成果）
#3 めまいや立ちくらみによる転倒・転落の危険性がある	転倒転落リスク状態 危険因子：貧血	〈長期目標〉転倒や転落を起こさない 〈短期目標〉1)転倒・転落のリスクがあることを理解できる．2)転倒・転落を予防した行動をとることができる

看護計画 / 介入のポイントと根拠

OP 経過観察項目

●めまいや立ちくらみの程度と頻度

➡どんなときにめまいや立ちくらみが起きるか確認する　**根拠** 貧血による酸素運搬機能の障害のために，めまいや立ちくらみなどを起こし，転倒・転落につながる危険性がある

●バイタルサイン
●検査データ

➡血液検査やバイタルサインの観察を行い，検査結果の悪化，頻脈の有無などを確認する　**根拠** 自覚症状だけでなく客観的な指標から評価する

●妊娠の週数

➡妊娠の週数により転倒の危険性が増大する　**根拠** 腹部が大きくなることで正しい姿勢の保持が難しくなる，また足元が見えにくくなる

●服装や履物

➡正しい姿勢を保持しにくいような不安定な履物を履いていないか，身体に窮屈な服装となっていないか，確認する　**根拠** 足元が不安定になることで，ふらつきを助長する．窮屈な服装は血液の循環を妨げることにつながる

TP 看護治療項目

●めまいや立ちくらみ出現時の対処方法を一緒に考え，具体的な対策を提案する

➡どんなときに起こりやすいか把握する（起床時，立位時，歩行時など）　**根拠** それらに合わせた対処方法を支援，指導できる

EP 患者教育項目

●めまいや立ちくらみがあるときは，休息するように指導する

➡妊婦のライフスタイルを把握する　**根拠** 休める時間や環境があるか確認しておくことで，その生活に即した対処方法を指導できる

●かかとの高い履物を避け，履きなれたかかとの低いものを履くように指導する

➡**根拠** 妊娠の週数が進むと腰痛などが出現しやすくなり，身体のバランスがとりにくくなるため，転倒のリスクが高まる．足元を安定させることが重要であることを伝える

4 看護問題 / 看護診断 / 看護目標（看護成果）

看護問題	看護診断	看護目標（看護成果）
#4 薬の副作用によって消化器症状が出現するおそれがある	消化管運動機能障害リスク状態 危険因子：薬剤	〈長期目標〉副作用に対処でき薬物療法を継続できる 〈短期目標〉身体的苦痛が緩和される

看護計画 / 介入のポイントと根拠

OP 経過観察項目

●食事摂取の状態

➡食欲の有無や食事内容について確認する　**根拠** 副作用から食欲が低下して十分な栄養がとれず，悪循環となることもある

●胃腸症状の有無

➡悪心や胃痛の出現状態をみる　**根拠** 副作用とし

76

●下痢や便秘の有無	て胃部不快や食欲不振などが出現することがある ⮕排泄状況を把握する　**根拠**副作用として下痢や便秘が出現することがある
●内服後の副作用出現までの時間	⮕副作用が出現するタイミングを確認する　**根拠**副作用出現の懸念から内服へのコンプライアンスが図れない場合に，医師，薬剤師に相談し服用時間を変更するなど効果的な方法を検討できる

TP 看護治療項目

●食べやすい食事について提案する	⮕普段の食事と比較し，消化がよく，ビタミンCを含んだ食事内容を提案する　**根拠**胃腸症状を緩和するとともに，ビタミンCを含んだ食物は鉄剤の吸収を促進する
●排泄の状況に合わせた対処方法を提供する	⮕下痢と便秘のどちらが出現しやすいか把握する　**根拠**便秘がひどい場合は医師に相談し，緩下剤などが処方されることがある

EP 患者教育項目

●薬の副作用について説明する	⮕副作用についてどのように理解しているか確認する　**根拠**副作用について正しく理解することで，副作用が起こったときに慌てずに対処することができる
●不快症状が出現したときは言葉で表現するように伝える	⮕表現方法を指導する　**根拠**適切に表現することで妊婦に起こっている副作用を医療者側が把握しやすくなる

---

5 看護問題	看護診断	看護目標（看護成果）
#5 薬を自己判断で調整することによって薬効が得られない	**ノンコンプライアンス** **関連因子**：モチベーションの不足，治療計画についての知識不足 **診断指標** □症状の増悪 □ノンアドヒアランス行動 □期待するアウトカムに到達できない	〈**長期目標**〉正しい服薬行動がとれる 〈**短期目標**〉1）治療の必要性を理解できる．2）内服できない理由を表現できる

看護計画	介入のポイントと根拠
OP 経過観察項目 ●血液検査のデータ ●貧血の症状 ●内服できない理由 ●貧血に対する知識	⮕貧血が改善されているか把握する　**根拠**指示通りに内服できていれば，症状に改善がみられる ⮕適切に内服できない原因を突き止める　**根拠**内服行動を妨げる問題を明らかにすることで，必要な支援を明確にできる ⮕治療の意味を理解できているか確認する　**根拠**貧血を治療する必要性を理解していないと，積極的に治療を受け入れることができない
TP 看護治療項目 ●自宅での服薬ができるように支援する	⮕内服できない原因を把握する　**根拠**妊婦の生活スタイルや副作用の症状に対処した方法を考え，支援することができる

妊娠

4 妊娠貧血

77

第1章　妊娠期　2. 妊娠期の異常とケア

EP 患者教育項目	
●内服の必要性について指導する	⬅治療の必要性をどのように理解しているのか確認し，それに応じて説明する　根拠認識が不足していたり誤っていたりすると，ノンコンプライアンスとなっていることがある

6 看護問題	看護診断	看護目標（看護成果）
#6 身体的苦痛によって役割が果たせないことや胎児への影響に対する不安がある	**不安** **関連因子**：満たされていないニーズ，ストレッサー **診断指標** □消耗性疲労 □心配する □不確かさ	〈長期目標〉不安が軽減したといえる 〈短期目標〉1)不安の内容を表出できる. 2)貧血に対する正しい知識を得る

看護計画	介入のポイントと根拠
OP 経過観察項目	
●不安の内容	⬅どのようなことに不安を感じているか確認する　根拠不安の内容を把握することで適切な介入ができる
●症状が不安を増長していないか	⬅身体症状によって，今までできていた役割が果たせなくなることに不安を感じていないか確認する　根拠職業についている妊婦では仕事への影響がみられたり，経産婦では年長の子どもの育児や家事が遂行できないことに対してストレスを抱えていたりする可能性がある
TP 看護治療項目	
●不安の訴えについて傾聴する場を設ける ●不安を軽減する対処法を考え，アドバイスする	⬅安心して話せるような環境を用意する　根拠内容を把握することで対処法の検討につながる. また，プライバシーが確保でき，落ち着いた環境が用意されることで不安を表出しやすくなる
●貧血に対する正しい知識を提供する	⬅妊娠すると血漿量が増加して血液が薄くなるため，貧血になりやすいこと等，病態生理を妊婦にわかりやすく説明する　根拠貧血が胎児の発育に悪影響を及ぼしていないか不安を感じていることが多い
EP 患者教育項目	
●不安に思っていることを遠慮せず表出するよう勧める	⬅家族にも言えず不安を抱え込んでいることがある　根拠表出することによって不安が軽減されることがある
●社会資源の情報を提供する	⬅不足している社会資源を把握する　根拠社会資源を活用することで身体的負担が軽くなり，不安も軽減される

| Step1 アセスメント | Step2 看護問題の明確化 | Step3 計画 | **Step4 実施** | Step5 評価 |

病期・病態・重症度に応じたケアのポイント

【軽症（ヘモグロビン 10.0〜10.9 g/dL）】 食事療法を中心とした指導が必要である．妊娠初期の検査で指摘されることもあるが，悪阻の状態なども考慮した指導を行う．また軽症では自覚症状が乏しいことが多いため，貧血について認識を促すことも必要である．

【中等度（ヘモグロビン 6.0〜9.9 g/dL）】 食事療法とともに医師の指示にて薬物療法を開始することが多い．経口薬や注射薬の治療が開始した場合は，治療を適切に受けることの必要性を理解できるように指導する．また，貧血の自覚症状が強いときは，転倒を予防する方法を指導する．

【重症（ヘモグロビン 6.0 g/dL 未満）】 他疾患が原因の可能性もあるため，貧血以外の症状がないか観察する．また，胎児の発育にも影響を及ぼす可能性も考慮し，胎児の well-being の確認とともに不安への援助も行う．

看護活動（看護介入）のポイント

診察・治療の介助
- 妊娠貧血の他覚的評価のために行う血液検査を介助する．
- 医師の指示による薬物療法を正確に行えているか確認し，行えていない場合はその理由を把握し援助する．
- 治療効果を確認し，医師に伝える．

身体の不快感緩和への援助
- 動悸，息切れ等の症状出現時の対処として，安楽な体位や休息のとり方を工夫するよう説明する．
- 倦怠感やふらつきがあるときは，転倒に注意するよう促す．
- 薬物療法による副作用の対処を行う．

妊婦の心理・社会的問題への援助
- 妊娠貧血に対する正しい知識の提供し，理解を促す．
- 妊娠貧血に対する不安や症状によるストレスを解消するように援助する．

退院指導・療養指導

- 妊娠貧血では入院することはほとんどなく，自宅での療養が主となる．したがって，自宅での食事内容や服薬の管理について指導する．
- 貧血の進行によりめまいやふらつき，倦怠感などが出現してきた場合は転倒する可能性も考慮し，予防法や注意点を説明する．
- 貧血の自覚症状が強いと感じるときは早めに受診し，医師の指示を受けるように伝える．

| Step1 アセスメント | Step2 看護問題の明確化 | Step3 計画 | Step4 実施 | **Step5 評価** |

評価のポイント

看護目標に対する達成度
- 貧血を予防するための食事をとることができたか．
- 身体の不快感が緩和され，日常生活が支障なく送れたか．
- 薬剤の必要性を理解し，コンプライアンスが図れたか．
- 妊婦の不安やストレスが緩和され，安寧な心理状態を保てたか．
- 胎児の発育に対する不安が緩和され，母親役割の準備を行えたか．

第1章 妊娠期　2. 妊娠期の異常とケア

妊娠貧血における妊婦の病態関連図と看護問題

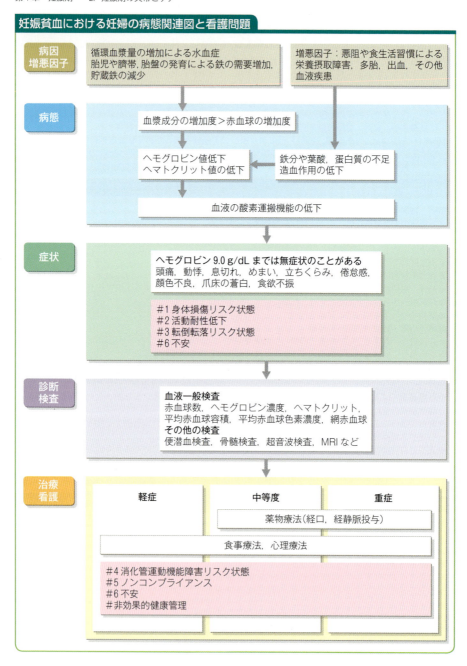

5 異所性妊娠

中村　康彦

目でみる疾患

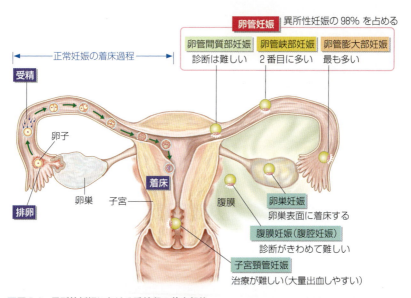

■図 5-1　異所性妊娠における受精卵の着床部位

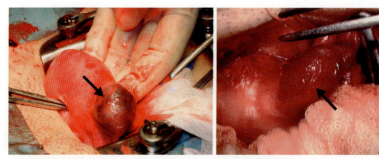

a. 卵管間質部妊娠　　　b. 卵管峡部妊娠

■図 5-2　卵管間質部妊娠と卵管峡部妊娠の術中写真（矢印の部位が着床した胚）

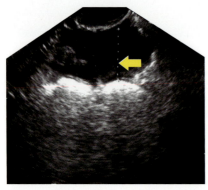

⬅ がエコーフリースペース（腹腔内出血）

■ 図 5-3　異所性妊娠破裂による腹腔内出血の超音波像
ただちに緊急手術が行われ，続発性の腹腔内妊娠と
判明した症例．

病態生理

| 異所性妊娠とは，胚が子宮体部内膜以外の場所に着床し，発育した状態を指す．
- 胚が子宮体部内膜以外の場所に着床することによって生じる（図 5-1）．
- 排卵誘発や体外受精-胚移植（IVF-ET）で妊娠した場合には，子宮内と子宮外とに同時に妊娠が成立（内外同時妊娠）することがある．

病因・増悪因子

- 卵管の胚輸送障害が主な原因となる．腹腔妊娠の半数以上は卵管流産からの続発性といわれている．
- 骨盤腹膜炎（PID），とくに近年ではクラミジア感染による卵管障害が原因となることが多い．

疫学・予後

- 自然発生の頻度は妊娠 100 例に 1 例程度であるが，IVF-ET では約 3 倍に増加する．
- 自然発生では，その 98％ は卵管妊娠（図 5-1）であり，なかでも卵管膨大部妊娠が最も多い．IVF-ET では，卵管妊娠は 82％ と減少し，腹腔内や子宮頸管妊娠の割合が 5〜10 倍に増加する．また，内外同時妊娠も自然発生では 3 万例に 1 例といわれるが，排卵誘発後の妊娠では 300 例に 1 例，IVF-ET では 100 例に 1 例といわれている．
- 経腟超音波診断により卵管破裂前に診断・治療が行われることが多くなってきた．しかし，いまだ破裂→大量出血→ショック→死亡という症例も存在する．
- 腹腔妊娠，子宮頸管妊娠では大量出血をきたす頻度が高く，その治療には熟練と慎重さが要求される（図 5-3）．
- 保存手術後の異所性妊娠再発率は，10〜15％ と高い．

症状

- 中絶（流産や卵管破裂）をきたさない限り，症状としては続発性無月経のみである．
- 卵管流産では，性器出血と軽度から中程度の下腹部痛をきたす．
- 卵管破裂をきたすと，少〜中等量の性器出血を伴う突然の下腹部激痛，それに引き続くショック症状を呈する．
- 頸管妊娠では，突然の大量性器出血をきたす．

■表 5-1　異所性妊娠と鑑別すべき疾患

| 1. 妊娠初期(胎嚢が確認できない妊娠 4 週台) |
| 2. 流産(胎嚢が確認できない；完全流産) |
| 3. 胞状奇胎 |
| 4. 卵巣腫瘍茎捻転 |
| 5. 卵巣出血 |
| 6. 急性付属器炎 |
| 7. 他科疾患(尿路結石，虫垂炎，イレウス，腸炎) |

■表 5-2　MTX 療法の許可基準

| 未破裂腫瘤 |
| 外妊腫瘤の長径 < 3 cm |
| 血中 hCG < 3,000 IU/L |
| 尿中 hCG < 8,000 IU/L |
| 胎児心拍(-) |
| 新鮮出血(-) |
| 良好な全身状態 |

妊娠

5
異所性妊娠

診断・検査値

- 明らかに妊娠 5〜6 週を過ぎても，あるいは血中ヒト絨毛性ゴナドトロピン(hCG)値が 1,000 mIU/mL を超えても，経腟超音波検査で子宮内に胎嚢が確認できない場合は，異所性妊娠を疑う.
- 経腟超音波検査で子宮腔外に胎嚢や胎児の存在を確認できれば，診断は確定する.
- 腟鏡診で子宮頸管の観察，出血部位の観察を行う.
- 子宮内膜掻爬を行い，絨毛組織を確認できなければ，異所性妊娠を疑う.
- 疑わしければ，躊躇せずに腹腔鏡検査を行う.
- 他疾患との鑑別が重要である(表 5-1).

合併症

- 保存的手術では，遺残した絨毛細胞が引き続き増殖する異所性妊娠存続症となることがある.
- メトトレキサート(MTX)による薬物療法を選んだ場合，破裂・腹痛・出血をきたし，緊急手術となる可能性がある.

治療法

- **外科的治療**
- 腹腔鏡下手術または開腹手術，根治手術または保存的手術を行う(図 5-2).
- **内科的治療**
- 表 5-2 の適応基準に沿って，代謝拮抗剤である MTX(メソトレキセート)を投与する.

Px 処方例)　全身投与

①単回投与法
- メソトレキセート注　50 mg/m² 筋注　←代謝拮抗剤

※投与後 4 日目と 7 日目に血中 hCG 値を測定し評価する.
　必要なら 2 コース目は 8 日目から．近年は単回投与が主流となっている.

②複数回投与法
- メソトレキセート注　1 mg/kg 筋注　第 1・3・5・7 病日　←代謝拮抗剤
　ロイコボリン注　0.1 mg/kg 筋注　第 2・4・6・8 病日　←重金属その他の中毒治療薬

※ 48 時間ごとに血中 hCG を測定し評価する.
　必要なら 2 コース目は 15 日目から.

Px 処方例)　局所投与
- メソトレキセート注　1 mg/kg　生食に溶いて数か所に局注(腹腔鏡下穿刺あるいは経腟超音波ガイド下穿刺)　←代謝拮抗剤

第1章　妊娠期　2. 妊娠期の異常とケア

異所性妊娠の病期・病態・重症度別にみた治療フローチャート

下腹部痛・性器出血

妊娠反応 ──陰性→ 鑑別すべき他疾患を考慮

陽性

経腟超音波検査で子宮内に胎嚢を認める ──Yes→ 正常妊娠，切迫流産，流産

No

経腟超音波検査で子宮腔外に胎嚢を認める ──Yes→ 異所性妊娠：治療（外科的 or 内科的）

No

妊娠週数の確認

血中 or 尿中 hCG 測定

→ 妊娠 6 週未満 ──Yes→ 1 週間後経腟超音波検査

No

子宮内試験掻爬で絨毛組織を認める ──Yes→ 経過観察

No

腹腔鏡検査（治療）

陽性

腹腔内血液の貯留を認めれば，ただちに外科的治療

保存的手術や内科的治療（MTX）のあとは，hCG 値のフォローが必要

84

異所性妊娠における妊婦の看護

永澤 規子

看護過程のフローチャート

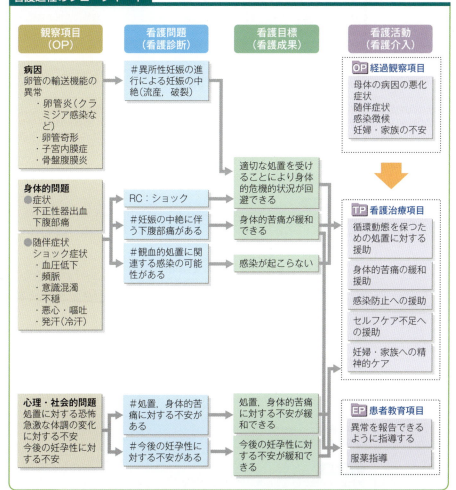

基本的な考え方

- 異所性妊娠の中絶が起こると大量出血と激烈な下腹部痛が起こり，妊婦はショックに陥る．循環動態を保持・改善するための処置や手術が迅速に行われるように介助することが求められる．
- 妊婦は急激に起こった激烈な下腹部痛や行われる処置に対する不安が強いため，身体的処置と並行して精神的援助を行っていくことが必要である．
- 回復期には，今後の妊孕性(にんようせい)に対する妊婦・家族の不安も出現するので，心理・社会的状況を把握して援助していくことも大切である．

第1章　妊娠期　　2．妊娠期の異常とケア

| Step1 アセスメント | Step2 看護問題の明確化 | Step3 計画 | Step4 実施 | Step5 評価 |

情報収集	アセスメントの視点と根拠・起こりうる看護問題
全身状態の把握	妊婦の循環不全状態を観察し，疾患の重症度を把握する．妊婦がショックに陥った場合は，生命の危機的状態であり，循環動態を保つための緊急の処置が必要となる．また身体的苦痛が緩和されるための適切な介入ができるよう，苦痛の程度を観察する．さらに，妊婦・家族の心理的状態も把握することで，精神的苦痛の緩和を図り，治療の協力が得られるようにする． ●疾患の病態を把握する〔受精卵の着床場所，妊娠中絶の種類(流産・破裂)〕. ※全身状態の具体的な把握については以下の項目に詳細を記載. 🔍 共同問題：ショック 🔍 起こりうる看護問題：**下腹部痛による苦痛／不安**
症状の出現状況，程度の観察	妊婦の循環不全状態を把握する．循環不全の程度により処置の緊急度が変わる．また，症状の出現時間の把握は，疾患の発症時間の推定に役立つ．症状出現から治療開始までの時間は，妊婦の予後に影響する(治療開始までの時間が長いほど，循環不全状態を悪化させる). 🔍 共同問題：ショック 🔍 起こりうる看護問題：**身体的苦痛，不快感／不安** **ショック症状** ●急激な出血により母体の循環不全状態が起こる．ショック症状としては，他覚的な症状として血圧の低下や頻脈，不穏，意識レベルの低下がみられる．自覚症状としては，悪心・嘔吐，冷汗，呼吸困難感などがある. ●ショック症状と出血量は関連する(出血性ショック). ●ショック症状と下腹部の激痛は関連する(疼痛性ショック). ●ショック状態の持続時間は，その後の回復過程に影響する. ●ショックを起こしやすい異所性妊娠の病態は，大量出血を起こす卵管妊娠による破裂，子宮頸管妊娠が多い. 🔍 共同問題：ショック 🔍 起こりうる看護問題：**不安** **不正性器出血** ●異所性妊娠の出血はほとんどが腹腔内出血のため，肉眼で観察できる性器出血と循環不全の状態は一致しない. ●大量出血から播種性血管内凝固(DIC)を起こし，さらなる出血傾向を招く場合がある. 🔍 共同問題：ショック 🔍 起こりうる看護問題：**不安** **下腹部痛** ●妊娠の中絶が起こると激烈な下腹部痛が起こる. ●症状の出現時期で中絶の起こった時期が推定できる. ●下腹部痛の部位によって異所性妊娠の部位の推定ができる. 🔍 起こりうる看護問題：**激烈な下腹部痛／不安**
妊婦・家族の心理・社会的側面の把握	緊急に行われる処置や身体的苦痛など，妊婦の不安は強い．また，それを見守る家族の不安も同様に強い. ●不安の内容を具体的に把握する. 🔍 起こりうる看護問題：**不安／恐怖**

| Step1 アセスメント | Step2 看護問題の明確化 | Step3 計画 | Step4 実施 | Step5 評価 |

妊娠

5

異所性妊娠

看護問題リスト

RC：ショック
#1　妊娠の中絶に伴う下腹部痛がある（認知-知覚パターン）
#2　観血的処置に関連する感染の可能性がある（栄養-代謝パターン）
#3　処置，身体的苦痛に対する不安がある（自己知覚パターン）
#4　今後の妊孕性に対する不安がある（自己知覚パターン）

看護問題の優先度の指針

● 異所性妊娠は，妊娠の中絶以前は症状もないが，中絶が起こると激烈な下腹部痛と大量出血が起こり，急速な循環不全の状態となる可能性がある．治療・管理は母体の危機的状況からの早期回復が最優先され，当然看護ケアも治療が迅速に行われるための診療支援が重要となる．また，同時に緊急で行われる処置や身体的苦痛に対する不安をもつ妊婦・家族への精神的援助も必要となる．
● 回復期には，今後の妊孕性に関する妊婦・家族の不安も強まることが予測されるので，心理・社会的状況を把握し支援していくことが求められる．

| Step1 アセスメント | Step2 看護問題の明確化 | Step3 計画 | Step4 実施 | Step5 評価 |

共同問題	看護目標（看護成果）
RC：ショック	〈**長期目標**〉循環不全が起こらない 〈**短期目標**〉1）止血処置を迅速に行い，出血量を最小限にする．2）身体的疼痛，不快感の程度を把握する

看護計画	介入のポイントと根拠
OP 経過観察項目 ● 出血量：外出血量と内出血量を把握する	⊃ 根拠 出血量と貧血の重症度は関連する．また，出血量が多いとショックを起こす．ただし本疾患では，外出血に比較して内出血量が多く，肉眼的出血量と妊婦の病態（ショック症状など）が一致しないので注意する
● バイタルサイン：変化をみる	⊃ 根拠 急激な出血は血圧低下と頻脈を起こす
● 貧血を示す検査データ：ヘモグロビン値，ヘマトクリット値の変化を把握する	⊃ 根拠 出血量が多くなると値がそれぞれ低下する
● 血液凝固系検査データ：変化をみる	⊃ 根拠 出血量が多くなると DIC となる可能性がある
● 悪心・嘔吐，冷汗，呼吸困難感，不穏：変化をみる	⊃ 根拠 循環不全状態が進行すると，症状が増強する
● 意識障害，不穏：変化をみる	⊃ 根拠 循環不全状態が進行すると意識障害，不穏が悪化する
TP 看護治療項目 ● 緊急手術を受けるための介助を迅速に行う	⊃ 根拠 本疾患の根本的治療は，観血的な異所性妊娠病巣部の摘出と止血である
● 医師の指示による薬物投与の介助を行う	⊃ 出血に伴う循環不全の改善を目的とする薬物を投与する場合，輸液ポンプ・輸注ポンプなどを使用し，指示された注入速度で正確に行う 根拠 循環動態に作用する薬物は微量で調整するものが多く，急激に投与すると心不全を起こす場合がある
● 処置の説明を行い不安を緩和する	⊃ 理解度を把握しながら行う 根拠 行われる処置

87

第1章　妊娠期　　2. 妊娠期の異常とケア

●家族に，行われる処置や妊婦の状態について説明する	を理解することで，不安が和らぐ．また，安心は，妊婦の治療への参加を促進する ⮕具体的にわかりやすく説明する　根拠家族も妊婦の状態に不安をもっている
EP 患者教育項目	
●身体の不快感の程度を自分で表現できるように指導する	⮕表現方法を指導する　根拠苦痛を正しく伝えることで，適切な介入を受けられる

1 看護問題	看護診断	看護目標（看護成果）
#1 妊娠の中絶に伴う下腹部痛がある	**急性疼痛** **関連因子**：生物学的損傷要因，身体損傷要因 **診断指標** □生理学的反応の変化 □標準疼痛スケールによる痛みの程度の自己報告 □標準疼痛ツールによる痛みの性質の自己報告 □痛みの顔貌 □痛みを和らげる体位調整 □防御行動	〈長期目標〉疼痛が緩和される 〈短期目標〉1)根本的治療である手術が迅速に受けられる．2)疼痛を正確に伝えることができる

看護計画

OP 経過観察項目

介入のポイントと根拠

● 下腹部痛の程度：症状の強さをみる

⮕ 根拠妊娠の中絶後は下腹部痛が強くなる．したがって，下腹部痛は妊娠の中絶前か後かの指標になる．また，妊娠の中絶の起こり方が，流産より破裂のほうが下腹部痛は激烈である

● 下腹部痛の出現時間：下腹部痛の出現した時間を把握する

⮕ 根拠異所性妊娠の中絶による下腹部痛は急激に起こるので，妊婦は正確な時間を覚えていることが多い．その時間から中絶の発生時間が推察される

● 下腹部痛の持続時間：下腹部痛の出現から来院までの時間を把握する

⮕ 根拠妊娠の中絶から治療開始までの経過時間が長くなるほど出血量が増え，ショックなどの合併症の発生が多くなるので，持続時間はその状態を把握する情報の1つとなる

TP 看護治療項目

● 緊急手術を受けるための介助を迅速に行う

⮕ 根拠本疾患の根治的治療は，観血的な異所性妊娠病巣部の摘出と止血である

● 医師の指示により鎮痛薬を投与する

⮕鎮痛薬使用時は，用法・用量を守り，正確に投与する　根拠鎮痛薬の種類により呼吸抑制が起こる場合がある．また，薬理効果を評価するために正確な投与が重要である

● 疼痛を緩和させるための体位を工夫する

⮕セミファウラー位や側臥位が好まれる　根拠腹部緊張の緩和が疼痛を和らげる

● 緊張をほぐすための呼吸法を指導する

⮕妊婦のそばでタッチングしながら行う　根拠タッチングは妊婦を安心させ，呼吸法の指導を行いやすくする

EP 患者教育項目
- 疼痛の程度や部位を自分で表現できるように指導する

➡表現方法を指導する **根拠**苦痛を正しく伝えることで，適切な対処・介入を受けられる

妊娠

5

異所性妊娠

---

2 看護問題	看護診断	看護目標（看護成果）
#2 観血的処置に関連する感染の可能性がある	**感染リスク状態** **危険因子**：観血的処置	〈長期目標〉感染が起こらない 〈短期目標〉1) 無菌的処置を受けられる．2)感染防止のための手術後の服薬行動が守れる．3)感染徴候の報告ができる

看護計画	介入のポイントと根拠
OP 経過観察項目（手術後） ●体温：変化をみる	➡ **根拠**発熱は感染の徴候である．手術後 2〜3 日までは，手術中の腹腔内出血の吸収熱や水分不足による飢餓熱などで，発熱がみられることがある．それ以降も 38℃ 以上の高熱が続く場合は注意が必要である
●感染の指標：変化をみる	➡ **根拠**白血球数や CRP 値は感染で変化する（感染で白血球増加，CRP 上昇）
●下腹部痛，腰痛：変化をみる	➡ **根拠**子宮内感染が発症した場合，下腹部痛，腰痛の増強がみられることが多い
TP 看護治療項目 ●手術操作やその後の創処置が無菌的に行われるように介助する	➡無菌操作を遵守する **根拠**異所性妊娠の手術操作やその後の創処置が病原菌に曝露する機会となるので，無菌的に行うことが重要である
●抗菌薬を静脈内投与する場合は，医師の指示どおり正確に行う	➡指示量（注入量）および注入速度を守る **根拠**血中濃度が保たれないと感染防止効果が低くなる ➡注入開始直後はアレルギー反応の有無を確認するため，ゆっくりと注入し，5 分間は妊婦のそばを離れない
EP 患者教育項目 ●手術後に抗菌薬の服薬指導を行う	➡服薬の必要性とその具体的方法を説明する **根拠**正確に服薬されないと感染防止の効果が低くなる
●感染徴候について説明する	➡感染発症時の自覚症状を具体的に説明する **根拠**異常時の報告を適切に行うことで，感染治療の早期介入を受けられる

---

3 看護問題	看護診断	看護目標（看護成果）
#3 処置，身体的苦痛に対する不安がある	**不安** **関連因子**：死への脅威，ストレッサー **診断指標** □緊張した表情 □手の震え □声の震え □震え	〈長期目標〉不安が緩和する 〈短期目標〉処置や身体的苦痛に対する不安の内容を伝えることができる

89

第1章　妊娠期　2. 妊娠期の異常とケア

看護計画	介入のポイントと根拠
OP 経過観察項目 ●不安の内容を具体的に把握する	➡根拠 適切な介入ができる
TP 看護治療項目 ●妊婦が不安を表現しやすいように，できるだけそばを離れない	➡タッチングしながら言葉をかける　根拠 タッチングは妊婦の安心感を促し，不安を言葉にしやすくする．また，そばにいることで，急激に変化する不安の内容に即座に対応できる
●行われる検査，処置について具体的に説明する	➡根拠 説明することで検査，処置を受ける精神的準備ができ，不安のコーピングがしやすい
EP 患者教育項目 ●不安を自分で表現できるようにアドバイスする	➡表現方法を指導する　根拠 不安を正しく伝えることで，適切な支援を受けられる
●家族に妊婦の不安を緩和するための支援者になるようにアドバイスする	➡キーパーソンを正しく選択する　根拠 妊婦が最も不安を表現でき，妊婦の気持ちを受容してくれる家族の存在は，不安の受容過程を促す

4 看護問題	看護診断	看護目標（看護成果）
#4 今後の妊孕性に対する不安がある	**不安** **関連因子**：人生の目標に対する矛盾，満たされていないニーズ **診断指標** □苦悩 □心配する □不確かさ	〈長期目標〉不安が緩和する 〈短期目標〉1)不安の内容を明らかにすることができる．2)不安の内容を正しく伝えることができる

看護計画	介入のポイントと根拠
OP 経過観察項目 ●不安の内容を具体的に把握する	➡根拠 具体的な内容を把握することで，ニーズに合った適切なアドバイスや情報を提供できる
●妊婦の妊娠・分娩歴	➡不妊治療歴や子どもの存在の有無を把握する 根拠 不妊治療後，妊娠やほかに子どもがいないことは，今後の妊孕性に対する不安に影響する
●家族背景	➡挙児を強く望んでいる家族環境かどうかを把握する　根拠 家族からの妊娠に対する過度の期待は，手術後の妊婦のストレスになる
●妊婦の性格	➡ストレスコーピングができる性格か（プラス思考，明るい，ほかにストレス対処方法をもっている）をみる　根拠 不安緩和の過程に影響する
TP 看護治療項目 ●不安の内容に合ったアドバイスをする	➡具体的な内容をアドバイスする　根拠 妊婦のニーズに沿えることで，不安の緩和につながる
EP 患者教育項目 ●不安を自分で表現できるようにアドバイスする	➡表現方法を指導する　根拠 不安を正しく伝えることで，適切な支援を受けることができる
●家族に妊婦の不安を緩和するための支援者になるようにアドバイスする	➡キーパーソンを正しく選択する　根拠 妊婦が最も不安を表現でき，妊婦の気持ちを受容してくれる家族の存在は，不安の受容過程を促す

| Step1 アセスメント | Step2 看護問題の明確化 | Step3 計画 | Step4 実施 | Step5 評価 |

病期・病態・重症度に応じたケアのポイント

【中絶前】異所性妊娠の中絶前は，症状が全くない場合がほとんどである．看護ケアは，妊婦の状態を観察しながら，治療がスムーズに進められるように援助していく．また処置・手術に対する不安が緩和されるよう支援する

※なお，異所性妊娠が妊娠の中絶前に発見されるためには，無月経で妊娠の可能性が高いと自覚した場合に，すぐに産科を受診することが大切である．そのためにも妊娠前の教育が必要である(思春期教育や，保健所，保健センターなどの健康教育の一環として取り入れていくことが課題である)．

【中絶後】急激で激烈な下腹部痛が起こり，ショック状態に陥る．生命の危機的状況からの離脱に対する診療支援が最優先となる．循環不全の状態を改善するための処置と止血のための緊急手術が迅速に受けられるように介助する．身体的苦痛を緩和する援助は重要であり，同時に緊急で行われる検査・処置・手術に対する不安緩和のための援助も行う．

看護活動(看護介入)のポイント

診察・治療の介助
●異所性妊娠の他覚的評価のための超音波検査，内診の介助を行う．
●出血量の観察を行い，医師に情報を提供する(異常出血の早期発見)．
●異所性妊娠の根治手術が迅速に受けられるように介助する．
●循環不全状態を改善するための処置が迅速にできるように介助する．
●妊婦に薬理作用(子宮収縮薬，抗菌薬の効果・副作用)について説明し，服薬指導をする．
●異所性妊娠の手術について正しい知識を提供し，治療への参加を促す．

疼痛緩和の援助
●疼痛緩和のための体位を工夫する．
●医師の指示により鎮痛薬，鎮静薬が投与される場合は正確に行う．

セルフケアの援助
●セルフケア不足を評価する．
●セルフケア不足がある場合は，その援助を行う．

妊婦・家族の心理・社会的問題への援助
●流産，妊娠中絶に対する妊婦・家族の悲しみが緩和されるように援助する．

退院指導・療養指導

●退院後も1週間は，自宅で安静が守れるよう指導する．
●受診の必要な症状の説明を行い，異常時はすぐ受診するように指導する．
●とくに問題がなくても，退院1週間後に診察を受けるように指導する．

| Step1 アセスメント | Step2 看護問題の明確化 | Step3 計画 | Step4 実施 | Step5 評価 |

評価のポイント

看護目標に対する達成度
●迅速な処置が受けられ，循環不全に陥らなかったか．
●疼痛緩和の処置が適切に受けられ，下腹部痛が緩和されたか．
●薬の副作用を理解し，正しく服薬することができ，感染を予防できたか．
●妊婦・家族の悲しみや不安が緩和し，安寧な心理状態を保てたか．
●今後の妊孕性に対する不安が緩和されたか．

第1章 妊娠期　2. 妊娠期の異常とケア

異所性妊娠における妊婦の病態関連図と看護問題

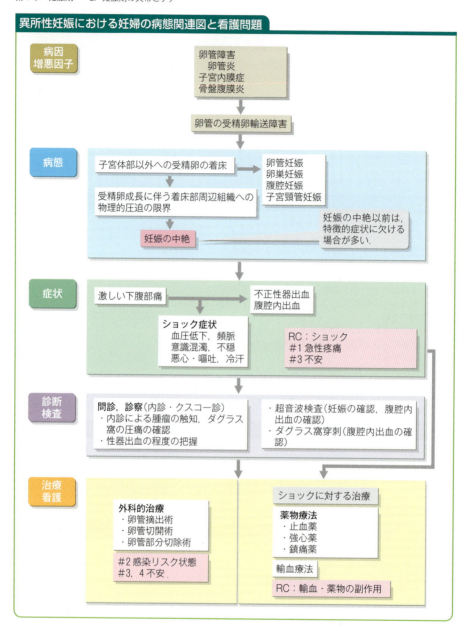

6 流産

中村　康彦

目でみる疾患

〈原因〉

胎児側因子	母体側因子	夫側因子	原因不明
染色体異常 臍(さい)帯・胎盤の異常	子宮因子（子宮頸管無力症など） 内分泌因子（黄体機能不全など） 自己免疫疾患 染色体異常	染色体異常	実際の臨床では，不明のことが多い 習慣流産の約半数は原因不明

流産
妊娠22週未満の妊娠中絶をいう

●時期による分類　大部分は早期流産

早期流産	妊娠12週未満
後期流産	妊娠12週以降〜22週未満

●発症形態による分類　原因は不明のことが多い

自然流産	流産が自然に起こったもの
人工流産	人為的に起こした流産

●進行度による分類

	進行流産	完全流産	不全流産	稽留流産
病態・症状	子宮口開大／性器出血	子宮収縮良好／子宮口閉鎖／胎児・胎児付属物の完全排出	子宮収縮不良／胎児・胎児付属物の一部が残留／子宮口開大／性器出血	胎児死亡／子宮口閉鎖
母体	子宮口開大 性器出血	子宮口閉鎖 子宮収縮	子宮口開大 性器出血	子宮口閉鎖 性器出血なし 下腹部痛なし
胎児および付属物	子宮内にとどまる	完全に子宮外へ排出される	一部が子宮内に残存	子宮内で死亡

●流産の回数による分類

反復流産	連続して2回，自然流産が続いた状態	これらを合わせて
習慣流産	連続して3回以上の自然流産が続いた状態	不育症と呼ぶ

※切迫流産は次項「7 切迫流産」の項（p.108）を参照．

■図6-1　流産の病態と分類

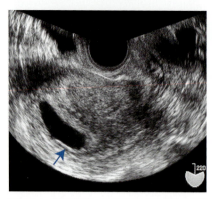

■図 6-2　稽留流産（→枯死卵）の超音波検査所見

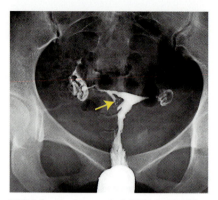

■図 6-3　アッシャーマン症候群の子宮卵管造影（HSG）写真
子宮腔内に癒着を認めるため，造影されない部位（→）がある．

病態生理

| 流産とは，妊娠 22 週未満の妊娠中絶をいう（図 6-1）．
- 妊娠 22 週未満の妊娠中絶を指す．さらに，妊娠 12 週までを早期流産，妊娠 12 週以上 22 週未満を後期流産とよぶ．
- 進行流産：流産が始まり子宮口は開大するが，胎児およびその付属物は子宮内にとどまっている．
- 完全流産：胎児および付属物が完全に子宮外へ排出された状態．
- 不全流産：胎児および付属物の一部が子宮内に残存している状態．
- 稽留流産：胎児は死亡しているにもかかわらず，性器出血や下腹部痛などのない状態（図 6-2）．
- 習慣流産：連続して 3 回以上の自然流産を繰り返すこと．2 回までを反復流産という．

病因・増悪因子

- 流産の原因を表 6-1 に示す．しかし，実際には不明のことが多い．
- 習慣流産の約半数は，原因不明である．

疫学・予後

- 自然妊娠の 8〜15％ に発生する．女性の加齢とともに増加し，40 歳台では 40％ にも達する．
- 妊娠 3 か月までの流産が大部分であり，胎盤が完成する妊娠 4 か月を過ぎると，流産の頻度は激減する（5〜7 週：22〜44％，8〜12 週：34〜48％，13〜16 週：6〜9％）．
- 妊娠 12 週以降の胎児死亡については，死産証明書を出さなければならない．

症状

| 主な症状は下腹部痛と性器出血．
- 続発性無月経の後に，下腹部痛を伴う性器出血を訴える．
- 排出された凝血塊の中に胎囊，胎児や絨毛を認めることもある．

診断・検査値

- 腟鏡診にて頸管開大の有無，子宮腔内からの出血の有無を観察する．
- 診断の決め手は，経腟超音波検査所見による．
- 子宮内に胎囊を認めれば，子宮内妊娠を診断できる．この後，胎児発育がなく出血をきたせば，進行流産あるいは不全流産となる．一方，胎囊のみが膨らんだ状態（枯死卵）や胎児死亡で症状がなけれ

■表6-1 流産の原因

1. 胎児側因子	・染色体異常(最も多い) ・臍帯・胎盤の異常
2. 母体側因子	・子宮因子(子宮頸管無力症, 子宮筋腫, 子宮奇形) ・内分泌因子(黄体機能不全, 糖尿病, 甲状腺機能異常) ・自己免疫疾患(全身性エリテマトーデス(SLE), 抗リン脂質抗体症候群) ・染色体異常(転座など)
3. 夫側因子	・染色体異常(転座など)
4. 原因不明	

ば, 稽留流産となる.

●妊娠反応は陽性だが, 子宮出血をきたし子宮内に胎囊が確認できない場合, ごく初期の妊娠(切迫流産), 胞状奇胎, 異所性妊娠, 妊娠以外の腟部びらん, 子宮頸管ポリープ, 子宮頸癌などの他疾患合併との鑑別が必要になる.

●超音波検査により, 子宮内胎囊の有無, 大きさ, 胎芽(胎児)の心拍動の有無を確認する. 正常妊娠では, 妊娠4週0日前後より高感度判定法を用いた場合, 尿中hCG(検出感度20～50 IU/L で)が検出される. 経腟超音波で妊娠4週中頃より子宮内に胎囊を認める. 妊娠5週中頃～6週前半に胎芽(胎児)の心拍動のみが検出される. 経腹超音波では妊娠4週後半～6週後半より胎囊が認められる. 妊娠6週後半～7週後半に心拍動を認めるようになる. これらを参考にし診断する[1].

●稽留流産を疑う所見は, ①胎囊(GS)の最大径が4 cm以上で心拍動を認めないとき, ②基礎体温などにより排卵(受精)時期が確実であり, 経腟超音波で妊娠7週以降または経腹超音波で妊娠8週以降に心拍動を認めないとき, である[1].

合併症

●自然流産または流産術後に, 遺残した絨毛細胞が引き続き増殖する存続絨毛症や, 胎盤の一部がポリープ状腫瘤(胎盤ポリープ)となることがある.

●自然流産または流産術後に, 子宮内膜炎をきたすことがある. この際, 子宮腔内に癒着をきたし(アッシャーマン症候群)(図6-3), 続発性無月経や不妊の原因となることがある.

●死胎児症候群:妊娠4か月以降の胎児死亡では, 胎児は融解し浸軟児となる. この死胎児からの物質が母体の凝固系へ影響を及ぼし, 播種性血管内凝固(DIC)を引き起こす症候群.

治療法

●流産(完全流産以外)の治療法

●完全流産以外では, 子宮内容除去術(流産手術)を必要とする. 術後は抗菌薬および子宮収縮薬の投与を行う.

1) 妊娠週数が早い(胎児が大きくない)場合

●静脈麻酔下に子宮内容除去術を行う. 手術に際しては, 出血・子宮壁穿孔に注意する. 術後は, 経口で抗菌薬および子宮収縮薬であるメチルエルゴメトリンマレイン酸塩(メテルギン)を投与する.

2) 妊娠週数が進んで, 胎児が大きい場合

●分娩と同様に子宮収縮を誘発して, 胎児および付属物を娩出させる. ラミケンなどにて子宮頸管を十分に拡張し, プロスタグランジンE₁誘導体であるゲメプロスト(プレグランディン)腟坐薬を3時間ごとに腟内に挿入する. 娩出後は, 同様に経口で抗菌薬および子宮収縮薬であるメチルエルゴメトリンマレイン酸塩(メテルギン)を投与する.

●習慣流産の治療法

●習慣流産では原因検索を行い, 下記の治療を行いつつ妊娠を待つ.

1) 子宮因子

●子宮鏡下手術, 子宮形成術(ストラスマン Strassmann 手術)

2) 免疫学的因子

a. 抗リン脂質抗体症候群

第 1 章　妊娠期　　2. 妊娠期の異常とケア

■表 6-2　流産で使われる主な治療薬

分類		一般名	主な商品名	薬の効くメカニズム	主な副作用
流産を促す薬	プロスタグランジン製剤（陣痛促進）	ゲメプロスト	プレグランディン	子宮平滑筋を収縮させて児を娩出させる	子宮破裂子宮頸管裂傷
流産術後に用いる薬	子宮収縮薬	メチルエルゴメトリンマレイン酸塩（略称：エルゴメ）	バルタン M，メテルギン	流産術後に子宮収縮を促し，止血させる	ショック狭心症
習慣流産の予防に用いる薬	抗血栓剤	アスピリン	バイアスピリン，バファリン配合錠 A81	血小板機能を抑制し，血栓形成を抑える	出血傾向
		ヘパリンカルシウム	ヘパリンカルシウム	凝固系に作用し，血液凝固を抑制する	出血傾向
	副腎皮質ホルモン製剤	プレドニゾロン	プレドニン，プレドニゾロン	免疫系を抑制する	易感染性消化管潰瘍骨粗鬆症
	甲状腺ホルモン製剤治療薬	レボチロキシンナトリウム水和物	チラーヂン S	甲状腺ホルモン	狭心症肝障害
	糖尿病治療薬	メトホルミン塩酸塩インスリン	メトグルコヒューマリン R	血糖コントロール	低血糖ケトアシドーシス

Px 処方例
● バイアスピリン錠（100 mg）　1 回 1 錠　1 日 1 回　←**抗血栓剤**
● ヘパリンカルシウム皮下注（5,000 単位/0.2 mL シリンジ）　1 回 1 本　12 時間ごと　皮下注　←**抗血栓剤**

b.　その他の自己免疫疾患

Px 処方例
● プレドニン錠（5 mg）　1 回 1 錠　1 日 2 回　朝夕食後　←**副腎皮質ホルモン製剤**

3）内分泌因子
a.　甲状腺機能障害

Px 処方例
● チラーヂン S 錠（50 μg）　1 回 1 錠　1 日 1〜2 回　←**甲状腺ホルモン製剤**

b.　糖尿病：経口糖尿病薬（妊娠したら，必要に応じてインスリン注射）

4）夫婦染色体異常
a.　児に正常染色体の組み合わせが来るのを待つ
b.　体外受精によって発生した胚の染色体を調べて（着床前診断），正常なものを移植する

●引用文献
1）日本産科婦人科学会編：産婦人科研修の必修知識 2016-2018，pp.134-136，日本産科婦人科学会，2016

流産の病期・病態・重症度別にみた治療フローチャート

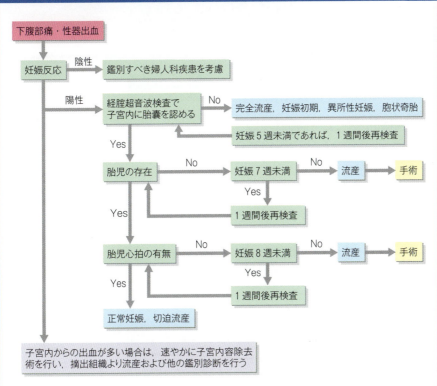

第1章 妊娠期　2. 妊娠期の異常とケア

流産における妊婦の看護

永澤　規子

看護過程のフローチャート

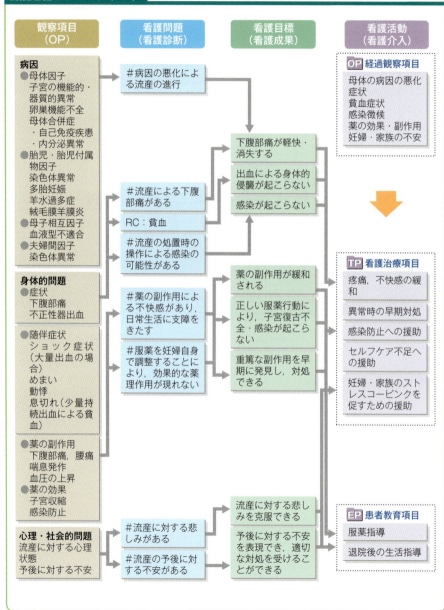

基本的な考え方

- 流産の病態は全く自覚症状を伴わないものから，大量出血を伴い妊婦の生命が危機的になるものまで多様である．状況に応じて診察・処置の診療支援を適切に行うことが求められる．
- 流産後の身体機能が順調に回復する過程を援助する．
- 流産による妊婦・家族の心理・社会的状況を把握し，受容過程を支援していくことが必要となる．

Step1 アセスメント	Step2 看護問題の明確化	Step3 計画	Step4 実施	Step5 評価

情報収集	アセスメントの視点と根拠・起こりうる看護問題
全身状態の把握	流産の原因となった母体疾患がないかを把握する．合併した疾患があれば，流産することで悪化していないかを把握する．それにより退院後の生活指導や今後の妊娠についてのケアの方向性を示すことができる．また，妊婦・家族の心理状態や社会的背景も把握し，流産によってかかえるストレスの程度を評価することで，そのコーピングを促すための介入方法を選択する． ● 流産の原因となりうる全身性疾患や婦人科疾患，産科合併症を把握する． ※ 全身状態の具体的な把握については以下の項目に詳細を記載． 🔍 **起こりうる看護問題：身体的侵襲が日常生活に及ぼす影響／流産後の身体回復／悲嘆／不安**
症状の出現状況, 程度の観察	症状の出現した妊娠週数によって子宮内容物の除去方法が異なるため，その時期を把握する．早期流産は流産手術によって子宮内容清掃（除去）術を行うが，後期流産では，分娩様式をとるので，その処置に合ったケアが必要となる．また，大量の不正性器出血がある場合は全身の循環動態の急激な変化により，ショック状態となることもあるので注意する． 🔍 **共同問題：貧血** 🔍 **起こりうる看護問題：身体的侵襲が日常生活に及ぼす影響／流産処置に伴う苦痛／感染のリスク状態** **下腹部痛** 流産の病態によっては全く自覚症状がなく，妊婦が流産に気づかない場合もあるが，多くは生理痛様の下腹部痛を伴う． ● 子宮内容物が自然排出されてしまうと下腹部痛は自然に緩和する場合もある． ● 妊娠週数の経過している流産ほど下腹部痛は強い傾向にある． ● 後期流産の下腹部痛は陣痛様である． 🔍 **起こりうる看護問題：下腹部痛が日常生活に及ぼす影響／不安** **不正性器出血** 出血が全く起こらない流産もあるが，多くは出血を伴い，進行するほどその量は多くなる． ● 妊娠週数の経過している流産ほど出血は多い傾向にある． ● 子宮内容物が完全に自然排出されてしまうと出血量が減少してくる場合がある． ● 子宮内容物が不完全に排出され胎児やその付属物の一部が残存すると出血は持続する． 🔍 **共同問題：貧血** 🔍 **起こりうる看護問題：不安**
薬の効果の観察	子宮収縮薬の薬理効果を確認する．子宮収縮状態は，出血量や，経腹的に子宮を触れたときの硬度や大きさから評価できる．また，超音波検査や双合診，内診によっても評価が行われる．また，子宮内の処置後の感染防止のために抗菌薬が投与される．その効果として感染徴候がないことを評価する．

妊娠

6

流産

第1章　妊娠期　2. 妊娠期の異常とケア

	●子宮復古不全がみられる場合には，子宮内容物が残存している場合がある． ●子宮復古不全や感染徴候がみられる場合は，患者が内服を中断している場合がある． 🔍 **起こりうる看護問題：服薬行動のノンコンプライアンス**
薬の副作用の観察	▌**薬の副作用を観察する．副作用の強さは患者の服薬行動ノンコンプライアンスに影響する．** ●妊娠週数の経過している流産や経産婦の場合は，子宮収縮による下腹部痛が強い傾向にある． ●子宮収縮薬は血管や気管支の収縮作用があるので，高血圧や喘息の既往のある妊婦に投与する場合は，血圧の変化や呼吸状態に注意する． ●抗菌薬は胃粘膜を荒らし，悪心・嘔吐を起こす場合がある． 🔍 **共同問題：高血圧の悪化，喘息の悪化** 🔍 **起こりうる看護問題：副作用が日常生活に及ぼす影響／不安**
妊婦・家族の心理・社会的側面の把握	▌**流産が及ぼすストレスは妊婦・家族の心理・社会的状況に大きく影響される．妊婦・家族がストレスコーピングをしていく過程において，心理・社会的背景の情報は，適切な介入方法を選択するために有効である．** ●妊婦の妊娠歴・子どもの存在はストレスの強さに影響する． ●妊婦の妊娠歴・子どもの存在はコーピング過程に影響する． ●家族の理解は妊婦のストレスやそのコーピング過程に影響する． 🔍 **起こりうる看護問題：悲嘆／不安／睡眠障害**

Step1 アセスメント　Step2 看護問題の明確化　Step3 計画　Step4 実施　Step5 評価

看護問題リスト

RC：貧血
#1　流産による下腹部痛がある(認知-知覚パターン)
#2　流産の処置時の操作による感染の可能性がある(栄養-代謝パターン)
#3　薬の副作用による不快感があり，日常生活に支障をきたす(活動-運動パターン)
#4　服薬を妊婦自身で調整することにより，効果的な薬理作用が現れない(健康知覚-健康管理パターン)
#5　流産に対する悲しみがある(役割-関係パターン)
#6　流産の予後に対する不安がある(自己知覚パターン)

看護問題の優先度の指針

●流産の病態や妊娠週数の経過によってケアの優先度が変わる．最も緊急性の高いのは進行流産で，大量出血がある場合は，全身状態の改善を迅速に行うための処置やケアが行われる．また，それ以外の流産処置でも，迅速な介助とともに身体的苦痛の緩和，そして同時に流産という強いストレスを生じている妊婦の精神的支援も重要である．
●身体機能回復への支援や妊婦・家族の心理・社会的状況を把握して，退院後の指導を行うことも必要である．

Step1 アセスメント　Step2 看護問題の明確化　Step3 計画　Step4 実施　Step5 評価

共同問題	看護目標（看護成果）
RC：貧血	〈長期目標〉貧血を起こさない 〈短期目標〉1)出血量を最小限にする．2)出血による循環動態の変化を起こさない．3)身体的疼痛，不快感の程度を把握する

看護計画	介入のポイントと根拠

OP 経過観察項目

●出血量の観察：正確に量を把握する．またその変化をみる

➡ 根拠 少量でも出血が続くと貧血のさまざまな症状が出現する（息切れなど）．一方，急激な大量出血は，ショック状態を起こす

●バイタルサイン：血圧と脈拍の変化をみる

➡ 根拠 急激な出血は血圧低下と頻脈を起こす

●意識状態：変化をみる

➡ 根拠 急激な大量の出血は意識低下を起こす

TP 看護治療項目

●医師による止血処置の介助を迅速に行う

➡ 根拠 止血処置は緊急性がある場合が多い

●医師の指示による薬物投与を介助する

➡ とくに高血圧や喘息の既往のある妊婦は，投薬後の血圧の変化や喘息発作の出現の有無に注意する 根拠 止血目的で使用される子宮収縮薬は，血管や気管支も収縮する作用がある

➡ 出血に伴う循環動態の変化を防ぐための補液は，輸液ポンプ，シリンジポンプなどを使用し，指示された注入速度で正確に行う 根拠 急速に行うと心不全を起こすことがある．また，循環動態を維持・改善するためのカテコールアミン系薬物は，微量で身体機能に影響を与えるものが多い

●緊張をほぐすため呼吸法を指導する

➡ 妊婦の理解度を把握しながら行う 根拠 リラックスさせることで筋肉の緊張をほぐし，処置の体位をとりやすくし，処置自体を行いやすくする

●処置の説明を行い不安を緩和する

➡ 妊婦がどの程度理解しているかを把握しながら行う 根拠 行われる処置を理解することで，不要な不安が除去される．また，安心は妊婦の治療参加を促す

EP 患者教育項目

●異常出血について説明する

➡ 報告すべき内容について具体的に説明する 根拠 出血の異常を自覚し，報告することで早期に対処を受けることができる

●身体の不快感や苦痛の程度を自分で表現できるように指導する

➡ 表現方法を指導する 根拠 不快感や苦痛を正しく伝えることで，それらを緩和する適切な対処が受けられる

妊娠

6

流産

1 看護問題	看護診断	看護目標（看護成果）
#1 流産による下腹部痛がある	**急性疼痛** **関連因子**：生物学的損傷要因，身体損傷要因 **診断指標** □生理学的反応の変化 □標準疼痛スケールによる痛みの程度の自己報告 □標準疼痛ツールによる痛みの性質の自己報告 □痛みの顔貌 □痛みを和らげる体位調整 □防御行動	〈**長期目標**〉下腹部痛が緩和・消失する 〈**短期目標**〉1）下腹部痛の緩和援助が受けられる．2）身体的疼痛，不快感を正確に伝えることができる

第1章　妊娠期　2. 妊娠期の異常とケア

看護計画	介入のポイントと根拠
OP 経過観察項目 ●下腹部痛の程度，変化をみる	●**根拠**子宮収縮の強さの指標となる．また，鎮痛薬使用の目安ともなる
TP 看護治療項目 ●疼痛を緩和させるための体位を工夫する ●医師の指示により，鎮痛薬や鎮静薬を投与する	●セミファウラー位や側臥位が好まれる **根拠**腹部の緊張を和らげる体位が精神的リラックスを促し，疼痛を緩和する ●鎮痛薬使用時は正確に投与する **根拠**鎮痛薬，鎮静薬の過剰投与は，呼吸抑制を生じる場合があるので指示量を正確に投与し，薬理効果をみる
EP 患者教育項目 ●疼痛の程度を自分で表現できるように指導する	●表現方法を指導する **根拠**苦痛を正しく伝えることで，苦痛を緩和する適切な対処が受けられる

2 看護問題	看護診断	看護目標（看護成果）
#2 流産の処置時の操作による感染の可能性がある	**感染リスク状態** **危険因子**：観血的処置	〈**長期目標**〉感染が起こらない 〈**短期目標**〉1）無菌的処置を受けられる．2）感染防止のための服薬行動が守れる．3）感染徴候の報告ができる

看護計画	介入のポイントと根拠
OP 経過観察項目 ●体温：変化をみる ●感染の指標：変化をみる ●下腹部痛，腰痛：変化をみる	●**根拠**発熱は感染の徴候である ●**根拠**白血球数やCRP値は感染すると変化する（感染で白血球増加，CRP上昇） ●**根拠**子宮内感染が発症した場合，下腹部痛，腰痛の増強をみることが多い
TP 看護治療項目 ●流産の処置が無菌的に行われるように介助する ●抗菌薬を静脈内投与する場合は，医師の指示どおり正確に行う	●無菌操作を遵守する **根拠**流産の処置時の操作が病原菌曝露の機会となるので，無菌的に行うことが重要である ●注入速度と指示量を守る **根拠**血中濃度が保たれないと感染防止の効果が低くなる．また，注入開始直後はアレルギー反応の有無を確認するため，ゆっくりと注入し，5分間は妊婦のそばを離れない
EP 患者教育項目 ●抗菌薬の服薬指導を行う ●感染徴候について説明する	●服薬の必要性とその具体的方法について説明する **根拠**正確に服薬されないと感染防止の効果が低くなる ●感染発症時の自覚症状を具体的に説明する **根拠**異常時の報告を適切に行うことで，感染治療の早期介入を受けられる

102

3	看護問題	看護診断	看護目標（看護成果）
	#3 薬の副作用による不快感があり，日常生活に支障をきたす	活動耐性低下 関連因子：不動状態 診断指標 □労作時の不快感 □労作時呼吸困難	〈長期目標〉日常生活に支障がない 〈短期目標〉1）身体的疼痛，不快感が緩和する．2）薬の副作用を表現できる

看護計画	介入のポイントと根拠

OP 経過観察項目

●下腹部痛の出現時間と程度：服薬時間との関係をみる

➡️**根拠** 流産後の子宮収縮を促す目的で投与される子宮収縮薬と，下腹部痛との因果関係を確認する．子宮収縮薬の内服後に下腹部痛が出現した場合は，薬理効果によるものと判断される．しかし，薬の服用に関係なく下腹部痛が出現した場合には，感染など，ほかの要因による下腹部痛の可能性もある

●胃痛，悪心・嘔吐の出現時間と程度：服薬時間との関係をみる

➡️**根拠** 流産処置後の感染防止のため，抗菌薬が投与される．抗菌薬は胃粘膜を荒らし，胃痛や悪心・嘔吐を引き起こすことがある．内服後にこれらの症状が出現している場合は，抗菌薬の副作用の可能性がある

●セルフケア不足：セルフケア不足の内容を明確にする

➡️**根拠** 薬の副作用で身体的苦痛，不快感が引き起こされ，そのために生じているセルフケア不足の項目を明確にすることにより，援助内容を明らかにできる

TP 看護治療項目

●身体の不快感を緩和させるため体位を工夫する

➡️セミファウラー位や側臥位が好まれる **根拠** 腹部の緊張を和らげる体位が精神的リラックスを促し，下腹部痛や胃痛，悪心・嘔吐を和らげる

●医師の指示により，鎮痛薬や鎮静薬を投与する

➡️鎮痛薬使用時は正確に投与する **根拠** 鎮痛薬，鎮静薬の過剰投与は，呼吸抑制を生じる場合があるので指示量を正確に投与し，薬理効果をみる

●セルフケア不足への援助を行う

➡️妊婦のニーズに適した日常生活援助を行う
根拠 適切な援助を行うことにより，日常生活を円滑に送ることができる

EP 患者教育項目

●薬の副作用について指導する

➡️出現しやすい副作用や，すぐに報告すべき副作用について指導する **根拠** 副作用の正しい知識を知ることによって，不安を軽減し，必要以上にセルフケア不足を起こさない

●身体の苦痛や不快感の程度を自分で表現できるように指導する

➡️表現方法を指導する **根拠** 苦痛や不快感を正しく伝えることで，適切な対処が受けられる

4	看護問題	看護診断	看護目標（看護成果）
	#4 服薬を妊婦自身で調整することにより，効果的な薬理作用が現れな	ノンコンプライアンス 関連因子：医療提供者の指導能力の不足，治療の強さ（激しさ），治療計画についての知識不足	〈長期目標〉正しい服薬行動ができ，子宮復古不全や感染を起こさない 〈短期目標〉1）流産後の内服の必要性について理解できる．2）服薬による不快感を表

妊娠

6
流産

103

第1章　妊娠期　　2. 妊娠期の異常とケア

| い | 診断指標
□症状の増悪
□期待するアウトカムに到達できない | 現でき，適切な介入を受けられる．3)服薬ノンコンプライアンスの理由を述べられる |

看護計画 / 介入のポイントと根拠

OP 経過観察項目

- 子宮復古の状態：子宮復古が正常な経過をたどっているか
- 感染徴候：感染を示す自覚症状や検査データはないか

　🔴 **根拠** 子宮復古不全がみられる場合は，内服を自己判断で中断している可能性がある
　🔴 **根拠** 感染の徴候がみられる場合は，内服を自己判断で中断している可能性がある

TP 看護治療項目

- 副作用の緩和を図る

　🔴 起こっている副作用を明確にし，その緩和を図る　**根拠** 自己判断による内服の中断が，副作用による苦痛からきている場合がある

- 服薬が守れない理由を述べられるように環境を整える

　🔴 プライバシーが守れるように配慮する　**根拠** 周囲に気がねなく理由を述べられる

EP 患者教育項目

- 内服の必要性について指導する

　🔴 身体機能の回復のために内服が必要であることを説明する　**根拠** 間違った情報により，流産後の治療に対する正しい知識をもつことができず，その必要性を理解できないため，内服を自己判断で中断している場合がある

---

5 看護問題	看護診断	看護目標（看護成果）
#5 流産に対する悲しみがある	**悲嘆複雑化リスク状態** **危険因子**：重要他者の死	〈長期目標〉流産の事実が受容でき，悲しみを克服できる 〈短期目標〉自分の悲しみを表現できる

看護計画 / 介入のポイントと根拠

OP 経過観察項目

- 妊婦の妊娠，分娩歴：不妊治療歴や子どもの存在の有無を把握する
- 家族背景

　🔴 **根拠** 不妊治療による妊娠や，ほかに子どもがいないことは，悲しみの感情が強くなる因子となる
　🔴 子どもを強く望んでいる家族かどうかを把握する　**根拠** 家族の妊娠に対する過度の期待は，流産後の患者のストレスになる

- 妊婦の性格

　🔴 ストレスコーピングができる性格か（プラス思考，明るい，ほかにストレス対処法をもっている）をみる　**根拠** 悲しみの受容過程に影響する

TP 看護治療項目

- 妊婦に寄り添い，悲しみの表出を受けとめる

　🔴 傾聴する　**根拠** 妊婦が自分の言葉で悲しみを表現することで，自分のなかで解決方法を見つけ出していく回復過程を促す

- 悲しみを表現できる環境を整える

　🔴 プライバシーが保護できる環境を整える　**根拠** 悲しみを我慢することなく表現できる

EP 患者教育項目

- 悲しみを自分で表現できるようにアドバイスする

　🔴 表現方法を指導する　**根拠** 自分の悲しみを的確に伝えることで，適切な支援を受けることができ

| ●家族に妊婦の支援者になるようにアドバイスする | る
⮑キーパーソンを正しく選択する　**根拠**妊婦が最も悲しみを表現でき，妊婦の気持ちを受容してくれる家族の存在は，悲しみの受容過程を促す |

妊娠

6 流産

6 **看護問題**	**看護診断**	**看護目標（看護成果）**
#6 流産の予後に対する不安がある	**不安** **関連因子**：人生の目標に対する矛盾，満たされていないニーズ **診断指標** □苦悩 □心配する □不確かさ	〈**長期目標**〉不安が緩和する 〈**短期目標**〉1）不安の内容を明らかにすることができる．2）不安の内容を正しく伝えることができる

看護計画	**介入のポイントと根拠**
OP 経過観察項目 ●不安の内容：具体的に把握する	⮑**根拠**具体的内容を把握することで，ニーズに合った適切なアドバイスができる
TP 看護治療項目 ●不安の内容に合ったアドバイスをする	⮑具体的な内容をアドバイスする　**根拠**妊婦が理解しやすく実行しやすい
EP 患者教育項目 ●不安を自分で表現できるようにアドバイスする ●家族に妊婦の支援者になるようにアドバイスする	⮑表現方法を指導する　**根拠**自分の不安を的確に伝えることで，適切な支援を受けることができる ⮑キーパーソンを正しく選択する　**根拠**妊婦が最も不安を表現でき，妊婦の気持ちを受容してくれる家族の存在は，不安の受容過程を促す

Step1 アセスメント　Step2 看護問題の明確化　Step3 計画　Step4 実施　Step5 評価

病期・病態・重症度に応じたケアのポイント

●流産には自覚症状の全く伴わないものから，大量出血があり，緊急処置が必要になるものまで，さまざまな病態がある．症状に合わせてケアの優先度が変化する．治療は子宮内容物の除去である．早期流産では子宮内容清掃（除去）術が行われるが，後期流産では分娩様式をとるので，妊娠週数に合った処置に対する援助も必要である．また，妊婦・家族の心理・社会的状況は，流産の悲しみを受容していく過程や退院後の指導方針にも影響するので，正確に把握することが重要である．

看護活動（看護介入）のポイント

診察・治療の介助
●流産の他覚的評価のための超音波検査，内診の介助を行う．
●子宮収縮薬や抗菌薬の投与を医師の指示どおり正確に行う．
●出血量を観察し，医師に情報を提供する（異常出血の早期発見）．
●妊婦に薬理作用（子宮収縮薬，抗菌薬の効果，副作用）について説明し，服薬指導をする．
●薬の作用による血圧上昇や呼吸困難感，喘鳴のモニタを行い，医師に情報を提供する（異常の早期発見）．
●流産処置について正しい知識を提供し，治療への参加を促す．

疼痛の緩和援助
●疼痛緩和のための体位を工夫する．

第1章　妊娠期　　2. 妊娠期の異常とケア

●医師の指示により鎮痛薬，鎮静薬が投与される場合は正確に行う.

セルフケアの援助

●セルフケア不足を評価する.

●セルフケア不足がある場合は，その援助を行う.

妊婦・家族の心理・社会的問題への援助

●流産に対する妊婦・家族の悲しみが緩和されるように援助する.

退院指導・療養指導

●退院後も1週間は，自宅で安静が守れるよう指導する.

●受診の必要な症状を説明し，異常時はすぐ受診するように指導する.

●とくに問題がなくても，退院1週間後に診察を受けるように指導する.

Step1 アセスメント　**Step2** 看護問題の明確化　**Step3** 計画　**Step4** 実施　**Step5** 評価

評価のポイント

看護目標に対する達成度

●適切な処置を受けることで貧血の進行・悪化が起こらなかったか.

●下腹部痛，出血が緩和され，日常生活に支障をきたさなかったか.

●下腹部痛が緩和され，良好な睡眠がとれたか.

●薬の副作用を理解し，正しく内服することができ，子宮復古促進，感染防止ができたか.

●薬の副作用による身体的苦痛の緩和ができたか.

●妊婦・家族の悲しみや不安が緩和し，安寧な心理状態を保てたか.

流産における妊婦の病態関連図と看護問題

妊娠

6

流産

病因 増悪因子

母体因子

子宮の異常
子宮奇形
子宮筋腫
子宮頸管無力症

卵巣機能障害
黄体機能不全

自己免疫疾患
抗リン脂質抗体症候群
全身性エリテマトーデス

内分泌異常
甲状腺機能異常
糖尿病

母子相互因子
血液型不適合

夫婦間因子
染色体異常

原因不明
原因不明の流産のほとんどが胎芽・胎児の染色体異常といわれる

胎児・胎児付属物因子
染色体異常
多胎妊娠
羊水過多症
絨毛膜羊膜炎

早期流産(12週未満)の原因の大半は,胎芽・胎児の染色体異常といわれる.

病態

受精卵の発育環境障害 ← 受精卵自体の発育障害

流産

#5 悲嘆複雑化リスク状態
#6 不安

症状

下腹部痛
子宮収縮によるもの(後期：妊娠12〜22週未満は陣痛様下腹痛)

不正性器出血
子宮収縮,子宮頸管開大による卵膜剥離

胎児および付属物の排出

RC：貧血　#1 急性疼痛

診断 検査

問診・診察(内診・クスコー診)
・内診による子宮口の開大度
・クスコー診による不正性器出血の程度

血液検査
・血液一般検査
・生化学検査
・凝固系検査

超音波検査
・胎児心拍の停止
・胎児・胎嚢の変形, 排出

尿検査
・妊娠反応検査

治療 看護

子宮内容清掃術

#2 感染リスク状態
#不安

薬物療法 ── 子宮収縮薬
　　　　　└─ 抗菌薬

#3 活動耐性低下
#4 ノンコンプライアンス

107

7 切迫流産

中村　康彦

目でみる疾患

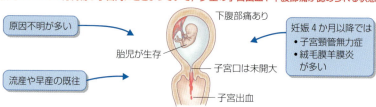

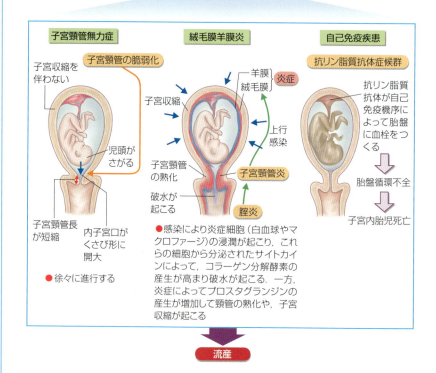

■図 7-1　切迫流産の病態

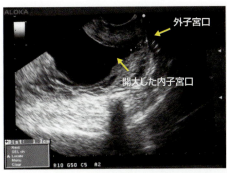
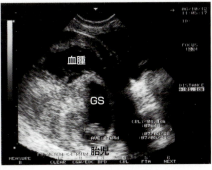

■図 7-2　短縮した子宮頸管長と絨毛膜下血腫の超音波所見

病態生理

| 胎児およびその付属物が子宮内にとどまっていて，少量の子宮出血や下腹部痛が認められる状態（図 7-1）．流産の危険があるが，妊娠の継続が可能となる場合もある．
- 子宮出血や下腹部痛を認めるが，胎児は生存しており，その付属物もともに子宮内にとどまっている状態．
- 子宮頸管無力症：子宮収縮を伴わずに子宮頸管長が短縮し，子宮口が開大する疾患．
- 絨毛膜羊膜炎(CAM：chorioamnionitis)：細菌性腟頸管炎の上行感染により発症する．この炎症により，破水や子宮収縮が誘発されて流産に陥る．
- 自己免疫疾患(SLE や抗リン脂質抗体症候群)では，血栓形成による胎盤循環不全や出血による絨毛膜下血腫を生じることもある．

病因・増悪因子

- 原因は不明のことが多いが，流産や早産の既往がある場合には注意する．
- 抗リン脂質抗体症候群を有する妊婦では，突然の子宮内胎児死亡をきたすことも多い．
- 妊娠 4 か月以降では，子宮頸管無力症や絨毛膜羊膜炎を原因とすることも多い．
- 不妊治療後の妊娠例では，流産率が高い．

疫学・予後

- 妊娠黄体から胎盤への機能移行(luteo-placental shift)が起こる前の時期(妊娠 3 か月まで)がほとんどである．
- 胎児心拍を確認できた症例での予後はよい．

症状

| 性器出血と下腹部痛を認める．
- 続発性無月経のあとに，性器出血，下腹部痛を認める．

診断・検査値

- 腟鏡診で子宮頸管開大の有無，胎胞の形成の有無，出血部位の観察を行う．
- 経腟超音波検査所見が重要である．
- 胎嚢周囲のエコーフリースペース(絨毛膜下血腫)の有無や子宮頸管長(閉じている子宮頸管の長さ：正常では 35〜40 mm，25 mm 以下では治療対象)を観察する(図 7-2)．

表7-1 切迫流産の主な治療薬

分類	一般名	主な商品名	薬の効くメカニズム	主な副作用
子宮収縮抑制薬	イソクスプリン塩酸塩	ズファジラン	平滑筋収縮抑制	心悸亢進，汎血球減少，肺水腫
	リトドリン塩酸塩	ウテメリン，ルテオニン		悪心，めまい
止血剤	カルバゾクロムスルホン酸ナトリウム水和物	アドナ	毛細血管壁の補強	ショック
黄体ホルモン製剤	ヒドロキシプロゲステロンカプロン酸エステル	プロゲデポー，オオホルミンルテウムデポー	妊娠の機能維持 子宮収縮の抑制	肝障害，浮腫
ゴナドトロピン製剤	ヒト絨毛性性腺刺激ホルモン	HCG，ゲストロン，ゴナトロピン，プレグニール	妊娠黄体を刺激して，性ホルモンを分泌させる	卵巣腫大

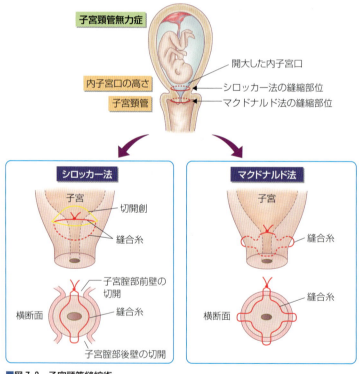

図7-3 子宮頸管縫縮術

シロッカー法のほうがより高い位置（内子宮口に近い）で子宮頸管縫縮ができるが，血管損傷などのリスクも高い．シロッカー法を行うには，妊娠早期（妊娠12週以降の早い時期）が適している．

合併症

- CAM に続いて子宮内膜炎を続発することがある.
- 子宮頸管縫縮術に際して,子宮動静脈を損傷することがある.
- 切迫早産治療薬であるリトドリン塩酸塩(ウテメリン)により,肝障害・好中球減少・肺水腫・心不全をきたすことがある.

治療法

- **治療方針**
- 安静が主体となり,外来治療で悪化するようなら,入院・臥床とする.
- **薬物療法**
- 黄体ホルモン製剤,ゴナドトロピン製剤,子宮収縮抑制薬,止血剤の投与を行うこともある.CAM を認める場合には,抗菌薬投与,腟洗浄,蛋白分解酵素阻害薬(ウリナスタチン)の局所投与を行う.

Px 処方例 子宮収縮抑制
- ズファジラン錠(10 mg),妊娠 16 週以降はウテメリン錠(5 mg) 1回3～6錠 1日3回8時間毎 ←**子宮収縮抑制薬(β受容体刺激薬)**
- ウテメリン 50～200 μg/分 持続点滴静注 ←**子宮収縮抑制薬(切迫早産治療薬)**

Px 処方例 止血
- アドナ錠(30 mg) 1回1錠 1日3回毎食後 ←**止血剤**

Px 処方例 ホルモン製剤
- HCG(5,000 単位) 2～3回/週 筋注 ←**ゴナドトロピン製剤**
- プロゲデポー(125 mg) 2～3回/週 筋注 ←**黄体ホルモン製剤**

- **外科的治療**
- 子宮頸管無力症に対しては,シロッカー法やマクドナルド法による子宮頸管縫縮術(図 7-3)を行う.

切迫流産の病期・病態・重症度別にみた治療フローチャート

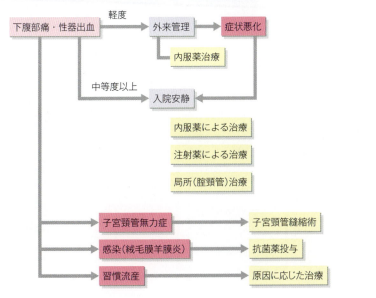

第1章 妊娠期　2.妊娠期の異常とケア

切迫流産における妊婦の看護

永澤　規子

看護過程のフローチャート

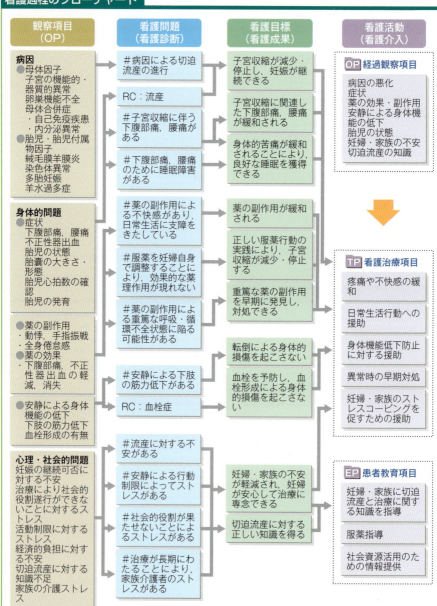

基本的な考え方

- 治療の中心である安静が守られるように援助する一方で，その弊害である廃用症候群，血栓形成の予防に努める．また，行動制限によるストレスが緩和され，妊娠の継続が維持できるように支援する．
- 補助療法として薬物療法が行われる場合には，その援助をする．
- 身体的疼痛，不快感を緩和するための援助を行う．
- 症状に対する不安や流産に対する不安を緩和し，妊婦のストレスコーピングを促すための援助をする．
- 妊婦のおかれている社会的役割を理解し，治療環境が整えられるように家族や取り巻く周囲の人に働きかけ，妊婦が安心して治療に専念できるように援助する．

Step1 アセスメント	Step2 看護問題の明確化	Step3 計画	Step4 実施	Step5 評価

情報収集	アセスメントの視点と根拠・起こりうる看護問題
全身状態の把握	**妊婦の全身状態をフィジカルアセスメントすることで，流産の回避を妨げている原因を探る．また，切迫流産の進行度を正しく評価することで介入が必要なケアを選択できる．さらに，妊婦の心理状態や取り巻く社会環境を把握することで治療の阻害因子を見つけだし，治療環境の整備をすることも重要である．** ● 切迫流産の原因となりうる全身性の疾患や婦人科疾患，産科合併症を把握する． ※全身状態の具体的な把握については以下の項目に詳細を記載． 🔍 **起こりうる看護問題：身体的苦痛・不快感／身体的苦痛が日常生活に及ぼす影響／睡眠障害／不安**
症状，出現時期，程度の観察	**切迫流産の症状，程度を把握をすることで，その進行度を知ることができる．また，症状の出現した妊娠週数と切迫流産の進行度により，治療の基本である安静度や使用する薬物の選択が異なり，治療計画が決まる．治療計画に沿った看護ケアを行うことが必要となる．** ● 切迫流産の初期の自覚症状は，不正性器出血（子宮出血）で始まることが多い． ● 受診行動は不正性器出血を契機にすることが多い． ● 子宮の機能的問題である子宮頸管無力症は，妊婦の自覚症状を伴わないことが特徴である．このような場合は，妊婦の自覚症状から切迫流産の進行度をアセスメントすることは難しい． ● 切迫流産の進行度の診断として，医師が行う内診による子宮頸管の成熟度や経腟超音波検査による子宮頸管長の測定も重要な指標である． ● 卵膜の感染（絨毛膜羊膜炎）が原因の場合には，感染を示す検査データ（白血球数，CRP）が上昇する． 🔍 **共同問題：流産** 🔍 **起こりうる看護問題：身体的苦痛が日常生活に及ぼす影響／治療に関連したセルフケア不足／睡眠障害／不安** **下腹部痛，腰痛** ● 下腹部痛，腰痛は進行した切迫流産に伴うことが多い． ● 下腹部痛，腰痛は，生理痛様の痛みである． ● 後期切迫流産の下腹部痛，腰痛は，陣痛様で間欠的に起こる． 🔍 **起こりうる看護問題：身体的苦痛が日常生活に及ぼす影響／睡眠障害／不安** **不正性器出血** ● 子宮収縮により卵膜が剝離し，出血が起こる． ● 妊娠初期では，子宮そのものがまだ小さいため子宮収縮による下腹部痛が軽いことが多く，性器出血で気づく場合が多い． ● 妊娠ごく初期の性器出血は流産徴候ではなく，着床時に起こる出血の場合もあるの

妊娠

7

切迫流産

113

第 1 章　妊娠期　　2. 妊娠期の異常とケア

	で鑑別が必要である. 🔍 **共同問題：流産** 🔍 **起こりうる看護問題：不安** **子宮頸管長の短縮，子宮口の開大** ● 切迫流産が進行してくると子宮口が開大してくる. 子宮口開大が開始する切迫流産の予後は悪い. ● 超音波検査で子宮頸管の長さを測ることにより，流産の進行度が評価される. ● 内診で子宮口の開大度と展退が評価される. ● 子宮の機能的問題である子宮頸管無力症を原因とする場合は，妊婦が切迫流産の自覚症状がないままに子宮口が開大する. とくに初回の妊娠では，診断が難しい場合が多い. 経妊婦で，前回の妊娠で子宮頸管無力症の症状があった妊婦はとくに注意する. この場合，予防的に子宮頸管縫縮術が行われることが多い. 🔍 **共同問題：流産** 🔍 **起こりうる看護問題：不安**
薬の効果の観察	子宮収縮抑制薬の薬理効果を観察する. 子宮収縮が抑制されない場合は，妊婦に適した薬用量の不足があるか，あるいは，妊婦自身が医師の指示を遵守していない場合がある(内服薬投与の場合). ● 薬の効果の観察(子宮収縮抑制効果)を行い，効果が低い場合はその原因を探る. ● 子宮収縮抑制薬は，切迫流産の症状を緩和する薬なので，病因の解決にはならない. ● 切迫流産の原因が明確で，その除去が可能な場合には，原因に対する加療を子宮収縮抑制薬投与と並行して行う(感染に対する抗菌薬投与，外科的治療など). ● 妊婦の服薬に対するノンコンプライアンスがあれば，その原因を探る. ● 子宮収縮抑制薬は，投与量のコントロールが良好に保たれていないと重篤な副作用を招くおそれがあるので，薬理効果を得られる最低量を調整する. 🔍 **起こりうる看護問題：薬の副作用に関連したノンコンプライアンス／薬の重篤な副作用の出現**
薬の副作用の観察	薬の副作用を観察する. 子宮収縮抑制薬は副作用の発生頻度が高いので，妊婦が服薬の必要性を認識しながらも自己判断で中断してしまうことがある. 副作用の程度を評価しながら，作用機序の異なる薬物を併用することで副作用の緩和が図れるので，その観察は重要である. ● 子宮収縮抑制薬の第 1 選択薬は β 受容体刺激薬が多い. これは，子宮収縮抑制薬のなかで，即効性が高いからである. しかし，その作用機序により，動悸，手指振戦などの副作用が高率で発生するため，妊婦の服薬ノンコンプライアンスを誘発する. ● 内服による β 受容体刺激薬の投与は血中濃度が安定せず，副作用を招きやすい. 必要に応じて，血中濃度を一定に保ちやすい静脈投与となる場合があるので，内服時間と副作用の出現時間の関係を観察する. なお静脈内投与の場合は，入院管理となる. ● β 受容体刺激薬の重篤な副作用として肺水腫がある. 患者の自覚症状としての呼吸困難感，湿性咳嗽，他覚症状としての肺雑音の聴取，肺の X 線所見の変化に注意する. ● β 受容体刺激薬と併用して使用されることのある硫酸マグネシウムの子宮収縮抑制作用は，β 受容体刺激薬に比較して遅効性である. しかし，動悸や手指振戦などの副作用が起こらないため，しばしば併用される. ● 硫酸マグネシウムは平滑筋に直接作用するため，呼吸抑制や全身の脱力感などを引き起こす. 呼吸状態の観察や下肢の脱力などによる転倒・転落のリスクに注意する. ● 薬の副作用として便秘がしばしば起こるので，医師と相談のうえ，緩下剤の使用を

	検討する（便秘は腸管にたまった便による子宮筋への物理的刺激により子宮収縮を誘発する）. 🔍 **起こりうる看護問題：薬の副作用が日常生活に及ぼす影響／薬の副作用による重篤な合併症の発症／転倒転落リスク／便秘**
安静度の観察	切迫流産の治療の中心である安静は，妊娠週数による治療方針の違いや切迫流産の進行度などにより，自力での日常生活行動が維持できるものから床上絶対安静までと範囲が広い．安静の程度により，妊婦のストレスやセルフケア不足の状況も異なる．医師から指示された安静度を把握することが重要である．また，指示された安静が守れない場合はその原因も探ることが大切である．さらに，安静度が高い場合は，廃用性の身体機能低下（下肢の筋力低下）などによる転倒・転落のリスクが生じたり，血栓形成による肺血栓塞栓症などの重篤な疾患につながる可能性もあるので注意する． 🔍 **共同問題：血栓症** 🔍 **起こりうる看護問題：行動制限によるセルフケア不足／行動制限によるストレス／転倒転落リスク**
健康管理行動の把握	健康管理行動の1つである食生活や睡眠の習慣，喫煙，飲酒などの嗜好品の生活習慣は，妊婦の体調に大きく影響する．不規則な生活習慣は，体調の乱れにつながり，そのことが子宮収縮を発生させることにもなる．また，体調不良時の受診行動も異常の早期発見に関与する因子である． ● 治療を困難にする生活習慣を把握する． ● 切迫流産の強い自覚症状が出現しているにもかかわらず，受診行動を起こさない妊婦は，流産に関する知識の欠如や経済的問題，社会的役割遂行に対する過度の責任感や家族の無理解など理由が多岐にわたるので，妊婦の全体像を正確に把握することが重要である． 🔍 **起こりうる看護問題：健康管理行動に対するノンコンプライアンス**
胎児の状態の観察	切迫流産の原因は不明のことが多いが，妊娠12週未満の早期切迫流産の原因の多くは，胎児にあるといわれている．胎児側に原因があり流産に至ってしまう場合は，自然淘汰の意味がある．妊娠初期の胎嚢の大きさや形態，胎児心拍数の確認（多くは妊娠5〜8週に超音波検査で確認される）情報を把握し，切迫流産の予後を予測しながら看護ケアを行っていく必要がある．妊娠12週には，胎児心音はほぼ全妊婦で経腹的にドプラー法で聴取できるので胎児ウエルネス把握の情報となる．また，妊婦自身も妊娠16〜18週頃には胎動を感じるようになるので，胎動自覚の把握も重要である． ● 切迫流産の症状とともに胎嚢の大きさ，形態に異常があると妊娠の継続は難しい． ● 超音波検査で胎児心拍数の確認できる週数になっても胎児心拍数が確認できない場合は，妊娠週数が正しくない場合もあり，すぐに流産とはいえない．月経周期や最終月経を確認する必要がある． ● 胎児ウエルネスの評価は，医師の行う超音波検査などで評価されるので，その情報を把握する． ● 妊婦が自覚できる胎児ウエルネスは胎動である．胎動の変化を妊婦自身が把握できるように指導し，その評価をする． ● 胎児ウエルネス低下は，妊婦のストレスになるので，その精神状態を把握する． 🔍 **起こりうる看護問題：切迫流産の進行により胎児死亡が起こる可能性／胎児ウエルネスの低下による流産の可能性／不安**
妊婦・家族の心理・社会的側面の把握	妊婦や家族の心理状態や社会的背景を知ることは，切迫流産の治療に対する理解度や協力体制の把握につながる．また，治療に対するノンコンプライアンスの原因を探ることもできる．

妊娠

7

切迫流産

115

第1章　妊娠期　　2. 妊娠期の異常とケア

> - 流産に対する知識不足は，妊婦・家族の治療に対するノンコンプライアンスの原因となる．
> - 妊婦の社会的役割遂行に対する過度の責任感は，治療の妨げになる．
> - 経済的な問題は治療に対するノンコンプライアンスの原因となる．
> - 妊婦の長期にわたる入院加療は，家族介護者の肉体的・精神的疲労につながり，介護役割の低下につながる．
>
> 🔍 **起こりうる看護問題：切迫流産の知識不足／妊婦・家族のストレス／不安**

Step1 アセスメント　Step2 看護問題の明確化　Step3 計画　Step4 実施　Step5 評価

看護問題リスト

RC：流産，血栓症
#1　子宮収縮に伴う下腹部痛，腰痛がある(認知-知覚パターン)
#2　薬の副作用による不快感があり，日常生活に支障をきたしている(活動-運動パターン)
#3　下腹部痛，腰痛のために睡眠障害がある(睡眠-休息パターン)
#4　服薬を妊婦自身で調整することにより，効果的な薬理作用が現れない(健康知覚-健康管理パターン)
#5　薬の副作用による重篤な呼吸・循環不全状態に陥る可能性がある(健康知覚-健康管理パターン)
#6　安静による下肢の筋力低下がある(健康知覚-健康管理パターン)
#7　流産に対する不安がある(自己知覚パターン)
#8　安静による行動制限によってストレスがある(コーピング-ストレス耐性パターン)
#9　社会的役割が果たせないことによるストレスがある(コーピング-ストレス耐性パターン)
#10　治療が長期にわたることにより，家族介護者にストレスがある(コーピング-ストレス耐性パターン)

看護問題の優先度の指針

- 看護問題の優先順位は第一に流産の防止である．流産防止の治療管理が効果的に行われるための援助を行う．切迫流産の治療内容は妊娠週数によって変化するので，その内容によって看護問題の優先順位も変わる．治療方針に適した看護ケアを提供することが重要である．また，妊婦の身体的苦痛の緩和とともに，心理・社会的状況を把握し，安寧な治療環境を整えることも必要である．
- 家族介護者の治療への理解も得られるように，その心理・社会的状況も把握し，支援していくことが大切である．

Step1 アセスメント　Step2 看護問題の明確化　Step3 計画　Step4 実施　Step5 評価

共同問題	看護目標(看護成果)
RC：流産	〈長期目標〉治療効果が上がり，正期産まで妊娠を継続できる 〈短期目標〉1)子宮収縮が抑制できる．2)妊婦・家族が流産防止の治療管理について理解し，治療に参加できるように指導する

看護計画	介入のポイントと根拠
OP 経過観察項目	
- 妊娠週数：切迫流産の発症した時点の妊娠週数を把握する	➡ **根拠** 妊娠週数によって治療方針が変わる
- 切迫流産の進行度：常にチェックする	➡ **根拠** 切迫流産の進行度に適した治療やケアが行われるようにする
- 母体の状態：貧血の有無を把握する	➡ **根拠** 進行した切迫流産は出血が多く，母体に貧

116

		血を引き起こす
TP 看護治療項目		
●医師の指示による子宮収縮抑制薬を正確に投与する		➡β受容体刺激薬や硫酸マグネシウムを静脈内投与する場合は，シリンジポンプや輸液ポンプを使用して，正確に投与する **根拠** これらの薬物は，過剰投与による重篤な副作用を起こす
●安静が守られる療養環境を整える		➡妊婦の好む環境を整える **根拠** 安静管理が効果的に行える
EP 患者教育項目		
●妊婦・家族に流産の治療について説明する		➡治療内容とその必要性について，理解できるまでわかりやすく説明する **根拠** 治療の理解は，妊婦・家族の治療への積極的参加を促す
●身体の異常を自覚し，的確に伝えることができるように指導する		➡表現方法を指導する **根拠** 妊婦の自覚症状の変化が異常の早期発見につながる

共同問題	看護目標（看護成果）
RC：血栓症	〈長期目標〉下肢に血栓ができない 〈短期目標〉1)血栓形成のリスクが理解できる. 2)血栓防止のための下肢運動が安全にできるように援助する

看護計画	介入のポイントと根拠
OP 経過観察項目	
●妊娠週数：症状の出現した時点の妊娠週数を把握する	➡**根拠** 妊娠週数により，安静の期間が異なる．安静の期間が長いほど，血栓形成のリスクが高まる
●血栓形成の状態：下肢痛や浮腫，冷感などの有無と程度を常に把握し，変化をみる	➡**根拠** 血栓症が疑われる症状を観察することによって，血栓症の発生を察知し，早期に治療介入できる
TP 看護治療項目	
●血栓形成防止のための下肢マッサージや運動を援助する	➡子宮収縮に影響を及ぼさないように注意する **根拠** 下肢運動，とくに下肢の挙上は腹部を圧迫し，子宮収縮を招く
EP 患者教育項目	
●下肢運動の指導	➡指示された安静度の範囲で行える内容を指導する **根拠** 子宮収縮に影響しないようにする
●運動の必要性について説明する	➡どの程度理解しているか確認しながら行う **根拠** 必要性を理解することで自主的に行える

1 看護問題	看護診断	看護目標（看護成果）
#1 子宮収縮に伴う下腹部痛，腰痛がある	**急性疼痛** **関連因子**：生物学的損傷要因，身体損傷要因 **診断指標** □生理学的反応の変化 □標準疼痛スケールによる痛みの程度の自己報告 □標準疼痛ツールによる痛みの性	〈長期目標〉身体的苦痛，不快感をコントロールし，妊娠の継続を維持して正期産となる 〈短期目標〉1)子宮収縮を抑制し，下腹部痛，腰痛が緩和する. 2)身体的疼痛，不快感を的確に伝えることができる

第1章　妊娠期　2. 妊娠期の異常とケア

質の自己報告
□痛みの顔貌
□痛みを和らげる体位調整
□防御行動

看護計画	介入のポイントと根拠
OP 経過観察項目 ●下腹部痛，腰痛の程度，出現頻度の状況：症状の強さ，出現頻度の変化をみる	➡ **根拠** 症状の増強は，切迫流産が進行していることを示す指標となる．また，子宮収縮抑制薬の薬用量調整の目安になる
TP 看護治療項目 ●疼痛を緩和させるための体位を工夫する	➡妊婦の好む体位を工夫する．シムス位やセミファウラー位などが多い **根拠** 腹部の緊張を和らげるのでリラックスしやすく疼痛緩和につながることが多い
●腰部の温罨法，マッサージなどをする	➡妊婦の希望に応じて行う **根拠** 腰部の筋肉の緊張を和らげ，血行をよくし，腰痛緩和につながる
●医師の指示により子宮収縮抑制薬の投与量を調整する	➡下腹部痛，腰痛の緩和状況を観察しながら行う **根拠** 妊婦の状態に応じた効果的な薬用量が投与されるようにする．また，子宮収縮抑制薬には動悸，手指のふるえ，熱感などの副作用があるので，その出現にも注意しながら調整する ➡薬の投与は必ず輸液ポンプを使用する
●医師の指示により鎮痛薬を投与する	➡鎮痛薬使用時は正確に投与する **根拠** 鎮痛薬により子宮筋の緊張が緩和される．鎮痛薬が胎児に与える影響を考慮して，その必要性が不可欠な場合に使用される
EP 患者教育項目 ●子宮収縮を緩和させるための安静指導を行う	➡安静の必要性を認識させる **根拠** 安静により子宮筋の緊張が軽減される
●安楽な体位を指導する	➡妊婦自身で実践できるように疼痛緩和の方法を指導する **根拠** 子宮筋の緊張を軽減したり，筋の疲労を緩和させる
●疼痛の程度や部位を自分で表現できるように指導する	➡表現方法を指導する **根拠** 苦痛を的確に伝えることで，適切な対処行動が起こせる

2 看護問題	看護診断	看護目標（看護成果）
#2 薬の副作用による不快感があり，日常生活に支障をきたしている	**活動耐性低下** **関連因子**：不動状態 **診断指標** □活動時の異常な心拍反応 □労作時の不快感 □労作時呼吸困難	〈**長期目標**〉薬の副作用が軽減され，日常生活に支障がない 〈**短期目標**〉1）子宮収縮抑制作用が効果的に現れる最少の薬用量をコントロールする．2）セルフケア不足を明確にし，援助を受けることによって日常生活が支障なく送れる．3）副作用を知ることで不安を軽減する

看護計画	介入のポイントと根拠
OP 経過観察項目 ●副作用の症状と程度：症状の強さ・出現時期に	➡ **根拠** 副作用の程度によって薬用量が調整され

注意する

●セルフケア不足：不足しているセルフケアの内容を明確にする

TP 看護治療項目
●副作用による苦痛を緩和させるための体位の工夫をする

●セルフケア不足への援助を行う

EP 患者教育項目
●薬の副作用について指導する

る．また，経口投与の場合は，服用時間と副作用増強の関係を知ることによって，投与方法の変更が指示される場合がある
⮕**根拠** セルフケア不足項目を明確にすることにより，援助内容を明らかにできる

⮕起座位やセミファウラー位が好まれる　**根拠** 腹部の緊張を和らげる体位である．精神的リラックスをもたらし，不快感の緩和につながる．また，横隔膜が下がることによって胸腔内圧が下がり，呼吸が楽になる
⮕妊婦のニーズに適した日常生活援助を行う
根拠 適切な援助により，日常生活を円滑に送ることができる

⮕出現しやすい副作用やすぐに報告すべき副作用について指導する　**根拠** 副作用の正しい知識を知ることによって，不安を軽減し，必要以上にセルフケア不足を起こさない

---

3 看護問題	看護診断	看護目標（看護成果）
#3 下腹部痛，腰痛のために睡眠障害がある	**睡眠剥奪** **関連因子**：長期にわたる不快感 **診断指標** □全身倦怠感 □消耗性疲労 □嗜眠傾向	〈**長期目標**〉良好な睡眠が獲得でき，心身の不快感がない 〈**短期目標**〉1）睡眠を障害している下腹部痛，腰痛の原因である子宮収縮が抑制される．2）自己の不快感を正しく表現して，睡眠獲得のための適切な介入が受けられる

看護計画	介入のポイントと根拠
OP 経過観察項目 ●下腹部痛，腰痛の程度：疼痛緩和の可否 ●睡眠障害に伴う身体的不快感の内容と程度：不快感の変化を把握する ●睡眠の状態：睡眠状態の変化を把握する	⮕**根拠** 睡眠障害の原因となっている疼痛の程度を知ることで睡眠障害の状況を把握する ⮕**根拠** 睡眠状態の悪化を知ることができる ⮕**根拠** 睡眠の変化に対する適切な介入を可能にする
TP 看護治療項目 ●睡眠環境を整える ●医師の指示により睡眠薬を投与する	⮕妊婦の好む環境を整える　**根拠** 疼痛以外の睡眠を障害する因子を除く ⮕睡眠薬投与のタイミングを妊婦と相談する **根拠** 妊婦の睡眠パターンに適した投与方法を選択し，睡眠効果を上げる ⮕睡眠薬が胎児に与える影響を考慮して，その必要性が不可欠な場合に使用される
EP 患者教育項目 ●睡眠障害の程度や伴う不快感を自分で表現できるように指導する	⮕表現方法を指導する　**根拠** 苦痛を正しく伝えることで，適切な対処行動が起こせる

妊娠

7

切迫流産

119

第1章　妊娠期　　2.妊娠期の異常とケア

4

看護問題	看護診断	看護目標（看護成果）
#4 服薬を妊婦自身で調整することにより，効果的な薬理作用が現れない	**ノンコンプライアンス** **関連因子**：医療提供者の指導能力の不足，治療の強さ（激しさ），治療計画についての知識不足 **診断指標** □症状の増悪	〈**長期目標**〉正しい服薬行動ができ，子宮収縮が抑制されることによって，妊娠が継続できる 〈**短期目標**〉1)切迫流産の治療について理解できる．2)服薬による不快感を表現でき，適切な介入を受けられる．3)服薬ノンコンプライアンスの理由を述べられる

看護計画	介入のポイントと根拠
OP 経過観察項目 ●切迫流産の症状：子宮収縮の改善が認められるか観察する ●切迫流産に対する知識：切迫流産の進行により胎児死亡を引き起こす可能性を理解しているか把握する **TP** 看護治療項目 ●副作用の緩和を図る ●服薬が守れない理由を述べられるように環境を整える **EP** 患者教育項目 ●内服の必要性について指導する	➡ 根拠 子宮収縮抑制薬を服用しているにもかかわらず，全く効果がない場合は，内服を自己判断で中断している可能性がある ➡ 根拠 間違った情報により，流産に対する正しい知識をもてず治療の必要性を認識できない ➡起こっている副作用を明確にし，その緩和を図る　根拠 内服の中断が副作用に対する苦痛からきている場合がある ➡プライバシーを保護できるようにする　根拠 周囲に気がねなく理由が述べられる ➡切迫流産の治療における内服の重要性について説明する　根拠 間違った情報により切迫流産に対する正しい知識をもてず，治療の必要性を認識できないことにより，内服を中断している場合がある

5

看護問題	看護診断	看護目標（看護成果）
#5 薬の副作用による重篤な呼吸・循環不全状態に陥る可能性がある	**中毒リスク状態** **危険因子**：中毒への安全予防策が不十分	〈**長期目標**〉重篤な薬の副作用を起こさない 〈**短期目標**〉1)子宮収縮抑制作用が効果的に現れる最少の薬用量をコントロールする．2)薬の副作用を理解し，自分の身体的変化を把握できる．3)身体的異常を正確に把握し，異常時にはすぐに報告できる

看護計画	介入のポイントと根拠
OP 経過観察項目 ●呼吸・循環状態：呼吸困難，酸素化の低下に注意する ●体重の変化，水分の出納状態：急激な体重増加に注意する **TP** 看護治療項目 ●子宮収縮抑制薬を医師の指示どおり，正確に投与する	➡ 根拠 β受容体作用薬は肺水腫，硫酸マグネシウムは呼吸抑制の重篤な副作用を起こす場合がある ➡ 根拠 体重増加は体内の水分貯留を示唆し，潜在的な変化に気をつける ➡輸液ポンプ，シリンジポンプなどを使用する 根拠 微量で薬効果に変化が生じるので，安全の

		ためにこれらの機器を使用して投与する
●解毒薬を準備しておく		➡硫酸マグネシウムに対する解毒薬としてグルコン酸カルシウムを準備する　[根拠]グルコン酸カルシウムは，硫酸マグネシウムの拮抗薬である
●体位を工夫する		➡シムス位やセミファウラー位などをとらせる　[根拠]心臓に負担をかけない体位とする
[EP]患者教育項目		
●重篤な副作用について指導する		➡呼吸困難感が増強したらすぐに知らせるよう指導する　[根拠]呼吸・循環不全状態の患者が自覚する最も重要な指標である

6 看護問題	看護診断	看護目標（看護成果）
#6 安静による下肢の筋力低下がある	**転倒転落リスク状態** **危険因子**：下肢筋力の低下	〈**長期目標**〉転倒・転落しない 〈**短期目標**〉1)転倒・転落のリスクを理解する．2)下肢筋力低下防止のための運動が安全にできる

看護計画	介入のポイントと根拠
[OP]経過観察項目	
●妊娠週数：症状の出現した時点の妊娠週数を把握する	➡[根拠]妊娠週数により，安静の期間が異なる．安静の期間が長いほど，筋力低下のリスクが高まる
●安静度：安静の内容を知る	➡[根拠]下肢の筋力低下への影響度を知ることができる
●下肢の筋力の程度：筋力低下の変化を知る	➡[根拠]転倒・転落のリスクの変化がわかる
[TP]看護治療項目	
●療養環境を整える	➡ベッド周辺を整理する　[根拠]転倒・転落の要因となるものを除去する
●下肢筋力を維持するためのマッサージや運動を援助する	➡子宮収縮に影響を及ぼさないように注意する　[根拠]下肢運動，とくに下肢の挙上は腹部の筋肉に影響を及ぼすので注意して行う
[EP]患者教育項目	
●歩行時は，転倒・転落に注意するように指導する	➡歩行する場合の注意事項について具体的に説明する　[根拠]妊婦自身で転倒・転落の防止を図る
●下肢運動を指導する	➡安静度の範囲内で行える内容を指導する　[根拠]子宮収縮に影響しないようにする
●運動の必要性について説明する	➡理解度を確認しながら行う　[根拠]必要性を理解することで自主的に行える．

7 看護問題	看護診断	看護目標（看護成果）
#7 流産に対する不安がある	**不安** **関連因子**：人生の目標に対する矛盾，満たされていないニーズ **診断指標** □苦悩 □心配する □不確かさ	〈**長期目標**〉不安が緩和する 〈**短期目標**〉1)不安の内容を表現できる．2)切迫流産の正しい知識を得る

妊娠

7
切迫流産

121

第1章　妊娠期　2.妊娠期の異常とケア

看護計画	介入のポイントと根拠
OP 経過観察項目 ●妊娠週数：症状の出現した時点の妊娠週数を把握する ●不安の内容：具体的に把握する **TP 看護治療項目** ●不安を緩和するために行われる治療や流産の進行度について説明する **EP 患者教育項目** ●不安の内容を自分で表現できるように指導する ●切迫流産に対する正しい知識を指導する	➡ **根拠** 妊娠週数により，出生した新生児の危険度が異なり，不安の程度に影響する ➡ **根拠** 不安の内容に適した介入ができる ➡妊婦が理解できる内容とする　**根拠** 知識を得ることで不要な不安をもたない ➡表現方法を指導する　**根拠** 不安の内容を的確に伝えることで，適切な対処行動が受けられる ➡妊婦の切迫流産に対する理解の程度を知る **根拠** 切迫流産の正しい知識を得ることで不要な不安が除去される

8 看護問題 / 看護診断 / 看護目標（看護成果）

看護問題	看護診断	看護目標（看護成果）
#8 安静による行動制限によってストレスがある	**非効果的コーピング** **関連因子**：ストレッサーに備える十分な機会がない **診断指標** □基本的ニーズを満たせない	〈長期目標〉行動制限に対するストレスコーピングができる 〈短期目標〉1）ストレスを感じていることを表現できる．2）切迫流産の正しい知識を得る．3）自己の状況が理解できる

看護計画	介入のポイントと根拠
OP 経過観察項目 ●妊娠週数：症状の出現した時点の妊娠週数を把握する ●安静度：行動制限の内容を知る ●ストレスの内容：具体的に把握する **TP 看護治療項目** ●制限されている日常生活行動に対する援助をする **EP 患者教育項目** ●ストレスの内容を自分で表現できるように指導する ●切迫流産に対する正しい知識を指導する	➡ **根拠** 正期産までの治療期間とストレスは関連する ➡ **根拠** 行動制限の程度によって妊婦のストレスが異なる ➡ **根拠** ストレスの内容を知ることで適切な介入ができる ➡援助内容を明らかにする　**根拠** 適切な援助を行うことでストレスを緩和する ➡表現方法を指導する　**根拠** ストレスを的確に伝えることで，適切な対処行動が起こせる ➡妊婦の切迫流産に対する理解の程度を知る **根拠** 切迫流産の正しい知識を得ることで安静（治療）への理解が深まる

9 看護問題 / 看護診断 / 看護目標（看護成果）

看護問題	看護診断	看護目標（看護成果）
#9 社会的役割が果せないことによるストレスがある	**非効果的コーピング** **関連因子**：コーピング方略におけるジェンダー差異（社会的性役割の違い） **診断指標**	〈長期目標〉自己の現在の役割を認識し，ストレスコーピングができる 〈短期目標〉1）ストレスの内容を表現できる．2）切迫流産の正しい知識を得る．3）自己の状況が理解できる

□基本的ニーズを満たせない
□役割期待に応えられない

看護計画	介入のポイントと根拠
OP 経過観察項目 ●妊娠週数：症状の出現した時点の妊娠週数を把握する ●妊婦の社会的役割：役割における責任の重要性を把握する	➡**根拠** 正期産までの治療期間とストレスは関連する ➡**根拠** 責任の重要性はストレスの大きさと深く関連する
TP 看護治療項目 ●ストレスの内容を傾聴する ●家族・周囲の人々に妊婦のストレスを伝えて緩和するための協力が得られるように援助する	➡アドバイスできる内容を把握する **根拠** 適切なアドバイスによって不要なストレスを除去する．また，傾聴することで患者自身のコーピングを図る ➡家族・周囲の人々の流産の治療に対する理解度を知る **根拠** 妊婦の周囲の人々の疾患に対する理解度は，妊婦のストレスの度合いに影響する
EP 患者教育項目 ●妊婦・家族に切迫流産に対する正しい知識を指導する	➡妊婦・家族の切迫流産に対する理解の程度を知る **根拠** 切迫流産の正しい知識を得ることで，妊婦が，いま果たすべき役割について認識できる

10 看護問題	看護診断	看護目標（看護成果）
#10 治療が長期にわたることにより，家族介護者にストレスがある	**介護者役割緊張リスク状態** **危険因子**：被介護者の病気の重症度，介護に不慣れ，ストレッサー，予測できない病気の経過	〈**長期目標**〉ストレスが緩和し，介護者役割を遂行できる 〈**短期目標**〉1）家族が切迫流産の正しい知識を得る．2）妊婦の状況を正しく理解する．3）ストレスの内容を表現し，役割サポートを受けられる

看護計画	介入のポイントと根拠
OP 経過観察項目 ●妊娠週数：症状の出現した時点の妊娠週数を把握する ●妊婦の社会的役割：役割における責任の重要性を把握する	➡**根拠** 正期産までの治療期間は，家族介護者のストレスは関連する ➡**根拠** 妊婦の責任の重要性は，その代わりを担う家族のストレスと関連が深い
TP 看護治療項目 ●家族のストレスの内容を傾聴する	➡アドバイスできる内容を把握する **根拠** 適切なアドバイスによって不要なストレスを除去する．また，傾聴することで家族のストレスコーピングを図る
EP 患者教育項目 ●利用できる社会資源の情報を提供する	➡家族の必要としている社会資源を把握する **根拠** 社会資源の活用によって介護者の負担が軽減される

妊娠

7
切迫流産

123

第 1 章　妊娠期　　2. 妊娠期の異常とケア

| Step1 アセスメント | Step2 看護問題の明確化 | Step3 計画 | **Step4 実施** | Step5 評価 |

病期・病態・重症度に応じたケアのポイント

【早期切迫流産】妊娠 12 週未満の切迫流産を早期切迫流産という．この時期の切迫流産の原因のほとんどが胎児の異常（主に染色体異常）といわれている．そのため，この時期の治療の中心は自宅での安静であり，積極的薬物療法は行われないことが多い．したがって，看護ケアは安静指導とそのための療養環境を整えることが中心となる．妊婦に切迫流産についての正しい知識を説明し，安静が守られるようにすることと，家族介護者へ治療に対する理解が得られるように支援していくことが重要である．

【後期切迫流産】妊娠 12〜22 週未満の切迫流産を後期切迫流産という．この時期には，安静に加えて子宮収縮抑制薬などの薬物療法も行われるようになる．妊婦には治療の中心となる安静と薬物療法が守られるように指導する．子宮頸管無力症の場合は子宮頸管縫縮術が行われるので，外科的治療に対する診療支援を行う．外科的治療が行われる場合や切迫流産の進行度により入院管理となるので，入院治療が効果的に行われるように療養環境を整えていくことが必要となる．安静度は重症度により異なるので，医師の指示による安静が守られるように指導し，それに伴うセルフケア不足や行動制限に対するストレスを把握して援助していく．家族介護者のストレスも疾患の進行度に比例して大きくなるので，妊婦のみならず，家族の心理・社会的背景を把握し問題点を明確にして，支援していくことが重要となる．

看護活動（看護介入）のポイント

診察・治療の介助
● 切迫流産の他覚的評価のための超音波検査，内診を介助する．
● 子宮収縮抑制薬の投与を医師の指示どおりに正確に行う．
● 切迫流産の進行度の観察を行い，医師に情報を提供する（流産の進行の早期発見）．
● 妊婦に薬理作用（子宮収縮の抑制作用・副作用）について説明し，服薬指導を行う．
● 治療の効果があるかどうかモニタリングする．
● 薬の副作用のモニタリングを行い，医師に情報を提供する（異常の早期発見）．
● 治療によって誘発される二次的な問題に対する援助を行う（下肢筋力の低下，血栓形成リスクなど）．

疼痛緩和の援助
● 疼痛緩和のための体位の工夫やマッサージなどを行う．
● 医師の指示により鎮痛薬が投与される場合は正確に行う．

セルフケアの援助
● セルフケア不足を評価する．
● セルフケア不足がある場合は，その援助を行う．

妊婦・家族の心理・社会的問題への援助
● 切迫流産について正しい知識を提供し，治療への参加を促す．
● 切迫流産に対する妊婦・家族の不安を解消するように援助する．
● 家族の介護ストレスが緩和されるため社会資源の情報を提供する．

退院指導・療養指導

● 退院後も妊娠満期になるまでは，自宅で安静が保てるように患者・家族を指導する．
● 子宮収縮抑制薬の内服を継続する場合には，正しく服薬できるように指導する．
● 切迫流産の徴候が増強した場合には，すぐに受診するように指導する．
● 指示された定期的な妊婦健診を受けるように指導する．

| Step1 アセスメント | Step2 看護問題の明確化 | Step3 計画 | Step4 実施 | **Step5 評価** |

評価のポイント

看護目標に対する達成度
● 疼痛が緩和され，日常生活に支障が生じなかったか．
● 疼痛が緩和され，良好な睡眠がとれたか．

- 薬の副作用を理解し，正しく内服することができ，子宮収縮を抑制できたか．
- 転倒・転落せずに日常生活が送れたか．
- 流産の徴候が緩和され，満期まで妊娠が継続できたか．
- 妊婦の不安やストレスが緩和し，安寧な心理状態を保てたか．
- 家族の不安やストレスが緩和し，介護者役割が果たせたか．

妊娠

7

切迫流産

第1章　妊娠期　　2. 妊娠期の異常とケア

切迫流産における妊婦の病態関連図と看護問題

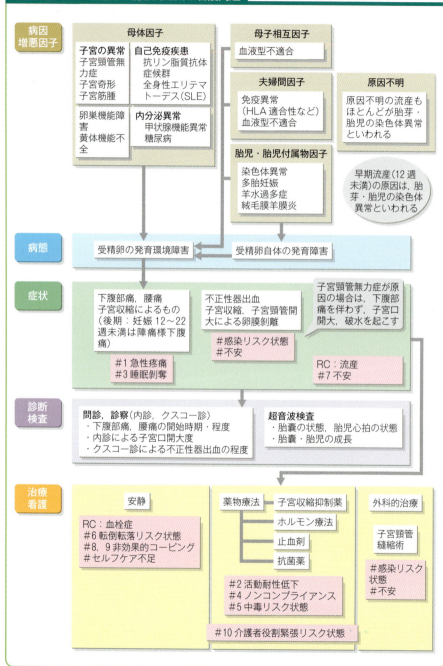

8 妊娠高血圧症候群

上田 一之

目でみる疾患

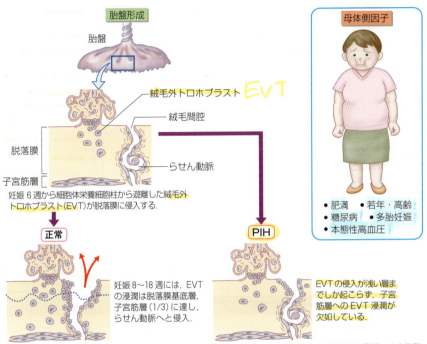

図 8-1 妊娠高血圧症候群の病態

病態生理

- 妊娠 20 週以降，分娩後（産褥）12 週までの期間に，高血圧，または高血圧に蛋白尿を伴うもの．
- 妊娠高血圧症候群（PIH：pregnancy induced hypertension）には，胎盤形成障害による血管内皮細胞の障害が引き起こす血管攣縮と血管透過性の亢進，および母体側の要因がある．両者は互いに影響しあって本病態が形成される（図 8-1）．

目でみる疾患

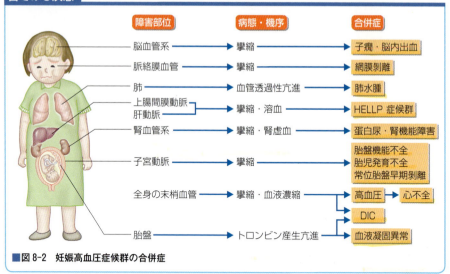

■図 8-2　妊娠高血圧症候群の合併症

病因・増悪因子

- 胎盤形成障害.
- 母体の要因：肥満, 若年・高齢, 糖尿病, 甲状腺機能低下症, 本態性高血圧, 多胎妊娠の初産婦, 家族歴など

疫学・予後

- 全妊娠の 3～4%.

症状

- 病態は高血圧と蛋白尿により定義されており, 発症の時期で早発型と遅発型に分類される (表 8-1). また, 高血圧と蛋白尿の程度により, 重症と軽症に分類される (表 8-2).
- 症状の記載は高血圧：h, H, 蛋白尿：p, P, 子癇 C などの略語を用い (軽症は小文字, 重症は大文字), さらに加重型：S (superimposed type), 早発型：EO (early onset type), 遅発型：LO (late onset type) を記入する.
  例：妊娠高血圧症候群：(H-EO), (PH-EO), (ph-LO), (Ph-EOS), (PH-LOS) など
  　　　妊娠高血圧：(H-EO), (h-LO) など
  　　　子癇：(HP-EOC), (H-LOC) など
  　　　加重型の子癇：(HP-EOSC), (hP-LOSC) など

診断・検査値

- 病型分類 (日本産科婦人科学会, 2005)
- 妊娠高血圧腎症 (preeclampsia)：妊娠 20 週以降に初めて高血圧が発症し, かつ蛋白尿を伴うもので分娩後 12 週までに正常に復する場合をいう.
- 妊娠高血圧 (gestational hypertension)：妊娠 20 週以降に初めて高血圧が発症し, 分娩後 12 週までに正常に復する場合をいう.
- 加重型妊娠高血圧腎症 (superimposed preeclampsia)
  ① 高血圧症 (chronic hypertension) が妊娠前あるいは妊娠 20 週までに存在し, 妊娠 20 週以降蛋白

■表 8-1　発症時期による病型分類

| 早発型 | 妊娠 32 週未満に発症するもの(EO:early onset type) |
| 遅発型 | 妊娠 32 週以降に発症するもの(LO:late onset type) |

■表 8-2　症候による亜分類

軽症	血圧	次のいずれかに該当する場合 収縮期血圧:140 mmHg 以上,160 mmHg 未満の場合 拡張期血圧:90 mmHg 以上,110 mmHg 未満の場合
	蛋白尿	原則として 24 時間尿を用いた定量法で判定し,300 mg/日以上で 2 g/日未満の場合
重症	血圧	次のいずれかに該当する場合 収縮期血圧:160 mmHg 以上の場合 拡張期血圧:110 mmHg 以上の場合
	蛋白尿	蛋白尿が 2 g/日以上の場合.なお,随時尿を用いた試験紙法による尿中蛋白の半定量は 24 時間蓄尿検体を用いた定量法との相関性が悪いため,蛋白尿の重症度の判定は 24 時間尿を用いた定量によることを原則とする

尿を伴う場合.

②高血圧と蛋白尿が妊娠前あるいは妊娠 20 週までに存在し,妊娠 20 週以降,いずれかまたは両症状が増悪する場合.

③蛋白尿のみを呈する腎疾患が妊娠前あるいは妊娠 20 週までに存在し,妊娠 20 週以降に高血圧が発症する場合をいう.

●子癇(eclampsia):妊娠 20 週以降に初めて痙攣発作を起こし,てんかんや二次性痙攣が否定されるもの.痙攣発作の起こった時期により,妊娠子癇・分娩子癇・産褥子癇とする.

※妊娠 20 週に初めて蛋白尿が指摘され,分娩後 12 週までに消失した場合を妊娠蛋白尿というが,病型分類には含めない.

※高血圧症は病型分類に含めないが,加重型妊娠高血圧腎症を併発しやすく,妊娠高血圧症候群と同様の厳重な管理が求められる.

合併症

●全身の血管の攣縮と血管透過性の亢進によりさまざまな臓器の障害が引き起こされる(図 8-2).しばしば重篤となり,生命が危ぶまれることもある.

治療法

●治療方針
●妊娠高血圧腎症は母児の生命を危うくする重篤な合併症を発症しやすいため,原則入院管理とする.
●降圧剤投与は高血圧重症レベル(160/110 mmHg)で開始し,降圧目標は高血圧軽症レベル(140〜159/90〜109 mmHg)とする.
●妊娠の終了が基本的な治療である.そのためには,母体と胎児の安全を最大の目的として,適切な分娩時期の決定が必要である.妊娠継続が必要と判断された場合は,薬物療法,食事療法,保存的治療を行う(表 8-3).
●各種検査の基準値(表 8-4, 6)をもとに進行度を評価し,分娩を考慮する.
●薬物療法

Px 処方例

●アプレゾリン散(10% 100 mg/g)　30〜200 mg/日　1 日 3 回 8 時間毎　←血管拡張薬
●アルドメット錠(250 mg)　250〜2,000 mg/日　1 日 1〜3 回分割　←交感神経抑制薬
●マグセント注　初回量 40 mL を 20 分間で静注　以後 10〜20 mL/時(持続)　←切迫早産治療薬
●トランデート錠(50・100 mg)　150〜450 mg/日　1 日 3 回に分割　←α, β 遮断薬
●アダラート CR 錠(20 mg)　1 日 1 回　←Ca 拮抗薬

第1章　妊娠期　　2. 妊娠期の異常とケア

● ノイアート注(500・1,500単位/V)　AT-Ⅲ＜70％のとき，1,500単位/日(または30単位/kg)3日間．産科的DICのとき，3,000単位/日(または40〜60単位/kg)3日間　←抗血栓剤

■表8-3　妊娠高血圧症候群の生活指導および栄養指導

1. 生活指導

＊安静
＊ストレスを避ける
　[予防には軽度の運動，規則正しい生活が勧められる]

2. 栄養指導(食事指導)

a)エネルギー摂取(総カロリー)
　非妊娠時BMI 24未満の妊婦：
　　30 kcal×理想体重(kg)＋200 kcal
　非妊娠時BMI 24以上の妊婦：
　　30 kcal×理想体重(kg)
　[予防には妊娠中の適切な体重増加が勧められる]：
　　BMI(body mass index)＝体重(kg)／〔身長(m)〕²
　　BMI＜18では10〜12 kg増
　　BMI 18〜24では7〜10 kg増
　　BMI＞24では5〜7 kg増
b)塩分摂取
　7〜8 g/日程度とする(極端な塩分制限は勧められない)
　[予防には10 g/日以下が勧められる]
c)水分摂取
　1日尿量500 mL以下や肺水腫では前日尿量に500 mLを加える程度に制限するが，それ以外は制限しない．
　口渇を感じない程度の摂取が望ましい
d)蛋白質摂取量
　理想体重×1.0 g/日
　[予防には理想体重×1.2〜1.4 g/日が望ましい]
e)動物性脂肪と糖質は制限し，高ビタミン食とすることが望ましい
　[予防には食事摂取カルシウム(1日900 mg)に加え，1〜2 g/日のカルシウム摂取が有効との報告もある．また，海草中のカリウムや魚油，肝油(不飽和脂肪酸)，マグネシウムを多く含む食品に高血圧予防効果があるとの報告もある]

※注：重症，軽症ともに基本的には同じ指導で差し支えない．
　　　加重型ではその基礎疾患の病態に応じた内容に変更することが勧められる．　　(日本産科婦人科学会周産期委員会，1998)

■表8-4　入院検査スケジュール

	検査項目	スケジュール
1.	血圧測定	3回/日
2.	体重測定	連日
3.	NST，BPP*，臍帯動脈血流速度波形	適宜
4.	エコーによる児推定体重評価	1回/週
5.	血液検査(血小板，アンチトロンビン活性，AST/LDH，尿酸を含む)	1回/週
6.	尿量測定(蓄尿)尿検査	適宜1回/週

＊BPP：biophysical profile
※急激な体重増加(＞2.0 kg/週)は，高度血管透過性亢進を示唆し，Ht値推移とあわせて評価することにより，血管透過性亢進程度が推定可能である(産婦人科診療ガイドライン-産科編2011より作成)

■表8-5　妊娠高血圧症候群の主な治療薬

分類	一般名	主な商品名	薬の効くメカニズム	主な副作用
血管拡張薬	ヒドララジン塩酸塩	アプレゾリン	細動脈平滑筋を弛緩	肝障害，SLE様症状，うっ血性心不全など
α, β遮断薬	ラベタロール塩酸塩	トランデート	末梢血管拡張作用	まれに心不全，肝障害
Ca拮抗薬	ニフェジピン	アダラート	細胞内へのCaの流入を阻止	血圧低下，肝障害，血液障害
交感神経抑制薬	メチルドパ水和物	アルドメット	中枢のアドレナリン作動性受容体の刺激	溶血性貧血，白血球・血小板減少，肝障害
切迫早産治療薬	硫酸マグネシウム水和物・ブドウ糖配合	マグセント	神経筋接合部におけるアセチルコリンの放出を抑制	呼吸抑制，全身倦怠感
抗血栓剤	乾燥濃縮人アンチトロンビンⅢ(AT-Ⅲ)	ノイアート	微小血栓形成の抑制と血小板凝集抑制	まれにショック，アナフィラキシー様症状

130

■表 8-6　早産期（妊娠＜37 週）の分娩考慮基準

1. 調節困難な高度高血圧（180/110 mmHg 前後）出現
2. 急激な体重増加（＞3.0 kg/週）
3. 胎児 well-being の悪化傾向
4. 胎児発育の 2 週間以上の停止
5. 血小板減少傾向が明らかであり，血小板数＜10 万/μL あるいは AST/LDH の異常値出現
　 HELLP 症候群：血小板数＜10 万/μL＋AST＞70 IU/L＋LDH＞600 IU/L
　 Partial HELLP 症候群：血小板数＜15 万/μL＋AST＞40 IU/L
　　 アンチトロンビン活性減少傾向が明らかであり，アンチトロンビン活性＜60%，あるいは AST/
　 LDH の異常値出現（臨床的急性妊娠脂肪肝：アンチトロンビン活性＜60%＋血小板数≧12 万/μL＋
　 AST＞45 IU/L＋LDH＞400 IU/L）
6. 尿中蛋白喪失量増大（＞5.0 g/日）あるいは尿中蛋白/クレアチニン比増大（＞5.0）

（日本産科婦人科学会，日本産婦人科医会編・監：産婦人科診療ガイドライン - 産科編 2014．p.170, 198, 2014 より作成）

●引用・参考文献
1) 日本産科婦人科学会，日本産婦人科医会（編・監）：産婦人科診療ガイドライン－産科編 2014．p.168-172, 198-201，日本産科婦人科学会，2014

妊娠高血圧症候群の病期・病態・重症度別にみた治療フローチャート

発症[*1]

母体・胎児の健康度チェック[*2]

- 34 週未満
  - 重症
    - 28 週未満 → 妊娠継続 34 週を目指す
    - 28～33 週[*3] → リンデロン（ベタメタゾン）投与 → 分娩
  - 軽症 → 経過観察 → 36 週以上になれば陣痛誘発
- 34～35 週 → 経過観察
- 36 週以上 → 陣痛誘発

[*1]　妊娠高血圧腎症，早発型（軽症を含む），重症例，胎児発育不全（FGR）を伴う場合は，入院管理とする
[*2]　母体・胎児に危険があると判断された場合はただちに急速遂娩とする
[*3]　各施設における新生児管理体制により基準となる週数は異なってくる

★子癇（詳細は「39 子癇」参照）

- ◆**病態生理**：妊娠高血圧症候群の患者で妊娠20週から産褥期に痙攣発作を発症したもので、てんかんなどによる痙攣ではないもの。妊娠高血圧症候群の病態である血管の攣縮と透過性の亢進が脳血管に起こったものと推測されている。
- ◆**症状**：発作の起きた時期により妊娠子癇、分娩子癇、産褥子癇に分類する。頻度は妊娠子癇＞分娩子癇＞産褥子癇の順である。
- ◆**診断・検査**：てんかん発作、脳血管障害などとの鑑別が必要となる。CT、MRI、脳波検査を行う。
- ◆**治療**：速やかに妊娠を終了することが基本であるため、急速遂娩（帝王切開）を行う。安静時は光や音を遮断した部屋で管理する。

Px 処方例
- ホリゾン注　10 mg　筋注　←抗不安薬・抗てんかん薬
- マグセント注　初回量 40 mL を 20 分間で静注、以後 10～20 mL/時（持続）　←子宮収縮抑制薬・抗痙攣薬
- フェノバール注　50～100 mg　筋注　←抗てんかん薬

★HELLP（ヘルプ）症候群

- ◆**病態生理**：溶血（hemolysis）、肝酵素上昇（elevated liver enzyme）、血小板減少（low platelet）を認める症候群で、妊娠中期以降に発症する。肝臓の血管（肝動脈、上腸間膜動脈など）の内皮細胞の障害と攣縮で起こると考えられている。
- ◆**疫学・予後**：全妊娠の 0.5% に発症し、そのうち 90% が妊娠高血圧症候群に合併する。妊産婦死亡率および周産期死亡率は約 20% と、適切な治療が行われないと予後不良である。
- ◆**症状**：上腹部痛、悪心・嘔吐などの上腹部症状で発症する。
- ◆**診断・検査値**：血液検査〔血小板減少、黄疸（ビリルビンの上昇）、貧血〕、肝酵素上昇。
- ◆**合併症**：子癇、常位胎盤早期剥離、腎不全、肺水腫、胎児機能不全。
- ◆**治療**：急速遂娩（帝王切開）による速やかな妊娠の終了が必要である。

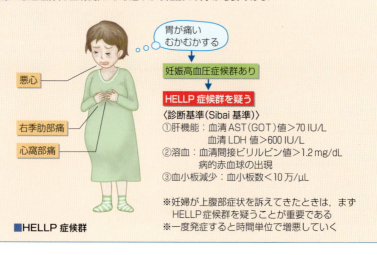

■HELLP 症候群

妊娠高血圧症候群における妊婦の看護

永澤 規子

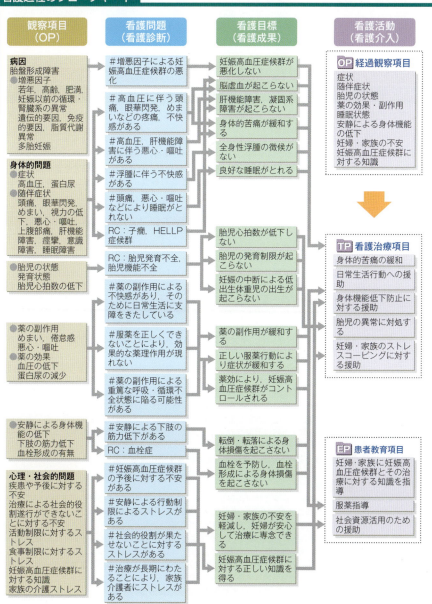

第1章　妊娠期　2. 妊娠期の異常とケア

基本的な考え方

- 治療の基本である安静，食事療法，薬物療法が守られるようにする．一方，その弊害である薬の副作用や安静による二次的問題，治療に対するストレスなどが緩和され，妊娠の継続を維持できることが重要である．
- 身体的疼痛，不快感，妊娠高血圧症候群に対する不安，予後の不安，症状に対する不安を緩和し，妊婦のストレスコーピングを促すための援助をする．
- 妊婦のおかれている社会的役割を理解し，治療環境が整えられるように家族や取り巻く周囲の人々に働きかけ，妊婦が安心して治療に専念できるように支援していく必要がある．

| Step1 アセスメント | Step2 看護問題の明確化 | Step3 計画 | Step4 実施 | Step5 評価 |

情報収集	アセスメントの視点と根拠・起こりうる看護問題
全身状態の把握	**妊婦の全身状態をフィジカルアセスメントし，妊娠高血圧症候群の増悪因子と予測されるものを探る．** ● 妊娠高血圧症候群の増悪因子となりうる疾患を把握する． ※全身状態の具体的な把握については以下の項目に詳細を記載． 🔍 **起こりうる看護問題**：頭痛／悪心・嘔吐などの身体的苦痛が日常生活に及ぼす影響／早産により低出生体重児を出産する可能性／治療に関連したセルフケア不足／睡眠障害／不安
症状の出現時期，程度の観察	**妊娠高血圧症候群の症状と出現時期を把握することで，その重症度を知ることができる．** ● 妊娠高血圧症候群は，妊婦の自覚症状を伴わないことも多い．早期発見のためには，定期的な妊婦健診を確実に受けさせることが重要である． ● 妊娠高血圧症候群の発生機序は，まだ明らかにされていないが，増悪因子としての全身性疾患はいくつかあげられている．とくに本態性高血圧，腎疾患などは，妊娠以前より高血圧や蛋白尿などがみられていることが多く，本疾患との鑑別が難しい．妊娠により，このような疾患をもつ妊婦の高血圧や蛋白尿が増悪している場合は，本疾患の発症を疑って対処する． 🔍 **起こりうる看護問題**：早産により低出生体重児を出産する可能性／身体的苦痛が日常生活に及ぼす影響／不安 **高血圧** ● 血圧は軽度の上昇であれば自覚症状を伴わないことが多い．また，血圧と自覚症状の重症度は一致しないこともあるため，継続的な血圧測定が必要である． ● 血圧は妊娠高血圧症候群の重症度の診断指標の1つであり，重要なデータである． ● 血圧の急激な上昇は危険なサインである．子癇（しかん）発作などの前兆のこともあり注意する． 🔍 **起こりうる看護問題**：身体的苦痛が日常生活に及ぼす影響 **蛋白尿** ● 蛋白尿自体の自覚症状は出現しないため，妊婦自身はこの症状に気づかないことが多い（尿蛋白が多くなると尿が白濁するため，排尿時に気がつくことがある）． ● 尿中に排泄される蛋白が多くなり，血清蛋白が減少すると，血管内の浸透圧低下により血管外へ体液が移動し，それにより浮腫が起こる．浮腫の出現により受診し，蛋白尿が発見されることも多い． ● 蛋白尿は妊娠高血圧症候群の重症度の診断指標の1つであり，重要なデータである． ● 急激な蛋白尿の増加は危険なサインである． 🔍 **起こりうる看護問題**：血清蛋白喪失による体液量の不足

頭痛
●頭痛は出現頻度の高い症状である.
●頭痛の原因は, 脳血管の攣縮, 血清蛋白低下による脳浮腫などで起こる.
🔍 起こりうる看護問題：**身体的苦痛が日常生活に及ぼす影響：睡眠障害**

悪心・嘔吐
●血圧の急激な変化により, 出現しやすい症状である.
●消化管の浮腫によるものもある.
🔍 起こりうる看護問題：**身体的苦痛が日常生活に及ぼす影響：睡眠障害**

痙攣, 意識障害
●脳の急激な浮腫は, 痙攣, 意識障害を起こす.
●急激な血圧上昇, 尿蛋白の増加は, 痙攣, 意識障害の前兆であることがある.
●痙攣, 意識障害の持続時間は, 予後に影響する(後遺症の有無).
●痙攣, 意識障害発症時は, 胎児の状態変化に注意する(胎児心拍数の低下).
🔍 共同問題：**子癇／HELLP 症候群／胎児発育不全／胎児機能不全**
🔍 起こりうる看護問題：**妊娠の中断の可能性**

薬の効果の観察	降圧薬の薬理効果を観察する. 効果の評価は血圧の変化で行う. 効果がない場合は医師の指示で投薬内容が変更になることがあるので, 継続的な血圧の観察が必要である. また, 内服薬の場合は, 妊婦に服薬指導を行う. ●血圧の日内変動を評価し, 効果的な薬の投与時間を決める. ●目標とする血圧範囲を設定し, その血圧になるように薬を調節する. ●降圧薬による急激な血圧低下は, 子宮胎盤の組織循環の急激な変化を伴い, 胎児の状態悪化につながる場合があるので注意が必要である. 初回の降圧薬, とくに急速に血圧を低下させることを目的とした静脈内投与をする場合は, NST(ノンストレステスト)を実施し, 胎児の状態を管理する. 🔍 起こりうる看護問題：**薬の副作用に関連するノンコンプライアンス／薬の重篤な副作用**
薬の副作用の観察	薬の副作用を観察する. 薬理効果が高いほど副作用が出現しやすい傾向にあるので注意する(急激な血圧低下による循環動態の変化によるもの). ●降圧薬の副作用の出現は服薬直後に起こることが多い. 内服を継続する経過のなかで身体が順応し, 軽快する場合もある. ●子癇防止に使用される硫酸マグネシウムは, 呼吸抑制などの重篤な副作用を招く場合があるので注意する. ●硫酸マグネシウムは平滑筋に直接作用し, 全身の脱力感を引き起こすので, 下肢の脱力感による転倒・転落のリスクに注意する. ●薬の副作用として便秘もしばしば起こるので, 医師と相談のうえ, 緩下剤の使用を検討する(便秘による努責は血圧を上昇させる). 🔍 起こりうる看護問題：**薬の副作用が日常生活へ及ぼす影響／薬用量に関連した重篤な副作用の出現／転倒転落リスク状態／便秘**
安静度の観察	妊娠高血圧症候群における安静は身体の安静のみでなく, 精神の安静も重要である. 心身のストレス緩和が血圧の安定に効果を現す. 安静度は医師の指示で決められるが, 指示された行動制限によってセルフケア不足の程度も異なる. また, 行動制限によって反対に精神的ストレスが増す場合もあるので, セルフケア不足への援助とともに妊婦のストレスも把握し, その緩和を図ることが必要である. 医師による安静の指示が守れない場合は, その原因を探る. さらに安静度が高い場合は, 廃用性の身体機能低下(下肢の筋力低下)などによる転倒・転落のリスクが発生したり, 血栓形成による肺血栓塞栓症など重篤な疾患につながる可能性もあるので注意

135

第 1 章　妊娠期　　2. 妊娠期の異常とケア

	する. ●安静により血圧が安定しているか. ●指示された安静が守られているか. ●安静が守られない場合はその原因を探る. ●安静による身体機能の二次的低下を観察する. ●下肢の血栓形成の有無を評価する(下肢痛, 浮腫). ●安静は腎臓の血流量を増加させ, 腎機能を良好に保つ効果がある. 🔍 **共同問題：血栓症** 🔍 **起こりうる看護問題：治療に関連したセルフケア不足／安静によるストレスに関連したノンコンプライアンス／転倒転落リスク状態**
健康管理行動の把握	健康管理行動の１つである食生活や睡眠, 喫煙, 飲酒などの生活習慣は, 妊婦の体調に大きく影響する. 不規則な生活習慣は体調の乱れにつながり, そのことが妊娠高血圧症候群の発症原因や悪化の原因になることもある. また, 体調不良時の受診行動は, 異常を早期に発見するために重要である. ●治療を困難にする生活習慣を把握する. ●症状の出現時期から治療開始(受診行動)までの時間的経過を知ることで, 妊婦の健康管理行動の把握と疾患に対する知識レベルを知ることができる. ●頭痛や眼華閃発(がんかせんぱつ), めまいなど強い症状が出現しているにもかかわらず, 受診行動を起こさない妊婦は, 妊娠高血圧症候群に関する知識の欠如や経済的問題, 社会的役割遂行に対する過度の責任感や, 家族の無理解など, 理由が多岐にわたっている場合があるので, 妊婦の全体像を正確に把握することが重要である. 🔍 **起こりうる看護問題：健康管理行動のノンコンプライアンス／妊娠高血圧症候群の知識不足**
胎児の状態の観察	妊娠高血圧症候群の病態として全身の血管の攣縮が関連しているといわれている. そのなかで, 子宮胎盤の血管の攣縮は, 胎盤の機能不全を引き起こし, 胎児の発育不全やウエルネス低下を招く. 胎児の状態を観察し, 危機的状況になった場合には, 妊娠の中断をせざるをえないこともあるので, 胎児の健康状態の変化に注意する. ●胎児の健康状態を最もよく示す指標は, 胎児心拍数の変化である. ●胎児の健康状態が悪化すると胎動が減少する(ただし, 正常産でも妊娠後期になると児頭の下降に伴い胎動が減少する場合がある). ●胎児の発育不全で, 発育の停止が２週間継続した場合は, 妊娠中断の目安になる. ●羊水量の減少も胎児の健康状態悪化の指標になる. 🔍 **共同問題：胎児発育不全／胎児機能不全** 🔍 **起こりうる看護問題：子宮胎盤の血流低下に関連した胎児ウエルネスの低下**
妊婦・家族の心理・社会的側面の把握	妊婦・家族の心理状態や社会的背景を知ることは, 妊娠高血圧症候群の治療に対する理解の程度や協力体制の把握につながる. また治療に対するノンコンプライアンスの原因を探ることもできる. 妊婦・家族の心理・社会的側面を把握して療養環境を整えることは, 妊娠高血圧症候群の治療に影響する. ●妊娠高血圧症候群に対する知識不足は, 妊婦・家族の治療に対するノンコンプライアンスの原因となる. ●妊婦の社会的役割遂行に対する過度の責任感は, 治療の妨げとなる. ●経済的な問題は治療に対するノンコンプライアンスの原因となる. ●妊婦の長期にわたる入院加療は, 家族介護者の肉体的・精神的疲労につながり, 介護役割の低下につながる. 🔍 **起こりうる看護問題：妊娠高血圧症候群の知識不足／妊婦・家族のストレス／不安**

136

| Step1 アセスメント | **Step2 看護問題の明確化** | Step3 計画 | Step4 実施 | Step5 評価 |

看護問題リスト

RC：胎児発育不全，胎児機能不全，子癇，HELLP 症候群，血栓症
#1 高血圧に伴う頭痛，眼華閃発，めまいなどの疼痛，不快感がある（認知-知覚パターン）
#2 高血圧，肝機能障害に伴う悪心・嘔吐がある（認知-知覚パターン）
#3 浮腫に伴う不快感がある（栄養-代謝パターン）
#4 頭痛，悪心・嘔吐などにより睡眠がとれない（睡眠-休息パターン）
#5 薬の副作用による不快感があり，そのために日常生活に支障をきたしている（活動-運動パターン）
#6 薬の副作用による重篤な呼吸・循環不全状態に陥る可能性がある（健康知覚-健康管理パターン）
#7 服薬を正しくできないことにより，効果的な薬理作用が現れない（健康知覚-健康管理パターン）
#8 安静による下肢の筋力低下がある（健康知覚-健康管理パターン）
#9 妊娠高血圧症候群の予後に対する不安がある（自己知覚パターン）
#10 安静による行動制限に伴うストレスがある（コーピング-ストレス耐性パターン）
#11 社会的役割が果たせないことに対するストレスがある（コーピング-ストレス耐性パターン）
#12 治療が長期にわたることにより，家族介護者にストレスがある（コーピング-ストレス耐性パターン）

看護問題の優先度の指針

● 妊娠高血圧症候群は，一般に妊娠初期から症状が出現するものほど重症度が高い．そして，重症度の高いものほど，子癇や胎盤の早期剝離など，母体および胎児に重篤な影響を与える疾患を発症しやすい．看護問題の優先度は，このような重症度によって変わる．看護ケアは異常を早期に発見するための観察が重要であり，加えて，妊婦の身体的苦痛の緩和とともに治療効果を上げるための支援や治療そのものによって引き起こされる二次的な弊害を防止するための援助が求められる．また，治療管理が守られるように妊婦への指導も大切である．そのためには，妊婦の健康管理行動や心理・社会的側面の状況を把握し，治療を阻害する因子を明確にすること，さらに，家族も疾患・治療管理について理解するように支援し，妊婦の安寧な治療環境を整えることが必要となってくる．

| Step1 アセスメント | Step2 看護問題の明確化 | **Step3 計画** | Step4 実施 | Step5 評価 |

共同問題

RC：胎児発育不全，胎児機能不全

看護目標（看護成果）

〈**長期目標**〉胎児ウエルネスが良好に保たれ，妊娠が継続できる
〈**短期目標**〉1）検査の必要性が理解できる．2）胎動を正確に把握できる．3）身体的異常を正確に把握し，異常時は迅速に対処できる

看護計画

OP 経過観察項目
● 胎児の発育：医師の行う超音波検査で推定体重の情報を得る
● 胎児心拍数：NST で基線細変動，一過性頻脈，遅発一過性徐脈などをみる

● 胎動：変化をみる
● BPS（バイオフィジカルプロファイルスコア）の測定：点数の変化をみる

介入のポイントと根拠

➡ **根拠** 体重増加不良は胎児のウエルネス低下を示す
➡ **根拠** 基線細変動・一過性頻脈の減少・消失，遅発一過性徐脈の出現は胎児のウエルネス低下を示す
➡ **根拠** 胎動の減少は胎児のウエルネス低下を示す
➡ **根拠** 胎児ウエルネスが低下すると BPS* の点数が低くなってくる
＊BPS：超音波検査による胎児の呼吸様運動，胎動，筋緊張，羊水量の観察結果と，NST 検査での点数で胎児ウエルネス状態を評価するもの．10点が満点である

妊娠

8

妊娠高血圧症候群

第1章　妊娠期　　2. 妊娠期の異常とケア

- ●胎盤血流：変化をみる．医師の行う超音波検査で胎盤の血流低下の情報を得る
- ●胎盤早期剝離徴候（不正性器出血，腹部緊満，腹痛）：徴候の有無をみる

⮕ 根拠 血流低下は胎児のウエルネス低下につながる

⮕ 根拠 胎盤血流低下は胎盤早期剝離を引き起こす

TP 看護治療項目

- ●医師の指示による NST を実施する

- ●医師の指示により薬物を投与する場合には，その介助をする

- ●安静が保てるような療養環境を調整する

⮕胎児の状態を評価する　根拠 医師に胎児情報を正しく伝えて異常に早期対処する

⮕指示された用量・用法で正確に行う　根拠 妊娠高血圧症候群の治療薬として使用される降圧薬は胎盤血流を低下させ，胎児へ影響を及ぼすことがある

⮕急速な降圧効果を期待するために薬剤を経静脈的に投与する場合は，胎児心拍モニタを装着して胎児の状態を観察しながら行う

⮕妊婦が心身ともに安静が保てるように，妊婦が好む音・光，環境温度などを調整する　根拠 妊婦が好む環境調整をすることで，妊婦が安静を遵守しやすいようにする．安静は，腎血流量の増加をもたらし，子宮胎盤系の循環も改善して，胎児ウエルネスを良好に保つことにつながる

EP 患者教育項目

- ●胎動チェックを指導する

- ●胎盤剝離徴候が出現した場合はすぐに知らせるように指導する

- ●安静指導を行う

⮕胎動チェックの具体的方法を説明し，異常時はただちに報告するように指導する　根拠 妊婦が胎児の異常に気づく方法である

⮕具体的症状を説明し，報告がすぐにできるようにする　根拠 胎盤剝離は妊婦の自覚症状で発見される場合が多い

⮕安静の必要性を理解できるようにする　根拠 安静は子宮収縮を緩和し，胎盤の血流を保つ効果がある

共同問題	看護目標（看護成果）
RC：子癇，HELLP 症候群	〈長期目標〉痙攣，意識障害，血液凝固異常，肝機能障害が起こらず，妊娠を継続できる 〈短期目標〉1）検査の必要性が理解できる．2）身体的異常を正確に把握し，異常時は迅速に対処できる

看護計画	介入のポイントと根拠

OP 経過観察項目

- ●子癇前兆（頭痛，眼華閃発，血圧の急激な上昇など）：変化をみる
- ●痙攣，意識障害（子癇）：発症の内容（痙攣の種類，意識レベルの程度）と持続時間をみる
- ●血液凝固異常，肝機能障害を示す検査データ（HELLP 症候群）：変化をみる
- ●胎児心拍数：胎児心拍数の基線細変動，一過性頻脈の減少・消失や，徐脈の出現をみる

⮕根拠 前兆の察知で痙攣防止の介入を早期に開始できる

⮕根拠 痙攣の重積や意識消失が長期にわたるような場合は母子の予後に関与する

⮕根拠 急激な悪化は母子の予後にかかわる

⮕根拠 胎児心拍の悪化は急速な胎児娩出の必要性を判断させる重要な指標である

TP 看護治療項目
- 痙攣，意識障害時には気道確保を介助する

⮕迅速に行う ｜根拠｜全身の酸素化の低下を最小限にする

- 検査，治療に対する医師の介助を迅速に行う

⮕｜根拠｜診断の正確性，治療の早期開始は予後に関与する

- 医師の指示により薬物を投与する場合には，その介助をする

⮕指示された用量・用法で正確に行う ｜根拠｜妊娠高血圧症候群の治療薬として使用される降圧薬は子宮血流へ影響し，胎盤血流を低下させ，胎児へ影響を及ぼすことがある

⮕急速な降圧効果を期待するために薬剤を経静脈的に投与する場合は，胎児心拍モニタを装着して胎児の状態を観察しながら行う

- 急速遂娩が必要な場合には，その介助を迅速に行う

⮕｜根拠｜母子の生命を守るために急速遂娩が選択される．医師と協力して迅速に行うことが母子の生命を守ることにつながる

⮕陣痛開始～分娩第1期までは，帝王切開が選択される．分娩第2期で胎児娩出が間もない場合には，吸引・鉗子分娩，クリステレル Kristeller 胎児圧出法などが選択される

- 安静を図るための療養環境を整える

⮕光，音刺激を少なくする ｜根拠｜痙攣を誘発させる因子を取り除く

EP 患者教育項目
- 子癇前兆の症状や出血傾向の症状について説明する
- 出血傾向を示す症状を説明する
- 安静指導を行う

⮕わかりやすく具体的に説明する ｜根拠｜自覚症状の訴えから診断・治療の早期介入ができる場合がある

⮕安静の必要性を理解できるようにする ｜根拠｜安静による行動制限によりストレスが生じ，妊婦によっては安静が守れない場合もある．その必要性を理解できるように説明し，安静を守れるように支援する

共同問題	看護目標（看護成果）
RC：血栓症	〈長期目標〉下肢に血栓ができない 〈短期目標〉1)血栓形成のリスクが理解できる． 2)血栓防止のための下肢運動が安全にできるように援助する

看護計画	介入のポイントと根拠
OP 経過観察項目 ● 血栓形成の有無：下肢痛や浮腫，冷感などを常に把握し，変化をみる	⮕｜根拠｜血栓症を疑わせる症状を観察することによって，血栓症の発生を察知し，治療できる
TP 看護治療項目 ● 血栓形成防止のための下肢マッサージや運動を援助する	⮕血圧，子宮収縮に影響を及ぼさないように注意する ｜根拠｜下肢の運動，とくに下肢の挙上は腹部の筋肉に影響を及ぼす．また，過度の運動は，血圧を上昇させる
EP 患者教育項目 ● 下肢運動の指導	⮕安静度の範囲で行える内容を指導する．血圧，

妊娠

8

妊娠高血圧症候群

139

第1章　妊娠期　　2. 妊娠期の異常とケア

●運動の必要性について説明する	子宮収縮に影響しないように注意する ⮕理解の程度を知る　根拠必要性を理解することで自主的に行える

1

看護問題	看護診断	看護目標（看護成果）
#1 高血圧に伴う頭痛，眼華閃発，めまいなどの疼痛，不快感がある	**急性疼痛** **関連因子**：生物学的損傷要因 **診断指標** □生理学的反応の変化 □標準疼痛スケールによる痛みの程度の自己報告 □標準疼痛ツールによる痛みの性質の自己報告 □痛みの顔貌 □痛みを和らげる体位調整 □防御行動	〈長期目標〉血圧がコントロールされ，母児ともに良好な状態で妊娠が継続できる 〈短期目標〉1）血圧が下がる．2）身体の不快感が緩和する．3）身体の不快感を正しく表現できる

看護計画	介入のポイントと根拠
OP 経過観察項目 ●血圧値：変化をみる ●頭痛，眼華閃発，めまいなどの症状の強さ，出現頻度の変化をみる	⮕根拠血圧の急激な上昇は症状を悪化させる．また，血圧値は降圧薬量をコントロールする際の指標となる ⮕根拠鎮痛薬などの薬物を使用する目安となる．また，症状の増強は，子癇の前兆の場合があるので注意が必要である
TP 看護治療項目 ●頭痛などの身体の不快感を緩和させるため体位を工夫する ●医師の指示による薬物を投与する ●頭部の冷罨法を行う ●安静を図るための療養環境を整える	⮕妊婦の好む体位を工夫する　根拠妊婦によって安静の保てる体位が異なるので，好みの体位で安楽を図る ⮕根拠薬物の効果が評価できるように用量・用法を指示どおり正確に行う ⮕妊婦の希望に応じて行う　根拠血圧上昇に伴い，血管が拡張することで頭痛が生じている場合，頭部を冷やし，血管を収縮させることで症状が緩和する場合がある ⮕光，音，空調（室温）などを妊婦の好みに合わせる　根拠療養環境を整えることで心身のストレスを緩和する．また，安静は血圧を安定させる
EP 患者教育項目 ●安静指導を行う ●安楽な体位を指導する ●身体の不快感を自分で表現できるように指導する	⮕安静の必要性を理解できるように説明し，安静を守れるように支援する　根拠安静による行動制限でストレスが生じ，妊婦によっては安静が守れない場合もある．その必要性を理解できるようにする ⮕身体の不快感を緩和する方法を自ら実践できるように指導する　根拠妊婦自身で安楽な体位を調整し安静，疼痛や不快感の緩和を図る ⮕表現方法を指導する　根拠不快感を的確に伝えることで，適切な対処行動が起こせる

140

●食事指導を行う	⮕治療食の必要性について説明する　**根拠**治療食の必要性を理解することで食事療法が守れる

2 看護問題 / 看護診断 / 看護目標（看護成果）

2 看護問題	看護診断	看護目標（看護成果）
#2 高血圧，肝機能障害に伴う悪心・嘔吐がある	**悪心** **関連因子**：生化学的障害，妊娠 **診断指標** □食物に対する嫌悪感 □のどの絞扼感 □唾液分泌の増加 □嚥下回数の増加 □悪心 □口の中が酸っぱい	〈長期目標〉血圧や肝機能がコントロールされ，母子ともに良好な状態で妊娠が継続される 〈短期目標〉1)悪心・嘔吐が緩和する．2)血圧値が下がる．3)肝機能が改善する．4)身体の不快感を正しく表現できる

看護計画	介入のポイントと根拠
OP 経過観察項目 ●血圧のデータ：血圧の変化をみる ●肝機能のデータ：検査データの変化をみる ●悪心・嘔吐の程度，出現頻度：症状の強さ，出現頻度の変化をみる	⮕**根拠**血圧の急激な上昇は症状を悪化させる ⮕**根拠**肝機能の悪化は症状を悪化させる ⮕**根拠**制吐薬などの薬物を使用する目安となる
TP 看護治療項目 ●身体の不快感を緩和させるため体位を工夫する ●安静を図るための療養環境を整える ●医師の指示による薬物を投与する ●嘔吐時に，その持続が起こらないようにする	⮕妊婦の好む体位を工夫する．腹部の緊張を緩和させるシムス位やセミファウラー位が好まれることが多い　**根拠**妊婦によって安静の保てる体位が異なるので，好みの体位で安楽を図る ⮕光，音，空調(室温)などを妊婦の好みに合わせる　**根拠**療養環境を整えることで心身のストレスを緩和する．また，安静は血圧を安定させる ⮕**根拠**薬物の効果が評価できるように，用法・用量を指示どおり正確に行う ⮕嘔吐物を手早く片づけ，含嗽を勧める　**根拠**嘔吐物の臭気により，二次的に嘔吐を誘発させることがあるので，手早く片づける．また，嘔吐後の含嗽は，口腔内に残った嘔吐物が除去でき，不快感を緩和できる
EP 患者教育項目 ●安静指導を行う ●安楽な体位を指導する ●身体の不快感を自分で表現できるように指導する	⮕安静の必要性を理解できるよう説明し，安静を守れるように支援する　**根拠**安静による行動制限でストレスが生じ，妊婦によっては安静が守れない場合もある ⮕身体の不快感を緩和する方法を自ら実践できるように指導する　**根拠**妊婦自身で安楽な体位を調整することで，安静と不快感の緩和が図れる ⮕表現方法を指導する　**根拠**不快感を的確に伝えることで，適切な対処行動が起こせる

妊娠

8

妊娠高血圧症候群

141

第1章　妊娠期　　2. 妊娠期の異常とケア

3 看護問題	**看護診断**	**看護目標（看護成果）**
#3 浮腫に伴う不快感がある	**体液量不足** **関連因子**：調節機構の悪化，進行中の体液量の喪失 **診断指標** □尿量の減少 □尿の濃度の上昇 □ヘマトクリット値の上昇	〈長期目標〉全身性の浮腫の増強がなく，母子ともに良好な状態で妊娠が継続できる 〈短期目標〉1) 血清蛋白の喪失が抑えられる．2) 検査の必要性を理解できる．3) 自己の身体状況を正しく把握できる．4) 身体の不快感を的確に表現できる

看護計画	**介入のポイントと根拠**
OP 経過観察項目 ●尿蛋白，血清蛋白のデータ：測定値の変化をみる ●体重：変化をみる ●表在する浮腫の程度，部位，消失の程度：変化をみる ●浮腫に伴う不快感：不快感の内容と変化をみる **TP 看護治療項目** ●身体の不快感を緩和させるため，体位を工夫する ●安静を図るための療養環境を整える ●医師の指示により薬物を投与する **EP 患者教育項目** ●安静指導を行う ●安楽な体位を指導する	➡ 根拠 尿蛋白値の上昇，血清蛋白値の低下は，浮腫を増強させる ➡ 根拠 体重の急激な増加（妊娠中期に1.5 kg/月以上，後期に0.5 kg/週以上）は潜在的に水分が貯留している ➡ 根拠 浮腫の急激な悪化は，身体の不快感を増悪させる．肉眼的浮腫（皮膚に表在するもの）の急激な増強は，内臓の浮腫の増強を伴うことが多い．また，下肢の浮腫は長時間の立位などによる下肢静脈血の還流不全によるものもあるので，部位により，病的なものと生理的なものとを見分ける．さらに安静によっても軽減されない浮腫に注意する ➡ 根拠 浮腫の増強に伴い，頭痛，悪心・嘔吐などの増強がある場合は，脳・消化管などの浮腫を生じていることがある ➡妊婦の好む体位を工夫する　根拠 妊婦によって安静の保てる体位が異なるので，好みの体位で安楽を図る．なお，下肢の浮腫は下肢静脈血の還流不全によることがあるので，下肢挙上は浮腫軽減に効果がある ➡光，音，空調（室温）などを妊婦の好みに合わせる　根拠 療養環境を整えることで心身のストレスを緩和し，安静をとりやすくする．安静は腎臓の血流量を保ち，負荷を軽減する ➡薬物の効果が評価できるように，用法・用量を指示どおり正確に行う　根拠 浮腫を軽減させる薬物には降圧薬や利尿薬があるが，子宮胎盤の血液循環にも影響を生じる場合がある．胎児の状態を観察（NST，胎動チェックなど）しながら注意して行う ➡安静による行動制限からストレスを生じ，妊婦によっては安静が守れない場合もある．その必要性を理解できるように説明し，安静を守れるように支援する ➡身体の不快感を緩和する方法を自ら実践できる

142

| ●身体の不快感を自分で表現できるように指導する
●食事指導を行う | ように指導する **根拠**妊婦自身で安楽な体位を調整することで安静を図れる
➪表現方法を指導する **根拠**不快感を的確に伝えることで，適切な対処行動が起こせる
➪治療食の必要性について説明する **根拠**治療食の必要性を理解することで，食事療法が守れる |

妊娠

8

妊娠高血圧症候群

4

看護問題	看護診断	看護目標（看護成果）
#4 頭痛，悪心・嘔吐などにより睡眠がとれない	**睡眠剝奪** **関連因子**：長期にわたる不快感 **診断指標** □全身倦怠感 □消耗性疲労	〈長期目標〉良好な睡眠が獲得でき，心身の不快感がない 〈短期目標〉1)睡眠を障害している身体の不快感が緩和できる．2)自己の不快感を的確に表現して，睡眠獲得のための適切な介入が受けられる

看護計画	介入のポイントと根拠
OP 経過観察項目 ●頭痛，悪心・嘔吐の程度：頭痛，悪心・嘔吐が医療介入により緩和されているかどうか ●睡眠障害に伴う身体の不快感の内容と程度：変化をみる ●睡眠の状態：変化をみる	➪**根拠**睡眠障害の原因となっている不快感の程度を知ることで睡眠障害の状況を把握できる ➪**根拠**睡眠状態の悪化を知ることができる ➪**根拠**睡眠の変化に対する適切な介入をできるようにする
TP 看護治療項目 ●睡眠環境を整える ●医師の指示による睡眠薬を投与する	➪妊婦の好む環境を整える(音，光，空調など)**根拠**身体の不快感以外の睡眠を障害する因子を除く ➪睡眠薬投与のタイミングを妊婦と相談する**根拠**妊婦の睡眠パターンに適した投与方法を選択し，睡眠効果を上げる．睡眠薬が胎児に与える影響を考慮して，その必要性が不可欠な場合に使用される
EP 患者教育項目 ●睡眠障害の程度や伴う不快感を自分で表現できるように指導する	➪表現方法を指導する **根拠**自らの不快感を的確に伝えることで，適切な対処行動が起こせる

5

看護問題	看護診断	看護目標（看護成果）
#5 薬の副作用による不快感があり，そのために日常生活に支障をきたしている	**活動耐性低下** **関連因子**：不動状態 **診断指標** □活動時の異常な血圧反応 □活動時の異常な心拍反応 □労作時の不快感 □労作時呼吸困難	〈長期目標〉薬の副作用が軽減され，日常生活に支障がない 〈短期目標〉1)降圧作用が効果的に現れる降圧薬の用量をコントロールする．2)セルフケア不足を明確にし，援助を受けることによって日常生活が支障なく送れる．3)副作用を知ることで不安を軽減する．4)身体の不快感を的確に表現できる

143

第1章 妊娠期 2. 妊娠期の異常とケア

看護計画	介入のポイントと根拠
OP 経過観察項目 ●副作用の症状と程度，出現時期：症状の具体的内容，強さ，出現時期に注意する ●セルフケア不足の内容：不足しているセルフケアの内容を明確にする	➡️ 根拠 副作用の程度によって薬用量が調整される ➡️ 根拠 セルフケア不足項目を明確にすることにより，援助内容を明らかにできる
TP 看護治療項目 ●副作用による苦痛を緩和させるため体位を工夫する ●セルフケア不足への援助を行う	➡️ 起座位やセミファウラー位が好まれる 根拠 横隔膜が下がることによって胸腔内圧が下がり，呼吸が楽になる ➡️ 必要な日常生活援助を適切に行う 根拠 適切な援助を行うことにより，日常生活を円滑に送ることができる
EP 患者教育項目 ●薬の副作用について指導する	➡️ 出現しやすい副作用やすぐに報告すべき副作用について指導する 根拠 副作用の正しい知識を得ることによって不安を軽減し，必要以上にセルフケア不足を起こさない

6 看護問題	看護診断	看護目標（看護成果）
#6 薬の副作用による重篤な呼吸・循環不全状態に陥る可能性がある	**中毒リスク状態** **危険因子**：中毒への安全予防策が不十分	〈長期目標〉重篤な薬の副作用を起こさない 〈短期目標〉1) 血圧低下，痙攣防止が効果的に現れる最少の薬用量をコントロールする．2) 薬の副作用を理解し，自己の身体的変化を把握できる．3) 身体的異常を正確に把握し，異常時はすぐに報告できる

看護計画	介入のポイントと根拠
OP 経過観察項目 ●呼吸・循環状態：呼吸困難，酸素化の低下に注意する	➡️ 根拠 降圧薬による急激な血圧低下は，循環不全を起こす場合がある．また，子癇発作時に使用される硫酸マグネシウムは呼吸抑制の重篤な副作用がある
TP 看護治療項目 ●解毒薬を準備しておく	➡️ 硫酸マグネシウムに対する解毒薬としてグルコン酸カルシウムを準備する 根拠 グルコン酸カルシウムは硫酸マグネシウムの拮抗薬である
EP 患者教育項目 ●重篤な副作用について指導する	➡️ 呼吸困難感が増強したらすぐに知らせるよう指導する 根拠 呼吸・循環不全状態の妊婦が自覚する最も重要な指標である

7 看護問題	看護診断	看護目標（看護成果）
#7 服薬を正しくできないことにより，効果的な薬理	**ノンコンプライアンス** **関連因子**：医療提供者の指導能力の不足，治療の強さ（激しさ），治	〈長期目標〉正しい服薬行動ができ，血圧のコントロール，痙攣の防止ができ，母子ともに良好な状態で妊娠が継続できる

作用が現れない	療計画についての知識不足 **診断指標** □症状の増悪 □期待するアウトカムに到達できない	〈短期目標〉1)妊娠高血圧症候群の治療について理解できる. 2)服薬による不快感を表現でき，適切な介入を受けられる. 3)服薬ノンコンプライアンスの理由を述べられる

妊娠

8

妊娠高血圧症候群

看護計画	介入のポイントと根拠
OP 経過観察項目 ●血圧のデータ：血圧の改善が認められるか確認する ●妊娠高血圧症候群に対する知識：疾患の引き起こすリスクを正しく認識しているか確認する ●服薬を守れない理由：疾患に対する知識不足以外で，服薬行動に影響を与えている因子がないかを把握する	➡ 根拠 降圧薬を内服しているにもかかわらず，全く効果がない場合は，正しく服薬をしていない可能性がある ➡ 根拠 間違った情報では妊娠高血圧症候群に対する正しい知識をもてず，治療の必要性を認識できない ➡ 根拠 経済的問題や本人のパーソナリティ（無頓着な性格など），社会的役割の多忙さからくる健康管理行動への認識の低さ，などが他の因子として考えられる
TP 看護治療項目 ●副作用の緩和を図る ●服薬のノンコンプライアンスの理由が述べられる環境を提供する	➡起こっている副作用を明確にし，その緩和を図る　根拠 自己判断による内服の中断は副作用に対する苦痛からきている場合がある ➡プライバシーが守られる環境を整える　根拠 経済的問題など，他の人に聞かれたくない理由もあるので，プライバシーに配慮する必要がある
EP 患者教育項目 ●内服の必要性について指導する	➡治療における内服の重要性について説明する　根拠 間違った情報で，妊娠高血圧症候群に対する正しい知識をもてず治療の必要性を認識できないことにより，自己判断で内服を中断している場合がある．

8 看護問題	看護診断	看護目標（看護成果）
#8 安静による下肢の筋力低下がある	**転倒転落リスク状態** **危険因子**：下肢筋力の低下	〈長期目標〉転倒・転落しない 〈短期目標〉1)転倒・転落のリスクを理解する. 2)下肢筋力低下防止のための運動が安全にできる

看護計画	介入のポイントと根拠
OP 経過観察項目 ●安静度の把握：安静度の内容を知る ●下肢の筋力の程度：筋力低下の変化を知る	➡ 根拠 下肢の筋力低下の影響度を知ることができる ➡ 根拠 転倒・転落のリスクの変化を知ることができる
TP 看護治療項目 ●療養環境を整える ●下肢筋力を維持するためのマッサージや運動を	➡ベッド周辺を整理する　根拠 転倒・転落の要因となる物を除去する ➡血圧上昇に影響を及ぼさないように注意する

145

第1章　妊娠期　　2. 妊娠期の異常とケア

援助する	**根拠** 過度の運動は血圧を上昇させる
EP 患者教育項目	
● 歩行時は転倒・転落に注意するように指導する	➡ 歩行する場合の注意事項について指導する **根拠** 妊婦自身で転倒・転落防止を図る
● 下肢運動の指導	➡ 安静度の範囲で行える内容を指導する **根拠** 血圧に影響しないようにする
● 運動の必要性について説明する	➡ 理解の程度を知る **根拠** 運動の必要性を理解することで，自ら安全に行うことができる

9 | 看護問題 | 看護診断 | 看護目標（看護成果）

看護問題	看護診断	看護目標（看護成果）
#9 妊娠高血圧症候群の予後に対する不安がある	**不安** **関連因子**：人生の目標に対する矛盾，満たされていないニーズ **診断指標** □苦悩 □心配する □不確かさ	〈長期目標〉不安が緩和する 〈短期目標〉1)不安の内容を表現できる. 2)妊娠高血圧症候群の正しい知識を得る

看護計画	介入のポイントと根拠
OP 経過観察項目 ● 不安の内容：不安の内容と変化を把握する	➡ **根拠** 不安の内容に適した介入をする
TP 看護治療項目 ● 不安を緩和するために，行われる治療や妊娠高血圧症候群の重症度について説明する	➡ わかりやすく具体的に説明する **根拠** 知識を得ることで不要な不安をもたない
EP 患者教育項目 ● 不安の内容を自分で表現できるように指導する	➡ 表現方法を指導する **根拠** 不安を的確に伝えることで，適切な対処行動が起こせる
● 妊娠高血圧症候群に対する正しい知識を指導する	➡ 妊婦の妊娠高血圧症候群に対する理解の程度を知り，間違った知識の修正や不足を補うことができるように情報の提供を行う **根拠** 妊娠高血圧症候群の正しい知識を得ることで，不要な不安が除去される

10 | 看護問題 | 看護診断 | 看護目標（看護成果）

看護問題	看護診断	看護目標（看護成果）
#10 安静による行動制限に伴うストレスがある	**非効果的コーピング** **関連因子**：ストレッサーに備える十分な機会がない **診断指標** □基本的ニーズを満たせない	〈長期目標〉行動制限に対するストレスコーピングができる 〈短期目標〉1)ストレスを感じていることを表現できる. 2)妊娠高血圧症候群の正しい知識を得る. 3)自己の状況が理解できる

看護計画	介入のポイントと根拠
OP 経過観察項目 ● 安静度：行動制限の内容を把握する	➡ **根拠** 行動制限の程度によって妊婦のストレスが異なる
● ストレスの内容：ストレスの内容と変化を把握する	➡ **根拠** ストレスの内容を知ることで，適切な介入ができる

TP 看護治療項目	
●制限されている日常生活行動に対する援助を行う	●援助内容を明らかにする **根拠** 適切な援助を行うことで，ストレスを緩和する

EP 患者教育項目	
●ストレスの内容を自分で表現できるように指導する	●表現方法を指導する **根拠** ストレスを的確に伝えることで，適切な対処行動が起こせる
●妊娠高血圧症候群に対する正しい知識を指導する	●妊婦の妊娠高血圧症候群に対する理解の程度を知る **根拠** 妊娠高血圧症候群の正しい知識を得ることで，安静（治療）への理解が高まる

妊娠

8

妊娠高血圧症候群

11 看護問題	看護診断	看護目標（看護成果）
#11 社会的役割が果たせないことに対するストレスがある	**非効果的コーピング** **関連因子**：コーピング方略におけるジェンダー差異（社会的性役割の違い） **診断指標** □基本的ニーズを満たせない □役割期待に応えられない	〈長期目標〉自己の現在の役割を認識し，ストレスコーピングができる 〈短期目標〉1）ストレスの内容を表現できる．2）妊娠高血圧症候群の正しい知識を得る．3）自己の状況が理解できる

看護計画	介入のポイントと根拠
OP 経過観察項目	
●妊婦の社会的役割：役割における責任の重要性を把握する	●**根拠** 責任の重要性はストレスと関連が深い
TP 看護治療項目	
●妊婦が感じているストレスを述べられる環境を提供する	●プライバシーが守られる環境を整える **根拠** 他の人に聞かれたくないなど，言いにくい理由もあるので，プライバシーに配慮する必要がある
●ストレスの内容を把握する	●アドバイスできる内容を把握する **根拠** 適切なアドバイスによって不要なストレスを除去する．また，傾聴することで，妊婦自身のコーピングを図る
●家族・周囲の人々に妊婦のストレスを伝えて緩和するための協力が得られるように援助する	●家族・周囲の人々の妊娠高血圧症候群の治療に対する理解度を知る **根拠** 妊婦の周囲の人々の疾患に対する理解度は，妊婦のストレスと関連が深い
EP 患者教育項目	
●妊婦・家族に妊娠高血圧症候群に対する正しい知識を指導する	●妊婦・家族の妊娠高血圧症候群に対する認識レベルを知る **根拠** 妊娠高血圧症候群の正しい知識を得ることで，妊婦がいま果たすべき役割について認識できる

12 看護問題	看護診断	看護目標（看護成果）
#12 治療が長期にわたることにより，家族介護者にストレスがある	**介護者役割緊張リスク状態** **危険因子**：被介護者の病気の重症度，介護に不慣れ，ストレッサー，予測できない病気の経過	〈長期目標〉ストレスが緩和し，介護者役割を遂行できる 〈短期目標〉1）家族が妊娠高血圧症候群の正しい知識を得る．2）妊婦の状況を正しく理解する．3）ストレスの内容を表現し，役

147

第1章　妊娠期　　2. 妊娠期の異常とケア

割サポートを受けられる

看護計画	介入のポイントと根拠
OP 経過観察項目 ● 妊婦の社会的役割：役割における責任の重要性を把握する	➡ **根拠** 妊婦の責任の重要性は，その代わりを担う家族のストレスと関連が深い
TP 看護治療項目 ● 家族が感じているストレスを述べられる環境を提供する ● 家族のストレスの内容を把握する	➡ プライバシーが守られる環境を整える **根拠** 他の人に聞かれたくないなど，言いにくい理由もあるので，プライバシーに配慮する必要がある ➡ アドバイスできる内容を把握する **根拠** 適切なアドバイスによって不要なストレスを除去する．また，傾聴することで，家族のコーピングを図る
EP 患者教育項目 ● 利用できる社会資源の情報を指導する	➡ 家族の必要としている社会資源を把握する **根拠** 社会資源の活用によって介護者の負担が減る

| Step1 アセスメント | Step2 看護問題の明確化 | Step3 計画 | **Step4 実施** | Step5 評価 |

病期・病態・重症度に応じたケアのポイント

【軽症】軽症での治療は安静と食事療法が中心の自宅療法となる．妊婦は安静と食事療法が守れるように具体的な説明が必要になる．また，妊娠高血圧症候群の症状を説明し，異常を感じたときは，すぐ受診するように指導することが重要である．加えて，自宅での治療を効果的に行うために，家族介護者にも治療の必要性について説明し，治療環境が整えられるように支援する．

【重症】重症での治療は安静，薬物療法，食事療法が入院管理で行われる．妊婦には治療管理方針を説明し，理解を得ることで積極的に治療に参加できるように援助する．また，治療によって生じる妊婦の心身のストレスが緩和するように援助し，治療が効果的に行われるようにすることも重要である．重症化すると，胎児ウエルネスの低下も問題となる．妊婦は自分の症状の把握のみでなく，胎児状態の変化（胎動の変化）にも注意するように指導し，異常の早期発見に努める．場合によっては妊娠の中断を選択しなければならない場合もあるので，不安を緩和するための介入も必要となってくる．妊婦・家族の心理・社会的側面の把握を行い，入院治療が効果的に行われように支援していく．

看護活動（看護介入）のポイント

診察・治療の介助
● 妊娠高血圧症候群の他覚的評価のための血液検査，尿検査，超音波検査，NST などの介助を行う．
● 降圧薬，子癇防止薬などの医師の指示による投薬を正確に行う．
● バイタルサイン，自覚症状などの観察を行い，医師に情報を提供する（治療の効果，異常の早期発見）．
● 患者に薬理作用（降圧作用，副作用など）について説明し，服薬指導をする．
● 治療によって誘発される二次的な問題に対する援助を行う（下肢の筋力低下，血栓形成リスクなど）．
身体的不快感緩和の援助
● 身体の不快感を緩和する体位を工夫する．
● 身体の不快感に対する医師の指示による投薬を正確に行う．
● 安静が保てる療養環境を提供する．
セルフケアの援助
● セルフケア不足を評価する．
● セルフケア不足がある場合は，その援助を行う．
生活指導
● 妊娠高血圧症候群の治療食について食事指導を行う．

妊婦・家族の心理・社会的問題への援助

● 妊婦・家族へ妊娠高血圧症候群についての正しい知識を提供し，治療への参加を促す．
● 妊娠高血圧症候群に対する妊婦・家族の不安を解消するように援助する．
● 家族の介護ストレスが緩和されるための社会資源の情報を提供する．

退院指導・療養指導

● 退院後も妊娠満期になるまでは，自宅で安静が保てるように妊婦・家族を指導する．
● 治療食が自宅でも守れるように，妊婦・家族に指導する．
● 降圧薬の内服を継続する場合は，正しい服薬ができるように指導する．
● 妊娠高血圧症候群の自覚症状が再燃または悪化した場合には，すぐ受診するように指導する．
● 妊婦健診を定期的に受けるように指導する．

Step1 アセスメント　Step2 看護問題の明確化　Step3 計画　Step4 実施　Step5 評価

評価のポイント

看護目標に対する達成度

● 身体の不快感が緩和され，日常生活に支障が生じなかったか．
● 身体の不快感が緩和され，良好な睡眠がとれたか．
● 薬物療法の必要性を理解し，正しい服薬行動がとれ，血圧がコントロールされたか．
● 妊娠高血圧症候群の症状が悪化せずに満期まで妊娠が継続できたか．
● 妊婦の不安やストレスが緩和し，安寧な心理状態が保てたか．
● 家族の不安やストレスが緩和し，介護者役割が果たせたか．

妊娠

8

妊娠高血圧症候群

149

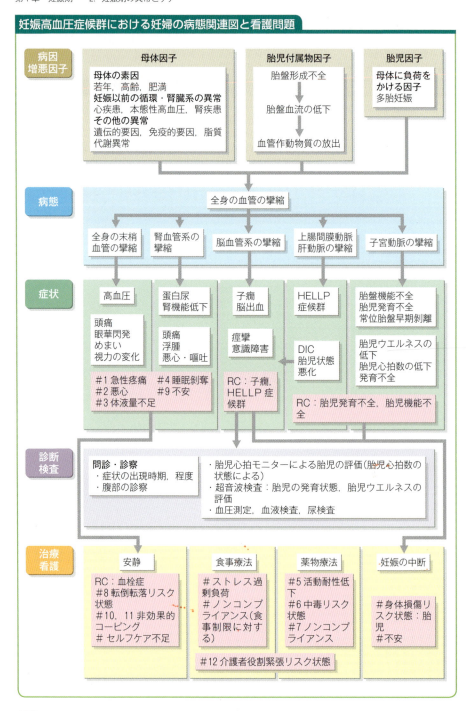

9 切迫早産・早産

上田 一之

目でみる疾患

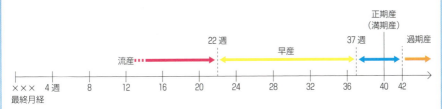

■図 9-1　流産と早産

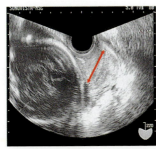 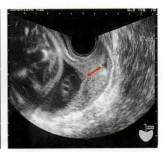

a. 正常 28 週（頸管長 35 mm）　　b. 切迫早産 31 週（頸管長 15 mm）

■図 9-2　子宮頸管長の経腟超音波像

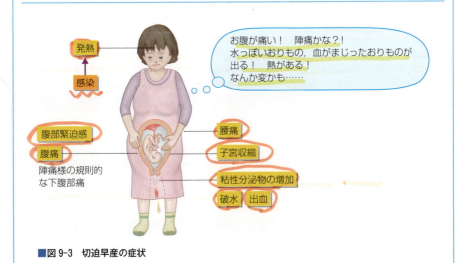

■図 9-3　切迫早産の症状

第1章　妊娠期　　2. 妊娠期の異常とケア

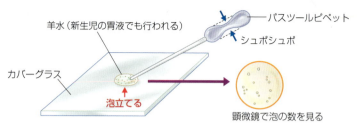

●判定基準

マイクロバブル（個/mm²）	0	2>	2〜10	10〜20	20≦
分類	0 zero	極弱 very weak	弱 weak	中 medium	強 strong
判定　胃液	肺未成熟			肺成熟	
判定　羊水	肺未成熟			肺成熟	

■図9-4　マイクロバブルテスト(microbubble test)
マイクロバブルテストは羊水（胃液）を泡立て，直径15μm以下のマイクロバブル（小気泡）の数で肺サーファクタントの量的・質的欠乏を判定する検査である．

病態生理

| 妊娠22週から37週未満に起こる分娩を早産といい，性器出血や下腹部痛を伴う早産に至る可能性が高い状態を切迫早産という．
- 妊娠22週以降，37週未満に定期的に子宮収縮（自覚的または胎児心拍数モニタリングなど他覚的に）を認め，子宮頸管の熟化・短縮，子宮口開大を伴うものを切迫早産といい，または分娩に至るものを早産という．

病因・増悪因子

- 自然早産の原因としては，前期破水，絨毛膜羊膜炎が最も多い．
- 早産のハイリスク妊婦は，現症より多胎妊娠，細菌性腟症合併妊婦，子宮頸管短縮例，既往歴より早産既往妊婦，円錐切除後妊婦である[1]．
- 母児に起こる合併症のために，やむをえず妊娠を中断する人工早産の原因としては，母体側では，前置胎盤，常位胎盤早期剝離，重症妊娠高血圧症候群，母体合併症（心疾患，糖尿病，甲状腺機能異常など），胎児側では胎児機能不全，胎児奇形，高度子宮内胎児発育不全，羊水過少，胎児死亡がある．その他のリスク因子として喫煙，やせ過ぎ(BMI<18.5)，長時間労働，重労働がある．

疫学・予後

- 早産は全分娩の約5%に認められる．妊娠28週未満の超早産では児の未熟性のため，新生児予後が不良となることがある．

症状

| 自覚症状は，子宮収縮や性器出血．
- 定期的な子宮の収縮や不正性器出血が認められる．また，前期破水がある場合は羊水の流出も起こる．妊娠中に出血をきたすと，早産率が4倍以上高まる．

診断・検査値

〈母体に対する評価〉
- 子宮収縮の評価：1時間に6回以上の子宮収縮．

■ 表 9-1　絨毛膜羊膜炎の診断基準

1) 母体発熱(38℃ 以上)に加えて以下の 4 項目中 1 つ以上あること
　　母体頻脈
　　子宮の圧痛
　　腟分泌物・羊水の悪臭
　　白血球数 15,000/μL 以上
2) または発熱は認めなくても他の 4 項目があれば診察

(Lencki SG, 1994)

- 子宮頸管の熟化.
　　内診：開大，短縮，軟化の評価. 　← 子宮口開大、頸管短縮
　　経腟超音波検査：子宮頸管長の計測(頸管長 25 mm 未満は頸管短縮).
- 破水の診断(「10 前期破水」の項参照).
- 炎症所見の評価(表 9-1). 　→ 感染 ※ CRPの値を確認する
- その他
　　腟分泌物培養：β 群溶連菌(GBS)陽性の場合にはとくに注意が必要.
　　頸管粘液中顆粒球エラスターゼ検査：感染症の初期状態を検出.
　　腟分泌液中癌胎児性フィブロネクチン検査：陽性妊婦は早産のリスクが高い.

〈胎児に対する評価〉
- 胎児心拍数モニタリング：胎児 well-being(健康状態)を評価.
- マイクロバブルテスト：出生後の新生児管理にそなえた胎児肺成熟の評価.
・胎児肺の肺胞Ⅱ型細胞で産生された肺サーファクタントは，肺胞内に分泌された肺胞液とともに気管支を経て羊水中に移行する. したがって，羊水中の肺サーファクタントの濃度は，胎児肺の成熟度を反映する.
・羊水中のサーファクタントの評価には，表面活性を指標とする物理化学的測定法〔マイクロバブルテスト(stable microbubble test)など〕と，リン脂質を指標とする生化学的測定法〔レシチン・スフィンゴミエリン比(L/S 比)など〕がある. 物理化学的測定法は，羊水の気泡の安定度をみているので偽陰性(検査では肺は未成熟と判定されるが，出生後に呼吸窮迫症候群は発症しない)は少ない. マイクロバブルテストは，ベッドサイドで安価，迅速に行える検査である.

治療法

- 治療方針
- 規則的子宮収縮や頸管熟化傾向(開大あるいは頸管長短縮)がある場合には，切迫早産と診断し，子宮収縮抑制薬投与や入院安静などの治療を行う[1].
- 薬物療法
- **Px 処方例** 子宮収縮を抑制する
- ルテオニン注　50〜200 μg/分　持続　←切迫早産治療薬
- ルテオニン錠(5 mg)　1 回 1 錠　1 日 3 回　←切迫早産治療薬
- マグセント注　初回量 40 mL(硫酸マグネシウムとして 4 g)を 20 分間で静注，以後 10〜20 mL/時　←切迫早産治療薬
- インダシン坐薬　25 mg　1 日 2〜3 回　←非ステロイド性抗炎症薬
- アダラート CR 錠(20 mg)　20〜60 mg　1 日 1 回服用　←Ca 拮抗薬
※インドメタシン(インダシンなど)は妊娠中の使用が禁忌とされており，十分なインフォームドコンセントのうえで使用されるべきである. 妊娠後期は胎児に対するリスク(胎児動脈管の狭窄・閉鎖や新生児肺高血圧症)が高まるため，使用は望ましくない.
- **Px 処方例** 腟内洗浄
- イソジン液(10 倍希釈以上)　←消毒剤
- ミラクリッド(5,000 単位/10 mL 生食)　1,000 単位/日を散布　←蛋白分解酵素阻害薬

153

第1章　妊娠期　　2. 妊娠期の異常とケア

■表 9-2　切迫早産の主な治療薬

分類		一般名	主な商品名	薬の効くメカニズム	主な副作用
切迫早産治療薬		リトドリン塩酸塩	ウテメリン，ルテオニン	β 受容体に対する選択的な刺激作用をもつ	頻脈，肺水腫
		硫酸マグネシウム・ブドウ糖配合	マグセント	Mg が細胞内遊離 Ca を減少させ，筋収縮を抑制	全身倦怠，呼吸抑制
非ステロイド性抗炎症薬（NSAIDs）		インドメタシン	インダシン，インテバン，イドメシン	プロスタグランジン生合成阻害作用により子宮収縮を抑制	胎児動脈管収縮，胎児死亡，新生児肺高血圧症，ショック・アナフィラキシー，消化性潰瘍，アスピリン喘息，羊水過少
Ca 拮抗薬		ニフェジピン	アダラート，エマベリン，セパミット	Ca の血管平滑筋，心筋細胞内への流入を抑制	紅皮症，無顆粒球症，肝障害
抗菌薬	カルバペネム系	ビアペネム	オメガシン	細菌の細胞壁合成を阻害	ショック・アナフィラキシー，間質性肺炎，偽膜性大腸炎
	セフェム系	フロモキセフナトリウム	フルマリン		ショック・アナフィラキシー，急性腎不全，無顆粒球症
副腎皮質ホルモン製剤（ステロイド薬）		ベタメタゾン	リンデロン，リネステロン	蛋白合成に影響し，細胞の分化成熟を促す	ショック・アナフィラキシー，高血糖，肺水腫，感染症の増悪（母児感染の増強），消化性潰瘍

Px 処方例　感染の治療（早産最大の原因）
● フルマリン注　1 日 2 回 1 g　点滴静注　←セフェム系抗菌薬
● オメガシン注　1 日 2 回 0.3 g　点滴静注　←カルバペネム系抗菌薬

Px 処方例　肺成熟促進：妊娠 22 週以降 34 週未満早産が 1 週間以内に予想される場合，あるいは妊娠の維持が困難と判断され，胎児肺が未成熟の場合〔羊水マイクロバブルテスト（図 9-4）で極弱あるいは 0 のとき〕
● リンデロン注　12 mg　筋注　24 時間ごとに 2 回　←副腎皮質ホルモン製剤
※ 1 クールのみ投与．複数クール投与により胎児発育不全，胎児神経障害のリスクがある．

● **その他**
● 胎児モニタリング
・胎児心拍数モニタリング
・超音波検査
● 分娩：妊娠継続より分娩・新生児管理が望ましい場合
・陣痛抑制困難
・母体状態の悪化（合併症，陣痛抑制剤の副作用など）
・感染症の増悪
・胎児状態の悪化（胎児機能不全，胎児発育停止など）
● 鑑別に注意を要する場合
・異常胎児心拍パターンが認められる場合は，常位胎盤早期剝離との鑑別診断を行う[1]．

● 引用文献
1）日本産科婦人科学会，日本産婦人科医会（編・監）：産婦人科診療ガイドライン―産科編 2014，p.134，日本産科婦人科学会，2014

切迫早産・早産の病期・病態・重症度別にみた治療フローチャート

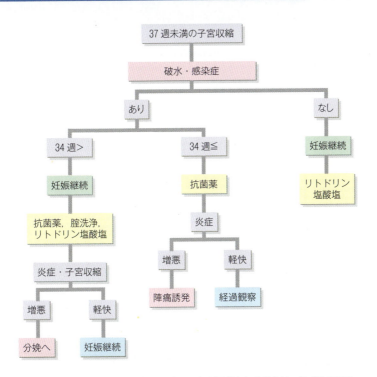

※妊娠22週以降34週未満で分娩となることが予想される場合は，肺成熟を促すため，リンデロン（副腎皮質ホルモン製剤）を投与する．
※羊水感染が疑われるときには，早期児娩出を考慮する．
※妊娠34週未満（とくに26週未満）では，低出生体重児の管理を考慮したうえで対応を決める．

副腎皮質ホルモン製剤投与の効果
①蛋白合成に影響し，
　・細胞の分化，成熟を促す
　・細胞サーファクタントの産生が増加する
　・その他，胎児の脳，皮膚，消化管の成熟を促進する
　　——などの効果がある
②新生児の呼吸窮迫症候群（RDS）を減少させる
③新生児脳室内出血，壊死性腸炎，動脈管開存症（PDA）を減少させる
④周産期死亡を2/3に減少させる

第1章 妊娠期　2. 妊娠期の異常とケア

A 切迫早産における妊婦の看護

永澤　規子

看護過程のフローチャート

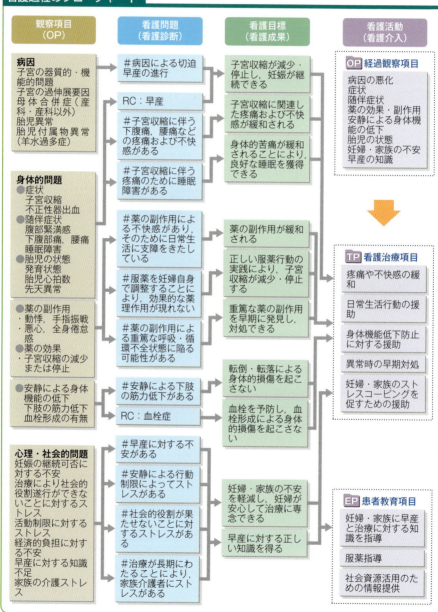

基本的な考え方

- 治療の基本である薬物療法と安静が守られるための援助に加え，その弊害である薬の副作用や安静による廃用症候群，行動制限によるストレスが緩和され，妊娠を継続できるようにすることが重要である．
- 身体的疼痛，不快感，早産に対する不安緩和を図り，妊婦のストレスコーピングを促すための援助を行う．
- 妊婦のおかれている社会的役割を理解し，治療環境が整えられるように家族や取り巻く周囲の人々に働きかけ，妊婦が安心して治療に専念できるように支援していく必要がある．

Step1 アセスメント	Step2 看護問題の明確化	Step3 計画	Step4 実施	Step5 評価

情報収集	アセスメントの視点と根拠・起こりうる看護問題
全身状態の把握	**妊婦の全身状態をフィジカルアセスメントすることで，早産回避の障害になっている原因を探る．また，切迫早産の進行度を正しく評価することで介入する適切なケアが選択できる．さらに，妊婦の心理状態や社会環境を把握することで，治療を阻害する因子を見出し，治療環境の整備をすることも重要である．** ●切迫早産の原因となりうる全身性の疾患や婦人科疾患・産科合併症を把握する． ※全身状態の具体的な把握については以下の項目に詳細を記載． 🔍**共同問題：早産** 🔍**起こりうる看護問題：身体的苦痛が日常生活に及ぼす影響／睡眠障害／不安／治療に関連したセルフケア不足**
症状の出現時期，程度の観察	**切迫早産の症状とその出現時期を把握することで，その進行度を知ることができる．進行度により，治療の基本である安静の程度や使用する薬物の選択は異なり，治療計画が決まる．治療計画に沿った看護ケアを行うことが必要となる．** ●切迫早産の初期の自覚症状は腹部緊満感である．それを放置すると下腹部痛，腰痛などの疼痛や出血を伴うようになる．受診行動は，このような身体の不快感を自覚するようになってからが多い． ●子宮の機能的問題の子宮頸管無力症は，妊婦の自覚症状を伴わないことが特徴である．このような場合は，妊婦の自覚症状から早産の進行度をアセスメントすることは難しい． ●切迫早産の進行度の診断には，内診による子宮頸管の成熟度や経腟超音波検査による子宮頸管長の測定も重要な指標となる． ●切迫早産の原因として卵膜の感染（絨毛膜羊膜炎）がある．これは子宮頸管粘液検査による子宮頸管粘液中顆粒球エラスターゼ高値で判定される． 🔍**共同問題：早産** 🔍**起こりうる看護問題：身体的苦痛が日常生活に及ぼす影響／睡眠障害／不安／治療に関連したセルフケア不足** **子宮収縮** ●子宮収縮の自覚症状は腹部緊満感から始まり，不規則な収縮，規則的な収縮へと進行する．子宮収縮が進行してからの治療開始は効果が上がらず，不可逆的な状態となり，陣痛へと移行する場合がある． ●妊娠後期には，生理的な子宮収縮が出現するので，切迫早産との鑑別が必要である． ●子宮収縮出現時の妊婦の活動状況は，子宮収縮が生理的なものと異常なものとを判断する指標の1つになる．安静時や胎動時および妊婦自身の体動のたびに起こる収縮は，異常の場合が多い． ●便秘や膀胱充満は，子宮収縮の誘因となる． ●子宮頸管無力症は，生理的範囲の軽微な子宮収縮で妊婦が自覚しない場合や，子宮

妊娠

9

切迫早産・早産

157

第1章　妊娠期　　2. 妊娠期の異常とケア

収縮を伴わない場合がある.
- 子宮収縮の客観的評価は，NST（ノンストレステスト）で行われる.

🔍 **共同問題：早産**

🔍 **起こりうる看護問題：身体的苦痛が日常生活に及ぼす影響／睡眠障害／不安**

下腹部痛，腰痛
- 下腹部痛，腰痛などの疼痛，不快感は，進行した子宮収縮に伴うことが多い.
- 子宮収縮に伴う下腹部痛，腰痛は間欠的に出現する. その出現の状態により，ほかの要因による下腹部痛，腰痛と鑑別することができる.

🔍 **起こりうる看護問題：身体的苦痛が日常生活に及ぼす影響／睡眠障害／不安**

不正性器出血
- 子宮収縮により子宮頸管が開大してくると，内子宮口部の卵膜が剝離し，出血が起こる.
- 出血は切迫早産の状態が進行した場合に出現することが多い.
- 出血は粘液性の帯下への混入から始まることが多い（産徴，おしるし）.

🔍 **共同問題：早産**

🔍 **起こりうる看護問題：不安**

子宮頸管の成熟化・頸管の短縮化
- 内診による子宮頸管の成熟化（子宮口の開大，展退の進行，児頭の下降）で早産の進行度が評価される.
- 超音波検査で子宮頸管の長さを測ることにより，早産の進行度が評価される.

🔍 **共同問題：早産**

🔍 **起こりうる看護問題：不安**

薬の効果の観察	子宮収縮抑制薬の薬理効果を観察する. 子宮収縮が抑制されない場合は，妊婦に適した薬用量が不足しているか，あるいは，妊婦自身が医師の指示を遵守していない場合がある（内服による薬の投与の場合）. ● 薬の効果を観察（子宮収縮抑制効果）し，効果が低い場合にはその原因を探る. ● 子宮収縮抑制薬は，切迫早産の症状を緩和する薬なので，病因の解決にはならない. 薬理効果が得られず原因が明確で，その除去が可能な場合には，原因に対する治療を子宮収縮抑制薬投与と並行して行う（感染に対する抗菌薬投与，外科的治療など）. ● 妊婦の服薬に対するノンコンプライアンスがあればその原因を探る. ● 子宮収縮抑制薬は，投与量を適切にコントロールしないと重篤な副作用の出現を招くおそれがあるので，薬理効果の上がる最低量の調整を図る. 🔍 **起こりうる看護問題：薬の副作用に関連したノンコンプライアンス／薬の重篤な副作用の出現**
薬の副作用の観察	薬の副作用を観察する. 子宮収縮抑制薬は，副作用の発生頻度が高いので，妊婦が服薬の必要性を認識しながらも，そのことにより中断することがある. 副作用の程度を評価しながら，作用機序の異なる薬物を併用することでその緩和が図れるので，観察は重要である. ● 子宮収縮抑制薬の第1選択はβ受容体刺激薬が多い. これは子宮収縮抑制薬のなかでも即効性が高いからである. しかし，その作用機序により，動悸，手指振戦などの副作用が高率で発生するため，患者の服薬ノンコンプライアンスを誘発する. ● β受容体刺激薬の経口投与では血中濃度が安定せず，副作用を招きやすい. 必要に応じて血中濃度を一定に保ちやすい静脈投与となる場合があるので，薬物の内服と副作用の出現時間の関係性を観察する. ● β受容体刺激薬の重篤な副作用として肺水腫があるので，妊婦の自覚症状としての

158

呼吸困難，湿性咳嗽の出現，他覚症状としての肺雑音の聴取，肺のX線像の変化に注意する．

- β受容体刺激薬と併用して使用される硫酸マグネシウムの子宮収縮抑制作用は，β受容体刺激薬に比較して遅効性である．しかし，動悸，手指振戦などの副作用が起こらないため，しばしば併用される．
- 硫酸マグネシウムは平滑筋に直接作用するため，呼吸抑制や全身の脱力感などを引き起こす．硫酸マグネシウムの投与時は，呼吸状態の観察や下肢の脱力などによる転倒・転落のリスクに注意する．
- 薬の副作用として便秘もしばしば起こるので，医師と相談のうえ，緩下剤の使用を検討する（便秘は腸管にたまった便による子宮筋への物理的刺激により，子宮収縮を誘発する）．

🔍 **起こりうる看護問題**：薬の副作用が日常生活に及ぼす影響／薬の副作用による重篤な合併症の発生／転倒転落リスク／便秘

安静度の観察	切迫早産の治療の1つである安静は，早産の進行度により，自力でのADLが維持できるものから床上絶対安静までと範囲が広い．安静度により，妊婦のストレスやセルフケア不足の程度も異なる．医師より指示された安静度を把握することが重要である．また，指示された安静が守れない場合は原因を探ることが大切である．さらに，安静度が高い場合は，廃用性の身体機能低下（下肢の筋力低下）などによる転倒・転落のリスクが発生したり，血栓形成による肺血栓塞栓症などの重篤な疾患につながる可能性もあるので注意する． 🔍 **共同問題**：血栓症 🔍 **起こりうる看護問題**：行動制限によるセルフケア不足／行動制限によるストレス／転倒転落リスク
健康管理行動の把握	健康管理行動の1つである食生活や睡眠の習慣，喫煙，飲酒などの生活習慣は妊婦の体調に大きく影響する．不規則な生活習慣は体調の乱れにつながり，そのことにより子宮収縮を発生させることにもなる．また，体調不良時の受診行動も異常の早期発見に関与する因子である． - 治療を困難にする生活習慣を把握する． - 切迫早産の強い自覚症状が出現しているにもかかわらず，受診行動を起こさない妊婦は，早産に関する知識の欠如や経済的問題，社会的役割遂行に対する過度の責任感や家族の無理解など，理由が多岐にわたるので，妊婦の全体像を正確に把握することが重要である． 🔍 **起こりうる看護問題**：健康管理行動に対するノンコンプライアンス
胎児の状態の観察	胎児に先天的な疾患があったり，また，妊婦の産科あるいは産科以外の合併症があると，胎児のウエルネスが低下し子宮の収縮が起こる．胎児の状態の観察により，切迫早産の原因が明らかになる場合もある．一方で，切迫早産の進行が胎児のウエルネス低下を招いていることもあり，その程度によっては，妊娠の中絶（早産）を選択しなければならない場合もある． - 胎児の先天性疾患の有無の情報を収集する．とくに重度の奇形や呼吸・循環器系の異常は，出生後の予後にも大きく影響する． - 胎児ウエルネスの評価は，NST，超音波検査などで行うので，その情報収集をする． - 妊婦が自覚できる胎児ウエルネスは胎動である．胎動の変化を妊婦自身が把握できるように指導し，その評価をする． - 胎児ウエルネスの低下は，妊婦のストレスになるので，その精神状態を把握する． 🔍 **共同問題**：早産 🔍 **起こりうる看護問題**：胎児ウエルネスの低下による早産の可能性／不安

妊娠

9

切迫早産・早産

159

第1章　妊娠期　2．妊娠期の異常とケア

妊婦・家族の心理・社会的側面の把握	**妊婦や家族の心理状態，社会的背景を知ることは，切迫早産の治療に対する理解度や協力体制の把握につながる．また，治療に対するノンコンプライアンスの原因を探ることもできる．** ●早産に対する知識不足は，妊婦・家族の治療に対するノンコンプライアンスの原因となる． ●妊婦の社会的役割遂行に対する過度の責任感は，治療の妨げになる． ●経済的な問題は治療に対するノンコンプライアンスの原因となる． ●妊婦の長期にわたる入院加療は，家族介護者の肉体的・精神的疲労につながり，介護役割の低下につながる． 🔍 **起こりうる看護問題：早産の知識不足／妊婦・家族のストレス／不安**

Step1 アセスメント　Step2 看護問題の明確化　Step3 計画　Step4 実施　Step5 評価

看護問題リスト

RC：早産，血栓症
- #1　子宮収縮に伴う下腹部痛，腰痛などの疼痛および不快感がある(認知−知覚パターン)
- #2　薬の副作用による不快感があり，そのために日常生活に支障をきたしている(活動−運動パターン)
- #3　子宮収縮に伴う疼痛のために睡眠障害がある(睡眠−休息パターン)
- #4　服薬を妊婦自身が調整することにより，効果的な薬理作用が現れない(健康知覚−健康管理パターン)
- #5　薬の副作用による重篤な呼吸・循環不全状態に陥る可能性がある(健康知覚−健康管理パターン)
- #6　安静による下肢の筋力低下がある(健康知覚−健康管理パターン)
- #7　早産に対する不安がある(自己知覚パターン)
- #8　安静による行動制限によってストレスがある(コーピング−ストレス耐性パターン)
- #9　社会的役割が果たせないことに対するストレスがある(コーピング−ストレス耐性パターン)
- #10　治療が長期にわたることにより，家族介護者にストレスがある(コーピング−ストレス耐性パターン)

看護問題の優先度の指針

●第一に早産防止が優先される．妊娠継続のための治療管理が円滑に行われるよう，診療を支援していく．また，治療が状況に適切なものとなるよう，早産の進行状態を観察することも重要となる．一方，早産が回避できない場合，出生後に新生児のウエルネス状態をできる限り良好に保つための準備も必要となる．

●妊婦の身体的苦痛を緩和するとともに，治療効果を上げるために心理的・社会的状況を把握し，安寧な治療環境を整えることも大切である．優先度は，早産の進行に関わる因子に大きく関与する．

Step1 アセスメント　Step2 看護問題の明確化　Step3 計画　Step4 実施　Step5 評価

共同問題	看護目標(看護成果)
RC：早産	〈**長期目標**〉治療効果が上がり，正期産まで妊娠が継続できる 〈**短期目標**〉1)子宮収縮を抑制する．2)早産した場合の新生児の状態を良好に保つための準備ができる．3)妊婦・家族が早産防止の治療管理について理解し，治療に参加できるように援助する

看護計画	介入のポイントと根拠
OP 経過観察項目 ●妊娠週数：症状の出現した時点の妊娠週数を把	➡ **根拠** 妊娠週数により，出生した場合の新生児の

握する
- 子宮頸管長：医師による超音波検査の情報を常に把握し，変化をみる
- 子宮口の開大度：医師の内診による情報を把握し，変化をみる
- 不正性器出血：出血量などを常にチェックする
- NST：子宮収縮の間隔・強さをみる
- 母体の状態：妊娠高血圧症候群や絨毛膜羊膜炎はないか

危険度が異なる
⇨早産が進行すると子宮頸管長の短縮化が起こる

⇨早産が進行すると子宮口が開大してくる

⇨ 根拠 子宮口が開大し，卵膜の剝離が起こると出血がみられる
⇨ 根拠 切迫早産が進行すると，間隔が短くなり強さも増す
⇨ 根拠 胎児の肺の成熟を促す副腎皮質ホルモン製剤（ステロイド）は高血圧の悪化や感染徴候の非顕性化を招くため，母体の状態によっては投与できない場合がある

TP 看護治療項目
- 医師の指示による子宮収縮抑制薬を正確に投与する

- 早産が避けられない場合に，胎児が胎外生活にできるだけ適応するための処置を介助する

- 安静が保てる環境を整える

⇨ β 受容体刺激薬や硫酸マグネシウムを静脈内投与する場合は，輸液ポンプやシリンジポンプなどを使用して正確に投与する 根拠 これらの薬物は過剰投与による重篤な副作用があるので，正確に行うため必ず精密持続点滴装置を使用する
⇨胎児の肺の成熟を促すための副腎皮質ホルモン製剤投与を医師の指示により行う．投与後 48 時間は妊娠を維持できるように努める 根拠 副腎皮質ホルモン製剤は投与後 48 時間経過しないと効果を得られないといわれる
⇨光，音，空調（室温）などを妊婦の好みに合わせる 根拠 療養環境を整えることで心身のストレスを緩和する

EP 患者教育項目
- 妊婦・家族に早産の治療について説明する

- 副腎皮質ホルモン製剤投与のメリット，デメリットについて妊婦と家族に説明する

⇨治療内容とその必要性を理解できるまでわかりやすく説明する 根拠 治療の理解は，妊婦・家族の治療への積極的参加を促す
⇨説明内容に対する理解度をチェックする 根拠 妊婦と家族に正確な説明をすることで治療に対する納得と同意を得る

共同問題	看護目標（看護成果）
RC：血栓症	〈長期目標〉下肢に血栓ができない 〈短期目標〉1）血栓形成のリスクを理解して対処する．2）血栓防止のための下肢運動が安全にできるように援助する

看護計画	介入のポイントと根拠
OP 経過観察項目 - 妊娠週数：症状の出現した時点の妊娠週数を把握する - 血栓形成を疑う所見：下肢痛，浮腫，冷感などの有無を常に把握し，変化をみる	⇨ 根拠 妊娠週数により安静の期間が異なり，安静の期間が長いほど血栓形成のリスクが高まる ⇨ 根拠 血栓症を疑わせる症状を観察することによって，血栓症の発生を察知し，迅速な治療介入ができる

妊娠

9

切迫早産・早産

161

第1章　妊娠期　　2. 妊娠期の異常とケア

TP　看護治療項目	
●血栓形成防止のための下肢マッサージや運動を援助する	⮕子宮収縮に影響を及ぼさないように注意して行う　根拠 下肢運動，とくに下肢の挙上は，腹部の筋肉に影響を及ぼす
EP　患者教育項目	
●下肢運動の指導	⮕指示された安静度の範囲で行える内容を指導する　根拠 子宮収縮に影響しないようにする
●運動の必要性について説明する	⮕理解度を確認しながら行う　根拠 必要性を理解することで自主的に行える

1　看護問題　　看護診断　　看護目標（看護成果）

看護問題	看護診断	看護目標（看護成果）
#1 子宮収縮に伴う下腹部痛，腰痛などの疼痛および不快感がある	**急性疼痛** **関連因子**：生物学的損傷要因，身体損傷要因 **診断指標** □生理学的反応の変化 □標準疼痛スケールによる痛みの程度の自己報告 □標準疼痛ツールによる痛みの性質の自己報告 □痛みの顔貌 □痛みを和らげる体位調整 □防御行動	〈**長期目標**〉身体的苦痛，不快感をコントロールし，妊娠の継続を維持して正期産となる 〈**短期目標**〉1) 子宮収縮を抑制し，随伴症状である下腹部痛，腰痛が緩和する．2) 身体的疼痛，不快感を正確に伝えることができる

看護計画　　介入のポイントと根拠

看護計画	介入のポイントと根拠
OP　経過観察項目	
●下腹部痛，腰痛の程度，出現頻度の状況：症状の強さ，出現頻度の変化をみる	⮕根拠 症状の増強は，切迫早産が進行していることを示す．また，子宮収縮抑制薬の用量調整の目安になる
TP　看護治療項目	
●疼痛を緩和させるための体位を工夫する	⮕妊婦の好む体位を工夫する．シムス位やセミファウラー位などが多く好まれる　根拠 シムス位やセミファウラー位は，腹部の緊張を和らげるのでリラックスしやすく，疼痛緩和につながることが多い
●腰部の温罨法，マッサージなどをする	⮕妊婦の希望に応じて行う　根拠 腰部の筋肉の緊張を和らげ，血行をよくし，腰痛緩和につながる
●医師の指示により，子宮収縮抑制薬を調整する	⮕下腹部痛・腰痛の緩和状況を観察しながら行う．妊婦の状態に応じた効果的な用量が投与されるようにする．また，子宮収縮抑制薬には動悸，手指のふるえ，熱感などの副作用があるので，その出現にも注意しながら調整する．薬物は必ず輸液ポンプを使用して正確に投与する
●医師の指示により，鎮痛薬*を正確に投与する 　*インドメタシンは，胎児の動脈管を閉鎖させる作用があるので，妊娠32週以降は投与しないよう注意する	⮕根拠 鎮痛薬により子宮筋の緊張が緩和される．鎮痛薬が胎児に与える影響を考慮して，その必要性が不可欠な場合に使用される
EP　患者教育項目	
●子宮収縮を緩和させるための安静指導を行う	⮕安静の必要性を認識させる　根拠 安静により子

	宮筋の緊張が軽減される
●安楽な体位を指導する	➲疼痛を緩和する方法を実践できるように指導する 根拠 子宮筋の緊張を軽減したり，筋の疲労を緩和させる
●疼痛の程度や部位を自分で表現できるように指導する	➲表現方法を指導する 根拠 苦痛を正しく伝えることで，適切な対処行動が受けられる

2

看護問題	看護診断	看護目標(看護成果)
#2 薬の副作用による不快感があり，そのために日常生活に支障をきたしている	**活動耐性低下** **関連因子**：不動状態 **診断指標** □活動時の異常な心拍反応 □労作時の不快感 □労作時呼吸困難	**〈長期目標〉** 薬の副作用が軽減され，日常生活に支障がない **〈短期目標〉** 1)子宮収縮抑制作用が効果的に現れる最少の用量をコントロールする．2)セルフケア不足を明確にし，援助を受けることによって日常生活が支障なく送れる．3)副作用を知ることで不安を軽減する

看護計画	介入のポイントと根拠
OP 経過観察項目	
●副作用の症状と程度：内服時間，症状の強さ，出現時期に注意する	➲ 根拠 副作用の程度によって薬用量が調整される．また，経口投与で副作用が強い場合は，投与方法の変更を指示される場合がある
●セルフケア不足：不足しているセルフケアの内容を明確にする	➲ 根拠 セルフケア不足項目を明確にすることにより，援助内容を明らかにできる
TP 看護治療項目	
●副作用による苦痛を緩和させるための体位を工夫する	➲起座位やセミファウラー位が好まれる 根拠 横隔膜が下がることによって胸腔内圧が下がり，呼吸が楽になる
●セルフケア不足への援助を行う	➲妊婦のニーズに適した日常生活の援助を行う 根拠 適切な援助により，日常生活を円滑に送ることができる
EP 患者教育項目	
●薬の副作用について指導する	➲出現しやすい副作用や，すぐに報告すべき副作用について指導する 根拠 副作用の正しい知識を得ることによって不安が軽減され，必要以上にセルフケア不足を起こさない

3

看護問題	看護診断	看護目標(看護成果)
#3 子宮収縮に伴う疼痛のために睡眠障害がある	**睡眠剥奪** **関連因子**：長期にわたる不快感 **診断指標** □全身倦怠感 □消耗性疲労 □嗜眠傾向	**〈長期目標〉** 良好な睡眠が獲得でき，心身の不快感がない **〈短期目標〉** 1)睡眠を障害している子宮収縮が抑制される．2)自己の不快感を正しく表現して，睡眠獲得のための適切な介入が受けられる

看護計画	介入のポイントと根拠
OP 経過観察項目	
●下腹部痛，腰痛の程度：疼痛緩和の可否	➲ 根拠 睡眠障害の原因となっている疼痛の程度を

第1章　妊娠期　　2. 妊娠期の異常とケア

● 睡眠障害に伴う身体の不快感の内容と程度：不快感の変化を知る

把握することで睡眠障害の状況を把握する
⮕ 根拠 睡眠状態の悪化を知ることができる

● 睡眠の状態：睡眠状態の変化を知る

⮕ 根拠 睡眠の変化に対する適切な介入ができるようにする

TP 看護治療項目

● 睡眠環境を整える

⮕ 妊婦の好む環境を整える　 根拠 疼痛以外の睡眠を障害する因子を除く

● 医師の指示による睡眠薬を投与する

⮕ 睡眠薬の投与のタイミングを妊婦と相談する 根拠 妊婦の睡眠パターンに適した投与方法を選択し，睡眠効果を上げる
⮕ 睡眠薬が胎児に与える影響を考慮して，その必要性が不可欠な場合に使用される

EP 患者教育項目

● 睡眠障害の程度や伴う不快感を自分で表現できるように指導する

⮕ 表現方法を指導する　 根拠 不快感を正しく伝えることで，適切な対処行動が起こせる

---

4 看護問題	看護診断	看護目標（看護成果）
#4 服薬を妊婦自身で調整することにより，効果的な薬理作用が現れない	**ノンコンプライアンス** **関連因子**：医療提供者の指導能力の不足，治療の強さ（激しさ），治療計画についての知識不足 **診断指標** □症状の増悪 □期待するアウトカムに到達できない	〈**長期目標**〉正しい服薬行動ができる 〈**短期目標**〉1) 早産の治療について理解できる．2) 服薬による不快感を表現でき，適切な介入を受けられる．3) 服薬ノンコンプライアンスの理由を述べられる

看護計画	介入のポイントと根拠

OP 経過観察項目

● 切迫早産の症状：子宮収縮の改善が認められるかを把握する

⮕ 根拠 子宮収縮抑制薬を内服しているにもかかわらず，全く効果がない場合は，自己判断で内服を中断している可能性がある

● 早産に対する知識：早産による低出生体重児出生のリスクを認識しているかを把握する

⮕ 根拠 間違った情報により，早産に対する正しい知識がもてないと治療の必要性を認識できない

TP 看護治療項目

● 副作用の緩和を図る

⮕ 起こっている副作用を明確にし，その緩和を図る 根拠 自己判断による内服の中断が副作用に対する苦痛からきている場合がある

● 服薬が守られない理由を述べられるように支援する

⮕ プライバシーを保護できる環境にする 根拠 周囲に気兼ねなく理由を述べることができる

EP 患者教育項目

● 内服の必要性について指導する

⮕ 早産の治療における内服の重要性を説明する 根拠 間違った情報により，早産に対する正しい知識がもてないと，治療の必要性を認識できないため，自己判断で内服を中断している場合がある

164

5 看護問題	看護診断	看護目標（看護成果）
#5 薬の副作用による重篤な呼吸・循環不全状態に陥る可能性がある	**中毒リスク状態** **危険因子**：中毒への安全予防策が不十分	〈**長期目標**〉重篤な薬の副作用を起こさない 〈**短期目標**〉1)子宮収縮抑制作用が効果的に現れる最少の用量をコントロールする．2)薬の副作用を理解し，自分の身体的変化を把握できる．3)身体的異常を正確に把握し，異常時はすぐに報告できる

妊娠

9

切迫早産・早産

看護計画	介入のポイントと根拠
OP 経過観察項目 ●呼吸・循環状態：呼吸困難，酸素化の低下に注意する ●体重の変化，水分出納：急激な体重増加に注意する	➡ 根拠 β受容体刺激薬は肺水腫，硫酸マグネシウムは呼吸抑制の重篤な副作用を起こす場合がある ➡ 根拠 体重増加は体内の水分貯留を示唆し，潜在的な変化に注意する
TP 看護治療項目 ●子宮収縮抑制薬を医師の指示どおり正確に投与する ●解毒薬を準備しておく ●体位を工夫する 	➡ 輸液ポンプ・シリンジポンプなどの精密持続点滴装置を使用する 根拠 微量で薬理効果に変化が起こるので，安全のために精密持続点滴装置を使用する ➡ 硫酸マグネシウムに対する解毒薬としてグルコン酸カルシウムを準備する 根拠 グルコン酸カルシウムは，硫酸マグネシウムの拮抗薬である ➡ シムス位やセミファウラー位などをとらせる 根拠 心臓に負担をかけない体位である
EP 患者教育項目 ●重篤な副作用について指導する	➡ 呼吸困難感が増強したらすぐに知らせるよう指導する 根拠 呼吸・循環不全で妊婦が自覚する最も重要な指標である

6 看護問題	看護診断	看護目標（看護成果）
#6 安静による下肢の筋力低下がある	**転倒転落リスク状態** **危険因子**：下肢筋力の低下	〈**長期目標**〉転倒・転落しない 〈**短期目標**〉1)転倒・転落のリスクを理解する．2)下肢の筋力低下防止のための運動が安全にできる

看護計画	介入のポイントと根拠
OP 経過観察項目 ●妊娠週数：症状の出現した時点の妊娠週数を把握する ●安静度：安静の内容を把握する ●下肢の筋力の程度：筋力低下の変化を把握する	➡ 根拠 妊娠週数により，安静の期間が異なる．安静の期間が長いほど，筋力低下のリスクが高まる ➡ 根拠 下肢の筋力低下の影響を知ることができる ➡ 根拠 転倒・転落のリスクの変化を知ることができる
TP 看護治療項目 ●療養環境を整える ●下肢筋力を維持するためのマッサージや運動を援助する	➡ ベッド周辺を整理する 根拠 転倒・転落の要因となるものを除去する ➡ 子宮収縮に影響を及ぼさないように注意する 根拠 下肢運動，とくに下肢の挙上は腹部の筋肉に

165

第1章　妊娠期　　2. 妊娠期の異常とケア

		影響を及ぼす
EP 患者教育項目		
●歩行時は転倒・転落に注意するように指導する		➡歩行する場合の注意事項について指導する 根拠 妊婦自身で転倒・転落防止を図る
●下肢運動の指導		➡安静度の範囲内で行える内容を指導する 根拠 子宮収縮に影響しないようにする
●運動の必要性について説明する		➡理解度を確認しながら行う 根拠 必要性を理解することで自主的に行える

7 看護問題	看護診断	看護目標（看護成果）
#7 早産に対する不安がある	**不安** **関連因子**：人生の目標に対する矛盾，満たされていないニーズ **診断指標** □苦悩 □心配する □不確かさ	〈長期目標〉不安が緩和する 〈短期目標〉1)不安の内容を表現できる. 2)早産の正しい知識を得る

看護計画	介入のポイントと根拠
OP 経過観察項目 ●妊娠週数：症状の出現した時点の妊娠週数を把握する ●不安の内容：具体的に把握する	➡根拠 妊娠週数により，出生した新生児の危険度が異なり，不安の程度に影響する ➡根拠 不安の内容や変化に適した介入をすることができる
TP 看護治療項目 ●不安を緩和するために，行われる治療や早産の進行状況について説明する	➡妊婦が理解できる内容とする 根拠 知識を得ることで不要な不安をもたない
EP 患者教育項目 ●不安の内容を自分で表現できるように指導する ●早産に対する正しい知識を指導する	➡表現方法を指導する 根拠 不安を正しく伝えることで，適切な対処行動が起こせる ➡早産に対する理解度を確認しながら行う 根拠 不要な不安が除去される

8 看護問題	看護診断	看護目標（看護成果）
#8 安静による行動制限によってストレスがある	**非効果的コーピング** **関連因子**：ストレッサーに備える十分な機会がない **診断指標** □基本的ニーズを満たせない	〈長期目標〉行動制限に対するストレスコーピングができる 〈短期目標〉1)ストレスを感じていることを表現できる. 2)早産の正しい知識を得る. 3)自己の状況を理解できる

看護計画	介入のポイントと根拠
OP 経過観察項目 ●妊娠週数：症状の出現した時点の妊娠週数を把握する ●安静度：行動制限の内容を把握する	➡根拠 正期産までの治療期間は，ストレスと関連する ➡根拠 行動制限の程度によって，妊婦のストレスが異なる

妊娠

9

切迫早産・早産

● ストレスの内容：ストレスの変化を把握する

➡ 根拠 ストレスの内容を知ることで，適切な介入ができる

TP 看護治療項目
● 制限されている日常生活行動に対して援助する

➡ 援助内容を明らかにする　根拠 適切な援助をすることで，ストレスを緩和する

EP 患者教育項目
● ストレスの内容を自分で表現できるように指導する
● 早産に対する正しい知識を指導する

➡ 表現方法を指導する　根拠 ストレスを正しく伝えることで，適切な対処行動が起こせる
➡ 早産に対する理解度を確認しながら行う　根拠 早産の正しい知識を得ることで，安静（治療）への理解が高まる

9 看護問題	看護診断	看護目標（看護成果）
#9 社会的役割が果たせないことに対するストレスがある	**非効果的コーピング** **関連因子**：コーピング方略におけるジェンダー差異（社会的性役割の違い） **診断指標** □基本的ニーズを満たせない □役割期待に応えられない	〈長期目標〉自己の現在の役割を認識し，ストレスコーピングができる 〈短期目標〉1）ストレスの内容を表現できる．2）早産の正しい知識を得る．3）自己の状況を理解できる

看護計画	介入のポイントと根拠
OP 経過観察項目 ● 妊娠週数：症状の出現した時点の妊娠週数を把握する ● 社会的役割：役割における責任の重要性を知る	➡ 根拠 正期産までの治療期間は，ストレスと関連する ➡ 根拠 責任の重要性はストレスの大きさと関連する
TP 看護治療項目 ● ストレスの内容を把握する ● 家族・周囲の人々に妊婦のストレスを伝えて，緩和するための協力が得られるように援助する	➡ アドバイスできる内容を把握する　根拠 適切なアドバイスによって不要なストレスを除去する．また，傾聴することで，妊婦自身のコーピングを図る ➡ 家族・周囲の人々の早産の治療に対する理解度を知る　根拠 妊婦の周囲の人々の疾患に対する理解は，妊婦のストレスと関連が深い
EP 患者教育項目 ● 妊婦・家族に早産に対する正しい知識を指導する	➡ 妊婦・家族の早産に対する理解度を確認しながら行う　根拠 正しい知識を得ることで，妊婦が，いま果たすべき役割について認識できる

10 看護問題	看護診断	看護目標（看護成果）
#10 治療が長期にわたることにより，家族介護者にストレスがある	**介護者役割緊張リスク状態** **危険因子**：被介護者の病気の重症度，介護に不慣れ，ストレッサー，予測できない病気の経過	〈長期目標〉ストレスが緩和し，介護者役割を遂行できる 〈短期目標〉1）早産の正しい知識を得る．2）妊婦の状況を正しく理解する．3）ストレスの内容を表出し，役割サポートを受けられる

167

第1章　妊娠期　2. 妊娠期の異常とケア

看護計画	介入のポイントと根拠
OP 経過観察項目 ●妊娠週数：症状の出現した時点の妊娠週数を把握する ●妊婦の社会的役割：役割における責任の重要性を知る	➡ **根拠** 正期産までの治療期間は，家族介護者のストレスと関連する ➡ **根拠** 妊婦の責任の重要性は，その代わりを担う家族のストレスと関連する
TP 看護治療項目 ●家族ストレスの内容を把握する	➡アドバイスできる内容を把握する　**根拠** 適切なアドバイスによって不要なストレスを除去する．また，傾聴することで，家族のコーピングを図る
EP 患者教育項目 ●利用できる社会資源の情報を指導する	➡家族の必要としている社会資源を把握する **根拠** 社会資源の活用によって介護者の負担が軽減する

Step1 アセスメント ▸ **Step2 看護問題の明確化** ▸ **Step3 計画** ▸ **Step4 実施** ▸ **Step5 評価**

病期・病態・重症度に応じたケアのポイント

【初期】切迫早産の初期は，自宅での安静と子宮収縮抑制薬の内服によって治療・管理が行われる．妊婦には，安静と服薬の必要性が理解できるように指導する．また，起こりうる薬の副作用について説明し，不安を軽減し正確な服薬行動ができるようにする．家族介護者にも治療の必要性について説明し，自宅での治療環境が整えられるように支援する．

【進行期】切迫早産が進行すると治療は入院管理となる．入院管理においても治療の基本は，安静と子宮収縮抑制薬の投与である．安静度は早産の進行度によって決められるので，妊婦には指示された安静を守るように説明し，行動制限によるセルフケア不足とストレス緩和への援助をする．また，子宮収縮抑制薬の正確な投与と副作用の管理を行う．胎児のウエルネス低下にも注意し，異常時の対処行動がすぐできるようにする．妊婦・家族の心理・社会的側面の把握を行い，入院治療が効果的に行われるように支援する．

看護活動(看護介入)のポイント

診察・治療の介助
●切迫早産の他覚的評価のための超音波検査，内診，NST の介助を行う．
●子宮収縮抑制薬の正確な投与を医師の指示どおりに行う．
●早産の進行度の観察を行い，医師に情報提供を行う(早産の進行の早期発見)．
●妊婦に薬理作用(子宮収縮の抑制作用，副作用)について説明し，服薬指導をする．
●治療の効果がみられるかどうか観察する．
●薬の副作用の観察を行い，医師に情報を提供する(異常の早期発見)．
●治療によって誘発される二次的な問題に対する援助を行う(下肢筋力の低下，血栓形成リスクなど)．
疼痛緩和の援助
●疼痛緩和のための体位の工夫やマッサージなどを行う．
●医師の指示により鎮痛薬が投与される場合は正確に行う．
セルフケアの援助
●セルフケア不足を評価する．
●セルフケア不足がある場合は，その援助を行う．
妊婦・家族の心理・社会的問題への援助
●切迫早産について正しい知識を提供し，治療への参加を促す．
●切迫早産に対する妊婦・家族の不安を解消するように援助する．
●家族の介護ストレスを緩和するための社会資源の情報を提供する．

退院指導・療養指導

● 退院後も妊娠満期(妊娠39週～41週未満)になるまでは，自宅で安静が保てるように妊婦・家族を指導する.
● 子宮収縮抑制薬の服用を継続する場合には，正しい服薬ができるように指導する.
● 早産徴候が増強した場合には，すぐに受診するように指導する.
● 定期的な妊婦健診の受診を遵守するように指導する.

Step1 アセスメント	Step2 看護問題の明確化	Step3 計画	Step4 実施	Step5 評価

評価のポイント

看護目標に対する達成度

● 疼痛が緩和され，日常生活に支障が生じなかったか.
● 疼痛が緩和され，良好な睡眠がとれたか.
● 薬の副作用を理解し，正しく内服でき，子宮収縮を抑制できたか.
● 転倒せずに日常生活が送れたか.
● 早産の徴候が緩和され，満期まで妊娠が継続できたか.
● 妊婦の不安やストレスが緩和し，安寧な心理状態を保てたか.
● 家族の不安やストレスが緩和し，介護者役割が果たせたか.

第1章　妊娠期　　2. 妊娠期の異常とケア

切迫早産における妊婦の病態関連図と看護問題

病因・増悪因子

子宮増大障害因子

母体因子
機能的問題：子宮頸管無力症
器質的問題：子宮奇形・子宮筋腫

子宮の過伸展

胎児因子
多胎妊娠
胎児付属物因子
羊水過多症

妊娠継続障害因子

母体因子
母体基礎疾患
心疾患，腎疾患，自己免疫疾患
胎児因子
胎児奇形など
胎児付属物因子
前期破水，絨毛膜羊膜炎

原因不明

左記の病因が全く認められないものも約50%あるといわれる

病態

妊娠による子宮筋の生理的伸展に対する物理的障害

子宮内容量の生理的範囲を超えたことによる子宮筋への物理的刺激

子宮内圧の低下や炎症による子宮筋への直接刺激

母児のウエルネス低下による妊娠維持機能の低下

症状

子宮筋の収縮
・腹部緊満感
・下腹部痛
・腰痛
・前陣痛(不規則な子宮収縮)
・陣痛(規則的子宮収縮)

#1 急性疼痛
#3 睡眠剝奪

子宮頸管開大へ作用

RC：早産
#7 不安

不正性器出血
(子宮頸管開大による卵膜剝離)
・粘液混じりの出血

#感染リスク状態
#不安

診断・検査

問診，診察(外診，内診，クスコー診)
・子宮収縮の開始時期・程度
・内診，クスコー診による子宮口開大の程度

分娩監視装置による他覚的子宮収縮の評価
・超音波検査：子宮頸管短縮の有無と程度

血液検査
・血液一般検査，CRP検査
子宮頸管粘液検査
・子宮頸管中顆粒球エラスターゼ検査

治療・看護

安静

RC：血栓症
#6 転倒転落リスク状態
#8，9 非効果的コーピング
#セルフケア不足

薬物療法

子宮収縮抑制薬

抗菌薬

#2 活動耐性低下
#4 ノンコンプライアンス
#5 中毒リスク状態

外科的治療

子宮頸管縫縮術
子宮筋腫核出術

#感染リスク状態
#不安

#10 介護者役割緊張リスク状態

170

Ⓑ 早産における褥婦の看護

永澤　規子

妊娠

9

切迫早産・早産

看護過程のフローチャート

観察項目 （OP）	看護問題 （看護診断）	看護目標 （看護成果）	看護活動 （看護介入）

病因
子宮の器質的・機能的問題
子宮の過伸展要因（多胎妊娠，羊水過多症）
母体合併症（産科・産科以外）
胎児異常
胎児付属物異常

#病因による切迫早産の進行

OP 経過観察項目
母体の病因の悪化症状
随伴症状
母乳分泌
感染徴候
褥婦・家族の不安

#子宮復古による後陣痛や創部の存在による疼痛がある

身体的苦痛が軽快・消失する

RC：貧血

出血による貧血が起こらない

#早産後の身体損傷による感染の可能性がある

感染が起こらない

身体的問題
●症状
後陣痛
創部痛（会陰切開・会陰裂傷，帝王切開創）
悪露
●随伴症状
貧血症状
●乳汁分泌

#児が未熟で乳房の吸啜ができないことにより母乳栄養が効果的に行えない

母乳栄養が効果的に行える

TP 看護治療項目
疼痛・不快感の緩和

異常時の早期対処

感染防止への援助

●薬の効果
・子宮収縮
・感染防止
●薬の副作用
・下腹部痛，腰痛
・喘息発作
・血圧の上昇

#薬の副作用による身体の不快感のために日常生活に支障がある

薬の副作用が緩和される

セルフケア不足への援助

#服薬を妊婦自身が調整することにより，効果的な薬理作用が現れない

正しい服薬行動により，子宮復古不全，感染が起こらない

褥婦・家族のストレスコーピングを促すための援助

#薬の作用に関連した血圧上昇，喘息発作を起こす可能性がある

重篤な副作用を早期に発見し，対処できる

早産に対する自己否定の感情が起こらない

心理・社会的問題
早産に対する心理状態
児の予後に対する不安

#早産に対する自己否定の感情をもつ可能性がある

児の予後に対する不安を表現でき，適切な対処を受けることができる

EP 患者教育項目
服薬指導

退院後の生活指導

#児の予後に対する不安がある

171

第1章　妊娠期　　2. 妊娠期の異常とケア

基本的な考え方

- 早産後の子宮復古促進や分娩による身体的損傷治癒への援助を行い，身体機能が順調に回復する過程を援助する.
- 早産した児に母乳が十分に与えられるように乳汁分泌を促すためのケアを行う.
- 早産したことに対する自己否定の感情や悲嘆，不安などが緩和するように，心理・社会的状況を把握して受容過程を支援していくことが必要となる.

Step1 アセスメント	Step2 看護問題の明確化	Step3 計画	Step4 実施	Step5 評価

情報収集	アセスメントの視点と根拠・起こりうる看護問題
全身状態の把握	早産の原因となった母体疾患がないかを把握する. 合併した疾患があれば，早産後に悪化していないかを把握することで，退院後の生活指導や今後の妊娠についてのケアの方向性を示すことができる. また，褥婦・家族の心理状態や社会的背景も把握し，早産によってかかえるストレスの程度を評価し，そのコーピングを促すための介入方法を選択する. ● 早産の原因となりうる全身性の疾患や婦人科疾患・産科合併症を把握する. ※全身状態の具体的な把握については以後の項目に詳細を記載. 🔍 共同問題：貧血 🔍 起こりうる看護問題：身体的侵襲が日常生活に及ぼす影響／早産後の身体回復の遅延／不安／悲嘆
身体的苦痛の観察	早産によって生じた会陰切開や会陰裂傷がある場合には，その創部痛の程度を把握し，がまんできるかどうかを評価する. また，子宮収縮に伴う後陣痛についてもその程度や出現状況を把握する. 🔍 共同問題：貧血 🔍 起こりうる看護問題：身体的苦痛が日常生活に及ぼす影響／感染のリスク／不安／睡眠障害 **会陰切開・会陰裂傷に伴う創部痛** ● 早産では，胎児そのものは正期産に比較して小さいが，胎児の分娩ストレスに対する耐性能力が低いために，胎児娩出をよりスムーズに行う必要がある. そのために，しばしば会陰切開が行われる. また一方で，胎児が小さいために急速遂娩することによる腟や会陰の裂傷が起こる場合もある. ● 時間の経過とともに創部痛が緩和されるかどうかは，鎮痛薬を使用する目安となる. ● 創部痛は時間の経過とともに回復してくるが，一度軽快した痛みが再燃してくる場合は感染が起こっている可能性がある. 🔍 起こりうる看護問題：創部の存在による疼痛が日常生活に及ぼす影響／感染のリスク／不安 **後陣痛** ● 子宮収縮に伴う後陣痛は生理的な反応であるが，がまんできないほどの痛みとなり，セルフケア不足を生じる場合もある. ● 後陣痛は，経産婦のほうが強くなる傾向にある. ● 強い後陣痛が持続する場合は，子宮内に胎盤や卵膜が残存している場合がある. ● 一度軽快した後陣痛が再燃する場合は，感染が起こっている可能性がある. ● 産後の身体機能回復のために子宮収縮薬を服薬している場合には，服薬時間と後陣痛の関係性を評価する. 🔍 起こりうる看護問題：後陣痛が日常生活に及ぼす影響／感染のリスク／不安

乳汁分泌状態の観察	早産では，妊娠経過に伴う乳腺の発達が十分ではない状態で出産に至ってしまうため，乳汁分泌不足となる場合がある．この傾向は妊娠週数が短いほど強い．また，児の吸啜による乳頭刺激ができない場合が多いので，それによる分泌不足も招きやすい． ●産褥2～3日頃に乳房の血液量が増加し，リンパ液がたまってしまうことにより，乳房うっ積を起こす．この時期は乳房緊満感が強いが乳汁分泌はそれほどでない． ●分泌される乳汁の性状は産褥経過によって初乳～移行乳～成熟乳と変化する． ●分泌期に入ると乳房緊満感と分泌量は比例する． ●搾乳量は搾乳手技によって影響されるので，実際の分泌量と異なる場合がある． 🔍 起こりうる看護問題：乳汁分泌不足／不安
薬の効果の観察	子宮収縮薬の薬理効果を確認する．子宮収縮の評価は悪露の減少や子宮の硬度，子宮底の高さによって評価される．また，分娩による身体損傷のため創部の感染防止目的で抗菌薬が投与される．その効果として感染徴候がないかを評価する． ●子宮復古不全がみられるときは，子宮内容が残存している場合がある． ●子宮復古不全や感染徴候がみられるときは，褥婦が自己判断で内服を中断している場合がある． 🔍 起こりうる看護問題：服薬行動のノンコンプライアンス
薬の副作用の観察	薬の副作用を観察する．副作用の強さは褥婦の服薬行動ノンコンプライアンスに影響する． ●妊娠週数が後期に近い早産や経産婦の場合は，子宮収縮による下腹部痛が強い傾向にある． ●子宮収縮薬は血管や気管支の収縮作用があるので，高血圧や喘息の既往のある褥婦に投与する場合は，血圧の変化や呼吸状態に注意する． ●抗菌薬は胃粘膜を荒らし，悪心・嘔吐を起こす場合がある． 🔍 起こりうる看護問題：副作用が日常生活に及ぼす影響／不安
褥婦・家族の心理・社会的側面の把握	早産が及ぼすストレスは褥婦や家族の心理・社会的状況に大きく影響される．褥婦・家族がストレスコーピングをしていく過程において，心理・社会的背景の情報は，適切な介入方法を選択するのに有効である． ●褥婦の妊娠・分娩歴・挙児の存在はストレスの強さやそのコーピング過程に影響する． ●家族の理解は褥婦のストレスやそのコーピング過程に影響する． 🔍 起こりうる看護問題：自尊感情の低下／不安／睡眠障害

Step1 アセスメント　Step2 看護問題の明確化　Step3 計画　Step4 実施　Step5 評価

看護問題リスト

RC：貧血
- #1　子宮復古による後陣痛や創部の存在による疼痛がある（認知-知覚パターン）
- #2　早産後の身体損傷による感染の可能性がある（栄養-代謝パターン）
- #3　児が未熟で乳房に吸啜ができないことにより母乳栄養が効果的に行えない（栄養-代謝パターン）
- #4　薬の副作用による身体の不快感のため日常生活に支障がある（活動-運動パターン）
- #5　服薬を妊婦自身が調整することにより，効果的な薬理作用が現れない（健康知覚-健康管理パターン）
- #6　薬の作用に関連した血圧上昇，喘息発作を起こす可能性がある（健康知覚-健康管理パターン）
- #7　早産に対する自己否定の感情をもつ可能性がある（自己知覚パターン）
- #8　児の予後に対する不安がある（自己知覚パターン）

173

第1章　妊娠期　　2. 妊娠期の異常とケア

看護問題の優先度の指針

● 早産した妊娠週数により母親の身体機能の回復や児の予後に差があるため，褥婦や児の状況に応じた
ケアを提供する．妊娠早期の早産では，母親の身体的機能回復は比較的早いが，児の予後は悪い傾向
にあり，身体面よりも精神的ケアに重点がおかれることが多い．一方で，妊娠後期になるほどその経
過は正期産の出産に近いものとなり，身体機能の回復に重点が移行してくる傾向にある．しかし，い
ずれの場合も褥婦が早産してしまったという事実に自己の否定的な感情をもつことが多いので，褥婦
や家族の心理・社会的状況を把握して，適切なケアを行っていくことが求められる．さらには，早産
した児に最も効果的な栄養供給を行うことができるように，乳房管理も重要なケアとなってくる．

| Step1 アセスメント | Step2 看護問題の明確化 | Step3 計画 | Step4 実施 | Step5 評価 |

共同問題	看護目標（看護成果）
RC：貧血	〈**長期目標**〉貧血を起こさない 〈**短期目標**〉1）出血量を最小限にする．2）出血に よる循環動態の変化を起こさない．3）身体的疼 痛，不快感の程度を把握する

看護計画	介入のポイントと根拠

OP 経過観察項目

● 出血量：正確に量を把握する．また，その変化
をみる

● バイタルサイン：変化をみる
● 意識状態：変化をみる
● 子宮復古状態：変化をみる

● 子宮内の胎盤・卵膜の残存の状態：分娩直後の
胎盤・卵膜の検査結果を把握する
● 早産に至った原因：血液凝固系に異常を起こす
病態がなかったかを把握する

TP 看護治療項目

● 医師による止血処置の介助を迅速に行う
● 医師の指示による薬物投与の介助を正確に行う

● 緊張をほぐすための呼吸法を指導する

● 処置の説明を行うことで不安を緩和する

➲ 根拠 出血量が多いと貧血となる場合がある．急
激な大量出血は，ショック状態を起こす
➲ 根拠 急激な出血は血圧低下と頻脈を起こす
➲ 根拠 急激な出血は意識低下を起こす
➲ 根拠 子宮復古不全は悪露が減少しない原因とな
る
➲ 根拠 胎盤・卵膜の残存は，子宮復古不全を引き
起こす
➲ 根拠 胎盤早期剝離や HELLP 症候群など，血液
凝固能に異常を起こす病態が早産の原因として存
在した場合，DIC を合併し，出血を増強させる

➲ 根拠 止血処置は緊急性がある場合が多い
➲ 根拠 止血目的で使用される子宮収縮薬は血管や
気管支を収縮させるので，高血圧や喘息の既往の
ある褥婦はとくに注意する
➲ 出血に伴う循環動態の変化を防ぐための補液
は，急激に行うと心不全を招く場合もあるので，
指示された注入速度で正確に行う
➲ 循環動態改善のために使用されるカテコールア
ミン系の薬物は，微量で薬理効果が現れるので，
輸液ポンプやシリンジポンプを使用する
➲ 褥婦の理解度を把握しながら行う　根拠 リラッ
クスさせることで，筋肉の緊張をほぐし，処置の
体位をとりやすくしたり，処置そのものを行いや
すくする
➲ 褥婦の理解度を把握しながら行う　根拠 行われ
る処置を理解することで，不要な不安が除去され
る．また，安心は褥婦の治療への参加を促進する

EP 患者教育項目

● 異常出血について説明する

⮕ 報告すべき内容について具体的に説明する
根拠 出血の異常を自覚し,報告することで早期に処置を受けることができる

● 身体の不快感の程度を自分で表現できるように指導する
⮕ 表現方法を指導する 根拠 不快感を相手に正しく伝えることで,適切な対処行動を起こせる

● 子宮復古を促すマッサージを指導する
⮕ 子宮の輪状マッサージ方法を指導する 根拠 子宮の経腹的マッサージは収縮に効果がある

---

1 看護問題	看護診断	看護目標（看護成果）
#1 子宮復古による後陣痛や創部の存在による疼痛がある	**急性疼痛** **関連因子**：生物学的損傷要因，身体損傷要因 **診断指標** □生理学的反応の変化 □標準疼痛スケールによる痛みの程度の自己報告 □標準疼痛ツールによる痛みの性質の自己報告 □痛みの顔貌 □痛みを和らげる体位調整 □防御行動	〈長期目標〉後陣痛，創部痛が緩和，消失する 〈短期目標〉1)後陣痛・創部痛の緩和援助が受けられる．2)身体的疼痛，不快感を正確に伝えることができる

看護計画	介入のポイントと根拠
OP 経過観察項目 ● 創部損傷の程度：創部の損傷程度を把握する	⮕ 根拠 会陰の損傷は，第1〜4度までに分類され，損傷の程度が重いほど創部痛は強くなる
● 後陣痛，創部痛の程度：変化をみる	⮕ 根拠 通常は，産褥経過とともに軽快してくるが，増強してきた場合は，子宮内の胎盤・卵膜残存や感染の可能性がある．また，疼痛の程度は鎮痛薬を使用する目安となる
● 分娩歴：有無をみる	⮕ 根拠 後陣痛は経産婦に強く出現する傾向にある
TP 看護治療項目 ● 疼痛を緩和させるための体位を工夫する	⮕ セミファウラー位や側臥位が好まれる．また，会陰部に創がある場合は，円座を利用するなどして，創部を圧迫しない工夫をする 根拠 緊張を和らげる体位が精神的リラックスを促し，疼痛を和らげる．また，創部の圧迫刺激は，疼痛を悪化させる
● 医師の指示により，鎮痛薬や鎮静薬を投与する	⮕ 鎮痛薬・鎮静薬の使用時は，指示量を正確に投与し，薬理効果をみる 根拠 鎮痛薬・鎮静薬の過剰投与により，血圧低下や呼吸抑制が生じる場合がある
EP 患者教育項目 ● 疼痛の程度を自分で表現できるように指導する	⮕ 表現方法を指導する 根拠 痛みや苦痛を正しく伝えることで，適切な対処行動が起こせる

第1章　妊娠期　　2. 妊娠期の異常とケア

2

看護問題	看護診断	看護目標（看護成果）
#2 早産後の身体損傷による感染の可能性がある	感染リスク状態 危険因子：観血的処置	〈長期目標〉感染が起こらない 〈短期目標〉1) 無菌的処置が受けられる. 2) 感染防止のための服薬行動が守れる. 3) 感染徴候の報告ができる

看護計画	介入のポイントと根拠
OP 経過観察項目 ● 体温：変化をみる ● 感染の指標となる検査値：変化をみる ● 後陣痛，創部痛：変化をみる	➡ 根拠 発熱は感染の徴候である ➡ 根拠 白血球数や CRP 値は感染で変化する（感染で白血球増加，CRP 上昇） ➡ 根拠 子宮内感染や創部感染が発症した場合，後陣痛，創部痛が増強することが多い
TP 看護治療項目 ● 分娩介助，創傷処置が無菌的に行われるようにする ● 抗菌薬を静脈内投与する場合は，医師の指示を正確に行う	➡ 無菌操作を遵守する　根拠 分娩介助時や創部縫合時の操作が病原菌に曝露する機会となるので，無菌的に行うことが重要である ➡ 注入速度と指示量を守る　根拠 血中濃度が保たれないと感染防止効果が低下する. また，注入開始後はアレルギー反応の有無を確認するため，最初の 2～3 分はゆっくりと滴下し，5 分間は褥婦のそばを離れない
EP 患者教育項目 ● 抗菌薬の服薬指導を行う ● 感染徴候について説明する	➡ 服薬の必要性とその具体的方法について説明する　根拠 正確に服薬されないと感染防止の効果が低下する ➡ 感染発症時の具体的自覚症状について説明する 根拠 異常時の報告を適切に行うことで，感染治療への早期介入を受けられる

3

看護問題	看護診断	看護目標（看護成果）
#3 児が未熟で乳房に吸啜できないことにより母乳栄養が効果的に行えない	非効果的母乳栄養 関連因子：人工乳首による補足栄養 診断指標 □乳房を持続的に吸啜できない	〈長期目標〉乳汁が児の栄養を満たすのに十分に分泌される 〈短期目標〉1) 分泌を促すための乳房マッサージが行える. 2) 搾乳手技が習得できる

看護計画	介入のポイントと根拠
OP 経過観察項目 ● 産褥日数：出産後日数と乳汁分泌量の関係性をみる ● 乳房緊満感：触診で評価する	➡ 根拠 産後 2～3 日頃に，乳房の緊満がみられるが，これは血管が拡張して血流量が増加し，リンパ液がたまって過度のうっ血を起こしているからである. この状態では乳汁の分泌はあまりない. 出産後 4～5 日頃から乳汁分泌が始まるが，この時期に乳房の緊満感がないと分泌不足の可能性がある ➡ 根拠 褥婦の自覚症状だけでなく，実際に触って評価する

●乳汁分泌量：変化をみる	➡ 根拠 産褥日数の経過に比例して分泌量が増加するので，その増加量をみる
●搾乳手技：搾乳方法，搾乳時間，搾乳量をみる	➡ 根拠 搾乳手技が習得されていないと，実際には乳汁が十分に分泌されていても，十分な搾乳量とならない場合がある
●搾乳回数：1日の回数をみる	➡ 根拠 搾乳回数が多いほど乳頭に刺激が加わり，分泌量が増加する．なお，長期間の搾乳は，腱鞘炎を起こすことがあるので，乳房の状態に応じて，搾乳器の使用を勧める（射乳が十分な場合は，搾乳器が使用できる）
●自己の乳房マッサージ方法：指導されたマッサージ方法ができているか	➡ 根拠 乳房マッサージは乳汁分泌を促す
TP 看護治療項目	
●乳房マッサージを行う	➡褥婦の自己マッサージだけでなく看護者も行う　根拠 マッサージにより乳房基底部の可動性を良好にし，血液，リンパ液の流れがよくすることで乳汁分泌を促す．とくに，産褥2～3日頃の乳房うっ積時，褥婦は乳房痛のため，自力でのマッサージは困難な場合もあるので介助する
EP 患者教育項目	
●乳房の自己マッサージ方法と搾乳方法を指導する	➡具体的に示して行う　根拠 手技は視覚的に，また，介助しながら行うと理解しやすい
●母乳栄養の利点を説明する	➡母児の双方での利点について説明する　根拠 母乳栄養を行うための動機づけとなる
●乳房の不快感がある場合は，報告するように指導する	➡表現方法を指導する　根拠 不快感を正しく伝えることで，適切な対処行動が起こせる

4 看護問題	看護診断	看護目標（看護成果）
#4 薬の副作用による身体の不快感のために日常生活に支障がある	**活動耐性低下** **関連因子**：不動状態 **診断指標** □労作時の不快感 □労作時呼吸困難	〈長期目標〉日常生活に支障がない 〈短期目標〉1)身体的疼痛，不快感が緩和する．2)薬の副作用を表現できる

看護計画	介入のポイントと根拠
OP 経過観察項目	
●後陣痛の出現時間と程度：服薬時間との関係性をみる	➡ 根拠 後陣痛と子宮収縮薬の因果関係を確認する
●胃痛，悪心・嘔吐の出現時間と程度：服薬時間との関係性をみる	➡ 根拠 胃痛，悪心・嘔吐と抗菌薬との因果関係を確認する
●セルフケア不足：不足しているセルフケアの内容を明確にする	➡ 根拠 セルフケア不足項目を明確にすることにより，援助内容を明らかにできる
TP 看護治療項目	
●身体の不快感を緩和させるための体位を工夫する	➡セミファウラー位や側臥位が好まれる　根拠 緊張を和らげる体位が精神的リラックスを促し，下腹部痛を和らげる
●医師の指示により，鎮痛薬や鎮静薬を正確に投与する	➡ 根拠 鎮痛薬・鎮静薬の過剰投与は呼吸抑制が生じる場合があるので，指示量を正確に投与し，薬理効果をみる

妊娠

9 切迫早産・早産

177

第1章　妊娠期　2. 妊娠期の異常とケア

●セルフケア不足への援助を行う

➩褥婦のニーズに適した日常生活援助を行う　**根拠**適切な援助により，日常生活を円滑に送ることができる

EP 患者教育項目

●薬の副作用について指導する

➩出現しやすい副作用や，すぐに報告すべき副作用について指導する　**根拠**副作用の正しい知識を得ることによって，不安を軽減し，必要以上にセルフケア不足を起こさない

●身体の不快感の程度を自分で表現できるように指導する

➩表現方法を指導する　**根拠**不快感を正しく伝えることで，適切な対処行動が起こせる

---

5 看護問題	看護診断	看護目標（看護成果）
#5 服薬を妊婦自身で調整することにより，効果的な薬理作用が現れない	**ノンコンプライアンス** **関連因子**：医療提供者の指導能力の不足，治療の強さ（激しさ），治療計画についての知識不足 **診断指標** □症状の増悪 □期待するアウトカムに到達できない	〈長期目標〉正しい服薬行動ができ，子宮復古不全や感染を起こさない 〈短期目標〉1）早産後の服薬の必要性について理解できる．2）服薬による不快感を表現でき，適切な介入を受けられる．3）服薬ノンコンプライアンスの理由を述べられる

看護計画	介入のポイントと根拠
OP 経過観察項目 ●子宮復古の状態：子宮復古が正常経過をたどっているか確認する ●感染徴候：感染を示す自覚症状や検査値はないか確認する	➩**根拠**子宮復古不全がみられる場合は，内服を自己判断で中止している可能性がある ➩**根拠**感染の発症がみられる場合は，内服を中断している可能性がある
TP 看護治療項目 ●副作用の緩和を図る ●服薬が守れない理由を述べられるように支援する	➩起こっている副作用を明確にし，その緩和を図る　**根拠**自己判断による服薬の中断が，副作用に対する苦痛からきている場合がある ➩プライバシーを守れる環境を整える　**根拠**理由がわかることにより，適切な介入ができる
EP 患者教育項目 ●服薬の必要性について指導する	➩身体機能の回復のために服薬が必要であることを説明する　**根拠**間違った情報により，早産後の治療に対する正しい知識を得ていないとその必要性を認識できず，自己判断で服薬を中断している場合がある

---

6 看護問題	看護診断	看護目標（看護成果）
#6 薬の作用に関連した血圧上昇，喘息発作を起こす可能性がある	**中毒リスク状態** **危険因子**：中毒への安全予防策が不十分	〈長期目標〉生理的範囲を超える血圧上昇，喘息発作を起こさない 〈短期目標〉血圧上昇，喘息発作の徴候を自覚し，異常時の早期介入が受けられる

178

看護計画	介入のポイントと根拠
OP 経過観察項目 ● 高血圧・喘息の既往歴：病状の程度や喘息の最終発作歴などを把握する ● 血圧値：変化をみる ● 呼吸困難，喘鳴：有無と程度をみる	➡ 根拠 血圧上昇や喘息発作誘因のリスクを把握できる ➡ 根拠 薬の作用により，血圧上昇を起こす場合がある ➡ 根拠 これらの症状は喘息の徴候である
TP 看護治療項目 ● 血圧上昇，喘息の徴候が出現した場合は，医師に報告する	➡ 迅速に行う　根拠 早期介入することで，症状を悪化させない
EP 患者教育項目 ● 血圧上昇や喘息の徴候の自覚症状について説明する	➡ 具体的にわかりやすく説明する　根拠 褥婦が自覚症状を把握し，早期に報告することで，悪化を防ぐことができる

7 看護問題	看護診断	看護目標（看護成果）
#7 早産に対する自己否定の感情をもつ可能性がある	自尊感情状況的低下リスク状態 **危険因子**：喪失の経験，十分な認知がない	〈長期目標〉早産の事実を受容でき，生まれた子に対する肯定的な感情をもつことができ，養育に積極的に臨むことができる 〈短期目標〉早産したことに対する自己の感情を他者に正確に伝えることによって，適切な援助を受けることができる

看護計画	介入のポイントと根拠
OP 経過観察項目 ● 褥婦の妊娠・分娩歴：不妊治療歴や子どもの有無を把握する ● 家族背景：子どもを強く望んでいる家族環境かどうかを把握する ● 褥婦の性格：ストレスコーピングができる性格か	➡ 根拠 不妊治療後の妊娠や，ほかに子どもがいないことは，自己否定の感情が強くなる因子となる ➡ 根拠 家族からの妊娠に対する過度の期待は，早産後の褥婦のストレスになる ➡ プラス思考，明るい，ほかにストレス対処方法をもっている　根拠 悲しみの受容過程に影響する
TP 看護治療項目 ● 褥婦に寄り添い，早産に対する自己の感情表出ができるようにし，その内容を受容する ● 感情を表出できる環境を整える	➡ 傾聴する　根拠 褥婦が自分の言葉で早産に対する感情を表現することで，自分で解決方法を見出していく回復過程を促す ➡ プライバシーが保護できる環境を整える　根拠 感情を我慢することなく表現できる
EP 患者教育項目 ● 早産に対する感情を自分で表現できるようにアドバイスする ● 家族に褥婦の精神的支援者になるようにアドバイスする	➡ 表現方法を指導する　根拠 感情を的確に表現することで，適切な支援を受けることができる ➡ キーパーソンを適切に選択する　根拠 褥婦が最も感情を表現でき，褥婦の気持ちを受容してくれる家族の存在は，悲しみの受容過程を促す

第1章　妊娠期　2. 妊娠期の異常とケア

8	看護問題	看護診断	看護目標（看護成果）
	#8 児の予後に対する不安がある	不安 関連因子：人生の目標に対する矛盾，満たされていないニーズ 診断指標 □苦悩 □心配する □不確かさ	〈長期目標〉不安が緩和する 〈短期目標〉1)不安の内容を明らかにすることができる。2)不安の内容を正しく伝えることができる

看護計画	介入のポイントと根拠
OP 経過観察項目 ●不安の内容：できるだけ具体的に把握する	➡根拠 具体的内容を把握することで，ニーズに合った適切なアドバイスができる
TP 看護治療項目 ●不安の内容に合ったアドバイスをする ●不安を表現できる環境を整える	➡具体的な内容をアドバイスしたり情報を提供する 根拠 褥婦が理解しやすい ➡プライバシーが保護できる環境を整える 根拠 我慢することなく不安を表現できる
EP 患者教育項目 ●不安を自分で表現できるようにアドバイスする ●家族に褥婦の不安の支援者になるようにアドバイスする	➡表現方法を指導する 根拠 不安を的確に表現することで，適切な支援を受けることができる ➡キーパーソンを適切に選択する 根拠 褥婦が最も不安を表現でき，褥婦の気持ちを受容してくれる家族の存在は，不安の受容過程を促す

Step1 アセスメント　Step2 看護問題の明確化　Step3 計画　**Step4 実施**　Step5 評価

病期・病態・重症度に応じたケアのポイント

- 早産後の看護は，出産後の身体的苦痛の緩和，身体機能の回復と乳汁分泌促進（退行性変化，進行性変化），そして早産したことに対する母親の精神的ケアが中心となる．
- 身体的苦痛の緩和に対しては，分娩に伴う会陰切開や会陰裂傷，後陣痛の疼痛に対する援助が中心となる．また，身体の機能回復促進については，子宮復古や疲労回復への支援が必要であり，加えて未熟に出生した児に最も適した栄養補給である乳汁の分泌促進のためのケアも重要である．
- 重点的ケアを求められるのは，早産したことに対する自責の念をもつ母親の精神的ケアである．母親の精神的ケアが効果的に行われるために，母親はもちろんのこと，家族の心理・社会的状態を正確に把握し，コーピング過程を支援していくことが大切となる．

看護活動（看護介入）のポイント

診察・治療の介助
- 子宮収縮薬や抗菌薬の投与を医師の指示どおりに正確に行う．
- 出血量の観察を行い，医師に情報提供を行う（異常出血の早期発見）．
- 褥婦に薬理作用（子宮収縮薬・抗菌薬の効果・副作用）について説明し，服薬指導をする．
- 薬の作用による血圧上昇や呼吸困難，喘鳴のモニタを行い，医師に情報を提供する（異常の早期発見）．

疼痛の緩和援助
- 疼痛緩和のための体位を工夫する．
- 医師の指示により鎮痛薬・鎮静薬が投与される場合は正確に行う．

セルフケアの援助
- セルフケア不足の評価をする．
- セルフケア不足がある場合は，その援助を行う．

乳汁分泌促進の援助
- 母乳栄養の利点について説明する.
- 乳房マッサージの援助を行う.
- 自己乳房マッサージ指導や搾乳指導を行う.

褥婦・家族の心理・社会的問題への援助
- 早産した児に対する褥婦・家族の不安が緩和されるように援助する.
- 早産したことに対する自尊感情の低下が回復するように援助する.

退院指導・療養指導

- 退院後の生活指導は正期産の産褥後に準じて行う.
- 受診が必要な症状を説明し,異常時はすぐ受診するように指導する.
- とくに問題がなくても,退院1か月後に健診を受けるように指導する.

Step1 アセスメント **Step2 看護問題の明確化** **Step3 計画** **Step4 実施** **Step5 評価**

評価のポイント

看護目標に対する達成度
- 創部痛,後陣痛が緩和され,日常生活に支障がないか.また,良好な睡眠がとれたか.
- 薬の副作用を理解し,正しく服用でき,子宮復古促進,感染防止ができたか.
- 児の栄養補給に十分な乳汁量を分泌できたか.
- 褥婦の自尊感情が回復したか.
- 褥婦・家族の不安が緩和し,安寧な心理状態を保てたか.

妊娠

9
切迫早産・早産

181

第1章 妊娠期　2. 妊娠期の異常とケア

早産における褥婦の病態関連図と看護問題

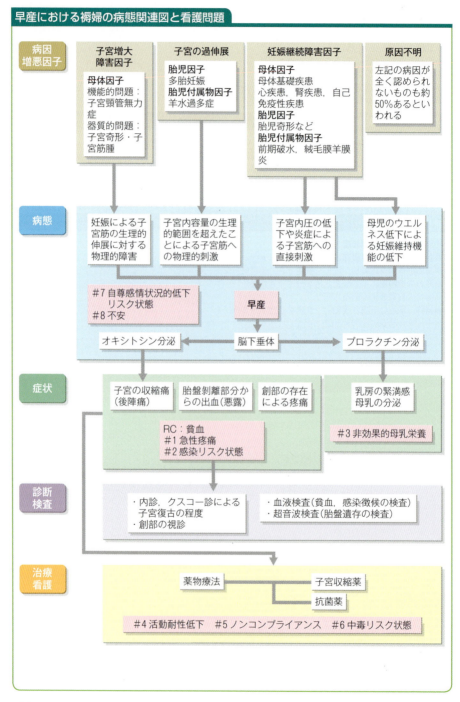

10 前期破水

上田 一之

目でみる疾患

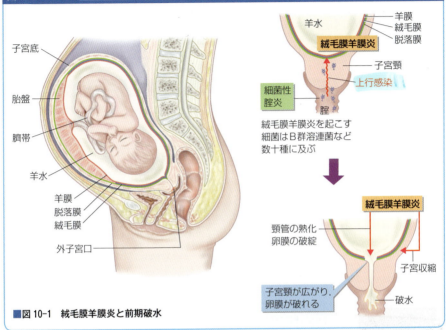

■図 10-1　絨毛膜羊膜炎と前期破水

病態生理

- 分娩開始以前に卵膜が破れて羊水が流出することをいう.
- 陣痛発来前の破水を前期破水(premature rupture of membrane：PROM)という.
- 妊娠 37 週未満の PROM をとくにプレターム PROM(preterm PROM)という.
- 破水後は, 胎児と外界とを遮断していた卵膜の破綻により, 多くの場合, 胎児感染が起こりやすくなり, また, 陣痛が発来することが多い.

病因・増悪因子

- 絨毛膜羊膜炎が原因の大半を占める. その他, 切迫早産に伴うことも多い.

疫学・予後

- 全分娩の約 10％. 妊娠 37 週未満の破水(前期破水の約 40％)の場合, 早産になる可能性が高い.

症状

- 無症候または軽度子宮収縮を認めるのみで, 突然, 水様性の帯下が中等量から大量に持続的に流出する. ときに感染徴候として, 発熱や膿様帯下を認める.

診断・検査値

- 破水の確認.

第1章 妊娠期　2. 妊娠期の異常とケア

●問診，視診，内診.
・後腟円蓋への羊水貯留
・腟内 pH の測定：BTB 試験紙(青変)，エムニケーター(綿棒を分泌液に浸す，青変)
・ヒト癌胎児性フィブロネクチン(ブロムチェック)：羊水中に特異的に含まれる物質
・α-フェトプロテイン(AFP)：羊水中に多量に含まれる物質で，特異性が高い.
・ヒトインスリン様成長因子結合蛋白 1 型(IGFBP-1)：胎盤基底膜や胎児肝で産生される.
●感染症の有無：末梢血検査，CRP，腟分泌物細菌培養検査，頸管粘液顆粒球エラスターゼ検査.
●子宮収縮の有無：胎児心拍数モニタリング. 妊娠 26 週以上.
●肺成熟度検査：シェイクテスト(shake test)，マイクロバブルテスト(microbubble test, 図 9-4
(p.152)参照)により，肺サーファクタントの量的・質的欠乏の有無を判定する.

治療法

●治療方針[1]

①上行感染防止のため，内診は必要最小限にとどめ，腟鏡を使用した状況把握に努める.

②臨床的絨毛膜羊膜炎(表 10-2)と胎児 well-being に注意し，母体体温，脈拍数，腹部触診，血算，CRP，ノンストレステスト(NST)(妊娠 26 週以上)などの諸検査を適宜行う.

③臨床的絨毛膜羊膜炎(妊娠 26 週以上)と診断した場合は，陣痛発来を待機せず，24 時間以内に分娩を目指した分娩誘発もしくは帝王切開を行う.

④母体発熱下(38.0℃ 以上)での分娩中は母体敗血症なども考慮し，母体状態の監視を強めるとともに，連続的胎児心拍数モニタリング(妊娠 26 週以上)を行う.

⑤妊娠 37 週以降では，分娩誘発を行うか陣痛発来を待機する.

⑥妊娠 34〜36 週では妊娠 37 週以降に準ずる.

⑦妊娠 34 週未満では，以下のように対応する.

　1)原則として低出生体重児収容可能施設で管理するか，あるいは低出生体重児収容可能施設と連携管理する.

　2)抗菌薬投与下での待機を原則とするが，低出生体重児対応能力により早期の分娩を考慮してもよい.

⑧妊娠 32 週未満では，児の肺成熟や頭蓋内出血予防を目的として，母体にステロイド薬(リンデロン注)を投与する.

⑨妊娠 26 週未満では，個別に対応する.

●薬物療法

Px 処方例 子宮収縮を抑制する.
●ルテオニン注　50〜200 μg/分　持続 ←切迫早産治療薬
●ルテオニン錠(5 mg)　1 回 1 錠　1 日 3 回 ←切迫早産治療薬
●マグセント注　初回量 40 mL を 20 分間で静注，以後 10〜20 mL/時　持続 ←切迫早産治療薬
●アダラート CR 錠(20 mg)　20〜60 mg　1 日 1 回服用 ← Ca 拮抗薬

Px 処方例 感染予防および治療
●フロモックス錠(100 mg)もしくはメイアクト錠(100 mg)　1 回 1 錠　1 日 3 回 ←セフェム系抗菌薬
●フルマリン注　1 日 2 回　1 g　点滴静注 ←セフェム系抗菌薬
●オメガシン注　1 日 2 回　0.3 g　点滴静注 ←カルバペネム系抗菌薬

Px 処方例 腟内洗浄
●イソジン液(10 倍希釈以上) ←消毒剤
●ミラクリッド(5,000 単位/10 mL 生食)　1,000 単位/日を散布 ←蛋白分解酵素阻害薬

Px 処方例 陣痛誘発
●プロスタルモン・F 注　点滴 ←プロスタグランジン製剤
●アトニン-O 注　点滴 ←下垂体後葉ホルモン製剤

■表 10-2　臨床的絨毛膜羊膜炎の診断基準

1. 母体発熱≧38.0℃　かつ，次の 4 項目中 1 つ以上が該当すること
　・母体頻脈≧100 bpm
　・子宮の圧痛
　・腟分泌物，羊水の悪臭
　・白血球数≧15,000μL
または，
2. 発熱がなくても上記の 4 項目に該当する場合

(Lencki SG, Maciulla MB, Eglinton GS.: Maternal and umbilical cord serum interleukin levels in preterm labor with clinical chorioamnionitis. Am J Obstet Gynecol. 1994 ; 170 : 1345-51. より)

■表10-1　前期破水の主な治療薬

分類	一般名	主な商品名	薬の効くメカニズム	主な副作用
切迫早産治療薬	リトドリン塩酸塩	ウテメリン，ルテオニン	β受容体に対する選択的な刺激作用をもつ	頻脈，肺水腫
	硫酸マグネシウム・ブドウ糖配合	マグセント	Mgが細胞内遊離Caを減少させ，筋収縮を抑制	全身倦怠，呼吸抑制
Ca拮抗薬	ニフェジピン	アダラート	細胞内へのCa流入阻止により子宮収縮を抑制	血圧低下，血液障害，肝障害
プロスタグランジン製剤	ジノプロストン	プロスタグランジンE_2	生理的な子宮収縮作用が認められ，陣痛誘発・促進に効果	悪心，嘔吐，過強陣痛，胎児仮死
	ジノプロスト	プロスタルモン・F		
下垂体後葉ホルモン製剤	オキシトシン	アトニン-O	子宮の律動的な収縮を惹起する	ショック，過強陣痛，胎児仮死
副腎皮質ホルモン製剤（ステロイド薬）	ベタメタゾン	リンデロン，リネステロン	蛋白合成に影響し，細胞の分化成熟を促す	ショック・アナフィラキシー，高血糖，肺水腫，感染症の増悪（母児感染の増強），消化性潰瘍

Px 処方例　肺成熟促進：妊娠の維持が困難と判断され，胎児肺が未成熟の場合
- リンデロン注　12mg　筋注　24時間ごとに2回　←副腎皮質ホルモン製剤

●引用文献
1) 日本産科婦人科学会，日本産婦人科医会（編・監）：産婦人科診療ガイドライン―産科編 2014，p.139，日本産科婦人科学会，2014

前期破水の病期・病態・重症度別にみた治療フローチャート

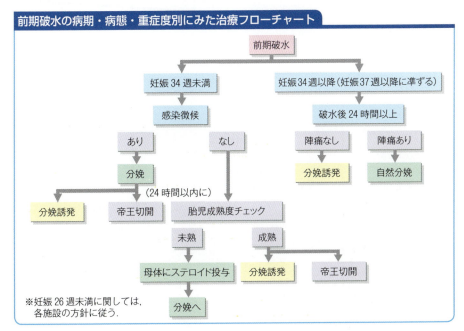

※妊娠26週未満に関しては，各施設の方針に従う．

第1章 妊娠期　2. 妊娠期の異常とケア

前期破水における妊婦の看護

永澤　規子

看護過程のフローチャート

観察項目（OP）	看護問題（看護診断）	看護目標（看護成果）	看護活動（看護介入）

病因
- ●母体因子
  切迫早産
  感染
  子宮頸管無力症
- ●胎児・胎児付属物因子
  絨毛膜羊膜炎
  羊水過多症
  多胎

#病因による切迫早産の進行

#卵膜の破綻による感染の可能性がある

RC：早産

感染が起こらない

子宮収縮が起こらず，妊娠が継続できる

身体的問題
- ●症状
  羊水流出
- ●随伴症状
  子宮収縮
  子宮収縮に伴う疼痛
  不正性器出血
- ●感染徴候
  発熱
  白血球数増加
  CRP値上昇
- ●胎児の問題
  胎児心拍数の低下
  臍帯脱出

#子宮収縮に伴う下腹部痛，腰痛などの疼痛，不快感がある

子宮収縮に関連した疼痛および不快感が緩和される

#薬の副作用による不快感があり，そのために日常生活に支障をきたしている

#薬の副作用による重篤な呼吸・循環不全に陥る可能性がある

#服薬を自己調整することにより効果的な薬理効果が現れない

薬の副作用が緩和される

重篤な薬の副作用を早期に発見し，対処できる

正しい服薬行動ができる

- ●薬の効果
  ・感染防止
  ・子宮収縮の減少・停止
- ●薬の副作用
  ・動悸
  ・手指振戦
  ・悪心
  ・全身倦怠感

#安静による下肢の筋力低下がある

RC：血栓症

転倒・転落による身体的損傷を起こさない

血栓を予防し，血栓形成による身体的損傷を起こさない

- ●安静による身体機能の低下
  下肢の筋力低下
  血栓形成の有無

心理・社会的問題
妊娠の継続可否に対する不安
治療により社会的役割遂行ができないことに対するストレス
活動制限に対するストレス
経済的負担に対する不安
前期破水，早産に対する知識不足
家族の介護ストレス

#早産に対する不安がある

#安静に伴う行動制限によるストレスがある

#社会的役割が果たせないことに対するストレスがある

#治療が長期にわたることにより，家族介護者にストレスがある

妊婦・家族の不安を軽減し，妊婦が安心して治療に専念できる

前期破水，早産に対する正しい知識を得る

OP 経過観察項目
病因の悪化
症状
随伴症状
感染徴候
薬の効果・副作用
安静による身体機能の低下
胎児の状態
妊婦・家族の不安
前期破水，早産の知識

TP 看護治療項目
感染防止への援助

疼痛や不快感の緩和

日常生活行動の援助

身体機能低下防止に対する援助

異常時の早期対処

妊婦・家族のストレスコーピングを促すための援助

EP 患者教育項目
妊婦・家族に前期破水と早産，治療に対する知識を指導

服薬指導

社会資源活用のための情報提供

186

基本的な考え方

- 破水が起こると 24 時間以内に陣痛が開始するといわれているので，早産防止のための援助をする．
- 卵膜の破綻により胎児が外部環境と接触することになるので，感染リスクが高まる．妊娠の継続と胎児ウエルネスを良好に保つためには，感染防止に対するケアが重要となる．
- 破水により妊娠継続や胎児の予後に対する不安が生じるので，妊婦や家族の心理・社会的状況を把握し，不安を緩和するために支援していく必要がある．

妊娠

10

前期破水

| Step1 アセスメント | Step2 看護問題の明確化 | Step3 計画 | Step4 実施 | Step5 評価 |

情報収集	アセスメントの視点と根拠・起こりうる看護問題
全身状態の把握	妊婦の全身状態をフィジカルアセスメントし，前期破水の原因となった病態を観察する．破水の原因が感染の場合には，胎児の肺の成熟を促す副腎皮質ホルモン製剤（ステロイド薬）が使用できないなど，治療方針に影響するので，とくに観察が必要である．また，破水時の妊娠週数によっても治療方針や胎児の予後が異なるため，妊娠週数を正確に把握することが重要である．妊婦や家族の心理・社会的状況も把握し，治療やケアが効果的に行われるための情報収集を行う． ●破水の原因となった病態を把握する． ※全身状態の具体的な把握については以下の項目に詳細を記載． 🔍 共同問題：早産 🔍 起こりうる看護問題：破水による感染の可能性／胎児ウエルネスの低下／不安
破水の出現時期，程度，性状の観察	破水の起こった時点の妊娠週数を把握する．その週数により治療方針が決定する（p.184「●治療方針」参照）．また，破水して流出した羊水量も把握する．羊水が多量に流出した場合は完全破水であり，卵膜の破綻部が子宮口付近のことが多い．流出する羊水量が少量の場合は高位破水といい，卵膜の破綻部が子宮口から離れていて，破綻部が小さい場合が多い．妊娠継続の治療方針の場合に，流出する羊水量は予後に影響する．また，羊水の性状は，感染の有無や胎児や胎盤の状態を表す指標となる． ●子宮内の羊水量は医師が行う超音波検査で把握できる． ●羊水は胎児の肺の発育に関与しているので，妊娠週数が早く，大量の羊水流出がある場合は，胎児の肺の低形成が起こりやすい． ●大量の羊水流出があった場合は臍帯などの圧迫が起こり，胎児心拍数の低下がみられることが多い． ●急激な羊水量の減少によって子宮内圧が下がり，胎盤の剝離を起こす場合がある．その場合の羊水は血性となる． ●胎児ウエルネスが低下すると胎便が排泄される場合がある．その場合，羊水は緑色を呈してくる． ●子宮内に感染が起こると羊水は混濁し，悪臭を放つ． 🔍 共同問題：早産 🔍 起こりうる看護問題：破水による感染の可能性／胎児ウエルネスの低下／不安
感染徴候の観察	卵膜によって外部環境から隔離され細菌から守られていた胎児やその付属物は破水により外部環境に曝露されるため，感染のリスクが高まる．感染を起こすと母児のウエルネス低下につながり，妊娠の継続は難しい． ●妊婦が自覚する感染徴候は発熱である．また，感染すると子宮収縮も起こるので，子宮収縮やそれに伴う疼痛も自覚するようになる． ●検査値で感染徴候を示すデータに注意する．感染を示す項目は，血液中の白血球数増加や CRP 反応の陽性である． ●感染が起こると羊水の混濁が起こり，悪臭を放つ． 🔍 起こりうる看護問題：破水による感染の可能性／胎児ウエルネスの低下／身体の

187

第1章　妊娠期　　2. 妊娠期の異常とケア

	不快感が日常生活に及ぼす影響／不安
症状の出現時期，程度の観察	切迫早産の症状の把握をすることで，その進行度を知ることができる．進行度により，治療の基本である安静の程度や使用する薬物が異なり，治療計画が立てられる．治療計画に沿った看護ケアを行うことが必要である． ●切迫早産の初期の自覚症状は腹部緊満感である．それを放置すると下腹部痛，腰痛などの疼痛を伴うようになる． ●切迫早産の進行度の診断として，内診による子宮頸管の成熟度や経腟超音波検査による子宮頸管長の短縮も重要な指標である． ●感染の進行度と切迫早産の進行度は一致することが多い． 🔍**共同問題：早産** 🔍**起こりうる看護問題：身体的苦痛が日常生活に及ぼす影響／睡眠障害／不安／治療に関連したセルフケア不足** **子宮収縮** ●子宮収縮の自覚症状は腹部緊満感から始まり，不規則な収縮，規則的な収縮へと進行する．子宮収縮が進行してからの治療開始では効果が上がらず，不可逆的な状態となり，陣痛へと移行する場合がある． ●子宮収縮の客観的評価は，NST（ノンストレステスト）で行われる． 🔍**共同問題：早産** 🔍**起こりうる看護問題：身体的苦痛が日常生活に及ぼす影響／睡眠障害／不安** **下腹部痛，腰痛** ●下腹部痛，腰痛などの疼痛，不快感は，進行した子宮収縮に伴うことが多い． ●子宮収縮に伴う下腹部痛，腰痛は間欠的に出現する．その出現の状態により，他の要因による下腹部痛，腰痛と鑑別することができる． 🔍**起こりうる看護問題：身体的苦痛が日常生活に及ぼす影響／睡眠障害／不安** **不正性器出血** ●子宮収縮により子宮頸管が開大してくると，内子宮口部の卵膜が剝離し，出血が起こる． ●出血は，切迫早産の状態が進行した場合に出現することが多い． ●出血は，粘液性の帯下への混入から始まることが多い（産徴，おしるし）． 🔍**共同問題：早産** 🔍**起こりうる看護問題：不安** **子宮頸管の成熟化と短縮化** ●内診による子宮頸管の成熟化（子宮口の開大，展退の進行，児頭の下降）で，早産の進行度が評価される． ●経腟超音波検査で子宮頸管の長さを測ることにより，早産の進行度が評価される． 🔍**共同問題：早産** 🔍**起こりうる看護問題：不安**
薬の効果の観察	抗菌薬や子宮収縮抑制薬（切迫早産治療薬）の薬理効果を観察する．妊娠早期の破水では治療管理が厳重に行われるため，投与方法は静脈内投与が選択される．その場合は，薬のコントロールは医療者によって行われるので，薬のノンコンプライアンスは起こらない．しかし，妊娠37週以降で分娩方向の場合には，抗菌薬の投与が内服で行われることが多い．妊婦が自己管理をする場合は服薬ノンコンプライアンスに注意する．また，抗菌薬の効果が得られない場合には抗菌スペクトルの違いによることがあるので，感染徴候の観察に注意し，医師に情報の提供を行う． ●薬理効果（感染徴候の有無，子宮収縮抑制効果）を観察し，効果が低い場合には，そ

	の原因を探る.
	●妊婦の服薬に対するノンコンプライアンスがあれば，その原因を探る.
	●子宮収縮抑制薬は，投与量を適切にコントロールしないと重篤な副作用が出現するおそれがあるので，薬理効果の現れる最低量を調整する.
	🔍 起こりうる看護問題：薬の副作用に関連したノンコンプライアンス／薬の重篤な副作用の出現
薬の副作用の観察	子宮収縮抑制薬は副作用の発生頻度が高いのでとくに注意して観察する．副作用が出現した場合は，作用機序の異なる薬物を併用することで緩和できるので，妊婦に副作用を説明し，治療の理解が得られるようにする．また，抗菌薬は，胃粘膜を荒らし悪心・嘔吐，食欲不振を招く場合がある．その場合は，胃粘膜保護薬などを同時に投与すると症状が緩和できる．また，抗菌薬によるアレルギーも重要な副作用の1つである．とくに初回投与時は，呼吸困難や血圧低下などに注意する．また，発疹や瘙痒感の出現に注意する.
	●子宮収縮抑制薬の第1選択薬はβ受容体刺激薬が多い．これは，子宮収縮抑制薬のなかでも即効性が高いからである．しかし，その作用機序により，動悸，手指振戦などの副作用が高率で発生するため，妊婦に副作用について説明し，不安を緩和する.
	●内服によるβ受容体刺激薬の投与は，血中濃度が安定せず副作用を招きやすい．必要に応じて，血中濃度を一定に保ちやすい静脈投与に変更される場合があるので，内服時間と副作用の出現時間の関係を観察する.
	●β受容体刺激薬の重篤な副作用として肺水腫があるので，妊婦の自覚症状としての呼吸困難，湿性咳嗽，他覚症状としての肺雑音の聴取，肺のX線像の変化に注意する.
	●β受容体刺激薬と併用して使用される硫酸マグネシウムの子宮収縮抑制作用は，β受容体刺激薬に比較して遅効性である．しかし，動悸，手指振戦などの副作用が起こらないため，しばしば併用される．ただし，硫酸マグネシウムは平滑筋に直接作用するため，呼吸抑制や全身の脱力感などを引き起こす．呼吸状態を観察し，下肢の脱力などによる転倒・転落を起こさないように注意する.
	●薬の副作用として便秘もしばしば起こるので，医師と相談のうえ，緩下剤の使用を検討する（腸管にたまった便による子宮筋への物理的刺激により，子宮収縮を誘発する）.
	🔍 起こりうる看護問題：薬の副作用が日常生活に及ぼす影響／薬の副作用による重篤な合併症の発生／転倒転落リスク／便秘
安静度の観察	羊水の流出防止や切迫早産の治療のための安静度は，破水時の妊娠週数により，自力でのADLが維持できるものから床上絶対安静までと範囲が広い．安静の程度により，妊婦のストレスの程度やセルフケア不足の程度も異なる．医師より指示された安静度を把握することが重要である．また，指示された安静が守れない場合は原因を探ることが大切である．さらに，安静度が高い場合は，廃用性の身体機能低下（下肢の筋力低下）などによる転倒・転落のリスクが発生したり，血栓形成による肺梗塞などの重篤な疾患につながる可能性もあるので注意する.
	🔍 共同問題：血栓症
	🔍 起こりうる看護問題：行動制限によるセルフケア不足／行動制限によるストレス／転倒転落リスク
健康管理行動の把握	健康管理行動の1つである食生活や睡眠の習慣，喫煙，飲酒などの生活習慣は，妊婦の体調に大きく影響する．不規則な生活習慣は体調の乱れにつながり，そのことにより破水や子宮収縮を発生させることにもなる．また，破水感出現時の受診行動も妊娠継続の予後に関与する因子である.
	●治療を困難にする生活習慣を把握する.
	●破水感や切迫早産の強い自覚症状が出現しているにもかかわらず，受診行動を起こ

妊娠

10

前期破水

189

第1章　妊娠期　2. 妊娠期の異常とケア

	さない妊婦は，破水，早産に関する知識の欠如や経済的問題，社会的役割遂行に対する過度の責任感や家族の無理解など，理由が多岐にわたるので，妊婦の全体像を正確に把握することが重要である. 🔍**起こりうる看護問題：健康管理行動に対するノンコンプライアンス**
胎児の状態の観察	羊水流出量と胎児ウエルネスは密接に関係している．羊水の流出が多量で臍帯と胎児の圧迫が起こると臍帯からの酸素供給低下や胎児の迷走神経反射による胎児心拍数の低下が起こる．また，妊娠早期の破水による羊水量の減少は胎児の肺の成熟を阻害する因子となる. ●NSTで胎児心拍数の変化を観察する．基線細変動，一過性頻脈の減少・消失や遅発一過性徐脈の出現がある場合は，胎児ウエルネスは低下している. ●胎児ウエルネスを妊婦に自覚してもらうために胎動チェックがある．ただし破水している場合，胎動を敏感に感じやすいので正確性に欠ける場合もある. 🔍**共同問題：早産** 🔍**起こりうる看護問題：胎児ウエルネスの低下による早産の可能性／不安**
妊婦・家族の心理・社会的側面の把握	妊婦や家族の心理状態や社会的背景を知ることは，破水や切迫早産の治療に対する理解度や協力体制の把握につながる．また，治療に対するノンコンプライアンスの原因を探ることもできる．妊婦・家族の心理・社会的問題を把握して療養環境を整えることは治療効果を上げるために重要である. ●破水，早産に対する知識不足は，妊婦・家族の治療に対するノンコンプライアンスの原因となる. ●妊婦の社会的役割遂行に対する過度の責任感は治療の妨げになる. ●経済的な問題は治療に対するノンコンプライアンスの原因となる. ●妊婦の長期にわたる入院加療は，家族介護者の肉体的・精神的疲労につながり，介護者役割の低下につながる. 🔍**起こりうる看護問題：早産の知識不足／妊婦・家族のストレス／不安**

Step1 アセスメント　**Step2** 看護問題の明確化　**Step3** 計画　**Step4** 実施　**Step5** 評価

看護問題リスト

RC：早産，血栓症
#1　卵膜の破綻による感染の可能性がある(栄養-代謝パターン)
#2　子宮収縮に伴う下腹部痛，腰痛などの疼痛，不快感がある(認知-知覚パターン)
#3　薬の副作用による不快感があり，そのために日常生活に支障をきたしている(活動-運動パターン)
#4　薬の副作用による重篤な呼吸・循環不全に陥る可能性がある(健康知覚-健康管理パターン)
#5　服薬を自己調整することより効果的な薬理作用が現れない(健康知覚-健康管理パターン)
#6　安静による下肢の筋力低下がある(健康知覚-健康管理パターン)
#7　早産に対する不安がある(自己知覚パターン)
#8　安静による行動制限によるストレスがある(コーピング-ストレス耐性パターン)
#9　社会的役割が果たせないことに対するストレスがある(コーピング-ストレス耐性パターン)
#10　治療が長期にわたることにより，家族介護者にストレスがある(コーピング-ストレス耐性パターン)

看護問題の優先度の指針

●破水した時点の妊娠週数によりケアの優先度は大きく影響される．妊娠週数の早い段階での前期破水は，妊娠継続のための厳重な管理を必要とするため，セルフケア不足や妊婦・家族のストレスも強い．加えて，胎児の予後も妊娠週数によって大きく変わるため，胎児の健康問題への不安の程度も妊娠週数に左右される．また，心理・社会的側面の情報を正確に収集し，妊婦・家族に必要とされるケアを提供していくことが求められる.

| Step1 アセスメント | Step2 看護問題の明確化 | **Step3 計画** | Step4 実施 | Step5 評価 |

妊娠

10

前期破水

共同問題	看護目標（看護成果）
RC：早産	〈**長期目標**〉治療効果が上がり，正期産まで妊娠が継続できる 〈**短期目標**〉1）子宮収縮を抑制する．2）早産した場合，新生児の状態を良好に保つための準備ができる．3）妊婦・家族が早産防止の治療管理について理解し，治療に参加できるように援助する

看護計画	介入のポイントと根拠
OP 経過観察項目	
●妊娠週数：前期破水した時点の妊娠週数を把握する	➡ 根拠 破水時の週数により，胎児が出生した場合の危険度が異なる
●子宮頸管長：医師による超音波検査の情報を常に把握し，変化をみる	➡ 根拠 早産が進行すると子宮頸管長の短縮化が起こる
●子宮口の開大度：医師の内診による情報を把握し，変化をみる	➡ 根拠 早産が進行すると子宮口が開大してくる
●不正性器出血：出血の有無と出血量を常にチェックする	➡ 根拠 子宮口が開大し，卵膜の剝離が起こると出血がみられる
●NST：子宮収縮の間隔，強さをみる	➡ 根拠 切迫早産が進行すると子宮収縮の間隔が短くなり，強さも増す
●母体の状態：妊娠高血圧症候群や絨毛膜羊膜炎の有無を把握する	➡ 根拠 胎児の肺の成熟を促す副腎皮質ホルモン製剤（ステロイド）は，高血圧の悪化や感染徴候の非顕性化を招くため，母体の状態によっては投与できない
TP 看護治療項目	
●医師の指示による子宮収縮抑制薬を正確に投与する	➡ β受容体作用薬や硫酸マグネシウムを静脈内投与する場合には，シリンジポンプや輸液ポンプを使用して正確に投与する 根拠 これらの薬物は過剰投与により重篤な副作用が起こる
●早産が避けられない場合の準備をする	➡ 胎児の肺の成熟を促すための副腎皮質ホルモン製剤を医師の指示により投与する．投与後48時間は妊娠を維持できるように努める 根拠 投与後48時間経過しないと効果が得られない
●安静が保てる環境を整える	➡ 光・音・空調（室温）などを妊婦の好むものとする 根拠 療養環境を整えることで，心身のストレスを緩和する
EP 患者教育項目	
●妊婦・家族に早産の治療について説明する	➡ 治療内容とその必要性を，わかりやすく理解できるまで説明する 根拠 治療の理解は，妊婦・家族の治療への積極的参加を促す
●副腎皮質ホルモン製剤投与のメリット，デメリットについて妊婦と家族に説明する	➡ 説明内容に対する理解度をチェックする 根拠 妊婦と家族に正確な説明をすることで治療に対する納得と同意を得る

共同問題	看護目標（看護成果）
RC：血栓症	〈**長期目標**〉下肢に血栓ができない 〈**短期目標**〉1）血栓形成のリスクを理解する．2）

191

第1章 妊娠期 2. 妊娠期の異常とケア

	血栓防止のための下肢運動が安全にできるように援助する

看護計画	介入のポイントと根拠
OP 経過観察項目	
●妊娠週数：前期破水した時点の妊娠週数を把握する	➡**根拠** 破水時の妊娠週数により，安静度と安静期間が異なる．厳重な安静が必要であり，その期間が長いほど，血栓を形成するリスクが高まる
●血栓形成：下肢痛，浮腫，冷感などの有無と程度を常に把握し，変化をみる	➡**根拠** 血栓症を疑う症状を観察することにより，血栓症の発生を早期に察知し，治療介入できる
TP 看護治療項目	
●血栓形成防止のための下肢マッサージや運動を援助する	➡子宮収縮に影響を及ぼさないように注意する **根拠** 下肢運動，とくに下肢の挙上は腹部の筋肉に影響を及ぼす
EP 患者教育項目	
●下肢の運動を指導する	➡指示された安静度の範囲で行える内容を指導する **根拠** 子宮収縮に影響しないようにする
●運動の必要性について説明する	➡理解度を確認しながら行う **根拠** 必要性を理解することで自主的に行える

1 看護問題	看護診断	看護目標（看護成果）
#1 卵膜の破綻による感染の可能性がある	感染リスク状態 **危険因子**：羊膜の早期破裂	〈長期目標〉感染が起こらない 〈短期目標〉1）無菌的処置を受けられる．2）感染防止のための服薬行動が守れる．3）感染徴候の報告ができる

看護計画	介入のポイントと根拠
OP 経過観察項目	
●体温：変化をみる	➡**根拠** 発熱は感染の徴候である
●感染指標のデータ：変化をみる	➡**根拠** 白血球数や CRP 値は感染で変化する（感染で白血球増加，CRP 上昇）
TP 看護治療項目	
●検査，処置が無菌的に行われるように介助する	➡無菌操作を遵守する **根拠** 内診や経腟超音波検査などが病原菌曝露の機会となるので，無菌的に行うことが重要である
●抗菌薬を静脈内投与する場合は，医師の指示どおり正確に行う	➡注入速度と指示量を守る **根拠** 血中濃度が保たれないと感染の予防効果が低くなる．また，注入開始直後はアレルギー反応の有無を確認するためゆっくりと注入し，5分間は妊婦のそばを離れない
EP 患者教育項目	
●抗菌薬の服薬指導を行う	➡投与方法が内服の場合，服薬の必要性とその具体的方法について説明する **根拠** 正確に服薬しないと感染の予防効果が低くなる
●感染徴候について説明する	➡感染症発症時の自覚症状を具体的に説明する **根拠** 異常時の報告を適切に行うことで，迅速に感染治療を受けられる

2 看護問題	看護診断	看護目標（看護成果）
#2 子宮収縮に伴う下腹部痛，腰痛などの疼痛，不快感がある	**急性疼痛** **関連因子**：生物学的損傷要因，身体損傷要因 **診断指標** □生理学的反応の変化 □標準疼痛スケールによる痛みの程度の自己報告 □標準疼痛ツールによる痛みの性質の自己報告 □痛みの顔貌 □痛みを和らげる体位調整 □防御行動	〈**長期目標**〉身体的苦痛，不快感をコントロールし，妊娠の継続を維持して正期産となる 〈**短期目標**〉1) 子宮収縮を抑制し，随伴症状である下腹部痛，腰痛が緩和する．2) 身体的疼痛，不快感を正確に伝えることができる

妊娠
10
前期破水

看護計画	介入のポイントと根拠
OP 経過観察項目 ●下腹部痛，腰痛の程度，出現頻度の状況：症状の強さ・出現頻度の変化をみる	●**根拠** 症状の増強は，切迫早産の進行を示す指標となる．また，子宮収縮抑制薬の薬量調整の目安になる
TP 看護治療項目 ●疼痛を緩和させる体位を工夫する	●妊婦の好む体位を工夫する．シムス位やセミファウラー位などが好まれることが多い **根拠** シムス位やセミファウラー位は，腹部の緊張を和らげるので，リラックスしやすく，疼痛緩和につながることが多い
●腰部の温罨法，マッサージなどをする	●妊婦の希望に応じて行う **根拠** 腰部の温罨法，マッサージは腰部の筋肉の緊張を和らげ，血行を促し，腰痛緩和につながる
●医師の指示により，子宮収縮抑制薬を調整する	●下腹部痛・腰痛の緩和状況を観察しながら，必ず輸液ポンプを使用して正確に投与する **根拠** 妊婦の病態に応じた効果的な用量を維持する ●子宮収縮抑制薬には，動悸，手指のふるえ，熱感などの副作用があるので，それらを観察しながら，投与量を調整する
●医師の指示により，鎮痛薬*を投与する 　*インドメタシン系の鎮痛薬は，胎児の動脈管閉塞を早期に起こす可能性があるため，その危険が高まる妊娠32週以降は使用しない	●鎮痛薬使用時は正確に投与する **根拠** 鎮痛薬により子宮筋の緊張が緩和される ●鎮痛薬が胎児へ与える影響を考慮して，その使用が不可欠な場合に使用される
EP 患者教育項目 ●子宮収縮を緩和させるための安静指導を行う	●安静の必要性を理解させる **根拠** 安静により子宮筋の緊張が軽減される
●安楽な体位を指導する	●疼痛を緩和する方法を実践できるように指導する **根拠** 子宮筋の緊張を軽減したり，筋の疲労を緩和させる
●疼痛の程度や部位を自分で表現できるように指導する	●表現方法を指導する **根拠** 苦痛を正しく伝えることで，適切な対処が受けられる

193

第1章　妊娠期　　2. 妊娠期の異常とケア

3

看護問題	看護診断	看護目標（看護成果）
#3 薬の副作用による不快感があり，そのために日常生活に支障をきたしている	**活動耐性低下** **関連因子**：不動状態 **診断指標** □活動時の異常な心拍反応 □労作時の不快感 □労作時呼吸困難	〈長期目標〉薬の副作用が軽減され，日常生活に支障がない 〈短期目標〉1) 子宮収縮抑制作用が効果的に現れる最少の用量にコントロールする．2) セルフケア不足を明確にし，援助を受けることによって日常生活が支障なく送れる．3) 副作用を知ることで不安が軽減される

看護計画	介入のポイントと根拠
OP 経過観察項目 ●副作用の症状と程度：症状の強さ，出現時期に注意する ●セルフケア不足：不足しているセルフケアの内容を明確にする **TP 看護治療項目** ●副作用による苦痛を緩和させるための体位を工夫する ●セルフケア不足への援助を行う **EP 患者教育項目** ●薬の副作用について指導する	➔ **根拠** 副作用の程度によって薬の用量の調整がされる．また，経口投与で副作用が強い場合には，投与方法の変更が指示される場合がある ➔ **根拠** セルフケア不足項目を明確にすることにより，援助内容を明らかにできる ➔起座位やセミファウラー位が好まれる　**根拠** 腹部の緊張を和らげる体位，精神的リラックスをもたらし，不快感の緩和につながる．また，横隔膜が下がることによって胸腔内圧が下がり，呼吸が楽になる ➔妊婦のニーズに適した日常生活の援助を行う **根拠** 適切な援助を行うことにより，日常生活を円滑に送ることができる ➔出現しやすい副作用やすぐに報告すべき副作用について指導する　**根拠** 副作用の正しい知識を得ることによって，不安を軽減し，必要以上にセルフケア不足を起こさない

4

看護問題	看護診断	看護目標（看護成果）
#4 薬の副作用による重篤な呼吸・循環不全に陥る可能性がある	**中毒リスク状態** **危険因子**：中毒への安全予防策が不十分	〈長期目標〉重篤な薬の副作用を起こさない 〈短期目標〉1) 子宮収縮抑制作用が効果的に現れる最少の用量にコントロールする．2) 薬の副作用を理解し，自分の身体的変化を把握できる．3) 薬の副作用を理解し，自分の身体的変化を把握できる

看護計画	介入のポイントと根拠
OP 経過観察項目 ●呼吸・循環状態：呼吸困難，酸素化の低下に注意する ●体重の変化，水分出納：急激な体重増加に注意する	➔ **根拠** β受容体刺激薬は肺水腫，硫酸マグネシウムは呼吸抑制の重篤な副作用を起こすおそれがある ➔ **根拠** 体重増加は体内の水分貯留という潜在的な変化を示す

194

妊娠
10
前期破水

TP 看護治療項目

● 子宮収縮薬を医師の指示どおり正確に投与する

➡ 輸液ポンプ，シリンジポンプなどの精密持続点滴装置を使用する　【根拠】微量で薬理効果に変化が起こるので，安全のために精密持続点滴装置を使用する

● 解毒薬を準備しておく

➡ 硫酸マグネシウムに対する解毒薬としてグルコン酸カルシウムを準備する　【根拠】グルコン酸カルシウムは，硫酸マグネシウムの拮抗薬である

● 体位を工夫する

➡ シムス位，セミファウラー位などをとらせる　【根拠】心臓に負担をかけない体位とする

EP 患者教育項目

● 重篤な副作用について指導する

➡ 呼吸困難感が増強したら，すぐに知らせるよう指導する　【根拠】妊婦が自覚できる最も重要な呼吸・循環不全状態の指標である

---

5 看護問題	看護診断	看護目標（看護成果）
#5 服薬を自己調整することにより効果的な薬理作用が現れない	**ノンコンプライアンス** **関連因子**：医療提供者の指導能力の不足，治療の強さ（激しさ），治療計画についての知識不足 **診断指標** □症状の増悪 □期待するアウトカムに到達できない	〈長期目標〉正しい服薬行動ができ，子宮収縮が抑制されることによって，妊娠が継続できる 〈短期目標〉1)前期破水の治療について理解できる．2)服薬による不快感を表現でき，適切な介入を受けられる．3)服薬ノンコンプライアンスの理由を述べられる

看護計画	介入のポイントと根拠

OP 経過観察項目

● 妊娠週数：前期破水した時点の妊娠週数を把握する

➡ 【根拠】破水時の週数により，薬物の投与方法（静脈内投与，経口投与）が異なる

● 体温：変化をみる

➡ 【根拠】発熱は感染の徴候である．抗菌薬を内服しているにもかかわらず発熱がみられる場合は，自己判断で内服を中断している可能性がある

● 感染指標の検査データ：変化をみる

➡ 【根拠】白血球数や CRP 値は感染で変化する．抗菌薬を内服しているにもかかわらず，白血球数増加や CRP 値上昇がみられる場合には，内服を自己判断で中断している可能性がある

● 切迫早産の症状：子宮収縮の改善が認められるか確認する

➡ 【根拠】子宮収縮抑制薬を内服しているにもかかわらず，全く効果がない場合は，自己判断で内服を中断している可能性がある

● 前期破水に対する知識：破水による感染や早産による低出生体重児の出生のリスクを認識しているか確認する

➡ 【根拠】間違った情報により前期破水に対する正しい知識がもてないと，治療の必要性を認識できない

TP 看護治療項目

● 副作用の緩和を図る

➡ 起こっている副作用を明確にし，その緩和を図る　【根拠】自己判断による内服の中断が副作用に関連する苦痛からきている場合がある

● 服薬が守れない理由を述べられるように環境を整える

➡ プライバシーが保てるようにする　【根拠】周囲に気がねすることなく，理由を述べられる

195

第1章　妊娠期　　2. 妊娠期の異常とケア

EP 患者教育項目

● 服薬の必要性について指導する

➡ 前期破水の治療における服薬の重要性を説明する　根拠 間違った情報により前期破水に対する正しい知識をもてないと，治療の必要性を認識できないため，自己判断で服薬を中断している場合がある

---

6 看護問題	**看護診断**	**看護目標（看護成果）**
#6 安静による下肢の筋力低下がある	**転倒転落リスク状態** **危険因子**：下肢筋力の低下	〈長期目標〉転倒・転落しない 〈短期目標〉1)転倒・転落のリスクを理解する．2)下肢筋力低下防止のための運動が安全にできる

看護計画	**介入のポイントと根拠**
OP 経過観察項目 ● 妊娠週数：前期破水した時点の妊娠週数を把握する	➡ 根拠 破水時の週数により，安静度や安静の期間が異なる．安静度が高く，安静の期間が長いほど，筋力低下のリスクが高まる
● 安静度：安静のレベルと内容を把握する	➡ 根拠 下肢の筋力低下への影響を予測できる
● 下肢の筋力の程度：筋力低下の変化を把握する	➡ 根拠 転倒・転落のリスクの変化を予測できる
TP 看護治療項目 ● 療養環境を整える	➡ ベッド周辺を整理する　根拠 転倒・転落の要因となるものを除去する
● 下肢筋力を維持するためのマッサージや運動を援助する	➡ 子宮収縮に影響を及ぼさないように注意する　根拠 下肢運動，とくに下肢の挙上は腹部の筋肉に影響を及ぼす
EP 患者教育項目 ● 歩行時は転倒・転落に注意するよう指導する	➡ 歩行する場合の注意事項について指導する　根拠 妊婦自身で転倒・転落防止を図る
● 下肢運動の指導	➡ 指示された安静の範囲内で行える内容を指導する　根拠 子宮収縮に影響しないことが必要である
● 下肢の運動の必要性について説明する	➡ 理解度を確認しながら行う　根拠 必要性を理解することで自主的に行える

---

7 看護問題	**看護診断**	**看護目標（看護成果）**
#7 早産に対する不安がある	**不安** **関連因子**：人生の目標に対する矛盾，満たされていないニーズ **診断指標** □苦悩 □心配する □不確かさ	〈長期目標〉不安が緩和する 〈短期目標〉1)不安の内容を表現できる．2)早産の正しい知識を得る

看護計画	**介入のポイントと根拠**
OP 経過観察項目 ● 妊娠週数：前期破水した時点の妊娠週数を把握する	➡ 根拠 破水時の週数により，胎児が出生した場合の危険度が異なり，妊婦の不安の程度に影響する

196

- ●不安の内容：不安の変化を知る
- **TP** 看護治療項目
- ●不安を緩和するため，行われる治療や早産の進行状態について説明する
- **EP** 患者教育項目
- ●不安の内容を自分で表現できるように指導する

- ●前期破水に対する正しい知識を指導する

- ⮕ **根拠** 不安の内容に適した介入をする
- ⮕妊婦が理解できる内容とする **根拠** 知識を得ることで不要な不安をもたない
- ⮕表現方法を指導する **根拠** 不安を正しく表現することで，適切な対処行動が起こせる
- ⮕前期破水に対する理解度を確認しながら行う **根拠** 間違った知識を修正できる

妊娠
10
前期破水

---

8 看護問題 ／ 看護診断 ／ 看護目標（看護成果）

看護問題	看護診断	看護目標（看護成果）
#8 安静による行動制限によるストレスがある	**非効果的コーピング** **関連因子**：ストレッサーに備える十分な機会がない **診断指標** □基本的ニーズを満たせない	〈長期目標〉行動制限に対するストレスコーピングができる 〈短期目標〉1）ストレスを感じていることを表現できる．2）前期破水の正しい知識を得る．3）自己の状況が理解できる

看護計画	介入のポイントと根拠
OP 経過観察項目 ●妊娠週数：前期破水した時点の妊娠週数を把握する ●安静度：行動制限の内容を把握する ●ストレスの内容：ストレスの具体的内容と変化を把握する	⮕ **根拠** 正期産までの治療期間の違いは，ストレスの大きさと関連する ⮕ **根拠** 行動制限の内容・程度によって妊婦のストレスは異なる ⮕ **根拠** ストレスの内容を知ることで，適切な介入ができる
TP 看護治療項目 ●制限されている日常生活行動に対して援助する	⮕援助内容を明らかにする **根拠** 適切な援助をすることでストレスを緩和する
EP 患者教育項目 ●ストレスの内容を自分で表現できるように指導する ●前期破水に対する正しい知識を指導する	⮕表現方法を指導する **根拠** ストレスを正しく伝えることで，適切な対処行動が起こせる ⮕前期破水に対する理解度を確認しながら行う **根拠** 前期破水の正しい知識を得ることで安静（治療）への理解が高まる

---

9 看護問題 ／ 看護診断 ／ 看護目標（看護成果）

看護問題	看護診断	看護目標（看護成果）
#9 社会的役割が果たせないことに対するストレスがある	**非効果的コーピング** **関連因子**：ストレッサーに備える十分な機会がない **診断指標** □基本的ニーズを満たせない □役割期待に応えられない	〈長期目標〉自己の現在の役割を認識し，ストレスコーピングができる 〈短期目標〉1）ストレスの内容を表現できる．2）前期破水の正しい知識を得る．3）自己の状況を理解できる

看護計画	介入のポイントと根拠
OP 経過観察項目 ●妊娠週数：前期破水した時点の妊娠週数を把握する	⮕ **根拠** 正期産までの治療期間の違いは，ストレスと関連する

197

第1章　妊娠期　　2. 妊娠期の異常とケア

●妊婦の社会的役割：役割における責任の重要性を把握する	➡**根拠**責任の重要性が増すほどストレスは大きくなる
TP 看護治療項目	
●ストレスの内容を把握する	➡アドバイスできる内容を把握する　**根拠**適切なアドバイスによって不要なストレスを除去する．また，傾聴することで妊婦自身のコーピングを図る
●家族および周囲の人々に妊婦のストレスを伝えて，緩和するための協力が得られるように援助する	➡家族・周囲の人々の治療に対する理解度を知る **根拠**疾患に対する理解度は，妊婦のストレスの程度と関連する
EP 患者教育項目	
●妊婦・家族に前期破水に対する正しい知識を指導する	➡妊婦・家族の疾患に対する理解度を確認しながら行う **根拠**早産の正しい知識を得ることで，妊婦が，いま果たすべき役割について認識できる

10 看護問題／看護診断／看護目標（看護成果）

10 看護問題	看護診断	看護目標（看護成果）
#10　治療が長期にわたることにより，家族介護者にストレスがある	**介護者役割緊張リスク状態** **危険因子**：被介護者の病気の重症度，介護に不慣れ，ストレッサー，予測できない病気の経過	〈**長期目標**〉ストレスが緩和し，介護者役割を遂行できる 〈**短期目標**〉1) 前期破水の正しい知識を得る．2) 妊婦の状況を正しく理解する．3) ストレスの内容を表現し，役割サポートを受けられる

看護計画	介入のポイントと根拠
OP 経過観察項目	
●妊娠週数：前期破水した時点の妊娠週数を把握する	➡**根拠**正期産までの治療期間は，家族のストレスと関連する
●妊婦の社会的役割：役割における責任の重要性を把握する	➡**根拠**妊婦の責任の重要性が増すほど，その役割を代行する家族のストレスは大きくなる
TP 看護治療項目	
●家族のストレスの内容を傾聴する	➡アドバイスできる内容を把握する　**根拠**適切なアドバイスにより不要なストレスを除去する．また，傾聴することで家族のコーピングを図る
EP 患者教育項目	
●利用できる社会資源の情報を提供する	➡家族の必要としている社会資源を把握しておく **根拠**社会資源の活用によって介護者の負担が軽減する

Step1 アセスメント ▸ Step2 看護問題の明確化 ▸ Step3 計画 ▸ **Step4 実施** ▸ Step5 評価

病期・病態・重症度に応じたケアのポイント

●前期破水は，破水した時点の妊娠週数によって治療方針が異なり，それに伴うケアの内容も変化する．

【妊娠34週未満】胎児が母体外生活に適応するために最も必要とされている機能は，呼吸機能である．妊娠34週未満では，呼吸機能が十分でないため，胎児の肺の成熟を促す期間までの妊娠継続が望まれる．したがってこの時期の治療管理は，感染防止と早産防止である．妊娠週数が早いほどその治療に要する期間は長くなるため，管理は厳重となり，それに伴う妊婦のストレスも大きい．治療が効果的に行われるように妊婦の心身両面からのサポートが必要である．また，家族介護者のストレスも治

療の長期化とともに強くなる．家族介護者のストレスは妊婦のストレスにも影響するので，その緩和のための援助を行うことも重要となる．

【妊娠 34 週以降 36 週未満】胎児の母体外生活への適応機能もある程度保たれ，呼吸機能低下のリスクが低くなる時期である．そのため，胎児の推定体重によってはそのまま分娩方向へと進める場合もある．しかし早産であることには変わりなく，破水の程度によっては正期産までの妊娠の継続治療を行う．治療管理の方針は感染防止と早産の防止である．ただし，治療期間は短く，また，感染防止は厳重に行われるが，早産防止はそれほどでもない．治療内容に合わせて看護ケアを行っていく．

【妊娠 36 週以降】破水による感染を防止するとともに積極的に分娩に進めていく治療が行われる．感染防止のためのケアと分娩期のケアを行っていく必要がある．

看護活動（看護介入）のポイント

診察・治療の介助
- 感染徴候の評価のための血液検査を介助する．
- 切迫早産の他覚的評価のための超音波検査，内診，NST の介助を行う．
- 抗菌薬や子宮収縮抑制薬を医師の指示どおりに正確に投与する．
- 羊水の流出量やその性状，早産の進行度を観察し，医師に情報を提供する（感染徴候や早産の進行の早期発見）．
- 妊婦に薬理作用（抗菌薬，子宮収縮の抑制作用，副作用）について説明し，服薬指導をする．
- 治療の効果があるかどうかを観察する．
- 薬の副作用が現れていないか観察を行い，医師に情報を提供する（異常の早期発見）．
- 治療によって誘発される二次的な問題に対する援助を行う（下肢筋力の低下，血栓形成リスクなど）．

セルフケアの援助
- セルフケア不足を評価する．
- セルフケア不足がある場合は，その援助を行う．

妊婦・家族の心理・社会的問題への援助
- 前期破水，切迫早産について，正しい知識や情報を提供し，治療への参加を促す．
- 切迫早産に対する妊婦・家族の不安が解消されるように援助する．
- 家族の介護ストレスが緩和されるため社会資源の情報を提供する．

退院指導・療養指導

- 高位破水で羊水流出がみられなくなったり（卵膜破綻部の修復），切迫早産の症状がない場合は，退院許可が出る場合がある．退院後も妊娠満期になるまでは，自宅で安静が保てるように妊婦・家族を指導する．
- 抗菌薬や子宮収縮抑制薬を継続して服薬する場合は，正しく方法を指導する．
- 破水，早産徴候が出現した場合には，すぐに受診するように指導する．
- 妊婦健康診査を定期的に受診するように指導する．

Step1 アセスメント ▶ **Step2 看護問題の明確化** ▶ **Step3 計画** ▶ **Step4 実施** ▶ **Step5 評価**

評価のポイント

看護目標に対する達成度
- 感染を起こさず，早産の徴候が緩和され，満期まで妊娠が継続できたか．
- 身体の不快感が緩和され，日常生活に支障がなくなったか．
- 薬の副作用を理解し，正しく服薬することによって感染防止，子宮収縮の抑制ができたか．
- 転倒・転落せずに日常生活が送れたか．
- 妊婦の不安やストレスが緩和し，安寧な心理状態を保てたか．
- 家族の不安やストレスが緩和し，介護者役割が果たせたか．

第1章 妊娠期　2. 妊娠期の異常とケア

前期破水における妊婦の病態関連図と看護問題

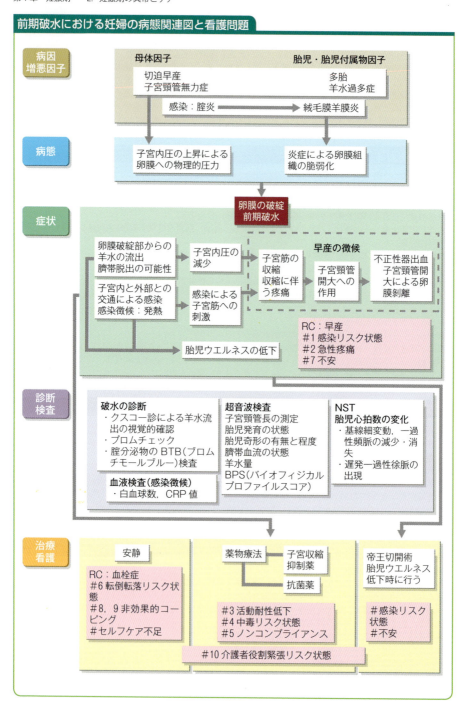

11 前置胎盤

上田 一之

目でみる疾患

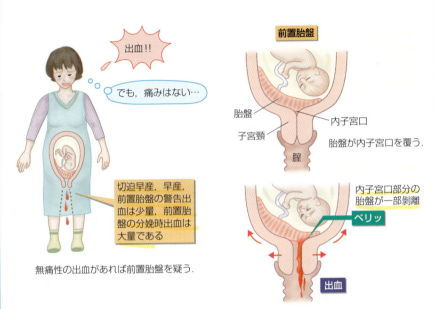

■図 11-1　前置胎盤による出血

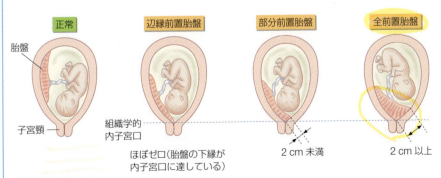

■図 11-2　前置胎盤の分類
内子宮口が閉鎖した状況での超音波断層法による診断.

病態生理

胎盤の一部または大部分が，子宮下部に付着し，内子宮口に及ぶもの．
- 通常，子宮の底部近辺に付着する胎盤が前置胎盤では内子宮口を覆うように付着している．完全に内子宮口を覆った場合は経腟分娩が不可能である．
- 妊娠後期に子宮頸管の展退に伴って内子宮口部分の胎盤が一部剝離し大出血をきたす．

疫学・予後

- 全分娩の0.5%に発生する．
- 初産婦（0.2%）より経産婦（5%）に多い．
- 帝王切開術の既往，子宮内搔爬や人工妊娠中絶・子宮筋腫核出術などの手術操作の既往をもつ者に多い．
- 多胎妊娠，胎盤の形態異常（副胎盤，二分裂胎盤など）をもつ妊婦に多い．
- 喫煙習慣，高齢，および前置胎盤の既往歴のある妊婦に多い．

症状

- 妊娠後期に無症候あるいは軽度の子宮収縮に伴って大出血をきたす．妊娠中期に痛みを伴わない出血（警告出血）を認めることがある．多くの場合，警告出血は一度は止血する．
- 妊娠28週以降に性器出血の頻度が徐々に増加する．
- 骨盤位，横位が多い．

診断・検査値

- 妊娠中期の超音波検査にて「前置胎盤疑い」診断を行い，31週末までに経腟超音波検査で「前置胎盤」の診断を行う[1]（図11-2）．
- 妊娠早期には診断が不確定で，妊娠早期に前置胎盤と診断された症例ほど，最終的に前置胎盤でなくなる例が多い〔子宮下部の伸展と子宮頸管の開大・展退により，妊娠週数の進行とともにみかけ上の前置胎盤の頻度は減少し，最終的に0.5%前後になる（図11-3）〕．
- 癒着胎盤の有無について評価する．子宮下部は脱落膜形成が乏しいため，胎盤絨毛が子宮筋層まで侵入しやすい．その結果，前置胎盤では癒着胎盤が増加する（5〜10%に合併）．とくに帝王切開術の既往がある場合は注意する．なかでも，既往帝王切開創が胎盤に近い場合はとくに注意する．前回の帝王切開創を胎盤が覆っている場合には，癒着胎盤の有無を慎重に評価する[1]．
- 前置癒着胎盤の頻度は手術既往のない子宮で3%，帝王切開術の既往回数が1回11%，2回39%，3回以上60%と報告されている．
- 妊娠中期の不正性器出血で疑う．

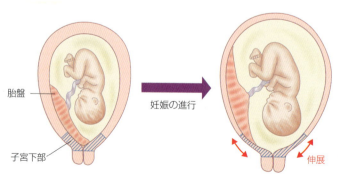

■図11-3 前置胎盤の頻度

治療法

- 子宮収縮，警告出血を認めたら入院管理が望ましく，安静を維持する.
- 子宮収縮抑制薬：リトドリン塩酸塩.
- 帝王切開に備えて輸血の確保(自己血，同種血)を行う.
- ・子宮下部の子宮筋は収縮しにくいため胎盤剥離後も大出血をきたすことがあり，その場合は子宮摘出も考慮する.
- ・輸血と子宮摘出の可能性について，妊婦および家族に説明しておく.
- 早産になりやすく，また，胎児は成熟の遅れや発育不全傾向になることが多いため，新生児科との連携が必要である.
- 妊娠37週末までに予定帝王切開術を行う.
- 癒着胎盤が予想される場合，出血量を最小限にするため帝王切開時に工夫が求められる(総腸骨動脈バルーニング，胎盤を避けた子宮壁の切開など).
- 低置胎盤(胎盤が正常より低い部位の子宮壁に付着するが，組織学的内子宮口を覆っていない状態をいう)のうち，「胎盤縁-内子宮口間距離2.0 cm未満低置胎盤」は，経腟分娩可能な例もあるが，分娩時大出血の危険が高い．そのため，帝王切開術も考慮される[1].

● 引用文献
1) 日本産科婦人科学会，日本産婦人科医会(編・監)：産婦人科診療ガイドライン―産科編2014，p.143, 110, 日本産科婦人科学会，2014

前置胎盤の病期・病態・重症度別にみた治療フローチャート

*帝王切開に備えて輸血の確保(自己血，同種血)を行う.

第1章 妊娠期　2. 妊娠期の異常とケア

前置胎盤における妊婦の看護

永澤　規子

看護過程のフローチャート

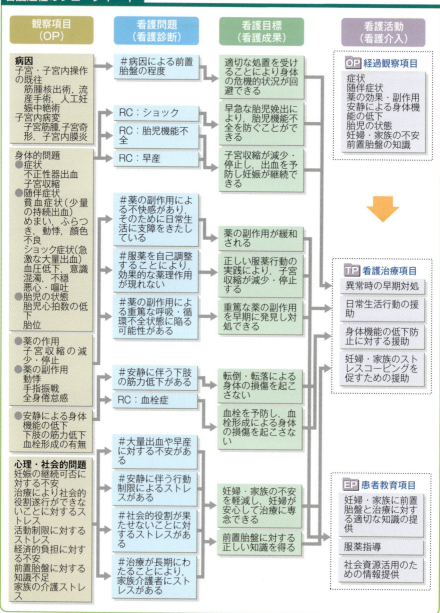

基本的な考え方

- 軽微な子宮収縮で出血が起こりやすく，急速に母体と胎児が循環不全状態に陥りやすいので，出血状態の観察が重要である.
- 出血防止を目的に子宮収縮抑制を行うため，切迫早産と同様の管理とケアが行われる.
- 分娩方式は胎盤の子宮口への付着状態によって異なる. 胎盤が完全に子宮口をふさいでいる場合には，分娩様式は帝王切開になるので，心身の準備を行う必要がある.
- 低置胎盤で胎盤が内子宮口から 2 cm 以上離れている場合には，試験的に経腟分娩を行うことがある. 分娩進行中に異常出血が認められず，経過が順調な場合には，経腟分娩が可能である. ただし，異常出血，胎盤剝離，胎児機能不全などの異常事態が発生した場合に，迅速に帝王切開に切り替えることができるよう，計画分娩が行われる. その診療支援とケアを行う.

妊娠

11

前置胎盤

| Step1 アセスメント | Step2 看護問題の明確化 | Step3 計画 | Step4 実施 | Step5 評価 |

情報収集	アセスメントの視点と根拠・起こりうる看護問題
全身状態の把握	前置胎盤の病態を把握することで，胎盤剝離を起こす可能性とその場合の緊急性を予測できる. 最も危険なのは，全前置胎盤で出血が始まると急速に胎盤剝離が起こるので注意する. 出血状態によって治療管理の方針も変化するので観察を正確に行う. また，妊婦・家族は，出血や早産に不安をもっているので，心理・社会的状況の把握も必要である. ●前置胎盤の病態を把握する. ※全身状態の具体的な把握については以下の項目に詳細を記載. 🔍共同問題：ショック，胎児機能不全 🔍起こりうる看護問題：不安
出血の程度，出現状況の観察	出血量と母体の循環不全状態は関連が深く，それぞれの程度を把握する. 循環不全の程度により処置の緊急度が変わる. また，症状の出現時間の把握は，循環不全状態が生じてからの経過時間を把握することになり，症状出現から治療開始までの時間は，母子の予後に影響する. ●突然大量出血を起こすことは少なく，極少量の出血から始まる場合が多い(警告出血といわれる). ●警告出血が認められた場合は入院管理となる. ●警告出血が認められた妊娠 35 週未満の場合は，切迫早産の管理を厳重に行う. ●警告出血が認められ，胎児が母体外生活が十分可能な妊娠週数の場合は，大量出血が起こる前に帝王切開にて胎児を娩出させる. ●大量出血が認められた場合，妊娠週数に関係なく帝王切開にて胎児を娩出させる. ●大量出血で母体が循環不全状態となると，血圧低下，頻脈，意識レベルの低下，悪心・嘔吐などの症状がみられる. 🔍共同問題：ショック，胎児機能不全 🔍起こりうる看護問題：身体的苦痛・不快感／不安
胎児の状態の観察	胎盤が剝離するということは，母体から胎児への酸素供給が減少または停止することを意味する. そのため，胎児は急速に低酸素状態となる. また，胎児-胎盤の血流循環の異常により，胎児の循環血液量も急激に減少し，循環不全状態となる. ●胎児の循環不全の指標として胎児心拍数の低下がみられる. 🔍共同問題：胎児機能不全 🔍起こりうる看護問題：胎児の予後に対する不安
子宮収縮の状態の観察	妊婦が自覚しない子宮の収縮でも出血が起こるので注意する. したがって，軽微な子宮収縮を予防する目的で子宮収縮抑制薬が使用される場合がある. また，安静も子宮収縮の予防に効果があるため，その指導をする.

205

第1章　妊娠期　　2. 妊娠期の異常とケア

	●便秘や膀胱充満は，子宮収縮の誘因となる． ●子宮収縮の客観的評価は，NST（ノンストレステスト）で行われる． 🔍 **共同問題：早産** 🔍 **起こりうる看護問題：治療に関連したセルフケア不足／睡眠障害／不安**
薬の効果の観察	子宮収縮抑制薬の薬理効果を観察する．子宮収縮が抑制されない場合，妊婦に適した薬用量になっていないか，あるいは，妊婦自身が医師の指示を遵守していない可能性がある（内服による投与の場合）． ●薬の効果を観察（子宮収縮抑制効果）し，効果が低い場合にはその原因を探る． ●子宮収縮抑制薬は，切迫早産の症状緩和に対する薬で病因の解決にはならない． ●妊婦の服薬に対するノンコンプライアンスがあれば，その原因を探る． ●子宮収縮抑制薬は，投与量のコントロールを良好に保たないと重篤な副作用を招くおそれがあるので，薬理効果の上がる最少量の調整を図る． 🔍 **起こりうる看護問題：薬の副作用に関連したノンコンプライアンス／薬の重篤な副作用の出現**
薬の副作用の観察	薬の副作用を観察する．子宮収縮抑制薬は副作用の発生頻度が高いので，そのため妊婦が服薬の必要性を認識しながらも中断してしまうことがある．副作用の程度を評価しながら，作用機序の異なる薬物を併用することで，その緩和が図れるので観察は重要である． ●子宮収縮抑制薬の第1選択薬はβ受容体刺激薬が多い．これは，子宮収縮抑制薬のなかでも即効性が高いからである．しかし，その作用機序により，動悸，手指振戦などの副作用が高率で発生するため，妊婦の服薬ノンコンプライアンスを招く． ●β受容体刺激薬の経口投与は血中濃度が安定せず，副作用を招きやすい．必要に応じて，血中濃度を一定に保ちやすい静脈内投与となる場合があるので，服薬と副作用の出現時間の関係性を観察する． ●β受容体刺激薬の重篤な副作用として肺水腫があるので，妊婦の自覚症状としての呼吸困難，湿性咳嗽の出現，他覚症状としての肺雑音の聴取，肺のX線像の変化に注意する． ●β受容体刺激薬と併用して使用される硫酸マグネシウムの子宮収縮抑制作用は，β受容体刺激薬に比較して遅効性である．しかし，動悸，手指振戦などの副作用が起こらないため，しばしば併用される．ただし，硫酸マグネシウムは平滑筋に直接作用するため，呼吸抑制や全身の脱力感などを引き起こすので，呼吸状態の観察や下肢の脱力などによる転倒・転落に注意する． ●薬の副作用として便秘もしばしば起こるので，医師と相談のうえ，緩下剤の使用を検討する（便秘は，腸管にたまった便による子宮筋への物理的刺激により，子宮収縮を誘発する）． 🔍 **起こりうる看護問題：薬の副作用が日常生活に及ぼす影響／薬の副作用による重篤な合併症の発症／転倒転落リスク／便秘**
安静度の観察	子宮収縮を抑制するための安静は出血の状態により，自力でのADLが維持できるものから床上絶対安静までと範囲が広い．安静の程度により，妊婦のストレスの程度やセルフケア不足の程度も異なる．医師より指示された安静度を把握することが重要である．また，指示された安静が守れない場合の原因も探ることが大切になる．さらに，安静度が高い場合は，廃用性の身体機能低下（下肢の筋力低下）などによる転倒・転落のリスクが生じたり，血栓形成による肺血栓塞栓症などの重篤な疾患につながる可能性もあるので注意する． 🔍 **共同問題：血栓症** 🔍 **起こりうる看護問題：行動制限によるセルフケア不足／行動制限によるストレス／転倒転落リスク**

健康管理行動の把握	健康管理行動の1つである食生活や睡眠の習慣，喫煙，飲酒などの生活習慣は，妊婦の体調に大きく影響する．不規則な生活習慣は，体調の乱れにつながり，そのことにより子宮収縮を発生させることにもなる．また，体調不良時の受診行動も異常の早期発見に関与する因子である．
	●治療を困難にする生活習慣を把握する．
	●不正性器出血の自覚症状が出現しているにもかかわらず，受診行動を起こさない妊婦は，前置胎盤に関する知識の欠如や経済的問題，社会的役割遂行に対する過度の責任感や家族の無理解など，理由が多岐にわたるので，妊婦の全体像を正確に把握することが重要である．
	🔍**起こりうる看護問題：健康管理行動に対するノンコンプライアンス**
妊婦・家族の心理・社会的側面の把握	妊婦や家族の心理状態や社会的背景を知ることは，前置胎盤の治療に対する理解度や協力体制の把握につながる．また，治療に対するノンコンプライアンスの原因を探ることもできる．
	●前置胎盤に対する知識不足は，妊婦・家族の治療に対するノンコンプライアンスの原因となる．
	●妊婦の社会的役割遂行に対する過度の責任感は治療の妨げになる．
	●経済的な問題は治療に対するノンコンプライアンスの原因となる．
	●妊婦の長期にわたる入院加療は，家族介護者の肉体的・精神的疲労につながり，介護役割の低下につながる．
	🔍**起こりうる看護問題：前置胎盤の知識不足／妊婦・家族のストレス／不安**

妊娠
11
前置胎盤

Step1 アセスメント **Step2 看護問題の明確化** **Step3** 計画 **Step4** 実施 **Step5** 評価

看護問題リスト

RC：ショック，胎児機能不全，早産，血栓症
- #1　薬の副作用による不快感があり，そのために日常生活に支障をきたしている（活動-運動パターン）
- #2　服薬を自己調整することにより，効果的な薬理作用が現れない（健康知覚-健康管理パターン）
- #3　薬の副作用による重篤な呼吸・循環不全状態に陥る可能性がある（健康知覚-健康管理パターン）
- #4　安静による下肢の筋力低下がある（健康知覚-健康管理パターン）
- #5　大量出血や早産に対する不安がある（自己知覚パターン）
- #6　安静に伴う行動制限によるストレスがある（コーピング-ストレス耐性パターン）
- #7　社会的役割が果たせないことに対するストレスがある（コーピング-ストレス耐性パターン）
- #8　治療が長期にわたることにより，家族介護者にストレスがある（コーピング-ストレス耐性パターン）

看護問題の優先度の指針

- ●前置胎盤で最も問題となるのは，胎盤の早期剝離で母体・胎児の循環不全が急激に生じることである．その防止のために軽微な子宮収縮も防ぐ必要がある．したがって妊娠中の管理は切迫早産に準じて行われ，看護も同様に行われる．
- ●看護ケアの優先度は不正性器出血の有無に左右されるので，その観察は重要である．また少量の出血から急速に出血が進むことがあるので注意する．妊婦や家族の心理・社会的状況を把握して，治療管理や看護ケアが効果的に行われるための環境を整える必要がある．

Step1 アセスメント **Step2** 看護問題の明確化 **Step3 計画** **Step4** 実施 **Step5** 評価

共同問題	看護目標（看護成果）
RC：ショック	〈**長期目標**〉循環不全を起こさない
	〈**短期目標**〉1）止血処置を迅速に行い，出血量を

207

第1章 妊娠期 2. 妊娠期の異常とケア

最小限にする. 2)身体的疼痛, 不快感を正確に把握する

看護計画	介入のポイントと根拠

OP 経過観察項目

●出血量：出血量を正確に測定する

➡ 根拠 出血量と貧血は関連する. また, 出血量が急激に多くなるとショックを起こす. 本疾患の出血はほとんどが外出血であり, 計測できる出血量は実際の出血量とほぼ同じである

●バイタルサイン：変化をみる
➡ 根拠 急激な出血は血圧低下と頻脈を起こす

●貧血を示すデータ：ヘモグロビン値, ヘマトクリット値の変化を把握する
➡ 根拠 出血量が多くなると値が低下する

●血液凝固検査：変化をみる
➡ 根拠 出血量が多くなると DIC（播種性血管内凝固）となる可能性がある

●胎盤の剥離状態：超音波検査の結果を把握する
➡ 根拠 剥離面の大きさと出血量は比例する

●悪心・嘔吐, 冷汗, 呼吸困難, 意識障害, 不穏：変化をみる
➡ 根拠 循環不全状態が進行すると症状が増強する

TP 看護治療項目

●緊急帝王切開*の介助を迅速に行う
　＊大量出血がある状況では, すでに子宮内胎児死亡を起こしている場合, あるいは胎児が母体外での生命維持が困難な場合でも, 母体救命のために帝王切開が行われる

➡ 根拠 本疾患の根本的治療は, 胎盤の剥離部分からの止血である. そのために早急に胎児娩出をして子宮収縮を促す

●医師の指示による薬物投与の介助を正確に行う
➡ 循環動態を改善・保持するためのカテコールアミン系薬物は, 微量で人体に大きな影響を及ぼすため, 輸液ポンプ, シリンジポンプなどを使用して投与する 根拠 出血に伴う循環動態不全の改善のために行われる. 補液を急激に行うと心不全を起こす場合もあるので, 指示された注入速度で正確に行う

●処置を説明することで不安を緩和する
➡ 理解度を把握しながら行う 根拠 行われる処置を理解することで, 不要な不安が除去される. また, 安心は妊婦の治療への参加を促す

●行われる処置や妊婦の状態について, 家族に説明する
➡ 具体的にわかりやすく説明する 根拠 家族も妊婦の状態に不安をもっている

EP 患者教育項目

●身体的不快感の程度を自分で表現できるように指導する
➡ 表現方法を指導する 根拠 自己の苦痛を正しく伝えることで, 適切な対処行動が起こせる

共同問題	看護目標（看護成果）
RC：胎児機能不全	〈長期目標〉胎児機能不全を起こさず良好な状態で娩出できる 〈短期目標〉1)緊急帝王切開が迅速に行われる. 2)検査, 治療の必要性を説明する

看護計画	介入のポイントと根拠

OP 経過観察項目

●胎児の心拍数：心拍数の変化をみる. とくに徐脈に注意する
➡ 根拠 胎盤剥離の範囲が広がり, 胎児の循環不全が起こると急速に胎児心拍数が低下する

- ●NST：子宮収縮と胎児心拍数の関係性をみる

- ●子宮収縮状態：子宮収縮の発作と間欠の状態を みる

⮕ 根拠 胎児-胎盤循環の機能が低下すると遅発一 過性徐脈が起こる

⮕ 根拠 胎盤の早期剝離が起こると子宮収縮は，持 続的に起こり，発作の間欠がなくなる．それによ り，胎児への血液供給が低下する

TP 看護治療項目

- ●胎児を娩出させるため，処置の介助を迅速に行 う

- ●処置や検査を説明することで不安を緩和する

- ●家族に妊婦の状態や行われる検査・処置につい て説明し，不安を緩和する

⮕ 根拠 胎児循環不全，低酸素状態を回復させるに は，母体外に胎児を娩出させ，直接蘇生を行う必 要がある

⮕ 妊婦の理解度を把握しながら行う 根拠 行われ る検査・処置を理解することで，不要な不安が除 去される．また，安心は妊婦の治療への参加を促 す

⮕ 家族の理解度を把握しながら行う 根拠 妊婦と 同様に家族の不安も強い．不安の緩和を図ること で，迅速な治療に向けた協力ができる

EP 患者教育項目

- ●妊婦・家族に胎児の状態について説明する

⮕ 具体的にわかりやすく説明する 根拠 胎児の状 態を正確に知ることで処置の緊急性を理解し，治 療に協力できる

共同問題	看護目標（看護成果）
RC：早産	〈長期目標〉治療が奏効し，正期産まで妊娠が継続できる 〈短期目標〉1)子宮収縮が抑制できる．2)早産した場合に胎児の状態を良好に保つための準備ができる．3)妊婦・家族が前置胎盤の治療管理について理解し，治療に参加できるように援助する

看護計画	介入のポイントと根拠

OP 経過観察項目

- ●妊娠週数：症状の出現した時点の妊娠週数を把 握する
- ●子宮頸管長：医師による経腟超音波検査の情報 を常に把握し，変化をみる

- ●子宮口の開大度：医師の内診による情報を把握 し，変化をみる

- ●不正性器出血：常にチェックする

- ●NST：子宮収縮の間隔，強さをみる

- ●母体の状態：妊娠高血圧症候群や絨毛膜羊膜炎 はないかを把握する

⮕ 根拠 万一，胎児が出生した場合の危険度は妊娠 週数により異なる

⮕ 根拠 早産が進行すると子宮頸管長の短縮化が起 こる．子宮頸管の短縮が起こると，子宮口にか かっている胎盤面剝離の危険が高まる

⮕ 前置胎盤では，内診時，胎盤を直接触れる感覚 （奇褥感という）がある 根拠 早産が進行すると子 宮口が開大してくる．外子宮口の開大では出血が 起こらないこともあるが，内子宮口が開大する と，胎盤剝離により出血が起こる

⮕ 根拠 内子宮口が開大し，卵膜の剝離，胎盤の剝 離が起こると出血が起こる

⮕ 根拠 軽微な子宮収縮でも出血を起こす可能性が あるので注意する

⮕ 根拠 胎児の肺の成熟を促す副腎皮質ホルモン製 剤（ステロイド薬）は，高血圧の悪化や感染徴候の 非顕性化を招くため，母体の状態によっては投与 できない

第1章　妊娠期　2. 妊娠期の異常とケア

TP 看護治療項目

● 医師の指示による子宮収縮抑制薬を正確に投与する

⮕ β 受容体刺激薬や硫酸マグネシウムは，精密持続点滴装置を使用して正確に投与する　**根拠** これらの薬物は過剰投与により重篤な副作用が現れるおそれがあるので，静脈内投与をする場合は，必ず使用する

● 早産が避けられない場合に，胎児が胎外生活にできるだけ適応するための処置を介助する

⮕ 胎児の肺の成熟を促すための副腎皮質ホルモン製剤投与を医師の指示により行う. 投与後 48 時間は妊娠を維持できるように努める　**根拠** 投与後 48 時間経過しないと効果が現われない

● 安静が保てる環境を整える

⮕ 光・音・空調(室温)などを妊婦の好むものとする　**根拠** 療養環境を整えることで，心身のストレスを緩和する

EP 患者教育項目

● 妊婦・家族に前置胎盤の治療について説明する

⮕ 治療内容とその必要性について，わかりやすく理解できるまで説明する　**根拠** 治療の理解は，妊婦・家族の治療への積極的参加を促進する

● 副腎皮質ホルモン製剤(ステロイド)投与のメリット，デメリットについて妊婦と家族に説明する

⮕ 説明内容に対する理解度をチェックする　**根拠** 妊婦と家族に正確な説明をすることで，治療に対する納得と同意を得る

共同問題	看護目標（看護成果）
RC：血栓症	〈長期目標〉下肢に血栓ができない 〈短期目標〉1)血栓形成のリスクを理解する. 2)血栓防止のための下肢運動が安全にできるように援助する

看護計画	介入のポイントと根拠

OP 経過観察項目

● 妊娠週数：症状の出現した時点の妊娠週数を把握する

⮕ **根拠** 妊娠週数により安静の期間が異なり，安静期間が長いほど血栓形成のリスクが高まる

● 血栓形成：下肢痛，浮腫，冷感などを常に把握し，変化をみる

⮕ **根拠** 血栓形成に伴うリスクの変化を知る

TP 看護治療項目

● 血栓形成防止のための下肢マッサージや運動を援助する

⮕ 子宮収縮に影響を及ぼさないように注意する　**根拠** 下肢運動，とくに下肢の挙上は腹部の筋肉に影響を及ぼす

EP 患者教育項目

● 下肢運動の指導

⮕ 安静度の範囲で行える内容を指導する　**根拠** 子宮収縮に影響しないようにする

● 運動の必要性について説明する

⮕ 理解度を確認しながら行う　**根拠** 必要性を理解することで自主的に行える

1 看護問題	看護診断	看護目標（看護成果）
#1 薬の副作用による不快感があり，そのために日	活動耐性低下 関連因子：不動状態 診断指標	〈長期目標〉薬の副作用が軽減され，日常生活に支障がない 〈短期目標〉1)子宮収縮抑制作用が効果的

210

常生活に支障をきたしている	□活動時の異常な心拍反応 □労作時の不快感 □労作時呼吸困難	に現れる最少の薬用量をコントロールする. 2)セルフケア不足を明確にし,援助を受けることによって日常生活が支障なく送れる. 3)副作用を知ることで不安を軽減する

看護計画	介入のポイントと根拠
OP 経過観察項目 ●副作用の症状と程度: ●セルフケア不足	➡内服時間,症状の強さ,出現状況に注意する 根拠 副作用の程度によって薬用量の調整がされる.また,内服投与で副作用が強い場合には,投与方法の変更が指示される場合がある ➡不足しているセルフケアの内容を明確にする 根拠 セルフケア不足項目を明確にすることにより,援助内容を明らかにできる
TP 看護治療項目 ●副作用による苦痛を緩和させるための体位を工夫する ●セルフケア不足への援助を行う	➡起座位やセミファウラー位が好まれる 根拠 横隔膜が下がることによって胸腔内圧が下がり呼吸が楽になる ➡妊婦のニーズに適した日常生活援助を行う 根拠 適切な援助を行うことにより,日常生活を円滑に送ることができる
EP 患者教育項目 ●薬の副作用について指導する	➡出現しやすい副作用やすぐに報告すべき副作用について指導する 根拠 副作用の正しい知識を得ることによって,不安を軽減し,必要以上にセルフケア不足を起こさない

2 看護問題	看護診断	看護目標(看護成果)
#2 服薬を自己調整することにより,効果的な薬理作用が現れない	**ノンコンプライアンス** **関連因子**:医療提供者の指導能力の不足,治療の強さ(激しさ),治療計画についての知識不足 **診断指標** □症状の増悪 □期待するアウトカムに到達できない	〈長期目標〉正しい服薬行動ができる 〈短期目標〉1)前置胎盤の治療について理解できる. 2)服薬による不快感を表現でき,適切な介入を受けられる. 3)服薬ノンコンプライアンスの理由を述べられる

看護計画	介入のポイントと根拠
OP 経過観察項目 ●子宮収縮:子宮収縮が抑制されているか確認する ●前置胎盤に対する知識:前置胎盤の出血により,早産が回避できない場合の低出生体重児の出生のリスクを認識しているかを確認する	➡根拠 子宮収縮抑制薬を内服しているにもかかわらず,全く効果がない場合は,自己判断で内服を中断している可能性がある ➡根拠 間違った情報により前置胎盤に対する正しい知識がもてないと,治療の必要性を認識できない
TP 看護治療項目 ●副作用の緩和を図る	➡起こっている副作用を明確にし,その緩和を図

第1章　妊娠期　2. 妊娠期の異常とケア

●服薬が守れない理由を述べられるように支援する	る　**根拠**自己判断による服薬の中断が副作用に対する苦痛からきている場合がある
EP 患者教育項目	❷プライバシーを守れる環境を整える　**根拠**理由がわかることにより，適切な介入ができる
●服薬の必要性について指導する	❷前置胎盤の治療において服薬の重要性を説明する　**根拠**間違った情報により前置胎盤に対する正しい知識がもてないと，治療の必要性を認識できないため，自己判断で服薬を中断している場合がある

3 看護問題	看護診断	看護目標（看護成果）
#3 薬の副作用による重篤な呼吸・循環不全状態に陥る可能性がある	**中毒リスク状態** **危険因子**：中毒への安全予防策が不十分	**〈長期目標〉** 重篤な薬の副作用を起こさない **〈短期目標〉** 1) 子宮収縮抑制作用が効果的に現れる最少の薬用量をコントロールする．2) 薬の副作用を理解し，自分の身体的変化を把握できる

看護計画	介入のポイントと根拠
OP 経過観察項目	
●呼吸・循環状態：呼吸困難，酸素化の低下に注意する	❷**根拠**β受容体刺激薬は肺水腫，硫酸マグネシウムは呼吸抑制という重篤な副作用を起こす場合がある
●体重の変化，水分出納：急激な体重増加に注意する	❷**根拠**体重増加は体内の水分貯留という潜在的な変化を示す
TP 看護治療項目	
●子宮収縮抑制薬を医師の指示どおり正確に投与する	❷輸液ポンプ，シリンジポンプなどを使用する　**根拠**微量で薬理効果に変化が起こるので，安全のために医療機器を使用して投与する
●解毒薬を準備しておく	❷硫酸マグネシウムに対する解毒薬としてグルコン酸カルシウムを準備する　**根拠**グルコン酸カルシウムは硫酸マグネシウムの拮抗薬である
●体位を工夫する	❷シムス位，セミファウラー位などをとらせる　**根拠**心臓に負担をかけない体位である
EP 患者教育項目	
●重篤な副作用について指導する	❷呼吸困難が増強したらすぐに知らせるよう指導する　**根拠**呼吸・循環不全状態で妊婦が自覚する最も重要な指標である

4 看護問題	看護診断	看護目標（看護成果）
#4 安静による下肢の筋力低下がある	**転倒転落リスク状態** **危険因子**：下肢筋力の低下	**〈長期目標〉** 転倒・転落しない **〈短期目標〉** 1) 転倒・転落のリスクを理解する．2) 下肢筋力の低下防止のための運動が安全にできる

看護計画	介入のポイントと根拠
OP 経過観察項目 ●妊娠週数：症状の出現した時点の妊娠週数を把握する ●安静度：安静のレベルと内容を把握する ●下肢の筋力の程度：筋力低下の変化を把握する	➡ **根拠** 妊娠週数により安静の期間が異なり，安静期間が長いほど筋力低下のリスクが高まる ➡ **根拠** 下肢の筋力低下の影響度を予測できる ➡ **根拠** 転倒・転落のリスクの変化を予測できる
TP 看護治療項目 ●療養環境を整える ●下肢筋力を維持するためのマッサージや運動を援助する	➡ベッド周辺を整理する **根拠** 転倒・転落の要因となるものを除去する ➡子宮収縮に影響を及ぼさないように注意する **根拠** 下肢運動，とくに下肢の挙上は腹部の筋肉に影響を及ぼすので注意する
EP 患者教育項目 ●歩行時は転倒・転落に注意するように指導する ●下肢運動の指導 ●運動の必要性について説明する	➡歩行する場合の注意事項について指導する **根拠** 妊婦自身で転倒・転落防止を図る ➡安静度の範囲内で行える内容を指導する **根拠** 子宮収縮に影響しないようにする ➡理解度を確認しながら行う **根拠** 必要性を理解することで自主的に行える

5	看護問題	看護診断	看護目標（看護成果）
	#5 大量出血や早産に対する不安がある	**不安** **関連因子**：人生の目標に対する矛盾，満たされていないニーズ **診断指標** □苦悩 □心配する □不確かさ	〈長期目標〉不安が緩和する 〈短期目標〉1)不安の内容を表現できる. 2)前置胎盤や早産の正しい知識を得る

看護計画	介入のポイントと根拠
OP 経過観察項目 ●妊娠週数：症状の出現した時点の妊娠週数を把握する ●不安の内容：不安の内容と変化を知る	➡ **根拠** 万一，胎児が出生した場合の危険度は妊娠週数により異なり，妊婦の不安の程度に影響する ➡ **根拠** 不安の内容に適した介入をする
TP 看護治療項目 ●不安を緩和するために，行われる治療について説明する	➡妊婦が理解できる内容とする **根拠** 知識を得ることで不要な不安をもたない
EP 患者教育項目 ●不安の内容を自分で表現できるように指導する ●前置胎盤，早産に対する正しい知識を指導する	➡表現方法を指導する **根拠** 不安を表現することで，適切な対処行動が起こせる ➡妊婦の前置胎盤，早産に対する理解度を確認しながら行う **根拠** 正しい知識により不要な不安をもたない

妊娠

11 前置胎盤

第1章　妊娠期　　2. 妊娠期の異常とケア

6

看護問題	看護診断	看護目標（看護成果）
#6 安静に伴う行動制限によるストレスがある	**非効果的コーピング** **関連因子**：ストレッサーに備える十分な機会がない **診断指標** □基本的ニーズを満たせない	〈**長期目標**〉行動制限に対するストレスコーピングができる 〈**短期目標**〉1)ストレスを感じていることを表現できる．2)前置胎盤の正しい知識を得る．3)自己の状況が理解できる

看護計画	介入のポイントと根拠
OP 経過観察項目 ●妊娠週数：症状の出現した時点の妊娠週数を把握する ●安静度：行動制限の内容を知る ●ストレスの内容：ストレスの内容と変化を知る	●**根拠** 正期産までの治療期間が長くなるほどストレスは大きくなる ●**根拠** 行動制限の程度によって妊婦のストレスが異なる ●**根拠** ストレスの内容を知ることで，適切な介入ができる
TP 看護治療項目 ●制限されている日常生活行動に対して援助する	●援助内容を明らかにする　**根拠** 適切な援助を行うことでストレスを緩和する
EP 患者教育項目 ●ストレスの内容を自分で表現できるように指導する ●前置胎盤，早産に対する正しい知識を指導する	●表現方法を指導する　**根拠** ストレスを正しく表現することで，適切な対処行動が起こせる ●前置胎盤，早産に対する理解度を確認しながら行う　**根拠** 正しい知識により不要な不安をもたない

7

看護問題	看護診断	看護目標（看護成果）
#7 社会的役割が果たせないことに対するストレスがある	**非効果的コーピング** **関連因子**：ストレッサーに備える十分な機会がない **診断指標** □基本的ニーズを満たせない □役割期待に応えられない	〈**長期目標**〉自己の現在の役割を認識し，ストレスコーピングができる 〈**短期目標**〉1)ストレスの内容を表現できる．2)前置胎盤の正しい知識を得る．3)自己の状況が理解できる

看護計画	介入のポイントと根拠
OP 経過観察項目 ●妊娠週数：症状の出現した時点の妊娠週数を把握する ●妊婦の社会的役割：役割における責任の重要性を把握する	●**根拠** 正期産までの治療期間は，ストレスと関連する ●**根拠** 責任の重要性が増すほどストレスは大きくなる
TP 看護治療項目 ●ストレスの内容を把握する ●ストレスの内容を表現できる環境を整える ●家族および周囲の人々に妊婦のストレスを伝えて，緩和するための協力が得られるように援助	●アドバイスできる内容を把握する　**根拠** 適切なアドバイスにより不要なストレスを除去する．また傾聴することで，妊婦自身のコーピングを図る ●プライバシーが守られる環境を提供する　**根拠** プライバシーが守られることによって，妊婦はストレスの内容をより具体的に話すことができる ●家族・周囲の人々の前置胎盤の治療に対する理解度を確認しながら行う　**根拠** 妊婦周囲の人々の

する | 疾患に対する理解度は，妊婦のストレスと関連する

EP 患者教育項目
●妊婦・家族に前置胎盤に対する正しい知識を指導する | ➡妊婦・家族の疾患に対する理解度を知る 根拠 前置胎盤の正しい知識を得ることで，妊婦がいま果たすべき役割について認識できる

8 看護問題	看護診断	看護目標（看護成果）
#8 治療が長期にわたることにより，家族介護者にストレスがある	介護者役割緊張リスク状態 危険因子：被介護者の病気の重症度，介護に不慣れ，ストレッサー，予測できない病気の経過	〈長期目標〉ストレスが緩和し，介護者役割を遂行できる 〈短期目標〉1)前置胎盤の正しい知識を得る．2)妊婦の状況を正しく理解する．3)ストレスの内容を表現し，役割サポートを受けられる

看護計画	介入のポイントと根拠
OP 経過観察項目 ●妊娠週数：症状の出現した時点の妊娠週数を把握する ●妊婦の社会的役割：役割における責任の重要性を把握する	➡根拠 正期産までの治療期間の違いは，家族介護者のストレスに影響する ➡根拠 妊婦の責任の重要性が増すほど，その役割を代行する家族のストレスも大きくなる
TP 看護治療項目 ●家族のストレスの内容を把握する	➡アドバイスできる内容を把握する 根拠 適切なアドバイスによって不要なストレスを除去する．また，傾聴することで家族のコーピングを図る
EP 患者教育項目 ●利用できる社会資源の情報を提供する	➡家族の必要としている社会資源を把握する 根拠 社会資源の活用により，介護者の負担が軽減される

Step1 アセスメント ▶ Step2 看護問題の明確化 ▶ Step3 計画 ▶ **Step4 実施** ▶ Step5 評価

病期・病態・重症度に応じたケアのポイント

●前置胎盤の病態は辺縁前置胎盤，部分前置胎盤，全前置胎盤の3つに分類されるが，治療管理はすべて切迫早産の管理に準じて行われる．管理の指針は，症状の出現した時点の妊娠週数，子宮収縮や出血の程度によって変化する．妊娠週数が早く，子宮収縮や出血がみられる場合は，厳重な安静と薬物療法が実施される．胎児が母体外生活に適応できる週数で子宮収縮，出血がみられた場合には，母児の安全のために帝王切開が積極的に選択される．看護ケアも治療の管理指針によって変化する．いずれの場合も安静，薬物療法，外科的治療などの治療の必要性を妊婦や家族が理解し，治療が効果的に行われるような援助していくことが必要となる．
●治療に対するストレスの緩和は，治療効果を上げるので，妊婦・家族の心理・社会的状況を把握してストレス因子を明確にし，支援していくことも要求される．
●最も重要なケアは出血時，つまり緊急時の対応である．胎盤が剝離し，大量の出血を伴うと，母児の循環不全が急速に起こり危険である．このため迅速な対応が，母児の生命予後に大きく影響を及ぼす．

看護活動（看護介入）のポイント

診察・治療の介助
●大量出血が起こった場合は帝王切開が迅速に行われるように介助する．

第 1 章　妊娠期　　2. 妊娠期の異常とケア

- ●大量出血が起こった場合は，母児の循環動態を保つため医師の指示による薬物投与を正確かつ迅速に行う.
- ●出血量を観察し，医師に情報提供を行う(異常出血の早期発見).
- ●出血時の母体・胎児の循環動態を正確に観察し，医師に情報を提供する.
- ●子宮収縮を他覚的評価する NST を介助する.
- ●子宮収縮抑制薬を医師の指示どおりに正確に投与する.

セルフケアの援助
- ●セルフケア不足を評価する.
- ●セルフケア不足がある場合は，その援助を行う.

妊婦・家族の不安緩和の援助
- ●行われる検査，処置，手術に対する妊婦・家族の不安が緩和されるよう援助する.
- ●妊婦・家族の児の予後に対する不安が緩和されるように援助する.

退院指導・療養指導

- ●退院後も正期産になるまでは自宅で安静が守れるように妊婦・家族を指導する.
- ●受診の必要な症状を説明し，異常時はすぐ受診するように指導する.

Step1 アセスメント　Step2 看護問題の明確化　Step3 計画　Step4 実施　Step5 評価

評価のポイント

看護目標に対する達成度
- ●出血を起こさず正期産まで妊娠を継続できたか.
- ●緊急時は迅速な処置が受けられ，母児ともに健康な状態で出産できたか.
- ●妊婦・家族が行われる検査，処置，手術の必要性について理解でき，不安が緩和されたか.
- ●薬の副作用を理解し，治療に参加することによって子宮収縮を抑制できたか.
- ●転倒・転落せずに日常生活が送れたか.
- ●妊婦の不安やストレスが緩和し，安寧な心理状態を保てたか.
- ●家族の不安やストレスが緩和し，介護者役割が果たせたか.

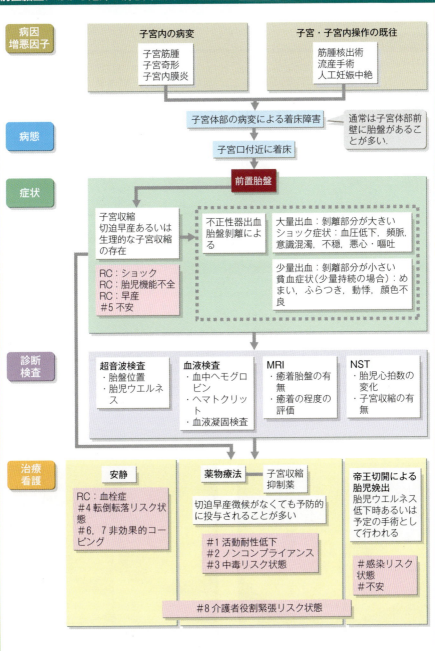

12 多胎妊娠

佐世 正勝

目でみる疾患

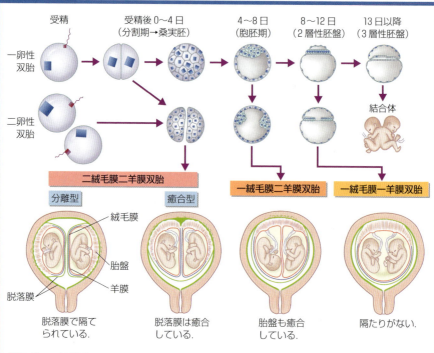

■図 12-1 多胎妊娠の発生と分類
（Williams Obstetrics 23rd Edition, 2009 より）

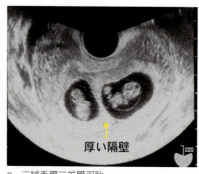

a. 二絨毛膜二羊膜双胎

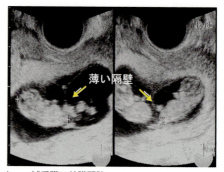

b. 一絨毛膜二羊膜双胎

■図 12-2 超音波検査による膜性診断

病態生理

- **多胎妊娠とは，2児以上の胎児が同時に子宮内に存在する状態をいう．**
- 2児を双胎，3児を三胎あるいは品胎(ひんたい)，4児を四胎あるいは要胎(ようたい)という．
- 1つの卵細胞に1つの精子が受精したあと複数の個体に分割した場合(一卵性)と，2つ以上の卵細胞に別々の精子が受精して個体を形成した場合(二卵性あるいは多卵性)がある．
- 二卵性双胎はすべて二絨毛膜二羊膜双胎(絨毛膜＝胎盤数，羊膜＝部屋数)であるが，一卵性双胎は分割時期により，二絨毛膜二羊膜双胎，一絨毛膜二羊膜双胎，一絨毛膜一羊膜双胎，結合体になる(図12-1)．
- 一卵性双胎の70〜75％は一絨毛膜双胎，残りの25〜30％は二絨毛膜双胎である．

病因・増悪因子

- 自然に双胎が起こる頻度は，$1/80^{(n-1)}$といわれている(ヘリンの法則，nには胎数を入れる)．つまり，双胎では80妊娠に1回，三胎では6,400妊娠に1回となる．
- 一卵性双胎の頻度は人種に関係なく0.4％であるが，二卵性双胎は人種により異なる．
- アフリカンアメリカンでは1.1％，白人では0.6〜1％，日本人では0.22％といわれている．
- 不妊治療により多胎妊娠は著しく増加，生殖補助医療(ART：associated reproductive therapy)による多胎妊娠数は，2005年には3,784件(14.4％)であった．しかし，移植胚の数が原則1個に制限されたことにより，2009年には1,917件(5.1％)にまで減少した．
- 近年盛んに行われている胚盤移植法では，一卵性(一絨毛膜性)双胎の増加が指摘されている．

疫学・予後

- 1950年以降の単胎児と多胎児の出生数と多胎出生割合の推移を，図12-3に示す．
- 単胎妊娠の周産期死亡率が0.5％であるのに対し，二絨毛膜性双胎では2％，一絨毛膜二羊膜性双胎では5％，一絨毛膜一羊膜性双胎では45％，結合体ではほぼ100％である．

症状

- **妊娠週数に比べて子宮底長や腹囲が大きく，妊婦は胎動を複数箇所に自覚する．**
- 単胎妊娠に比べ，子宮は著しく増大する．

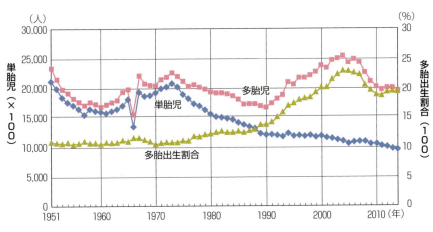

■図12-3　単胎児と多胎児の出生数と多胎出生割合の推移　　(人口動態統計をもとに作成)

診断・検査値

- 絨毛膜性診断は妊娠10週ころまでに行う．
- 超音波検査で，絨毛膜(胎囊)数と羊膜数とを数える(図 12-4)．
- 妊娠14週以降などで，絨毛膜と羊膜が癒合し，直接膜の数を数えられない場合は，子宮壁からの隔膜起始部の形状，胎盤数あるいは性別などを参考に膜性を診断する．

合併症

- 双胎の50%は早産になる．平均分娩週数は，双胎妊娠で35.1週，三胎妊娠で32.7週，四胎妊娠で28.7週と報告されている[1]．
- 妊娠高血圧症候群：単胎妊娠が5〜10%であるのに対し，双胎妊娠で約40%，三胎妊娠で約60%で

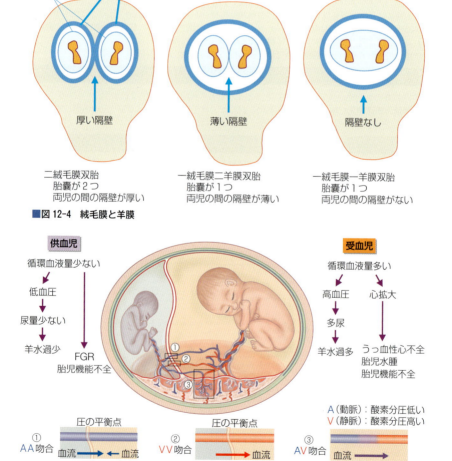

■図 12-4　絨毛膜と羊膜

■図 12-5　双胎間輸血症候群の病態(一絨毛膜二羊膜性双胎の場合)

■表 12-1　双胎間輸血症候群(TTTS)のステージ分類

症状　＼　ステージ	I	II	III classical	III atypical	IV	V
羊水過多過少	+	+	+	+	+	+
供血児の膀胱がみえない	− (みえる)	+ (みえない)	+ (みえない)	− (みえる)	+ or −	+ or −
血流異常	−	−	+	+	+ or −	+ or −
胎児水腫	−	−	−	−	+	+ or −
胎児死亡	−	−	−	−	−	+

注1：ステージ I は，「供血児の膀胱がみえること」かつ「血流異常がないこと」．
注2：血流異常は，①臍帯動脈拡張期途絶逆流，②静脈管逆流，③臍帯静脈の連続する波動のいずれかを，供血児および受血児のどちらか一方に認めれば，ステージⅢと診断してよい．
注3：血流異常を認めるが供血児の膀胱がみえるものは，ステージⅢ atypical と亜分類し，膀胱がみえないステージⅢ classical と区別する．
注4：供血児および受血児のどちらか一方に胎児水腫を認めればステージⅣと診断する．血流異常や供血児の膀胱の確認は問わない．
注5：供血児および受血児のどちらか一方が胎児死亡となったものはステージⅤと診断する．血流異常，胎児水腫の有無，膀胱の確認は問わない．

(Quintero, et al, 1999)

■表 12-2　多胎妊娠合併症の主な治療薬

分類	一般名	主な商品名	薬の効くメカニズム	主な副作用
切迫早産治療薬	リトドリン塩酸塩	ウテメリン，ルテオニン	β受容体に対する選択的な刺激作用をもつ	動悸，横紋筋融解症，高血糖，好中球減少症，肝酵素上昇
	硫酸マグネシウム・ブドウ糖配合	マグセント	細胞内外の Ca 流入・流出に関与し，平滑筋を弛緩させる	筋弛緩，Mg 中毒，心(肺)停止，呼吸停止，呼吸不全，横紋筋融解症
Ca 拮抗薬	ニフェジピン	アダラート CR	Ca の血管平滑筋への流入を抑制し，血管を拡張して平滑筋を弛緩させる	低血圧，紅皮症，無顆粒球症，血小板減少

ある．
●胎児発育不全(FGR)：双胎の 15～30% に合併する．一児のみ発育不全となることが多い．
●双胎間輸血症候群(TTTS：twin-twin transfusion syndrome)：羊水過多児の最大垂直深度(MVP) ≧8 cm と羊水過少児の最大垂直深度≦2 cm が同時に認められる場合，双胎間輸血症候群と診断する．一絨毛膜二羊膜性双胎の 5～10% に発症する．胎盤における血管吻合のために循環血液量が一児に偏ることで発症する．受血児(循環血液量が多い児)は羊水過多を呈し，ときに胎児水腫となる．供血児(循環血液量が少ない児)は羊水過少を呈し，ときに FGR となる(図 12-5，表 12-1)．
●双胎一児死亡：性別が異なる双胎(二絨毛膜性双胎)で 1.1%，同性の双胎(一絨毛膜双胎を含む)で 2.6% と報告されている(Rydhström H，1994)．

治療法

●切迫早産
●入院安静，薬物療法
Px 処方例
●ウテメリン錠(5 mg)　1回1錠　1日3回　←切迫早産治療薬
●マグセント　10～20 mL/時　持続投与　←切迫早産治療薬

221

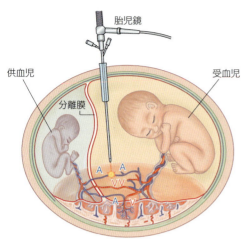

■ 図 12-5　胎児鏡下胎盤吻合血管レーザー凝固術（FLP）
すべての吻合血管を胎児鏡下にレーザーで凝固焼灼し，双胎間の血流を遮断する．

■ 表 12-3　胎児鏡下胎盤吻合血管レーザー凝固術（FLP）適応と要約

適応
1. 双胎間輸血症候群（TTTS） 　一絨毛膜二羊膜（MD）双胎，羊水過多（最大垂直深度 MVP 8 cm 以上）・羊水過少（MVP 2 cm 以下） 2. 妊娠 16 週以上，26 週未満

要約
1. 未破水 2. 羊膜穿破・羊膜剝離がない 3. 明らかな切迫早産徴候がない（頸管長 20 mm 以上原則，10 mm 以下禁忌） 4. 重篤な胎児奇形がない 5. 母体に大きなリスクがない 6. 母体感染症がない（HBV，HCV 原則，HIV 禁忌）

（Japan Fetoscopy Group, 2005）

- ●妊娠高血圧症候群
  - ●入院安静，薬物療法．
  - Px 処方例
  - ●アダラート CR 錠（20 mg）　1 回 1〜2 錠（20〜40 mg）　1 日 1 回　← Ca 拮抗薬
- ●胎児発育不全
  - ●入院安静，胎児モニタリング．
- ●双胎間輸血症候群
  - ●胎児鏡下胎盤吻合血管レーザー凝固術（FLP：fetoscopic laser photocoagulation）：子宮鏡を用いたレーザーによる吻合血管の焼灼（図 12-5）．経皮的な内視鏡下の胎児治療で，侵襲的な治療法であるため，適応基準が厳格に定められている（表 12-3）．
- ●双胎一児死亡時の対応
  - ●一絨毛膜性双胎の場合：生存児の予後は，約 50% が intact survival（障害なき生存），約 50% が死亡もしくは脳障害を有すると推定される（水上尚典，2005）．一児死亡診断後の即時娩出と待機管理の違いで児の予後に差はないため，生存児の貧血・well-being に注意しながらの待機的管理が勧められる（「産婦人科診療ガイドライン-産科編 2014」p.352）．胎児貧血のモニタには，胎児中脳動脈の最大血流速度（MCA-PSV）測定が有用である．
  - ●二絨毛膜性双胎の場合：生存児の状態が正常であれば急速遂娩の必要はなく，わずかではあるが死胎児繫留症候群のリスクがあるため，フィブリノゲンと FDP（フィブリノゲン分解産物）を分娩まで定期的にモニタし，播種性血管内凝固（DIC）が認められない限り待機的に管理する（米国産科婦人科学会 ACOG Practice Bulletin, 2004）．

●引用・参考文献
1) 日本産科婦人科学会周産期委員会編：日本産科婦人科学会雑誌 47：593-603, 1995
2) Corton MM, Leveno K, Bloom S, et al. Williams Obstetrics 23rd Edition：23rd ed. McGraw Hill Professional, 2009
3) 日本産科婦人科学会，日本産科婦人科医会（編・監）：産婦人科診療ガイドライン-産科編 2014．p.340-343, 352-354, 日本産科婦人科学会, 2014

多胎妊娠の病期・病態・重症度別にみた治療フローチャート

■妊娠初期・中期の管理

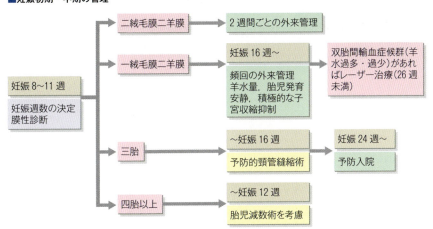

■妊娠中後期の管理

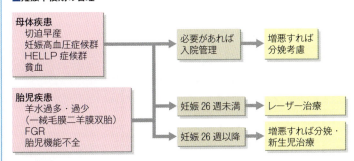

■分娩管理

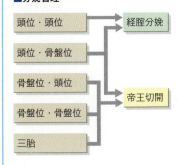

多胎妊娠における妊婦の看護

永澤 規子

看護過程のフローチャート

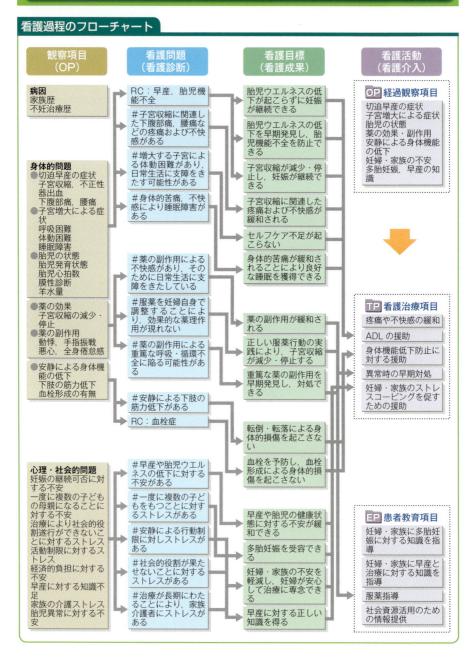

基本的な考え方

- ●多胎妊娠は単胎妊娠に比較して子宮増大の加速度が大きく，また，妊婦自身の身体機能への負担も高まるので，切迫早産や妊娠高血圧症候群などが起こりやすい．看護ケアもその管理に準じて行うことが必要となる．
- ●多胎妊娠は多卵性よりも一卵性多胎のほうが妊娠中の合併症が多い．妊娠初期に行われる膜性診断を把握して，一卵性の場合には，妊娠中の母児管理をより厳重に行う必要がある．
- ●妊婦は多胎妊娠にとまどい，不安を強くもっている場合が多い．妊婦・家族の心理・社会的状況を把握して，不安の緩和を図るための援助が求められる．

妊娠

12

多胎妊娠

| Step1 アセスメント | Step2 看護問題の明確化 | Step3 計画 | Step4 実施 | Step5 評価 |

情報収集	アセスメントの視点と根拠・起こりうる看護問題
全身状態の把握	多胎妊娠によって引き起こされている母児の身体的な問題がないかを把握する．また，多胎妊娠となった原因を把握することもケアの方向性を示す場合に必要となる．さらには，妊婦・家族の心理・社会的状況の把握も治療管理への理解，協力などの支援体制，不安やストレスの程度を探るのに必要となってくる． ●多胎妊娠の背景に不妊治療歴がないかを把握する． ※全身状態の具体的な把握については以下の項目に詳細を記載． 🔍 **共同問題：早産** 🔍 **起こりうる看護問題：身体的苦痛が日常生活に及ぼす影響／睡眠障害／不安／治療に関連したセルフケア不足**
胎児の状態の観察	多胎児は単胎児に比較して，発育障害が起こりやすく，また，母体への身体機能の負担から早産の発生が高率で起こる．さらに，多胎妊娠の膜性診断によっては，胎児異常を起こしやすいので，胎児ウエルネスの観察が単胎児以上に必要である． ●妊娠初期に行われる膜性診断は，胎児の合併症の発症を予測するのに重要な情報である． ●胎児ウエルネスの評価は，NST（ノンストレステスト），超音波検査などで行うので，その情報を収集する． ●BPS（バイオフィジカルプロファイルスコア）*の点数は，胎児のウエルネス状態の指標となる． 　＊BPS検査：超音波検査により胎児の呼吸様運動，胎動，筋緊張，羊水量と，NST（ノンストレステスト）での点数で胎児ウエルネス状態を評価するもので，10点が満点である． ●膜性診断で一卵性多胎の児に体重や羊水量の差が著しく認められる場合は，胎児間輸血症候群を疑う． ●胎児の体重は単胎児に比較して低体重の傾向にある． ●胎児の先天性疾患の有無の情報を収集する．とくに重症の奇形や呼吸・循環器系の障害は，出生後の予後にも大きく影響する． ●妊婦が自覚できる胎児ウエルネスは胎動である．胎動の変化を妊婦自身が把握できるように指導し，その評価をする．ただし，単胎に比較して多胎の場合は，胎動を複数個所に感じ，それをカウントするので，正確性に欠けることもある． ●切迫早産などの産科合併症がない場合でも，子宮の最大容積量から双胎で妊娠35〜36週，三胎で妊娠33〜34週頃に娩出期を迎えることが多い． ●胎児ウエルネス低下は，妊婦のストレスになるので，その精神状態を把握する． 🔍 **共同問題：早産** 🔍 **起こりうる看護問題：胎児ウエルネスの低下／不安**
産科合併症症状の観察	多胎妊娠は母体の身体機能への負担が大きい．その負担は胎児の数に正比例する．高率で発症するのは切迫早産と妊娠高血圧症候群である．母体のフィジカルアセスメントを綿密に行い，切迫早産の進行状況や妊娠高血圧症候群の早期発見に努め，その悪化を防止するための観察が重要である．

225

第1章　妊娠期　2. 妊娠期の異常とケア

🔍 **共同問題：早産**

🔍 **起こりうる看護問題：身体的苦痛が日常生活に及ぼす影響／睡眠障害／不安／治療に関連したセルフケア不足**

切迫早産に関連する事項

子宮収縮

- 子宮収縮の自覚症状は腹部緊満感から始まり，不規則な収縮，規則的な収縮へと進行する．子宮収縮が進行してからの治療開始では効果が上がらず，不可逆的な状態となり，陣痛へと移行する場合がある．
- 妊娠後期には生理的な子宮収縮が出現するので，切迫早産との鑑別が必要である．
- 子宮収縮出現時の妊婦の活動状況は生理的な収縮と異常な収縮を判断する指標の1つになる．安静時や胎動時および妊婦自身の体動のたびに起こる収縮は，異常の場合が多い．
- 便秘や膀胱充満は子宮収縮の誘因となる．
- 子宮頸管無力症は，生理的範囲の軽微な子宮収縮のために妊婦が自覚しない場合や子宮収縮を伴わない場合がある．
- 子宮収縮の客観的評価は NST で行われる．

🔍 **共同問題：早産**

🔍 **起こりうる看護問題：低出生体重児／身体的苦痛が日常生活に及ぼす影響／睡眠障害／不安**

下腹部痛，腰痛

- 下腹部痛，腰痛などの疼痛，不快感は進行した子宮収縮に伴うことが多い．
- 子宮収縮に伴う下腹部痛，腰痛は間欠的に出現する．その出現の状態により，ほかの要因による下腹部痛，腰痛と鑑別することができる．とくに多胎妊婦は腹部が単胎より増大するため，母体の体勢により，妊娠後期には腰痛を訴える妊婦が多い．

🔍 **起こりうる看護問題：身体的苦痛が日常生活に及ぼす影響／睡眠障害／不安**

不正性器出血

- 子宮収縮により子宮頸管が開大してくると，内子宮口部の卵膜が剝離し出血が起こる．
- 出血は切迫早産が進行した状態で出現することが多い．
- 出血は粘液性の帯下への混入から始まることが多い（産徴，おしるし）．

🔍 **共同問題：早産**

🔍 **起こりうる看護問題：低出生体重児／不安**

子宮頸管の成熟化，子宮頸管の短縮化

- 内診による子宮頸管の成熟化（子宮口の開大，展退の進行，児頭の下降）で早産の進行度が評価される．
- 超音波検査で子宮頸管の長さを測ることにより，早産の進行度が評価される．
- 多胎妊娠では，子宮口開大の防止のために予防的に子宮頸管縫縮術が行われる場合がある．

🔍 **共同問題：早産**

🔍 **起こりうる看護問題：低出生体重児／不安**

妊娠高血圧症候群に関連する事項

血圧の変化

- 血圧は妊娠高血圧症候群の重症度の診断指標の1つであり，重要なデータである．
- 血圧の急激な上昇は危険なサインである．子癇発作などの前兆の可能性もあるので注意する．

妊娠 12 多胎妊娠

Q 共同問題：子癇

Q 起こりうる看護問題：身体的苦痛が日常生活に及ぼす影響／頭痛などの身体的苦痛／睡眠障害

蛋白尿
- 蛋白尿自体の自覚症状は出現しないため，妊婦自身は症状に気づかないことが多い（尿蛋白が多くなると尿が白濁するため，排尿時に気づくことがある）．
- 尿中に排泄される蛋白が多くなり血清蛋白が減少すると，血管内の浸透圧低下により，血管外へ体液が移動し，それにより浮腫が起こる．浮腫の出現により受診し，蛋白尿が発見されることも多い．
- 蛋白尿は妊娠高血圧症候群の重症度の診断指標の1つであり，重要なデータである．
- 急激な蛋白尿の増加は危険を示すサインである．

Q 共同問題：子癇

Q 起こりうる看護問題：血清蛋白喪失による体液量の不足／浮腫による不快感

胎盤血流の変化
- 妊娠高血圧症候群が重症化し，胎盤および臍帯の血流低下が起こると，胎児発育遅延や胎児心拍数の低下などの胎児ウエルネスの低下がみられる．
- 胎盤血流の著しい低下により胎盤の早期剥離が起こる場合がある．これは母児の生命に危機的状況を及ぼす重篤な状態で，緊急に胎児を娩出する必要がある．

Q 共同問題：ショック／胎児機能不全

Q 起こりうる看護問題：身体的苦痛，不快感／不安

頭痛
- 頭痛は出現頻度の多い症状である．
- 頭痛の原因は，脳血管の攣縮，血清蛋白低下による脳浮腫などで起こる．

Q 共同問題：子癇

Q 起こりうる看護問題：身体的苦痛が日常生活に及ぼす影響／睡眠障害

悪心・嘔吐
- 血圧の急激な変化により，出現しやすい症状である．
- 消化管の浮腫によるものもある．
- 肝動脈，上腸間膜動脈の血管攣縮により HELLP 症候群を発症し，悪心・嘔吐などの症状が出現することがある．

Q 共同問題：HELLP 症候群，子癇

Q 起こりうる看護問題：身体的苦痛が日常生活に及ぼす影響／睡眠障害

安静度の観察	安静のレベルにより，妊婦のストレスやセルフケア不足の程度も異なる．医師より指示された安静度を把握することが重要である．また，指示された安静が守れない場合の原因も探ることが大切になる．さらに，安静度が高い場合は，廃用性の身体機能低下(下肢の筋力低下)などによる転倒・転落のリスクが発生したり，血栓形成による肺血栓塞栓症などの重篤な疾患につながる可能性もあるので注意する． Q 共同問題：血栓症 Q 起こりうる看護問題：行動制限によるセルフケア不足／行動制限によるストレス／転倒転落リスク
健康管理行動の把握	健康管理行動の1つである食生活や睡眠の習慣，喫煙，飲酒などの生活習慣は，妊婦の体調に大きく影響する．不規則な生活習慣は，体調の乱れにつながり，そのことにより子宮収縮や高血圧，蛋白尿などを発生させることにもなる．また，体調不良時の受診行動も異常の早期発見に関与する因子である．

227

第1章　妊娠期　2. 妊娠期の異常とケア

	●治療を困難にする生活習慣を把握する. ●切迫早産や妊娠高血圧症候群の強い自覚症状が出現しているにもかかわらず，受診行動を起こさない妊婦は，産科合併症に関する知識の欠如や経済的問題，社会的役割遂行に対する過度の責任感や家族の無理解など，理由が多岐にわたるので，妊婦の心理・社会的状況を正確に把握することが重要である. 🔍 起こりうる看護問題：健康管理行動に対するノンコンプライアンス
妊婦・家族の心理・社会的側面の把握	■妊婦や家族の心理状態や社会的背景を知ることは，多胎妊娠の管理に対する理解度や協力体制の把握につながる．また，治療に対するノンコンプライアンスの原因を探ることもできる. ●多胎妊娠に対する知識不足は，妊婦・家族の治療に対するノンコンプライアンスの原因となる. ●妊婦の社会的役割遂行に対する過度の責任感は，多胎妊娠の管理の妨げになる. ●経済的な問題は多胎妊娠の管理に対するノンコンプライアンスの原因となる. ●家族・周囲の人々の妊娠に対する過度の期待は，妊婦のストレスに比例する. ●不妊治療歴が長期間であるほど，妊娠に対する本人・家族の期待が高く，妊婦のストレスは高まる傾向にある. 🔍 起こりうる看護問題：多胎妊娠の知識不足／妊婦・家族のストレス／不安

Step1 アセスメント　Step2 看護問題の明確化　Step3 計画　Step4 実施　Step5 評価

看護問題リスト

RC：早産，胎児機能不全，血栓症
#1　子宮収縮に関連した下腹部痛，腰痛などの疼痛および不快感がある（認知-知覚パターン）
#2　増大する子宮による体動困難があり，日常生活に支障をきたす可能性がある（活動-運動パターン）
#3　身体的苦痛，不快感により睡眠障害がある（睡眠-休息パターン）
#4　薬の副作用による不快感があり，そのために日常生活に支障をきたしている（活動-運動パターン）
#5　服薬を妊婦自身で調整することにより，効果的な薬理作用が現れない（健康知覚-健康管理パターン）
#6　薬の副作用による重篤な呼吸・循環不全に陥る可能性がある（健康知覚-健康管理パターン）
#7　安静による下肢の筋力低下がある（健康知覚-健康管理パターン）
#8　早産や胎児ウエルネスの低下に対する不安がある（自己知覚パターン）
#9　一度に複数の子をもつことに対するストレスがある（コーピング-ストレス耐性パターン）
#10　安静による行動制限に対しストレスがある（コーピング-ストレス耐性パターン）
#11　社会的役割が果たせないことに対するストレスがある（コーピング-ストレス耐性パターン）
#12　治療が長期にわたることにより，家族・介護者にストレスがある（コーピング-ストレス耐性パターン）

看護問題の優先度の指針

●多胎妊娠は，子宮の増大が著しいことや母体の身体機能に負担がかかることなどから，単胎妊娠に比較して，切迫早産や妊娠高血圧症候群などの産科合併症を起こしやすい．また，胎児の発育制限も起こりやすく，さらには膜性診断によっては，胎児間輸血症候群などの合併症による胎児ウエルネスの低下も起こる可能性がある．このように母児双方に妊娠中の管理を綿密に行う要因がある．看護ケアでは，このような多胎妊娠の特性を把握して，異常の早期発見のための観察や身体的苦痛の緩和，治療の介助を行う必要がある.
●看護問題の優先度は，産科合併症の発症や胎児異常によって変化する．また，精神面では，多胎妊娠に対する受容が不十分なことによる不安も出現する可能性があるので，妊婦・家族の心理・社会的状況を把握して看護することが大切である.

| Step1 アセスメント | Step2 看護問題の明確化 | **Step3 計画** | Step4 実施 | Step5 評価 |

妊娠

12

多胎妊娠

共同問題

RC：早産，胎児機能不全

看護目標（看護成果）

〈**長期目標**〉多胎妊娠による合併症がなく，胎児機能不全や早産が起こらない
〈**短期目標**〉1) 胎児異常の早期発見ができる．2) 早産した場合の新生児の状態を良好に保つための胎児の準備ができる．3) 妊婦・家族が多胎妊娠の治療管理について理解し，治療に参加できるように援助する

看護計画

OP 経過観察項目
● 膜性診断：多胎妊娠が多卵性か一卵性かの情報を得る
● 妊娠週数：症状の出現した時点の妊娠週数を把握する
● 胎児の発育：体重の増加状況を把握する

● 臍帯の血流状況：変化をみる（医師の行う超音波検査の情報を把握する）
● 胎動：変化をみる
● NST：胎児心拍数および子宮収縮の間隔，強さをみる

● BPS（バイオフィジカルプロファイルスコア）の測定：点数の変化をみる
● 羊水量：膜性診断で一卵性多胎の場合は，胎児間の羊水量の差に留意する

切迫早産に関連する事項
※詳細は「9 切迫早産・早産」を参照
● 子宮頸管長：医師による超音波検査の情報を常に把握し，変化をみる
● 子宮口の開大度：医師の内診による情報を把握し，変化をみる
● 不正性器出血：常にチェックする

● 母体の状態：妊娠高血圧症候群や絨毛膜羊膜炎がないかをみる

妊娠高血圧症候群に関連する事項
※詳細は「8 妊娠高血圧症候群」を参照
● 血圧のデータ：変化をみる

● 尿蛋白，血清蛋白のデータ：変化をみる

介入のポイントと根拠

● **根拠** 多胎妊娠では一卵性多胎のほうが胎児合併症の発症が高率である
● **根拠** 万一，胎児が出生した場合のリスクは妊娠週数により異なる
● **根拠** 多胎妊娠では胎児の発育制限が起こりやすい．胎児ウエルネスが低下すると体重の増加が停止または減少する．一卵性多胎では，胎児間の体重差の拡大も胎児ウエルネス低下の指標となる
● **根拠** 臍帯血流が低下すると胎児ウエルネスが低下する
● **根拠** 胎動は胎児ウエルネスの指標の1つである
● **根拠** 胎児ウエルネスが低下すると，胎児心拍数の基線細変動・一過性頻脈の減少や遅発一過性徐脈が出現する．また，切迫早産が進行すると子宮収縮の間隔が短くなり強さも増す

● **根拠** 胎児ウエルネスが低下するとBPSの点数が低くなる
● **根拠** 胎児間輸血症候群の場合，体重差とともに羊水量に差が生じてくる．供血児は羊水過少症に，受血児は羊水過多症になる

● **根拠** 早産が進行すると子宮頸管長の短縮化が起こる
● **根拠** 早産が進行すると子宮口が開大してくる

● **根拠** 子宮口が開大し，卵膜の剝離が起こると出血がみられる
● **根拠** 胎児の肺の成熟を促す副腎皮質ホルモン製剤（ステロイド薬）は，高血圧の悪化や感染徴候の非顕性化を招くため，母体の状態によっては投与できない

● **根拠** 血圧の急激な上昇は症状を悪化させ，胎児ウエルネスの低下を招く
● **根拠** 尿蛋白値の上昇，血清蛋白値の低下は，妊娠高血圧症候群の悪化を示し胎児ウエルネスの低

229

第1章　妊娠期　2. 妊娠期の異常とケア

●体重：変化をみる	下を招く ⮕ 根拠 体重の急激な増加（妊娠中期に 1.5 kg/月以上，後期に 0.5 kg/週以上）は潜在的な水分の貯留が生じている
●表在する浮腫の程度，部位，消失の程度：変化をみる	⮕ 根拠 肉眼的浮腫（皮膚に表在するもの）の急激な増強は，内臓の浮腫の増強も伴っていることが多い．このような場合は胎児ウエルネスの低下を招く場合が多い

TP 看護治療項目

●医師の指示による薬物の投与を正確に行う	⮕薬物の薬理効果，副作用を正確に把握するために用法，用量を遵守する ⮕ β受容体刺激薬や硫酸マグネシウムなどの子宮収縮抑制薬を投与する場合は，精密持続点滴装置を使用して正確に投与する　根拠 これらの薬物は過剰投与により重篤な副作用が生じるので，静脈内投与時は，正確に実施しなければならない ⮕降圧薬の場合は，呼吸困難，酸素化の低下に注意する．また，急速な薬理効果を示す静脈内投与では，胎児モニタリングをしながら投与する　根拠 降圧薬による急激な血圧低下は，循環不全を起こす場合がある．また，そのことにより胎児ウエルネスの低下を招くことがある
●早産が避けられない場合に，胎児が胎外生活にできるだけ適応するための処置を介助する	⮕胎児の肺の成熟を促すため，副腎皮質ホルモン製剤を医師の指示により投与する．副腎皮質ホルモン製剤投与後は 48 時間以上妊娠が継続するように援助する　根拠 投与後 48 時間経過しないと効果が得られないといわれる
●胎児ウエルネス低下時の緊急帝王切開を受けるための援助を迅速に行う	⮕ 根拠 早急に胎児娩出を図り，新生児ウエルネスの低下を改善する

EP 患者教育項目

●妊婦・家族に早産の治療について説明する	⮕治療内容とその必要性について，わかりやすく理解できるまで説明する　根拠 治療の理解は，妊婦・家族の治療への積極的参加を促す
●胎動チェック方法を指導する	⮕具体的に説明する　根拠 胎動は胎児ウエルネスの状態を示す指標となる．ただし，単胎に比較して多胎の場合は，胎動を複数個所に感じ，それをカウントするので，正確性に欠けることもある
●安静指導を行う	⮕医師の指示内容の安静度を指導する　根拠 切迫早産や妊娠高血圧症候群の治療管理として安静がある．安静度は，疾患の進行度，重症度によって異なる
●副腎皮質ホルモン製剤投与のメリット，デメリットについて妊婦と家族に説明する	⮕説明内容に対する理解度をチェックする　根拠 妊婦と家族に正確な説明をすることで，治療に対する納得と同意を得る

共同問題	看護目標（看護成果）
RC：血栓症	〈**長期目標**〉下肢に血栓ができない 〈**短期目標**〉1) 血栓形成のリスクを理解する．2) 血栓防止のための下肢運動が安全にできるように

援助する

妊娠 12 多胎妊娠

看護計画	介入のポイントと根拠
OP 経過観察項目 ● 妊娠週数：安静を要する症状の出現した妊娠週数を把握する ● 血栓形成：下肢痛，浮腫，冷感などを常に把握し，変化をみる	➡ 根拠 妊娠週数により安静の期間が異なり，安静期間が長いほど血栓形成のリスクが高まる ➡ 根拠 血栓形成に伴うリスクの変化を知る
TP 看護治療項目 ● 血栓形成防止のための下肢マッサージや運動を援助する	➡ 子宮収縮に影響を及ぼさないように注意する 根拠 下肢運動，とくに下肢の挙上は腹部の筋肉に影響を及ぼす
EP 患者教育項目 ● 下肢運動の指導 ● 運動の必要性について説明する	➡ 安静度の範囲で行える内容を指導する 根拠 子宮収縮に影響しないようにする ➡ 理解度を確認しながら行う 根拠 必要性を理解することで自主的に行える

1 看護問題	看護診断	看護目標（看護成果）
#1 子宮収縮に関連した下腹部痛，腰痛などの疼痛および不快感がある	**急性疼痛** **関連因子**：生物学的損傷要因，身体損傷要因 **診断指標** □生理学的反応の変化 □標準疼痛スケールによる痛みの程度の自己報告 □標準疼痛ツールによる痛みの性質の自己報告 □痛みの顔貌 □痛みを和らげる体位調整 □防御行動	〈長期目標〉身体的苦痛，不快感をコントロールし，妊娠の継続を維持して正期産となる 〈短期目標〉1）子宮収縮を抑制し，随伴症状である下腹部痛，腰痛が緩和する．2）身体的疼痛，不快感を正確に伝えることができる

看護計画	介入のポイントと根拠
OP 経過観察項目 ● 下腹部痛，腰痛の程度，出現頻度の状況：症状の強さ，出現頻度の変化をみる	➡ 根拠 症状の増強は，切迫早産が進行していることを示す．また，子宮収縮抑制薬の用量調整の目安になる
TP 看護治療項目 ● 疼痛を緩和させるための体位を工夫する ● 腰部の温罨法，マッサージなどをする ● 医師の指示により，子宮収縮抑制薬を調整する	➡ 妊婦の好む体位を工夫する．シムス位やセミファウラー位などが好まれることが多い 根拠 シムス位やセミファウラー位は腹部の緊張を和らげるので，リラックスしやすく疼痛緩和につながる ➡ 妊婦の希望に応じて行う 根拠 腰部の筋緊張を和らげ，血行をよくし，腰痛緩和につながる ➡ 下腹部痛・腰痛の緩和状況を観察しながら行う 根拠 症状に応じた効果的な用量を投与する ➡ 子宮収縮抑制薬は，動悸，手指のふるえ，熱感などの副作用があるので，それらの出現にも注意

231

第1章　妊娠期　　2. 妊娠期の異常とケア

	しながら調整する
	➡薬物投与は，必ず輸液ポンプを使用して正確に投与する
●医師の指示により，鎮痛薬*を投与する 　*インドメタシンは，胎児の動脈管を閉鎖させる作用があるので，妊娠32週以降は投与しない	➡鎮痛薬は正確に投与する　根拠鎮痛薬により子宮筋の緊張が緩和される．鎮痛薬が胎児に与える影響を考慮して，必要不可欠な場合に使用する
EP 患者教育項目	
●子宮収縮を緩和させるための安静指導を行う	➡安静の必要性を認識させる　根拠安静により子宮筋の緊張が軽減される
●安静が保てる環境を整える	➡光，音，空調（室温）などを妊婦の好みに合わせる　根拠療養環境を整えることで妊婦の心身のストレスを緩和する
●安楽な体位を指導する	➡妊婦が疼痛を緩和する方法を実践できるように指導する　根拠子宮筋の緊張を軽減させ，筋の疲労を緩和させる
●疼痛の程度や部位を自分で表現できるように指導する	➡表現方法を指導する　根拠痛みを正しく伝えることで，適切な対処が受けられる

2

看護問題	看護診断	看護目標（看護成果）
#2 増大する子宮による体動困難があり，日常生活に支障きたす可能性がある	活動耐性低下リスク状態 危険因子：活動に不慣れ	〈長期目標〉身体的苦痛が軽減され，日常生活に支障がない 〈短期目標〉1）セルフケア不足を明確にし，援助を受けることによって日常生活が支障なく送れる．2）セルフケア不足について伝えることができる

看護計画	介入のポイントと根拠
OP 経過観察項目	
●体動困難：変化をみる	➡根拠妊娠週数の経過によって子宮が増大するほど体動困難の程度は強くなる
●セルフケア不足：不足しているセルフケアの内容を明確にする	➡根拠セルフケア不足項目を明確にすることにより，援助内容を明らかにできる
TP 看護治療項目	
●セルフケア不足への援助を行う	➡妊婦のニーズに適した日常生活援助を行う 根拠適切な援助により，日常生活を円滑に送ることができる
EP 患者教育項目	
●セルフケア不足で日常生活に支障をきたす内容を伝えることができる	➡表現方法を指導する　根拠苦痛を伝えることにより，適切な介入を受けることができる

3

看護問題	看護診断	看護目標（看護成果）
#3 身体的苦痛，不快感により睡眠障害がある	睡眠剥奪 関連因子：長期にわたる不快感 診断指標 □全身倦怠 □消耗性疲労 □嗜眠傾向	〈長期目標〉良好な睡眠が獲得でき，心身の不快感がない 〈短期目標〉1）睡眠を障害している身体の不快感が緩和される．2）自己の不快感を正しく表現して，睡眠獲得のための適切な介入が受けられる

看護計画	介入のポイントと根拠

OP 経過観察項目
- 妊娠週数：症状の出現した時点の妊娠週数を把握する
- 身体的苦痛，不快感：内容と程度を把握する

- 睡眠障害に伴う身体の不快感：不快感の程度と変化を把握する
- 睡眠の状態：変化をみる

➡ 根拠 妊娠週数が進むほど，身体の不快感による睡眠障害の発生が多くなる
➡ 根拠 睡眠障害の原因となっている苦痛の内容と程度を知ることで睡眠障害の状況を把握する
➡ 根拠 睡眠障害の程度を知ることができる

➡ 根拠 睡眠障害の変化を把握する

TP 看護治療項目
- 睡眠環境を整える

- 医師の指示による睡眠薬を投与する

- 安楽な体位を工夫したり，マッサージしたりする

➡ 患者の好む環境（光，音，空調）を整える 根拠 身体的苦痛，不快感以外の睡眠を障害する因子を除く
➡ 睡眠薬の投与のタイミングを患者と相談する 根拠 患者の睡眠パターンに適した投与方法を選択し，睡眠効果を上げる
➡ 睡眠薬が胎児に与える影響を考慮して，その必要性が不可欠な場合に使用する
➡ シムス位や側臥位などがよい．また，マッサージは妊婦の好む部位に行う 根拠 体位は，子宮による腹部の圧迫が軽減される体位が好まれる．また，マッサージによるタッチングは，妊婦に安心感をもたせストレスを緩和し，精神的緊張の緩和を図ることにより，睡眠を促す

EP 患者教育項目
- 睡眠障害の程度やそれに伴う不快感を自分で表現できるように指導する

➡ 表現方法を指導する 根拠 苦痛や不快感を正しく伝えることで，適切な対処行動が起こせる

4 看護問題	看護診断	看護目標（看護成果）
#4 薬の副作用による不快感があり，そのために日常生活に支障をきたしている	**活動耐性低下** **関連因子**：不動状態 **診断指標** □活動時の異常な心拍反応 □労作時の不快感 □労作時呼吸困難	〈長期目標〉薬の副作用が軽減され，日常生活に支障がない 〈短期目標〉1）セルフケア不足を明確にし，援助を受けることによって日常生活が支障なく送れる．2）副作用を知ることで不安を軽減する

看護計画	介入のポイントと根拠

OP 経過観察項目
- 副作用の症状と程度：内服時間，症状の強さ，出現時期に注意する

- セルフケア不足：不足しているセルフケアの内容を明確にする

➡ 根拠 副作用の程度によって用量の調整がされる．また，内服で副作用が強い場合には，投与方法の変更が指示される場合がある
➡ 根拠 セルフケア不足項目を明確にすることにより，援助内容を明らかにできる

TP 看護治療項目
- 副作用による苦痛を緩和させるための体位を工夫する

➡ シムス位やセミファウラー位が好まれる 根拠 腹部の緊張を和らげる体位であり，精神的リラックスをもたらし，不快感の緩和につながる．また，横隔膜が下がることによって胸腔内圧が下が

第1章　妊娠期　　2. 妊娠期の異常とケア

●セルフケア不足への援助を行う	り，呼吸が楽になる ❍妊婦のニーズに適した日常生活援助を行う 根拠 適切な援助を行うことにより，日常生活を円滑に送ることができる
EP 患者教育項目 ●薬の副作用についてを指導する	❍出現しやすい副作用やすぐに報告すべき副作用について指導する　根拠 副作用の正しい知識を知ることによって，不安を軽減し，必要以上にセルフケア不足を起こさない

5 看護問題	看護診断	看護目標（看護成果）
#5 服薬を妊婦自身で調整することにより，効果的な薬理作用が現れない	**ノンコンプライアンス** **関連因子**：医療提供者の指導能力の不足，治療の強さ（激しさ），治療計画についての知識不足 **診断指標** □症状の増悪 □期待するアウトカムに到達できない	〈**長期目標**〉正しい服薬行動ができる 〈**短期目標**〉1)服薬による不快感を表現でき，適切な介入を受けられる．2)服薬ノンコンプライアンスの理由を述べられる

看護計画	介入のポイントと根拠
OP 経過観察項目 ●切迫早産の症状：子宮収縮の改善が認められるか確認する ●早産に対する知識：早産による低出生体重児出生におけるリスクを認識しているか確認する	❍ 根拠 子宮収縮抑制薬を内服しているにもかかわらず，全く効果がない場合は，自己判断により内服を中断している可能性がある ❍ 根拠 間違った情報により，早産に対する正しい知識がもてないと，治療の必要性を認識できない
TP 看護治療項目 ●副作用の緩和を図る ●服薬が守れない理由を述べられるように支援する **EP 患者教育項目** ●内服の必要性について指導する	❍起こっている副作用を明確にし，その緩和を図る　根拠 自己判断による内服の中断が副作用に対する苦痛からきている場合がある ❍プライバシーが守られる環境を整える　根拠 理由がわかることにより，適切な介入ができる ❍早産の治療における内服の重要性について説明する　根拠 間違った情報により，早産に対する正しい知識がもてないと治療の必要性を認識できず，自己判断で内服を中断している場合がある

6 看護問題	看護診断	看護目標（看護成果）
#6 薬の副作用による重篤な呼吸・循環不全に陥る可能性がある	**中毒リスク状態** **危険因子**：中毒への安全予防策が不十分	〈**長期目標**〉重篤な薬の副作用を起こさない 〈**短期目標**〉1)子宮収縮抑制作用が効果的に現れる最少の薬用量をコントロールする．2)薬の副作用を理解し，自分の身体的変化を把握できる

看護計画	介入のポイントと根拠
OP 経過観察項目	
●呼吸・循環状態：呼吸困難，酸素化の低下に注意する	⮕ 根拠 β受容体刺激薬は肺水腫，硫酸マグネシウムは呼吸抑制という重篤な副作用を起こす場合がある
●体重の変化，水分出納：急激な体重増加に注意する	⮕ 根拠 体重の増加は体内の水分貯留を示唆するものであり，潜在的な変化に注意する
TP 看護治療項目	
●子宮収縮薬を医師の指示どおり正確に投与する	⮕輸液ポンプ，シリンジポンプなどの精密持続点滴装置を使用する 根拠 微量で薬理効果に変化が起こるので，過剰投与による副作用防止のため使用する
●解毒薬を準備しておく	⮕硫酸マグネシウムに対する解毒薬としてグルコン酸カルシウムを準備する 根拠 グルコン酸カルシウムは，硫酸マグネシウムの拮抗薬である
●体位を工夫する	⮕シムス位，セミファウラー位などをとらせる 根拠 心臓に負担をかけない体位とする
EP 患者教育項目	
●重篤な副作用について指導する	⮕呼吸困難感が増強したらすぐに知らせるよう指導する 根拠 妊婦が自覚する呼吸不全の最も重要な指標である

7 看護問題	看護診断	看護目標（看護成果）
#7 安静による下肢の筋力低下がある	転倒転落リスク状態 **危険因子**：下肢筋力の低下	〈長期目標〉転倒・転落しない 〈短期目標〉1)転倒・転落のリスクを理解する．2)下肢筋力低下防止のための運動が安全にできる

看護計画	介入のポイントと根拠
OP 経過観察項目	
●妊娠週数：産科合併症の症状の出現した時点の妊娠週数を把握する	⮕ 根拠 妊娠週数により安静の期間が異なり，安静期間が長いほど筋力低下のリスクが高まる
●安静度：安静の内容を把握する	⮕ 根拠 安静度が高いほど廃用症候群が発生しやすく，下肢の筋力を低下させる．よって安静の程度から下肢の筋力低下の影響度を知ることができる
●下肢の筋力の程度：筋力低下の変化を把握する	⮕ 根拠 転倒・転落のリスクの変化を知ることができる
TP 看護治療項目	
●療養環境を整える	⮕ベッド周辺を整理する 根拠 転倒・転落の要因となるものを除去する
●下肢筋力を維持するためのマッサージや運動を援助する	⮕子宮収縮に影響を及ぼさないように注意して行う 根拠 下肢運動，とくに下肢の挙上は腹部の筋肉に影響を及ぼす
EP 患者教育項目	
●歩行時は転倒に注意するように指導する	⮕歩行する場合の注意事項について具体的に指導する 根拠 妊婦自身で転倒防止を図る
●下肢運動の指導	⮕安静度の範囲内で行える内容を指導する 根拠 子宮収縮に影響しないようにする

妊娠

12

多胎妊娠

第1章　妊娠期　　2. 妊娠期の異常とケア

●運動の必要性について説明する　　　●理解度を確認しながら行う　根拠 必要性を理解することで自主的に行える

8 看護問題 / 看護診断 / 看護目標（看護成果）

看護問題	看護診断	看護目標（看護成果）
#8 早産や胎児ウエルネスの低下に対する不安がある	**不安** **関連因子**：人生の目標に対する矛盾，満たされていないニーズ **診断指標** □苦悩 □心配する □不確かさ	〈長期目標〉不安が緩和する 〈短期目標〉1)不安の内容を表現できる. 2)早産や胎児の異常について正しい知識を得る

看護計画 / 介入のポイントと根拠

OP 経過観察項目

●妊娠週数：症状の出現した時点の妊娠週数を把握する
→ 根拠 万一，胎児が出生した場合の危険度は妊娠週数により異なり，不安の程度に影響する

●不安の内容：具体的内容と変化を把握する
→ 根拠 不安の内容に適した介入をする

TP 看護治療項目

●不安を緩和するために行われる治療や早産の進行度について説明する
→妊婦が理解できる内容とする　根拠 知識を得ることで不要な不安をもたない

EP 患者教育項目

●不安の内容を自分で表現できるように指導する
→表現方法を指導する　根拠 不安を正しく伝えることで，適切な対処行動が起こせる

●早産や起こりうる胎児の異常に対する正しい知識を指導する
→妊婦の早産に対する理解度を知る　根拠 正しい知識を得ることで，不要な不安が除去される

9 看護問題 / 看護診断 / 看護目標（看護成果）

看護問題	看護診断	看護目標（看護成果）
#9 一度に複数の子どもをもつことに対するストレスがある	**非効果的コーピング** **関連因子**：ストレッサーに備える十分な機会がない **診断指標** □状況に対処できない □助けを求められない □役割期待に応えられない	〈長期目標〉多胎妊娠を受容できる 〈短期目標〉1)ストレスを感じていることを表現できる. 2)多胎児の正しい知識を得る

看護計画 / 介入のポイントと根拠

OP 経過観察項目

●ストレスの内容：具体的内容とその変化をみる
→ 根拠 介入できる内容を明確に把握する

TP 看護治療項目

●妊婦の訴えを傾聴する
→プライバシーが守れる環境を整える　根拠 妊婦が，ストレスを周囲に気がねなく話せることで，ストレスの内容を正確に把握できる. また，傾聴することで，妊婦自身のコーピングを促せる場合がある

●家族および周囲の人々に妊婦のストレスを伝えて，不安を緩和するための協力が得られるように援助する
→家族・周囲の人々の多胎妊娠に対する理解度を把握する　根拠 妊婦の周囲の人々の多胎妊娠に対する理解度は，妊婦のストレスの程度と関連する

236

- 多胎児育児サークルなどの社会的資源の情報を提供する

● 妊婦の必要としている社会資源を把握する
根拠 社会的資源の活用によって，育児の負担が減ることやピアカウンセリングの場を知ることが，ストレス緩和につながる

EP 患者教育項目
- ストレスの内容を自分で表現できるように指導する
- 多胎児に対する正しい知識を指導する

● 表現方法を指導する 根拠 ストレスを正しく伝えることで，適切な対処行動が起こせる
● 妊婦の多胎妊娠，多胎児育児に対する理解度を把握する 根拠 多胎妊娠，多胎児育児に関する情報を得ることで，不要な不安をもたない

妊娠

12

多胎妊娠

10

看護問題	看護診断	看護目標（看護成果）
#10　安静による行動制限に対しストレスがある	**非効果的コーピング** **関連因子**：ストレッサーに備える十分な機会がない **診断指標** □基本的ニーズを満たせない	〈長期目標〉行動制限に対するストレスコーピングができる 〈短期目標〉1)ストレスを感じていることを表現できる. 2)多胎妊娠と早産の正しい知識を得る. 3)自己の状況が理解できる

看護計画	介入のポイントと根拠
OP 経過観察項目 ● 妊娠週数：産科合併症の症状の出現した時点の妊娠週数を把握する ● 安静度の把握：行動制限の内容を把握する ● ストレスの内容：ストレスの内容と変化を知る	● 根拠 正期産までの治療期間は，ストレスと関連する ● 根拠 行動制限の程度によって妊婦のストレスが異なる ● 根拠 ストレスの内容を把握することで適切な介入ができる
TP 看護治療項目 ● 制限されている日常生活行動に対して援助する	● 援助内容を明らかにする 根拠 適切な援助をすることで，ストレスを緩和する
EP 患者教育項目 ● ストレスの内容を自分で表現できるように指導する ● 多胎妊娠と早産に対する正しい知識を指導する	● 表現方法を指導する 根拠 ストレスを正しく表現することで，適切な対処行動が起こせる ● 妊婦の多胎妊娠と早産に対する理解度を把握し，指導する 根拠 多胎妊娠と早産の正しい知識を得ることで安静（治療）への理解が高まる

11

看護問題	看護診断	看護目標（看護成果）
#11　社会的役割が果たせないことに対するストレスがある	**非効果的コーピング** **関連因子**：コーピング方略におけるジェンダー差異 **診断指標** □基本的ニーズを満たせない □役割期待に応えられない	〈長期目標〉自己の現在の役割を認識し，ストレスコーピングができる 〈短期目標〉1)ストレスの内容を表現できる. 2)多胎妊娠と早産の正しい知識を得る. 3)自己の状況が理解できる

看護計画	介入のポイントと根拠
OP 経過観察項目 ● 妊娠週数：症状の出現した時点の妊娠週数を把	● 根拠 正期産までの治療期間は，ストレスと関連

237

第1章　妊娠期　2. 妊娠期の異常とケア

握する
● 妊婦の社会的役割：役割における責任の重要性を知る

する
⮕ 根拠 責任の重要性はストレスの大きさと関連が深い

TP 看護治療項目
● ストレスの内容を把握する

⮕ アドバイスできる内容を把握する　根拠 適切なアドバイスによって不要なストレスを除去する．また，傾聴することで，妊婦自身のコーピングを促す

● 家族および周囲の人々に妊婦のストレスを伝えて，緩和するための協力が得られるように援助する

⮕ 家族・周囲の人々の早産の治療に対する理解度を知る　根拠 家族や周囲の人々の疾患に対する理解度は，妊婦のストレスの程度に影響する

EP 患者教育項目
● 妊婦・家族に多胎妊娠，早産に対する正しい知識を指導する

⮕ 妊婦・家族の多胎妊娠・早産に対する認識度を知る　根拠 多胎妊娠と早産の正しい知識を得ることで，妊婦が，いま果たすべき役割を認識できる

12 看護問題	看護診断	看護目標（看護成果）
#12　治療が長期にわたることにより，家族介護者のストレスがある	介護者役割緊張リスク状態　危険因子：被介護者の病気の重症度，介護に不慣れ，ストレッサー，予測できない病気の経過	〈長期目標〉ストレスが緩和し，家族介護者役割を遂行できる　〈短期目標〉1）多胎妊娠，早産の正しい知識を得る．2）妊婦の状況を正しく理解する．3）ストレスの内容を表現し，役割サポートを受けられる

看護計画	介入のポイントと根拠
OP 経過観察項目 ● 妊娠週数：症状の出現した時点の妊娠週数を把握する ● 妊婦の社会的役割：役割における責任の重要性を把握する	⮕ 根拠 正期産までの治療期間の違いは，家族介護者のストレスに影響する ⮕ 根拠 妊婦の社会的役割の重要性が大きければ，その代わりを担う家族のストレスも大きい
TP 看護治療項目 ● 家族のストレスの内容を把握する	⮕ アドバイスできる内容を把握する　根拠 適切なアドバイスによって不要なストレスを除去する．また，傾聴することで，家族のコーピングを図る
EP 患者教育項目 ● 利用できる社会資源の情報を提供する	⮕ 家族の必要としている社会資源を把握する　根拠 社会資源の活用によって介護者の負担が軽減される

Step**1** アセスメント　Step**2** 看護問題の明確化　Step**3** 計画　Step**4** 実施　Step**5** 評価

病期・病態・重症度に応じたケアのポイント

【妊娠初期】多胎妊娠でも妊娠初期は，身体的には通常の妊婦と同様の経過をたどることが多い．しかし，一度に複数の子をもつことになる多胎妊娠にとまどい，強い不安をもつ妊婦も多い．一方，多胎妊娠となった原因が不妊治療による場合は，多胎であっても妊娠という喜びが強く，妊婦や家族の期待も大きい．しかし，過度の期待によって妊婦にストレスがかかる場合もあるので，妊婦やパートナーの不妊治療歴および，その他の家族も含めた心理・社会的背景などを把握して，精神的援助を行っていくことが求められる．

【妊娠中期～後期】この時期は子宮の増大も著しく，妊婦の身体機能への負担も増して，産科合併症が発症しやすい時期である．切迫早産や妊娠高血圧症候群はその代表で，発症しやすい疾患である．したがって，これらの産科合併症の早期発見のための観察と発症した場合の治療管理への援助が行われる．また胎児の異常も発生しやすい．妊娠初期の膜性診断で一卵性の場合には，とくに注意が必要である．胎児間輸血症候群などの重篤な病態に陥る場合もあるので，胎児ウエルネスの把握は，重要な看護ケアである．また，近づく出産に期待と不安が交差し，精神的に不安定になる場合もある．妊婦や家族の不安やストレスを把握して，その緩和を図ることも大切となってくる．

看護活動（看護介入）のポイント

診察・治療の介助
- 胎児の健康状態や切迫早産の進行度を把握するために超音波検査の介助を行う．
- 胎児の健康状態や子宮収縮状態を把握する他覚的評価のため，NSTの介助を行う．
- 切迫早産や妊娠高血圧症候群などの産科合併症の症状を観察する．
- 子宮収縮抑制薬や降圧薬などの投与指示がある場合は，医師の指示どおりに正確に行う．
- 薬物療法がある場合には，妊婦に薬理作用（効果および副作用）について説明し，服薬指導をする．
- 薬物療法が行われている場合は，その効果や副作用を観察する．
- 多胎妊娠について正しい知識を情報提供し，治療への参加を促す．

疼痛緩和の援助
- 身体的苦痛を緩和するための体位の工夫やマッサージなどを行う．
- 医師の指示により鎮痛薬が投与される場合は正確に行う．

セルフケアの援助
- セルフケア不足の評価をする．
- セルフケア不足がある場合は，その援助を行う．

妊婦・家族の心理・社会的問題への援助
- 多胎妊娠に対する妊婦・家族の不安を解消するように援助する．
- 妊婦や家族の多胎妊娠へのストレスが緩和されるよう社会資源の情報を提供する．

退院指導・療養指導

- 指示された定期健診は必ず受診するように指導する．
- 産科合併症の発症や悪化が起こらないように食事指導や生活指導を行う．
- 産科合併症の症状やそのほかに身体の異常が出現した場合には，すぐに受診するように指導する．

| Step1 アセスメント | Step2 看護問題の明確化 | Step3 計画 | Step4 実施 | Step5 評価 |

評価のポイント

看護目標に対する達成度
- 身体的苦痛，不快感が緩和され，日常生活に支障がなかったか．
- 身体的苦痛，不快感が緩和され，良好な睡眠がとれたか．
- 服薬の指示があった場合は，薬理作用を理解し，正しく服薬できたか．
- 産科合併症が発症せずまたは悪化せずに，母児ともに健康な状態で満期まで妊娠を継続できたか．
- 妊婦の不安やストレスが緩和し，安寧な心理状態を保てたか．
- 家族の不安やストレスが緩和し，介護者役割が果たせたか．

第1章 妊娠期　2. 妊娠期の異常とケア

多胎妊娠における妊婦の病態関連図と看護問題

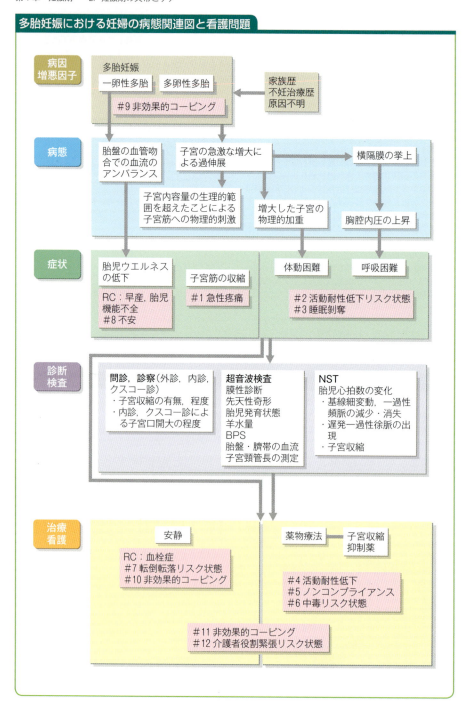

13 常位胎盤早期剥離

佐世 正勝

目でみる疾患

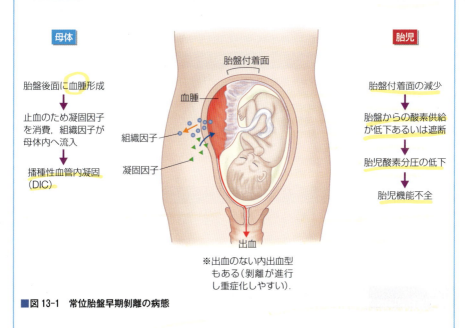

■図 13-1 常位胎盤早期剥離の病態

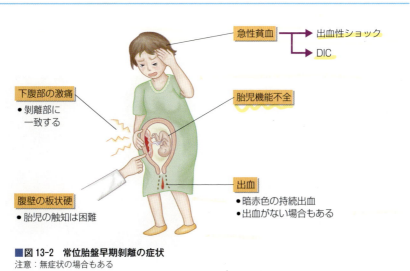

■図 13-2 常位胎盤早期剥離の症状
注意：無症状の場合もある

病態生理

> 正常位置（子宮体部）に付着している胎盤が胎児娩出前に子宮壁から剝離する病態をいう．

- 胎盤の床脱落膜内の出血による子宮・胎盤のうっ血が特徴的な病理所見である．出血や組織の変性・壊死が子宮漿膜面や広間膜に及ぶこともある．このため組織因子が母体血中へ流入し母体に播種性血管内凝固（DIC）を引き起こす．
- 胎児に対しては，胎盤血管床の減少により血流・酸素供給が減少し，胎児機能不全や胎児死亡を引き起こす．
- 母児ともに重篤な障害をもたらす危険が高い産科救急疾患である．

病因・増悪因子

- 発症機序は解明されておらず発症を予知・予防することは不可能である．リスク因子を以下にあげる．
  ① 妊娠高血圧症候群（PIH）：1/3～2/3 に PIH を合併
  ② 胎児奇形，重症子宮内胎児発育不全
  ③ 常位胎盤早期剝離の既往：頻度が 10 倍に上昇
  ④ 前期破水，絨毛膜羊膜炎：頻度が 3 倍に上昇
  ⑤ 喫煙：非喫煙妊婦の 2 倍
  ⑥ アスピリン服用
  ⑦ 腹部打撲（交通事故など），骨盤位外回転術

疫学・予後

- 発症頻度は約 0.5％（200 人に 1 人）といわれている．母体生命を脅かす産科 DIC をきたす原因の 50％ を占める．
- 重症例での母体死亡率は 6～10％，周産期死亡率は 60～80％ である．
- 早期剝離は腹部の重症な鈍的外傷の 40％，また子宮に圧がかかるような軽い外傷でも 3％ に起こると報告されており，外傷後には早期剝離を念頭においた管理が必要である[1]．

症状

> 突然の下腹部痛と持続的な子宮収縮が特徴．

- 発症初期には症状が軽微で診断が困難なことが多いが，数時間で急速に進行し胎児死亡や母体ショックになることがある．
- 典型的な症状として，暗赤色・非凝固性の持続出血，持続的な子宮収縮と腹痛，板状硬の腹壁，胎児心拍数陣痛図（CTG）では胎児機能不全所見を示す（図 13-2）．

診断・検査値

- 初期には切迫早産徴候と区別できないことがある．
- 進行すると貧血所見や DIC 所見〔血小板減少，フィブリノゲン減少，AT-Ⅲ（アンチトロンビン）低下，D ダイマー増加〕を呈するようになる．また，HELLP 症候群を伴うことがあり，血小板数，AT-Ⅲ活性，AST(GOT)，LDH に注意する．
- 胎児心拍数モニタリング：陣痛様の強い収縮より，軽度であるが頻回に繰り返すさざなみ様の子宮収縮をきたすことが多い．初期には reassuring 所見を示すこともあるが，進行すると胎児機能不全所見を示す．剝離が高度になると 60 bpm 前後の持続性徐脈を呈することもある．
- 超音波検査において，典型例では胎盤後血腫像を示す（図 13-3）．初期には胎盤辺縁の鈍化や胎盤肥厚（5.5 cm 以上）をして認められることが多い．ただし，超音波所見がなくても早期剝離を否定できない．

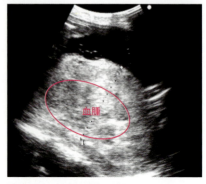

■ 図 13-3　超音波検査の所見

合併症

- DIC：胎盤後血腫中の凝固活性物質が病的な子宮内圧の上昇に伴って血中に流入し，全身の微小血管内において多数の微小血栓を形成する．また，胎盤後血腫形成によって凝固因子が消費され減少する．このため，凝固障害や多臓器不全が発症する．産科的 DIC の原因の 50% は，常位胎盤早期剝離に起因する．
- 母体死亡：急性腎不全，肝不全，脳出血，壊死性腸炎，心囊炎，産褥子癇，手術部位の血腫形成，術後感染症などを併発する．また，大量出血による下垂体機能不全（シーハン症候群）や輸血後肝炎を続発する危険がある．重症例での母体死亡率は 6~10% といわれている．
- 胎児・新生児死亡：胎盤の剝離により胎児への酸素供給は減少・途絶し，胎児機能不全となる．可及的速やかに娩出が行われなければ胎児死亡となる危険が大きい．速やかに娩出が行われたとしても蘇生に反応せずに新生児死亡となることもある．重症例での周産期死亡率は 60~80% といわれている．

治療法

● 治療方針
- 診断がつけば急速娩娩が原則である．緊急帝王切開を必要とすることが多い．並行して母体の DIC 治療を行う．帝王切開の際に子宮胎盤溢血が認められる症例では，子宮収縮が不良な例が多く，十分な子宮収縮薬の投与や双手圧迫が必要である．それでも十分な収縮が得られない場合には，子宮摘出が必要になることもある．
- 腹部外傷で早期剝離の危険があると判断した場合，最低 2 時間（2~6 時間）は胎児心拍数モニタリングを行う[1]．
- 早期剝離による胎児死亡と判断した場合，DIC 評価・治療を行い，施設の DIC 対応能力や患者の状態等を考慮し，①オキシトシンなどを用いた積極的経腟分娩促進，あるいは②緊急帝王切開を行う．
- 胎児 well-being と母体の健康が障害されない慢性的な経過をとり，妊娠延長が可能であった慢性早期剝離の症例が報告されている．

● 薬物療法
Px 処方例 抗 DIC 療法[2]
- ノイアート注（500 単位/V）　1,500 単位/日　静注　3 日間　上限 3,000 単位/日　← 血液凝固阻止剤
- 注射用エフオーワイ（100・500 mg/V）　20~39 mg/kg/日（投与例：エフオーワイ 1,000 mg+5% ブドウ糖 500 mL を 20~40 mL/時）　← 蛋白分解酵素阻害薬
- フサン（10・50 mg/V）　0.06~0.2 mg/kg/時（投与例：フサン 100 mg（上限 200 mg）+5% ブドウ糖 500 mL を 40 mL/時）　← 蛋白分解酵素阻害薬

Px 処方例 輸血（緊急時の目安：適宜，増減）
- 新鮮凍結血漿-LR（FFP-LR）　10 単位　約 1,200 mL：凝固因子 50% 増（全血 200 mL から作られる 120 mL が 1 単位）　フィブリノゲン 150 mg/dL をめざして投与　← 血液成分製剤
- 赤血球濃厚液（RCC-LR）　10 単位　約 1,400 mL：Hb 7~8 g/dL 増（全血 200 mL からつくられる 140 mL が 1 単位）　← 血液成分製剤
- 濃厚血小板-LR（PC-LR）　20 単位　約 400 mL：Plt 5~6 万/μL 増　← 血液成分製剤

※ 1　CRR や PC は GVHD（graft-versus-host disease：移植片対宿主病）を防ぐため放射線照射後に使用する．
※ 2　産科 DIC ではヘパリン投与は行わない．

■表 13-1　常位胎盤早期剝離の主な治療薬

分類	一般名	主な商品名	薬の効くメカニズム	主な副作用
血液凝固阻止剤	乾燥濃縮人アンチトロンビンⅢ	ノイアート，アンスロビンP，献血ノンスロン	トロンビンの阻害因子である	過敏症，胸部不快感
蛋白分解酵素阻害薬	ガベキサートメシル酸塩	注射用エフオーワイ	トロンビンおよび活性型 X 因子を阻害し，血小板凝集を抑制する	皮膚障害（注射部位の皮膚潰瘍・壊死）
	ナファモスタットメシル酸塩	フサン，ストリーム	血液凝固因子の働きを抑え，血液凝固の促進を止める	高カリウム血症

常位胎盤早期剥離の病期・病態・重症度別にみた治療フローチャート

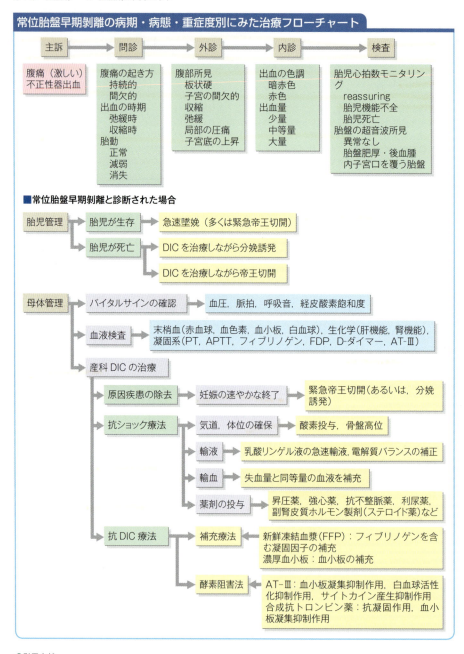

● 引用文献
1) 日本産科婦人科学会, 日本産婦人科医会(編・監):産婦人科診療ガイドライン―産科編 2014, p.163, 日本産科婦人科学会, 2014
2) 前掲書1), p.188

常位胎盤早期剥離における妊婦の看護

永澤 規子

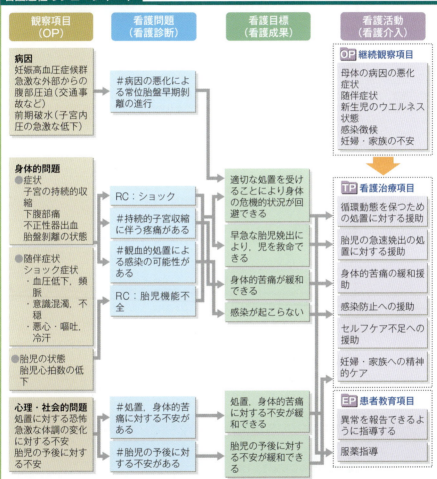

基本的な考え方

- 胎盤剥離によって急激な大量出血が起こり，母体は循環不全状態になるため，循環動態を保持するための迅速な処置が求められる．
- 胎児ウエルネスの低下が急速に起こるため，早期の胎児娩出を図る必要があり，そのための援助を迅速に行うことが重要である．
- 急激に起こった継続的な子宮収縮，出血などの身体変化や行われる処置および胎児の予後に対する不安が強く，妊婦・家族に対する精神的援助を行うことが大切である．

第1章　妊娠期　2. 妊娠期の異常とケア

| Step1 アセスメント | Step2 看護問題の明確化 | Step3 計画 | Step4 実施 | Step5 評価 |

情報収集	アセスメントの視点と根拠・起こりうる看護問題
全身状態の把握	母体の循環不全状態や胎児ウエルネス低下の状態を観察し，疾患の重症度を把握する．母体がショック状態に陥ったり，胎児心拍数の著しい低下がある場合は，母児の生命が危機的な状態である．また，妊婦・家族の心理的状態も把握することで，精神的苦痛の緩和を図り，治療の協力が得られるようにする． ●疾患の原因となったものを把握する． ※全身状態の具体的な把握については以下の項目に詳細を記載． 🔍共同問題：ショック，胎児機能不全 🔍起こりうる看護問題：不安
症状の程度，出現状況の観察	母体の循環不全の状態を把握する．循環不全の程度により処置の緊急度が変わる．また，症状の出現時間の把握は，循環不全状態が生じてからの経過時間を把握することになり，症状出現から治療開始までの時間は母児の予後に影響する． ●出現状況から原因を探ることができる． ●母体の循環不全状態の症状として血圧の低下，頻脈，意識レベルの低下，悪心・嘔吐などが起こる． ●持続的な子宮収縮による下腹部痛(子宮部の痛み)が起こる． 🔍共同問題：ショック，胎児機能不全 🔍起こりうる看護問題：身体的苦痛・不快感／不安 **ショック症状** ●急激な出血により母体の循環不全状態が起こる．ショック症状は，他覚的所見として血圧低下，頻脈，不穏，意識レベルの低下がみられ，自覚症状としては，悪心・嘔吐，冷汗，呼吸困難感などがある． ●ショック症状と出血量は比例する． ●ショック症状出現時は，早急に胎児娩出を図る必要がある． ●ショック状態の持続時間は，その後の回復過程に影響する． 🔍共同問題：ショック 🔍起こりうる看護問題：不安 **不正性器出血** ●胎盤の剝離部から大量出血が起こる．出血量は胎盤剝離の範囲に影響される(部分剝離か全剝離か)． ●常位胎盤早期剝離の出血は外出血よりも内出血が多いため，測定できる出血量と実際の出血量は異なる． ●大量の出血から DIC(播種性血管内凝固)を起こし，さらなる出血傾向を招く場合がある． 🔍共同問題：ショック 🔍起こりうる看護問題：不安 **子宮収縮** ●胎盤の早期剝離は子宮の持続的な収縮を起こし，子宮は板状に硬くなる．そのための疼痛も引き起こされる． 🔍起こりうる看護問題：子宮収縮に伴う疼痛／不安 **子宮部圧痛** ●胎盤剝離面に血液が浸潤するために，子宮の胎盤付着部に圧痛を生じる． 🔍起こりうる看護問題：圧痛に伴う苦痛／不安

246

胎盤の剝離の状態の観察	▎胎盤の剝離状況により出血量が異なるため，母体および胎児の循環不全の状態も異なる．
	●胎盤の剝離状況は超音波検査で評価される．
	●剝離面が大きいほど母児の予後は悪い．
	🔍 共同問題：ショック，胎児機能不全
	🔍 起こりうる看護問題：身体的苦痛・不快感／不安
胎児の状態の観察	▎胎盤が剝離するということは，母体から胎児への酸素供給が減少または停止することである．そのため，胎児は急速な低酸素状態となる．また，胎児-胎盤の血流循環の異常により胎児にも循環血液量の急激な減少が起こり，循環不全の状態になる．
	●胎児の循環不全の指標として胎児心拍数の低下がみられる．
	🔍 共同問題：胎児機能不全
	🔍 起こりうる看護問題：胎児の予後に対する不安
妊婦・家族の心理・社会的状態の把握	▎緊急に行われる処置や身体的苦痛，胎児予後への不安など，妊婦の不安は強い．また，それを見守る家族の不安も同様に強い．
	●不安の内容を具体的に把握する．
	🔍 起こりうる看護問題：不安／恐怖

妊娠

13

常位胎盤早期剝離

Step1 アセスメント ⟩ **Step2 看護問題の明確化** ⟩ **Step3 計画** ⟩ **Step4 実施** ⟩ **Step5 評価**

看護問題リスト

RC：ショック，胎児機能不全
#1　持続的子宮収縮に伴う疼痛がある（認知-知覚パターン）
#2　観血的処置による感染の可能性がある（栄養-代謝パターン）
#3　処置，身体的苦痛に対する不安がある（自己知覚パターン）
#4　胎児の予後に対する不安がある（自己知覚パターン）

看護問題の優先度の指針

●常位胎盤早期剝離は母児の生命に危機的状況を及ぼすため，母児の生命を守るために解決されるべき問題が最優先となる．また，行われる緊急処置に強い不安や恐怖をもっている妊婦や家族の精神的ケアを行うための看護問題も重要であり，身体的問題と心理的問題を短時間のなかで的確に把握していくことが求められる．

Step1 アセスメント ⟩ **Step2 看護問題の明確化** ⟩ **Step3 計画** ⟩ **Step4 実施** ⟩ **Step5 評価**

共同問題	看護目標（看護成果）
RC：ショック	〈長期目標〉循環不全を起こさない 〈短期目標〉1）止血処置を迅速に行い出血量を最小限にする．2）身体的疼痛，不快感を把握できる

看護計画	介入のポイントと根拠
OP 経過観察項目	
●症状の出現時間・持続時間：強い子宮収縮痛や外出血の出現した時間と，受診までの時間を把握する	➡ **根拠** 症状の出現時間から胎盤の早期剝離が起こった時間を推測できる．また，症状の持続時間は，胎盤剝離が起きてからの経過を知る情報となり，その時間が長いほどショックを起こす可能性が高くなる
●出血量：外出血量と内出血量を把握する	➡ **根拠** 出血量が多いとショックを起こす．ただ

247

第1章　妊娠期　　2. 妊娠期の異常とケア

	し, 本疾患では外出血に比較して内出血量が多く, 内出血量は帝王切開による胎児娩出後に確認されるので注意する. 内出血量は以下の観察項目で間接的に把握する
●バイタルサイン：変化をみる	➲ 根拠 急激な出血は血圧低下と頻脈を起こす
●貧血を示す検査データ：ヘモグロビン値, ヘマトクリット値の変化を把握する	➲ 根拠 微量でも出血が続き, 出血量が多くなると値が低下する
●血液凝固系の検査データ：変化をみる	➲ 根拠 出血量が多くなると DIC となる可能性がある
●胎盤の剥離状態：超音波検査の結果を把握する	➲ 根拠 剥離面の大きさと出血量は比例する
●悪心・嘔吐, 冷汗, 呼吸困難, 不穏, 意識障害：変化をみる	➲ 根拠 循環不全が進行すると症状が増強する

TP 看護治療項目

●急速遂娩を受けるための援助を迅速に行う	➲原則的には帝王切開となるが, 分娩第2期で胎児娩出が短時間で可能な場合には, 吸引・鉗子分娩が行われることもある　根拠本疾患の根本的治療は胎盤の剥離部分からの止血である. そのために早急に胎児娩出をし, 子宮収縮を促進する
●医師の指示による薬物投与の介助を正確に行う	➲ 根拠 出血に伴う循環不全の改善のために行われる補液は, 急速に行うと心不全を起こす場合もあるので, 指示された注入速度で正確に行う ➲循環動態保持・改善のために使用されるカテコールアミン系薬物は, 微量で薬理効果を示すため, 輸液ポンプやシリンジポンプなどを使用して正確に投与する
●処置を説明することで不安を緩和する	➲理解度を把握しながら行う　根拠行われる処置を理解することで不要な不安が除去される. また, 安心は妊婦の治療への参加を促進する
●行われる処置や妊婦の状態について家族へ説明する	➲具体的にわかりやすく説明する　根拠家族も妊婦の状態に不安をもっている

EP 患者教育項目

●身体の苦痛や不快感の程度を自分で表現できるように指導する	➲表現方法を指導する　根拠苦痛や不快感を正しく伝えることで, 適切な介入が受けられる

共同問題	看護目標（看護成果）
RC：胎児機能不全	〈長期目標〉胎児機能不全を起こさず, 良好な状態で娩出できる 〈短期目標〉1)緊急帝王切開を迅速に行う. 2)検査, 治療の必要性を説明し, 協力を得る

看護計画	介入のポイントと根拠
OP 経過観察項目	
●胎児の心拍数：心拍数の変化をみる	➲とくに徐脈に注意する　根拠胎盤剥離の範囲が広がり, 胎児の循環不全が起こると, 急速に胎児心拍数が低下する
●妊娠週数：症状の出現した時点の妊娠週数を把握する	➲ 根拠 胎児が出生した場合の危険度は, 妊娠週数により異なる
●NST：子宮収縮と胎児心拍数の関係をみる	➲ 根拠 胎児-胎盤循環の機能が低下すると遅発一過性徐脈が起こる

TP 看護治療項目

● 胎児を娩出させるための処置の介助を迅速に行う

　⮕ 根拠 胎児循環不全，低酸素状態を回復させるには，母体外に胎児を娩出させ，直接蘇生を行う必要がある

● 検査や処置を説明して不安を緩和する

　⮕ 妊婦の理解度を把握しながら行う 根拠 行われる検査，処置を理解することで，不要な不安が除去される．また，安心は妊婦の治療への参加を促進する

● 家族に妊婦の状態や行われる検査，処置について説明し，不安を緩和する

　⮕ 家族の理解度を把握しながら行う 根拠 妊婦と同様に家族の不安も強い．不安の緩和を図ることで，治療が迅速に行われるための協力ができる

EP 患者教育項目

● 妊婦・家族に胎児の状態について説明する

　⮕ 具体的にわかりやすく説明する 根拠 胎児の状態を正確に知ることで処置の緊急性を理解し，治療に協力できる

---

1 看護問題	**看護診断**	**看護目標（看護成果）**
#1 持続的子宮収縮に伴う疼痛がある	**急性疼痛** **関連因子**：生物学的損傷要因，身体損傷要因 **診断指標** □生理学的反応の変化 □標準疼痛スケールによる痛みの程度の自己報告 □標準疼痛ツールによる痛みの性質の自己報告 □痛みの顔貌 □痛みを和らげる体位調整 □防御行動	〈**長期目標**〉疼痛が緩和される 〈**短期目標**〉1）急速遂娩が受けられる．2）疼痛を的確に伝えることができる

看護計画	**介入のポイントと根拠**
OP 経過観察項目 ● 下腹部痛の程度：症状の強さや変化をみる	⮕ 根拠 胎盤剝離が進行して強い子宮収縮が持続すると疼痛は増強する
TP 看護治療項目 ● 疼痛を緩和させるための体位を工夫する	⮕ セミファウラー位や側臥位が好まれる 根拠 腹部緊張の緩和が疼痛を和らげる
● 緊張をほぐすための呼吸法を指導する	⮕ 妊婦のそばでタッチングしながら行う 根拠 タッチングは妊婦を安心させ，呼吸法の指導を行いやすくする
● 医師の指示により，鎮痛薬を正確に投与する	⮕ 根拠 鎮痛薬の種類により呼吸抑制が起こる場合があるので，用法・用量を守り，正確に投与する ⮕ 胎児娩出前の鎮痛薬の投与は，胎児への影響も考慮して，必要不可欠な場合に行われる
● 急速遂娩を受けるための援助を迅速に行う	⮕ 原則的には帝王切開となるが，分娩第2期で胎児娩出が短時間で可能な場合には，吸引・鉗子分娩が行われることもある 根拠 本疾患の根本的治療は，胎盤の剝離部分からの止血である．そのために早急に胎児娩出を行い，子宮収縮を促進する

第1章　妊娠期　2. 妊娠期の異常とケア

EP 患者教育項目

● 疼痛の程度や部位を自分で表現できるように指導する

➡ 表現方法を指導する　**根拠** 苦痛を的確に伝えることで，適切な介入を受けられる

---

2 看護問題	**看護診断**	**看護目標（看護成果）**
#2 観血的処置による感染の可能性がある	感染リスク状態 **危険因子**：観血的処置	〈長期目標〉感染が起こらない 〈短期目標〉1）無菌的処置を受けられる．2）感染防止のための手術後の服薬行動が守れる．3）感染徴候の報告ができる

看護計画	**介入のポイントと根拠**
OP 経過観察項目（手術後） ● 体温：変化をみる	➡ **根拠** 発熱は感染の徴候である．手術時の出血の吸収や脱水などによって，手術直後は軽度の発熱をみることがあるが，一度解熱した体温が再び上昇する場合は，感染が強く疑われる
● 感染指標の検査データ：変化をみる	➡ **根拠** 白血球数や CRP 値は感染で変化する（白血球増加，CRP 上昇が感染で起こる）
● 下腹部痛，腰痛：変化をみる	➡ **根拠** 子宮内感染が発症した場合，下腹部痛，腰痛の増強がみられることが多い
TP 看護治療項目 ● 手術や分娩処置が無菌的に行われるように介助する	➡ 無菌操作を遵守する　**根拠** 帝王切開の手術操作や分娩処置が病原菌曝露の機会となるので，無菌的に行うことが重要である
● 抗菌薬を静脈内投与する場合は，医師の指示どおり正確に行う	➡ 注入速度と指示量を守る　**根拠** 血中濃度が保たれないと感染防止効果が低くなる．また，注入開始直後はアレルギー反応の有無を確認するため，ゆっくりと注入し，5 分間は患者のそばを離れない
EP 患者教育項目 ● 手術・分娩処置後に抗菌薬の服薬指導を行う	➡ 服薬の必要性とその具体的方法を説明する **根拠** 正確に服用されないと感染防止効果が低くなる
● 感染徴候について説明する	➡ 感染発症時の自覚症状について具体的に説明する　**根拠** 異常時の報告を適切に行うことで，感染治療を早期に受けられる

---

3 看護問題	**看護診断**	**看護目標（看護成果）**
#3 処置，身体的苦痛に対する不安がある	不安 **関連因子**：死への脅威，現状への脅威 **診断指標** □緊張した表情 □手の震え □声の震え □震え	〈長期目標〉不安が緩和する 〈短期目標〉処置や身体的苦痛に対する不安の内容を伝えることができる

250

看護計画	介入のポイントと根拠
OP 経過観察項目 ●不安の内容：具体的に把握する	➡**根拠** 適切な介入ができる
TP 看護治療項目 ●妊婦が不安を表出しやすいように，できるだけそばを離れない	➡タッチングしながら言葉をかける **根拠** タッチングは妊婦の安心感を促し，不安を言葉にしやすくする．また，そばにいることで急激に変化する不安の内容に即座に対応できる
●行われる検査，処置について説明する	➡具体的に説明する **根拠** 説明することで検査，処置を受ける精神的準備ができ，不安のコーピングがしやすい
EP 患者教育項目 ●不安を自分で表現できるようにアドバイスする	➡表現方法を指導する **根拠** 不安を的確に伝えることで，適切な支援を受けることができる
●家族に妊婦の支援者になるようにアドバイスする	➡キーパーソンを正しく選択する **根拠** 妊婦が最も不安を表現でき，妊婦の気持ちを受容してくれる家族の存在は，不安の受容過程を促す

4 看護問題	看護診断	看護目標（看護成果）
#4 胎児の予後に対する不安がある	**不安** **関連因子**：人生の目標に対する矛盾，満たされていないニーズ **診断指標** □苦悩 □心配する □不確かさ	〈**長期目標**〉不安が消失する 〈**短期目標**〉1)不安の内容を明らかにすることができる．2)不安の内容を的確に伝えることができる

看護計画	介入のポイントと根拠
OP 経過観察項目 ●妊娠週数：症状の出現した時点の妊娠週数を把握する	➡**根拠** 胎児が出生した場合の危険度は妊娠週数により異なり，不安の程度に影響する
●不安の内容：具体的に把握する	➡**根拠** 具体的内容を把握することで，ニーズに合った適切なアドバイスや情報提供を行うことができる
TP 看護治療項目 ●不安の内容に合ったアドバイスをする	➡具体的な内容をアドバイスする **根拠** 妊婦が理解しやすい
●妊婦・家族に胎児の情報を伝える	➡医師と協力して行う **根拠** 情報不足は不安を助長する
EP 患者教育項目 ●不安を自分で表現できるようにアドバイスする	➡表現方法を指導する **根拠** 不安を的確に伝えることで，適切な支援を受けることができる
●家族へ妊婦の不安の支援者になるようにアドバイスする	➡キーパーソンを正しく選択する **根拠** 妊婦が最も不安を表現でき，妊婦の気持ちを受容してくれる家族の存在は，不安の受容過程を促す

妊娠

13 常位胎盤早期剝離

第1章　妊娠期　2. 妊娠期の異常とケア

| Step1 アセスメント | Step2 看護問題の明確化 | Step3 計画 | **Step4 実施** | Step5 評価 |

病期・病態・重症度に応じたケアのポイント

- 常位胎盤早期剝離は，母体と胎児の双方に急激な循環不全を引き起こす重篤な疾患である．そのため，早期に異常を発見し，母体の止血処置と胎児救命のため早急に胎児娩出を行う必要がある．娩出方法は，胎児の生死にかかわらず帝王切開分娩が選択される．ただし，分娩第2期で胎児娩出が短時間で可能な場合は，吸引・鉗子分娩などで急速遂娩を図る場合もある．看護ケアには，このような緊急処置が迅速に行われるための診療・処置の介助と，異常を早期に発見するための妊婦の正確な観察が求められる．また，それと同時に緊急に行われる処置や身体的苦痛の緩和への援助を行う．
- 胎児の予後に対する不安や恐怖も強く，そのような心理的状態を把握して，精神的苦痛が緩和されるように支援していくことも重要である．

看護活動（看護介入）のポイント

診察・治療の介助
- 帝王切開が迅速に行われるように介助する．
- 母児の循環動態を保つための医師の指示による薬物投与を正確にかつ迅速に行う．
- 出血量の観察を行い，医師に情報提供を行う（異常出血の早期発見）．
- 母体，胎児の循環動態の観察を正確に行い，医師に情報を提供する．

疼痛緩和の援助
- 疼痛緩和のための体位の工夫を行う．
- 医師の指示による鎮痛薬，鎮静薬の投与は正確に行う．

セルフケアの援助
- セルフケア不足を評価する．
- セルフケア不足がある場合は，その援助を行う．

妊婦・家族の不安緩和の援助
- 行われる検査，処置，手術に対する妊婦・家族の不安が緩和されるように援助する．
- 胎児の予後に対する妊婦・家族の不安が緩和されるように援助する．

退院指導・療養指導

- 退院後の生活は正期産の産褥後に準じて指導する．
- 受診の必要な症状を説明し，異常時はすぐ受診するように指導する．
- とくに問題がなくても，退院1か月後に健診を受けるように指導する．

| Step1 アセスメント | Step2 看護問題の明確化 | Step3 計画 | Step4 実施 | **Step5 評価** |

評価のポイント

看護目標に対する達成度
- 母児ともに循環不全にならなかったか．
- 妊婦，児の救命ができたか．
- 妊婦の身体的苦痛が緩和されたか．
- 薬の副作用を理解し，正しく内服でき，子宮復古促進，感染防止ができたか．
- 妊婦・家族が行われる検査，処置，手術の必要性について理解でき，不安が緩和されたか．
- 妊婦・家族の児の予後に対する不安が緩和されたか．

常位胎盤早期剝離における妊婦の病態関連図と看護問題

妊娠

13

常位胎盤早期剝離

病因増悪因子

母体の合併症	外部からの急激な腹部圧迫	子宮内圧の急激な低下
妊娠高血圧症候群 本態性高血圧	交通事故など	前期破水（とくに羊水過多症）

病態

子宮, 胎盤の血管の攣縮

子宮筋, 胎盤内の出血, 血栓の形成

子宮, 胎盤内の外力による出血

機械的作用による子宮と胎盤のずれ

誘発・促進分娩時に使用される陣痛促進薬による過強陣痛

胎盤の剝離

症状

持続的な子宮収縮
疼痛
胎盤剝離部の圧痛

#1 急性疼痛

不正性器出血
胎盤後血腫
外出血（不正性器出血）

ショック症状
血圧低下, 頻脈, 意識混濁, 不穏, 悪心・嘔吐

RC：ショック

胎児心拍数の低下

RC：胎児機能不全

#3,4 不安

診断検査

超音波検査
・胎盤の剝離状態
・胎児心拍数

血液検査
・ヘモグロビン
・ヘマトクリット
・血液凝固因子

治療看護

急速遂娩（緊急帝王切開, 吸引・鉗子分娩）による胎児娩出と止血術施行

#2 感染リスク状態
#不安

薬物療法
経静脈的投与
補液
止血薬
循環動態改善薬

輸血療法

RC：輸血によるアレルギー
#感染リスク状態

253

14 羊水過多症

佐世 正勝

目でみる疾患

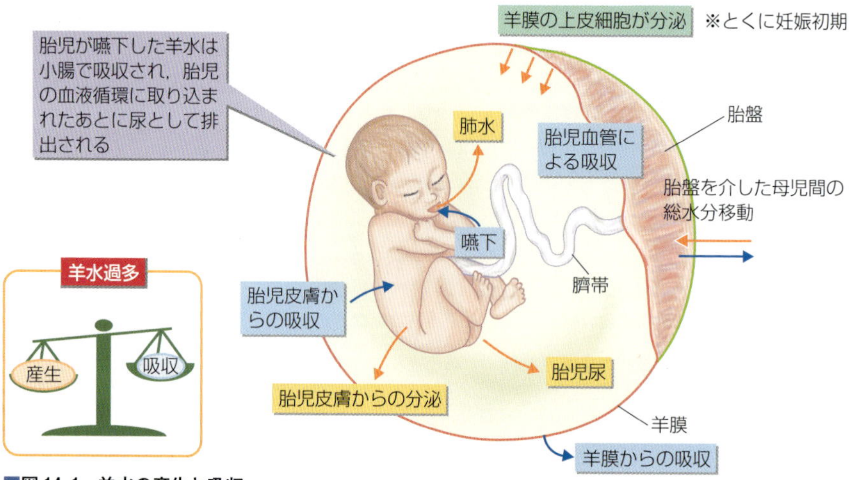

胎児が嚥下した羊水は
小腸で吸収され，胎児
の血液循環に取り込ま
れたあとに尿として排
出される

羊膜の上皮細胞が分泌　※とくに妊娠初期

肺水

胎児血管に
よる吸収

胎盤

胎盤を介した母児間の
総水分移動

嚥下

臍帯

胎児皮膚からの吸収

胎児尿

羊膜過多

産生　吸収

胎児皮膚からの分泌

羊膜

羊膜からの吸収

■図 14-1　羊水の産生と吸収

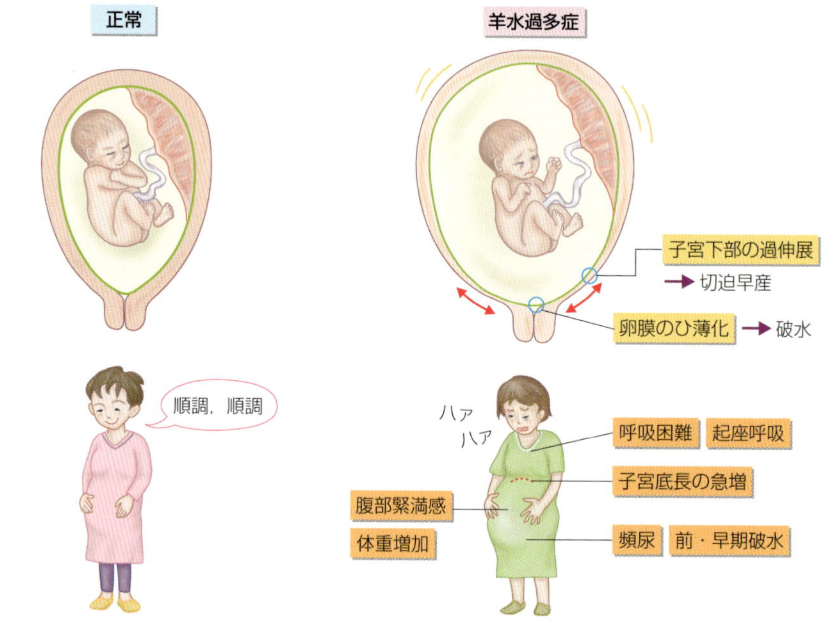

正常

羊水過多症

子宮下部の過伸展
→ 切迫早産

卵膜のひ薄化　→ 破水

順調，順調

ハァ
ハァ

呼吸困難　起座呼吸

子宮底長の急増

腹部緊満感
体重増加

頻尿　前・早期破水

■図 14-2　羊水過多症の病態と症状

254

病態生理

妊娠時期を問わず，羊水量が 800 mL 以上になったものを羊水過多，これに臨床的な自・他覚症状を伴うものを羊水過多症とよぶ.

- 羊水は羊膜腔を満たす液体である. 妊娠週数が進むに従って増加し，妊娠 8 か月に約 800 mL と最も多くなる. 以後，次第に減少し妊娠後期には約 500 mL となる.
- 妊娠初期は羊膜からの分泌が主であるが，妊娠 20 週以降は胎児尿および肺水が羊水の源となる. このように産生された羊水は，主として胎児により嚥下され消化管から吸収される. また羊膜からも吸収される. 産生と吸収のアンバランスから羊水量の異常が起こる.

病因・増悪因子

- 羊水産生の増加あるいは吸収の減少が原因となる（表 14-1）.

疫学・予後

- 羊水インデックス法（amniotic fluid index：AFI）での 25 cm 以上を基準とすると，妊娠の 1% に合併する（Biggio JR Jr, et al. 1999）. そのうち 80% は，最大垂直深度（ポケット）法（maximum vertical pocket：MVP）で軽度（8〜11 cm），15% は中等度（12〜15 cm），5% は高度（16 cm 以上）である.
- 妊娠後期に自然改善してくる羊水過多の予後は良好である.

症状

初期は体重の増加，子宮底長の急増，腹部の膨満感など

- 母体の自覚症状として，体重増加，子宮底長の急増，腹部膨満感などがあり，症状が進むと，呼吸困難，胸内苦悶，下肢や下腹部の浮腫，悪心・嘔吐なども出現する.

妊娠

14

羊水過多症

■表 14-1　羊水過多の原因

I. 羊水産生の増加	1. 胎児尿産生の増加 　1）浸透圧性：母体糖尿病 　2）抗利尿ホルモン分泌低下：無脳症，中枢神経系異常 　3）胎児循環の異常：胎児血管腫，胎児水腫（免疫性・非免疫性），心奇形，双胎間輸血症候群受血児 　4）胎児腎臓の先天異常：バーター Bartter 症候群（尿濃縮力低下による多尿） 2. 胎児血漿成分漏出の亢進 　無脳症，二分脊椎，胎盤血管腫，臍帯ヘルニア，腹壁破裂 3. 胎盤異常 　絨毛血管腫
II. 羊水吸収の障害	1. 嚥下障害 　染色体異常，中枢神経系異常，胸腔内腫瘤，胸水 2. 上部消化管通過障害 　食道閉鎖，十二指腸閉鎖，横隔膜ヘルニア，輪状膵
III. 特発性	

（日本産科婦人科学会編：B. 周産期 5. 異常妊娠 11）羊水異常の診断. 産婦人科研修の必修知識 2016-2018, p.172, 日本産科婦人科学会, 2016 より一部改変）

■表 14-2　羊水過多の原因別頻度

特発性	60%
胎児奇形	19%
多胎妊娠	7.5%
母体糖尿病	5%
その他	8.5%

（Ben-Chetrit A, Hochner-Celnikier D, Ron M, Yagel S: Hydramnios in the third trimester of pregnancy: a change in the distribution of accompanying fetal anomalies as a result of early ultrasonographic prenatal diagnosis. Am J Obstet Gynecol 162: 1344-1345, 1990）

255

- 最大垂直深度法(MVP)

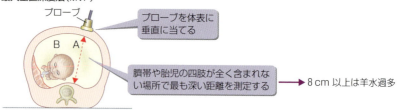

→ 8 cm 以上は羊水過多

- 羊水インデックス法(AFI)

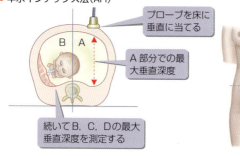
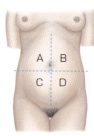

A部分での最大垂直深度
＋
B部分での最大垂直深度
＋
C部分での最大垂直深度
＋
D部分での最大垂直深度
＝
羊水インデックス

24(あるいは25)cm 以上は羊水過多

■図 14-3　超音波診断装置による羊水量の測定方法

■表 14-3　羊水量と胎児異常

最大垂直深度(cm)	胎児異常数(率)
8.0〜9.5	19(50)
10〜11.5	16(62)
12〜13.5	14(67)
14〜15.5	10(83)
>16	7(88)
総計	66/105(63)

(Damato N, Filly RA, Goldstein RB, et al：Frequency of fetal anomalies in sonographically detected polyhydramnios. J Ultrasound Med 12：11-15, 1993 より一部改変)

診断・検査値
- 妊娠中の非襲侵的な羊水量の評価は，超音波診断装置を用いて行う．
- 基準値は，MVP では 2〜8 cm，AFI では 5〜24 あるいは 25 cm が一般的である．羊水過多の評価にはいずれを用いてもよいが，羊水過少の評価には AFI のほうが正確である(図 14-3)．
- 羊水過多を認めたら，その原因を検索する．

合併症
- 切迫早産，前期破水をきたしやすく，分娩時には，臍帯脱出，常位胎盤早期剥離，胎位異常，弛緩性出血を起こす危険がある．
- 羊水過多の著しい例では，胎児異常の合併頻度が高くなる(表 14-3)．

治療法
- 超音波検査による原因検索
  胎児奇形：必要があれば染色体検査

■表 14-4　羊水過多症の主な治療薬

分類	一般名	主な商品名	薬の効くメカニズム	主な副作用
切迫早産治療薬	リトドリン塩酸塩	ウテメリン，ルテオニン	β受容体に対する選択的な刺激作用をもつ	動悸，横紋筋融解症，高血糖，好中球減少症，肝酵素上昇

- 双胎間輸血症候群：妊娠 26 週未満であればレーザー治療
- ●母体合併症の検索
  - 糖尿病，妊娠糖尿病：インスリンによる積極的な母体管理
  - Rh 不適合妊娠：胎児中大脳動脈最高血流速度から高度の胎児貧血が疑われれば胎児採血・輸血
- ●羊水除去
  - 羊水穿刺を行い，1,000～1,500 mL を 1～2 時間かけて除去
  - 常位胎盤早期剥離，子宮収縮増強に注意する必要がある．
- ●切迫早産治療
  - 安静，子宮収縮抑制薬の投与

Px 処方例
- ●ルテオニン錠（5 mg）　3 錠　分 3　←切迫早産治療薬
- ●ルテオニン注　50～200 μg/分　持続投与　←切迫早産治療薬

羊水過多症の病期・病態・重症度別にみた治療フローチャート

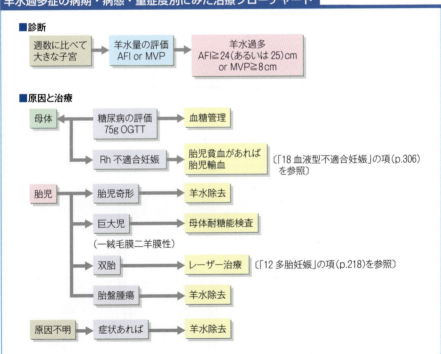

第1章　妊娠期　　2. 妊娠期の異常とケア

羊水過多症における妊婦の看護

永澤　規子

看護過程のフローチャート

観察項目（OP）	看護問題（看護診断）	看護目標（看護成果）	看護活動（看護介入）

病因
- ●母体因子
  糖尿病
- ●胎児因子
  上部消化管通過障害
  染色体異常
  中枢神経系異常
  双胎間輸血症候群

身体的問題
- ●症状
  羊水量
  子宮収縮
  不正性器出血
- ●随伴症状
  呼吸困難
  体動困難
  睡眠障害
- ●胎児の状態
  胎児発育状態
  先天性の胎児異常の状態
  胎児心拍数

- ●薬の効果
  ・子宮収縮の減少・停止
- ●薬の副作用
  ・動悸，手指振戦
  ・悪心，全身倦怠感

- ●安静による身体機能の低下
  下肢の筋力低下
  血栓形成の有無

心理・社会的問題
妊娠の継続可否に対する不安
胎児の予後に対する不安
治療により社会的役割遂行ができないことに対するストレス
活動制限に対するストレス
経済的負担に対する不安
羊水過多症に対する知識不足
家族の介護ストレス

看護問題（看護診断）
- #病因の悪化による羊水過多症の悪化
- RC：早産
- #子宮収縮に伴う下腹部痛，腰痛などの疼痛および不快感がある
- #増大する子宮による体動困難により日常生活に支障をきたしている
- #子宮収縮に伴う疼痛や増大する子宮からくる呼吸困難などの苦痛のために睡眠障害がある
- #薬の副作用による不快感があり，そのために日常生活に支障をきたしている
- #服薬を自己調整することにより効果的な薬理作用が現れない
- #薬の副作用による重篤な呼吸・循環不全に陥る可能性がある
- #安静による下肢の筋力低下がある
- RC：血栓症
- #早産に対する不安がある
- #胎児異常に対する不安がある
- #安静による行動制限によってストレスがある
- #社会的役割が果たせないことに対するストレスがある
- #治療が長期にわたることにより，家族介護者にストレスがある

看護目標（看護成果）
- 子宮収縮が減少・停止し，妊娠が継続できる
- 子宮収縮に関連した疼痛および不快感が緩和される
- セルフケア不足が起こらない
- 身体的苦痛が緩和されることにより，良好な睡眠を獲得できる
- 薬の副作用が緩和される
- 正しい服薬行動の実践により，子宮の収縮が減少・停止する
- 重篤な薬の副作用を早期に発見し，対処できる
- 転倒・転落による身体的損傷を起こさない
- 血栓を予防し，血栓形成による身体的損傷を起こさない
- 妊婦・家族の不安を軽減し，妊婦が安心して治療に専念できる
- 羊水過多症に対する正しい知識を得る

看護活動（看護介入）

OP 経過観察項目
- 病因の悪化
- 症状
- 随伴症状
- 胎児の状態
- 薬の効果・副作用
- 安静による身体機能の低下
- 妊婦・家族の不安
- 羊水過多症，早産の知識

TP 看護治療項目
- 疼痛や不快感の緩和
- 日常生活行動の援助
- 身体機能低下防止に対する援助
- 異常時の早期対処
- 妊婦・家族のストレスコーピングを促すための援助

EP 患者教育項目
- 妊婦・家族に羊水過多症と治療に対する知識を指導
- 服薬指導
- 社会資源活用のための情報提供

258

基本的な考え方

● 羊水過多により子宮の過伸展が生じ，それによる子宮収縮や破水が起こりやすくなる．妊娠中の管理は切迫早産に準じて行われ，安静と子宮収縮抑制薬の投与が中心となる．また，必要に応じて羊水穿刺なども行われる．看護ケアは治療が効果的に行われるための援助に加えて，薬の副作用や安静による廃用症候群，行動制限によるストレスなどが緩和され，妊娠を継続できることが重要である．

● 増大する子宮により，妊婦は呼吸困難や子宮収縮からくる不快感のために，日常生活に支障をきたす場合が多い．セルフケア不足を把握し援助していくことが必要である．

● 羊水過多症は胎児の異常が原因のことが多い．妊婦・家族の心理・社会的状況を把握し，胎児の予後に対する不安を緩和するための支援も求められる．

Step 1 アセスメント	Step 2 看護問題の明確化	Step 3 計画	Step 4 実施	Step 5 評価

情報収集	アセスメントの視点と根拠・起こりうる看護問題
全身状態の把握	妊婦の全身状態をフィジカルアセスメントすることで，羊水過多症による身体的苦痛や切迫早産の症状を把握する．また，胎児の障害の有無と程度も把握し，それによる妊婦・家族の不安な心理状態も観察する．さらに，妊婦の心理状態や取り巻く社会環境を把握することで，治療を阻害する因子を見つけだし，治療環境を整備することも重要である． ● 羊水過多症の原因となっている母体疾患や胎児疾患を把握する． ※全身状態の具体的な把握については以下の項目に詳細を記載． 🔍 共同問題：早産 🔍 起こりうる看護問題：身体的苦痛が日常生活に及ぼす影響／胎児の予後に対する不安／身体的苦痛に対する不安
羊水量とその出現状況の観察	羊水の増加速度と出現時期から予後が予測できる．その病態により母体の重症度が異なるため，ケアの優先度も変化する． ● 急激に発症する急性型は妊娠4〜5か月の中期に発症することが多い．頻度はまれであるが，多くは流早産となる． ● 緩慢に発生してくる羊水過多症は，妊娠後半期に症状が明らかになることが多い． ● 羊水量は医師の行う超音波検査によって推定される． ● 急激な腹囲の増加や子宮底の上昇は羊水量の増加が疑われる． ● 母体の急激な体重増加は羊水量の増加が疑われる． 🔍 起こりうる看護問題：身体的苦痛が日常生活に及ぼす影響／身体的苦痛に対する不安
症状の出現時期，程度の観察	急激な羊水の増加は子宮筋の過伸展を引き起こし，子宮収縮を招きやすくなる．羊水量の増加時期と子宮収縮の関係性を観察し，その因果関係を把握する． ● 切迫早産の初期の自覚症状は腹部緊満感である．それを放置すると下腹部痛，腰痛などの疼痛や出血を伴うようになる．受診行動は，このような身体の不快感を自覚するようになってからが多く，症状から羊水過多症が発見されることがある． 🔍 共同問題：早産 🔍 起こりうる看護問題：身体的苦痛が日常生活に及ぼす影響／睡眠障害／不安／治療に関連したセルフケア不足 **子宮収縮** ● 子宮収縮の自覚症状は腹部緊満感から始まり，不規則な収縮，規則的な収縮へと進行する．子宮収縮が進行してからの治療開始では効果が上がらず，不可逆的な状態となり，陣痛へと移行する場合がある． ● 子宮収縮の客観的評価は，NST（ノンストレステスト）で行われる． ● 子宮収縮が増強すると破水を招くことがある．

妊娠

14

羊水過多症

第 1 章　妊娠期　　2.　妊娠期の異常とケア

🔍 **共同問題：早産**
🔍 **起こりうる看護問題：身体的苦痛が日常生活に及ぼす影響／睡眠障害／不安**

下腹部痛，腰痛
● 下腹部痛，腰痛などの疼痛，不快感は，進行した子宮収縮に伴うことが多い．
● 子宮収縮に伴う下腹部痛，腰痛は間欠的に出現する．その出現の状態により，ほかの要因による下腹部痛，腰痛と鑑別することができる．
🔍 **起こりうる看護問題：身体的苦痛が日常生活に及ぼす影響／睡眠障害／不安**

不正性器出血
● 子宮収縮により子宮頸管が開大してくると，内子宮口部の卵膜が剝離し，出血が起こる．
● 出血は切迫早産の状態が進行した場合に出現することが多い．
● 出血は粘液性の帯下への混入から始まることが多い（産徴，おしるし）．
🔍 **共同問題：早産**
🔍 **起こりうる看護問題：不安**

子宮頸管の成熟化，子宮頸管の短縮化
● 内診による子宮頸管の成熟化（子宮口の開大，展退の進行，児頭の下降）で早産の進行度が評価される．
● 超音波検査で子宮頸管の長さを測ることにより，早産の進行度が評価される．
🔍 **共同問題：早産**
🔍 **起こりうる看護問題：不安**

胎児の状態の観察	妊娠初期の羊水は羊膜上皮からの分泌が大部分を占めるが，中期以降（妊娠 20 週以降）の羊水は大半が胎児の尿と肺水由来となる．また，胎児がその羊水を嚥下することによって量の調整が行われている．羊水量が多いということは胎児の問題点からみると羊水の排泄に問題がある．つまり，うまく嚥下が行われないことが考えられ，胎児の異常が疑われることになる． ● 胎児の先天性疾患の有無の情報を収集する．とくに重症の奇形や呼吸・循環器系の問題は，出生後の予後にも大きく影響する． ● 胎児ウエルネスの評価は，NST，超音波検査などで評価されるので，その情報収集をする． ● 妊婦が自覚できる胎児ウエルネスは胎動である．しかし，羊水過多症の場合は，妊婦は胎動を感じづらくなる． ● 胎児ウエルネス低下は妊婦のストレスになるので，その精神状態の把握をする． 🔍 **共同問題：早産** 🔍 **起こりうる看護問題：胎児ウエルネスの低下／先天異常に対する不安**
薬の効果の観察	子宮収縮抑制薬の薬理効果を観察する．子宮収縮が抑制されない場合は，妊婦に適した用量が不足しているあるいは妊婦自身が医師の指示を遵守していない場合がある（経口投与の場合）． ● 薬理効果の観察（子宮収縮の抑制効果）を行い，効果が低い場合はその原因を探る． ● 子宮収縮抑制薬は切迫早産の症状を緩和するものなので，病因の解決にはならない． ● 妊婦の服薬に対するノンコンプライアンスがあれば，その原因を探る． ● 子宮収縮抑制薬は，投与量を適切にコントロールしないと重篤な副作用が出現するリスクが高いので，薬効果を得られる最低量を調整する． 🔍 **起こりうる看護問題：薬の副作用に関連したノンコンプライアンス／薬の重篤な副作用の出現**

薬の副作用の観察	薬の副作用を観察する．子宮収縮抑制薬は副作用の発生頻度が高いので，妊婦が服薬の必要性を認識しながらも中断してしまうことがある．副作用の程度を評価しながら，作用機序の異なる薬物を併用することで緩和が図れるので，その観察は重要である． ●子宮収縮抑制薬の第1選択薬は β 受容体刺激薬が多い．これは，子宮収縮抑制薬のなかで即効性が高いからである．しかし，その作用機序により，動悸，手指振戦などの副作用が高率で発生するため，妊婦の服薬ノンコンプライアンスを誘発する． ● β 受容体刺激薬の経口投与は血中濃度が安定せず，副作用を招きやすい．必要に応じて，血中濃度を一定に保ちやすい静脈投与となるので，内服と副作用の出現時間の関係を観察する． ● β 受容体刺激薬の重篤な副作用として肺水腫があるので，妊婦の自覚症状としての呼吸困難感，湿性咳嗽の出現，他覚症状としての肺雑音の聴取，肺のX線像の変化に注意する． ● β 受容体刺激薬と併用して使用される硫酸マグネシウムの子宮収縮抑制作用は，β 受容体刺激薬に比較して遅効性である．しかし，動悸，手指振戦などの副作用が起こらないため，しばしば併用される．ただし，硫酸マグネシウムは，平滑筋に直接作用するため，呼吸抑制や全身の脱力感などを引き起こすので，呼吸状態の観察や下肢の脱力などによる転倒・転落に注意する． ●薬の副作用として便秘もしばしば起こるので医師と相談のうえ，緩下剤の使用を検討する（腸管にたまった便による子宮筋への物理的刺激により，子宮収縮を誘発する）． 🔍 **起こりうる看護問題：薬の副作用が日常生活に及ぼす影響／薬の副作用による重篤な合併症の発生／転倒・転落リスク／便秘**
安静度の観察	羊水過多が進み子宮収縮が頻回になると，早産防止のため安静が指示される．安静の範囲は，自力での日常生活が維持できるものから床上絶対安静までと範囲が広い．安静の程度により，妊婦のストレスやセルフケア不足の程度も異なる．医師より指示された安静度を把握することが重要である．また，指示された安静が守られない場合の原因も探ることが大切である．さらに，安静度が高い場合は，廃用性の身体機能低下（下肢の筋力低下）などによる転倒・転落のリスクが生じたり，血栓形成による肺血栓塞栓症などの重篤な疾患につながる可能性もあるので注意する． 🔍 **共同問題：血栓症** 🔍 **起こりうる看護問題：行動制限によるセルフケア不足／行動制限によるストレス／転倒・転落リスク**
妊婦・家族の心理・社会的側面の把握	妊婦や家族の心理状態や社会的背景を知ることは，羊水過多症の治療に対する理解度や協力体制の把握につながる．また，治療に対するノンコンプライアンスの原因を探ることもできる． ●羊水過多症に対する知識不足は，妊婦・家族の治療に対するノンコンプライアンスの原因となる． ●妊婦の社会的役割遂行に対する過度の責任感は治療の妨げになる． ●経済的な問題は治療に対するノンコンプライアンスの原因となる． ●妊婦の長期にわたる入院加療は，家族介護者の身体的・精神的疲労につながり，介護役割の低下につながる． 🔍 **起こりうる看護問題：早産の知識不足／妊婦・家族のストレス／不安**

妊娠

14

羊水過多症

261

第 1 章　妊娠期　　2. 妊娠期の異常とケア

| Step1 アセスメント | Step2 看護問題の明確化 | Step3 計画 | Step4 実施 | Step5 評価 |

看護問題リスト

RC：早産，血栓症
- \#1　子宮収縮に伴う下腹部痛，腰痛などの疼痛および不快感がある(認知-知覚パターン)
- \#2　増大する子宮による体動困難により日常生活に支障をきたしている(活動-運動パターン)
- \#3　子宮収縮に伴う疼痛や増大する子宮からくる呼吸困難などの苦痛のために睡眠障害がある(睡眠-休息パターン)
- \#4　薬の副作用による不快感があり，そのために日常生活に支障をきたしている(活動-運動パターン)
- \#5　服薬を自己調整することにより効果的な薬理作用が現れない(健康知覚-健康管理パターン)
- \#6　薬の副作用による重篤な呼吸・循環不全に陥る可能性がある(健康知覚-健康管理パターン)
- \#7　安静による下肢の筋力低下がある(健康知覚-健康管理パターン)
- \#8　早産に対する不安がある(自己知覚パターン)
- \#9　胎児異常に対する不安がある(自己知覚パターン)
- \#10　安静による行動制限によってストレスがある(コーピング-ストレス耐性パターン)
- \#11　社会的役割が果たせないことに対するストレスがある(コーピング-ストレス耐性パターン)
- \#12　治療が長期にわたることにより，家族介護者にストレスがある(コーピング-ストレス耐性パターン)

看護問題の優先度の指針

● 羊水過多症では子宮が正常妊婦より増大するため，子宮収縮や破水が起こりやすい．その原因は，胎児の先天的異常であることも多く，出生後ただちに外科的治療が必要な場合も少なくない．出生後に新生児が安全に手術を受けられるためには，未熟性(成熟度)の問題を解決しておくことが重要で，できるだけ正期産で出産することが必要である．そのために，羊水過多症の治療は切迫早産の管理に準じて行われる．看護ケアも同様で，切迫早産の治療の中心である安静と薬物療法が効果的に行われるための援助と治療に伴う身体的問題や妊婦のストレスの緩和が求められる．また，胎児の予後に対する妊婦・家族の不安緩和の支援も必要で，加えて，治療効果を上げるために心理・社会的状況を把握し，安寧な治療環境を整えることも大切である．看護問題の優先度は，羊水過多症や早産の進行度による因子に大きく関与する．

| Step1 アセスメント | Step2 看護問題の明確化 | Step3 計画 | Step4 実施 | Step5 評価 |

共同問題	看護目標（看護成果）
RC：早産	〈**長期目標**〉治療効果が上がり，正期産まで妊娠を継続できる 〈**短期目標**〉1)子宮収縮を抑制できる．2)早産した場合の胎児の状態を良好に保つための準備ができる．3)妊婦・家族が早産防止の治療管理について理解し，治療に参加できるよう援助する

看護計画	介入のポイントと根拠
OP 経過観察項目 ● 妊娠週数：症状の出現した時点の妊娠週数を把握する ● 子宮頸管長：医師による超音波検査の情報を常に把握し，変化をみる ● 子宮口の開大度：医師の内診による情報を把握し，変化をみる ● 不正性器出血：常にチェックする	➲ 根拠 胎児が出生した場合の危険度は，妊娠週数により異なる ➲ 根拠 早産が進行すると子宮頸管長の短縮化が起こる ➲ 根拠 早産が進行すると子宮口が開大してくる ➲ 根拠 子宮口が開大し，卵膜の剝離が起こると出血がみられる

- NST：子宮収縮の間隔，強さをみる

- 母体の状態：妊娠高血圧症候群や絨毛膜羊膜炎はないか確認する

➲ 根拠 切迫早産が進行すると子宮収縮の間隔が短くなり，強さも増す

➲ 根拠 胎児の肺の成熟を促す副腎皮質ホルモン製剤（ステロイド薬）は，高血圧の悪化や感染徴候の非顕性化を招くため，母体の状態によっては投与できない

TP 看護治療項目

- 医師の指示による子宮収縮抑制薬を正確に投与する

➲ β受容体刺激薬や硫酸マグネシウムは精密持続点滴装置を使用して正確に投与する　根拠 これらの薬物は過剰投与により重篤な副作用があるので，静脈内投与をする場合は，正確に行うため必ず精密持続点滴装置を使用する

- 羊水穿刺による羊水除去が行われる場合にはその介助をする

➲ 無菌操作で行う．また，羊水穿刺後の腹部緊満の状態を観察する　根拠 穿刺処置は感染のリスクを伴う．また，穿刺による刺激で子宮収縮が増強する場合がある

- 早産が避けられない場合に，胎児が胎外生活に適応するための処置を介助する

➲ 胎児の肺の成熟を促すための副腎皮質ホルモン製剤を医師の指示により投与する．投与後48時間は妊娠を維持できるように努める　根拠 投与後48時間経過しないと効果が得られない

- 安静が保てる環境を整える

➲ 光・音・空調（室温）などを妊婦の好むものにする　根拠 療養環境を整えることで心身のストレスを緩和する

EP 患者教育項目

- 妊婦・家族に早産の治療，羊水穿刺について説明する

➲ 治療内容とその必要性について，わかりやすく理解できるまで説明する　根拠 治療の理解は，妊婦・家族の治療への積極的参加を促す

- 副腎皮質ホルモン製剤投与のメリット，デメリットについて妊婦と家族に説明する

➲ 説明内容に対する理解度をチェックする　根拠 妊婦と家族に正確な説明をすることで治療に対する納得と同意を得る

共同問題	看護目標（看護成果）
RC：血栓症	〈長期目標〉下肢に血栓ができない 〈短期目標〉1）血栓形成のリスクを理解して対処する．2）血栓防止のための下肢運動が安全にできるように援助する

看護計画	介入のポイントと根拠
OP 経過観察項目 - 妊娠週数：症状の出現した時点の妊娠週数を把握する - 血栓形成：下肢痛，浮腫，冷感などを常に把握し，変化をみる	➲ 根拠 妊娠週数により安静の期間が異なり，安静期間が長いほど血栓形成のリスクが高まる ➲ 根拠 血栓症を疑う症状を観察することによって，血栓症の発生を早期に察知し，治療介入できる
TP 看護治療項目 - 血栓形成防止のための下肢マッサージや運動を援助する	➲ 子宮収縮に影響を及ぼさないように注意する 根拠 下肢運動，とくに下肢の挙上は腹部の筋肉に影響を及ぼす

妊娠
14
羊水過多症

263

第1章　妊娠期　　2. 妊娠期の異常とケア

EP 患者教育項目	
●下肢運動の指導	●指示された安静度の範囲で行える内容を指導する　根拠子宮収縮に影響を与えない
●運動の必要性について説明する	●理解度を確認しながら行う　根拠必要性を理解することで自主的に行える

1 看護問題	看護診断	看護目標（看護成果）
#1 子宮収縮に伴う下腹部痛，腰痛などの疼痛および不快感がある	急性疼痛 **関連因子**：生物学的損傷要因，身体損傷要因 **診断指標** □生理学的反応の変化 □標準疼痛スケールによる痛みの程度の自己報告 □標準疼痛ツールによる痛みの性質の自己報告 □痛みの顔貌 □痛みを和らげる体位調整 □防御行動	〈**長期目標**〉身体的苦痛，不快感をコントロールし，妊娠の継続を維持して正期産となる 〈**短期目標**〉1）子宮収縮を抑制し，下腹部痛，腰痛が緩和する。2）身体的疼痛，不快感を正確に伝えることができる

看護計画	介入のポイントと根拠
OP 経過観察項目 ●下腹部痛，腰痛の程度，出現頻度の状況：症状の強さ，出現頻度の変化をみる	●根拠症状の増強は，切迫早産の進行を示す指標となる。また，子宮収縮抑制薬の薬用量を調整する目安になる
TP 看護治療項目 ●疼痛を緩和させるための体位を工夫する	●妊婦の好む体位を工夫する。シムス位やセミファウラー位などが好まれる　根拠腹部の緊張を和らげるので，リラックスしやすく，疼痛緩和につながることが多い
●腰部の温罨法，マッサージなどをする	●妊娠の希望に応じて行う　根拠腰部の温罨法，マッサージは腰部の筋肉の緊張を和らげ，血行を促し，腰部緩和につながる
●医師の指示により，子宮収縮抑制薬を調整する	●下腹部痛・腰痛の緩和状況を観察しながら，必ず輸液ポンプを使用して正確に投与する　根拠妊婦の病態に応じた効果的な用量を投与する ●子宮収縮抑制薬には，動悸，手指のふるえ，熱感などの副作用があるので，それらの観察もしながら調整する
●医師の指示により鎮痛薬*を正確に投与する ＊インドメタシン系の鎮痛薬は，胎児の動脈管閉塞を早期に起こす可能性があるため，その危険性が高まる妊娠32週以降は使用しない	●根拠鎮痛薬により子宮筋の緊張が緩和される ●鎮痛薬が胎児に与える影響を考慮して，必要不可欠時に使用される
EP 患者教育項目 ●子宮収縮を緩和させるための安静指導を行う	●安静の必要性を認識させる　根拠安静により子宮筋の緊張が軽減される
●安楽な体位を指導する	●根拠子宮筋の緊張を軽減したり，筋の疲労を緩和させる ●疼痛を緩和する方法を自ら実践できるように指

●疼痛の程度や部位を自分で表現できるように指導する	導する ➲表現方法を指導する 根拠 苦痛を正しく伝えることで，適切な対処が受けられる

2 看護問題	看護診断	看護目標(看護成果)
#2 増大する子宮による体動困難により日常生活に支障をきたしている	活動耐性低下 **関連因子**：不動状態，座位中心のライフスタイル **診断指標** □労作時の不快感 □労作時呼吸困難 □消耗性疲労	**〈長期目標〉** 日常生活に支障が生じない **〈短期目標〉** 1)セルフケア不足に対する援助が受けられる．2)セルフケア不足の内容を伝えることができる

看護計画	介入のポイントと根拠
OP 経過観察項目	
●子宮底長，腹囲：変化をみる	➲ 根拠 子宮の増大度と体動困難は関連する
●体動困難：程度(介助の要・不要)とその変化をみる	➲ 根拠 介入の必要性を評価する指標となる
●セルフケア不足：具体的に把握する	➲ 根拠 適切な介入ができる
TP 看護治療項目	
●セルフケア不足への援助を行う	➲妊婦のニーズに適した日常生活援助を行う 根拠 適切な援助により，日常生活を円滑に送ることができる
EP 患者教育項目	
●体動困難の程度やそれに伴うセルフケア不足の内容を自分で表現できるように指導する	➲表現方法を指導する 根拠 自己の状況を正しく伝えることで，適切な対処が受けられる

3 看護問題	看護診断	看護目標(看護成果)
#3 子宮収縮に伴う疼痛や増大する子宮からくる呼吸困難などの苦痛のために睡眠障害がある	睡眠剥奪 **関連因子**：長期にわたる不快感 **診断指標** □消耗性疲労 □全身倦怠感 □嗜(し)眠傾向	**〈長期目標〉** 良好な睡眠が獲得でき，心身の不快感がない **〈短期目標〉** 1)睡眠を障害している子宮収縮が抑制される．2)自己の不快感を正しく表現して，睡眠獲得のための適切な介入が受けられる

看護計画	介入のポイントと根拠
OP 経過観察項目	
●下腹部痛，腰痛の程度：変化をみる	➲ 根拠 睡眠障害の原因となっている疼痛の程度を知ることで睡眠障害の状況を把握する
●呼吸困難：変化をみる	➲ 根拠 子宮が増大すると横隔膜が挙上され，呼吸困難が強くなる
●睡眠障害に伴う身体の不快感の内容と程度：変化をみる	➲ 根拠 睡眠状態の悪化を知ることができる
●睡眠の状態：変化をみる	➲ 根拠 睡眠の変化に対する適切な介入ができる
TP 看護治療項目	
●安楽な体位を工夫する	➲起座位やセミファウラー位が好まれる 根拠 横隔膜が下がることによって胸腔内圧が下がり，呼

第1章　妊娠期　2. 妊娠期の異常とケア

● 睡眠環境を整える	吸が楽になる ⊃妊婦の好む環境を整える　根拠 疼痛以外の睡眠を障害する因子を除く
● 医師の指示による睡眠薬を投与する	⊃睡眠薬の投与のタイミングを妊婦と相談する 根拠 妊婦の睡眠パターンに適した投与方法を選択し，睡眠効果を上げる ⊃睡眠薬が胎児に与える影響も考慮して，必要不可欠な場合に使用される
EP 患者教育項目	
● 睡眠障害の程度やそれに伴う不快感を自分で表現できるように指導する	⊃表現方法を指導する　根拠 自己の不快感を正しく伝えることで，適切な対処行動が起こせる

4 看護問題 / 看護診断 / 看護目標（看護成果）

看護問題	看護診断	看護目標（看護成果）
#4 薬の副作用による不快感があり，そのために日常生活に支障をきたしている	**活動耐性低下** **関連因子**：不動状態 **診断指標** □活動時の異常な心拍反応 □労作時の不快感 □労作時呼吸困難	〈長期目標〉薬の副作用が軽減され，日常生活に支障ない 〈短期目標〉1) 子宮収縮抑制作用が効果的に現れる最少の用量にコントロールする．2) セルフケア不足を明確にし，援助を受けることによって日常生活が支障なく送れる．3) 副作用を知ることで不安を軽減する

看護計画	介入のポイントと根拠
OP 経過観察項目	
● 副作用の症状と程度：内服時間，症状の強さ，出現時期に注意する	⊃根拠 副作用の程度によって薬の用量の調整がされる．また，経口投与で副作用が強い場合には，投与方法の変更が指示される場合がある
● セルフケア不足の内容：不足しているセルフケアの内容を明確にする	⊃根拠 セルフケア不足項目を明確にすることにより，援助内容を明らかにできる
TP 看護治療項目	
● 副作用による苦痛を緩和させるための体位を工夫する	⊃起座位やセミファウラー位が好まれる　根拠 横隔膜が下がることによって胸腔内圧が下がり，呼吸が楽になる
● セルフケア不足への援助を行う	⊃妊婦のニーズに適した日常生活援助を行う 根拠 適切な援助により，日常生活を円滑に送ることができる
EP 患者教育項目	
● 薬の副作用について指導する	⊃出現しやすい副作用やすぐに報告すべき副作用について指導する　根拠 副作用の正しい知識を得ることによって，不安を軽減し，必要以上にセルフケア不足を起こさない

5 看護問題 / 看護診断 / 看護目標（看護成果）

看護問題	看護診断	看護目標（看護成果）
#5 服薬を自己調整することにより効果的な薬理作用が現れない	**ノンコンプライアンス** **関連因子**：医療提供者の指導能力の不足，治療の強さ（激しさ），治療計画についての知識不足 **診断指標**	〈長期目標〉正しい服薬行動ができる 〈短期目標〉1) 早産の治療について理解できる．2) 服薬による不快感を表現でき，適切な介入を受けられる．3) 服薬ノンコンプライアンスの理由を述べられる

□症状の増悪
□期待するアウトカムに到達できない

妊娠

14

羊水過多症

看護計画	介入のポイントと根拠
OP 経過観察項目 ●子宮収縮：子宮収縮の改善が認められるか確認する ●早産に対する知識：羊水過多症により早産となった低出生体重児のリスクを認識しているか確認する	⮕ **根拠** 子宮収縮抑制薬を内服しているにもかかわらず，全く効果がない場合は，自己判断で内服を中断している可能性がある ⮕ **根拠** 間違った情報により早産に対する正しい知識がもてないと，治療の必要性を認識できない
TP 看護治療項目 ●副作用の緩和を図る ●服薬が守れない理由を述べられるように支援する	⮕起こっている副作用を明確にし，その緩和を図る **根拠** 自己判断による服薬の中断が副作用に対する苦痛からきている場合がある ⮕プライバシーが守れる環境を整える **根拠** 理由がわかることにより，適切な介入ができる
EP 患者教育項目 ●服薬の必要性について指導する	⮕羊水過多症による切迫早産の治療において内服の重要性を説明する **根拠** 間違った情報により早産に対する正しい知識がもてないと，治療の必要性を認識できないため，自己判断で内服を中断している場合がある

6 看護問題	看護診断	看護目標（看護成果）
#6 薬の副作用による重篤な呼吸・循環不全に陥る可能性がある	**中毒リスク状態** **危険因子**：中毒への安全予防策が不十分	〈**長期目標**〉重篤な薬の副作用を起こさない 〈**短期目標**〉1)子宮収縮抑制作用が効果的に現れる最少の薬用量をコントロールする．2)薬の副作用を理解し，自分の身体的変化を把握できる．3)身体的異常を正確に把握し，異常時はすぐに報告できる

看護計画	介入のポイントと根拠
OP 経過観察項目 ●呼吸・循環状態：呼吸困難，酸素化の低下に注意する ●体重の変化，水分出納：急激な体重増加に注意する	⮕ **根拠** β受容体刺激薬は肺水腫，硫酸マグネシウムは呼吸抑制の重篤な副作用を起こす場合がある ⮕ **根拠** 体重増加は体内の水分貯留を示唆し，潜在的な変化に注意する
TP 看護治療項目 ●子宮収縮薬を医師の指示どおり正確に投与する ●解毒薬を準備しておく	⮕輸液ポンプ，シリンジポンプなどの精密持続点滴装置を使用する **根拠** 微量で薬理効果に変化が起こるので，安全のために精密持続点滴装置を使用する ⮕硫酸マグネシウムに対する解毒薬としてグルコン酸カルシウムを準備する **根拠** グルコン酸カルシウムは硫酸マグネシウムの拮抗薬である

267

第1章 妊娠期 2. 妊娠期の異常とケア

● 体位を工夫する
➡ 起座位，セミファウラー位などをとらせる
根拠 心臓に負担をかけない体位とする

EP 患者教育項目
● 重篤な副作用について指導する
➡ 呼吸困難が増強したら，すぐに知らせるように指導する **根拠** 呼吸・循環不全に陥った場合に，妊婦が自覚する最も重要な指標である

---

7 看護問題	看護診断	看護目標（看護成果）
#7 安静による下肢の筋力低下がある	転倒転落リスク状態 **危険因子**：下肢筋力の低下	〈長期目標〉転倒・転落しない 〈短期目標〉1）転倒・転落のリスクを理解する．2）下肢筋力低下防止のための運動が安全にできる

看護計画	介入のポイントと根拠

OP 経過観察項目
● 妊娠週数：症状の出現した時点の妊娠週数を把握する
➡ **根拠** 妊娠週数により安静の期間が異なり，安静期間が長いほど筋力低下のリスクが高まる
● 安静度：安静の内容を知る
➡ **根拠** 下肢の筋力低下に対する安静の影響が予測できる
● 下肢の筋力の程度：筋力低下の変化を知る
➡ **根拠** 転倒・転落のリスクの変化を予測できる

TP 看護治療項目
● 療養環境を整える
➡ ベッド周辺を整理し，転倒・転落の要因となるものを除去する
● 下肢筋力を維持するためのマッサージや運動を援助する
➡ 子宮収縮に影響を及ぼさないように注意して行う **根拠** 下肢運動，とくに下肢の挙上は腹部の筋肉に影響を及ぼす

EP 患者教育項目
● 歩行時は転倒・転落に注意するように指導する
➡ 歩行する場合の注意事項について指導する **根拠** 妊婦自身で転倒・転落防止を図る
● 下肢運動を指導する
➡ 指示された安静の範囲内で行える内容を指導する **根拠** 子宮収縮に影響しないようにする
● 運動の必要性について説明する
➡ 理解度を確認しながら行う **根拠** 必要性を理解することで自主的に行える

---

8 看護問題	看護診断	看護目標（看護成果）
#8 早産に対する不安がある	不安 **関連因子**：人生の目標に対する矛盾，満たされていないニーズ **診断指標** □苦悩 □心配する □不確かさ	〈長期目標〉不安が緩和する 〈短期目標〉1）不安の内容を表現できる．2）羊水過多症や早産の正しい知識を得る

看護計画	介入のポイントと根拠

OP 経過観察項目
● 妊娠週数：症状の出現した時点の妊娠週数を把握する
➡ **根拠** 胎児が出生した場合の危険度は，妊娠週数により異なり，不安の程度に影響する

●不安の内容：不安の内容と変化を把握する	➡ **根拠** 不安の内容に適した介入を行う
TP 看護治療項目	
●不安を緩和するために，行われる治療や羊水過多症，早産の進行度について説明する	➡妊婦が理解できる内容とする **根拠** 知識を得ることで不要な不安をもたない
EP 患者教育項目	
●不安の内容を自分で表現できるように指導する	➡表現方法を指導する **根拠** 不安を表現することで，適切な対処行動が起こせる
●羊水過多症や早産に対する正しい知識を指導する	➡妊婦の羊水過多症に対する理解度を知る **根拠** 正しい知識を得ることで不要な不安をもたない

9

9 看護問題	看護診断	看護目標（看護成果）
#9 胎児異常に対する不安がある	**不安** **関連因子**：人生の目標に対する矛盾，満たされていないニーズ **診断指標** □苦悩 □心配する □不確かさ	〈**長期目標**〉胎児に関する不安が緩和する 〈**短期目標**〉不安の内容を表現でき，正しい情報の提供を受けることができる

看護計画	介入のポイントと根拠
OP 経過観察項目	
●不安の内容：不安の内容と変化を把握する	➡ **根拠** 不安の内容に適した介入をする
TP 看護治療項目	
●不安の内容を表現しやすい環境を整える	➡プライバシーが保護できる環境を整える **根拠** 周囲に遠慮することなく不安を表現できる
EP 患者教育項目	
●不安の内容を自分で表現できるように指導する	➡表現方法を指導する **根拠** 不安の内容を的確に伝えることによって，知りたい情報を得ることができる

10

10 看護問題	看護診断	看護目標（看護成果）
#10 安静による行動制限によってストレスがある	**非効果的コーピング** **関連因子**：ストレッサーに備える十分な機会がない **診断指標** □基本的ニーズを満たせない	〈**長期目標**〉行動制限に対するストレスコーピングができる 〈**短期目標**〉1）ストレスを感じていることを表現できる．2）羊水過多症の正しい知識を得る．3）自己の状況が理解できる

看護計画	介入のポイントと根拠
OP 経過観察項目	
●妊娠週数：症状の出現した時点の妊娠週数を把握する	➡ **根拠** 正期産までの治療期間は，ストレスと関連する
●安静度：行動制限の内容を把握する	➡ **根拠** 行動制限の程度によって妊婦のストレスが異なる
●ストレスの内容：ストレスの変化を把握する	➡ **根拠** ストレスの内容を把握することで適切な介入ができる

妊娠

14 羊水過多症

第1章　妊娠期　2. 妊娠期の異常とケア

TP 看護治療項目

● 制限されている ADL に対する援助を行う

➡ 援助内容を明らかにする　根拠 適切な援助を行うことでストレスを緩和する

EP 患者教育項目

● ストレスの内容を自分で表現できるように指導する

● 羊水過多症に対する正しい知識を指導する

➡ 表現方法を指導する　根拠 ストレスを的確に伝えることで，適切な対処行動が起こせる

➡ 妊婦の羊水過多症に対する理解度を知る　根拠 羊水過多症の正しい知識を得ることで，安静(治療)への理解が高まる

---

11 看護問題	看護診断	看護目標(看護成果)
#11　社会的役割が果たせないことに対するストレスがある	**非効果的コーピング** **関連因子**：ストレッサーに備える十分な機会がない **診断指標** □基本的ニーズを満たせない □役割期待に応えられない	〈**長期目標**〉自己の現在の役割を認識し，ストレスコーピングができる 〈**短期目標**〉1)ストレスの内容を表現できる．2)羊水過多症，早産の正しい知識を得る．3)自己の状況を理解できる

看護計画	介入のポイントと根拠
OP 経過観察項目 ● 妊娠週数：症状の出現した時点の妊娠週数を把握する ● 社会的役割：役割における責任の重要性を把握する	➡ 根拠 正期産までの治療期間が長くなれば，ストレスも増大する ➡ 根拠 責任の重要性はストレスと比例する
TP 看護治療項目 ● ストレスの内容を傾聴する ● 家族・周囲の人々に妊婦のストレスを伝えて，緩和するための協力が得られるように援助する	➡ アドバイスできる内容を把握する　根拠 適切なアドバイスによって不要なストレスを除去する．また，傾聴することで，妊婦自身のコーピングを図る ➡ 家族・周囲の人々が早産の治療に対し，どの程度理解しているかを把握する　根拠 妊婦の周囲の人々の疾患に対する理解度は，妊婦のストレスの程度に影響する
EP 患者教育項目 ● 妊婦・家族に羊水過多症に対する正しい知識を指導する	➡ 妊婦・家族の羊水過多症に対する理解度を知る　根拠 羊水過多症の正しい知識を得ることで，妊婦が，いま果たすべき役割について認識できる

---

12 看護問題	看護診断	看護目標(看護成果)
#12　治療が長期にわたることにより，家族介護者にストレスがある	**介護者役割緊張リスク状態** **危険因子**：被介護者の病気の重症度，介護に不慣れ，ストレッサー，予測できない病気の経過	〈**長期目標**〉ストレスが緩和し，介護者役割を遂行できる 〈**短期目標**〉1)羊水過多症の正しい知識を得る．2)妊婦の状況を正しく理解する．3)ストレスの内容を表現し，役割サポートを受けられる

看護計画	介入のポイントと根拠

OP 経過観察項目
- 妊娠週数：症状の出現した時点の妊娠週数を把握する
- 妊婦の社会的役割：役割における責任の重要性を把握する

→ 根拠 正期産までの治療期間は，ストレスと関連する
→ 根拠 妊婦の責任の重要性は，その欠如によって役割を代わりに担うことになる家族のストレスに比例する

TP 看護治療項目
- 家族のストレスの内容を把握する

→ アドバイスできる内容を把握する 根拠 適切なアドバイスによって不要なストレスを除去する
→ 家族の話しを傾聴することで，家族のコーピングを促す

EP 患者教育項目
- 利用できる社会資源の情報を指導する

→ 家族の必要としている社会資源を把握する 根拠 社会資源の活用によって家族の負担が軽減される

| Step1 アセスメント | Step2 看護問題の明確化 | Step3 計画 | **Step4 実施** | Step5 評価 |

病期・病態・重症度に応じたケアのポイント

【急激に発症する羊水過多症】数日間のうちに急速に羊水の増加が起こるもので，母体の重症度は強い．呼吸困難や頻脈，腹痛など身体的苦痛が強く，看護ケアはその緩和に重点がおかれる．病態によっては胎児娩出が選択される場合もあるので，その診療支援を行う．妊婦・家族の不安も強く，心理的側面に配慮したケアも重要である．

【緩慢に発症する羊水過多症】数か月かけて徐々に羊水が増加するもので，母体の身体的変化は少しずつ起こるため，その重症度は急性に比較すると軽い．羊水過多症によって切迫早産の症状が出現するので，その治療管理に対するケアが中心となる．安静や薬物療法が守られること，その弊害による身体的問題や精神的ストレスに対するケアを行う．さらに胎児の予後に対する妊婦・家族の不安緩和に向けた支援も求められる．

看護活動（看護介入）のポイント

診察・治療の介助
- 羊水量や切迫早産の他覚的評価のための超音波検査，内診の介助を行う．
- 子宮収縮のほか，他覚的評価のために NST の介助を行う．
- 子宮収縮抑制薬は医師の指示どおりに正確に投与する．
- 羊水穿刺による羊水除去が行われる場合は，その介助を行う．
- 早産の進行度を観察し，医師に情報を提供する（早産の進行の早期発見）．
- 妊婦に薬理作用（子宮収縮の抑制作用，副作用）について説明し，服薬指導をする．
- 治療の効果があるかどうかを観察する．
- 薬の副作用を観察し，医師に情報を提供する（異常の早期発見）．
- 治療によって誘発される二次的な問題に対する援助を行う（下肢筋力の低下，血栓形成リスクなど）．

疼痛の緩和援助
- 疼痛緩和のための体位の工夫やマッサージなどを行う．
- 医師の指示により鎮痛薬が投与される場合は正確に行う．

セルフケアの援助
- セルフケア不足を評価する．
- セルフケア不足がある場合は，その援助を行う．

妊婦・家族の心理・社会的問題への援助
- 羊水過多症について正しい知識を提供し，治療の参加を促す．

妊娠

14

羊水過多症

271

第1章　妊娠期　　2. 妊娠期の異常とケア

- ●羊水過多症に対する妊婦・家族の不安を解消するように援助する.
- ●家族の介護ストレスを緩和するため, 社会資源の情報を提供する.

退院指導・療養指導

- ●退院後も妊娠満期になるまでは, 自宅で安静が保てるように妊婦・家族に指導する.
- ●子宮収縮抑制薬の経口投与が継続される場合には, 正しく服薬できるように指導する.
- ●早産徴候が増強した場合には, すぐに受診するように指導する.

| Step1 アセスメント | Step2 看護問題の明確化 | Step3 計画 | Step4 実施 | Step5 評価 |

評価のポイント

看護目標に対する達成度
- ●身体の不快感が緩和され, 日常生活に支障がなくなったか.
- ●身体の不快感が緩和され, 良好な睡眠がとれたか.
- ●薬の副作用を理解し, 正しく服用でき, 子宮収縮を抑制できたか.
- ●転倒・転落せずに日常生活が送れたか.
- ●早産の徴候が緩和され, 満期まで妊娠が継続できたか.
- ●妊婦の不安やストレスが緩和し, 安寧な心理状態を保てたか.
- ●家族の不安やストレスが緩和し, 介護者役割が果たせたか.

272

羊水過多症における妊婦の病態関連図と看護問題

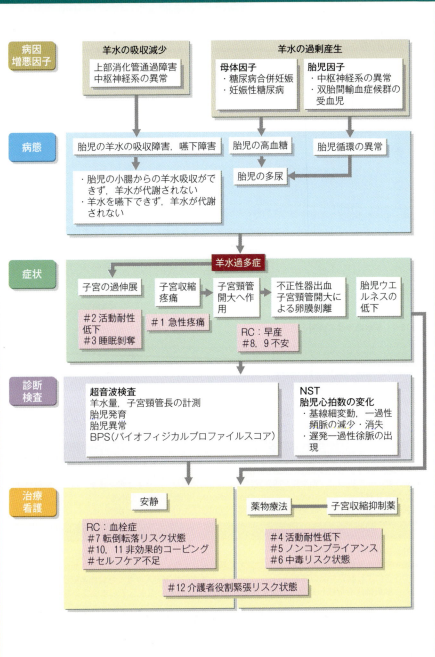

15 羊水過少症

佐世　正勝

目でみる疾患

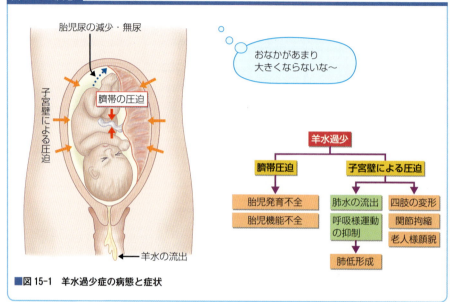

■図 15-1　羊水過少症の病態と症状

病態生理

| 羊水が異常に少ないものをいう．
- 羊水が減少・消失することにより，羊水による子宮内空間の確保ができなくなり，外部からの衝撃が直接胎児に及ぶ．また，胎児の正常発育が阻害される．

病因・増悪因子

- 羊水の産生減少あるいは喪失による（表 15-1）．
- 妊娠中期の羊水過少症は，約半数が胎児異常によるものであり，約 3 割が前期破水，次いで胎盤早期剥離，胎児発育不全（FGR：fetal growth restriction），原因不明などである[1]．
- 妊娠後期の羊水過少症は，前期破水や胎盤機能不全によるものであることが多い[1]．

疫学・予後

- 全妊娠の 0.5～5.5％ に認められる．
- 妊娠中期から羊水過少がある場合には二次的に肺低形成を生じ，予後不良である．原因として，子宮壁の圧迫により胸郭や肺の伸展が妨げられること，羊水の気道流入がなく呼吸様運動ができなくなること，肺の内圧を形成し成長を促進する働きのある肺水が外に流失してしまうことなどが考えられる．
- 妊娠後期に羊水過少がある場合には，胎児機能不全や帝王切開の頻度が上昇する．

274

■表15-1　羊水過少の原因

1. 先天異常による胎児尿産生(または排泄)障害	腎無形成(ポッター Potter 症候群)，腎低形成，囊胞性腎異形成，尿路閉鎖
2. 胎児尿産生量の低下	1)胎盤機能不全による胎児低酸素症 　妊娠高血圧症候群，過期妊娠，原因不明の胎盤機能不全 2)胎児臓器機能不全 　胎児発育不全(FGR)，染色体異常，先天性心疾患 3)薬剤性 　非ステロイド性抗炎症薬，アンジオテンシン変換酵素阻害薬 4)胎児感染，双胎間輸血症候群供血児
3. 羊水喪失	前期破水後の長期妊娠継続
4. 原因不明	特発性羊水過少

(日本産科婦人科学会編：B. 周産期 5. 異常妊娠 11)羊水異常の診断. 産婦人科研修の必修知識 2016-2018, p.172, 2016)

症状

母体は胎動を強く感じる．妊娠週数に比べて子宮が小さい．
- 妊娠週数に比べ小さな子宮(子宮底長が過小)である．
- 胎動を直接的に強く感じることもある．
- 前期破水がある場合には，羊水の流出を認める．

診断・検査値

- 超音波検査で羊水腔をほとんど認めない．羊水インデックス法(AFI)では 5 cm 未満，最大垂直深度法(MVP)では 2 cm 未満である．

合併症

- 15〜25% に胎児奇形を合併する．羊水過少を伴う胎児奇形の予後は不良である．
- 胎盤機能不全による胎児発育不全を合併した場合，周産期死亡の頻度が通常の 50 倍にもなる．
- 母体合併症として，妊娠高血圧症候群，亜急性の常位胎盤早期剥離，抗リン脂質抗体症候群，膠原病，血栓症などがある．

治療法

- **前期破水の場合**
- 感染予防のための抗菌薬投与を行いながら，子宮外で生存できる時期まで妊娠を維持することが一般的である．
- 妊娠 24 週以前：羊水腔が全くない場合には，肺低形成となる危険が高く，人工羊水注入療法を考慮する．ただし，人工羊水注入療法は確立した治療法ではない．
- 妊娠 24 週以降：肺低形成になる可能性は少ないが，出生時に十分呼吸できない(dry lung syndrome)可能性がある．
- **胎児奇形の場合**
- 腎無形成などの腎機能が期待できない奇形の場合には，子宮外での生存は不可能である．多くは，肺低形成も合併し，出生後早期に死亡する．
- **胎児発育不全を合併する場合**
- すでに胎児の状態が悪い場合が多く，胎児心拍数モニタリングや超音波診断装置を使用した慎重な管理が必要である〔「17 胎児発育不全(FGR)」の項(p.293)参照〕．

● 引用文献
1) 日本産科婦人科学会，日本産婦人科医会(編・監)：産婦人科診療ガイドライン—産科編 2014, p.153, 日本産科婦人科学会，2014

第1章　妊娠期　　2. 妊娠期の異常とケア

羊水過少症の病期・病態・重症度別にみた治療フローチャート

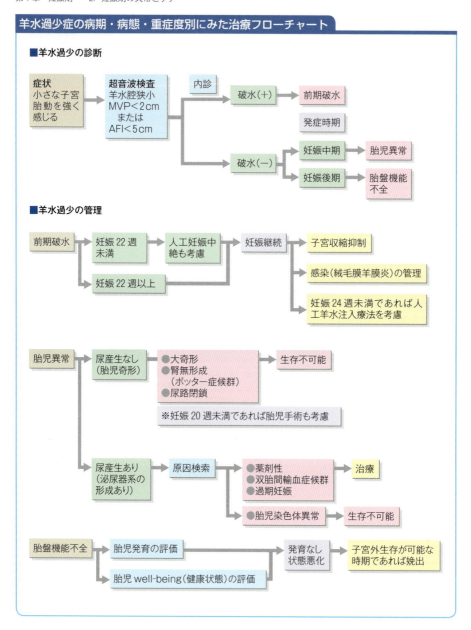

羊水過少症における妊婦の看護

永澤 規子

看護過程のフローチャート

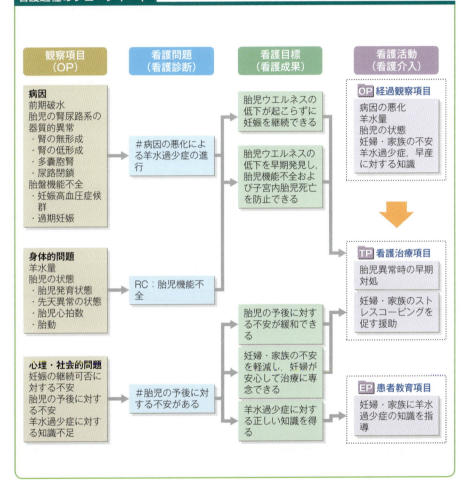

基本的な考え方

- 羊水過少症は胎児ウエルネスの低下を示していることが多く，胎児の状態を観察することが重要である．
- 羊水過少症の原因となる母体疾患がある場合はその観察を行い，治療が効果的に行われるための援助や身体的苦痛の緩和を図る．
- 胎児の予後に対する妊婦・家族の不安が緩和されるための支援を行う．

第1章　妊娠期　2．妊娠期の異常とケア

Step1 アセスメント	Step2 看護問題の明確化	Step3 計画	Step4 実施	Step5 評価

情報収集	アセスメントの視点と根拠・起こりうる看護問題
全身状態の把握	妊婦の全身状態をフィジカルアセスメントすることで，羊水過少症を生じている母体疾患がないかを把握する．また，胎児の障害の程度も把握し，妊婦・家族の不安な心理状態についても観察する． ●羊水過少症の原因となっている母体疾患や胎児疾患を把握する． ※全身状態の具体的な把握については以下の項目に詳細を記載． 🔍 共同問題：胎児機能不全 🔍 起こりうる看護問題：胎児の予後に対する不安
羊水量とその出現状況の観察	羊水の減少と出現状況から重症度がわかる．急激な羊水減少は胎児ウエルネスの低下を示す．また出現時期により，胎児への影響も変化する． ●羊水量は医師の行う超音波検査によって推定される． ●妊娠初期からの羊水過少症は，胎児の発達段階での癒着を引き起こし，奇形の原因となることがある． ●妊娠初期からの羊水過少症は，胎児の肺の低形成を起こす． ●羊水減少の原因が破水である場合は，感染の原因となるので，感染徴候に注意する． ●破水の場合は，流出している羊水の量，性状，臭気に注意する．流出量が多い場合，多くは陣痛が発来し，妊娠継続は難しい．また，羊水の混濁や悪臭は，胎児ウエルネス低下による胎便排泄や感染の可能性を示す． 🔍 共同問題：胎児機能不全 🔍 起こりうる看護問題：胎児の予後に対する不安
胎児の状態の観察	羊水過少の原因が胎児ウエルネス低下による機能的障害から生じているのか，先天異常の器質的障害から生じているかを把握する．器質的障害の場合は，出生後の外科的治療の準備を必要とすることもあるので，原因の把握が重要である． ●胎児の先天性疾患の有無の情報を収集する．とくに重症の奇形は出生後の予後にも大きく影響する． ●胎児ウエルネスの評価は，NST（ノンストレステスト），超音波検査などで評価されるので，その情報を収集する． ●妊婦が自覚できる胎児ウエルネスは胎動である．羊水過少症の場合，妊婦は胎動を自覚しやすいので，胎動減少時は注意する． ●胎児ウエルネスの低下は妊婦のストレスになるので，その精神状態を把握する． 🔍 共同問題：胎児機能不全 🔍 起こりうる看護問題：胎児ウエルネスの低下による早産の可能性／先天異常／不安
妊婦・家族の心理・社会的側面の把握	妊婦・家族の心理状態や社会的背景を知ることは，羊水過少症の治療に対する理解度や協力体制の把握につながる．また，治療に対するノンコンプライアンスの原因を探ることもできる． ●羊水過少症に対する知識不足は，妊婦・家族の治療に対するノンコンプライアンスの原因となる． ●妊婦の社会的役割遂行に対する過度の責任感は，治療の妨げになる． ●経済的な問題は治療に対するノンコンプライアンスの原因となる． ●妊娠の長期にわたる入院加療は，家族介護者の身体的・精神的疲労につながり，介護者役割の低下につながる． 🔍 起こりうる看護問題：羊水過少症の知識不足／妊婦・家族のストレス／不安

278

| Step1 アセスメント | Step2 看護問題の明確化 | Step3 計画 | Step4 実施 | Step5 評価 |

看護問題リスト

RC：胎児機能不全
#1　胎児の予後に対する不安がある（自己知覚パターン）

看護問題の優先度の指針

● 羊水過少症は胎児ウエルネスの低下や先天異常から生じる病態のことが多く，治療は，胎児ウエルネスの低下を防止し，妊娠を継続させること，胎児ウエルネスの低下を早期発見し，胎児の健康状態をできるだけ良好な状態で出生させることである．したがって看護ケアも胎児状態の観察に重点がおかれる．また，胎児の予後に対する妊婦・家族の不安も強いため，心理・社会的状況を把握して，その緩和を図ることも必要である．

| Step1 アセスメント | Step2 看護問題の明確化 | Step3 計画 | Step4 実施 | Step5 評価 |

共同問題

RC：胎児機能不全

看護目標（看護成果）

〈長期目標〉治療効果が上がり，正期産まで妊娠を継続できる
〈短期目標〉1）胎児ウエルネスの低下を防止する．2）胎児ウエルネスの低下を早期発見できる．3）早産した場合の胎児の状態を良好に保つための胎児の準備ができる．4）妊婦・家族が羊水過少症の治療管理について理解し，治療に参加できる

看護計画

OP 経過観察項目

● 妊娠週数：症状の出現した時点の妊娠週数を把握する
● 胎児の発育状態：医師の行う超音波検査で推定体重の情報を得る
● NST：胎児心拍の基線細変動，一過性頻脈，遅発一過性徐脈などをみる

● 胎動の状態：変化をみる

● 胎盤血流の状態：変化をみる．医師の行う超音波検査で胎盤の血流低下の情報を得る
● 母体の状態：妊娠高血圧症候群や絨毛膜羊膜炎はないか確認する

TP 看護治療項目

● 胎児ウエルネスの低下時に緊急に胎児娩出を図るための介助をする
● 安静を守るための療養環境を整える

● 早産が避けられない場合に，胎児が胎外生活に適応するための処置を介助する

介入のポイントと根拠

➡ 根拠 胎児が出生した場合の危険度は妊娠週数により異なる
➡ 根拠 体重増加不良は胎児のウエルネス低下を示す
➡ 根拠 基線細変動，一過性頻脈の減少・消失，遅発一過性徐脈の出現は胎児ウエルネスの低下を示す
➡ 根拠 胎動の減少は胎児ウエルネスの低下を示す．とくに羊水過少症では胎動を感じやすいので，胎動の減少に注意する
➡ 根拠 血流低下は胎児ウエルネスの低下につながる
➡ 根拠 早産が避けられない場合に投与する胎児の肺の成熟を促す副腎皮質ホルモン製剤（ステロイド薬）は，高血圧の悪化や感染徴候の非顕性化を招くため，母体の状態によっては投与できない

➡ 帝王切開が行われる．迅速に介助を行い，胎児機能不全・子宮内胎児死亡を防止する
➡ 光，音，空調（室温）などを妊婦の好みに合わせる　根拠 療養環境を整えることで心身のストレスを緩和する
➡ 胎児の肺の成熟を促すための副腎皮質ホルモン製剤を医師の指示により投与する

妊娠

15

羊水過少症

279

第1章　妊娠期　　2. 妊娠期の異常とケア

⮕投与後48時間は妊娠が維持できるように努める　根拠 副腎皮質ホルモン製剤は投与後48時間経過しないと効果を得られないといわれる

EP 患者教育項目
●安静指導を行う

⮕安静の必要性を理解できるようにする　根拠 安静は胎盤血流を保ち，胎児-胎盤循環を良好にする

●妊婦・家族へ羊水過少症の治療について説明する

⮕治療内容とその必要性について，理解できるまでわかりやすく説明する　根拠 治療の理解は，妊婦・家族の治療への積極的参加を促す

●副腎皮質ホルモン製剤投与のメリット，デメリットについて妊婦と家族に説明する

⮕説明内容に対する理解度をチェックする　根拠 妊婦と家族に正確な説明をすることで，治療に対する納得と同意を得る

1 看護問題	看護診断	看護目標（看護成果）
#1 胎児の予後に対する不安がある	**不安** **関連因子**：人生の目標に対する矛盾，満たされていないニーズ **診断指標** □苦悩 □心配する □不確かさ	〈長期目標〉不安が緩和する 〈短期目標〉1)不安の内容を表現できる. 2)胎児の病態や羊水過少症の正しい知識を得る

看護計画	介入のポイントと根拠
OP 経過観察項目 ●不安の内容と変化を把握する	⮕根拠 不安の内容に適した介入をする
TP 看護治療項目 ●行われる治療や胎児の病態，羊水過少症について説明する ●不安を表現しやすい環境を整える	⮕妊婦が理解できるように，わかりやすく説明する　根拠 知識を得ることで不要な不安をもたない ⮕プライバシーを保護する　根拠 胎児の問題に関することが多いため，プライバシーに十分な配慮をすることで，妊婦が不安を表現しやすくなる
EP 患者教育項目 ●不安の内容を自分で表現できるように指導する ●羊水過少症に対する正しい知識を指導する	⮕表現方法を指導する　根拠 不安を的確に表現することで，適切な対処行動が起こせる ⮕妊婦の羊水過少症に対する理解度を知る　根拠 正しい知識を得ることで，不要な不安をもたない

Step1 アセスメント　Step2 看護問題の明確化　Step3 計画　Step4 実施　Step5 評価

病期・病態・重症度に応じたケアのポイント

【母体因子による場合】羊水過少症が妊娠高血圧症候群などの母体疾患から生じる胎盤循環不全状態より起こっている場合は，母体疾患に対する治療効果を上げるための援助や環境を整えることがケアの中心となる.

【胎児因子による場合】羊水過少症が胎児の先天異常から起こっている場合は，妊娠中に胎児の治療を行うことが困難なため，胎児ウエルネスの低下を早期発見し，できるだけ良好な状態で娩出させることが治療の中心となり，看護ケアもその支援が中心となる. また，妊婦・家族が抱く胎児の予後に対する不安も強いため，心理・社会的状況を把握して，その緩和を図るための援助も重要である.

看護活動（看護介入）のポイント

診察・治療の介助
- 胎児発育，先天異常の有無と程度，羊水量の他覚的評価のための超音波検査の介助を行う．
- 胎児ウエルネスの他覚的評価のために NST の介助を行う．
- 羊水過少症について正しい知識を提供し，治療の参加を促す．

セルフケアの援助
- セルフケア不足の評価を行う．
- セルフケア不足がある場合は，その援助を行う．

妊婦・家族の心理・社会的問題への援助
- 羊水過少症に対する妊婦・家族の不安を軽減するように援助する．
- 家族の介護ストレスを緩和するため社会資源の情報を提供する．

退院指導・療養指導

- 退院後も妊娠満期になるまでは，自宅で安静が保てるように妊婦・家族を指導する．
- 身体の異常や胎動の減少を感じた場合には，すぐに受診するように指導する．
- 定められた妊婦健康診査を指示されたとおりに必ず受けるよう指導する．

Step1 アセスメント **Step2** 看護問題の明確化 **Step3** 計画 **Step4** 実施 **Step5** 評価

評価のポイント

看護目標に対する達成度
- 胎児ウエルネスの低下がなく，正期産まで妊娠が継続できたか．
- 胎児ウエルネスの低下が生じた場合には，早期に娩出でき，胎児機能不全，子宮内胎児死亡が起こらなかったか．
- 妊婦の不安やストレスが緩和し，安寧な心理状態を保てたか．
- 家族の不安やストレスが緩和し，介護者役割が果たせたか．

妊娠

15

羊水過少症

第1章　妊娠期　　2. 妊娠期の異常とケア

羊水過少症における妊婦の病態関連図と看護問題

病因・増悪因子

羊水産生障害

胎児腎尿路系の器質的異常
腎の無形成
腎の低形成
多嚢胞腎
尿路閉鎖

胎児ウエルネスの低下による機能的な尿産生の減少

胎児の問題
染色体異常
胎児奇形
感染症

胎盤機能不全
妊娠高血圧症候群
過期妊娠

羊水の流出
前期破水

病態

胎児尿量の減少

症状

羊水過少症

正常範囲から逸脱して羊水量が減少

胎児ウエルネスの低下

NSTでの胎児心拍数の変調
BPS（バイオフィジカルプロファイルスコア）の低下，胎動の減少

RC：胎児機能不全
#1 不安

診断・検査

超音波検査
胎児発育の状態
胎児奇形の有無と程度
臍帯血流の状態
羊水量
BPS

NST
胎児心拍数の変化
・基線細変動の減少
・一過性頻脈の減少
・遅発一過性徐脈の出現

破水の診断
クスコ—診による破水の確認
ブロムチェック
腟分泌物のBTB（ブロムチモールブルー）検査

治療・看護

帝王切開分娩
胎児ウエルネス低下時に行う

#感染リスク状態
#不安

母体疾患の治療管理

産科合併症

母体基礎疾患

それぞれの項に準じて安静，薬物療法を行う

前期破水の治療管理
「10 前期破水」の項（p.186）に準じて安静・薬物療法を行う．妊娠 37 週以降は分娩方向となる

282

16 過期妊娠・過期産

上田 一之

目でみる疾患

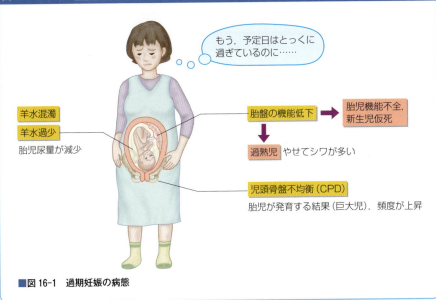

図 16-1 過期妊娠の病態

病態生理
- 妊娠が分娩予定日を 2 週間以上超えて継続する場合を過期妊娠といい，その分娩が過期産である．

疫学・予後
- 全妊娠の 2% 未満である．
- 1980 年以降，産婦人科臨床で超音波診断が広く用いられるようになり，分娩予定日が正確に推定されるようになったため，過期妊娠は 1/4 に減少した．

症状
- 過熟児：高身長，落屑，老人性顔貌，黄緑色に染まった長い爪など．
- 巨大児．
- 胎盤機能不全．
- 胎児機能不全・新生児仮死：胎盤のガス交換機能の低下による．
- 羊水異常：羊水混濁，羊水過少をきたしやすい．

診断・検査値
- 正しい妊娠週数の把握：妊娠 8〜11 週の胎児頭殿長（CRL）計測による分娩予定日の補正が重要である．
- 胎児心拍数モニタリング：妊娠 40 週以降は慎重に胎児の健康度をチェックする（NST 2 回/週あるいは CST）．
- 超音波検査：羊水量測定，胎児推定体重，胎児循環動態，バイオフィジカルプロファイルスコア

(BPS)などで胎児の健康度を評価する．

治療法

- 妊娠41週台では，頸管熟化度を考慮した分娩誘発を行うか，陣痛発来を待機する．
- 妊娠42週0日以降では，分娩誘発を考慮する．

過期妊娠・過期産の病期・病態・重症度別にみた治療フローチャート

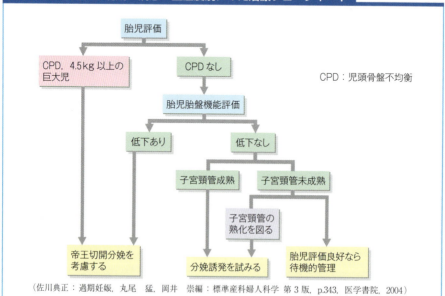

(佐川典正：過期妊娠，丸尾 猛，岡井 崇編：標準産科婦人科学 第3版，p.343，医学書院，2004)

過期妊娠・過期産における妊婦の看護

永澤 規子

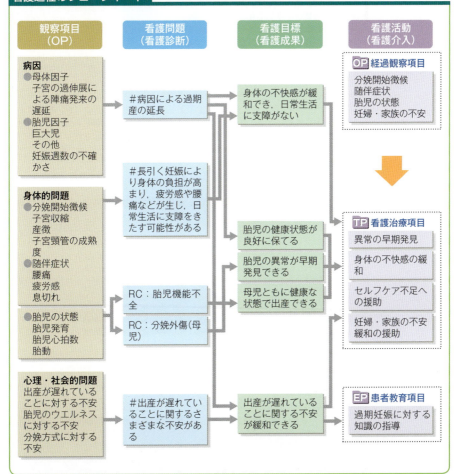

基本的な考え方

- 胎盤機能低下による胎児ウエルネスの低下が起こる場合がある．胎児の状態を観察し，異常の早期発見に努めて，良好な状態で胎児の娩出を図るための援助が重要である．
- 長引く妊娠経過で母体の身体機能への負担が高まり，疲労感や腰痛などを感じやすい．身体の不快感を緩和する援助が必要となる．
- 過期妊娠による分娩方式（分娩誘発や帝王切開分娩が選択される場合がある）への不安や胎児ウエルネスへの不安など，妊婦・家族にさまざまな不安が生じやすい．心理・社会的状況を把握し，不安を緩和する支援も大切である．

第1章　妊娠期　2. 妊娠期の異常とケア

| Step1 アセスメント | Step2 看護問題の明確化 | Step3 計画 | Step4 実施 | Step5 評価 |

情報収集	アセスメントの視点と根拠・起こりうる看護問題
全身状態の把握	**過期妊娠によって母児のウエルネスに影響していることがないかを把握する．最も問題となるのは，胎盤の機能低下による胎児ウエルネスの低下である．胎児ウエルネスの情報の変化に注意する．また，母体も長引く妊娠で心身の疲労感が強まる．身体の不快感や心理的不安の状態も把握する．** ●過期妊娠の原因を把握する．過期妊娠の原因は不明のことが多いが，推察される原因に子宮の過伸展と予定日の不確かさがある． ●子宮の過伸展の原因に巨大児，多胎児，羊水過多症などがある．子宮の過伸展が起こる場合，多くは子宮筋の収縮が生じ，早産の傾向となる．しかし，逆に子宮筋の収縮力が過伸展のために弱まり，有効な陣痛発来がこない場合もある． ●分娩予定日は最終月経から算定される場合が多い．しかし，最終月経による予定日の算定は月経周期が 28 日型を基準にしており，月経周期がこれより長い妊婦は予定日が遅れることとなる．最近では，妊娠初期の胎児発育に個体差の出現しない時期に超音波検査による妊娠週数の算定を行い，分娩予定日の修正を行う場合も多い． ※全身状態の具体的な把握については以下の項目に詳細を記載． 🔍 **共同問題：胎児機能不全** 🔍 **起こりうる看護問題：身体的苦痛が日常生活に及ぼす影響／睡眠障害／不安**
胎児の状態の観察	**胎児ウエルネスの状態を把握する．また，胎児の発育状態も観察し，予測される分娩リスクを把握する．** ●胎盤機能が低下すると胎児ウエルネスが低下する．胎盤機能は，母体因子としてヒト胎盤性ラクトゲン値(hPL)，胎児因子としてエストリオール値(E$_3$)で評価する．胎盤機能が低下するとともに血中 hPL，尿中 E$_3$ 値の低下がみられる． ●NST(ノンストレステスト)で胎児ウエルネスを観察する．胎児ウエルネスが低下すると，胎児心拍の基線細変動・一過性頻脈の減少・消失，遅発一過性徐脈の出現がみられるようになる． ●BPS*(バイオフィジカルプロファイルスコア)を測定する． 　＊BPS：超音波検査により胎児の呼吸運動，筋緊張，胎動，羊水量の観察，および NST の点数で胎児ウエルネス状態を評価するもので，10 点が満点である．胎児ウエルネスが低下すると点数は低くなる． ●妊婦が自覚できる胎児ウエルネスとして胎動がある．胎動が低下してきた場合は，胎児ウエルネスの低下の可能性があるので注意する．ただし，分娩期が近づくと胎児の下降による児頭の固定で胎動が減少する場合があるので，胎児下降度と胎動の関係性に注意する． ●胎児の予備能を判定するために CST(コントラクションストレステスト)が行われる．CST で遅発一過性徐脈が発生すると検査は陽性であり，陣痛開始後に胎児機能不全となる可能性がある． ●胎児ウエルネスが低下すると胎児尿産生の減少により，羊水過少症や，胎便娩出による羊水混濁が起こる． ●超音波検査による胎児の推定体重を把握する． ●胎児が巨大化すると児頭骨盤不均衡(CPD)となる場合がある．CPD は，骨盤の X 線所見(マルチウス法，グートマン法)で評価される． ●胎児ウエルネスの低下は妊婦のストレスになるので，その精神状態を把握する． 🔍 **共同問題：胎児機能不全／分娩外傷(母児)** 🔍 **起こりうる看護問題：不安**
母体の状態の観察	**長引く妊娠による母体の身体の不快感を把握する．また，分娩開始徴候を把握する．** ●妊娠満期の状態が長期化するため，腰痛の発生や増強が起こる可能性がある． ●身体機能への負担の高まりから疲労感が増強する可能性がある． ●増大した子宮のために身体の不快感があり，良好な睡眠がとれない場合がある．

	●分娩開始徴候としての前駆陣痛や産徴の有無を把握する.
	🔍 **起こりうる看護問題：身体的苦痛が日常生活に及ぼす影響／睡眠障害／不安**
妊婦・家族の心理・社会的側面の把握	▌**妊婦や家族の心理状態や社会的背景を知り，過期妊娠に対する不安の程度を知る.** ●分娩歴がある場合，妊婦は以前の分娩経過と比較することが多い．以前の経過と異なる場合は，不安を強める因子となる. ●分娩開始徴候の情報(子宮頸管成熟度など)は，妊婦の不安を緩和する. ●過期妊娠の分娩リスクの情報は妊婦・家族の不安を助長するが，その対処法も加えて説明することでコーピングを促す. ●胎児ウエルネス低下の情報と妊婦のストレスは比例する. 🔍 **起こりうる看護問題：過期妊娠の知識不足／妊婦・家族のストレス／不安**

Step1 アセスメント　Step2 看護問題の明確化　Step3 計画　Step4 実施　Step5 評価

看護問題リスト

RC：胎児機能不全，分娩外傷(母児)
#1　長引く妊娠により身体の負担が高まり，疲労感や腰痛などが生じ，日常生活に支障をきたす可能性がある(活動-運動パターン)
#2　出産が遅れていることに関するさまざまな不安がある(自己知覚パターン)

看護問題の優先度の指針

●過期妊娠で問題となるのは，胎盤機能低下による胎児ウエルネスの低下と，胎児の体重増加による分娩遷延や母児の分娩損傷の発生である．したがって，妊娠中の看護ケアは胎児機能不全の早期発見のための観察と異常時の胎児早期娩出の援助である．分娩中は分娩遷延による胎児機能不全発生時の早期娩出と母児の分娩損傷防止のための援助が中心となる．妊婦の身体的疲労と不快感の緩和にも努める.
●出産が遅れていることに対する妊婦や家族の不安を緩和するために心理・社会的背景を把握して支援していくことも必要である.

Step1 アセスメント　Step2 看護問題の明確化　Step3 計画　Step4 実施　Step5 評価

共同問題	看護目標(看護成果)
RC：胎児機能不全	〈**長期目標**〉胎児ウエルネスが低下せず，母児ともに健康な状態で出産ができる 〈**短期目標**〉1)胎児機能不全の早期発見ができる．2)胎児機能不全発生時に迅速に胎児娩出処置を受けることができる．3)妊婦・家族が過期妊娠の治療管理について理解し，治療に参加できるように援助する

看護計画	介入のポイントと根拠
OP 経過観察項目 ●妊娠週数：予定日からの超過日数を知る ●NST：胎児心拍数の変化をみる ●BPS の測定：点数の変化をみる	➡ **根拠** 過期妊娠が長期化するほど胎児機能不全の発生率が高まる ➡ **根拠** 胎児ウエルネスが低下すると，基線細変動や一過性頻脈の減少・消失，遅発一過性徐脈がみられるようになる ➡ **根拠** 胎児ウエルネスが低下すると BPS の点数が低くなる

妊娠

16

過期妊娠・過期産

287

第1章　妊娠期　　2. 妊娠期の異常とケア

- 臍帯血流の測定：医師が行う超音波検査での臍帯の血流状態を把握する
- 胎盤機能検査のデータ：検査値の変化をみる

- CST：胎児の予備力の変化をみる

- 母体の感知する胎動：変化をみる

- 分娩開始徴候：以下の分娩開始徴候を観察し，過期妊娠の経過を予測する

　・前駆陣痛：有無をみる

　・産徴：有無をみる

　・子宮頸管の成熟度：変化をみる

⮕ **根拠** 臍帯の血流が低下すると胎児ウエルネスが低下する

⮕ **根拠** 胎盤機能が低下してくるとヒト胎盤性ラクトゲン(hPL)やエストリオール(E3)の低下がみられる

⮕ **根拠** CST で遅発一過性徐脈がみられた場合，胎児の予備能は低下しており，分娩経過中に胎児機能不全を発生する可能性が高い

⮕ **根拠** 胎児ウエルネスが低下すると胎動の減少がみられる．ただし，妊娠後期では，胎児の下降による児頭の固定により，生理的に胎動が少なく感じられることもある

⮕ **根拠** 分娩開始徴候の状況と胎盤機能の状態を評価し，分娩方式を選択する指標とする．分娩開始徴候がなく，胎盤の機能低下がみられる場合は，誘導分娩や帝王切開分娩が選択される

⮕ **根拠** 陣痛発来が近くなると不規則な子宮収縮が起こる

⮕ **根拠** 陣痛発来が近くなり子宮口が開大してくると卵膜の剝離による出血がみられる

⮕ **根拠** 陣痛発来が近くなると子宮頸管が成熟してくる

TP 看護治療項目

- 胎盤機能や胎児の状態を把握するため，検査を介助する

⮕検査をする場合は，検査の目的と内容をわかりやすく妊婦に説明し，検査がスムーズに行えるように準備を整える　**根拠** 検査の目的，内容を理解することで不必要な不安を妊婦に与えない．また，検査の準備を整えることで，妊婦の検査に対する身体の負担を最小限にする

- 胎児ウエルネスが低下した場合に，早期娩出をするための援助を迅速かつ正確に行う
- 医師の指示により陣痛促進薬を使用する場合は，正確に行う

⮕ **根拠** 早期娩出をすることでウエルネス低下からの回復を図る

⮕陣痛促進薬は，輸液ポンプまたはシリンジポンプを用いて指示量を正確に投与する．また，投与時は陣痛の状態と胎児心拍数の変化を観察するために常時，分娩監視装置を装着する．陣痛促進薬は，陣痛や胎児心拍数の状態により調節する　**根拠** 陣痛促進薬により，過強陣痛や胎児心拍数の低下が発生する場合がある

EP 患者教育項目

- 胎動チェックを指導する

⮕具体的な方法を説明する．また，減少を感じたらすぐに報告するように指導する　**根拠** 妊婦が把握できる胎児ウエルネスは胎動である

共同問題	看護目標（看護成果）
RC：分娩外傷（母児）	〈長期目標〉母児ともに分娩損傷がなく，ともに良好な状態で出産できる 〈短期目標〉1)児頭骨盤不均衡(CPD)の評価が受けられ，母児の状態にあった分娩方式が選択できる．2)分娩遷延による胎児機能不全が起こらない

看護計画	介入のポイントと根拠

OP 経過観察項目

● 胎児の体重：推定体重の把握，増加状態をみる

● 腹囲，子宮底長の測定：増加状態をみる

● 児頭骨盤不均衡検査：X線像で母体の骨盤と児頭を測定し，その関係性を評価する

● 根拠 巨大児は，母体の分娩損傷，新生児の分娩外傷を誘発する
● 根拠 胎児発育の指標となる
● 根拠 CPD は，骨盤 X 線検査で客観的に評価される．明らかな CPD の場合の分娩様式は，帝王切開が選択される．ただし児頭には，分娩時に応形機能があるため，CPD の疑いの場合（境界線上）では，分娩進行や胎児機能不全状況を管理しながら試験的に分娩誘発を行い，経腟分娩を試みることもある

TP 看護治療項目

● 母児の状態に合った分娩方式が選択できるように援助する

● 胎児ウエルネスが低下した場合に，早期娩出をするための援助を迅速かつ正確に行う

● 妊婦・家族に分娩方式の選択方法について説明する 根拠 母児が安全に分娩するための分娩方式を妊婦・家族が理解することで治療に協力できる
● 分娩方式の選択は，帝王切開が選択されることが多い．ただし，分娩第 2 期遷延で，児頭下降度が比較的良い場合には，吸引・鉗子分娩を選択することもある．この場合は，母児の分娩外傷が発生する可能性も高くなるので，娩出後の母児の身体損傷の把握を十分に行い対処する（「第 2 章」の「33 分娩損傷」，「第 3 章」の「54 分娩外傷」参照） 根拠 早期娩出をすることで胎児ウエルネス低下からの回復を図る

EP 患者教育項目

● 過期妊娠における分娩時のリスクについて妊婦・家族に説明する

● 具体的に理解しやすいように行う 根拠 リスクを知ることで検査，治療への協力を得る．また，情報不足による不必要な不安を起こさない

1 看護問題	看護診断	看護目標（看護成果）
#1 長引く妊娠により身体の負担が高まり，疲労感や腰痛などが生じ，日常生活に支障をきたす可能性がある	**活動耐性低下** **関連因子**：不動状態，座位中心のライフスタイル **診断指標** □労作時の不快感 □労作時呼吸困難 □消耗性疲労	〈**長期目標**〉身体的苦痛が軽減され，日常生活に支障がない 〈**短期目標**〉1）セルフケア不足を明確にし，援助を受けることによって日常生活を支障なく送ることができる．2）セルフケア不足について伝えることができる

看護計画	介入のポイントと根拠

OP 経過観察項目

● 疲労感，腰痛などの身体の不快感：変化をみる

● セルフケア不足：不足しているセルフケアの内容を明確にする

● 根拠 身体の不快感の程度を知ることで，ADL の影響を知ることができる
● 根拠 セルフケア不足項目を明確にすることにより，援助内容を明らかにできる

TP 看護治療項目

● 腰痛を緩和する

● 腰部のマッサージや温罨法，腹帯の活用によって，腰部への負担を軽減する 根拠 マッサージや

妊娠

16

過期妊娠・過期産

289

第 1 章　妊娠期　　2. 妊娠期の異常とケア

	温罨法は，筋緊張を和らげ腰痛を緩和する．また，腹帯で腰部の支持を補助することにより，腰痛を軽減できる
●安楽な体位を指導する	➡妊婦の好む体位を指導する　根拠 シムス位やセミファウラー位などは腰部の筋緊張を和らげ，腰痛を緩和するので好まれる
●医師の指示により鎮痛薬*を使用するときは，それを援助する 　＊インドメタシン系の鎮痛薬は，胎児の動脈管閉鎖へ作用することがあるので使用しない	➡指示された薬物を正確に投与する．妊娠後期には胎児への影響を考慮し，必要不可欠な場合に内服や貼付による鎮痛薬使用の指示が出る．妊婦にもその説明を行い，指示を遵守するよう指導する．指導が行き過ぎると，胎児への影響を心配するあまり，腰痛の緩和処置を不要に我慢して，セルフケア低下を助長することがあるので注意する
●セルフケア不足への援助を行う	➡妊婦のニーズに適した日常生活援助を行う 根拠 適切な援助を行うことにより，日常生活を円滑に送ることができる
●疲労感が増強しないように，環境調整に関して援助する	➡家事・育児などを，家族に援助してもらえるように妊婦・家族にアドバイスする　根拠 身体の負担が軽減できることで，疲労感の緩和につながる
EP 患者教育項目	
●セルフケア不足で日常生活に支障をきたす内容を相手に伝えることができる ●社会資源の情報を提供する	➡表現方法を指導する　根拠 不快感を伝えることによって，適切な介入を受けられる ➡妊婦・家族が必要としている社会資源を把握し，ニーズに合った情報を提供する　根拠 妊婦の身体の負担を軽減するために，妊婦・家族だけで担えないものに関しては社会資源を活用する

2 看護問題	看護診断	看護目標（看護成果）
#2 出産が遅れていることに関するさまざまな不安がある	不安 関連因子：満たされていないニーズ 診断指標 □心配する □不確かさ	〈長期目標〉出産に関する不安が緩和される 〈短期目標〉1）分娩徴候の情報が得られる．2）不安感を的確に表現して，不安緩和のための適切な介入が受けられる

看護計画	介入のポイントと根拠
OP 経過観察項目	
●妊娠週数：予定日からの超過日数を知る	➡根拠 過期妊娠が長期化するほど，不安は高まる傾向にある
●不安の内容：不安の内容と変化を把握する	➡根拠 不安の内容に適した介入をする
TP 看護治療項目	
●行われる検査や胎児の状態について説明する	➡妊婦の理解度を確認しながら行う　根拠 知識を得ることで，不要な不安をもたない
●分娩開始徴候の情報を提供する	➡内診所見の情報を提供する　根拠 客観的な分娩開始徴候の情報を得ることで，自分の身体の状態を把握でき，不要な不安を持たない
EP 患者教育項目	
●不安の内容を自分で表現できるように指導する	➡表現方法を指導する　根拠 不安を的確に表現することで，適切な対処行動が起こせる

●過期妊娠で起こりうる胎児の異常に対する正しい知識を指導する ○妊婦の理解度を確認しながら行う **根拠** 正しい知識を得ることで，不要な不安をもたない

妊娠

16

過期妊娠・過期産

| Step**1** アセスメント | Step**2** 看護問題の明確化 | Step**3** 計画 | Step**4** 実施 | Step**5** 評価 |

病期・病態・重症度に応じたケアのポイント

●過期妊娠で問題となるのは，胎盤の機能低下による胎児ウエルネスの低下である．また胎児の巨大化による母児の分娩損傷のリスクも高まる．妊娠中は，胎児ウエルネスの低下の早期発見とウエルネス低下時の早期胎児娩出の介助が看護ケアの中心となる．また，出産予定日が遅れていることに対する妊婦・家族の不安緩和の援助も必要である．分娩開始時においても，分娩経過中の胎児機能不全の早期発見や胎児機能不全発生時の早期胎児娩出の介助が重要である．さらに，巨大児分娩による母児への分娩損傷を最小限にするための援助も求められる．
●最近では，過期妊娠の分娩期のリスクを避けるために，予定日を超過した場合，過期妊娠に至る以前に妊婦・家族へ過期妊娠におけるリスクを説明し，分娩を誘発する傾向にある．その場合も妊婦・家族の出産に対する不安を緩和するための支援を行うことが大切である．

看護活動（看護介入）のポイント

診察・治療の介助
●胎児の健康状態の把握のために超音波検査の介助を行う．
●胎児の健康状態，子宮収縮状態の把握の他覚的評価のための NST の介助を行う．
●分娩誘発のために陣痛促進薬が使用される場合は，シリンジポンプや輸液ポンプなどを使用して医師の指示どおり正確に行う．
●陣痛促進薬を使用する場合は，胎児・子宮収縮の管理のために必ず分娩監視装置を装着する．
●過期産について正しい知識を提供し，治療への参加を促す．
疼痛緩和の援助
●身体的苦痛を緩和する体位の工夫やマッサージ，温罨法などを行う．
●医師より鎮痛薬が処方された場合は，正確に投与する．
セルフケアの援助
●セルフケア不足の評価をする．
●セルフケア不足がある場合は，それを援助する．
妊婦・家族の心理・社会的問題への援助
●過期産に対する妊婦・家族の不安を緩和するように援助する．

退院指導・療養指導

●退院は分娩終了後となる．退院後は正期産出産の褥婦に準じて退院指導を行う．
●退院後に受診の必要な状況について説明し，異常時は受診するように指導する．
●異常がなくても，分娩後 1 か月健診を受診するように指導する．

| Step**1** アセスメント | Step**2** 看護問題の明確化 | Step**3** 計画 | Step**4** 実施 | Step**5** 評価 |

評価のポイント

看護目標に対する達成度
●胎児ウエルネスの低下がなく，母児ともに健康な状態で出産ができたか．
●身体的苦痛，不快感が緩和され，日常生活に支障がなかったか．
●身体的苦痛，不快感が緩和され，良好な睡眠がとれたか．
●過期妊娠に対する妊婦・家族の不安は緩和されたか．

第1章 妊娠期　2. 妊娠期の異常とケア

過期妊娠における妊婦の病態関連図と看護問題

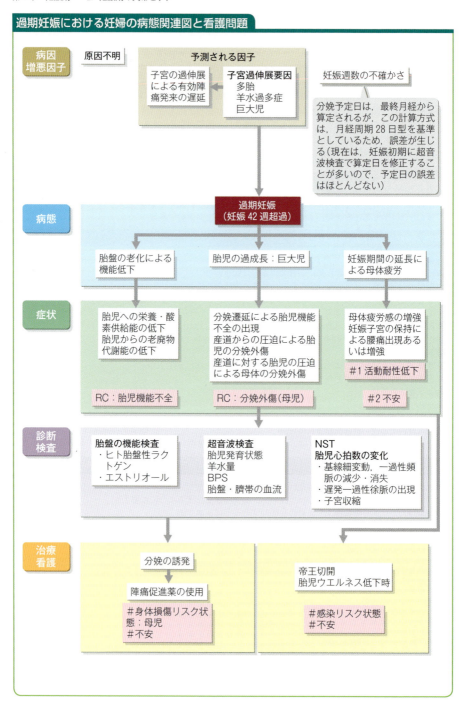

17 胎児発育不全（FGR）*

佐世　正勝

目でみる疾患

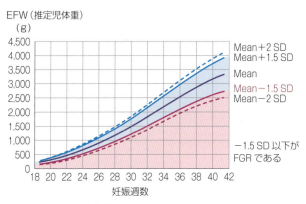

■図17-1　胎児発育曲線
〔日本超音波医学会：超音波胎児計測の標準化と日本人の基準値．超音波医学 30(3)：430, 2003〕

正常発育児　　　均衡型発育不全児　　　不均衡型発育不全児

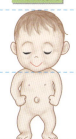 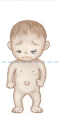 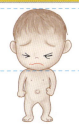

頭部，体幹とも小さい．細胞増殖が障害され，細胞数が少なくなった結果である．

頭部は正常な大きさだが体幹が小さく，やせている．細胞の肥大が妨げられた結果である．

 長期予後は不良のことがある．

 比較的予後はよい．

■図17-2　均衡型と不均衡型

＊以前は子宮内胎児発育不全（IUGR：intrauterine fetal growth restriction）とよばれていたが，現在は胎児発育不全（FGR：fetal growth restriction）という言葉を用いる．

第1章 妊娠期　2. 妊娠期の異常とケア

目でみる疾患

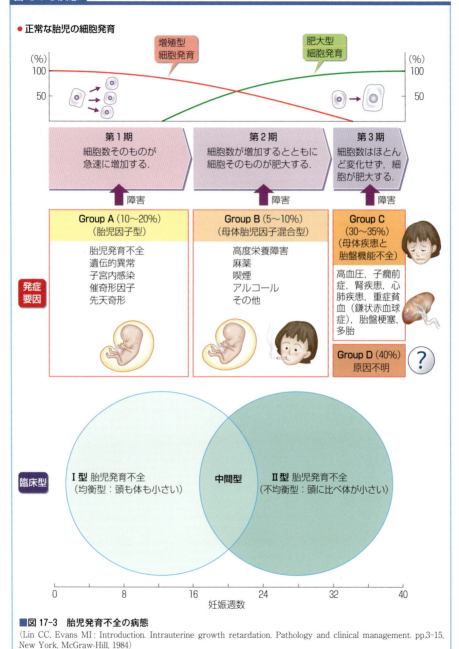

■図 17-3　胎児発育不全の病態
(Lin CC, Evans MI : Introduction. Intrauterine growth retardation. Pathology and clinical management. pp.3-15, New York, McGraw-Hill, 1984)

病態生理

発育，成熟の抑制または異常が認められる児の総称として使用される．
- 多くの因子が複雑に関与して発症するため，その病態像（発育抑制，成熟障害など）は個々に異なり多彩である．
- 妊娠中の**胎児推定体重**が，該当週数の一般的な胎児体重（図17-1）と比較して明らかに小さい場合を胎児発育不全（FGR：fetal growth restriction）と称する．
- 胎児機能不全，胎児死亡，周産期死亡につながりやすい．
- **出生体重**が，該当在胎週数の標準体重（図17-4）と比較して小さい新生児をLGA（light for gestational age）児と称する．

病因・増悪因子

- 原因は母体因子と胎児因子に大きく分けられる（図17-3）．
- 母体に合併症がなくても胎盤因子（機能・構造異常，臍帯異常，多胎妊娠など）によって，低栄養性のFGRになる．
- 近年，妊娠前のやせ，妊娠中の体重増加不良が問題となっている．

疫学・予後

- 出生体重と胎児体重とでは，基準値の統計学的特徴も計測誤差（超音波計測による胎児体重測定は15～18%の誤差がある）も異なるため，同一基準で扱うことはできない．LGA児のうち実際に周産期予後が問題となるのは，ほとんどが5パーセンタイル未満（－1.64 SDに相当）の児であるため，FGRの基準としては，胎児推定体重基準値の－1.5 SD（6.68パーセンタイルに相当）が目安とされている．
- 予後は原因により異なる．
- 胎児機能不全のために重症新生児仮死をきたした場合や重度の染色体異常が原因の場合には，予後は不良である．
- 胎児期の低栄養が成人後の肥満や糖・脂質代謝異常，高血圧などを高率に発症させ，心血管障害による死亡率を上昇させるというバーカーの仮説（Barker DJP, 1998）が注目されている．この現象は，胎児期の低栄養という子宮内環境（ストレス）に対して，発達中の胎児臓器がエピジェネティク

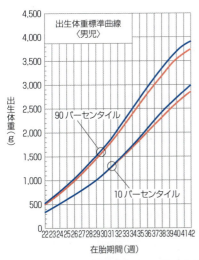
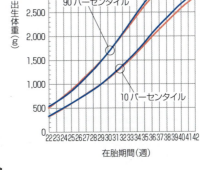

図17-4　日本人の在胎期間別出生体重標準曲線

（厚生労働科学研究班，2010）

第 1 章　妊娠期　　2. 妊娠期の異常とケア

(epigenetic, 後天的)な機序(染色体物質であるクロマチンへの後天的な修飾により遺伝的発現が制御される)を介して適応し, その適応が生涯にわたって発現することによる(Development Origens of Health and Disease：DOHaD あるいは胎児プログラミング)と考えられている.

症状

● 母体因子が原因の場合には, 疾患に応じた症状を認める. しかし, 多くの場合には, 週数に比べて腹部が小さい(子宮底が低い)などの非特異的なものである.

診断・検査値

● 健診ごとに子宮底長を計測する(毎回超音波検査を実施する場合には省略できる).
● 妊婦全例に対して, 妊娠 30 週頃までには超音波による胎児計測を行い, 必要に応じて再検査する[1].
● 超音波による胎児計測〔児頭大横径(BPD), 腹囲(AC), 大腿骨長(FL)〕から胎児体重を推定し, 胎児体重の妊娠週数ごとの基準値(図 17-1)と比較して, − 1.5 SD 以下を FGR と診断する(在胎期間別出生体重標準曲線は, 出生した児の評価に用いる).
● 診断のためには妊娠週数が正確であるという前提が必要である. したがって妊娠初期に頭殿長の計測がなされているか確認する必要がある. また, 推定体重には誤差(10%)の可能性があることを認識しておく必要がある.
● FGR のリスク因子(表 17-1)を再確認し, 原因を以下の方法で検索する[1].
・胎児形態異常, 胎盤臍帯異常の精査(超音波検査など)
・妊娠高血圧症候群関連検査(血圧, 蛋白尿, 各種血液検査など)
・その他の母体疾患(糖尿病, 甲状腺機能異常, 抗リン脂質抗体症候群など)に関連する検査
・先天感染診断のための母体血清学的検査
● 複数の形態異常, 当該疾患に特徴的な形態異常〔18 トリソミーの指の重なりあい(オーバーラッピング・フィンガー(p.832 の図 47-3 参照), 小脳低形成など〕, 高度 FGR を認める場合には, 染色体異常も疑う. 染色体検査においては, 妊婦の意思を尊重する[2].

合併症

● 胎児機能不全, 胎児死亡.
● 先天奇形.

治療法

● 治療方針
● 定期的に発育を評価する.
● 妊娠中の FGR に対する治療法はない. ベッド上安静は, 子宮への循環血液量の増加が期待できるかもしれない. 子宮外で生存できる時期まで管理し, 胎児機能不全に陥った場合には速やかに診断し適切な分娩を行うことが, 管理の中心である.
● 次回以降の妊娠時に低容量アスピリンの服用は, FGR 発症予防に有用である.
● 胎児奇形の検索
● FGR のなかには 18 トリソミーを代表とする長期生存が望めない児が存在する. − 2 SD 以下の高度 FGR では, 染色体異常が 10% 以上を占めている. 超音波検査の際には, 18 トリソミーの典型的な異常である小脳低形成と指の重なりあいの有無を確認する必要がある.

■表 17-1　FGR のリスク因子

内科的合併症	高血圧, 糖尿病, 腎疾患, 炎症性腸疾患, 抗リン脂質抗体症候群, 膠原病, 心疾患など
生活習慣	喫煙, アルコール・大量のカフェインの摂取など
その他	LGA 児分娩既往, 妊娠前のやせ, 妊娠中の体重増加不良など

(日本産科婦人科学会, 日本産婦人科医会編・監：産婦人科診療ガイドライン―産科編 2014, p.156, 日本産科婦人科学会, 2014)

■表17-2　バイオフィジカルプロファイルスコアの点数に基づく管理指針

点数	羊水正常		羊水過少	
	胎児死亡率	診療指針	胎児死亡率	診療指針
10/10	< 1/1,000	通常	—	—
8/8(NST なし)	< 1/1,000	通常	—	—
8/10	< 1/1,000	通常	20〜30/1,000	≧ 37 週：分娩 < 37 週：BPS 2 回/週
6/10	50/1,000	≧ 37 週：分娩 < 37 週：24 時間以内に再検 6 点以下なら分娩	> 50/1,000	≧ 32 週：分娩 < 32 週：毎日 BPS
4/10	115/1,000	≧ 32 週：分娩 < 32 週：毎日 BPS	> 115/1,000	≧ 26 週：分娩
2/10	220/1,000	≧ 26 週：分娩	> 220/1,000	≧ 26 週：分娩
0/10	—	—	550/1,000	≧ 26 週：分娩

〔Manning FA：Fetal Biophysical Profile Scoring. Theoretical considerations and clinical applications. Chapter 6. In：Manning FA(ed)：Fetal Medicine：Principles and Practice. Norwalk CT, Appleton and Lange, pp.221-306, 1995〕

●**胎児発育の評価**
●妊娠 28 週以降で発育停止が 2 週間以上となるときは，分娩も考慮される[3]．第 3 半期における正常の胎児発育は，100〜200 g/週であるので，100 g/週未満の増加しか認められない状態が 2 週間続いた場合には，発育停止の可能性がある．また，頭囲の発育は児の神経学的予後を反映するため，頭囲発育が 2 週間認められない場合にも，分娩が考慮される[4]．

●**胎児 well-being（健康状態）の評価**
●評価に用いられる検査法[2]．
・胎児心拍数モニタリング(CTG：cardiotocogram)
　最も広く用いられている胎児評価法である．基線細変動減少あるいは消失を伴う遅発性一過性徐脈や高度変動一過性徐脈，遷延性徐脈，基線細変動消失を認めた場合には，胎児機能不全として娩出が必要となる．
・子宮収縮負荷試験(CST：contraction stress test)
・バイオフィジカルプロファイルスコア(BPS：biophysical profile score)(「1 妊娠の正常経過」p.15，表 1-5 参照)
　検査に 30 分間を要するが，禁忌がない．modified BPS(NST と超音波検査による羊水量の評価)も用いられている．
・超音波パルスドプラ法による胎児臍帯動脈血流測定など
・超音波検査による羊水量の計測
　羊水の主成分は胎児尿であり，羊水量は胎児の状態をよく反映する．最大垂直深度法(MVP)で羊水ポケット(羊水深度)2 cm 未満，あるいは羊水インデックス法(AFI)で 5 cm 未満は，羊水過少と診断する．羊水過少を伴う FGR は，高率に胎児機能不全をきたす．
●分娩中は分娩監視装置を用い，連続的胎児心拍数モニタリングを行う[2]．

●引用文献
1) 日本産科婦人科学会，日本産婦人科医会(編・監)：産婦人科診療ガイドライン―産科編 2014，p.156，日本産科婦人科学会，2014
2) 前掲書 1)，p.160
3) 中山道男：妊娠中毒症問題委員会報告．日産婦誌 42：303-306，1990
4) 茨　聡：当院出生 IUGR の周産期異常と予後．周産期シンポジウム 17：120-135，1989

第1章 妊娠期　2. 妊娠期の異常とケア

胎児発育不全(FGR)症の病期・病態・重症度別にみた治療フローチャート

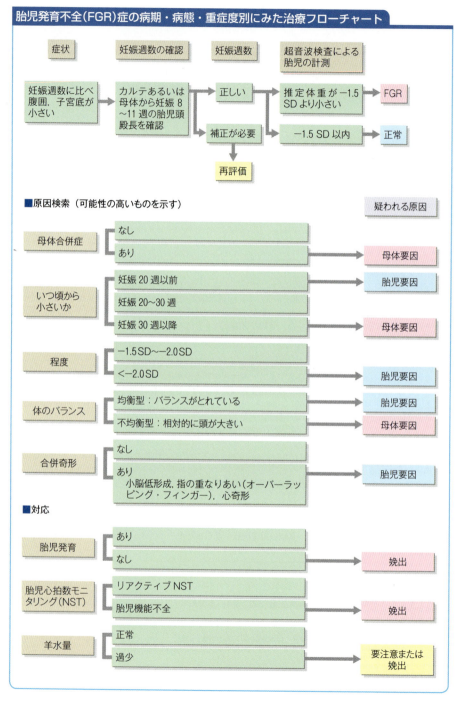

胎児発育不全における妊婦の看護

永澤　規子

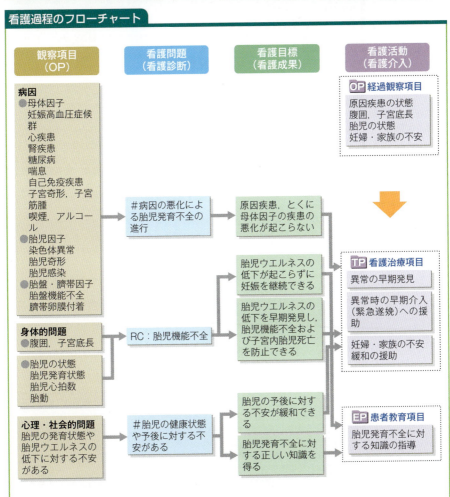

基本的な考え方

- 胎児発育不全(FGR)には，母体因子によるものと胎児因子によるもの，また，胎盤・臍帯因子によるものがある．原因を把握して，その疾患の管理に準じた援助を行う必要がある．
- 胎児発育不全の状態を把握し，胎児ウエルネス管理のための援助を行う．
- 胎児発育不全に対する妊婦・家族の不安を緩和するための支援を行う．

第1章　妊娠期　　2. 妊娠期の異常とケア

| Step1 アセスメント | Step2 看護問題の明確化 | Step3 計画 | Step4 実施 | Step5 評価 |

情報収集	アセスメントの視点と根拠・起こりうる看護問題
全身状態の把握	胎児発育不全を起こしている原因を把握する．母体因子の場合は，その疾患の重症度を把握することで，胎児発育に及ぼす影響を知ることができる．胎児因子の場合は，その原因の把握も必要である．原因によっては，胎児娩出後に必要となる治療の準備をする．また，胎児の予後に対する妊婦・家族の不安を知るために，その心理・社会的状況を把握する必要がある． ●胎児発育不全を生じている原因を把握する． ※全身状態の具体的な把握については以下の項目に詳細を記載． 🔍 共同問題：胎児機能不全 🔍 起こりうる看護問題：胎児の予後に対する不安
胎児の状態の観察	胎児の発育状態を把握する．発育障害の発症時期，発育障害のパターンを知ることで，その原因を把握することができる．また，発育の減少・停止は胎児ウエルネスの低下を示すので注意する． ●医師の行う超音波検査から胎児の発育状態，発育不全の発症時期，発育障害のパターン情報を得る． ●全体的に均衡のとれた発育障害（タイプⅠ）は，原因が胎児因子の場合が多く，出生後の発育予後は比較的不良である． ●頭部，身長の発育障害程度は軽く，体幹の発育障害が著しい場合（タイプⅡ）は，その原因が母体因子の場合が多く，出生後の発育予後は比較的良好である． ●胎児の発育が2週間停止した場合は，胎児娩出の目安となる．ただし，その時点の妊娠週数も胎児娩出の判断に影響する． ●胎児ウエルネスを他覚的に評価するものとして，NST（ノンストレステスト），BPS*（バイオフィジカルプロファイルスコア）がある． 　*BPS：超音波検査により胎児の呼吸様運動，胎動，筋緊張，羊水量観察結果と，NSTの点数で胎児ウエルネス状態を評価するもので，10点が満点である ●妊婦が自覚できる胎児ウエルネスは胎動であるので，妊婦に胎動チェックを行ってもらい，胎動の状態を把握する． ●胎児ウエルネスの低下は妊婦のストレスになるので，その精神状態を把握する． 🔍 共同問題：胎児機能不全／早産 🔍 起こりうる看護問題：不安
母体の状態の観察	胎児発育不全の原因となっている母体の疾患を把握する．母体の疾患は，妊娠以前からの基礎疾患がある場合と妊娠による産科的な疾患がある． ●胎児発育不全を生じる代表的な妊娠以前の基礎疾患として，心疾患，腎疾患，糖尿病，喘息，自己免疫疾患がある．それらの疾患の管理については，本書の該当疾患（「19 心疾患合併妊娠」「20 腎疾患合併妊娠」「21 糖尿病合併妊娠」「22 喘息合併妊娠」「23 自己免疫疾患合併妊娠」）の看護を参照されたい． ●妊娠高血圧症候群の重症度について把握する．重症度と発育不全の程度は関連する． ●子宮の奇形，子宮筋腫などによる器質的障害は，胎児の発育環境に影響し，発育不全を起こす場合がある． 🔍 共同問題：胎児機能不全／早産 🔍 起こりうる看護問題：母体の疾患の悪化／疾患が日常生活へ及ぼす影響／身体的不快感／不安
妊婦・家族の心理・社会的側面の把握	妊婦や家族の心理状態や社会的背景を知ることは，胎児発育不全の管理に対する理解度や協力体制の把握につながる．また，妊娠管理に対するノンコンプライアンスの原因を探ることもできる． ●胎児発育不全に対する知識不足は，妊婦・家族の治療に対するノンコンプライアン

300

スの原因となる.
- 妊婦の社会的役割遂行に対する過度の責任感は管理の妨げになる.
- 経済的な問題は妊娠管理に対するノンコンプライアンスの原因となる.

🔍 **起こりうる看護問題：胎児発育不全の知識不足／妊婦・家族のストレス／不安**

妊娠

17

胎児発育不全（FGR）

| Step1 アセスメント | Step2 看護問題の明確化 | Step3 計画 | Step4 実施 | Step5 評価 |

看護問題リスト

RC：胎児機能不全
#1　胎児の健康状態や予後に対する不安がある（自己知覚パターン）

看護問題の優先度の指針

- 胎児発育不全の原因によって看護問題の優先度が変わる. 母体因子の場合は, 母体の健康状態の改善が胎児の発育促進につながるため, 母体の管理が優先される. 一方, 胎児因子や胎盤・臍帯因子の場合は, 胎児発育を促進する直接的な治療が難しいため, 胎児ウエルネスの管理が中心となる. いずれの場合でも, 胎児ウエルネスの低下が認められた場合には, 適切な時期に胎児を娩出させ, 新生児に直接的な治療, ケアを行うことが必要となるため, 看護ケアもそのための援助が求められる.
- 胎児の発育や予後に対する妊婦・家族の不安も強いため, 心理・社会的状況を把握して, その緩和を図るための支援も大切である.

| Step1 アセスメント | Step2 看護問題の明確化 | Step3 計画 | Step4 実施 | Step5 評価 |

共同問題	看護目標（看護成果）
RC：胎児機能不全	〈**長期目標**〉胎児ウエルネスが低下せず, 正期産まで妊娠が継続できる 〈**短期目標**〉1）胎児ウエルネスの低下の早期発見ができる. 2）早産（とくに妊娠34週未満）をまぬがれない場合の胎児の準備ができる. 3）胎児ウエルネス低下時の迅速な胎児娩出ができる. 4）妊婦・家族が胎児発育不全について理解し, 管理・治療に参加できるように援助する

看護計画	介入のポイントと根拠
OP 経過観察項目 ● 妊娠週数：胎児ウエルネスが低下した時点の妊娠週数を把握する	⮕ **根拠** 出生後の児の予後に影響する
● 胎児発育不全の発症時期：発症時期を把握する	⮕ **根拠** 発症の時期によって原因が推測できる. 妊娠初期からの発症は胎児因子, 妊娠中期以降の発症は母体因子が多い
● 胎児発育の均衡性：身長, 頭部, 体幹の発育均衡状態をみる	⮕ **根拠** 胎児に発育不全の因子がある場合は, 全身の均衡がとれているが, 小さく, 母体因子の場合, 頭部, 身長は比較的正常で, 体幹の発育不全が著しい傾向にある
● 胎児発育：変化をみる	⮕ **根拠** 発育速度の減少や停止がみられる場合は, 胎児ウエルネスの低下がある. 2週間の発育停止は, 胎児娩出の指標となる. ただし, その時点の妊娠週数において胎外生活が困難と判断された場合は, 胎児ウエルネスの状態を厳密に管理しながら, できるだけ妊娠継続を試みる場合もある

301

第1章　妊娠期　2. 妊娠期の異常とケア

● 羊水量：変化をみる

⊃ **根拠** 胎児ウエルネスが低下すると，羊水量は減少する

● NST：胎児心拍数の基線細変動，一過性頻脈の減少・消失，遅発一過性徐脈出現などの変化をみる
● BPS：点数の変化をみる

⊃ **根拠** 基線細変動・一過性頻脈の減少・消失，遅発一過性徐脈の出現は胎児のウエルネス低下を示す
⊃ **根拠** 胎児ウエルネスが低下すると BPS*の点数は低くなる
＊BPS：超音波検査による胎児の呼吸様運動，胎動，筋緊張，羊水量の観察結果と，NST 検査での点数で胎児ウエルネス状態を評価するもので，10点が満点である

● 臍帯血流：医師が行う超音波検査での臍帯の血流状態を把握する
● 胎盤機能検査：検査値の変化をみる

⊃ **根拠** 臍帯血流が低下すると胎児ウエルネスが低下する
⊃ **根拠** 胎盤機能が低下してくるとヒト胎盤性ラクトゲン(hPL)やエストリオール(E_3)の低下がみられる．胎盤機能の低下は，胎児ウエルネス低下につながる

● 胎動の状態：変化をみる
● 腹囲，子宮底長：変化をみる

⊃ **根拠** 胎動の減少は胎児ウエルネスの低下を示す
⊃ **根拠** 胎児発育が遅延すると腹囲，子宮底長の増加も遅れる

● 母体の状態：妊娠高血圧症候群や絨毛膜羊膜炎はないか確認する

⊃ **根拠** 早産が避けられない場合に投与する副腎皮質ホルモン製剤(ステロイド薬)は，胎児の肺の成熟を促すが，高血圧の悪化や感染徴候の非顕性化を招くため，母体の状態によっては投与できない

● 胎児発育不全の原因となっている母体の疾患の状態：母体の疾患の内容と重症度を把握する

⊃ **根拠** 胎児発育不全への影響度を推測できる

TP 看護治療項目
● 胎児ウエルネス低下時は，緊急に胎児娩出を図るための介助をする

⊃ 迅速に行う　**根拠** 帝王切開が行われる．迅速に介助を行い，胎児機能不全，子宮内胎児死亡を防止する．ただし，分娩第2期で胎児娩出が短時間で可能な場合は，吸引・鉗子分娩が選択される場合もある

● 早産が避けられない場合に，胎児が胎外生活に適応するための処置を介助する

⊃ 胎児の肺の成熟を促すための副腎皮質ホルモン製剤投与を医師の指示により行う．投与後48時間は妊娠を維持できるように努める　**根拠** 副腎皮質ホルモン製剤は，投与後48時間経過しないと効果が得られないといわれる

● 母体に疾患があれば，その疾患の状態に合わせて看護ケアを提供する

⊃ 母体の疾患に適したケアを提供する　**根拠** 母体因子の場合，母体の健康状態の改善が胎児発育不全の改善につながる

EP 患者教育項目
● 胎動チェックを指導する

⊃ 具体的方法を指導する．胎動減少時は，すぐに報告するように指導する　**根拠** 妊婦が把握できる胎児ウエルネスは胎動である

● 安静指導を行う

⊃ できるかぎり臥位になっているように指導する　**根拠** 安静は子宮収縮を緩和し，胎盤の血流を良好にする．また，母体の腎臓の血流量の増加も促し，妊娠による母体の負荷を緩和する

● 胎児発育不全に影響する生活習慣を変えるように指導する

⊃ 喫煙，不規則な生活，偏食などの生活習慣を改善するように指導する　**根拠** これらの生活習慣は胎児発育に影響する

	妊娠

- 妊婦・家族に胎児発育不全の管理について説明する

⮕管理内容とその必要性について，理解できるまでわかりやすく説明する　**根拠**胎児発育管理の必要性を理解することは，妊婦・家族の積極的参加を促進する

- 副腎皮質ホルモン製剤投与のメリット，デメリットについて，妊婦と家族に説明する

⮕説明内容に対する理解度をチェックしながら行う　**根拠**妊婦と家族に正確な説明をすることで，治療に対する納得と同意を得る

17

胎児発育不全（ＦＧＲ）

1 看護問題	看護診断	看護目標（看護成果）
#1 胎児の健康状態や予後に対する不安がある	**不安** **関連因子**：人生の目標に対する矛盾，満たされていないニーズ **診断指標** □苦悩 □心配する □不確かさ	〈長期目標〉不安が緩和する 〈短期目標〉1)不安の内容を表現できる. 2)胎児の病態の正しい知識を得る

看護計画	介入のポイントと根拠
OP 経過観察項目 ●妊娠週数：症状の出現した時点の妊娠週数を把握する ●胎児の発育状態：胎児発育不全の状態を把握する ●不安の内容：不安の内容と変化を知る	⮕**根拠**妊娠週数により出生した児の危険度は異なり，それは不安の程度に影響する ⮕**根拠**胎児の発育状態と妊婦の不安の程度は比例する ⮕**根拠**不安の内容に適した介入をする
TP 看護治療項目 ●行われる検査や胎児の発育状態の情報について説明する ●不安を表現しやすい環境を整える	⮕妊婦が理解できるようにわかりやすく説明する **根拠**知識を得ることで不要な不安をもたない ⮕プライバシーに配慮した環境を提供する　**根拠**プライバシーが保てないと，周囲に気兼ねして不安を表現できないことがある
EP 患者教育項目 ●不安の内容を自分で表現できるように指導する ●胎児発育不全についての知識を提供する	⮕表現方法を指導する　**根拠**不安を的確に伝えることで，適切な対処行動が起こせる ⮕胎児発育不全をどのように理解しているかを知る　**根拠**正しい知識を得ることで，不要な不安が除去される

Step**1** アセスメント	Step**2** 看護問題の明確化	Step**3** 計画	Step**4** 実施	Step**5** 評価

病期・病態・重症度に応じたケアのポイント

- 胎児発育不全の原因は，母体因子，胎児因子，胎盤・臍帯因子の3つに大きく分けられる．母体因子が原因の場合は，母体ウエルネスが低下していることが多いので，その改善や管理のためのケアが必要であり，それぞれの疾患に応じた看護の提供が求められる．一方，胎児因子や胎盤・臍帯因子の場合は，妊娠期の積極的な治療は難しい場合が多い．管理の中心は胎児ウエルネスの把握であり，看護もそのための援助が中心となる．いずれの場合でも，胎児ウエルネスの低下の早期発見と低下時の迅速な胎児娩出のための援助が重要となる．
- 胎児の予後に対する妊婦・家族の不安も強い．その心理・社会的状況を把握して，不安の緩和に向けた支援をしていくことも大切である．

第1章　妊娠期　2. 妊娠期の異常とケア

看護活動（看護介入）のポイント

診察・治療の介助
- 胎児発育状態やウエルネス状態の把握のために行われる超音波検査の介助を行う.
- 胎児ウエルネスの他覚的評価のために NST の介助を行う.
- 母体に胎児発育不全の原因となる疾患がある場合は, その管理と治療の援助を行う.
- 胎児発育不全について正しい知識を提供し, 妊娠管理の参加を促す.

妊婦・家族の心理・社会的問題への援助
- 胎児発育不全に対する妊婦・家族の不安が緩和されるように援助する.

退院指導・療養指導

- 妊娠中は, 定期的に妊婦健診を受け, 胎児の健康状態を管理するように指導する.
- 胎動の減少などの胎児ウエルネスの低下を示す徴候が発生した場合は, すぐに受診するように指導する.
- 母体に胎児発育不全の原因となる疾患がある場合は, その管理と治療への援助を行う. 療養上の注意に準じて指導を行う.

Step1 アセスメント　Step2 看護問題の明確化　Step3 計画　Step4 実施　Step5 評価

評価のポイント

看護目標に対する達成度
- 胎児ウエルネスの低下がなく正期産まで妊娠が継続できたか.
- 胎児ウエルネスの低下が生じた場合には早期に娩出でき, 胎児機能不全, 子宮内胎児死亡が起こらなかったか.
- 妊婦の不安やストレスが緩和し, 安寧な心理状態を保てたか.
- 家族の不安やストレスが緩和し, 介護者役割が果たせたか.

304

胎児発育不全における妊婦の病態関連図と看護問題

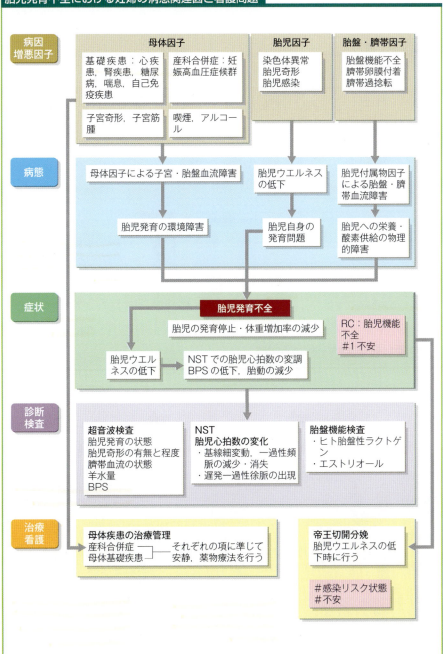

18 血液型不適合妊娠

古谷 信三・佐世 正勝

目でみる疾患

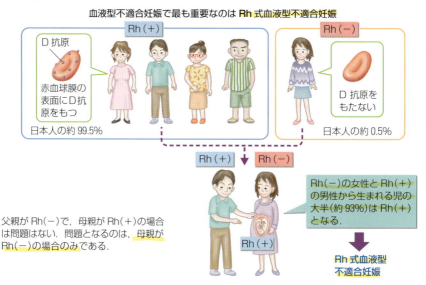

■図 18-1　Rh 式血液型不適合妊娠の発生

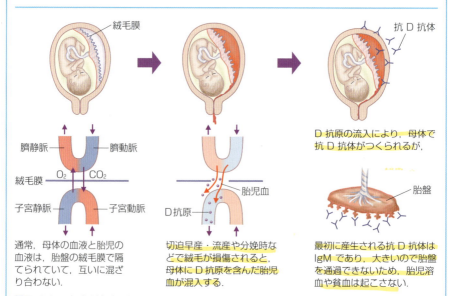

■図 18-2　Rh 式血液型不適合妊娠の初回(胎児血の母体流入と感作の成立のシェーマ)

目でみる疾患

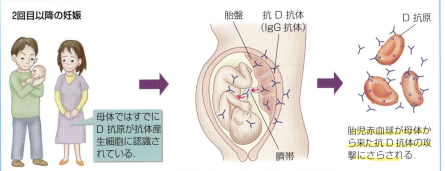

■図 18-3　Rh 式血液型不適合妊娠の 2 回目以降

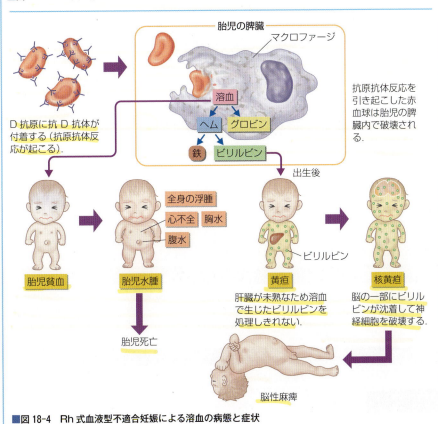

■図 18-4　Rh 式血液型不適合妊娠による溶血の病態と症状

第1章　妊娠期　2. 妊娠期の異常とケア

病態生理

▎胎児に，母体には存在しない血液型抗原が存在するケースをいう．

- 赤血球の細胞膜表面には，個人がもっている遺伝子によって表現される血液型物質が存在していて，その個人を識別する標識となっている．この赤血球膜表面に存在する血液型物質は「赤血球抗原」とよばれる．
- 血液型不適合妊娠とは母体に存在しない血液型抗原が胎児に存在する場合をいう．母体がこの抗原に感作*[1]されると，母体血中にその抗原に対する抗体が産生される．この抗体が胎盤を通過して胎児に移行すると，胎児新生児溶血性疾患が起こることがある．
- 血液型には ABO 式血液型抗原をはじめとして，400 種以上の赤血球抗原が同定されている．産科臨床において最も問題となるのは抗体産生力の強い Rh（D）抗原（以下 D 抗原）である．白人では D 抗原をもたない Rh（D）陰性〔以下 Rh（−）〕の頻度は約 15% であるのに対し，日本人では 0.5% である．そのため Rh（−）妊婦の配偶者は大抵の場合 Rh（＋）である．Rh（−）の妊婦と Rh（＋）の配偶者から生まれる児の大半が Rh（＋）となるため*[2]，Rh（−）の女性が妊娠した場合，ほとんどが Rh（D）不適合妊娠（以下 Rh 式血液型不適合妊娠）となる（図 18-1）．
- Rh 式血液型不適合妊娠による胎児新生児溶血性疾患は，2 段階の機序により発症する．
〔第 1 段階〕
初めて妊娠した Rh（−）妊婦には妊娠中や分娩時に Rh（＋）の胎児赤血球が流入し，Rh（−）の妊婦は D 抗原に感作される．そのため Rh（−）の母体内には抗 D 抗体が産生される．最初に産生される抗体の大部分は IgM 抗体であり胎盤通過性がないため*[3]，初回妊娠時は無症状で経過することが多い（図 18-2）．
〔第 2 段階〕
2 回目の妊娠をした Rh（−）妊婦の血液にはすでに少量の抗 D 抗体（IgG）抗体があり，D 抗原に感作されているため胎児から極少量でも D 抗原〔Rh（＋）胎児赤血球〕の刺激があれば大量の抗 D 抗体（IgG 抗体）を産生させる準備がなされている．このような状態で Rh 不適合妊娠が成立すると，Rh（−）妊婦の体内で大量に産生された抗 D 抗体（IgG 抗体）は，容易に胎盤を通過して胎児に移行する（図 18-3）．
- 胎児に移行した抗 D 抗体は胎児赤血球表面にある D 抗原と抗原抗体反応を起こす．抗原抗体反応を起こした胎児赤血球は胎児の脾臓で溶血するため，胎児は高度の貧血となり胎児水腫や胎児死亡，新生児溶血性疾患が引き起こされる（図 18-4）．
- Rh 式血液型不適合妊娠以外でも，胎児血液型不適合妊娠は起こる．ただし，Rh 式に比べ症状は軽い．

*[1]　感作：初めて抗原が侵入してきたときに抗体をつくり，抗原との反応を起こす準備状態をつくる段階のこと．
*[2]　D 抗原をコードする RhD 遺伝子は 1 番染色体の短腕にあり，RhD 遺伝子をもたないホモ接合体の場合に Rh（−）となる．Rh（−）の頻度が 0.5% とすると，RhD 遺伝子を 1 つだけもつ Rh（＋）の人は 14% おり，Rh（−）妊婦の配偶者が Rh（＋）でも，生まれてくる児の 7% は Rh（−）になる．
*[3]　抗原にさらされ最初に生産される抗体は IgM である．IgM は IgG が 5 つ集まった 5 量体のため分子量が大きく（約 90 万），胎盤移行性はない．過去に感作されたことのある患者が再び抗原に曝露されると，免疫は速やかにかつ劇的に起こる．次に起こる反応は IgG が主体で，IgG 増加の程度は抗原の量と曝露の頻度に依存する．IgG（分子量約 15 万）は胎盤を通過する唯一の抗体である．

病因・増悪因子

- 胎児から母体への血液流入は妊娠の初期から起こっており，妊娠の経過とともに移行する量は増加する．また，分娩時にはほぼ全例で胎児血は母体血に移行するため，妊娠を繰り返すごとに母体の D 抗原に対する感作率は高くなる．このため妊娠後期や妊娠回数の多い妊婦では，胎児新生児溶血性疾患の発症のリスクが高まる．

疫学・予後

- 日本人における Rh（−）の人の割合は約 0.5% である．
- 妊娠回数別の胎児・新生児溶血性疾患の罹患率は，第 1 回 1.7%，第 2 回 3.0%，第 3 回 6.3%，第 4 回 16.9%，第 5 回 26.3%，と報告されている．
- Rh（−）妊婦が全く予防処置をとらなかった場合に Rh（＋）の胎児血球に感作される頻度は，①妊娠中

308

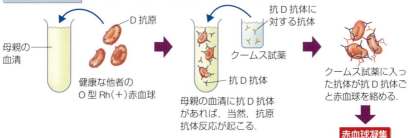

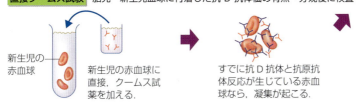

■図18-5 クームス試験

（ほとんどは妊娠後期）：0.7〜1.8％，②分娩時：8〜17％，③自然または人工流産時：3〜6％，④羊水穿刺：2〜5％である．
- 感作が成立した母体から出生するRh(+)の児が，溶血性疾患のため貧血や黄疸に対する治療を必要とする頻度は25〜30％，胎内もしくは新生児死亡につながる免疫性胎児水腫をきたす頻度は20〜25％である．
- 新生児治療を要しなかった軽症例では，次回妊娠でも60〜70％が軽症であるが，交換輸血や胎児水腫，児死亡に至った重症例では，次回妊娠でも70〜90％が重症となる．

症状

胎児貧血，胎児水腫，新生児貧血，重症黄疸が主な症状．

- Rh式血液型不適合妊娠による胎児および新生児溶血性疾患の症状は，胎児貧血，胎児水腫，新生児貧血，重症黄疸である．胎児水腫になると，しばしば子宮内胎児死亡をきたす．

診断・検査値

- 母体〔Rh(−)妊婦〕に対する検査
 ①間接クームス試験：母体の血清中に抗D抗体があるか否かを調べる方法（図18-5）[*1]．
 ②中大脳動脈最高血流速度（MCA-PSV）：母体より移行した抗体によって胎児の赤血球が破壊され，胎児は貧血となる．中大脳動脈最高血流速度の上昇と胎児ヘモグロビンの低下は相関するため（図18-6），超音波パルスドプラ法を用いて胎児の中大脳動脈の血流速度を計測することで胎児貧血の評価が可能である（図18-7）[*2]．
- 新生児に対する検査
 ①直接クームス試験：母体でつくられた抗体が胎児に移行し，児の赤血球と結合しているか否かを臍帯血もしくは直接新生児より調べる方法（図18-5）[*1]．
 ②血液検査：貧血，黄疸の有無

[*1] クームス試験：抗原分子が赤血球と結合しているかどうかを目に見える現象としてとらえる方法がクームス試験である．この試験の原理は，赤血球の膜表面の血液型抗原と結合しているIgGクラスの抗体分子と反応する抗体（だから"抗抗体"といえる）すなわちクームス試薬を加えることで赤血球を結びつけ，目に見える

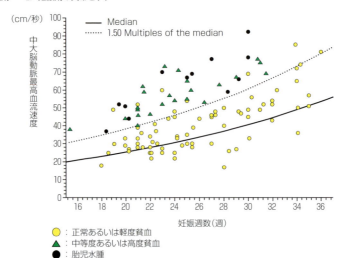

■図18-6　胎児貧血と胎児中大脳動脈最高血流速度（MCA-PSV）
中大脳動脈最高血流速度は胎児貧血がある場合上昇する．
（Mari D, et al：N Engl J Med, 2000）

○ 正常あるいは軽度貧血
▲ 中等度あるいは高度貧血
● 胎児水腫

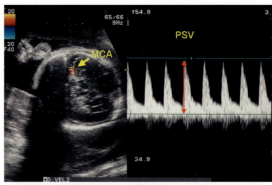

■図18-7　中大脳動脈最高血流速度（MCA-PSV）のドプラ像
カラードプラで中大脳動脈（MCA）の位置をとらえ，パルスドプラ波形で最高血流速度（PSV）を判断し，胎児貧血の評価を行う．

凝集塊とすることである．この検査は，母親と胎児との血液型の不適合妊娠によって，胎児または新生児に障害が起こることを未然に防ぐために必要な試験である．

*2　胎児貧血の評価は従来，羊水穿刺を行って採取した羊水の吸光度曲線からLileyのグラフを用いて貧血の程度や重症度を推定する方法が行われていたが，評価のたびに穿刺を行うこと自体，感作の機会を増やすことになるため，羊水中のビリルビン様物質の吸光度計測はほとんど行われなくなった．

合併症

● 胎児死亡，分娩後重症黄疸の発生．

治療法

●未感作妊婦の場合
- 妊婦検診で4週間ごとに間接クームス試験を行う.
- 胎児のD抗原による感作を防ぎ，抗D抗体産生を防止する目的で抗D免疫グロブリンを母体に投与する.
- 間接クームス試験陰性の場合，妊娠28週時に抗D免疫グロブリン1バイアルを母体に筋注する*（以後の間接クームス試験が弱陽性になることがある）.
- 出生後に以下の条件を確認し抗D免疫グロブリン1バイアルを筋注する.

【出生後，母体への抗D免疫グロブリンの投与条件】
①母体がRh（−）であり，未感作〔間接クームス（−）〕であること.
②出生した新生児がRh（＋）であること.
③母体は出生後72時間以内であること.

* 抗D免疫グロブリンの産後1回目投与法では，Rh（D）不適合妊娠による抗D抗体産生を1%程度に減少させることができる. さらに，妊娠28週時と産後の2回投与により，抗D抗体の産生を0.1%程度まで減少させることができる.

●既感作妊婦の場合
- 抗D抗体価（間接クームス試験が陽性となる最大希釈倍数）と胎児の状態をみて，胎児治療あるいは分娩時期を決める.
①妊婦健診で，2週間ごとに間接クームス試験を行う.
②胎児の状態に悪化（高度貧血あるいは胎児水腫）を認めれば，胎児輸血を行うか，児を娩出させて治療を行う.
③抗D抗体価が非常に高い場合には血漿交換を行うこともある.

●分娩以外で抗D免疫グロブリンを投与する場合（感作予防）[1]
①妊娠7週以降まで児生存が確認できた自然流産後
②妊娠7週以降の人工流産，異所性妊娠
③腹部の打撲後
④妊娠中の検査・処置後（羊水穿刺，胎位外回転術など）

●文献
1) 日本産科婦人科学会，日本産婦人科医会（編・監）：産婦人科診療ガイドライン−産科編2014. p.38, 日本産婦人科学会，2014

妊娠
18
血液型不適合妊娠

第1章　妊娠期　　2. 妊娠期の異常とケア

血液型不適合妊娠の病期・病態・重症度別にみた治療フローチャート

妊婦検診
初期検査

Rh（＋）　　　Rh（−）

配偶者の Rh 式血液型を確認

Rh（−）　　　Rh（＋）

Rh 式血液型不適合妊娠の
可能性はない

問診（既住歴，新生児歴，輸血歴）

間接クームス試験

（陰性）　　　（陽性）

未感作妊婦　　　感作妊婦

4 週間ごとの間接クームス試験　　　2 週間ごとの間接クームス試験

（陰性）　　　（陽性）

抗 D 抗体価

妊娠 28 週時に抗 D 人免疫グロブリンを
投与する

8 倍以下　　　16 倍以上

新生児

経過観察

超音波検査
・MCA−PSV 計測
・胎児水腫の有無

Rh（−）　　　Rh（＋）

直接クームス試験

胎児管理　　　胎児状態
の悪化

（陰性）　　　（陽性）

胎児輸血

出生後 72 時間以内に
抗 D 人免疫グロブリン
を母体に投与

急遂分娩

312

血液型不適合妊娠における妊婦の看護

永澤 規子

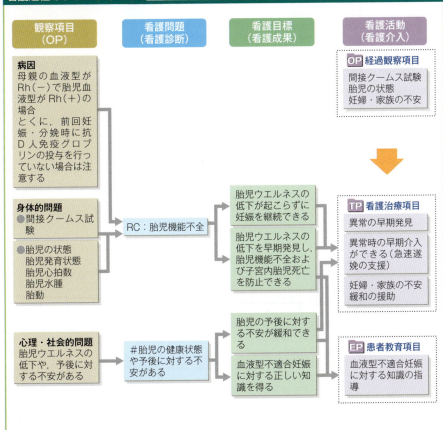

基本的な考え方

- 血液型不適合妊娠は、Rh型不適合とABO型不適合がある。妊娠経過中に問題となるのはRh型不適合である。母親がRh(−)の場合は、妊娠中の胎児管理が重要となり、看護ケアもそのための援助が中心となる。
- 母親がRh(−)で妊娠・分娩歴があり、長子がRh(+)で、前回妊娠・分娩時、抗D人免疫グロブリンを投与していない場合は、とくに厳重な妊娠中の胎児管理が必要である。また、輸血歴、流産歴のある場合で、抗D人免疫グロブリンの投与を行っていない場合、抗D抗体が産生されていることがあるので、注意が必要である。
- 血液型不適合妊娠の可能性がある場合は、妊婦・家族の不安を緩和するための支援も必要となる。

第1章　妊娠期　2. 妊娠期の異常とケア

| Step1 アセスメント | Step2 看護問題の明確化 | Step3 計画 | Step4 実施 | Step5 評価 |

情報収集	アセスメントの視点と根拠・起こりうる看護問題
全身状態の把握	▌血液型不適合妊娠では，妊婦に直接的な身体症状は出現しない．したがって，管理の中心は，胎児のウエルネス状態となる．また，妊婦・家族は，胎児ウエルネスの低下や予後に対する不安が強いので，その緩和を図るために心理・社会的状況を把握する必要がある． ●妊婦の血液型を把握する． ※全身状態の具体的な把握については以下の項目に詳細を記載． 🔍 **共同問題：胎児機能不全** 🔍 **起こりうる看護問題：胎児の予後に対する不安**
胎児の状態の観察	▌最も問題になるのは胎児溶血性疾患である．その発症を予測・管理するため検査が行われ，情報の把握が必要となる． ●母体血の間接クームス試験の結果を把握する．胎児血による母体の感作が起こると，間接クームス試験は陽性となる．間接クームスが陽性となると，胎児ウエルネスが低下する可能性が高くなる． ●医師の行う超音波検査で胎児貧血，胎児水腫，肝脾腫，心機能の状態に関する情報を把握する．溶血性疾患が発症するとこれらの状態が悪化する． ●胎児ウエルネスとして，NST(ノンストレステスト)やBPS*(バイオフィジカルプロファイルスコア)の情報を把握する． 　＊BPS：超音波検査による胎児の呼吸運動，胎動，筋緊張，羊水量の観察結果，およびNSTを点数化したもので，合計10点となる．胎児ウエルネスが低下すると点数は低くなる ●妊婦の自覚できる胎児ウエルネスは胎動であるので，妊婦に胎動チェックを行ってもらい，胎動の状態を把握する． ●胎児ウエルネスの低下は妊婦のストレスになるので，その精神状態を把握する． 🔍 **共同問題：胎児機能不全／早産** 🔍 **起こりうる看護問題：不安**
妊婦・家族の心理・社会的側面の把握	▌妊婦や家族の心理状態や社会的背景を知ることは，血液型不適合妊娠の管理に対する理解度や協力体制の把握につながる．また，妊娠管理に対するノンコンプライアンスの原因を探ることもできる． ●血液型不適合妊娠の知識不足は，妊婦・家族の治療に対するノンコンプライアンスの原因となる． ●妊婦の社会的役割遂行に対する過度の責任感は管理の妨げになる． ●経済的な問題は妊娠管理に対するノンコンプライアンスの原因となる． 🔍 **起こりうる看護問題：血液型不適合妊娠の知識不足／妊婦・家族のストレス／不安**

| Step1 アセスメント | Step2 看護問題の明確化 | Step3 計画 | Step4 実施 | Step5 評価 |

看護問題リスト

RC：胎児機能不全
#1　胎児の健康状態や予後に対する不安がある(自己知覚パターン)

看護問題の優先度の指針

●血液型不適合妊娠では母体の身体に特別な問題はない．したがって妊娠管理の中心は，胎児の健康状態の把握となる．間接的な胎児管理としての母体血の間接クームス試験，直接的管理として，超音波検査やNSTなどがある．これらの胎児管理のための検査が正しく行われるよう援助することが必要である．また，妊婦・家族の胎児予後に対する不安も強い．心理・社会的背景を把握して，不安緩和のための支援が求められる．

| Step1 アセスメント | Step2 看護問題の明確化 | Step3 計画 | Step4 実施 | Step5 評価 |

妊娠

18

血液型不適合妊娠

共同問題

RC：胎児機能不全

看護目標（看護成果）

〈**長期目標**〉胎児ウエルネスが低下せず，正期産まで妊娠を継続できる
〈**短期目標**〉1）胎児ウエルネスの低下の早期発見ができる．2）胎児ウエルネス低下時に迅速な胎児娩出ができる．3）早産期（とくに妊娠34週未満）の出産をまぬがれない場合の胎児の準備ができる．4）妊婦・家族が血液型不適合妊娠の妊娠中の管理について理解し，参加できるように援助する

看護計画

OP 経過観察項目

● 母体血の間接クームス試験：継続的に把握する

● 胎児の超音波検査：医師の行う超音波検査で，胎児貧血，胎児水腫，肝脾腫の状態，心機能低下の有無などの情報を得る

● NST：胎児心拍数の基線細変動・一過性頻脈，遅発一過性徐脈などをみる

● BPSの測定：点数の変化をみる

● 胎動の状態：変化をみる

● 妊娠週数：胎児ウエルネスが低下した時点の妊娠週数を把握する
● 母体の状態：妊娠高血圧症候群や絨毛膜羊膜炎はないか確認する

介入のポイントと根拠

⮕ 間接クームス試験は，通常4週間に1回行われるが，陽性変化が出現した時点で，胎児の状態によりその間隔を短期間で管理する　根拠 胎児による母体感作が起こると間接クームス試験が陽性になる

⮕ 根拠 免疫性胎児水腫が進行すると左記の症状が出現する．これらの出現時は，出生直後に交換輸血を行う可能性が高いので，医師の指示によりその準備をする

⮕ 根拠 基線細変動・一過性頻脈の減少・消失，遅発一過性徐脈の出現は胎児ウエルネスの低下を示す

⮕ 根拠 胎児ウエルネスが低下するとBPSの点数が低くなる

⮕ 根拠 胎動の減少は，胎児ウエルネスの低下を示す

⮕ 根拠 出生後の児の予後に影響する

⮕ 根拠 早産が避けられない場合に投与する副腎皮質ホルモン製剤（ステロイド薬）は，胎児の肺の成熟を促す．しかし高血圧の悪化や感染徴候の非顕性化を招くため，母体の状態によっては投与ができない

TP 看護治療項目

● 胎児ウエルネス低下時に緊急に胎児娩出を図るための介助をする

● 早産が避けられない場合に，胎児が胎外生活に適応するための処置を介助する

⮕ 迅速に行う　根拠 帝王切開が行われる．迅速に介助を行い，胎児機能不全，子宮内胎児死亡を防止する
⮕ 胎児の肺の成熟を促すための副腎皮質ホルモン製剤の投与を医師の指示により行う．投与後48時間は妊娠を維持できるように努める　根拠 副腎皮質ホルモン製剤は，投与後48時間経過しないと効果が得られないといわれる

EP 患者教育項目

● 間接クームス試験を定期的に行う必要性を説明する

⮕ 妊婦・家族が検査に対する必要性を理解できるようにする　根拠 胎児管理のために間接クームス試験は継続的に行う必要がある

第1章　妊娠期　　2. 妊娠期の異常とケア

●胎動チェックについて指導する	⮕具体的にわかりやすく説明する．胎動が減少してきた場合はすぐに報告するよう指導する　**根拠**妊婦が把握できる胎児ウエルネスは胎動である
●妊婦・家族に血液型不適合妊娠の管理について説明する	⮕管理内容とその必要性について，理解できるまでわかりやすく説明する　**根拠**妊娠管理への理解は，妊婦・家族の積極的参加を促進する
●副腎皮質ホルモン製剤投与のメリット，デメリットについて，妊婦と家族に説明する	⮕説明内容に対する理解度をチェックする　**根拠**妊婦と家族に正確な説明をすることで，治療に対する納得と同意を得る

1 看護問題　看護診断　看護目標（看護成果）

看護問題	看護診断	看護目標（看護成果）
#1 胎児の健康状態や予後に対する不安がある	**不安** **関連因子**：人生の目標に対する矛盾，満たされていないニーズ **診断指標** □苦悩 □心配する □不確かさ	〈長期目標〉不安が緩和する 〈短期目標〉1)不安の内容を表現できる. 2)胎児の病態や血液型不適合妊娠の正しい知識を得る

看護計画　介入のポイントと根拠

看護計画	介入のポイントと根拠
OP 経過観察項目 ●妊娠週数：症状の出現した時点の妊娠週数を把握する ●不安の内容：不安の内容と変化を知る	⮕**根拠**妊娠週数により出生した胎児の危険度は異なり，不安の程度に影響する ⮕**根拠**不安の内容に適した介入をする
TP 看護治療項目 ●行われる検査や胎児の病態，血液型不適合妊娠について説明する ●不安が表現できる環境を整える	⮕妊婦が理解できるようにわかりやすく説明する **根拠**知識を得ることで不要な不安をもたない ⮕プライバシーに配慮した環境を提供する　**根拠**プライバシーが保てないと，周囲に気兼ねして不安を表現できないことがある
EP 患者教育項目 ●不安の内容を自分で表現できるように指導する ●血液型不適合妊娠に対する正しい知識を指導する ●妊娠中と出産直後(72時間以内)に投与される抗D人免疫グロブリンの必要性について説明する ●妊娠中に間接クームス試験が(＋)となった場合	⮕表現方法を指導する　**根拠**不安を的確に伝えることで，適切な対処行動が起こせる ⮕妊婦の血液型不適合妊娠に対する理解度を知る **根拠**正しい知識を得ることで，不要な不安をもたない ⮕妊娠中は，間接クームス試験が(－)である場合，妊娠28週に一度注射する．産後は，間接クームス試験結果が妊娠中から分娩まで(－)かつ，分娩時の臍帯血の直接クームス試験が(－)で，新生児がRh(＋)の場合に，投与される **根拠**妊娠中は，胎児からの感作防止のために行う．産後は，妊娠中に感作されなくても分娩時に感作される可能性があるため，次回妊娠に備えて感作防止のため投与する．抗D人免疫グロブリンは人の血液を原料として製剤化したものであり，不要な投与をしないように適応を正確にチェックする ⮕分娩直後の臍帯血の直接クームス試験も検査す

316

には，出生後に新生児の溶血性疾患の管理が必要になることを説明する

る．直接クームス試験（＋）の場合は，出生後の厳重な管理が必要となる　**根拠**免疫性胎児水腫として出生してくる可能性が強い

妊娠 18 血液型不適合妊娠

| Step1 アセスメント | Step2 看護問題の明確化 | Step3 計画 | **Step4 実施** | Step5 評価 |

病期・病態・重症度に応じたケアのポイント

- 血液型不適合妊娠で妊娠中の管理が必要となるのは Rh 型不適合妊娠である．母体の血液型が Rh（−）の場合は，妊娠中の胎児管理が必要となる．

【妊娠中の母体血間接クームス試験（−）の場合】 胎児血による母体の感作が起こっている可能性は低く，胎児ウエルネスの状態も良好に保たれている場合がほとんどである．しかし，いつ感作されるかわからないので継続的に間接クームステストの検査を受ける必要性を説明するとともに，胎児ウエルネスに関する情報を妊婦・家族に提供し，不安の緩和を図ることが必要である．

【妊娠中の母体血間接クームス試験（＋）の場合】 胎児血による感作が母体に起こっていることを示している（原因は以前の妊娠分娩のよるものか，輸血歴があればその時に感作が起こった可能性が高い）．胎児の溶血性疾患の発症を早期に把握し，胎児ウエルネスの低下がみられたら，早急に胎児娩出を図る必要がある．看護ケアは胎児異常の早期発見とウエルネス低下時の早期娩出の介助が重要となってくる．また，妊婦・家族の不安も強いのでその緩和や援助も求められる．

看護活動（看護介入）のポイント

診察・治療の介助
- 母体血の間接クームス試験の検査介助を行う．
- 胎児溶血性疾患発症を他覚的評価するための超音波検査の介助を行う．
- 胎児ウエルネスを他覚的評価するために NST の介助を行う．
- 血液型不適合妊娠について正しい知識を妊婦・家族に提供し，妊娠管理の参加を促す．

妊婦・家族の心理・社会的問題への援助
- 血液型不適合妊娠に対する妊婦・家族の不安を緩和するように援助する．

退院指導・療養指導

- 妊娠中は定期的に妊婦健診を受け，胎児の健康状態を管理するように指導する．
- 出産後は 72 時間以内に抗 D 人免疫グロブリンの投与を受けるように指導する．

| Step1 アセスメント | Step2 看護問題の明確化 | Step3 計画 | Step4 実施 | **Step5 評価** |

評価のポイント

看護目標に対する達成度
- 胎児ウエルネスの低下がなく，正期産まで妊娠が継続できたか．
- 胎児ウエルネスの低下が生じた場合には，早期に娩出でき，胎児機能不全，子宮内胎児死亡が起こらなかったか．
- 妊婦の不安やストレスが緩和し，安寧な心理状態を保てたか．
- 家族の不安やストレスが緩和し，介護者役割が果たせたか．

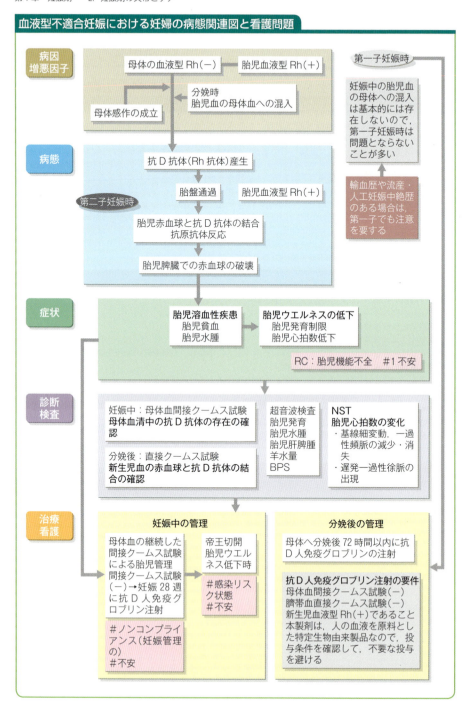

19 心疾患合併妊娠

佐世　正勝

目でみる疾患

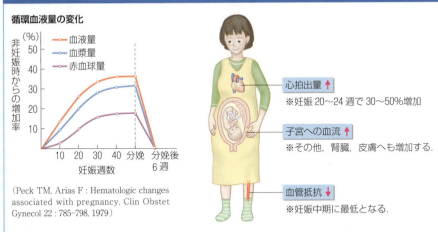

■図 19-1　妊娠中の血行動態の変化

病態生理

母体が心疾患を有している妊娠である．
- 妊娠により循環血液量は徐々に増え，妊娠 30〜32 週には非妊娠時に比べ 40〜50％ 増加する（図 19-1）．主に血漿量が増加するため相対的に貧血傾向を示す．
- 1 回の心収縮による心拍出量は妊娠 20〜24 週で 30〜50％ 増加し，その後一定を保つ．しかし陣痛から分娩後しばらくは子宮収縮による胎盤からの血液還流を受けて，心拍出量はさらに増加する．

病因・増悪因子

- 妊娠に伴う循環動態の変化は心疾患合併妊婦にとって大きな負担となり，心不全の原因となる．

疫学・予後

- 心疾患合併妊娠は，約 1％ に認められる．その原因の 60％ が先天性心疾患であり，40％ がリウマチ性弁膜症などの後天性疾患である．
- 近年，先天性心疾患の手術成績の上昇により，先天性心疾患を合併する妊婦が増加している．
- チアノーゼ性心疾患では，妊娠中に 18〜30％ が心不全になる．大動脈病変や僧房弁機能不全があるマルファン Marfan 症候群では妊娠中の危険が高い．

症状

- 心機能の状態を示す基準として，NYHA（ニューヨーク心臓協会）の心機能分類（表 19-1）が使用される．Ⅰ〜Ⅱ度は厳重管理下に妊娠が許可される．Ⅲ度以上は妊娠に伴う母体リスクが著しく高くなるため（表 19-2），一般に妊娠は許可されない．また，人工弁置換を受けた場合も，許可されない．

診断・検査値

- 妊娠初期に心機能評価を行い，妊娠の予後判定を行う．

■表 19-1　NYHA による心機能分類

分類	判定法
Ⅰ度	通常の身体活動では不快感がなく，日常生活が制限されないもの
Ⅱ度	安静時には症状はないが，通常の身体の活動に不快感，疲労感があり，日常生活が軽度ないし中等度に制限されるもの
Ⅲ度	わずかな身体の活動でも疲労，心悸亢進，呼吸困難を訴えるために，日常生活が中等度ないし高度に制限されるもの
Ⅳ度	安静時にも上記症状がみられるもの，大部分は代償不全を起こしているので日常生活はまったく不可能なもの

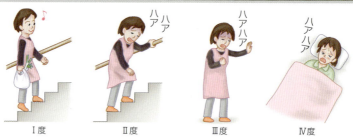

■表 19-2　母体死亡率に基づいた心疾患の危険度分類

	疾患名	死亡率(%)
Group 1	低リスク 心房中隔欠損，心室中隔欠損 動脈管開存，肺動脈・三尖弁の疾患 ファロー Fallot 四徴症(修復後)，生体弁による弁置換 僧帽弁狭窄(NYHA Ⅰ, Ⅱ度)	< 1
Group 2 2A 2B	中リスク 僧帽弁狭窄(NYHA Ⅲ, Ⅳ度)，大動脈弁狭窄，大動脈縮窄症(弁に病変がない)，ファロー四徴症(未修復)，心筋梗塞の既往，マルファン Marfan 症候群(大動脈病変がない) 僧帽弁狭窄(心房細動あり)，人工弁による弁置換	5〜15
Group 3	高リスク 原発性肺高血圧症，アイゼンメンゲル Eisenmenger 症候群 大動脈縮窄症(弁に病変あり)，マルファン症候群(大動脈病変あり)，心臓心筋症	25〜50

(米国産婦人科学会，1992)

合併症

● 心疾患合併妊娠では死産や早産の頻度が高くなる．
　・死産：6〜14%　　　・自然早産：10%
　・早産：16〜25%　　　・FGR：18〜36%
● 心疾患合併妊娠のうち先天性心疾患は 50% を超えてきており，両親のいずれかに先天性心疾患がある場合，児の先天性心疾患の発生率は 2〜8%，とくに母親にある場合には父親の場合に比べ 2〜4 倍のリスクとなる．

治療法

● 妊娠中の管理
　● 十分な睡眠と休養をとる．体重増加を避け，減塩食を行う．浮腫が起これば利尿薬を投与する．
　● 心内膜炎の危険があるため，感染症には十分注意し，必要があれば抗菌薬の投与を行う．
　● 最も心負荷のかかる妊娠 7〜9 か月以降は入院管理を行う．

- ●分娩中の管理
- ●原則として経腟分娩を行う．硬膜外麻酔下に努責を禁じ，吸引あるいは鉗子分娩を行うこともある．
- ●子宮収縮薬として麦角剤（メチルエルゴメトリンマレイン酸塩）は冠血管の血流を減少させるため禁忌である．必要なときはオキシトシンを使用する．
- ●心電図，血圧，中心静脈圧をモニターし，母体の循環動態を評価する．
- ●分娩中は心拍出量の変化を減少させるために左側臥位をとる．
- ●産褥期の管理
- ●分娩後は急激な循環動態の変化により心不全を起こしやすい．分娩後 72 時間はベッド上安静とモニター管理が必要である．
- ●頻回にバイタルサイン（呼吸，脈拍，血圧，体温）をチェックする．呼吸困難，チアノーゼ，咳，痰などの心不全あるいは肺水腫徴候が出現した場合には，ただちに半座位をとらせ，酸素吸入，強心薬，利尿薬の投与を行う．
- ●感染性心内膜炎のリスクを有する場合には，予防のため抗菌薬を投与する．
- ●授乳は禁忌ではないが，疲労しないように注意する．

心疾患合併妊娠の病期・病態・重症度別にみた治療フローチャート

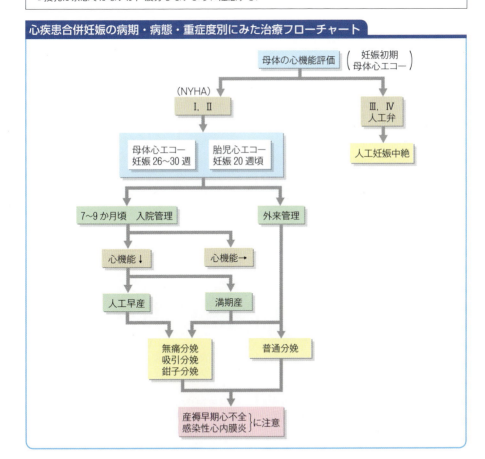

●参考文献
1) 日本産科婦人科学会編：2) 心・血管疾患合併妊娠．産婦人科研修の必修知識 2013．p.265，日本産科婦人科学会，2013

第1章　妊娠期　　2. 妊娠期の異常とケア

心疾患合併妊娠における妊婦の看護

永澤　規子

看護過程のフローチャート

観察項目 （OP）	看護問題 （看護診断）	看護目標 （看護成果）	看護活動 （看護介入）

病因
- ●先天性心疾患
  心房中隔欠損
  心室中隔欠損
  ファロー四徴症
  心臓弁膜性疾患
  など
- ●後天性心疾患
  リウマチ性心疾患
  心筋炎
  心内膜炎など

#病因の悪化による妊娠の中断 → 病因の悪化が起こらない

OP 経過観察項目
病因の悪化
心不全症状
心機能検査
感染徴候
胎児の状態
妊婦・家族の不安

身体的問題
- ●心不全症状
  酸素化の低下
  チアノーゼ
  呼吸困難感
  息切れ，動悸
  疲労感，胸痛
  頻脈，不整脈，
  浮腫
- ●心機能検査
  心エコー検査
  心電図検査
  血液ガス検査
- ●感染徴候
  発熱
  白血球数増加
  CRP値上昇
- ●胎児の状態
  胎児発育
  胎児の先天性心
  疾患の有無と内
  容
  胎児心拍数
  胎動

RC：心不全 → 心不全徴候が起こらず，正期産まで妊娠が継続できる

#妊娠による心機能への負担により，疲労，息切れなどの身体の不快感があり，日常生活に支障をきたす可能性がある
→ 身体の不快感が緩和できる
→ セルフケア不足が起こらない

#器質的な心臓障害がある場合，心内膜炎を起こす可能性がある → 感染が起こらない

→ 胎児ウエルネス低下が起こらずに妊娠が継続できる

RC：胎児機能不全 → 胎児ウエルネス低下を早期発見し，胎児機能不全および子宮内胎児死亡を防止できる

TP 看護治療項目
異常の早期発見
検査を受けるための援助
身体の不快感の緩和
セルフケア不足への援助
感染防止への援助
胎児の早急な娩出時の援助
妊婦・家族の不安緩和への援助

心理・社会的問題
心疾患合併妊娠による母体，胎児の予後に対する不安かある

#母児の健康状態や予後に対する不安がある
→ 母児の予後に対する不安が緩和できる
→ 心疾患合併妊娠に対する正しい知識を得る

EP 患者教育項目
心疾患合併妊娠に対する知識の指導
服薬指導
食事指導

322

基本的な考え方

- 妊娠継続が許可される心疾患は，NYHA（New York Heart Association）の心機能分類でⅡ度までとされている．Ⅲ～Ⅳ度の妊娠の継続は母体の生命を危機的状況に陥らせるために許可されない．その状態で妊娠した場合は，妊娠継続を中断させるためのケアとその心理的援助を医師とともに行う．
- 妊娠継続が許可された場合でも，妊娠後半の母体の心機能に負荷がかかる時期になると，さまざまな身体的問題が発生する．異常の早期発見のための観察とその対処の援助を行う．また，身体の不快感を緩和するとともに，それに伴うセルフケア不足への支援も求められる．
- 母体ウエルネスの低下は胎児ウエルネスの低下に結びつく．母体の健康状態の把握とともに胎児の健康状態も管理し，ウエルネス低下時は，早期娩出を図るための援助をする．また，分娩時は努責による心機能への負担を軽減するために，分娩第Ⅱ期の短縮を図るための処置の介助（吸引・鉗子分娩）も行う．
- 出産後も半年程度は心不全や感染症徴候の発症に注意するよう妊婦・家族に指導する．
- 心疾患合併妊娠による母体や胎児の予後に対する妊婦・家族の不安は強い．心理・社会的状況を把握し，緩和するように支援していく．

Step1 アセスメント	Step2 看護問題の明確化	Step3 計画	Step4 実施	Step5 評価

情報収集	アセスメントの視点と根拠・起こりうる看護問題
全身状態の把握	母体の心機能状態を把握し，障害の程度による身体の不快感や日常生活への影響を把握する．行われる治療，管理を把握し，それに伴う二次的な弊害や妊婦・家族のストレスも把握する．また，母体のウエルネスは胎児ウエルネスにも影響するので，胎児の状態の把握も必要である．さらに，妊婦・家族の心理・社会的状況も把握し，妊娠継続に対する不安の程度や治療，管理に対する協力の情報を得る． ● 母体の心疾患の内容とその程度を知る． ● NYHA の心機能分類で母体の重症度を把握する． ● 心機能の程度は，心エコー検査，心電図検査，血液ガス分析検査，胸部Ｘ線検査などで評価される． ※全身状態の具体的な把握については以下の項目に詳細を記載． 🔍 **共同問題：心不全／胎児機能不全** 🔍 **起こりうる看護問題：母体の心機能低下による身体の不快感や日常生活へ及ぼす影響／母児の予後に対する不安**
症状の程度，出現状況の観察	母体の心機能低下に伴う症状を把握する．自覚症状の増強は心機能低下を起こしている場合があるので注意する． ● 心機能低下を示す自覚症状として，息切れ，呼吸困難，動悸，疲労感，浮腫などがある． ● 母体の自覚症状は，循環血液量の増加する妊娠中期から後期に増強する傾向にある． 🔍 **共同問題：心不全** 🔍 **起こりうる看護問題：母体の心機能低下による身体の不快感や日常生活へ及ぼす影響／不安**
胎児の状態の観察	胎児の発育状態を把握する．発育障害の発症時期を知ることで間接的に母体の心機能低下を知ることもある．また，発育の減少・停止は胎児ウエルネス低下を示すので注意する． ● 医師の行う超音波検査から，胎児の発育状態の情報を得る． ● 胎児の発育が 2 週間停止した場合は，胎児娩出の目安となる． ● 胎児ウエルネスを他覚的に評価するものとして，NST（ノンストレステスト），BPS*（バイオフィジカルプロファイルスコア）測定がある． ＊BPS：超音波検査による胎児の呼吸運動，胎動，筋緊張，羊水量の観察結果，および

妊娠

19

心疾患合併妊娠

323

第1章　妊娠期　2. 妊娠期の異常とケア

	NSTを点数化したもので、合計10点となる。胎児ウエルネスが低下すると点数は低くなる
	●先天性心疾患の妊婦では、胎児にも先天性心疾患が発生するリスクが高いので、胎児の先天性心疾患の有無と内容を把握する。
	●妊婦の自覚できる胎児ウエルネスは胎動であるので、妊婦に胎動チェックを行ってもらい、胎動の状態を把握する。
	●胎児ウエルネス低下は妊婦のストレスになるので、その精神状態の把握をする。
	🔍 **共同問題：胎児機能不全／早産**
	🔍 **起こりうる看護問題：不安**
妊婦・家族の心理・社会的側面の把握	**妊婦や家族の心理状態や社会的背景を知ることは、心疾患合併妊娠の管理に対する理解度や協力体制の把握につながる。また、妊娠管理に対するノンコンプライアンスの原因を探ることもできる。**
	●心疾患合併妊娠に対する知識不足は、妊婦・家族の治療に対するノンコンプライアンスの原因となる。
	●妊婦の社会的役割遂行に対する過度の責任感は、管理の妨げになる。
	●経済的な問題は妊娠管理に対するノンコンプライアンスの原因となる。
	🔍 **起こりうる看護問題：心疾患合併妊娠の知識不足／妊婦・家族のストレス／不安**

Step1 アセスメント　Step2 看護問題の明確化　Step3 計画　Step4 実施　Step5 評価

看護問題リスト

RC：心不全、胎児機能不全
- #1　妊娠による心機能への負担により、疲労、息切れなどの身体の不快感があり、日常生活に支障をきたす可能性がある（活動-運動パターン）
- #2　器質的な心臓障害がある場合、心内膜炎を起こす可能性がある（栄養-代謝パターン）
- #3　母児の健康状態や予後に対する不安がある（自己知覚パターン）

看護問題の優先度の指針

- ●心疾患合併妊娠の看護ケアの優先度は、母体の心機能状態によって変化する。心機能状態が悪化している場合は、母児の管理は厳重に行われ、それに伴うセルフケア不足や妊婦・家族のストレスも強い。したがって、母児の異常の早期発見のための観察とともに治療、管理による二次的な弊害やストレス緩和の援助が求められる。
- ●胎児ウエルネスにも注意し、異常の早期発見と異常時の早期介入に努める。加えて、妊婦・家族の抱える母児の健康状態や予後に対する不安も強い。心理・社会的状況を把握して支援していく必要がある。

Step1 アセスメント　Step2 看護問題の明確化　Step3 計画　Step4 実施　Step5 評価

共同問題	看護目標（看護成果）
RC：心不全	〈長期目標〉母体の心機能の低下がみられず、正期産まで妊娠を継続できる 〈短期目標〉1)心機能低下の早期発見ができる。2)心不全徴候出現時に早期介入が受けられる。3)妊婦・家族が心疾患合併妊娠の妊娠中の管理について理解し、管理に参加できるように援助する

看護計画	介入のポイントと根拠

OP 経過観察項目

● 妊娠週数：観察時の妊娠週数と心機能の状態を
みる

⮫ 根拠 妊娠週数が経過し後期になるほど，母体の
心臓に負担がかかるため，心機能の低下するリス
クが高まる

● 心エコー検査：医師の行う心エコー検査で心機
能状態とその変化をみる

⮫ 根拠 心機能を他覚的評価する

● 心電図検査：変化をみる

⮫ 根拠 心不全が起こると頻脈や不整脈など，波形
に変化が生じる

● 胸部Ｘ線検査：変化をみる

⮫ 根拠 心機能が低下すると肺水腫や心臓の肥大を
生じる．なお，Ｘ線撮影時は，胎児の被曝を避け
るために腹部を防御する

● 血液ガス分析：医師の行う血液ガス分析結果の
変化をみる

⮫ 根拠 心機能が低下すると血中の酸素濃度が低下
する

● バイタルサイン：変化をみる

⮫ 根拠 心不全が起こると呼吸数や脈拍数が増加す
る

● 呼吸音：肺雑音の有無をみる

⮫ 根拠 心不全となり，肺にうっ血が起こると肺水
腫となり，肺雑音が聴取される

● チアノーゼ：変化をみる

⮫ 根拠 血中酸素濃度が低下すると，口唇や爪床に
チアノーゼがみられるようになる

● 浮腫：変化をみる

⮫ 根拠 全身の血液循環が不良になると組織のリン
パ液も貯留し，浮腫が出現する．心機能低下に伴
う浮腫は重力のかかる方向に強く出現する（立位
の場合は下肢に，臥位の場合は背部に出現しやす
い）

● 尿量：変化をみる

⮫ 根拠 心機能が低下すると，尿量が減少する

● 自覚症状：変化をみる

⮫ 根拠 心不全が悪化すると息切れ，疲労感などの
妊婦の自覚症状が悪化する

TP 看護治療項目

● 医師の行う検査を介助する

⮫ 目的，方法を説明する．また，検査がスムーズ
に行われるための準備を行う 根拠 検査の内容を
理解することや，検査が円滑に行われることで不
要な不安をもつことなく，検査に協力できる

● 医師の指示による投薬が行われる場合は，その
介助を行う

⮫ 用量・用法を指示どおりに正確に行う 根拠 薬
理効果を正確に評価できる

● 心不全徴候がみられた場合の胎児娩出に対する
援助をする

⮫ 迅速かつ正確に医師の指示を遂行し，分娩方式
に沿った援助を実践する 根拠 心不全が悪化し，
妊娠継続が困難と判断された場合には，胎児娩出
による妊娠の中断が選択される．基本的には，経
腟分娩（分娩誘発）が選択される．子宮頸管が成熟
しておらず，心機能状態が長時間の分娩に耐えら
れないと判断された場合や，胎児ウエルネスが低
下している場合は，帝王切開分娩が選択される

● 分娩第2期を短縮するように援助する

⮫ 鉗子分娩や吸引分娩の介助をする 根拠 長時間
の努責は心負担を増加させる

● 安静が保てる療養環境を整える

⮫ 音・光・空調（室温）などを妊婦が好むものにす
る 根拠 妊婦が快適に過ごせる療養環境を提供す
ることで，安静による行動制限のストレスが緩和
し，安静が遵守しやすくなる．安静は，運動によ
る心拍出量増加に伴う心臓への負担を軽減し，心

妊娠

19

心疾患合併妊娠

325

第1章　妊娠期　　2. 妊娠期の異常とケア

機能維持に効果がある

EP 患者教育項目

● 心不全症状を指導する

⮕具体的に説明する．症状の悪化があれば，すぐに報告するように指導する　根拠妊婦の自覚症状の悪化の報告から，心不全の悪化が発見されることがある

● 食事指導をする

⮕医師の指示食を具体的に指導する　根拠心機能低下状況により熱量（カロリー），塩分の指示量が決まる

● 服薬指導をする

⮕用法・用量を正確に守るように指導する　根拠医師の指示として強心薬や利尿薬が処方される場合は，その服薬指導を行う．とくにジギタリス製剤が使用される場合は，作用として子宮収縮を起こす場合があるので注意する

● 安静の必要性を説明する

⮕安静が心機能維持に効果的であることを説明する　根拠自覚症状がある場合は，自ら安静にすることが多いが，自覚症状に乏しいと妊婦は社会的役割などから安静を保てないことがある

共同問題	看護目標（看護成果）
RC：胎児機能不全	〈長期目標〉母体の心機能低下による早期の妊娠の中断や胎児ウエルネスの低下がみられず，正期産まで妊娠を継続できる 〈短期目標〉1）母体の心機能低下を早期に発見する．2）胎児ウエルネス低下の早期発見ができる．3）胎児ウエルネス低下時の迅速な胎児娩出ができる

看護計画	介入のポイントと根拠

OP 経過観察項目

● 妊娠週数：胎児ウエルネスが低下した時点の妊娠週数を把握する

⮕根拠出生後の予後に影響する

● 胎児の超音波検査：胎児の体重の変化や先天異常の有無をみる

⮕根拠心疾患合併妊娠では，胎児発育不全が起こりやすい．また，体重の増加不良は胎児ウエルネスの低下を示す．さらに，先天性心疾患妊婦では，胎児にも先天性心疾患の発生する率が高いので，その評価をする

● 胎児発育：変化をみる

⮕根拠発育速度の減少や停止は，胎児ウエルネスの低下を示す．2週間の発育停止は，胎児娩出の指標となる．ただし，その時点の妊娠週数により，母体外生活が困難と判断された場合は，胎児ウエルネスの状態を厳密に管理しながら，できるだけ妊娠継続を試みることもある

● 羊水量：変化をみる

⮕根拠胎児ウエルネスが低下すると，羊水量は減少する

● NST：胎児心拍数の基線細変動，一過性頻脈，遅発一過性徐脈などをみる

⮕根拠基線細変動，一過性頻脈の減少・消失，遅発一過性徐脈の出現は胎児ウエルネスの低下を示す

● BPS：点数の変化をみる

⮕根拠胎児ウエルネスが低下するとBPSの点数

- ●臍帯血流：医師の行う超音波検査から臍帯血流の状態を把握する
- ●胎動の状態：変化をみる
- ●腹囲・子宮底長：変化をみる（「RC：心不全」の OP に準じる）
- ●母体の心機能：「看護問題#1」の OP に準じて行う
- ●母体の状態：妊娠高血圧症候群や絨毛膜羊膜炎はないか確認する

が低くなる
- ⊃ 根拠 臍帯血流が低下すると，胎児ウエルネスは低下する
- ⊃ 根拠 胎動の減少は胎児ウエルネスの低下を示す
- ⊃ 根拠 胎児発育が遅延すると，腹囲・子宮底長の増加も遅延する
- ⊃ 根拠 心不全徴候が現れたら，医師の指示による薬物の投与や安静などの早期介入を行い，悪化させない
- ⊃ 根拠 早産が避けられない場合に投与する副腎皮質ホルモン製剤（ステロイド）は，胎児の肺の成熟を促すが，高血圧の悪化や感染徴候の非顕性化を招くため，母体の状態によっては投与できない

TP 看護治療項目

- ●胎児ウエルネス低下時に，緊急に胎児娩出を図るための介助をする

- ⊃ 帝王切開が行われる．迅速に介助を行い，胎児機能不全，子宮内胎児死亡を防止する．ただし，分娩第 2 期で胎児娩出が短時間で可能な場合は，吸引・鉗子分娩が選択されることもある　根拠 迅速な胎児娩出により，胎児の救命を図る

- ●早産が避けられない場合に，胎児が胎外生活に適応するための処置を介助する

- ⊃ 胎児の肺の成熟を促す副腎皮質ホルモン製剤の投与を医師の指示により行う．投与後 48 時間は妊娠を維持できるように努める　根拠 副腎皮質ホルモン製剤は，投与後 48 時間経過しないと効果が得られない

EP 患者教育項目

- ●胎動チェックについて指導する

- ⊃ 具体的方法を説明する．胎動が減少してきた場合はすぐに報告するよう指導する　根拠 妊婦の把握できる胎児ウエルネスは胎動である

- ●安静を指導する

- ⊃ できるだけ臥位になっているように指導する　根拠 安静は，子宮収縮を緩和し，胎盤の血流を良好にする．また，母体の腎臓の血流量の増加も促し，妊娠による母体の心機能負荷を緩和する

- ●子宮内胎児発育遅延に影響する生活習慣がある場合は，その習慣を変えるように指導する

- ⊃ 喫煙，不規則な生活，偏食などの生活習慣を改善するよう指導する　根拠 胎児の発育だけでなく，母体の心機能にも悪影響を及ぼす

- ●妊婦・家族に心疾患合併妊娠の管理について説明する

- ⊃ 管理内容とその必要性について，理解できるまでわかりやすく説明する　根拠 妊娠管理への理解は，妊婦・家族の積極的参加を促す

- ●副腎皮質ホルモン製剤の投与のメリット，デメリットについて，妊婦と家族に説明する

- ⊃ 説明内容に対する理解度をチェックする　根拠 妊婦と家族に正確な説明をすることで，治療に対する納得と同意を得る

1 看護問題	看護診断	看護目標（看護成果）
#1 妊娠による心機能への負担により，疲労，息切れなどの身体の不快感があり日常生活に支障をきたす可	活動耐性低下リスク状態　危険因子：循環障害	〈長期目標〉身体の不快感が緩和され，日常生活に支障がない　〈短期目標〉1）身体の不快感が緩和される．2）セルフケア不足に対する援助が受けられる．3）自己のセルフケア不足を正確に伝えることができる

第1章　妊娠期　　2. 妊娠期の異常とケア

能性がある

看護計画	介入のポイントと根拠
OP 経過観察項目 ● 身体の不快感（息切れ，呼吸苦，疲労感，動悸，胸部痛，めまい）：変化をみる ● セルフケア不足：不足しているセルフケアの内容を明確にする	➡ **根拠** 身体の不快感は日常生活への支障と関連する ➡ **根拠** セルフケア不足項目を明確にすることにより，援助内容を明らかにできる
TP 看護治療項目 ● 身体の不快感を緩和させるため体位を工夫する ● セルフケア不足への援助を行う	➡ 起座位やセミファウラー位が好まれる　**根拠** 横隔膜が下がることによって胸腔内圧が下がり，呼吸が楽になる ➡ 妊婦のニーズに適した日常生活援助を行う　**根拠** 適切な援助により，日常生活を円滑に送ることができる
EP 患者教育項目 ● セルフケア不足の内容を伝えるよう指導する	➡ 具体的な表現方法を指導する　**根拠** 的確にセルフケア不足について伝えることで，適切な援助が受けられる

2 看護問題	看護診断	看護目標（看護成果）
#2 器質的な心臓障害がある場合，心内膜炎を起こす可能性がある	**感染リスク状態** **危険因子**：慢性疾患	〈**長期目標**〉感染が起こらない 〈**短期目標**〉1) 無菌的処置を受けられる．2) 感染防止のための服薬行動が守れる．3) 感染徴候の報告ができる

看護計画	介入のポイントと根拠
OP 経過観察項目 ● 体温：変化をみる ● 感染指標のデータ：変化をみる ● 心機能：「RC：心不全」の **OP** に準じる	➡ **根拠** 発熱は感染の徴候である ➡ **根拠** 白血球数や CRP 値は感染で変化する（感染で白血球増加，CRP 上昇） ➡ **根拠** 心内膜炎による心機能低下が起こる場合がある
TP 看護治療項目 ● 検査，処置が無菌的に行われるように介助する ● 抗菌薬を静脈内投与する場合は，医師の指示どおり正確に行う ● 人工弁置換術後は，血液凝固防止のためのヘパリン製剤投与の介助を行う	➡ 無菌操作を遵守する　**根拠** 内診や経腟超音波検査などが病原菌曝露の機会となるので，無菌的に行うことが重要である．最も感染の機会となるのは胎児娩出時である．その場合も無菌操作を遵守する ➡ 注入速度と指示量を守る　**根拠** 血中濃度が保たれないと感染防止効果が低くなる．また，注入開始直後はアレルギー反応の有無を確認するため，最初はゆっくりと注入し，5分間は妊婦のそばを離れない ➡ 非妊娠時はワルファリンカリウムを内服しているが，ワルファリンカリウムは胎盤を通過するため，妊娠中はヘパリン製剤に変更される．妊婦に，その説明を行う．なお，ヘパリン製剤投与時

328

は出血傾向の出現に注意する **根拠** 血液凝固により感染リスクが高まったり, 血栓により肺梗塞などの合併症のリスクもあるため, 妊娠中もその防止を図る必要がある

EP 患者教育項目
●抗菌薬の服薬指導を行う

➡経口投与の場合, 服薬の必要性とその具体的方法について説明する **根拠** 正確に服薬されなければ感染防止の効果が低くなる

●感染徴候について説明する

➡感染発症時の具体的な自覚症状について説明する **根拠** 異常時の報告を適切に行うことで, 感染治療への早期介入を受けられる

3 看護問題	看護診断	看護目標（看護成果）
#3 母児の健康状態や予後に対する不安がある	**不安** **関連因子**：人生の目標に対する矛盾, 満たされていないニーズ **診断指標** □苦悩 □心配する □不確かさ	〈長期目標〉不安が緩和する 〈短期目標〉1）不安の内容を表現できる. 2）母体や胎児の健康状態の正しい情報を得る

看護計画	介入のポイントと根拠
OP 経過観察項目 ●妊娠週数：症状の出現した時点の妊娠週数を把握する ●不安の内容：不安の内容と変化を把握する	➡ **根拠** 妊娠週数により出生した児の危険度は異なり, 不安の程度に影響する ➡ **根拠** 不安の内容に適した介入をする
TP 看護治療項目 ●行われる検査や管理について説明する ●母体や胎児の状態についての情報を提供する ●不安が表現できる環境を整える	➡妊婦が理解できるようにわかりやすく説明する **根拠** 知識を得ることで不要な不安をもたない ➡医師とともに正確な情報を提供する **根拠** 情報を得ることで不要な不安をもたない ➡プライバシーに配慮した環境を提供する **根拠** 周囲に気兼ねなく不安を表現できる
EP 患者教育項目 ●不安の内容を自分で表現できるように指導する ●心疾患合併妊娠に対する正しい知識を指導する	➡表現方法を指導する **根拠** 不安を的確に伝えることで, 適切な対処行動が起こせる ➡妊婦の心疾患合併妊娠に対する理解度を知る **根拠** 正しい知識を得ることで不要な不安をもたない.

Step1 アセスメント **Step2 看護問題の明確化** **Step3 計画** **Step4 実施** **Step5 評価**

病期・病態・重症度に応じたケアのポイント

【妊娠初期】妊娠初期は胎児の存在による母体への負荷もあまりかかってないため, 正常妊娠の管理に準じて行われる. しかし, 妊娠中期から後期の妊娠継続の不安は, 妊婦・家族ともに強いので, その緩和を図るための支援が必要となる.

【妊娠中期から後期】妊娠中期以降は胎児の成長とともに母体の心機能の負担も増してくる時期である. 非妊娠時の心機能の予備能の程度により, 母体の身体機能の負担も異なる. ケアのポイントは,

329

第1章　妊娠期　2. 妊娠期の異常とケア

治療，管理の支援に加えて母体の心機能低下による身体の不快感の緩和や，日常生活の援助，また，胎児ウエルネスの状態の把握など多岐にわたる．いずれにしても母児の健康状態の変化に注意し，ウエルネス低下の早期発見と異常時の早期介入に努め，母児ともに最良な状態で胎児娩出をすることが最大の目標となる．また，身体的不快感の増強に伴い，妊娠継続への不安も増強してくるので，その緩和を図るための援助も重要となってくる．

看護活動（看護介入）のポイント

診察・治療の介助
- 母体の心機能の状態を把握するための心エコー検査，心電図検査，血液検査を介助する.
- 医師の指示により強心薬，利尿薬が投与される場合は正確に行う.
- 胎児の発育やウエルネス状態を把握するための超音波検査を介助する.
- 胎児ウエルネスの他覚的評価のために NST の介助を行う.
- 心疾患合併妊娠について正しい知識を妊婦・家族に提供し，妊娠管理の参加を促す.

身体の不快感緩和に向けた援助
- 身体の不快感を緩和する体位の工夫などを行う.

セルフケアの援助
- セルフケア不足を評価する.
- セルフケア不足がある場合は，その援助を行う.

妊婦・家族の心理・社会的問題への援助
- 心疾患合併妊娠に対する妊婦・家族の不安が緩和されるように援助する.

退院指導・療養指導

- 妊娠中は定期的に妊婦健診を受け，母児の健康状態を管理するように指導する.
- 医師の指示による服薬がある場合は，その指導を行う.
- 医師の指示による治療食の指導を行う．栄養士からの指導介入も受けられるように援助する.
- 出産後も半年間は，心不全や感染の徴候に注意するように指導する.

Step1 アセスメント　Step2 看護問題の明確化　Step3 計画　Step4 実施　Step5 評価

評価のポイント

看護目標に対する達成度
- 妊婦の心機能が低下せずに正期産まで妊娠が継続できたか.
- 妊婦の身体の不快感が緩和できたか.
- セルフケア不足が起こらず，日常生活に支障はなかったか.
- 妊婦の感染（心内膜炎）が予防できたか.
- 胎児ウエルネスの低下が起こらず，正期産まで妊娠が継続できたか.
- 胎児ウエルネスの低下が生じた場合には，早期に娩出でき，胎児機能不全，子宮内胎児死亡が起こらなかったか.
- 妊婦の不安やストレスが緩和し，安寧な心理状態を保てたか.
- 家族の不安やストレスが緩和し，介護者役割が果たせたか.

心疾患合併妊娠における妊婦の病態関連図と看護問題

妊娠

19

心疾患合併妊娠

病因 増悪因子

心疾患の種類

先天性心疾患
心房中隔欠損
心室中隔欠損
ファロー四徴症
心臓弁膜症性疾患

後天性心疾患
リウマチ性心疾患
心筋炎
心内膜炎

妊娠

病態

循環血液量の増加（非妊娠時の 40〜50％増）

心拍出量の増加（非妊娠時の 40〜50％増）

心臓への負担増

胎児・胎盤循環の不全

母体循環動態の不全

母体妊娠維持機能の低下

症状

胎児の先天性心疾患の発生（2〜8％）

胎児ウエルネスの低下
胎児発育不全

切迫早産
子宮収縮
不正性器出血

心負荷症状
息切れ，動悸
疲労感，胸痛

心不全症状
チアノーゼ
全身の酸素化の低下
呼吸困難
浮腫，頻脈，不整脈

RC：胎児機能不全

#1 活動耐性低下リスク状態

RC：心不全

#2 感染リスク状態　#3 不安

診断 検査

血液検査
血液ガス分析
感染徴候

心機能検査
心エコー検査
心電図検査

超音波検査
先天性奇形
胎児発育状態
羊水量
BPS
胎盤・臍帯の血流
子宮頸管長の測定

NST
胎児心拍数の変化
・基線細変動，一過性頻脈の減少・消失
・遅発一過性徐脈の出現
・子宮収縮

治療 看護

安静

薬物療法
ジギタリス製剤
利尿薬

食事療法

妊娠の中断

#セルフケア不足
#ストレス過剰負荷

#ノンコンプライアンス（服薬）
#中毒リスク状態

#ノンコンプライアンス（食事療法の）
#ストレス過剰負荷

#悲嘆
#不安

#介護者役割緊張リスク状態

331

20 腎疾患合併妊娠

佐世 正勝

目でみる疾患

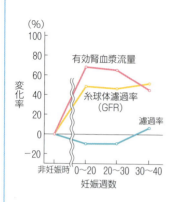
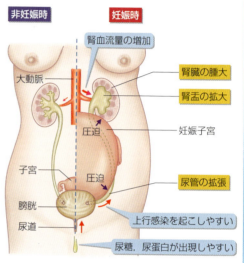

濾過率＝糸球体濾過率／有効腎血漿流量
腎臓に入り，腎尿細管の管腔内で濾過される血漿の割合
(Davison JM, Dunlop W : Renal hemodynamics and tubular function in normal pregnancy. Kidney Int 18 : 152-161, 1980)

■図 20-1　妊娠による腎・泌尿器系への影響

■表 20-1　妊娠による腎機能の変化

腎機能	非妊娠時	妊娠時
血中尿素窒素(BUN)	10〜20 mg/dL	5〜12 mg/dL
血清クレアチニン(Cr)	< 1.5 mg/dL	< 1.0 mg/dL
Mg	2〜3 mg/dL	1.6〜2.1 mg/dL
浸透圧	285〜295 mOsm/kg/H$_2$O	275〜280 mOsm/kg/H$_2$O
Na	136〜145 mEq/L	130〜140 mEq/L
K	3.5〜5.0 mEq/L	3.3〜4.1 mEq/L
重炭酸イオン(HCO$_3^-$)	21〜30 mEq/L	18〜25 mEq/L
Cl	98〜106 mEq/L	93〜100 mEq/L
尿酸(UA)	1.5〜6.0 mEq/L	1.2〜4.5 mEq/L
尿蛋白	< 150 mg/日	< 250〜300 mg/日
クレアチニンクリアランス(Ccr)	91〜130 mL/分	120〜1,600 mL/分

(Burrow GN, Ferris TF : Medical complications during pregnancy 4th ed, WB Sanders, Philadelphia, 1995)

病態生理

▌母体が腎疾患を有している妊娠である.

- 妊娠により腎臓は腫大し,拡大した子宮による尿管の圧迫や,プロゲステロンなどのホルモンの影響で尿管の緊張性や蠕動が低下し,腎盂の拡張を認める.
- 腎血流量と糸球体濾過率(GFR)は妊娠初期より増加し,妊娠28週前後で最大となり,非妊娠時に比べ約50%増加する.血清クレアチニン(Cr),血中尿素窒素(BUN),尿酸(UA)の値は,循環血液量の増加や糸球体機能の亢進によりすべて低下する(図20-1,表20-1).このため,初期から中期にかけて見かけ上は腎機能が改善したようにみえることがある.

病因・増悪因子

- 妊娠中は尿路感染症や水腎症の発症が多く,腎疾患悪化の引き金になる可能性がある.妊娠により腎機能は低下するといわれている.この原因として,高血圧の悪化や糸球体内圧の上昇があげられる.また,血小板やフィブリンの沈着,微小血栓などがいわれている.

疫学・予後

- 軽症腎機能異常(妊娠前の血清 Cr<1.4 mg/dL).
  - 妊娠による腎機能悪化の危険は低い:1～3%
  - 長期予後は妊娠に影響されない.
- 中等度～高度腎機能異常(妊娠前の血清 Cr>1.4 mg/dL).
  - 高率に腎機能が悪化:不可逆性変化 10～31%
  - 妊娠後の腎機能の悪化が早い.

症状

- 妊娠高血圧症候群の発症あるいは高血圧の悪化.
  - 軽症:8～34%
  - 中等度～高度:20～87%
- 胎児発育不全(FGR),胎児機能不全,胎児死亡.
  - 自然流産:5～10%
  - 死産:4～5%
  - 周産期死亡率:6～14%
  - 早産率:14～59%
  - FGR:6～37%

診断・検査値

- 妊娠許可条件:クレアチニンクリアランス(Ccr)>70 mL/分.
- 上記の条件を満たしていても蛋白尿2 g/日あるいは拡張期血圧95 mmHg 以上を合併している場合には,原則として妊娠は勧められない.

合併症

- 妊娠中に悪化した腎機能は分娩後に必ずしも軽快するわけではなく,透析の導入が必要となる可能性もある.

治療法

- **血圧の管理**:妊娠初期より頻回の血圧測定を行い,高血圧,妊娠高血圧症候群の有無を確認する.妊娠前より高血圧のある妊婦では,拡張期血圧を80～90 mmHg に調節する.

  Px 処方例
- アルドメット錠(250 mg) 1回1錠 1日3回 上限2,000 mg/日 **←降圧薬**
- アプレゾリン 30 mg/日 1日3回 上限200 mg/日 **←血管拡張薬**
- ペルジピン 1～2 µg/kg/分から開始 **← Ca 拮抗薬**

妊娠

20

腎疾患合併妊娠

333

- **腎機能の管理**：定期的に血清 Cr，血清 BUN，Ccr，1日尿蛋白量を計測する．定期的な尿培養を行い，尿路感染症に注意する．無症候性細菌尿は，抗菌薬により治療を行う．妊娠 32 週以前は，2 週間に 1 回，妊娠 32 週以降は毎週検査を行う．
- **妊娠中止基準**(表 20-3)：母体の全身管理が可能で NICU のある周産期センターなどで用いられるべきである．
- **胎児発育・fetal well-being(胎児健康状態)**：頻回の超音波検査，胎児心拍モニタリングを行う．
- **切迫早産管理**：経腟超音波検査による子宮頸管の評価および子宮収縮モニタにより，切迫早産の早期発見と管理を行う．

■表 20-2　腎疾患合併妊娠の主な治療薬

分類	一般名	主な商品名	薬の効くメカニズム	主な副作用
降圧薬	メチルドパ水和物	アルドメット	α-アドレナリン作動性受容体の刺激，偽神経伝達，血漿レニン活性の低下など	肝機能障害，悪心，食欲不振
血管拡張薬	ヒドララジン塩酸塩	アプレゾリン	末梢細動脈の血管平滑筋に作用して血管を拡張し，脳と腎の血流量を増加させる	動悸，頻脈，頭痛，顔の潮紅
Ca 拮抗薬	ニカルジピン塩酸塩	ペルジピン	血管平滑筋細胞への Ca^{2+} 流入を抑制して筋肉の収縮を妨げ，血管を拡張させる	潮紅，頭痛，動悸，肝障害，血液障害
	ニフェジピン	アダラート		

■表 20-3　異常妊娠・分娩をきたす可能性が大きい基準(妊娠中止基準)

1. 妊娠中，安静臥床，抗凝固療法をなどを行っても
   Ccr　50 mL/分以下
   血清 Cr　1.5 mg/dL 以上
   血清尿酸値　6.0 ng/dL 以上
2. 妊娠中，降圧薬投与下での血圧 160/110 mmHg 以上
3. 腎生検所見で活動性病変があるとき
   ⅰ)膜性増殖性糸球体腎炎，硬化性糸球体腎炎
   ⅱ)その他の糸球体腎炎であっても糸球体病変が中等度以上か，軽度であっても
      a)尿細管，間質変化が 20% 以上
      b)細小動脈硬化がある
      c)巣状硬化がある

腎疾患合併妊娠の病期・病態・重症度別にみた治療フローチャート

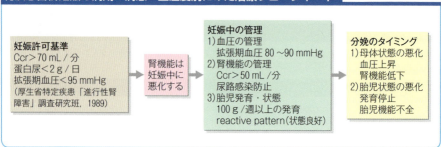

● 文献
1) 牧野康男，松田義雄：腎疾患合併妊娠．周産期医学必修知識 第 7 版．周産期医学，41(増刊)：169，2011

腎疾患合併妊娠における妊婦の看護

永澤 規子

看護過程のフローチャート

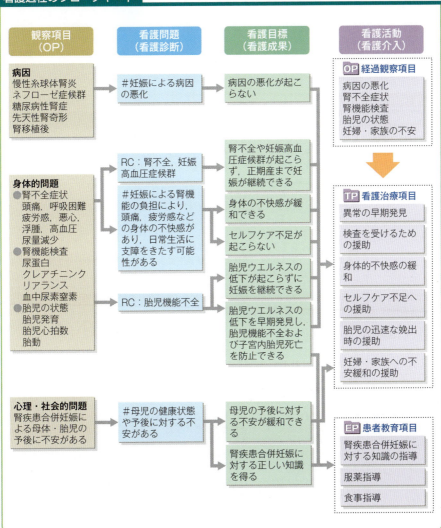

第1章　妊娠期　　2. 妊娠期の異常とケア

基本的な考え方

- 一般に妊娠中は，腎臓に対する負担が最大で非妊娠時の1.5倍とされている．腎機能の予備能が妊娠中の母体での症状出現に影響する．予備能が低下しているほど，腎機能の低下症状が出現しやすく，その管理と治療に対する援助が求められる．
- 腎機能低下による母体ウエルネスの低下は，胎児ウエルネスの低下につながる．胎児の状態を把握し，異常の早期発見と異常時の迅速な胎児娩出への援助を行うことが重要である．
- 妊婦・家族の母児の健康状態やその予後に対する不安は強い．心理・社会的状況を把握して，その緩和支援を行う必要がある．
- 腎疾患合併妊娠では，高率で妊娠高血圧症候群が発生する．管理，治療，看護は，「8 妊娠高血圧症候群」の項(p.127)を参照されたい．

Step1 アセスメント	Step2 看護問題の明確化	Step3 計画	Step4 実施	Step5 評価

情報収集	アセスメントの視点と根拠・起こりうる看護問題
全身状態の把握	**母体の腎機能状態を把握する．腎機能の程度により起こりうる身体的不快感や合併症発症とその程度を知ることができる．また，母体の腎機能悪化に伴う胎児ウエルネスの悪化にも注意する．さらに心理・社会的状況を把握し，妊婦・家族のもつ不安の状況を観察する．** ● 母体の腎疾患の病態(疾患名)とその程度を知る． ● 腎機能は，尿蛋白，クレアチニンクリアランス(Ccr)，尿素窒素(BUN)などで評価される． ※全身状態の具体的な把握については以下の項目に詳細を記載． 🔍 共同問題：腎不全，妊娠高血圧症候群／胎児機能不全 🔍 起こりうる看護問題：母体の腎機能低下による身体的不快感や日常生活へ及ぼす影響／母児の予後に対する不安
症状の程度，出現状況の観察	**母体の腎機能低下に伴う症状を把握する．自覚症状の増強は腎機能の低下を起こしている場合があるので注意する．** ● 腎機能低下を示す自覚症状として，頭痛，悪心，高血圧，疲労感，浮腫，尿量減少などがある． ● 母体の自覚症状は妊娠中期から後期に増強する傾向にある． 🔍 共同問題：腎不全，妊娠高血圧症候群／胎児機能不全 🔍 起こりうる看護問題：母体の腎機能低下による身体の不快感や日常生活へ及ぼす影響／母児の予後に対する不安
胎児の状態の観察	**胎児の発育状態を把握する．発育障害の発症時期を知ることで，間接的に母体の腎機能低下の把握につながる場合がある．また，発育の減少・停止は胎児ウエルネスの低下を示すので注意する．** ● 医師の行う超音波検査から，胎児の発育状態，また，発育遅延があればその発症時期の情報を得る． ● 胎児の発育が2週間停止した場合は胎児娩出の目安となる． ● 胎児ウエルネスを他覚的に評価するものとして，NST(ノンストレステスト)，BPS*(バイオフィジカルプロファイルスコア)測定がある． 　*BPS：超音波検査による胎児の呼吸運動，胎動，筋緊張，羊水量の観察結果，およびNSTを点数化したもので，合計10点となる．胎児ウエルネスが低下すると点数は低くなる ● 妊婦が自覚できる胎児ウエルネスは胎動であるので，妊婦に胎動チェックを行ってもらい，胎児の状態を把握する． ● 胎児ウエルネスの低下は妊婦のストレスになるので，その精神状態を把握する． 🔍 共同問題：胎児機能不全／早産 🔍 起こりうる看護問題：胎児の予後に対する不安

妊婦・家族の心理・社会的側面の把握	妊婦や家族の心理状態や社会的背景を知ることは，腎疾患合併妊娠の管理に対する理解度や協力体制の把握につながる．また，妊娠管理に対するノンコンプライアンスの原因を探ることもできる．

● 腎疾患合併妊娠に対する知識不足は，妊婦・家族の治療に対するノンコンプライアンスの原因となる．
● 妊婦の社会的役割遂行に対する過度の責任感は，管理の妨げになる．
● 経済的な問題は妊娠管理に対するノンコンプライアンスの原因となる．

🔍 **起こりうる看護問題**：腎疾患合併妊娠の知識不足／妊婦・家族のストレス／不安

Step1 アセスメント ▶ **Step2** 看護問題の明確化 ▶ **Step3** 計画 ▶ **Step4** 実施 ▶ **Step5** 評価

看護問題リスト

RC：腎不全，妊娠高血圧症候群，胎児機能不全
#1 妊娠による腎機能の負担により，頭痛，疲労感などの身体の不快感があり，日常生活に支障をきたす可能性がある（活動-運動パターン）
#2 母児の健康状態や予後に対する不安がある（自己知覚パターン）

看護問題の優先度の指針

● 腎疾患合併妊娠は，妊娠高血圧症候群や腎不全などによる母体の身体的問題が起こりやすい．また，それらは胎児ウエルネスに影響する．妊娠中は，母児の身体状態を厳重に観察し，異常の早期発見と異常発生時の早期介入を行うことが看護問題で優先される．また，身体の不快感によるセルフケア不足にもなりやすく，その援助も必要である．
● 母児の予後に対する妊婦・家族の不安も強く，心理・社会的状況を把握して，その緩和支援を行うことも重要である．

Step1 アセスメント ▶ **Step2** 看護問題の明確化 ▶ **Step3** 計画 ▶ **Step4** 実施 ▶ **Step5** 評価

共同問題	看護目標（看護成果）
RC：腎不全，妊娠高血圧症候群	〈長期目標〉母体の腎機能に低下がみられず，正期産まで妊娠が継続できる 〈短期目標〉1)腎機能低下の早期発見ができる．2)腎不全の徴候や妊娠高血圧症候群の出現時に早期介入ができる．3)妊婦・家族が腎疾患合併妊娠の妊娠中の管理について理解し，管理に参加できるように援助する

看護計画	介入のポイントと根拠
OP 経過観察項目 ● 妊娠週数と腎機能の状態をみる	➡ **根拠** 妊娠週数が経過し，後期になるほど母体の腎臓に負担がかかるため，腎機能が低下するリスクが高まる
● 腎機能検査(BUN，Ccr，尿蛋白，尿量，血圧)：変化をみる	➡ **根拠** 腎機能が低下するとこれらの検査値が悪化する
● 浮腫：変化をみる	➡ **根拠** 腎機能が悪化すると尿蛋白値が上昇するため，血清蛋白値が低下する．そのため血管内外の浸透圧の関係で細胞内に組織液が貯留し，浮腫が起こる
● 自覚症状：変化をみる	➡ **根拠** 腎機能が悪化すると血液中に老廃物がたまり，頭痛，悪心，疲労感などの症状が悪化する

妊娠

20
腎疾患合併妊娠

第1章　妊娠期　　2. 妊娠期の異常とケア

TP 看護治療項目

● 医師の行う検査を介助する

　⮑目的，方法を説明する．また，検査がスムーズに行われるための準備をする　根拠検査の内容を理解することや検査が円滑に行われることで，不必要な不安をもつことなく，検査に協力できる

● 医師の指示による投薬が行われる場合は，その介助を行う

　⮑降圧・利尿薬や鎮痛薬が使用される
　①降圧・利尿薬：胎児循環に影響する可能性があるので注意する．とくに，急速に血圧を降下させる目的で経静脈的に降圧・利尿薬が投与される場合には，胎児モニタリンクを行い，胎児心拍数の変化に留意する
　②鎮痛薬：頭痛などに対して，鎮痛薬を使用する場合がある．鎮痛薬の1つであるインドメタシンは，胎児循環に重要な動脈管の閉塞を引き起こすことがあるため，妊娠32週以降は使用しないので，使用される薬物の内容を確認して投与する

● 腎不全で妊娠の継続が困難な場合には，胎児娩出に対する援助を行う

　⮑迅速かつ正確に医師の指示が行われるようにする　根拠腎不全の悪化防止のための，胎児娩出による妊娠の中断は緊急性がある
　⮑緊急の妊娠中断の場合，帝王切開が行われることが多い．ただし，妊娠週数が経過し，子宮頸管の成熟度がよく，分娩誘発が有効と判断された場合には，それを選択する場合もある

EP 患者教育項目

● 腎不全症状を報告するよう指導する

　⮑自覚症状の悪化があれば，すぐに報告するように指導する　根拠妊婦の自覚症状の悪化から，腎不全の悪化が発見されることがある

● 食事指導を行う

　⮑医師の指示食を具体的に指導する　根拠腎機能低下状況により熱量（カロリー），塩分，蛋白質の指示量が決まる

● 服薬指導を行う

　⮑用法・用量を正確に守るように服薬指導する
　根拠医師の指示として降圧薬や利尿薬が処方されることが多い．降圧薬や利尿薬は，循環器系に作用する薬物なので，妊娠中は正確に服用しないと，胎児に影響する

共同問題	看護目標（看護成果）
RC：胎児機能不全	〈**長期目標**〉母体の腎機能低下による早期の妊娠の中断や胎児ウエルネスの低下がなく，正期産まで妊娠を継続できる 〈**短期目標**〉1）母体の腎機能低下を早期に発見する．2）胎児ウエルネスの低下の早期発見ができる．3）胎児ウエルネスの低下時に迅速な胎児娩出ができる

看護計画	介入のポイントと根拠
OP 経過観察項目 ● 妊娠週数：胎児ウエルネスが低下した時点の妊娠週数を把握する	⮑根拠出生後の児の予後に影響する

338

- ●胎児の体重：変化をみる

- ●NST：胎児心拍数の基線細変動，一過性頻脈，遅発一過性徐脈などをみる

- ●BPS：点数の変化をみる

- ●胎動の状態：変化をみる

- ●母体の腎機能：「RC：腎不全」の OP に準じる

⮕ 根拠 腎疾患合併妊娠では，胎児発育不全が起こりやすい．また，体重の増加不良は胎児ウエルネスの低下を示す
⮕ 根拠 基線細変動・一過性頻脈の減少・消失，遅発一過性徐脈の出現は胎児ウエルネスの低下を示す
⮕ 根拠 胎児ウエルネスが低下すると BPS の点数が低くなってくる
⮕ 根拠 胎動の減少は，胎児ウエルネスの低下を示す
⮕ 根拠 腎不全徴候が現れたら医師の指示による薬物の投与や安静などの早期介入を行い，悪化させない

TP 看護治療項目
- ●胎児ウエルネスの低下時に緊急に胎児娩出を図るための介助をする

⮕ 迅速かつ正確に医師の指示が行われるようにする　根拠 帝王切開が行われる．迅速に介助を行い，胎児機能不全，子宮内胎児死亡を防止する

EP 患者教育項目
- ●胎動チェックについて指導する

- ●妊婦・家族に腎疾患合併妊娠の管理について説明する

⮕ 具体的方法について説明する．胎動が減少してきた場合はすぐに報告するよう指導する　根拠 妊婦の把握できる胎児ウエルネスは胎動である
⮕ 管理内容とその必要性について，理解できるまでわかりやすく説明する　根拠 管理の理解は，妊婦・家族の積極的参加を促進する

---

1 看護問題	看護診断	看護目標（看護成果）
#1 妊娠による腎機能の負担により，頭痛，疲労感などの身体の不快感があり，日常生活に支障をきたす可能性がある	活動耐性低下リスク状態 危険因子：体調不良	〈長期目標〉身体の不快感が緩和され，日常生活に支障がない 〈短期目標〉1) 身体の不快感が緩和される．2) セルフケア不足に対する援助が受けられる．3) 自己のセルフケア不足を正確に伝えることができる

看護計画	介入のポイントと根拠
OP 経過観察項目 ●身体の不快感（頭痛，悪心，呼吸困難，疲労感）：変化をみる ●セルフケア不足：不足しているセルフケアの内容を明確にする **TP 看護治療項目** ●身体の不快感を緩和させるための体位を工夫する ●セルフケア不足への援助を行う	⮕ 根拠 身体の不快感と日常生活への支障の程度は比例する ⮕ 根拠 セルフケア不足項目を明確にすることにより，援助内容を明らかにできる ⮕ 起座位やセミファウラー位が好まれる　根拠 横隔膜が下がることによって胸腔内圧が下がり，呼吸が楽になる ⮕ 妊婦のニーズに適した日常生活援助を行う 根拠 適切な援助を行うことにより，日常生活を円滑に送ることができる

妊娠

20

腎疾患合併妊娠

第1章 妊娠期 2. 妊娠期の異常とケア

EP 患者教育項目

● セルフケア不足の内容を伝えるよう指導する

➡ 具体的な表現方法を指導する **根拠** セルフケア不足の内容や原因となっている不快感について正確に伝えることで，適切な援助が受けられる

2	**看護問題**	**看護診断**	**看護目標（看護成果）**

#2 母児の健康状態や予後に対する不安がある

不安
関連因子：人生の目標に対する矛盾，満たされていないニーズ
診断指標
□苦悩
□心配する
□不確かさ

〈**長期目標**〉不安が緩和する
〈**短期目標**〉1）不安の内容を表現できる．
2）母体や胎児の健康状態の正しい情報を得る

看護計画	**介入のポイントと根拠**

OP 経過観察項目

● 妊娠週数：症状の出現した時点の妊娠週数を把握する
● 不安の内容：不安の内容と変化を知る

➡ **根拠** 妊娠週数により出生した児の危険度は異なり，不安の程度に影響する
➡ **根拠** 不安の内容に適した介入をする

TP 看護治療項目

● 行われる検査や管理について説明する

● 母体や胎児の状態についての情報を提供する

➡ 妊婦が理解できるようにわかりやすく説明する **根拠** 知識を得ることで不要な不安をもたない
➡ 医師とともに正確な情報を提供する **根拠** 情報を得ることで不要な不安をもたない

EP 患者教育項目

● 不安の内容を自分で表現できるように指導する

● 腎疾患合併妊娠に対する正しい知識を指導する

➡ 表現方法を指導する **根拠** 不安を的確に伝えることで，適切な対処行動が起こせる
➡ 妊婦の腎疾患合併妊娠に対する理解度を知る **根拠** 正しい知識を得ることで不要な不安をもたない

Step**1** アセスメント	Step**2** 看護問題の明確化	Step**3** 計画	Step**4** 実施	Step**5** 評価

病期・病態・重症度に応じたケアのポイント

【妊娠初期】妊娠初期は胎児の存在による母体の負荷もあまりかかっていないため，正常妊婦の管理に準じて行われる．しかし，妊娠中期から後期への妊娠継続への不安は，妊婦・家族ともに増強するので，その緩和を図るための支援が必要となる．

【妊娠中期から後期】妊娠中期以降は，胎児の成長とともに母体の腎機能負担も増してくる時期である．非妊娠時の腎機能の予備能の程度は母児ウエルネス状態に影響する．腎不全や妊娠高血圧症候群の発症を予測して，異常の早期発見やその対処のケアが求められる．母体の身体の不快感も増してくる時期なので，その緩和や母児の予後に対する不安の緩和や援助が必要となる．

看護活動（看護介入）のポイント

診察・治療の介助

● 母体の腎機能の状態を把握するための血液・尿検査の介助を行う．
● 医師の指示により降圧薬や利尿薬が投与される場合は正確に行う．
● 胎児の発育やウエルネス状態を把握するための超音波検査を介助する．
● 胎児ウエルネスの他覚的評価のために NST の介助を行う．

- ●腎疾患合併妊娠について正しい知識を提供し，妊娠管理の参加を促す．
身体の不快感緩和に向けた援助
- ●身体の不快感を緩和する体位を工夫する．
- ●医師の指示による鎮痛薬などが投与される場合には正確に行う．
セルフケアの援助
- ●セルフケア不足の評価をする．
- ●セルフケア不足がある場合は，その援助を行う．
妊婦・家族の心理・社会的問題への援助
- ●腎疾患合併妊娠に対する妊婦・家族の不安を解消するように援助する．

退院指導・療養指導

- ●妊娠中は，定期的に妊婦健診を受け，母児の健康状態を管理するように指導する．
- ●医師の指示による服薬がある場合は，その指導を行う．
- ●医師の指示による治療食の指導を行う．栄養士からの指導介入も受けられるように援助する．
- ●出産後も医師の指示により，腎機能状態を定期的に検査するよう指導する．

Step1 アセスメント ▶ **Step2 看護問題の明確化** ▶ **Step3 計画** ▶ **Step4 実施** ▶ **Step5 評価**

評価のポイント

看護目標に対する達成度
- ●妊婦の腎機能が低下せずに正期産まで妊娠が継続できたか．
- ●妊婦の身体の不快感を緩和できたか．
- ●セルフケア不足が起こらず日常生活に支障は生じなかったか．
- ●胎児ウエルネスの低下が起こらず，正期産まで妊娠が継続できたか．
- ●胎児ウエルネスの低下が生じた場合には，早期に娩出でき，胎児機能不全，子宮内胎児死亡が起こらなかったか．
- ●妊婦の不安やストレスが緩和し，安寧な心理状態を保てたか．
- ●家族の不安やストレスが緩和し，介護者役割が果たせたか．

第1章 妊娠期　2. 妊娠期の異常とケア

腎疾患合併妊娠における妊婦の病態関連図と看護問題

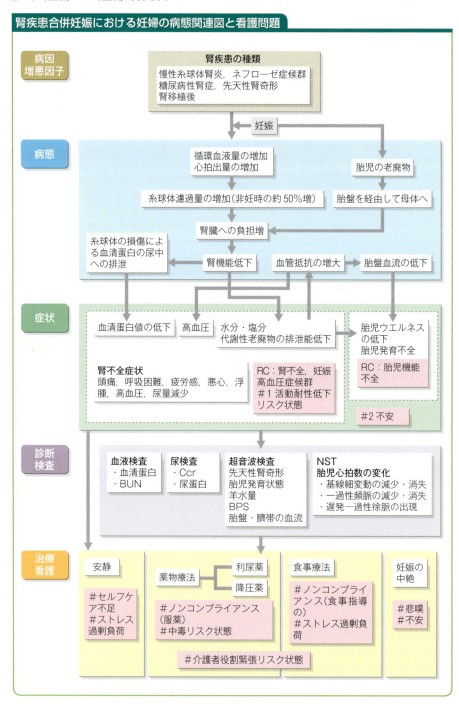

21 糖尿病合併妊娠

佐世 正勝

目でみる疾患

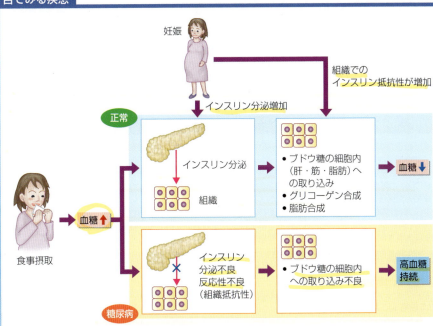

■図 21-1　妊娠と糖代謝

■表 21-1　妊娠と糖代謝異常の分類

分類	定義
妊娠糖尿病 gestational diabetes mellitus：GDM	妊娠中に初めて発見、または発症した糖尿病に至っていない糖代謝異常
妊娠中の明らかな糖尿病 overt diabetes in pregnancy	空腹時血糖値 ≧126 mg/dL、または HbA1c 値 ≧6.5%
糖尿病合併妊娠	糖尿病と診断されていた女性が妊娠（1型糖尿病、2型糖尿病）、または確実な糖尿病網膜症があるもの

→ 妊娠によるインスリン抵抗性↑（妊娠 20 週以降）

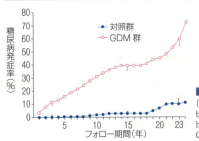

■図 21-2　GDM 母体の糖尿病累積発症率
〔O'Sullivan JB：Subsequent morbidity among gestational diabetic women, In：Sutherland HW, Stowers JM (eds)：Carbohydrate Metabolism in Pregnancy and the Newborn, p.174, Churchill Livingstone, 1984〕

病態生理

■ 母体が糖代謝異常に罹患している場合の妊娠である．妊娠中の糖代謝異常は，妊娠糖尿病，妊娠中の明らかな糖尿病，糖尿病合併妊娠の3つに分類される(表21-1)．
- インスリンは膵ランゲルハンス島のβ細胞から分泌されるホルモンである．ブドウ糖の細胞内への取り込み，グリコーゲン合成，脂肪合成などを促進し，また糖新生や脂肪分解を抑制し，血糖を低下させる．
- 糖代謝異常は，インスリンの分泌もしくは作用が低下することによって血糖値が上昇する病態である(図21-1)．

病因・増悪因子

- 妊娠中はインスリンの分泌量は増加するが，胎盤性ホルモン(hPLなど)の影響で組織でのインスリン抵抗性が高まり，高血糖の状態になりやすくなる．このため耐糖能異常が顕性化あるいは増悪する．

疫学・予後

- 診断基準の改訂(2009年)により，妊娠中期の妊娠糖尿病(GDM)頻度は従来の2.1%から8.5%程度に増加することになった．
- GDMを発症した母親が次回妊娠でGDMを再発する確率は40%と報告されている．
- GDMの場合，母体の約50%はその後約20年間に2型糖尿病を発症する(図21-2)．
- 相対危険度は妊娠中の正常血糖女性の7.43倍と報告されている．
- GDM妊婦には分娩後6～12週の75g OGTT(75g経口ブドウ糖負荷試験)を勧める．
- 妊娠中の明らかな糖尿病である妊婦では分娩後に耐糖能について再評価する．
- 巨大児を出産した場合，その児に2型糖尿病の発症リスクが高くなる．

症状

■ 高血糖，または尿糖を認める．
- スクリーニング検査にて高血糖を認める．

〈二段階法によるスクリーニング〉
① 妊娠初期に随時血糖測定(カットオフ値は≧95 mg/dLを陽性とするのが一般的)
② 中期(24～28週)に50g GCT(グルコースチャレンジテスト)法(≧140 mg/dLを陽性)，あるいは随時血糖測定(≧100 mg/dLを陽性)
- スクリーニング陽性妊婦には診断検査(75g OGTT)を行う．
- 随時血糖値≧200 mg/dL あるいは75g OGTTで，2時間値≧200 mg/dLの場合は，妊娠中の明らかな糖尿病の存在を念頭に置き，空腹時血糖値≧126 mg/dL または HbA1c≧6.5%(NGSP値，以下同)を満たすかどうか確認する．
- 肥満，糖尿病家族歴や巨大児分娩などのリスクファクター(表21-2)に注意する．

診断・検査値

- 妊娠糖尿病(GDM)：75g OGTTにおいて次の基準の1点以上を満たした場合に診断する．
  ① 空腹時血糖値≧92 mg/dL
  ② 1時間値≧180 mg/dL

■表21-2 糖尿病素因を疑う因子

1. 糖尿病の家族歴	6. 先天奇形児の分娩歴
2. 35歳以上の高年齢	7. 強度の尿糖陽性もしくは2回以上反復する尿糖陽性
3. heavy for dates(HFD)児(正期産では3,800g以上)	8. 肥満
4. 原因不明の習慣性流早産歴	9. 羊水過多(症)
5. 原因不明の周産期死亡歴	10. 妊娠高血圧症候群(重症)

(日本産科婦人科学会周産期委員会，1995より一部改変)

■表 21-3　空腹時血糖値および 75 g 経口糖負荷試験（OGTT）2 時間値の判定基準（静脈血漿値）

	正常域	糖尿病域
空腹時値	< 110 mg/dL	≧ 126 mg/dL
75 g OGTT 2 時間値	< 140 mg/dL	≧ 200 mg/dL
75 g OGTT の判定	両者を満たすものを正常型とする	いずれかを満たすものを糖尿病型*とする
	正常型にも糖尿病型にも属さないものを境界型とする	

＊随時血糖値 ≧ 200 mg/dL および HbA1c（NGSP）≧ 6.5％ の場合も糖尿病型とみなす

正常型であっても，1 時間値が 180 mg/dL 以上の場合には，180 mg/dL 未満のものに比べて糖尿病に悪化するリスクが高いので，境界型に準じた取り扱い（経過観察など）が必要である．また，空腹時血糖値 100〜109 mg/dL のものは空腹時血糖正常域のなかで正常高値とよぶ
（清野裕，南條輝志男，田嶼尚子，他：糖尿病の分類と診断基準に関する委員会報告（国際標準化対応版）．Table 3．糖尿病 55（7）：492，2012 より一部改変）

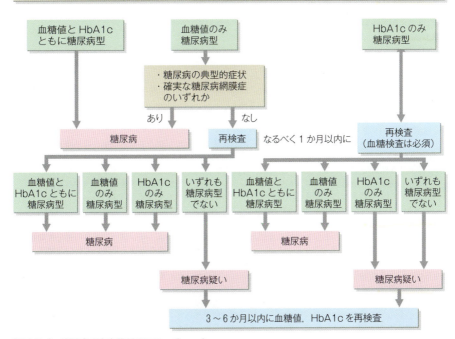

■図 21-3　糖尿病の臨床診断のフローチャート
（清野裕，南條輝志男，田嶼尚子，他：糖尿病の分類と診断基準に関する委員会報告（国際標準化対応版）．Fig 2．糖尿病 55（7）：494，2012 より一部改変）

- ③ 2 時間値 ≧ 153 mg/dL
- 妊娠中の明らかな糖尿病：以下のいずれかを満たした場合に診断する（表 21-3）．
  - ① 空腹時血糖値 ≧ 126 mg/dL
  - ② HbA1c ≧ 6.5％
- 糖尿病の臨床診断フローチャートを図 21-3 に示す．

第1章　妊娠期　　2. 妊娠期の異常とケア

合併症

- 合併症には，糖尿病性合併症，産科的母体合併症，胎児新生児合併症がある．糖尿病性合併症や先天奇形は，妊娠前より糖尿病を発症していた糖尿病合併妊娠に多い（図21-4）．
- 妊娠前の血糖コントロールが不良であると胎児奇形が増加する．
- 網膜症があると妊娠中に増悪し，失明することもあるため，妊娠中は月1回の眼底検査が望ましい．
- リトドリン塩酸塩（子宮収縮抑制薬）の投与により，高血糖とアシドーシスを生じやすい．代替薬として硫酸マグネシウムの使用も考慮される．

治療法

- 治療方針
- 母児合併症を減らすために，妊娠前から厳格な血糖管理を行う．
- 血糖コントロール
- 早期空腹時血糖値 ≦ 95 mg/dL，食前血糖値 ≦ 100 mg/dL，食後2時間値 ≦ 120 mg/dL を目標に血糖を調節する．
- HbA1cの推移は，DM，GDMで異なる（目安として，HbA1c ≦ 6.2%）．
- 血糖自己測定
- インスリンを使用した厳格な血糖コントロールにおいては，低血糖症防止のために食前30分，食後2時間，眠前の計1日7回の血糖値測定が必要である．
- 食事療法

〈1日摂取総エネルギー量〉

- 普通体格の妊婦（非妊娠時体重 BMI < 25）：非妊娠時所要量〔標準体重（kg）×30〕kcal＋妊娠・授乳期負荷量
- ・妊娠・授乳期負荷量（施設により異なる）は，妊娠初期50 kcal，中期250 kcal，後期450 kcal，授乳期350 kcal（日本人の食事摂取基準2010年度版）．
- 肥満妊婦（非妊娠時体重 BMI ≧ 25）：標準体重（kg）×30 kcal
  ※参考）標準体重 ＝ 身長（m）×身長（m）×22
  　　　　 BMI ＝ 体重÷身長（m）÷身長（m），標準 BMI ＝ 22（疫学調査で最も病気になる確率が低い）

〈食事摂取法〉

- 3回食で目標血糖値が達成できない場合は，各食事を2：1程度に分割し，1日6回食にすることが有用な方法である．分割食にせず，超速効型インスリンを用いて食後血糖を是正する方法が普及しつつある．夜間低血糖を起こす場合は就寝前に0.5〜1単位の間食をとるようにする．
  ※参考）1単位 ＝ 80 kcal〔ご飯50 g，バナナ100 g（中1本）など〕
- インスリン療法
- 適正な食事療法を行ってもなお目標血糖値が達成できない場合には，インスリン投与の適応となる．
- 経口血糖降下薬は胎盤通過性があるため，2型糖尿病の患者は妊娠を希望する時点で経口血糖降下薬からインスリン療法に変更する．
- 妊娠時には2型糖尿病の場合，インスリン投与が必要になることがある．
- 分娩時の管理
- 妊娠後期にはインスリンの投与量が約2倍になることが多い．また，分娩時には十分な経口摂取ができないため，厳重な血糖管理（70〜120 mg/dL）が必要である．
- 胎児機能不全を示しやすいため，原則として連続的胎児心拍モニタリングを行う．
- コントロール良好例：40週6日まで待機・41週0日以降に分娩誘発，あるいは37週0日以降に分娩誘発
- コントロール不良例：分娩時期・分娩方法を個別に検討
- 分娩後は比較的速やかに血糖値が減少するので，インスリン投与量を約1/2に減少させる．GDMではインスリンが不要になることが多い．個人差があるため，自己血糖測定（7検）が望ましい．
- 産褥の管理
- GDM妊婦には分娩後6〜12週の75 g OGTT（日本糖尿病学会基準）を行う．「妊娠中の明らかな糖尿病」妊婦では，耐糖能について再評価する．

346

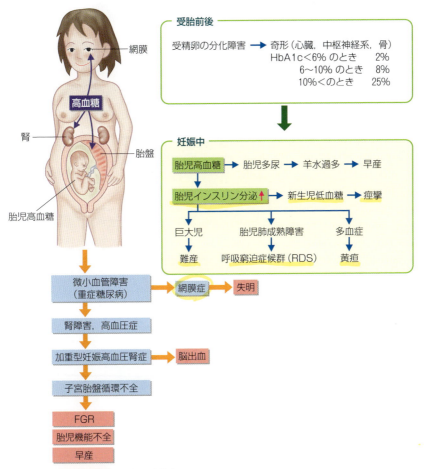

■図 21-4 耐糖能異常妊娠の母児合併症

●文献
1) 日本糖尿病学会編：科学的根拠に基づく糖尿病診療ガイドライン 2013. 南江堂, 2013
2) 清野裕, 南條輝志男, 田嶼尚子, 他：糖尿病の分類と診断基準に関する委員会報告(国際標準化対応版). 糖尿病 55 (7)：485-504, 2012

第1章 妊娠期　2. 妊娠期の異常とケア

糖尿病合併妊娠の病期・病態・重症度別にみた治療フローチャート

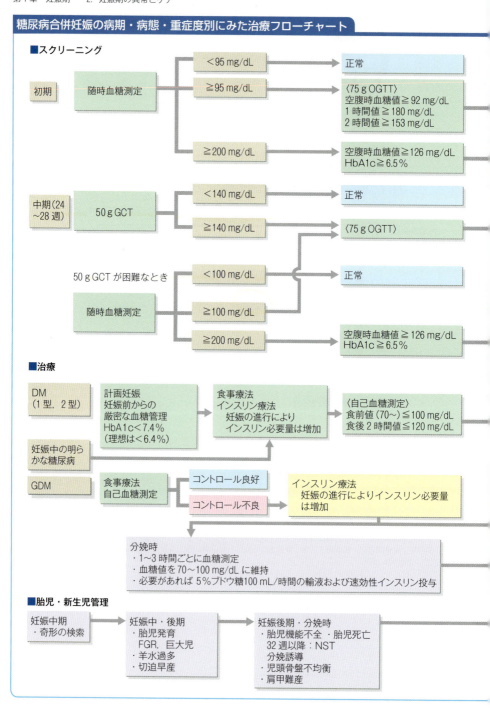

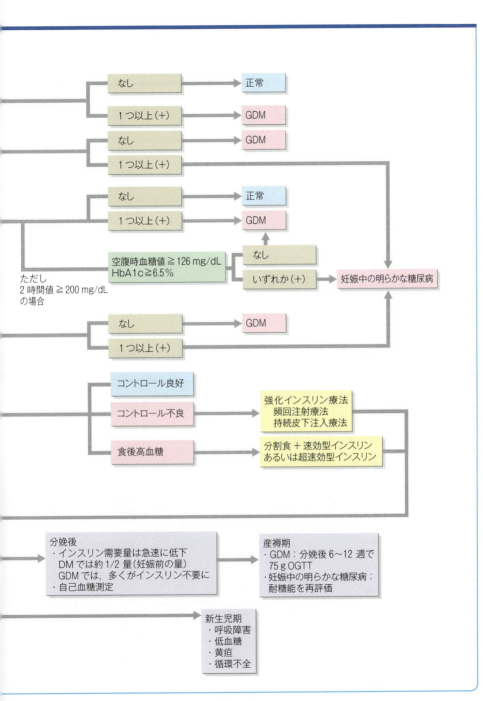

第1章　妊娠期　　2. 妊娠期の異常とケア

糖尿病合併妊娠における妊婦の看護

永澤　規子

看護過程のフローチャート

観察項目（OP）	看護問題（看護診断）	看護目標（看護成果）	看護活動（看護介入）

OP 経過観察項目

病因の悪化
糖尿病症状
糖尿病合併症
産科合併症
検査値
胎児の状態
薬の効果・副作用
妊婦・家族の不安
糖尿病合併妊娠および妊娠糖尿病の知識

病因
1型糖尿病
2型糖尿病
妊娠糖尿病

身体的問題
● 糖尿病症状
　口渇，多飲，多尿
　疲労感，体重コントロール不良
● 糖尿病合併症
　ケトアシドーシス
　糖尿病網膜症
　糖尿病腎症
● 産科合併症
　切迫流早産
　妊娠高血圧症候群
　羊水過多症
● 検査
　血糖値，尿糖値，尿蛋白，クレアチニンクリアランス，眼底検査
● 胎児の状態
　胎児発育
　胎児心拍数
　胎動
　先天奇形
● 薬（インスリン）の効果
　血糖コントロール
● 薬（インスリン）の副作用
　低血糖

心理・社会的問題
糖尿病合併妊娠による母児の予後に対する不安

RC：糖尿病合併症（ケトアシドーシス，網膜症，腎症），産科合併症（切迫流早産，妊娠高血圧症候群，羊水過多症）

RC：胎児機能不全

#糖尿病の悪化による身体の不快感があり，日常生活に支障をきたす可能性がある

#インスリンを自己調整することにより効果的な薬理作用が現れない

#インスリンのコントロール不良による低血糖が起こる可能性がある

#母児の健康状態やその予後に対する不安がある

糖尿病がコントロールされ，母児ともに良好な状態で妊娠が継続できる

糖尿病合併症の発症および悪化がない

産科合併症の発症および悪化がない

身体の不快感が緩和できる

胎児ウエルネスの低下を早期発見し，胎児機能不全，子宮内胎児死亡を防止できる

母児の分娩外傷を防止できる

インスリンを指示どおりに自己注射することにより，血糖がコントロールされる

低血糖が起こらない

母児の予後に対する不安が緩和する

糖尿病合併妊娠や妊娠糖尿病に対する正しい知識を得る

TP 看護治療項目

異常の早期発見

検査を受けるための援助

身体の不快感の緩和

セルフケア不足への援助

胎児の迅速な娩出時の援助

妊婦・家族の不安緩和の援助

EP 患者教育項目

糖尿病合併妊娠や妊娠糖尿病に対する正しい知識の指導

インスリン自己注射指導

食事指導

350

基本的な考え方

● 糖尿病合併妊娠の問題点は，糖尿病の悪化による母体への影響と産科的合併症の発症が多いことにある．妊娠中もその両方の視点からの管理が必要となる．看護ケアにはその管理が効果的に行われるための援助が求められる．
● 母児のウエルネス状態を観察し，異常の早期発見と異常時の早期介入への援助に努める．
● 糖尿病合併妊娠の治療管理は，食事療法と薬物療法が中心となるので，その指導・援助を行う．
● 妊娠糖尿病は妊娠により耐糖能異常が生じた状態で，妊娠中のみ高血糖状態となる．管理は糖尿病合併妊娠に準じて行う．
● 糖尿病合併妊娠による母体や胎児の予後に対する妊婦・家族の不安は強い．その心理・社会的状況を把握して不安緩和のための支援を行う．
● 産科合併症発症時の看護については，該当項目を参照されたい．

Step1 アセスメント	Step2 看護問題の明確化	Step3 計画	Step4 実施	Step5 評価

情報収集	アセスメントの視点と根拠・起こりうる看護問題
全身状態の把握	糖尿病の病態や合併症の有無を把握する．病態や合併症は，母児のウエルネスに影響する．同時に妊娠による糖尿病への影響についても把握する．糖尿病合併妊娠では，妊娠中の血糖コントロールが，胎児ウエルネスの管理において最も重要である．血糖のコントロールは，糖尿病が非妊娠時よりわかっていたのか，妊娠後に発見されたのか，また，非妊娠時のコントロール状態はどのようであったのか，により左右される．したがって発症の時期や血糖のコントロール状態を把握することも大切である．さらに，血糖コントロール不良による身体の不快感の有無や程度，それによる日常生活への支障の程度も把握する．母児の予後に対する不安の程度を知るために，妊婦・家族の心理・社会的状態も把握する． ● 糖尿病の病態には，1型糖尿病，2型糖尿病，妊娠糖尿病がある． ● 妊娠中は胎盤によりインスリンが分解されるため，非妊娠時よりも多くのインスリンを必要とする． ● 糖尿病合併症や産科合併症の状態について把握する．糖尿病合併症には，糖尿病網膜症，糖尿病腎症，ケトアシドーシスがある．また，産科合併症として，切迫流早産や妊娠高血圧症候群，羊水過多症がある． ※全身状態の具体的な把握については以下の項目に詳細を記載． 🔍 **共同問題：胎児機能不全** 🔍 **起こりうる看護問題：母体ウエルネスの低下による身体の不快感や日常生活へ及ぼす影響／母児の予後に対する不安**
症状，程度の観察	妊娠により糖尿病が悪化し血糖コントロールが不良になると，身体にさまざまな不快感が出現する．その症状と程度を把握する． ● 糖尿病の自覚症状として，口渇，多飲，多尿，倦怠感があり，程度を把握する． ● 血糖コントロール状態を把握する． 🔍 **共同問題：胎児機能不全** 🔍 **起こりうる看護問題：母体の血糖コントロール不良による身体の不快感や日常生活へ及ぼす影響／不安**
糖尿病合併症の状態の観察	糖尿病合併症の発症やその状態を把握する．非妊娠時に糖尿病が確認され，血糖のコントロール状態が不良であった場合は合併症を発症しやすいので注意する．また，非妊娠時より糖尿病網膜症や腎症が存在した場合は，その程度を把握する． **ケトアシドーシス（1型糖尿病に多い）** ● 血糖コントロールが不良で急激な高血糖が起こるとケトアシドーシスを起こす場合がある．自覚症状としては，激しい口渇，多飲，頻尿，疲労感があり，放置すると昏睡に陥る．糖尿病症状が急激に悪化した場合はケトアシドーシスに注意する．

妊娠

21

糖尿病合併妊娠

351

第1章　妊娠期　2. 妊娠期の異常とケア

<table>
<tr>
<td></td>
<td>

糖尿病網膜症
- 糖尿病網膜症の把握は眼底検査によって行われる．眼底検査の結果を把握する．
- 急激な血糖の改善は網膜症を悪化させる場合があるので注意する．
- 網膜症は自覚症状がないまま進行することが多いが，進行すると視力低下や飛蚊症が起こり，最後には失明する．症状の変化に注意する．

糖尿病腎症
- 糖尿病を発症して10年以上血糖コントロールが不良である場合に発症する．
- 腎機能低下に注意する．腎機能低下の自覚症状として，頭痛，悪心，疲労感などがある．また，腎機能の検査値を把握する．

🔍 **共同問題**：糖尿病合併症（ケトアシドーシス，網膜症，腎症）／胎児機能不全
🔍 **起こりうる看護問題**：合併症の発症による身体の不快感や日常生活へ及ぼす影響／不安

</td>
</tr>
<tr>
<td>**産科合併症の状態の観察**</td>
<td>

▌**糖尿病合併妊娠では産科合併症を発症しやすい．その症状の把握を行う．**

切迫流早産
- 子宮の収縮，不正性器出血，子宮頸管の状態を把握する（詳細は「6 切迫流産」「8 切迫早産・早産」の看護の項参照）．

妊娠高血圧症候群
- 高血圧，蛋白尿の程度を把握する（詳細は「7 妊娠高血圧症候群」の項参照）．

羊水過多症
- 羊水量と，その過多による症状を把握する（詳細は「13 羊水過多症」の項参照）．

🔍 **共同問題**：産科合併症（切迫流早産，妊娠高血圧症候群，羊水過多症）
🔍 **起こりうる看護問題**：母児ウエルネスの低下／不安

</td>
</tr>
<tr>
<td>**胎児の状態の観察**</td>
<td>

▌**胎児の発育状態を把握する．糖尿病合併妊娠では胎児も高血糖になることが多いので巨大児になりやすいが，胎盤機能が低下している状態では胎児発育不全を起こす．**

- 医師の行う超音波検査から，胎児の発育状態，また，発育不全があれば，その発症時期の情報を得る．
- 胎児の発育が2週間停止した場合は，胎児娩出の目安となる．
- 胎児ウエルネスを他覚的に評価するものとして，NST（ノンストレステスト），BPS*（バイオフィジカルプロファイルスコア）測定がある．
  - ＊BPS：超音波検査による胎児の呼吸運動，胎動，筋緊張，羊水量の観察結果，およびNSTを点数化したもので，合計10点となる．胎児ウエルネスが低下すると点数は低くなる
- 妊婦が自覚できる胎児ウエルネスは胎動であるので，妊婦に胎動チェックを行ってもらい，胎動の状態を把握する．
- 巨大児は母児の分娩外傷の要因となるので注意する．
- 胎児ウエルネスの低下は妊婦のストレスになるので，その精神状態を把握する．

🔍 **共同問題**：胎児機能不全／早産
🔍 **起こりうる看護問題**：母児の分娩外傷／不安

</td>
</tr>
<tr>
<td>**妊婦・家族の心理・社会的側面の把握**</td>
<td>

▌**妊婦や家族の心理状態や社会的背景を知ることは，糖尿病合併妊娠の管理に対する理解度や協力体制の把握につながる．また，妊娠管理に対するノンコンプライアンスの原因を探ることもできる．**

- 糖尿病合併妊娠に対する知識不足は，妊婦・家族の治療に対するノンコンプライアンスの原因となる．
- 妊婦の社会的役割遂行に対する過度の責任感は，妊娠管理の妨げになる．
- 経済的な問題は妊娠管理に対するノンコンプライアンスの原因となる．

🔍 **起こりうる看護問題**：糖尿病合併妊娠の知識不足／妊婦・家族のストレス／不安

</td>
</tr>
</table>

| Step 1 アセスメント | Step 2 看護問題の明確化 | Step 3 計画 | Step 4 実施 | Step 5 評価 |

看護問題リスト

RC：糖尿病合併症（ケトアシドーシス，網膜症，腎症），産科合併症（切迫流早産，妊娠高血圧症候群，羊水過多症），胎児機能不全

#1 糖尿病の悪化による身体の不快感があり，日常生活に支障をきたす可能性がある（活動-運動パターン）

#2 インスリンを自己調整することにより効果的な薬理作用が現れない（健康知覚-健康管理パターン）

#3 インスリンのコントロール不良による低血糖が起こる可能性がある（健康知覚-健康管理パターン）

#4 母児の健康状態や予後に対する不安がある（自己知覚パターン）

看護問題の優先度の指針

● 糖尿病が妊娠以前からわかっていたのか，妊娠して初めて発見されたのか，また，妊娠以前からコントロールできていたのか，いなかったのかなどは重要な情報である．これらは妊娠中の糖尿病の悪化や糖尿病合併症，産科合併症の発症や悪化に影響し，治療・管理方針が左右されるため，看護ケアの優先度もそれにより変化する．最も優先されるのは，合併症の発症，悪化の予防と早期発見のための援助である．また，胎児ウエルネス状態の把握も重要である．

● 妊娠中は，胎児ウエルネスを保つための血糖管理が厳重に行われるため，妊婦のストレスも強く，それを緩和する援助も必要である．さらには，母児の予後に対する妊婦・家族の不安を緩和する支援も求められる．

| Step 1 アセスメント | Step 2 看護問題の明確化 | Step 3 計画 | Step 4 実施 | Step 5 評価 |

共同問題

RC：**糖尿病合併症（ケトアシドーシス，網膜症，腎症），産科合併症（切迫流早産，妊娠高血圧症候群，羊水過多症）**

看護目標（看護成果）

〈**長期目標**〉糖尿病が悪化せず，糖尿病合併症や産科合併症の発症および悪化がみられず，正期産まで妊娠が継続できる

〈**短期目標**〉1）身体の異常（糖尿病悪化，糖尿病合併症，産科合併症）を早期発見できる．2）身体の異常時（糖尿病悪化，糖尿病合併症，産科合併症）に早期介入が受けられる．3）妊婦・家族が糖尿病合併妊娠や妊娠糖尿病の妊娠中の管理について理解し，管理に参加できるように援助する

看護計画

OP 経過観察項目

● 妊娠週数：観察時の妊娠週数と糖尿病のコントロール状態をみる

● 糖尿病の病態：1型糖尿病か2型糖尿病か，あるいは妊娠糖尿病かを把握する

● 高血糖症状（口渇，多飲，多尿，倦怠感，体重減少）：変化をみる

● 血糖値：変化をみる

● 尿糖：変化をみる

糖尿病合併症に関する事項

● ケトアシドーシス：糖尿病の病態を把握する．また，高血糖症状の急激な増強がないかをみる

介入のポイントと根拠

⮕ 根拠 胎盤が完成する妊娠12週以降は，胎盤でインスリンが分解されるため，インスリンの必要量が増し，糖尿病のコントロールが難しくなる

⮕ 根拠 病態により合併症発症の頻度や程度，管理・治療方針に違いがある

⮕ 根拠 血糖コントロールが不良になるほど症状が増強する

⮕ 根拠 血糖コントロールの指標となる

⮕ 血糖値と尿糖は比例するので，身体の侵襲（採血）なく間接的な血糖コントロールの指標となる

⮕ 根拠 ケトアシドーシスは，1型糖尿病に起こる場合が多い．症状は高血糖症状が急激に増強し，昏睡に至る場合もある

妊娠

21

糖尿病合併妊娠

353

第1章　妊娠期　　2. 妊娠期の異常とケア

- 糖尿病網膜症：眼底検査の変化をみる．また，血糖値の急激な低下に注意する
- 糖尿病腎症：腎機能の変化をみる

　・血中尿素窒素（BUN）
　・クレアチニンクリアランス（Ccr）
　・尿蛋白
　・尿量
　・血圧
　・浮腫

　・自覚症状

産科合併症に関する事項

切迫早産
- 妊娠週数：症状の出現した時点の妊娠週数を把握する
- 子宮頸管長：医師による超音波検査の情報を常に把握し，変化をみる
- 子宮口の開大度：医師の内診による情報を把握し，変化をみる
- 不正性器出血：常にチェックする

- NST（ノンストレステスト）：子宮収縮の間隔，強さをみる
- 妊娠高血圧症候群：非妊娠時の腎機能が正常に保たれていて（糖尿病腎症がない）妊娠中に血圧や尿蛋白の変化があった妊婦は，妊娠高血圧症候群の発症を疑う

- 血圧：変化をみる

- 尿蛋白，血清蛋白の検査データ：変化をみる

- 体重：変化をみる

- 表在する浮腫の程度，部位，消失の程度：変化をみる

羊水過多症
- 羊水量：変化をみる

- 子宮底長・腹囲：変化をみる

TP　看護治療項目
- 医師の行う検査の介助をする

- ➡ **根拠** 網膜症の悪化は眼底検査でわかる．また，急激な血糖低下は網膜症を悪化させる
- ➡ **根拠** 糖尿病腎症が悪化すると腎機能が低下する．腎機能を示す次の検査項目を観察する
- ➡ **根拠** 腎機能が低下すると BUN が上昇する
- ➡ **根拠** 腎機能が低下すると Ccr は低下する
- ➡ **根拠** 腎機能が低下すると尿蛋白は増加する
- ➡ **根拠** 腎機能が低下すると尿量が減少する
- ➡ **根拠** 腎機能が低下すると血圧が上昇する
- ➡ **根拠** 腎機能が低下すると尿蛋白が増加するため血清蛋白が低下する．そのため血管内外の浸透圧の関係で細胞内に組織液が貯留し，浮腫が起こる
- ➡ **根拠** 腎機能が低下すると血液中に老廃物がたまり，頭痛，悪心，疲労感などの妊婦の自覚症状が悪化する

- ➡ **根拠** 出生した胎児の危険度は妊娠週数により異なる
- ➡ **根拠** 早産が進行すると子宮頸管長の短縮化が起こる
- ➡ **根拠** 早産が進行すると子宮口が開大してくる
- ➡ **根拠** 子宮口が開大し，卵膜剝離が起こると出血する
- ➡ **根拠** NST によって子宮収縮の状態を客観的に評価できる
- ➡ 糖尿病腎症と症状が類似しているので注意する．一般に糖尿病腎症は，糖尿病が発症してから10年以上で血糖コントロールが悪く，長く高血糖状態にあった人に起こる合併症である．したがって非妊娠時よりその病態にあることが多い
- ➡ **根拠** 血圧の急激な上昇は症状を悪化させ，胎児ウエルネスの低下を招く
- ➡ **根拠** 尿蛋白の増加，血清蛋白の低下は，妊娠高血圧症候群の悪化を示し，胎児ウエルネスの低下を招く
- ➡ **根拠** 体重の急激な増加（妊娠中期に 1.5 kg/月以上，後期に 0.5 kg/週以上）は潜在的な水分の貯留を示す
- ➡ **根拠** 肉眼的浮腫（皮膚に表在するもの）の急激な増強は，内臓浮腫の増強も伴っていることが多く，胎児ウエルネスの低下を招く場合が多い

- ➡ **根拠** 胎児に高血糖が起こると，胎児は多尿となり，羊水量が増加する
- ➡ **根拠** 羊水量が多いと，週数に比較して子宮底長・腹囲が大きくなるので，その増大度の変化から羊水量の増加状況を間接的に把握できる

- ➡ 妊婦にわかりやすく目的，方法を説明する

354

妊娠
21
糖尿病合併妊娠

- 医師の指示による投薬が行われる場合は，その介助を行う
- 糖尿病合併症や産科合併症で妊娠の継続が困難な場合には，胎児娩出に対する援助をする

根拠 検査を理解することで不要な不安をもつことなく，検査に協力できる
➡用法・用量を指示どおりに正確に行う **根拠** 薬理効果を正確に評価できる
➡迅速かつ正確に医師の指示が行われるようにする **根拠** 合併症の悪化防止のためには，胎児娩出による妊娠の中断が行われる
➡分娩方式は，娩出させる時期の妊娠週数，胎児ウエルネスの状態，子宮頸管の成熟度，胎児娩出の緊急度などにより，判断される

EP 患者教育項目
- 糖尿病症状，糖尿病合併症，産科合併症の症状を指導する

- 食事指導を行う

- 服薬指導を行う

- インスリンの自己注射法を指導する

- 血糖自己測定を指導する

➡具体的に説明する．症状の悪化があればすぐに報告するように指導する **根拠** 妊婦の報告から，糖尿病や合併症の悪化が発見されることがある
➡医師の指示食を具体的に指導する **根拠** 肥満度，活動状況，妊娠期に応じて熱量の指示量が決まる
➡用法・用量を正確に守るよう服薬指導する **根拠** とくに医師の指示として子宮収縮抑制薬，降圧薬や利尿薬が処方される場合は，循環器系に作用する薬物なので，妊娠中は正確に服用しないと胎児に影響する
➡具体的方法を指導する **根拠** 妊娠期は催奇形性と胎児低血糖の問題から経口糖尿薬は使用しない．2型糖尿病や妊娠糖尿病で初めてインスリン注射開始となった場合は，その指導を行う
➡具体的方法を指導する **根拠** 妊娠中は，血糖を厳重にコントロールするために，妊婦自身が採血し血糖値を測定する必要がある

共同問題	看護目標（看護成果）
RC：胎児機能不全	〈**長期目標**〉胎児ウエルネスの低下や発育異常を起こさず，正期産まで妊娠が継続できる 〈**短期目標**〉1）母体の合併症を早期に発見する．2）胎児ウエルネス低下の早期発見ができる．3）胎児ウエルネス低下時に迅速な胎児娩出ができる

看護計画	介入のポイントと根拠
OP 経過観察項目 ●妊娠週数：胎児ウエルネスが低下した時点の妊娠週数を把握する ●胎児の体重：変化をみる ●NST：胎児心拍数の基線細変動，一過性頻脈，遅発一過性徐脈などをみる ●BPS の測定：点数の変化をみる	➡ **根拠** 出生後の児の予後に影響する ➡ **根拠** 妊婦の高血糖は胎児高血糖を起こし巨大児となる．一方，胎盤機能不全の状態では胎児発育不全となる ➡ **根拠** 基線細変動・一過性頻脈の減少・消失，遅発一過性徐脈の出現は，胎児ウエルネスの低下を示す ➡ **根拠** 胎児ウエルネスが低下すると BPS の点数が低くなる

355

第1章　妊娠期　　2. 妊娠期の異常とケア

● 胎動の状態：変化をみる
● 胎児奇形：奇形の有無と状況を把握する

⇨ 根拠 胎動の減少は胎児のウエルネス低下を示す
⇨ 根拠 糖尿病合併妊娠では胎児奇形，とくに神経系の異常が高率に発生する

● 母体の合併症：「RC：糖尿病合併症，産科合併症」の OP に準じる

⇨ 合併症が現れたら治療・管理の早期介入への支援を行い，悪化させない．また胎児機能不全が起こらないようにする

TP 看護治療項目

● 胎児ウエルネス低下時に，緊急に胎児娩出を図るための介助をする

⇨ 根拠 胎児機能不全，子宮内胎児死亡を防ぐために妊娠の中断が選択される．また，胎児を母体外に娩出させることで，直接治療を開始できる
⇨ 分娩方式は，妊娠週数，胎児ウエルネスの状態，子宮頸管の成熟度，胎児娩出の緊急度などにより判断される

EP 患者教育項目

● 胎動のチェックの仕方ついて指導する

⇨ 具体的に説明する．胎動が減少してきた場合は，すぐに報告するよう指導する 根拠 妊婦が把握できる胎児ウエルネスは胎動である

● 妊婦・家族に糖尿病合併妊娠の管理について説明する

⇨ 管理内容とその必要性について，理解できるまでわかりやすく説明する 根拠 妊娠管理の理解は，妊婦・家族の積極的参加を促す

1 看護問題	看護診断	看護目標（看護成果）
#1 糖尿病の悪化による身体の不快感があり，日常生活に支障をきたす可能性がある	活動耐性低下リスク状態 危険因子：体調不良	〈長期目標〉身体の不快感が緩和され，日常生活に支障がない 〈短期目標〉1)身体の不快感が緩和される．2)セルフケア不足に対する援助が受けられる．3)自己のセルフケア不足を正確に伝えることができる

看護計画	介入のポイントと根拠
OP 経過観察項目 ● 身体の不快感（疲労感，倦怠感，頻尿） ● セルフケア不足	⇨ 変化をみる 根拠 身体の不快感と日常生活への支障の程度は比例する ⇨ 不足しているセルフケアの内容を明確にする 根拠 セルフケア不足項目を明確にすることにより，援助内容を明らかにできる
TP 看護治療項目 ● セルフケア不足への援助を行う	⇨ 妊婦のニーズに適した日常生活の援助を行う 根拠 適切な援助を行うことにより，日常生活を円滑に送ることができる
EP 患者教育項目 ● セルフケア不足の内容を伝えるよう指導する ● 妊婦の社会的役割の負担，身体的負担が緩和されるように，家族介護者へ支援方法を指導する	⇨ 具体的な表現方法を指導する 根拠 セルフケア不足について正確に伝えることで，適切な援助が受けられる ⇨ 妊婦が負担と感じている内容を把握して，家族介護者に具体的に説明する．さらに内容に応じた社会資源の情報を提供する 根拠 心身の負担を物理的に軽減することで，日常生活に及ぼす支障を軽減できる

2 看護問題	看護診断	看護目標（看護成果）
#2 インスリンを自己調整することにより効果的な薬理作用が現れない	**ノンコンプライアンス** **関連因子**：医療提供者の指導能力の不足，長期にわたる治療計画，治療計画についての知識不足 **診断指標** □症状の増悪 □期待するアウトカムに到達できない	〈**長期目標**〉正しいインスリン自己注射ができる 〈**短期目標**〉1）インスリンの必要性について理解できる．2）ノンコンプライアンスの理由を述べられる

看護計画	介入のポイントと根拠
OP 経過観察項目 ●血糖値 ●糖尿病やその合併症に対する知識	⮕コントロールできているか　根拠 血糖コントロールが全くできていない場合は，インスリン自己注射を行っていない可能性がある ⮕妊婦・家族の知識不足を把握する　根拠 間違った情報により糖尿病管理に対する正しい知識がもてないと，治療・管理の必要性を認識できない
TP 看護治療項目 ●指示通りに自己注射ができない理由を述べられるように支援する	⮕表出しやすい環境を整える　根拠 プライバシーに配慮する．また，理由がわかることにより，適切な介入ができる
EP 患者教育項目 ●インスリン自己注射の必要性について指導する	⮕糖尿病管理におけるインスリン自己注射の重要性について説明する　根拠 間違った情報により，糖尿病に対する正しい知識がもてないと治療管理の必要性を認識できないため，注射を自己判断で中断している場合がある

3 看護問題	看護診断	看護目標（看護成果）
#3 インスリンのコントロール不良による低血糖が起こる可能性がある	**中毒リスク状態** **危険因子**：中毒への安全対策が不十分，中毒予防策についての知識不足	〈**長期目標**〉低血糖の副作用を起こさない 〈**短期目標**〉1）目標とする血糖値を維持できるインスリン量を投与できる．2）インスリンの副作用を理解し，自分の身体の変化を把握できる

看護計画	介入のポイントと根拠
OP 経過観察項目 ●低血糖症状（空腹感，脱力感，冷汗，動悸，手指のふるえ）：インスリン投与時間との関係をみる	⮕ 根拠 低血糖がインスリン投与によるものかどうかを観察する
TP 看護治療項目 ●ブドウ糖を準備しておく	⮕医師の指示量のブドウ糖を投与する．また，家庭では，身近に飴などを用意する　根拠 血糖値を上げる
EP 患者教育項目 ●低血糖症状について説明する	⮕具体的症状を説明する　根拠 低血糖の状態にあることを自覚でき，その悪化を防ぐ

第1章　妊娠期　　2. 妊娠期の異常とケア

● 低血糖時の対処法を指導する

● 食事がとれない場合は，インスリン自己注射の調整が必要なことを説明し，指導する

● 飴や砂糖を携帯するよう説明する　根拠 血糖値を上げる方法を理解し，実践できる
● 体調不良で食欲がない場合は，医師に相談のうえ，インスリン自己注射の調整について指導を受けるように説明する　根拠 インスリン自己注射後に食事をとらないと，低血糖のリスクが高まる

4 看護問題	看護診断	看護目標（看護成果）
#4 母児の健康状態や予後に対する不安がある	不安 関連因子：人生の目標に対する矛盾，満たされていないニーズ 診断指標 □苦悩 □心配する □不確かさ	〈長期目標〉不安が緩和する 〈短期目標〉1）不安の内容を表現できる. 2）母体や胎児の健康状態の正しい情報を得る

看護計画	介入のポイントと根拠
OP 経過観察項目 ● 不安の内容：不安の内容と変化を知る	➲ 根拠 不安の内容に適した介入をする
TP 看護治療項目 ● 行われる検査や管理について説明する	➲ 妊婦が理解できるようにわかりやすく説明する 根拠 知識を得ることで不要な不安をもたない
● 母体や胎児の状態について情報を提供する	➲ 医師とともに正確な情報を提供する 根拠 情報を得ることで不要な不安をもたない
● 不安を表現しやすいように環境を調整する	➲ プライバシーを守れるような環境にする 根拠 不安の内容が胎児の奇形に関することなど，言いにくい場合，プライバシーが守られる環境でなければ，不安を表現しにくい
EP 患者教育項目 ● 不安の内容を自分で表現できるように指導する	➲ 表現方法を指導する 根拠 不安を的確に伝えることで，適切な対処行動が起こせる
● 糖尿病合併妊娠に対する正しい知識を指導する	➲ 妊婦の糖尿病合併妊娠に対する理解度を知る 根拠 正しい知識を得ることで不要な不安をもたない

Step1 アセスメント　Step2 看護問題の明確化　Step3 計画　**Step4 実施**　Step5 評価

病期・病態・重症度に応じたケアのポイント

【妊娠初期】妊娠初期は胎盤が完成されていないため，胎盤によるインスリンの分解が起こらず糖尿病合併妊娠でも症状の変化はあまりみられない場合が多い．ただし，妊娠悪阻などで食事摂取がコントロールできない場合，とくに，1型糖尿病ではインスリン使用による低血糖などを起こす場合があるので注意する．妊娠初期の管理は，非妊娠時に準じて行われるので，看護ケアも糖尿病の看護ケアに準じて食事指導，生活指導を中心に行う．また，非妊娠時に経口糖尿病薬を内服していた場合は，催奇形性や胎児が低血糖を起こす可能性の問題からインスリン注射に切り替えられるので，自己注射の指導を行う．妊娠中期以降の母体や胎児の管理に対する不安を緩和する援助を行う．

【妊娠中期から後期】胎盤が完成する妊娠中期以降は，胎盤でインスリンが分解されるため血糖コントロールが難しくなる．血糖コントロール不良は胎児ウエルネスに影響するため，厳重な管理が必要となる．治療管理は食事，薬物（インスリン）が中心となるので，その指導，援助を行う．さらに，妊娠

358

中期以降は，産科合併症が起こりやすい．また，非妊娠時からの糖尿病合併症の悪化や原疾患の悪化も生じやすい．異常の早期発見のための観察と早期介入への援助を行う．加えて，妊婦・家族の母児の予後に対する不安も増強してくる．心理・社会的状況を把握して支援する．

看護活動(看護介入)のポイント

診察・治療の介助
● 母体の血糖値を把握するための血液検査，尿検査を介助する．
● 母体の糖尿病合併症や産科合併症を把握するための検査を介助する．
● 胎児の発育やウエルネス状態を把握するための超音波検査を介助する．
● 胎児ウエルネスの他覚的評価のために NST の介助を行う．
● 医師の指示により症状に応じた(合併症に応じた)薬物が投与される場合は正確に行う．
● 糖尿病合併妊娠について正しい知識を妊婦・家族に提供し，妊娠管理の参加を促す．

身体的不快感を緩和する援助
● 低血糖症状出現時の対処方法について指導する．
● 妊婦の社会的役割を軽減するための支援について，家族介護者にアドバイスする．
● 身体の負担を軽減するために必要とする社会資源の情報を，妊婦・家族に提供する．

セルフケアの援助
● セルフケア不足を評価する．
● セルフケア不足がある場合は，その援助を行う．

妊婦・家族の心理・社会的問題への援助
● 糖尿病合併妊娠に対する妊婦・家族の不安を解消するように援助する．

退院指導・療養指導

● 妊娠中は定期的に妊婦健診を受け，母体の健康状態を管理するように指導する．
● 医師の指示による服薬がある場合は，その指導を行う．
● インスリン自己注射の必要がある場合は，その指導を行う．
● 血糖の自己測定の必要がある場合は，その指導を行う．
● 医師の指示による治療食の指導を行う．栄養士からの指導介入も受けられるように援助する．
● 出産後も医師の指示により定期的に糖尿病状態を検査するよう指導する．
● 糖尿病合併妊娠の場合は，出産後も糖尿病の管理が必要となるので，医師の指示による管理ができるように援助する．
● 妊娠糖尿病の場合，出産後の管理方針はその病態によるので医師の指示による管理ができるように援助する．

Step1 アセスメント　Step2 看護問題の明確化　Step3 計画　Step4 実施　Step5 評価

評価のポイント

看護目標に対する達成度
● 妊娠に糖尿病の悪化や糖尿病合併症，産科合併症が起こらずに正期産まで妊娠が継続できたか．
● 妊婦の身体の不快感が緩和できたか．
● セルフケア不足が起こらず，日常生活に支障はなかったか．
● 胎児ウエルネスの低下が起こらず，正期産まで妊娠が継続できたか．
● 胎児ウエルネスの低下が生じた場合には，迅速に娩出でき，胎児機能不全，子宮内胎児死亡が起こらなかったか．
● 巨大児による母児の分娩外傷が起こらなかったか．
● 妊婦の不安やストレスが緩和し，安寧な心理状態を保てたか．
● 家族の不安やストレスが緩和し，介護者役割が果たせたか．

妊娠

21

糖尿病合併妊娠

359

第1章 妊娠期　2. 妊娠期の異常とケア

糖尿病合併妊娠における妊婦の病態関連図と看護問題

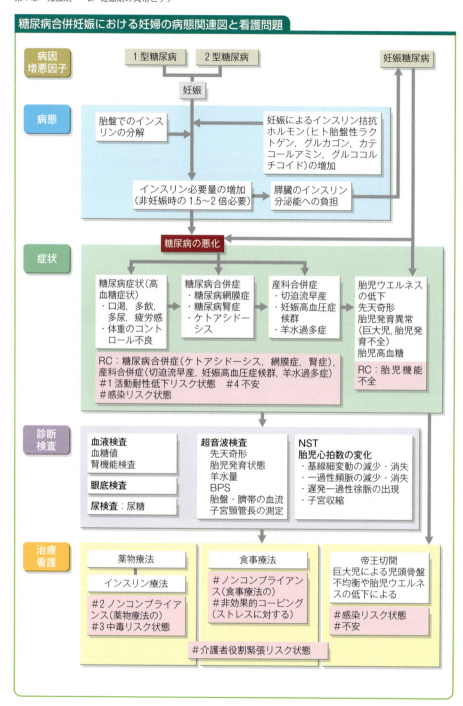

22 喘息合併妊娠

佐世 正勝

目でみる疾患

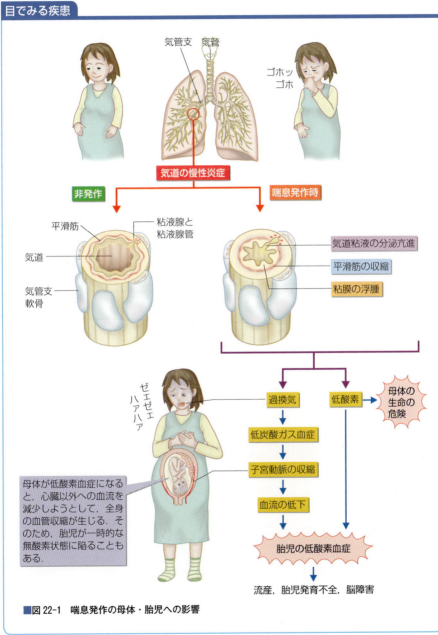

■図22-1 喘息発作の母体・胎児への影響

第1章　妊娠期　　2. 妊娠期の異常とケア

病態生理

■ **母体が喘息に罹患している妊娠である．**
- 気管支喘息は気道の過敏性と慢性炎症によって気道が狭窄し，咳，喘鳴，呼吸困難などの症状をきたす疾患である．発症機序にはⅠ型アレルギー[*1]が関与している（図22-2）．
- 母体が低換気となり低炭酸ガス血症となると子宮動脈の収縮が起こり，血流の低下をきたす．また，母体が低酸素血症になれば胎児も低酸素血症となる．したがって喘息発作時の低酸素血症の程度によっては母子ともに危険な状態に陥る可能性がある（図22-1）．

[*1] Ⅰ型アレルギー：ある原因物質（アレルゲン）に対して産生されたIgE抗体が肥満細胞に結合して化学伝達物質を放出する．この化学伝達物質が標的器官に作用して生ずるアレルギー反応をⅠ型アレルギーという．気管支喘息では化学伝達物質が気管支の平滑筋の収縮や血管の透過性を亢進し，呼吸困難などの症状が引き起こされる．

病因・増悪因子

- 喘息の危険因子を表22-1にあげる．

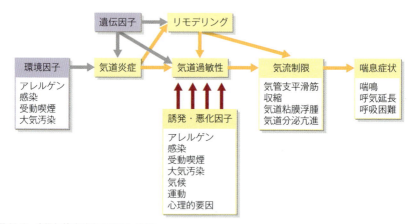

■ **図22-2　小児気管支喘息の成因と病態**
（日本アレルギー学会喘息ガイドライン専門部会：喘息予防・管理ガイドライン2015，図1-3，p.11，協和企画，2015）

■ **表22-1　喘息の危険因子**

	発症の危険因子	喘息発作の誘発因子（トリガー）
発症の危険因子	1) 遺伝子素因 2) アトピー素因 3) 気道過敏性 4) 性差 5) 出生時体重や肥満	1) 呼吸器感染症 2) アレルゲン 3) 運動ならびに過換気 4) 気象 5) 薬物 6) 食品・食品添加物 7) アルコール 8) 刺激物質（煙，臭気，水蒸気など） 9) 二酸化硫黄，黄砂 10) 感情変化とストレス，過労 11) 月経
環境因子	1) アレルゲン 2) 呼吸器感染症 3) 大気汚染 4) 喫煙 5) 食物 6) 鼻炎	

（日本アレルギー学会喘息ガイドライン専門部会：喘息予防・管理ガイドライン2015，表3-1, 3-2，p.42, 45，協和企画，2015より作成）

疫学・予後

- 妊婦の約 3% が喘息患者であり，最近の治療法の進歩にもかかわらず増加傾向にある．
- 妊娠中の喘息は 1/3 は増悪，1/3 は不変，1/3 は改善するとされているが，報告によって異なる．
- 改善例には軽症例が多く，妊娠初期から改善が認められるのに対し，増悪例は重症例が多く，妊娠中期以降に増悪する傾向にある．
- 母体の PaO_2 が 60 mmHg 以下になると胎児に影響が生じるため，ただちに治療を行う．

症状

- 特定の誘発因子により，発作性の呼吸困難，咳嗽，胸苦しさなどが出現する．感冒などに誘発されることがあり，日常生活に注意する必要がある．
- 症状の日内変動(夜間，早朝に出現することが多い)，季節による変化(季節の変わり目に多い)なども特徴的である．

診断・検査値

- 臨床所見：発作性の呼吸困難，喘鳴，咳の反復．
- 聴診(呼気の延長，喘鳴音)：「ゼーゼー」「ヒューヒュー」といった喘鳴を聴取する．
- 血液ガス分析：発作時の状態を知るには不可欠な検査．軽症では pH の上昇，$PaCO_2$ の低下(45 mmHg 未満)を認め，中等症では pH は正常，$PaCO_2$ は 45 mmHg 未満，PaO_2 の低下(60 mmHg 超)を認める．重症では PaO_2 60 mmHg 以下，pH の低下，$PaCO_2$ の上昇($PaCO_2 \geqq 45$ mmHg)を認める(妊婦の基準値は $PaCO_2$：28〜32 mmHg)．
- 血液検査(好酸球の増加)．
- 呼吸機能検査(肺活量測定)のピークフロー(PEF)[*2] と 1 秒率[*3] は治療効果の判定に有効．
- 胸部 X 線撮影検査(含気量増加，横隔膜低位，肋間腔開大)．
- [*2] ピークフロー(PEF)：できるだけ深く息を吸い込んだ後，息を一気に吐くときの最大呼気流量を数字で表したもの．この値が気管支を通ってきた空気の最大量である．ピークフロー値は，治療後の測定値をその患者の最良値(自己ベスト値)とし，% ピークフローが最良値の 80% 以上，日内変動が 20% 以内を良好としている．
- [*3] 1 秒率(% $FEV_{1.0}$)：息を努力して吐き出したときに呼出された空気量のうち，最初の 1 秒間に吐き出された量の割合である．この割合が低下していると気管支が狭窄して空気がスムーズに流れることができなくなったことを意味する．基準値は妊娠中も変化なく，80% 前後．

合併症

- 周産期死亡率・早産率・妊娠高血圧症候群・低出生体重児が 15〜20% 増加し，コントロール不良例ではその頻度はさらに増加する(Kallen B, et al, Eur J Epidem 16：167，2000)．

治療法

- **治療方針(表 22-2)**
- 安全性の確認された必要最小限の薬剤を使用して，正常に近い呼吸機能を維持し急性増悪を予防する．
- 妊娠中に薬剤服用を自主制限することは，胎児のためにならないことを患者に説明する．
- 季節の変わり目，感冒等を契機に増悪することがあるため，日ごろの体調管理を十分に指導する．
- **管理目標**
- 母体の PaO_2 が 60 mmHg 未満に低下すると胎児の酸素飽和度が著しく低下し，低酸素血症に陥る危険があるため，少なくとも母体の PaO_2 を 70 mmHg 以上に保つ必要がある．
- **薬物療法**
- 喘息の予防・管理に用いる薬剤には，長期管理薬(コントローラー)と急性発作の治療に用いる(リリーバー)があり，これらの薬剤をそれぞれのステップ(図 21-3)に応じて使用する．
- 〈コントローラー〉
- 喘息症状の軽減・消失とその維持，呼吸機能の正常化と維持を図る目的で使用される薬剤で，抗炎症薬と気管支拡張薬に分けられる．
- 吸入用ステロイド薬(ICS：inhaled corticosteroids)と長時間作用性吸入 β_2 刺激薬(LABA：long-

妊娠

22

喘息合併妊娠

第 1 章　妊娠期　　2. 妊娠期の異常とケア

■表 22-2　未治療患者の症状と目安となる治療ステップ

	治療ステップ 1	治療ステップ 2	治療ステップ 3	治療ステップ 4
対象症状	（軽症間欠型相当） ・症状が週 1 回未満 ・症状は軽度で短い ・夜間症状は月に 2 回未満	（軽症持続型相当） ・症状が週 1 回以上，しかし毎日ではない ・月 1 回以上日常生活や睡眠が妨げられる ・夜間症状は月 2 回以上	（中等症持続型相当） ・症状が毎日ある ・短時間作用性吸入 β_2 刺激薬がほぼ毎日必要 ・週 1 回以上日常生活や睡眠が妨げられる ・夜間症状が週 1 回以上	（重症持続型相当） ・治療下でもしばしば増悪 ・症状が毎日ある ・日常生活が制限される ・夜間症状がしばしば

*1　1 日 2 回測定による日内変動の正常上限は 8% である.
*2　増悪が月に 1 回以上あれば他の項目が該当しなくてもコントロール不良と評価する.
（日本アレルギー学会喘息ガイドライン専門部会：喘息予防・管理ガイドライン 2015, 表 7-11, p.141, 協和企画, 2015）

	治療ステップ 1	治療ステップ 2	治療ステップ 3	治療ステップ 4
長期管理薬	**基本治療** 吸入ステロイド薬 （低用量）	**基本治療** 吸入ステロイド薬 （低～中用量）	**基本治療** 吸入ステロイド薬 （中～高用量）	**基本治療** 吸入ステロイド薬 （高用量）
	上記が使用できない場合は以下のいずれかを用いる LTRA テオフィリン徐放製剤 ※症状がまれなら必要なし	上記で不十分な場合に以下のいずれか 1 剤を用いる LABA（配合剤使用可*5） LTRA テオフィリン徐放製剤	上記に下記のいずれか 1 剤，あるいは複数を併用 LABA（配合剤使用可*5） LTRA テオフィリン徐放製剤 LAMA*6	上記に下記の複数を併用 LABA（配合剤使用可*5） LTRA テオフィリン徐放製剤 LAMA*6 抗 IgE 抗体*2,7 経口ステロイド薬*3,7
	追加治療 LTRA 以外の 抗アレルギー薬*1	**追加治療** LTRA 以外の 抗アレルギー薬*1	**追加治療** LTRA 以外の 抗アレルギー薬*1	**追加治療** LTRA 以外の 抗アレルギー薬*1
	+	+	+	+
	発作治療*4			
	吸入 SABA	吸入 SABA*5	吸入 SABA*5	吸入 SABA

ICS：吸入ステロイド薬，LABA：長時間作用性 β_2 刺激薬，LAMA：長時間作用性抗コリン薬，LTRA：ロイコトリエン受容体拮抗薬，SABA：短時間作用性 β_2 刺激薬
*1　抗アレルギー薬は，メディエーター遊離抑制薬，ヒスタミン H_1 拮抗薬，トロンボキサン A_2 阻害薬，Th2 サイトカイン阻害薬を指す.
*2　通年性吸入アレルゲンに対して陽性かつ血清総 IgE 値が 30～1,500 IU/mL の場合に適用となる.
*3　経口ステロイド薬は短時間の間欠的投与を原則とする. 短時間の間欠投与でもコントロールが得られない場合は，必要最小量を維持量とする.
*4　軽度の発作までの対応を示し，それ以上の発作についてはガイドラインの「急性増悪（発作）への対応（成人）」の項を参照.
*5　ブデソニド/ホルモテロール配合剤で長期管理を行っている場合には，同剤を発作治療にも用いることができる. ただし，1 日 8 吸入を超える場合は速やかに医療機関を受診するように患者に説明する.
*6　チオトロピウム臭化物水和物のソフトミスト製剤.
*7　LABA，LTRA などを ICS に加えてもコントロール不良の場合に用いる.

■図 22-3　喘息治療ステップ

（日本アレルギー学会喘息ガイドライン専門部会：喘息予防・管理ガイドライン 2015, p.140, 協和企画, 2015 を参考に作成）

acting inhaled β_2 agonist)の合剤が臨床で使用されている.

①抗炎症薬
- 吸入用ステロイド薬：気道組織への炎症細胞の浸潤を抑制し気道粘膜を修復するなど，気道炎症や気道過敏性の亢進を抑制する.
- ステロイド薬

②気管支拡張薬
- キサンチン誘導体(テオフィリン徐放製剤)：気管支平滑筋を弛緩させて気管支を拡張する. 肥満細胞や炎症細胞からの化学伝達物質の遊離を抑制し炎症反応を抑制する. また，横隔膜の収縮力増強，呼吸中枢刺激などの作用を有する.
- 長時間作用性吸入 β_2 刺激薬(LABA)：気管支平滑筋の β_2 受容体に作用して気管支平滑筋を弛緩させ，線毛運動による気道分泌液の排泄を促す.

③その他(抗アレルギー薬)
- ロイコトリエン拮抗薬(LTRA：leukotriene receptor antagonist)：抗炎症効果と気流制限改善効果があり，末梢血，痰，気道局所における好酸球の減少，肺機能検査における1秒量，ピークフロー(PEF)を改善させる.
- メディエーター遊離抑制薬
- ヒスタミン H_1 拮抗薬
- トロンボキサン A_2 阻害薬
- Th2 サイトカイン阻害薬

〈リリーバー〉
- 増悪期の気道攣縮によって起こる急性期症状(喘鳴，呼吸困難，咳など)に対して使用される薬剤で，気流制限を解除することにより急性期症状を早期に緩和する.
- 気流制限は気道の炎症と関連し，気管支平滑筋の収縮や気道の浮腫，気道分泌物の増加により起こるため，気管支平滑筋を拡張させる薬剤と気道の炎症を改善する薬剤が使用される.

①気管支拡張薬(気管支平滑筋を拡張させる薬剤)
- 短時間作用性吸入 β_2 刺激薬(SABA：short-acting inhaled β_2 agonist)
- キサンチン誘導体(テオフィリン徐放製剤)
- 吸入抗コリン薬
- アドレナリン

②抗炎症薬(気道の炎症を改善させる薬剤)
- 全身性ステロイド薬(点滴，経口)
  ※妊娠中に投与すべきでない薬剤は表 22-3 のとおりである.

長期管理における薬物療法

〈ステップ1：軽症間欠型〉
- 喘息症状が週に1回未満. 症状は軽度で短い. 夜間症状は月に2回未満.

Px 処方例
- キュバール 100 エアゾール　1回1吸入　1日1～2回　←吸入用ステロイド薬

〈ステップ2：軽症持続型〉
- 喘息症状が週に1回以上，しかし毎日ではない. 月1回以上日常生活や睡眠が妨げられる. 夜間症状は月に2回以上.

Px 処方例
- キュバール 100 エアゾール　1回2吸入　1日1～2回　←吸入ステロイド

不十分な場合には，1），2），3)のいずれかを追加する.
1)シムビコート　1回1吸入　1日2回　←吸入ステロイド＋長時間作用性 β_2 作動薬(LABA)
2)オノン　1回225 mg　1日2回　←ロイコトルエン受容体拮抗薬(LTRA)
3)テオドール錠(200 mg)　1回1錠　朝および眠前　←キサンチン誘導体

〈ステップ3：中等症持続型〉
- 喘息症状が毎日あり，短時間作用性 β_2 作動薬(SABA)がほぼ毎日必要. 週1回以上日常生活や睡眠が妨げられ，夜間症状が週1回以上ある.

Px 処方例
- キュバール 100 エアゾール　1回2～4吸入　1日2回　←吸入ステロイド

妊娠

22
喘息合併妊娠

第1章　妊娠期　　2. 妊娠期の異常とケア

■表22-3　気管支喘息合併妊婦に投与すべきでない薬剤

分類	薬品名(商品名)	備考
カテコールアミン系薬剤	アドレナリン(ボスミン)	子宮血流を減らす可能性があるため，重積発作などで使用する場合は分娩監視装置下に慎重に投与するのが望ましい
β遮断薬	アテノロール(テノーミン，.アテノロール)	気管支痙攣を誘発 胎児の発育遅延，呼吸抑制
抗菌薬	ミノサイクリン塩酸塩(ミノマイシン)	テトラサイクリン系抗菌薬は一過性の骨発育不全，歯芽の沈着，エナメル質形成不全
ヨード製剤	ルゴール液(複方ヨードグリセリン)	胎児甲状腺機能を抑制
非ステロイド性抗炎症薬	インドメタシン(インダシン，インテバン)，ジクロフェナクナトリウム(ボルタレン，ナボールSR)	動脈管早期閉鎖，羊水減少
子宮平滑筋収縮薬	ジノプロスト(プロスタルモン・F)	気管支痙攣を誘発する可能性があるため，分娩誘発には使用しない
麦角剤	メチルエルゴメトリンマレイン酸塩(メチルエルゴメトリン，パルタンM，メテルギン)	気管支痙攣を誘発
麻薬	モルヒネ塩酸塩(モルヒネ塩酸塩，オプソ)，モルヒネ硫酸塩水和物(MSコンチン，カディアン，ピーガード)など	喘息発作を誘発

上記に 1)～4)を 1剤から複数併用する.
1)シムビコート　1回1吸入　1日2回　←吸入ステロイド＋長時間作用性 β_2 作動薬(LABA)
2)オノン　1回225 mg　1日2回　←ロイコトルエン受容体拮抗薬(LTRA)
3)テオドール錠(200 mg)　1回1錠　朝および眠前　←キサンチン誘導体
4)レスピマット　1回1吸入　1日1回　←長時間作用性抗コリン薬
〈ステップ4：重症持続型〉
●治療下でもしばしば増悪. 症状が毎日あり，日常生活が制限される. 夜間症状がしばしばみられる.
Px処方例
●キュバール100 エアゾール　1回4吸入　1日2回　←吸入ステロイド
上記に下記の複数を併用する.
1)シムビコート　1回1吸入　1日2回　←吸入ステロイド＋長時間作用性 β_2 作動薬(LABA)
2)オノン　1回225 mg　1日2回　←ロイコトルエン受容体拮抗薬(LTRA)
3)テオドール錠(200 mg)　1回1錠　朝および眠前　←キサンチン誘導体
4)レスピマット　1回1吸入　1日1回　←長時間作用性抗コリン薬
5)オマリズマブ　1回75～600 mgを2または4週間ごとに皮下注　←抗IgE抗体
6)プレドニゾロン　朝1回20 mg，夕1回10 mg(体重60 kg，1日量30 mg)　1週間(0.5 mg/kg，1週間以内. 以後は最小量(5 mg/日)になるように調整する　←ステロイド薬
●急性発作に対する治療
〈軽度〉
●苦しいが横になれる程度の呼吸困難. 動作はやや困難.
Px処方例 下記1)で無効のときは2)を併用
1)メプチンエアー 10 μg　1～2パフ　20分おきに2回まで反復可　←短時間作用性 β_2 アドレナリン受容体刺激薬
2)ネオフィリン錠(100 mg)　2錠　300～400 mg/日(頓服)　←キサンチン誘導体
〈中等度〉
●苦しくて横になれず，かろうじて歩ける程度の呼吸困難.

■表 22-4　喘息合併妊娠の主な治療薬

分類		一般名	主な商品名	薬の効くメカニズム	主な副作用
吸入用ステロイド薬（単剤）		ベクロメタゾンプロピオン酸エステル(BDP)	キュバール	抗炎症作用	コルチゾール減少，嗄声
		フルチカゾンプロピオン酸エステル(FP)	フルタイド		アナフィラキシー様症状，嗄声
		ブデソニド(BUD)	パルミコート		アナフィラキシー様症状，嗄声
		シクレソニド(CIC)	オルベスコ		呼吸困難，嗄声
		モメタゾンフランカルボン酸エステル(MF)	アズマネックス		アナフィラキシー様症状，嗄声
吸入ステロイド薬＋β_2刺激薬（合剤）		フルチカゾンプロピオン酸エステル＋サルメテロールキシナホ酸塩	アドエア	抗炎症作用＋気管支拡張作用	アナフィラキシー様症状，嗄声，ショック
		ブデソニド＋ホルモテロールフマル酸塩水和物	シムビコート		
全身ステロイド薬（経口，注射）		プレドニゾロン	プレドニゾロン，ブレドニン	抗炎症作用	誘発感染症，副腎機能不全
		メチルプレドニゾロンコハク酸エステルナトリウム	ソル・メドロール		
		ヒドロコルチゾンコハク酸エステルナトリウム	サクシゾン		
ロイコトリエン拮抗薬		プランルカスト水和物	オノン	抗炎症作用＋気管支拡張作用	白血球減少，発疹，肝障害
		ザフィルルカスト	アコレート		劇症肝炎，無顆粒球症
		モンテルカストナトリウム	シングレア，キプレス		アナフィラキシー様症状，肝障害
キサンチン誘導体		テオフィリン徐放剤	テオドール，テオロング	気管支拡張作用＋抗炎症作用	痙攣，意識障害，ショック，肝障害，横紋筋融解症
		アミノフィリン水和物	ネオフィリン		
		プロキシフィリン	モノフィリン		
β_2刺激薬	（吸入）短時間作用性-即効性	イソプレナリン塩酸塩	アスプール	気管支拡張作用	心悸亢進，振戦，頭痛
		硫酸イソプロテレノール＋臭化メチルアトロピン＋デキサメタゾン配合	ストメリンD		
		トリメトキノール塩酸塩水和物	イノリン		
		サルブタモール硫酸塩*	サルタノールインヘラー，アイロミール，ベネトリン		
		フェノテロール臭化水素酸塩	ベロテック		
		プロカテロール塩酸塩	メプチン		
	（経口・注射）短時間作用性-即効性	テルブタリン硫酸塩*	ブリカニール		

（つづく）

第1章　妊娠期　2. 妊娠期の異常とケア

■表 22-4　（つづき）

分類		一般名	主な商品名	薬の効くメカニズム	主な副作用
	（経口）長時間作用性-即効性	ホルモテロールフマル酸塩水和物	アトック	気管支拡張作用	心悸亢進，振戦，頭痛
	（吸入）長時間作用性-遅効性	サルメテロールキシナホ酸塩	セレベント（単剤で使用しない）		
	（貼付）長時間作用性-遅効性	ツロブテロール	ホクナリンテープ		
カテコールアミン系薬剤（皮下注）短時間作用性-即効性		アドレナリン	ボスミン		心悸亢進，不整脈，頭痛，子宮動脈収縮

＊切迫早産治療薬としても使用されてきた.

■表 22-5　妊娠中の喘息患者に使用できると考えられている薬剤と注意点

吸入薬
1. 吸入用ステロイド薬[*1]
2. 吸入用 β_2 刺激薬（吸入用ステロイド薬との合剤を含む）[*2]
3. 吸入用抗コリン薬[*3]
4. クロモグリク酸ナトリウム

経口薬
1. 経口ステロイド薬[*4]
2. ロイコトリエン拮抗薬[*5]
3. テオフィリン徐放製剤
4. 経口 β_2 刺激薬
5. 抗ヒスタミン薬[*5]

注射薬
1. ステロイド薬
2. アミノフィリン
3. ボスミン®（0.1% アドレナリン）[*6]

その他
貼付用 β_2 刺激薬：ツロブテロール[*7]

[*1] ヒトに対する安全性のエビデンスはブデソニドが最も多い.
[*2] 短時間作用性吸入 β_2 刺激薬（SABA）に比べると，長時間作用性吸入 β_2 刺激薬（LABA）の安全性に関するエビデンスはまだ少ないが，妊娠中の投与の安全性はほぼ同等と考えられている.
[*3] 長期管理薬として用いた場合の妊娠に対する安全性のエビデンスはなく，発作治療薬としてのみ安全性が認められている.
[*4] プレドニゾロン，メチルプレドニゾロンは胎盤通過性が小さいことが知られている.
[*5] 妊娠中の投与は有益性が上回る場合のみに限定すべきであるが，妊娠を知らずに服用していたとしても危険性は少ないと考えられている.
[*6] 皮下注射はやむを得ないときのみに限られ，一般的に妊婦に対しては避けたほうがよいとされている.
[*7] 吸入薬，経口薬に準じて安全と考えられているが，今後のエビデンスの集積が必要である.

（日本アレルギー学会喘息ガイドライン専門部会：喘息予防・管理ガイドライン 2015，表 8-4，p.236，協和企画，2015）

Px 処方例 無効のとき 2）または 2）と 3）を併用する
1）ベネトリン吸入液（0.3〜0.5 mL）　ネブライザーで吸入　←β_2 アドレナリン受容体刺激薬
2）ネオフィリン注（250 mg/A）　6 mg/kg　点滴静注　←キサンチン誘導体
　※事前にネオフィリンを 600 mg 以上投与されている場合は半量以下を投与.
3）サクシゾン注　200〜500 mg またはソル・メドロール注　40〜125 mg　静注　←副腎皮質ホルモン製剤

〈高度〉
● 苦しくて歩行不能，会話困難な状態.
　① 中等度の項でのネオフィリン点滴静注の初回投与量に引き続きネオフィリン 250 mg を 5〜7 時間で持続点滴静注.

368

②中等度の項でのステロイド静注の初回投与量に引き続き，サクシゾン 200〜500 mg またはソル・メドロール 40〜80 mg を必要に応じて 4〜6 時間ごとに静注．
③以上の治療に反応しない重積発作に対して，ボスミンを 0.3 mg 皮下注[*4] するか，マグネゾール（硫酸マグネシウム・ブドウ糖配合）2〜3 g の静注を考慮する．
[*4] ボスミン皮下注により子宮血流を減らす可能性があるため，分娩監視装置下に投与するのが望ましい．

〈重篤症状〉
● チアノーゼ，錯乱，意識障害，失禁，呼吸停止．
● 既出の治療を継続しても呼吸症状が悪化する場合は気管挿管，人工呼吸が必要となる．
※陣痛誘発および分娩後の子宮収縮に用いることのできる薬剤はオキシトシンのみである．疼痛治療にはアセトアミノフェンを使用する．

Px 処方例
● カロナール錠（200 mg） 2 錠　頓用　←非ピリン系解熱鎮痛薬

喘息合併妊娠の病期・病態・重症度別にみた治療フローチャート

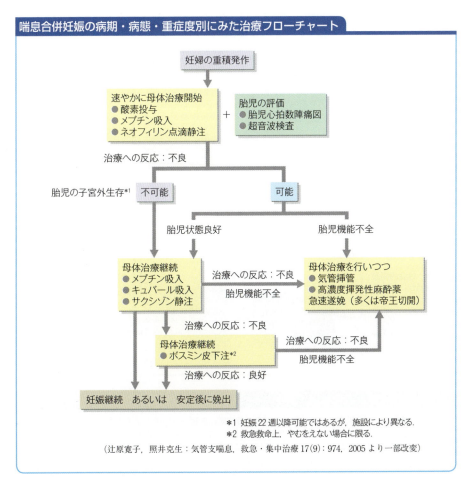

（辻原寛子，照井克生：気管支喘息，救急・集中治療 17(9)：974，2005 より一部改変）

第1章 妊娠期　2. 妊娠期の異常とケア

喘息合併妊娠における妊婦の看護

永澤　規子

看護過程のフローチャート

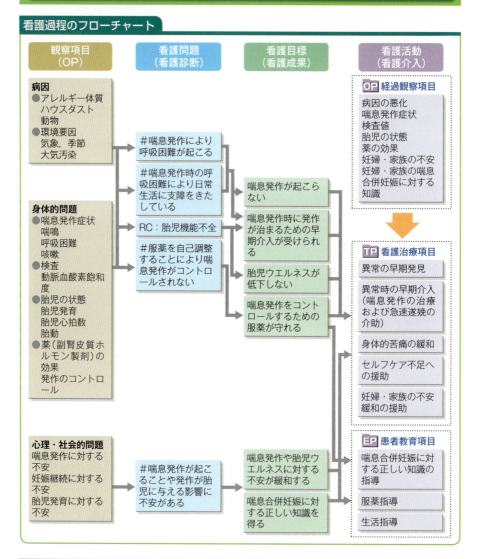

基本的な考え方

- 妊娠が喘息に及ぼす影響は，非妊娠時の喘息の重症度に影響され，その状態により妊娠中の治療管理方針が変化する．非妊娠時に喘息発作を予防・コントロールできていたかということが重要であり，その状態を把握することが必要である．妊娠中に喘息発作が起こると，重篤化したり，低酸素症により胎児ウエルネスに影響したりするので注意する．

- 妊娠中は，喘息発作を防止するための生活指導や，発作時に重症化しないように早期介入できるための妊婦教育を行う.
- 妊娠中に喘息発作が起こった場合は，母児の状態を観察し，喘息発作が改善するための援助を行う.
- 喘息合併妊娠に対する妊婦の不安を緩和するための援助を行う.

Step1 アセスメント	Step2 看護問題の明確化	Step3 計画	Step4 実施	Step5 評価

情報収集	アセスメントの視点と根拠・起こりうる看護問題
全身状態の把握	喘息発作のコントロール状態を把握する．非妊娠時にコントロールが不良であった妊婦は，妊娠後も発作を繰り返すことが予測されるため，胎児ウエルネスに影響する．妊婦自身も発作による体力の消耗は非妊娠時よりも増すため，繰り返す発作は，母体ウエルネスの低下にもつながる. ● 喘息の発作がどのような間隔で起こっているか，また，誘因となるものが明確になっているのかを把握する. ● 喘息発作の重症度を把握する. ※ 全身状態の具体的な把握については以下の項目に詳細を記載. 🔍 共同問題：胎児機能不全 🔍 起こりうる看護問題：母体の喘息発作による身体の不快感や日常生活へ及ぼす影響／不安
症状の程度，出現状況の観察	喘息発作時の重症度の把握と発作の間隔を把握する．重症度や発作のコントロール状況を知ることで妊娠中の管理の方向性を示すことができる. ● 喘息発作の主な自覚症状は喘鳴，呼吸困難，咳嗽である．症状の程度を把握する. ● 発作の重症度は，動脈血酸素飽和度の低下により客観的に示される. ● 発作の重症度は，妊娠による身体的負担が増加する妊娠中期から後期に増強する傾向にある. ● 呼吸器感染症は喘息発作を誘発する．呼吸器感染症の有無を把握する. ● 気圧が低下する気象状況や早朝は発作が誘発されやすい．妊婦がどのような状況下で発作を起こしているかを把握することで，発作を予測できる. ● アレルゲンが特定されている場合には，それを除去する. ● 喘息発作時のセルフケア不足の程度を把握する. 🔍 起こりうる看護問題：喘息発作による身体の不快感や日常生活へ及ぼす影響／不安
胎児の状態の観察	胎児の発育状態を把握する．繰り返される発作により低酸素状態が続いたり，発作が起こっていない状況でも母体の呼吸機能が低下していたりすると，胎児発育に影響する. ● 医師の行う超音波検査から，胎児の発育状態を把握する．発育不全があれば，その程度と発症時期の情報を得る. ● 胎児の発育が2週間停止した場合は，胎児娩出の目安となる. ● 胎児ウエルネスを他覚的に評価するものとして，NST（ノンストレステスト），BPS*（バイオフィジカルプロファイルスコア）測定がある. 　*BPS：超音波検査による胎児の呼吸運動，胎動，筋緊張，羊水量の観察結果，およびNSTを点数化したもので，合計10点となる．胎児ウエルネスが低下すると点数は低くなる ● 妊婦が自覚できる胎児ウエルネスは胎動であるので，妊婦に胎動チェックを行ってもらい，胎動の状態を把握する. ● 胎児ウエルネス低下は妊婦のストレスになるので，その精神状態を把握する. 🔍 共同問題：胎児機能不全／早産 🔍 起こりうる看護問題：胎児の予後に対する不安

妊娠

22
喘息合併妊娠

第1章　妊娠期　　2. 妊娠期の異常とケア

妊婦・家族の心理・社会的側面の把握	妊婦や家族の心理状態や社会的背景を知ることは，喘息合併妊娠の管理に対する理解度や協力体制の把握につながる．また，妊娠管理に対するノンコンプライアンスの原因を探ることもできる．
	●喘息合併妊娠に対する知識不足は，妊婦・家族の治療に対するノンコンプライアンスの原因となる．
	●妊婦の社会的役割遂行に対する過度の責任感は，管理の妨げになる．
	●経済的な問題は妊娠管理に対するノンコンプライアンスの原因となる．
	🔍 起こりうる看護問題：喘息合併妊娠の知識不足／妊婦・家族のストレス／不安

Step1 アセスメント　Step2 看護問題の明確化　Step3 計画　Step4 実施　Step5 評価

看護問題リスト

RC：胎児機能不全
#1　喘息発作により呼吸困難が起こる（活動-運動パターン）
#2　喘息発作時の呼吸困難により日常生活に支障をきたす（活動-運動パターン）
#3　服薬を自己調整することにより喘息がコントロールされない（健康知覚-健康管理パターン）
#4　喘息発作が起こることや発作が胎児に与える影響に不安がある（自己知覚パターン）

看護問題の優先度の指針

●喘息発作時の治療の援助とともに，身体的苦痛の緩和やセルフケア低下への介入が最も優先される．それと同時に胎児ウエルネスの状態も把握し，異常の早期発見に努める．発作が繰り返され，コントロールができない場合や重積発作の状態になれば，胎児娩出を考慮する場合もある．その場合は胎児娩出の援助を行う．日常生活では，発作を起こさないための生活指導や服薬指導，また，発作が重篤化しないように早期治療ができるための受診行動の指導など，妊婦教育も必要である．さらに，発作に対する不安や胎児ウエルネスへの不安緩和の支援も求められる．

Step1 アセスメント　Step2 看護問題の明確化　Step3 計画　Step4 実施　Step5 評価

共同問題	看護目標（看護成果）
RC：胎児機能不全	〈**長期目標**〉母体の喘息発作がコントロールされ，胎児ウエルネスの低下がなく，正期産まで妊娠を継続できる 〈**短期目標**〉1）胎児ウエルネス低下の早期発見ができる．2）胎児ウエルネス低下時の迅速な胎児娩出ができる

看護計画	介入のポイントと根拠
OP 経過観察項目	
●妊娠週数：胎児ウエルネスが低下した時点の妊娠週数を把握する	➡**根拠** 出生後，新生児の予後に影響する
●胎児の体重：胎児の発育状態をみる	➡**根拠** 喘息がコントロールされず，低酸素状態が継続すると，胎児発育不全となることがある
●NST：胎児心拍数の基線細変動，一過性頻脈，遅発一過性徐脈などをみる	➡**根拠** 基線細変動・一過性頻脈の減少・消失，遅発一過性徐脈の出現は胎児ウエルネスの低下を示す
●BPS：点数の変化をみる	➡**根拠** 胎児ウエルネスが低下すると，BPSの点数が低くなってくる
●胎動の状態：変化をみる	➡**根拠** 胎動の減少は胎児ウエルネスの低下を示す
●発作時の胎児の状態：胎児心拍数や胎動を把握する	➡**根拠** 発作による母体の低酸素状態は胎児の低酸素状態を招き，胎児心拍数の低下や胎動の減少が

起こる

●発作時の子宮収縮の状態：子宮収縮の有無と程度をみる

⊃ **根拠** 発作時の咳嗽は子宮に機械的刺激を与え，子宮収縮が誘発される場合がある

TP 看護治療項目

●重積発作などで胎児ウエルネスが悪化し，娩出の必要性がある場合は，その介助を迅速かつ正確に行う

⊃ **根拠** 胎児が母体外で生活可能な場合は，喘息発作による胎児の低酸素状態を改善するために，帝王切開が行われる場合がある．緊急性があるので，正確かつ迅速に行うことが求められる

●早産が避けられない場合に，胎児が胎外生活にできるだけ適応するための処置を介助する

⊃ 胎児の肺の成熟を促すため，医師の指示により副腎皮質ホルモン製剤（ステロイド）を妊婦に投与する．投与後は，48時間妊娠を維持できるように努める **根拠** 副腎皮質ホルモン製剤の薬理効果が十分に発揮されるには，約48時間が必要とされている

EP 患者教育項目

●胎動チェックについて指導する

⊃ 胎動が減少してきた場合は，すぐに報告するよう指導する **根拠** 妊婦の把握できる胎児ウエルネスは胎動である

●ステロイド投与のメリット・デメリットについて，妊婦と家族に説明する

⊃ 説明した内容を，どの程度理解できているかをチェックする **根拠** 妊婦と家族に正確に説明することで，治療に対する納得と同意を得る

---

1 看護問題	看護診断	看護目標（看護成果）
#1 喘息発作により呼吸困難が起こる	**自発換気障害** **関連因子**：代謝の変化，呼吸筋疲労 **診断指標** □動脈血酸素飽和度（SaO_2）の低下 □酸素分圧（PO_2）の低下 □二酸化炭素分圧（PcO_2）の上昇 □呼吸困難	〈長期目標〉喘息発作がコントロールされ，発作が起こらず妊娠が維持できる 〈短期目標〉1）喘息発作が起こらない，2）喘息発作時の早期介入が受けられる．3）妊婦・家族が喘息合併妊娠の管理について理解し，管理に参加できる

看護計画	介入のポイントと根拠
OP 経過観察項目 ●喘息発作の誘因：アレルゲンや誘因となる気象条件などを把握する	⊃ **根拠** 誘因が明確であれば，その除去により発作がコントロールされる．また，除去が難しい場合でも，発作を予測し，早期介入により重症化を防ぐことができる
●妊娠週数：発作が起こったときの妊娠週数を把握する	⊃ **根拠** 妊娠週数が中期から後期になると，増大する子宮のために横隔膜が挙上され，発作時の呼吸困難が増強する
●血中の酸素濃度：医師が行う血液ガス分析結果の変化をみる	⊃ **根拠** 喘息発作時は動脈血酸素分圧（PaO_2）が低下する．また，その値は発作の重症度の指標となる
●チアノーゼ：有無と程度，変化をみる	⊃ **根拠** 動脈血酸素分圧が低下すると，口唇や爪床にチアノーゼがみられる
●バイタルサイン：変化をみる	⊃ **根拠** 喘息発作が起こると呼吸数が増加する
●呼吸音：肺音の状態を把握する	⊃ **根拠** 喘息発作時は気道狭窄により笛声音が聴取

妊娠

22

喘息合併妊娠

第1章　妊娠期　　2．妊娠期の異常とケア

●喘息発作時の自覚症状（喘鳴，呼吸困難，咳嗽）：程度を把握する

される
⮕根拠喘息の発作の重症度は自覚症状と関連する

TP 看護治療項目
●医師が行う検査を介助する

⮕妊婦に目的，方法をわかりやすく説明する
根拠検査を理解することで不要な不安をもつことなく，検査に協力できる

●医師の指示による投薬が行われる場合は，その介助を行う
●医師の指示による酸素療法が行われる場合は，その介助を行う
●安楽な体位の工夫ができるように援助する

⮕用法・用量を指示どおりに正確に行う　根拠薬理効果を正確に評価する
⮕用法・用量を医師の指示どおり正確に行う
根拠酸素療法の効果を正確に評価できる
⮕セミファウラー位や起座位が好まれる　根拠横隔膜を低下させて胸郭を広げ，呼吸を楽にする

EP 患者教育項目
●喘息発作を誘発させる生活環境を改善するように指導する

⮕妊婦にその必要性を理解できるように具体的に指導する　根拠誘因が除去されれば，発作がコントロールされる

●呼吸器感染防止に対する指導を具体的に行う

⮕たとえば，インフルエンザ流行時期には予防接種を受ける，マスクを装着する，帰宅後はうがい，手洗いをする，人混みにはできるだけ行かないなど　根拠呼吸器感染症は喘息発作を誘発する

●内服指導

⮕発作を予防するための内服薬があれば，その服薬指導を具体的に行う　根拠正しい服薬により発作をコントロールできる

●発作の徴候があれば，できるだけ早く受診行動を起こすように指導する
●自己の苦痛，不快感を正確に伝えられる

⮕必要性を具体的に説明する　根拠発作の重篤化を防止する
⮕具体的表現方法を指導する　根拠状況を正確に伝えることで，適切な介入を受けられる

●妊婦・家族に喘息合併妊娠の管理について説明する

⮕管理内容とその必要性について，理解できるまで，わかりやすく説明する　根拠妊娠管理の理解は，妊婦・家族の積極的参加を促進する

2 看護問題	看護診断	看護目標（看護成果）
#2 喘息発作時の呼吸困難により日常生活に支障をきたしている	**活動耐性低下** **関連因子**：酸素の供給・需要のアンバランス **診断指標** □労作時の不快感 □労作時呼吸困難	〈長期目標〉喘息発作がコントロールされ，日常生活に支障がない 〈短期目標〉1）セルフケア不足に対する援助が受けられる．2）セルフケア不足を正確に伝えることができる

看護計画	介入のポイントと根拠
OP 経過観察項目 ●身体の不快感（息切れ，呼吸困難，咳嗽）：程度を把握する ●セルフケア不足：不足しているセルフケアの内容を明確にする **TP 看護治療項目** ●呼吸困難による苦痛を緩和させるため，体位などを工夫する	⮕根拠身体の不快感と日常生活への支障の程度は比例する ⮕根拠セルフケア不足項目を明確にすることにより，援助内容を明らかにできる ⮕起座位やセミファウラー位が好まれる　根拠横隔膜が下がることによって胸腔内圧が低下し，呼

374

		吸が楽になる
●セルフケア不足への援助を行う		➡妊婦のニーズに適した日常生活援助を行う [根拠] 適切な援助を行うことにより，日常生活に支障をきたさない
EP 患者教育項目		
●セルフケア不足の内容を伝えるよう指導する		➡[根拠] セルフケア不足について正確に伝えることで，適切な援助が受けられる

---

3 看護問題	看護診断	看護目標（看護成果）
#3 服薬を自己調整することにより喘息発作がコントロールされない	ノンコンプライアンス **関連因子**：医療提供者の指導能力の不足，長期にわたる治療計画，治療計画についての知識不足 **診断指標** □症状の悪化 □期待するアウトカムに到達できない	〈長期目標〉正しい服薬行動ができる 〈短期目標〉1)喘息の治療について理解できる．2)服薬ノンコンプライアンスの理由を述べられる

看護計画	介入のポイントと根拠
OP 経過観察項目 ●喘息発作のコントロール：喘息発作のコントロールができているか確認する ●喘息に対する知識：喘息発作(とくに妊娠中)におけるリスクを認識しているか確認する	➡[根拠] 発作予防のために内服しているにもかかわらず，コントロールできていない場合は，自己判断で内服を中断している可能性がある ➡[根拠] 間違った情報により，喘息に対する正しい知識がもてないと，治療の必要性を認識できない
TP 看護治療項目 ●服薬が守れない理由を述べられるように支援する	➡プライバシーに配慮して，表現しやすい環境を整える　[根拠] 理由がわかることにより，適切な介入ができる
EP 患者教育項目 ●内服の必要性について指導する	➡喘息発作コントロールにおける内服の重要性を説明する　[根拠] 間違った情報により喘息に対する正しい知識がもてないと，治療の必要性を認識できず，自己判断で内服を中断している場合がある

---

4 看護問題	看護診断	看護目標（看護成果）
#4 喘息発作が起こることや発作が胎児に与える影響に不安がある	不安 **関連因子**：人生の目標に対する矛盾，満たされていないニーズ **診断指標** □苦悩 □心配する □不確かさ	〈長期目標〉不安が緩和する 〈短期目標〉1)不安の内容を表現できる．2)母体や胎児の健康状態の正しい情報を得る

看護計画	介入のポイントと根拠
OP 経過観察項目 ●妊娠週数：症状の出現した時点の妊娠週数を把	➡[根拠] 出生した児の危険度は妊娠週数により異な

第1章　妊娠期　2. 妊娠期の異常とケア

握する ● 不安の内容：その具体的内容と変化を把握する	り，不安の程度に影響する ⮕ 根拠 不安の内容に適した介入をする
TP 看護治療項目 ● 行われる検査や管理について説明する	⮕ 患者が理解できるようにわかりやすく説明する 根拠 知識を得ることで不要な不安をもたない
● 母体や胎児の状態について情報を提供する	⮕ 医師とともに正確な情報を提供する　根拠 情報を得ることで不要な不安をもたない
● 不安を表現できるように環境を調整する	⮕ プライバシーに配慮した環境にする　根拠 不安に感じていることをためらわずに表現できる
EP 患者教育項目 ● 不安の内容を自分で表現できるように指導する	⮕ 表現方法を指導する　根拠 不安の内容を正確に伝えることで，適切な対処行動が起こせる
● 喘息合併妊娠に対する正しい知識を指導する	⮕ 妊婦の喘息合併妊娠に対する理解度を確認しながら行う　根拠 正しい知識を得ることで不要な不安をもたない

Step1 アセスメント　Step2 看護問題の明確化　Step3 計画　Step4 実施　Step5 評価

病期・病態・重症度に応じたケアのポイント

【喘息発作のコントロールが良好な場合】 妊娠中も発作がコントロールされるように生活指導を行う．発作がコントロールされていれば，妊娠中は正常妊婦に準じて妊娠管理を行う．

【喘息発作のコントロールができていない場合】 喘息発作のコントロールが悪く，妊娠中に発作を繰り返す場合は，母児のウエルネスに影響する．発作時に早期介入できるよう受診行動を妊婦に教育する必要がある．また，発作時は，重症化しないための治療管理を援助する．発作が繰り返される場合は，胎児が母体外で生活可能なら胎児ウエルネスの低下防止のために胎児娩出が行われることもある．その場合は妊婦・家族に必要性を説明し，娩出のための援助を行う．発作がコントロールされていない場合は，妊婦・家族の不安も強いので，それを緩和する支援を行う．

看護活動（看護介入）のポイント

診察・治療の介助
● 喘息発作時は早期に回復させるために，医師の治療管理を介助する．
● 医師の指示により薬物が投与される場合は正確に行う．
● 胎児の発育やウエルネス状態を把握するための超音波検査を介助する．
● 胎児ウエルネスの他覚的評価のために NST を介助する．
● 喘息合併妊娠について正しい知識を提供し，妊娠管理の参加を促す．
身体の不快感緩和に向けた援助
● 身体の不快感を緩和するため，体位の工夫などを行う．
セルフケアの援助
● セルフケア不足を評価する．セルフケア不足がある場合は，その援助を行う．
妊婦・家族の心理・社会的問題への援助
● 喘息合併妊娠に対する妊婦・家族の不安を緩和するように援助する．

退院指導・療養指導

● 妊娠中は定期的に妊婦健診を受け，母児の健康状態を管理するように指導する．
● 医師の指示による服薬がある場合は，その指導を行う．
● 呼吸器感染症は発作を誘発するので，その予防のための生活指導を行う．
● 発作の予兆があった場合は自己判断せず，すぐに受診行動を起こすように指導する．

Step1 アセスメント　Step2 看護問題の明確化　Step3 計画　Step4 実施　**Step5 評価**

妊娠
22 喘息合併妊娠

評価のポイント

看護目標に対する達成度
- 喘息発作が起こらず正期産まで妊娠が継続できたか.
- 喘息発作が起こった場合は, 早期介入ができ, 重症化や母児ウエルネスの低下が起こらなかったか.
- 妊婦の身体の不快感が緩和できたか.
- セルフケア不足が起こらず, 日常生活に支障はなかったか.
- 胎児ウエルネスの低下が起こらず正期産まで妊娠が継続できたか.
- 胎児ウエルネスの低下が生じた場合は, 迅速に娩出でき, 胎児機能不全, 子宮内胎児死亡が起こらなかったか.
- 妊婦の不安やストレスが緩和し, 安寧な心理状態を保てたか.
- 家族の不安やストレスが緩和し, 介護者役割が果たせたか.

喘息合併妊娠における妊婦の病態関連図と看護問題

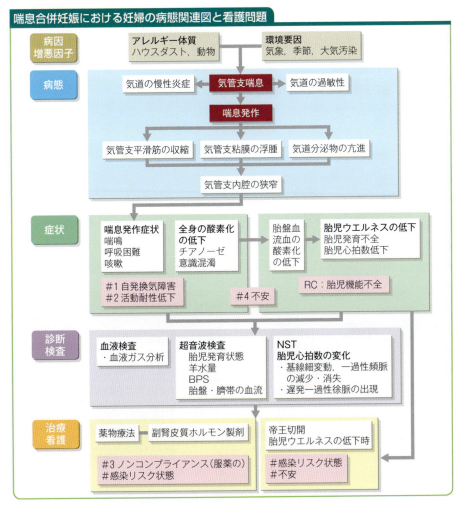

23 自己免疫疾患合併妊娠

佐世 正勝

目でみる疾患

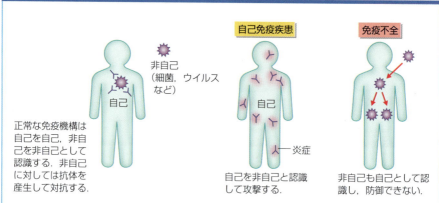

■図 23-1　自己免疫疾患と免疫不全の違い

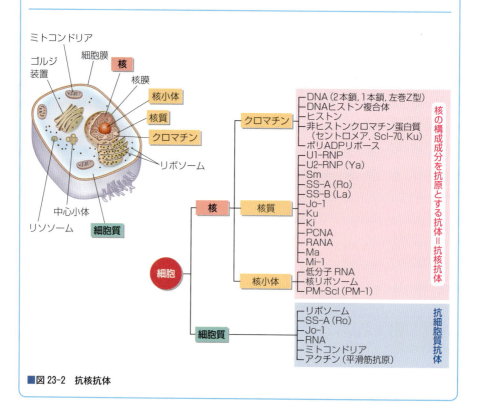

■図 23-2　抗核抗体

目でみる疾患

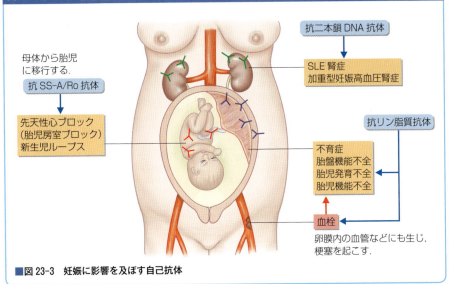

■ 図 23-3　妊娠に影響を及ぼす自己抗体

病態生理

全身性エリテマトーデス（SLE：systemic lupus erythematosus）など，母体が自己免疫疾患を合併した妊娠である．

- 人体には，自己を自己，非自己を非自己と認識する免疫機構がある．自己を防御するために，非自己に対する抗体を産生し対抗する（図 23-1）．
- 自己免疫疾患では，自己を非自己と認識してしまうため，自己に対する抗体（自己抗体）を産生し，自分自身を攻撃し障害してしまう．一方，免疫不全では，非自己を認識できないため，自己防御ができない（図 23-1）．
- 自己免疫疾患は，産生される抗体の種類と障害される臓器の違いにより分類されている（表 23-1）．
- 自己抗体には，甲状腺に対する抗甲状腺レセプター抗体や血小板に対する抗血小板抗体のような臓器特異性自己抗体（疾患標識抗体）と臓器非特異性自己抗体（抗核抗体：図 23-2）がある．
- 妊娠は自己免疫疾患に影響を及ぼし，自己免疫疾患も妊娠に影響を及ぼす（表 23-2）．
- SLE は，臓器非特異性を示す代表的な自己免疫疾患である．若い女性に多く，しばしば妊娠に合併するため SLE を中心に妊娠管理について解説する（表 23-3）．

病因・増悪因子

- SLE は素因をもったヒトに感染，ホルモン，紫外線，薬剤などの環境因子が加わり，免疫異常が誘起されて発症するとされる．妊娠・出産は，発症の誘因および増悪因子の 1 つである．

疫学・予後

- SLE の発症率の男女比は 1：9 と女性に多い．妊孕性のある女性における頻度は 500 人に 1 人とされる．
- 1950 年代では 5 年生存率が 40％ 程度であったが，現在では 10 年生存率が 90％ に達している（Ravelli A, et al, 2005）．
- 寛解状態（表 23-4）にある女性が，妊娠許可条件（表 23-5）を満たしている場合には，安全な妊娠・出産管理が可能である．

第1章　妊娠期　　2. 妊娠期の異常とケア

■表 23-1　自己免疫疾患の分類

〈Ⅰ群〉臓器特異性自己抗体をもつ臓器特異性自己免疫疾患	**内分泌疾患** 　橋本病 　バセドウ病 　粘液水腫 　アジソン病 **血液疾患** 　特発性血小板減少症(ITP) 　悪性貧血 　自己免疫性溶血性貧血 **その他** 　自己免疫性卵巣炎 　男性不妊症 　交感性眼炎
〈Ⅱ群〉臓器非特異性自己抗体をもつ臓器特異性自己免疫疾患	原発性胆汁性肝硬変症 潰瘍性大腸炎 シェーグレン症候群*
〈Ⅲ群〉臓器非特異性自己免疫疾患	SLE* 皮膚筋炎・多発性筋炎* 強皮症* 関節リウマチ*

参考
＊は膠原病：細胞間の結合織(膠原線維，線維芽細胞，基質により構成)に炎症が起きる疾患の総称.
＊以外の古典的膠原病に「結節性多発性動脈周囲炎(結節性多発動脈炎)」がある．中型の動脈血管に炎症を生じる疾患で，特異的マーカーはない.

(Roitt の分類，著者一部改変)

■表 23-2　妊娠と自己免疫疾患の相互関係

妊娠が自己免疫疾患に与える影響	①妊娠を契機に発症・悪化する(とくに，産褥期) ②妊娠中は症状が改善する ③不変
自己免疫疾患が妊娠に与える影響	①妊孕性の低下，流早産・死産率の上昇 ②胎盤機能の悪化による胎児発育不全 ③免疫グロブリンの経胎盤移行により胎児にも免疫的に一過性の自己免疫疾患が発生する ④妊娠高血圧症候群など他の妊娠合併症が発生しやすい ⑤治療薬剤の母乳への移行を考慮して母乳保育が制限される

●重篤な SLE 合併妊娠は，妊娠による SLE の増悪や妊娠高血圧症候群の合併による腎機能の悪化による妊娠中の母体死亡のみならず，産褥期の肺出血やループス肺炎による肺高血圧症，分娩後の心不全，心タンポナーデを引き起こすことがある.
●活動性の SLE を合併した妊娠の胎児予後は不良であり，約 30〜40% に流・死産を，約 10〜20% に胎児発育不全(FGR)を認める.

症状

▎SLE では，妊娠中には症状が軽快し，産褥期に増悪する例が多い.

●腎臓をはじめ，多臓器に障害をきたし，増悪と寛解を繰り返し慢性的に経過する．特異的な症状として，頬から鼻にかけてかかる丘疹紅斑(蝶形紅斑)があげられるが，出現率は半数程度である．光線過敏症は大半で認められ，しばしば初診のきっかけとなる.
●妊娠初期に悪化することがあるが，妊娠中は軽快し，産褥期に増悪することが多い．自己抗体は妊娠予後にしばしば影響を及ぼす(図 23-3).
●SLE 腎症による腎機能の悪化は，妊娠の許可や継続に影響を及ぼす．また，妊娠高血圧症候群，胎盤機能不全による胎児発育不全が多い.
●抗リン脂質抗体陽性患者では，脳，心臓，四肢などの動・静脈血栓症や血小板減少症，習慣性流産，妊娠中期以降の胎児死亡などが多い(抗リン脂質抗体症候群).
●抗 SS-A 抗体，抗 SS-B 抗体は SLE 患者の約 40% で陽性になるが，これらの抗体陽性例では胎児

380

■表 23-3　SLE の診断基準

1. 顔面(頰部)紅斑	8. 神経障害 　a)痙攣，または，b)精神障害
2. 円板状皮疹(ディスコイド疹)	9. 血液異常 　a)溶血性貧血，b)白血球減少症(＜4,000/μL) 　c)リンパ球減少症(＜1,500/μL)，または，d)血小板 　　減少症(＜100,000/μL)
3. 光線過敏症	
4. 口腔潰瘍(無痛性で口腔あるいは鼻咽喉に出現)	
5. 非びらん性関節炎(2 関節以上)	10. 免疫異常 　a)抗二本鎖 DNA 抗体陽性，b)抗 Sm 抗体陽性，ま 　　たは，c)抗リン脂質抗体陽性 　1)IgG または IgM 抗カルジオリピン抗体の異常値 　2)ループス抗凝固因子陽性 　3)梅毒血清反応生物学的偽陽性，のいずれかによる
6. 漿膜炎 　a)胸膜炎，または，b)心膜炎	
7. 腎障害 　a)0.5 g/日以上または +++ 以上の持続性蛋白尿，ま 　　たは，b)細胞性円柱	
	11. 抗核抗体陽性

上記項目 4 項目以上を満たす場合，全身性エリテマトーデスと診断する.

（米国リウマチ学会，1997 年改訂基準）

■表 23-4　SLE 疾患活動性判定基準

9 項目中 3 項目以上陽性ならば，活動性ありと判定する
①発熱(37℃以上)
②関節痛
③紅斑(顔面以外も含む)
④口腔潰瘍または大量脱毛
⑤赤沈(ESR)亢進(1 時間 30 mm 以上)
⑥低補体血症(CH50 20 単位以下，あるいは 　C3 60 mg/dL 以下)
⑦白血球減少症(4,000/μL)以下)
⑧低アルブミン血症(3.5 g/dL 以下)
⑨LE 細胞あるいは LE テスト陽性

（厚生省，1985）

■表 23-5　SLE 患者の妊娠許可条件

1. 長期(10 か月以上)にわたって寛解状態にあること
2. 原疾患やステロイドによる重篤な臓器障害がないこと 　(心肺機能や腎機能障害があれば人工妊娠中絶の適 　応となる)
3. 免疫抑制薬の併用がないこと 　(胎児への安全性が確立されていない)
4. 本人ならびに家族の理解および承諾が得られている 　こと

（日本産科婦人科学会編：B. 周産期 6. 合併症妊娠 7)自
己免疫疾患・膠原病合併妊娠. 産婦人科研修の必修知識
2016-2018，p.218，日本産科婦人科学会，2016）

　　　の約 2% に完全房室ブロックを発症する.
● 新生児に対しては，皮疹，汎血球減少，肝機能障害などの SLE 症状がみられることがある〔新生児
　ループス （NLE：neonatal lupus erythematosus)〕.

診断・検査値

● 米国リウマチ学会の診断基準に従い，11 項目中 4 項目以上を満たせば SLE と診断する(表 23-3).
● **検査値**
● 増悪時には，以下のような所見が認められることが多い.
　① SLE の活動性
　　・自己抗体(抗核抗体，抗 DNA 抗体，抗 Sm 抗体など)：増加
　　・補体(C3，C4，CH50)：低下
　　・汎血球減少
　　・発熱
　②腎機能
　　・24 時間 Ccr：低下

第1章 妊娠期 2. 妊娠期の異常とケア

■表23-6 自己免疫疾患合併妊娠の主な治療薬

分類	一般名	商品名	薬の効くメカニズム	主な副作用
副腎皮質ホルモン製剤(ステロイド薬)	プレドニゾロン	プレドニン,プレドニゾロン,プレドハン	消炎効果 免疫抑制効果	易感染,糖尿病,胃潰瘍,肥満,精神症状
非ステロイド性抗炎症薬	アスピリン	アスピリン	抗凝固作用	胎児動脈管狭窄・閉鎖,出血傾向

- ・尿蛋白定量:増加
- ・血清中 BUN, Cr, 尿酸:上昇
③血液凝固系
- ・aPTT:延長
- ・抗カルジオリピン抗体(抗リン脂質抗体):陽性(血栓症に注意)
④胎児の状態
- ・超音波断層装置による計測:胎児発育不全
- ・BPS(バイオフィジカルプロファイルスコア),NST,超音波パルスドプラ:胎児機能不全
- ・超音波検査:胎児房室ブロック(妊娠16週以降は1～2週ごと,抗 SS-A 抗体や SS-B 抗体陽性の場合)
⑤新生児の状態
- ・全身状態:ループス様皮疹,肝腫大
- ・血液検査:白血球減少,血小板減少
- ・心電図:完全房室ブロック

治療法

● SLE の治療法
- ●SLE 合併妊娠における一般的な注意事項をあげる.
  ①安静を保ち,過労を避ける.
  ②日光,寒冷,ストレスなどの増悪因子に注意する.
  ③妊娠高血圧症候群,切迫早産の徴候が認められた場合には,たとえ軽度であっても入院管理する.
- ●副腎皮質ホルモン製剤(ステロイド薬)の維持量(プレドニゾロン 10 mg/日以下)を継続投与する.
- ●許可基準を満たさずに妊娠した場合には,心肺機能や腎機能低下が著しい場合を除き,インフォームドコンセントを行ったうえでステロイド薬の増量を行い,妊娠を継続させることもある.プレドニゾロンの維持量が 15 mg/日を超える場合,早産率や前期破水の発生率が高くなるため注意を要する.
- ●胎児管理としては,胎児発育不全の発症に注意し,頻回に胎児 well-being の評価を行う.
● 人工中絶あるいは妊娠継続の中止
- ●妊娠の許可条件を満たさない場合には,人工妊娠中絶を考慮する.
  参考)腎機能からみた妊娠許可基準:24 時間 Ccr≧70 mL/分,尿蛋白≦2 g/日
- ●妊娠中に症状の増悪(24 時間 Ccr<50 mL/分,尿蛋白≧3.5 g/日,肺水腫など)を認めた場合には,妊娠継続の中止を考慮する.
● 薬物療法
〈妊娠中〉

Px 処方例
1)プレドニン錠(5 mg) 1回1～3錠 1日2回(朝10 mg,夕5 mg) ←副腎皮質ホルモン製剤
※胎盤の 11-β 脱水素酵素により大部分が分解され,ほとんど胎児に移行しない.妊娠初期は胎児奇形(口蓋裂),クッシング症候群,副腎不全を引き起こす可能性があるので 15 mg/日以内が望ましい.
2)アスピリン末 60～100 mg/日 1日1回(朝) ←非ステロイド性抗炎症薬
※抗リン脂質抗体症候群を伴っている場合には,さらにヘパリン投与が必要になることがある.
3)血漿交換療法(二重膜濾過法):抗 SS-A 抗体高値,aPTT(活性化部分トロンボプラスチン時間)の著しい延長の場合に行う.

〈産褥期〉

● 分娩後は症状が悪化するため，プレドニンを 2〜3 倍に増量する．症状をみながら，徐々に減量する．プレドニンの乳汁移行は少ないため，30 mg/日以下ならば授乳は許可する．

● **新生児の治療**

● 白血球減少症，血小板減少症が高度な場合には，ステロイド薬の投与が必要になる．通常，症状は 6 か月くらいで消失する．

● 完全房室ブロックは，非可逆的であるためペースメーカーが必要となる．

自己免疫疾患合併症妊娠の病期・病態・重症度からみた治療フローチャート

妊娠
↓
妊娠許可条件
├─（満たさない）→ 人工妊娠中絶の検討
│   ↓
│   妊娠継続希望が強い → プレドニン増量　妊娠継続
│
└─（満たす）→ 症状の増悪（腎機能，血圧）→ 妊娠継続中止を検討
       ↑
薬物療法　　　　　→ 胎児評価
血漿交換療法

抗 SS-A 抗体/抗 SS-B 抗体陽性 → 16 週より毎週エコー → AV ブロック＋ → フッ化ステロイド（リンデロン，デキサメタゾン）の投与を考慮　β 刺激薬

胎児発育 → 発育停止 → 娩出考慮

胎児 well-being → 胎児機能不全 → 娩出考慮

出産
├─（母体）プレドニン増量
└─（新生児）白血球減少症，血小板減少症，不整脈などの検索と治療

自己免疫疾患合併妊娠における妊婦の看護

永澤　規子

看護過程のフローチャート

観察項目（OP）

病因
自己免疫疾患の病因は不明
妊娠期に多い自己免疫疾患
　全身性エリテマトーデス
　甲状腺疾患（バセドウ病，橋本病）
　特発性血小板減少性紫斑病
　抗リン脂質抗体症候群

身体的問題
●症状
　全身性エリテマトーデス：発熱，易疲労性
　甲状腺機能亢進症（バセドウ病）：動悸，頻脈，発汗
　甲状腺機能低下症（橋本病）：倦怠感，浮腫
　特発性血小板減少性紫斑病：出血傾向
　抗リン脂質抗体症候群：自覚症状はとくになし
●検査
　全身性エリテマトーデス：とくに腎機能検査
　甲状腺機能亢進症（バセドウ病）：甲状腺ホルモン
　甲状腺機能低下症（橋本病）：甲状腺ホルモン
　特発性血小板減少性紫斑病：血小板数
●産科合併症
●胎児の状態
　胎児発育，胎児心拍数，胎動
●薬の効果
　妊娠中の自己免疫疾患の悪化と胎児ウエルネス低下の防止

心理・社会的問題
自己免疫疾患による母児の予後に対する不安

看護問題（看護診断）

RC：自己免疫疾患（全身性エリテマトーデス，甲状腺機能亢進症，甲状腺機能低下症，特発性血小板減少性紫斑病，抗リン脂質抗体症候群），産科合併症（切迫流早産，妊娠高血圧症候群）

#自己免疫疾患の悪化や産科合併症による身体的苦痛，不快感が生じ，日常生活に支障をきたす可能性がある

RC：胎児機能不全

#服薬を自己調整することにより自己免疫疾患がコントロールされない

#自己免疫疾患による母児の予後に対する不安がある

看護目標（看護成果）

自己免疫疾患が妊娠中に悪化せず，正期産まで妊娠が継続される

産科合併症が起こらない

胎児ウエルネスの低下が起こらない

妊娠中に母児に異常が起こった場合は，早期介入が受けられる

指示された服薬行動が守れる

自己免疫疾患による母児の予後に対する不安が緩和する

自己免疫疾患合併妊娠に対する正しい知識を得る

看護活動（看護介入）

OP 経過観察項目
病因の悪化
各自己免疫疾患の症状
各自己免疫疾患の検査値
胎児の状態
薬の効果
妊婦・家族の不安
自己免疫疾患合併妊娠に対する妊婦・家族の知識

TP 看護治療項目
異常の早期発見
異常時の早期介入（治療および，急速遂娩の介助）
検査を受けるための援助
身体の不快感の緩和
セルフケア不足への援助
妊婦・家族の不安緩和への援助

EP 患者教育項目
自己免疫合併妊娠に対する正しい知識の指導
服薬指導
生活指導

基本的な考え方

- 妊娠中は自己免疫疾患が増悪していないか，また，母児のウエルネスに影響していないかを厳重に管理する必要がある．
- 自己免疫疾患の症状を把握し，その悪化の早期発見や症状悪化に伴う妊婦の身体的苦痛，不快感を緩和する援助を行う．また，胎児ウエルネス状態の把握にも注意し，ウエルネス低下時には迅速に胎児娩出の介助を行う．
- 妊娠中に自己免疫疾患が増悪しないように生活指導を行う．
- 自己免疫疾患合併妊娠をもつ妊婦・家族の不安を緩和するための支援を行う．
- 産科合併症が発症した場合の看護ケアについては，その項を参照されたい．

Step1 アセスメント	Step2 看護問題の明確化	Step3 計画	Step4 実施	Step5 評価

情報収集	アセスメントの視点と根拠・起こりうる看護問題
全身状態の把握	**自己免疫疾患の病態を把握する．また，非妊娠時の疾患のコントロール状態も把握し，合併症の有無や母体のウエルネス状態を観察する．** ● 自己免疫疾患の病態を把握する．妊娠期にみられる自己免疫疾患では，全身性エリテマトーデス(SLE)，甲状腺機能亢進症(バセドウ病)，甲状腺機能低下症(橋本病)，特発性血小板減少性紫斑病(ITP)，抗リン脂質抗体症候群，1型糖尿病などが多い． ※1型糖尿病の看護については，「21 糖尿病合併妊娠」(p.350)を参照されたい． ● 自己免疫疾患の妊娠前合併症で多いのは，全身性エリテマトーデスのループス腎炎である．ループス腎炎は，妊娠高血圧症候群など産科合併症の発症が多くなる． ● 自己免疫疾患の治療には副腎皮質ホルモン製剤(ステロイド)が多く用いられる．副腎皮質ホルモン製剤が胎児ウエルネスに影響する場合がある． ● 自己免疫疾患のコントロール状態を把握する．コントロール不良は，各疾患により以下のように胎児ウエルネスに影響する場合が多い． ・全身性エリテマトーデス：胎児発育不全，早産が多い傾向にある．また，胎児心拍数低下，胎児不整脈(先天性心ブロック)，胎児貧血などを起こす場合もある． ・甲状腺機能亢進症：胎児の甲状腺も刺激し，甲状腺腫や胎児頻脈を起こす場合がある． ・甲状腺機能低下症：新生児の精神発達遅滞を起こす場合がある． ・特発性血小板減少性紫斑病：新生児の血小板減少による出血をみる場合がある(とくに分娩期の圧迫による脳出血が問題)． ・抗リン脂質抗体症候群：流早産を起こしたり，常位胎盤早期剝離の危険がある． ※全身状態の具体的な把握については以下の項目に詳細を記載． 🔍 **共同問題**：自己免疫疾患(全身性エリテマトーデス，甲状腺機能亢進症，甲状腺機能低下症，特発性血小板減少性紫斑病，抗リン脂質抗体症候群)／産科合併症(切迫流早産，妊娠高血圧症候群)／胎児機能不全 🔍 **起こりうる看護問題**：自己免疫疾患悪化や産科合併症による身体的苦痛，不快感，日常生活に及ぼす影響／不安
症状の程度，出現状況の観察	**自己免疫疾患の悪化の状態と，その出現時期を把握する．自己免疫疾患悪化の時期が妊娠早期の場合，妊娠の継続が困難な場合もある．** ● 自己免疫疾患が妊娠中に増悪するか軽快するかを知るうえで，自覚症状や検査データは重要な指標となる．妊娠中は継続的に把握することが必要である． ● 自己免疫疾患は，妊娠中に症状が出現し，発見されることがある． ● 全身性エリテマトーデスの自覚症状には，発熱や易疲労感がある．また，病変の起こる臓器によっても症状が異なる．全身性エリテマトーデスで最も問題となるのは，ループス腎炎である．腎機能低下は，妊娠継続に大きな影響を与えるので厳重な管理が必要となる．ループス腎炎合併の管理については，「20 腎疾患合併妊娠」

妊娠

23

自己免疫疾患合併妊娠

385

第1章 妊娠期　2. 妊娠期の異常とケア

の看護(p.335)に準じて行う.

● 甲状腺機能亢進症の自覚症状は動悸，頻脈，発汗などである．症状の悪化に注意する．ただし，妊娠中は正常でもこのような症状がみられる場合がある．正確な診断には，母体の甲状腺ホルモン値を測定する必要があるので，その情報を把握する.

● 甲状腺機能低下症の主な自覚症状は倦怠感である．妊娠中は正常でもみられる症状であるので，正確な診断には，甲状腺機能亢進症と同様に母体の甲状腺ホルモン値の把握が必要である.

● 特発性血小板減少性紫斑病では出血傾向に注意する．日常生活のなかでは，歯磨きによる歯肉出血や軽度の打撲による内出血の増強，また，妊婦定期健診時の採血時での止血不良などで悪化に気づくことがある．正確な診断には，血液検査による血小板数の把握が必要である.

● 抗リン脂質抗体症候群は，妊娠初期の繰り返す流産によって発見される場合が多い．疾患そのものによる自覚症状はない．ただし，妊娠中は常位胎盤早期剝離の症状に注意する.

🔍 **起こりうる看護問題：自己免疫疾患悪化による身体的苦痛，不快感，日常生活に及ぼす影響／不安**

胎児の状態の観察	胎児発育不全や母体の自己抗体の胎児への移行による胎児貧血，心拍数増加・減少，出血傾向などの問題が起こる可能性がある(各疾患により出現する症状は異なる).
	● 医師の行う超音波検査から胎児の発育状態，また，発育不全があれば，その発症時期の情報を得る.
	● 胎児の発育が2週間停止した場合は胎児娩出の目安となる.
	● 胎児ウエルネスを他覚的に評価するものとして，NST(ノンストレステスト)，BPS*(バイオフィジカルプロファイルスコア)測定がある.
	＊BPS：超音波検査による胎児の呼吸運動，胎動，筋緊張，羊水量の観察結果，およびNSTを点数化したもので，合計10点となる．胎児ウエルネスが低下すると点数は低くなる
	● 妊婦が自覚できる胎児ウエルネスは胎動であるので，妊婦に胎動チェックを行ってもらい，胎児の状態を把握する.
	● 胎児ウエルネスの低下は妊婦のストレスになるので，その精神状態の把握をする.
	🔍 **共同問題：胎児機能不全／早産** 🔍 **起こりうる看護問題：不安**
薬の効果の観察	各疾患に投与される薬により疾患がコントロールされ，増悪がないかを把握する．また，投与される薬物の血中濃度を定期的に測定し，効果的な用量を保てているのかどうかも把握する．薬の効果がなく，疾患の増悪がある場合は薬を自己判断で中断している可能性がある．また，効果的な薬物量を再評価する必要性もある.
	🔍 **起こりうる看護問題：服薬のノンコンプライアンス**
薬の副作用の観察	自己免疫疾患の治療として多く用いられる副腎皮質ホルモン製剤は，易感染状態を招く．また，胎児発育障害が起こる可能性もある．各疾患に用いられる薬物は，胎盤を通過するものが多く，胎児に影響を及ぼすことがあるので，その観察も必要である.
	● 感染徴候である発熱に注意する.
	● 副腎皮質ホルモン製剤投与により，胎児に副腎皮質機能不全を起こす場合がある.
	● 抗甲状腺薬は胎盤を介して移行し，胎児の甲状腺機能を抑制する場合がある.
	🔍 **共同問題：胎児機能不全(薬の副作用による)** 🔍 **起こりうる看護問題：不安**

386

妊婦・家族の心理・社会的側面の把握	妊婦・家族の心理状態や社会的背景を知ることは，自己免疫疾患合併妊娠の管理に対する理解度や協力体制の把握につながる．また，妊娠管理に対するノンコンプライアンスの原因を探ることもできる．

- 自己免疫疾患合併妊娠に対する知識不足は，妊婦・家族の治療に対するノンコンプライアンスの原因となる．
- 妊婦の社会的役割遂行に対する過度の責任感は管理の妨げになる．
- 経済的な問題は妊娠管理に対するノンコンプライアンスの原因となる．
- 🔍 起こりうる看護問題：自己免疫疾患合併妊娠の知識不足／妊婦・家族のストレス／不安

Step1 アセスメント　Step2 看護問題の明確化　Step3 計画　Step4 実施　Step5 評価

看護問題リスト

RC：自己免疫疾患（全身性エリテマトーデス，甲状腺機能亢進症，甲状腺機能低下症，特発性血小板減少性紫斑病，抗リン脂質抗体症候群），産科合併症（切迫流早産，妊娠高血圧症候群），胎児機能不全

#1　自己免疫疾患の悪化や産科合併症による身体的苦痛，不快感が生じ，日常生活に支障をきたす可能性がある（活動-運動パターン）

#2　服薬を自己調整することにより自己免疫疾患がコントロールされない（健康知覚-健康管理パターン）

#3　自己免疫疾患による母児の予後に対する不安がある（自己知覚パターン）

看護問題の優先度の指針

- 自己免疫疾患が非妊娠時にどの程度コントロールされていたかが問題となる．非妊娠時にコントロールされていれば，妊娠による増悪や産科合併症の発症も少ない．非妊娠時にコントロールが不良で本来は妊娠が許可されていなかったにもかかわらず妊娠してしまった場合は，疾患の増悪や産科合併症の発症，また，胎児ウエルネスの低下も起こりやすいので注意する．
- 看護ケアは，妊娠中の疾患の増悪，産科合併症の発症を早期発見するための観察と，異常発見時に早期介入するための援助が優先される．また，胎児ウエルネスの把握や，出生後の新生児に起こりうる健康問題も予測しながらの胎児の管理も求められる．疾患が増悪した場合や産科合併症が発症した場合の身体的苦痛，不快感やセルフケア不足への援助も重要となってくる．さらに，疾患による母児の予後に対する不安を緩和する支援も行う．

Step1 アセスメント　Step2 看護問題の明確化　Step3 計画　Step4 実施　Step5 評価

共同問題	看護目標（看護成果）
RC：自己免疫疾患（全身性エリテマトーデス，甲状腺機能亢進症，甲状腺機能低下症，特発性血小板減少性紫斑病，抗リン脂質抗体症候群），産科合併症（切迫流早産，妊娠高血圧症候群）	〈**長期目標**〉自己免疫疾患の悪化や産科合併症を起こさず妊娠が継続できる 〈**短期目標**〉1）異常の早期発見ができる．2）異常時に早期介入できる．3）妊婦・家族が自己免疫疾患合併妊娠の管理について理解し，管理に参加できるように援助する
看護計画	**介入のポイントと根拠**
OP 経過観察項目 ● 妊娠週数：症状の出現，あるいは悪化した時点の妊娠週数を把握する ● 自己免疫疾患の主な症状：各症状の変化をみる 　・全身性エリテマトーデス：腎機能低下症状	➡ 根拠 妊娠週数が早い時期での症状出現は，母児ウエルネスの低下リスクを高める傾向がある ➡ 根拠 疾患の悪化と症状の悪化は比例する

妊娠

23

自己免疫疾患合併妊娠

387

第1章　妊娠期　2. 妊娠期の異常とケア

（頭痛，悪心，倦怠感）
・甲状腺機能亢進症（バセドウ病）：動悸，頻脈，発汗
・甲状腺機能低下症（橋本病）：倦怠感，浮腫
・特発性血小板減少性紫斑病：出血傾向
●自己免疫疾患で重要な検査値（主なもの）：各疾患の検査データの変化をみる　⮕根拠 疾患のコントロールの指標となる
・全身性エリテマトーデス：腎機能〔血中尿素窒素（BUN），クレアチニンクリアランス（Ccr），尿蛋白，尿量，血圧〕
・甲状腺機能亢進症（バセドウ病）：甲状腺ホルモン（FT$_3$，FT$_4$）
・甲状腺機能低下症（橋本病）：甲状腺ホルモン（FT$_3$，FT$_4$）
・特発性血小板減少性紫斑病：血小板数
●産科合併症の発症

切迫流早産に関連する事項
※詳細は「7 切迫流産」「9 切迫早産・早産」を参照
●子宮頸管長：医師による超音波検査の情報を常に把握し，変化をみる　⮕根拠 早産が進行すると子宮頸管長の短縮化が起こる
●子宮口の開大度：医師の内診による情報を把握し，変化をみる　⮕根拠 早産が進行すると子宮口が開大してくる
●不正性器出血：常にチェックする　⮕根拠 子宮口が開大し，卵膜の剥離が起こると出血がみられる
●母体の状態：妊娠高血圧症候群や絨毛膜羊膜炎の有無を確認する　⮕根拠 胎児の肺の成熟を促す副腎皮質ホルモン製剤は，高血圧の悪化や感染徴候の非顕性化を招き，母体の状態によっては投与することができない

妊娠高血圧症候群に関連する事項
※詳細は「8 妊娠高血圧症候群」を参照
●血圧：変化をみる　⮕根拠 血圧の急激な上昇は症状を悪化させ，胎児ウエルネスの低下を招く
●尿蛋白，血清蛋白のデータ：検査値の変化をみる　⮕根拠 尿蛋白の上昇，血清蛋白の低下は，妊娠高血圧症候群の悪化を示し，胎児ウエルネスの低下を招く
●体重：変化をみる　⮕根拠 体重の急激な増加（妊娠中期に 1.5 kg/月以上，後期に 0.5 kg/週以上）は潜在的な水分の貯留が生じていることを意味する
●表在する浮腫の程度，部位，消失の程度：変化をみる　⮕根拠 肉眼的浮腫（皮膚に表在するもの）の急激な増強は，内臓浮腫の増強も伴っていることが多い．このような場合は胎児ウエルネスの低下を招く場合が多い

TP 看護治療項目
●医師が行う検査の介助をする　⮕目的，方法を説明する　根拠 検査を理解することで不要な不安をもつことなく，検査に協力できる
●医師の指示による投薬が行われる場合は，その介助を行う　⮕用量・用法を指示どおりに正確に行う　根拠 薬の効果を正確に評価する
●自己免疫疾患の悪化や産科合併症の発症で胎児ウエルネスが低下し，娩出の必要性がある場合　⮕根拠 胎児が母体外で生活可能な場合は，疾患の悪化や産科合併症による胎児ウエルネスの低下を

は，その介助を迅速かつ正確に行う
※切迫早産，妊娠高血圧症候群に関連する事項
は，それぞれ「8 切迫早産・早産」「7 妊娠高血
圧症候群」を参照

改善するために帝王切開が行われる場合がある．
緊急性があるので，正確かつ迅速に行うことが求
められる．ただし，子宮頸管の成熟度や妊娠週
数，胎児ウエルネスの状態によっては，分娩誘発
を試みることがある．このとき，急速遂娩(帝王
切開，吸引・鉗子分娩)がいつでもできるように
準備しておく

EP 患者教育項目

● 自己免疫疾患の悪化や産科合併症の発症を防止
するための生活指導を行う

⮕ 妊婦にその必要性を理解できるように具体的に
指導する　根拠 規則正しい生活や食事管理は，疾
患の悪化や産科合併症を予防する

● 感染防止に対する指導を行う

⮕ 具体的に行う．たとえば，インフルエンザ流行
時期には予防接種を受ける，マスクを装着する．
帰宅後はうがい，手洗いをする，人混みにはでき
るだけ行かないなど　根拠 投与される副腎皮質ホ
ルモン製剤は，易感染状態をつくる

● 内服指導

⮕ 疾患コントロールのための内服薬があればその
服薬指導を具体的に行う　根拠 正しい服薬により
疾患をコントロールする

● 妊婦に定期健診を受けることの重要性を説明す
る

⮕ 医師が指示した受診間隔を守るように指導する
根拠 定期健診によって疾患のコントロールや悪化
の早期発見ができる

● 自覚症状の増強があれば，できるだけ早く受診
行動を起こすように指導する

⮕ 必要性を具体的に説明する　根拠 異常時の早期
介入ができる

● 自己の苦痛，不快感を正確に伝えられる

⮕ 具体的表現方法を指導する　根拠 自己の状況を
正確に伝えることで，適切な介入が受けられる

● 妊婦・家族に自己免疫疾患合併妊娠の管理につ
いて説明する

⮕ 管理内容とその必要性について理解できるまで
わかりやすく説明する　根拠 妊娠管理の理解は，
妊婦・家族の積極的参加を促す

共同問題	看護目標（看護成果）
RC：胎児機能不全	〈長期目標〉自己免疫疾患がコントロールされ，胎児ウエルネスが低下せず，正期産まで妊娠を継続できる 〈短期目標〉1)母体の自己免疫疾患がコントロールされ，悪化しない．2)胎児ウエルネス低下の早期発見ができる．3)胎児ウエルネスの低下時の迅速な胎児娩出ができる

看護計画	介入のポイントと根拠

OP 経過観察項目

● 妊娠週数：胎児ウエルネスが低下した時点の妊
娠週数を把握する

⮕ 根拠 出生後，新生児の予後に影響する

● 胎児の体重：体重の変化をみる

⮕ 根拠 胎児ウエルネスが低下すると発育不全が起
こる

● NST：胎児心拍数の基線細変動，一過性頻脈，
遅発一過性徐脈などをみる

⮕ 根拠 基線細変動・一過性頻脈の減少・消失，遅発
一過性徐脈の出現は胎児ウエルネスの低下を示す

● BPS：点数の変化をみる

⮕ 根拠 胎児ウエルネスが低下すると BPS の点数
が低くなってくる

妊娠

23

自己免疫疾患合併妊娠

389

第1章　妊娠期　　2. 妊娠期の異常とケア

● 胎動の状態：変化をみる
● 母体の状態：「RC：自己免疫疾患，産科合併症」の **OP** に準じて行う

○ **根拠** 胎動の減少は胎児ウエルネスの低下を示す
○ 自己免疫疾患の悪化が認められた場合には，医師の指示による薬物を投与し，悪化を防ぐ
○ 妊娠高血圧症候群や絨毛膜羊膜炎がある場合には，高血圧の悪化や感染徴候の非顕性化を招くため，胎児の肺の成熟を促す副腎皮質ホルモン製剤を投与できないことがある

TP 看護治療項目

● 胎児ウエルネスの低下時に，緊急に胎児娩出を図るための介助を迅速かつ正確に行う

○ **根拠** 胎児が母体外で生活可能な場合は，疾患の悪化や産科合併症による胎児ウエルネス低下を改善するために帝王切開が行われる．緊急性があるので，正確かつ迅速に行うことが求められる．ただし，子宮頸管の成熟度や妊娠週数，胎児ウエルネスの状態によっては分娩誘発を試みることがある．このとき，急速遂娩（帝王切開，吸引・鉗子分娩）がいつでもできるように準備しておく

● 早産が避けられない場合に，胎児が胎外生活にできるだけ適応するための処置を介助する

○ 胎児の肺の成熟を促すため，医師の指示により副腎皮質ホルモン製剤を妊婦に投与する．投与後は，48時間妊娠が維持できるように努める
根拠 副腎皮質ホルモン製剤の薬理効果が十分に発揮されるには，約48時間が必要とされている

EP 患者教育項目

● 胎動チェックについて指導する

○ 具体的にわかりやすく説明する．胎動が減少してきた場合はすぐに報告するよう指導する **根拠** 妊婦が把握できる胎児ウエルネスは胎動である

● 妊婦・家族に，自己免疫疾患合併妊娠の管理について説明する

○ 管理内容とその必要性について，理解できるまでわかりやすく説明する **根拠** 自己免疫疾患合併妊娠管理の必要性への理解は，妊婦・家族の治療への積極的参加を促す

● 副腎皮質ホルモン製剤投与のメリット・デメリットについて，妊婦と家族に説明する

○ 説明した内容を，どの程度理解できているかをチェックする **根拠** 妊婦と家族に正確に説明することで，治療に対する納得と同意を得る

1 看護問題	看護診断	看護目標（看護成果）
#1 自己免疫疾患の悪化や産科合併症による身体的苦痛，不快感が生じ，日常生活に支障をきたす可能性がある	活動耐性低下リスク状態 危険因子：体調不良	〈長期目標〉身体の不快感が緩和され，日常生活に支障がない 〈短期目標〉1）身体の不快感が緩和される．2）セルフケア不足に対する援助が受けられる．3）自己のセルフケア不足を正確に伝えることができる

看護計画	介入のポイントと根拠
OP 経過観察項目 ● 身体の不快感：程度を把握する 「RC：自己免疫疾患，産科合併症」の各疾患の症状参照 ● セルフケア不足：不足しているセルフケアの内容を明確にする	○ **根拠** 身体の不快感は日常生活に影響を及ぼす ○ **根拠** セルフケアが不足している項目を明確にすることにより，援助内容を明らかにできる

390

TP 看護治療項目	
●セルフケア不足を引き起こす身体の不快感の緩和については，「RC：自己免疫疾患，産科合併症」の TP を参照	➔身体の不快感の程度を把握し，その緩和を図る 根拠 身体の不快感の緩和は，セルフケア低下を軽減する
●セルフケア不足への援助を行う	➔妊婦のニーズに適した日常生活援助を行う 根拠 適切な援助を行うことにより，日常生活に支障をきたさない

EP 患者教育項目	
●セルフケア不足の内容を伝えるよう指導する	➔具体的な表現方法を指導する 根拠 セルフケア不足について正確に伝えることで，適切な援助が受けられる

2

看護問題	看護診断	看護目標（看護成果）
#2 服薬を自己調整することにより自己免疫疾患がコントロールされない	ノンコンプライアンス **関連因子**：医療提供者の指導能力の不足，長期にわたる治療計画，治療計画についての知識不足 **診断指標** □症状の悪化 □期待するアウトカムに到達できない	〈長期目標〉正しい服薬行動ができる 〈短期目標〉1)自己免疫疾患の治療について理解できる．2)服薬ノンコンプライアンスの理由を述べられる

看護計画	介入のポイントと根拠
OP 経過観察項目	
●自己免疫疾患のコントロール：自己免疫疾患のコントロールができているか確認する	➔根拠 疾患の悪化防止のために内服しているにもかかわらず，コントロールできていない場合は，自己判断で内服を中断している可能性がある
●自己免疫疾患合併妊娠に対する知識：妊娠中の管理の必要性を理解しているか確認する	➔根拠 間違った情報により，自己免疫疾患合併妊娠の管理に対する正しい知識がもてないと，治療の必要性を認識できない
TP 看護治療項目	
●服薬が守られない理由を述べられるように支援する	➔プライバシーを保護できるようにする 根拠 周囲に気がねなく理由を述べられる
EP 患者教育項目	
●内服の必要性について指導する	➔自己免疫疾患のコントロールにおける内服の重要性について説明する 根拠 間違った情報により，自己免疫疾患合併妊娠に対する正しい知識がもてないと，治療の必要性を認識できないことにより，自己判断で内服を中断している場合がある

3

看護問題	看護診断	看護目標（看護成果）
#3 自己免疫疾患による母児の予後に対する不安がある	不安 **関連因子**：人生の目標に対する矛盾，満たされていないニーズ **診断指標** □苦悩 □心配する	〈長期目標〉不安が緩和する 〈短期目標〉1)不安の内容を表現できる．2)母体や胎児の健康状態の正しい情報を得る

妊娠

23

自己免疫疾患合併妊娠

第1章　妊娠期　　2. 妊娠期の異常とケア

| | □不確かさ | |

看護計画	介入のポイントと根拠
OP 経過観察項目 ●不安の内容：不安の具体的内容と変化を知る	➡ **根拠** 不安の内容に適した介入をする
TP 看護治療項目 ●行われる検査や管理について説明する ●母体や胎児の状態について情報を提供する	➡●妊婦が理解できるようにわかりやすく説明する **根拠** 知識を得ることで不要な不安をもたない ➡●医師とともに正確な情報を提供する　**根拠** 情報を得ることで不要な不安をもたない
EP 患者教育項目 ●不安の内容を自分で表現できるように指導する ●自己免疫疾患合併妊娠に対する正しい知識を指導する	➡●表現方法を指導する　**根拠** 自己の不安を正確に伝えることで，適切な対処行動が起こせる ➡●妊婦の自己免疫疾患合併妊娠に対する理解度を把握しながら行う　**根拠** 正しい知識を得ることで不要な不安をもたない

Step1 アセスメント　Step2 看護問題の明確化　Step3 計画　Step4 実施　Step5 評価

病期・病態・重症度に応じたケアのポイント

●自己免疫疾患は妊娠中に増悪するもの，軽快するもの，不変なものなどがあり，予測が難しい．しかし，共通しているのは，母体のもつ自己抗体が胎盤を通過して胎児に移行するおそれがあり，胎児ウエルネスに影響することである．したがって，どの疾患においても胎児の状態を厳重に観察し，異常の早期発見と異常時の早期介入が必要となる．

●非妊娠時の疾患のコントロール状態も妊娠に影響する．コントロール不良な状態での妊娠は，当然母体のウエルネスにも影響し，産科合併症も起こりやすくなる．非妊娠時のコントロール状態を把握し，自己免疫疾患の悪化やそれによる産科合併症の防止のための管理援助が重要である．

●出生後の新生児ウエルネスの低下も予測して対応を準備しておくことも大切である．加えて，妊婦・家族には，自己免疫疾患合併妊娠に対する母児の予後への不安も強いので，その心理・社会的状況を把握して支援していくことが求められる．

看護活動（看護介入）のポイント

診察・治療の介助
●自己免疫疾患を管理するための検査を介助する．
●医師の指示により薬物が投与される場合は正確に行う．
●胎児の発育やウエルネス状態を把握するための超音波検査を介助する．
●胎児ウエルネスの他覚的評価のために NST を介助する．
●自己免疫疾患合併妊娠について正しい知識を提供し，妊娠管理の参加を促す．
身体の不快感緩和に向けた援助
●身体の不快感を緩和するための生活指導などを行う．
セルフケアの援助
●セルフケア不足の評価をする．
●セルフケア不足がある場合は，その援助を行う．
妊婦・家族の心理・社会的問題への援助
●自己免疫疾患合併妊娠に対する妊婦・家族の不安を軽減するように援助する．

退院指導・療養指導

●妊娠中は定期的に妊婦健診を受け，母児の健康状態の管理をするように指導する．
●医師の指示による服薬がある場合は，その指導を行う．

| Step 1 アセスメント | Step 2 看護問題の明確化 | Step 3 計画 | Step 4 実施 | Step 5 評価 |

評価のポイント

看護目標に対する達成度

- 自己免疫疾患の悪化や産科合併症が起こらずに正期産まで妊娠が継続できたか.
- 自己免疫疾患の悪化や産科合併症が起こった場合は，早期介入ができ，重症化や母児ウエルネスの低下が起こらなかったか.
- 妊婦の身体の不快感が緩和できたか.
- セルフケア不足が起こらず，日常生活に支障はなかったか.
- 胎児ウエルネスの低下が起こらず，正期産まで妊娠が継続できたか.
- 胎児ウエルネスの低下が生じた場合は迅速に娩出でき，胎児機能不全，子宮内胎児死亡が起こらなかったか.
- 妊婦の不安やストレスが緩和し，安寧な心理状態を保てたか.
- 家族の不安やストレスが緩和し，介護者役割が果たせたか.

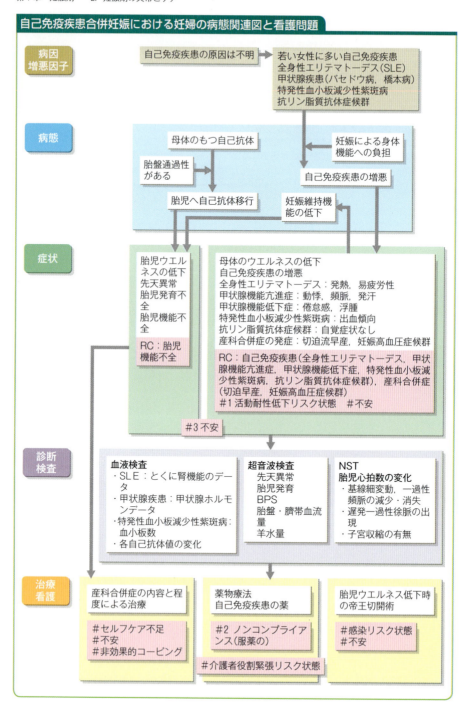

第2章

分娩期

1

分娩の正常経過とアセスメント

24 分娩の正常経過

上田 一之

陣痛の分類	妊娠期		開口期陣痛 （分娩第1期/開口期）			
	妊娠陣痛（腹緊）					
	ブラクストン= ヒックス収縮	前駆陣痛 （妊娠後期）				
陣痛の特徴	・不規則 ・弱い収縮 ・大半は痛みを伴わない	・不規則 ・しばしば痛みを伴う	・10分おきに規則正しく起こる，または1時間に6回の陣痛をもって分娩開始とする ・弱く持続時間の短い収縮から，分娩の進行に伴って強く長い収縮になる			
子宮口	0 cm	1〜2 cm	2〜3 cm	4〜6 cm	7〜8 cm	9〜10 cm
子宮内圧 陣痛周期 陣痛持続時間				40 mmHg 3分 70秒	45 mmHg 2分30秒 70秒	50 mmHg 2分 60秒
産痛部位*			痛みの強さ　軽度　中等度　重度　腰椎 L1 L3 L5　第1期初期　第1期末期			
分娩時間　初産婦			10〜12時間			
経産婦			5〜6時間			
陣痛の作用		頸部を軟化，展退し，分娩準備状態にする　頸部の軟化，展退	子宮頸管（子宮口）を開大する　子宮口の開大			
児頭の回旋		児頭浮動　骨盤入口部への進入前は児頭が浮動	分娩第1期　第1回旋　児頭が前方に強く屈曲し，骨盤入口へ進入			
児頭下降度	−3	−2	−1 ⟶ +3			

分娩期			産褥期
分娩陣痛			後陣痛
娩出期陣痛 （分娩第2期/娩出期）	後産期陣痛 （分娩第3期/後産期）		
・分娩進行に伴って収縮増強，周期短縮，持続時間延長 ・持続時間は最長，間欠期は最短，最も強い収縮	・比較的弱い陣痛 ・持続時間が長い		・不規則 ・しばしば疼痛を伴う ・経産婦で強く出る
10 cm			
50 mmHg 2分 60秒			
第2期初期 分娩時			
1～2時間	15～30分		
30分～1時間	10～20分		
胎児を圧出する	胎盤の剝離娩出，胎盤剝離面の止血		胎盤剝離面の止血，子宮復古を促す

分娩第2期

第2回旋	第3回旋	第4回旋
児頭が内回旋しながら骨盤内を下降	恥骨結合下縁を支点に児頭が伸展反屈	児頭が外回旋
+4		

＊（鈴木美哉子：痛みを逃がす分娩体位．助産婦雑誌 51：46，1997より一部改変）

1. 分娩の三要素

- 分娩とは，胎児および付属物が母体外に排出（娩出）される過程をいう．分娩は娩出力，産道，娩出物の3つの要素により構成される．

1 娩出力
- 娩出力は陣痛（子宮収縮）と腹圧で構成される．
- 分娩第2期には，児頭が軟産道を強く圧迫するため反射的に腹圧をかけるようになり，両者が共同して胎児を娩出させる力となる．

1) 陣痛（子宮収縮）
- 陣痛の開始とは，子宮筋が規則正しく収縮し，その周期が10分以内，または1時間に6回の頻度となった時点とする．
- 陣痛発作と間欠を周期的に繰り返す（図24-1）．
- 陣痛の強さは子宮内圧により表される（表24-1）．

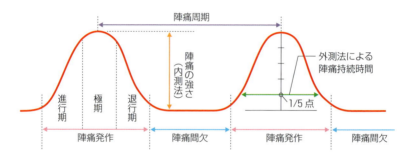

■図24-1 陣痛曲線
※外測法では陣痛の強さは評価できない．

■表24-1 陣痛の強さ（上段：子宮内圧），陣痛周期（中段），陣痛持続時間（下段）

子宮口	4〜6 cm	7〜8 cm	9〜10 cm	第2期
過強陣痛	70 mmHg 以上	80 mmHg 以上	55 mmHg 以上	
	1分30秒以内	1分以内	1分以内	1分以内
	2分以上		1分30秒以上	
平均陣痛	40 mmHg	45 mmHg	50 mmHg	
	3分	2分30秒	2分	2分
	70秒		60秒	
微弱陣痛	10 mmHg 未満	10 mmHg 未満	40 mmHg 未満	
	6分30秒以上	6分以上	4分以上	初産 4分以上 経産 3分30秒以上
	40秒以内		30秒以内	

注）子宮内圧の計測には，内測法（子宮内カテーテル挿入）が必要である

（日本産科婦人科学会，1981 より作成）

2)陣痛の種類(図24-2)

- ●前駆陣痛：分娩開始前に不規則に起こる子宮収縮で，軟産道を熟化させる．
- ●開口期陣痛：分娩開始から子宮口全開大までの陣痛で，子宮頸管を展退させ，子宮口を開大させる．
- ●娩出期陣痛：最も強い陣痛で，腹圧とともに胎児を娩出させる．
- ●後産期陣痛：胎児付属物を娩出させる．
- ●後陣痛：産褥期に不規則に起こる子宮収縮．

2 産道

- ●産道とは，胎児が娩出されるときに通り抜ける円筒状のトンネルであり，骨産道と軟産道とで構成される．

1)骨産道(図24-3)

- ●骨産道は左右の寛骨（腸骨，恥骨，坐骨が一体となったもの），仙骨，尾骨より構成される．これらの骨は仙腸関節，仙尾関節，恥骨結合で靭帯により結合し，骨盤を形成している．分娩時はこれらの関節，結合が弛緩し可動性を増して，胎児が通過するのを容易にする．
- ●骨産道は，骨盤入口部，骨盤濶部，骨盤峡部，骨盤出口部の4つに分けられる．最も長いのは，入口部では横径，濶部では斜径，峡部・出口部では縦径である．

妊娠期		分娩期			産褥期
妊娠陣痛(腹緊)		分娩陣痛			後陣痛
ブラクストン=ヒックス収縮	前駆陣痛(妊娠後期)	開口期陣痛(分娩第1期)	娩出期陣痛(分娩第2期)	後産期陣痛(分娩第3期)	
・不規則 ・弱い収縮 ・大半は痛みを伴わない	・不規則 ・しばしば痛みを伴う	10分おきに規則正しく起こる，または1時間に6回の陣痛	分娩進行に伴って収縮増強，周期短縮，持続時間延長	・比較的弱い陣痛 ・持続時間が長い	・不規則 ・しばしば疼痛を伴う ・経産婦で強く出る
		弱く持続時間の短い収縮から，分娩の進行に伴って強く長い収縮になる	持続時間は最長，間欠期は最短，最も強い収縮		
		分娩時間(上段：初産婦，下段：経産婦)			
		10〜12時間	1〜2時間	15〜30分	
		5〜6時間	30分〜1時間	10〜20分	
	頸部を軟化，展退し，分娩準備状態にする	子宮頸管(子宮口)を開大する	胎児を圧出する	胎盤の剝離娩出，胎盤剝離面の止血	胎盤剝離面の止血，子宮復古を促す

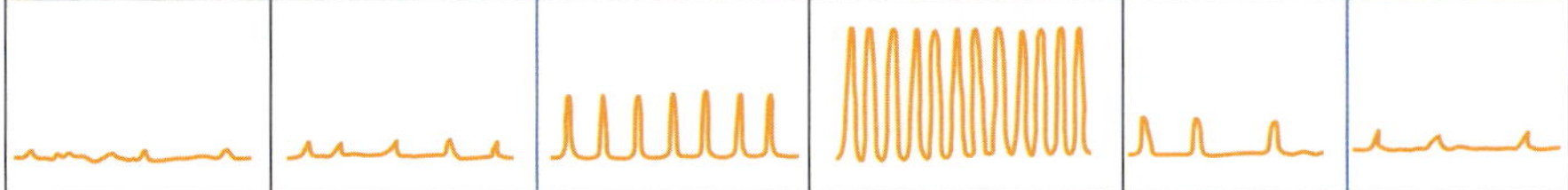

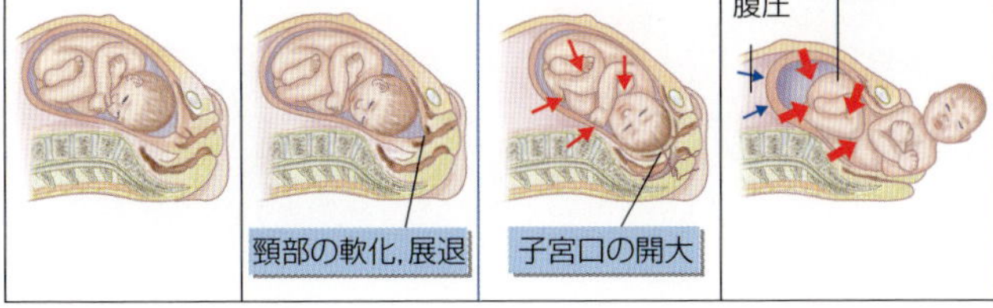

■図24-2 陣痛の分類

第 2 章 分娩期　　1. 分娩の正常経過とアセスメント

- 入口部で，恥骨結合後面と岬角を結ぶ最短距離を産科的真結合線とよび，経腟分娩が可能かどうかを判断するための基準として重要である．

2) 軟産道（図 24-4）
- 軟産道は子宮下部（子宮峡部），子宮頸部，腟，外陰より構成される．
- 子宮峡部は妊娠中に子宮の増大とともに伸展し，非妊娠時には 1 cm であったものが最長 10 cm 程度に延長する．分娩時には解剖学的内子宮口は生理的収縮輪を形成する．
- 子宮頸部は妊娠後期に軟化（熟化）し，分娩の進行に伴って児頭の下降・圧迫により短縮（展退）・開大する．

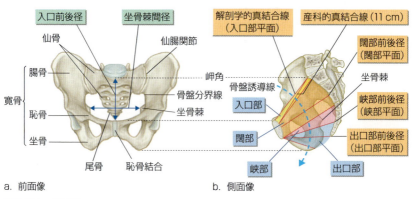

■図 24-3　骨産道

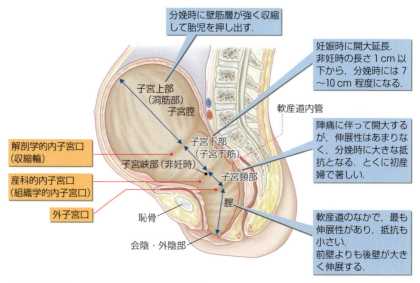

※軟産道のうち，骨盤筋などを軟産道外管という．

■図 24-4　軟産道

402

3 娩出物
- 娩出物とは，胎児ならびに胎児付属物（胎盤，臍帯，卵膜，羊水）をいう．

1）胎位，胎勢，胎向
- 胎位とは胎児の縦軸（胎児の殿部から頭部へ向かう）と母体の縦軸（母体の中心を頭部より殿部に向かう）との関係をいう（図24-5）．正常分娩では胎児と母体の縦軸が一致している．
- 胎勢とは，児頭の向きのことである（図24-6）．正常は屈位（胎児が顎を胸につけている状態）である．逆に反屈位（顎が胸から離れている状態）になると難産になりやすい．

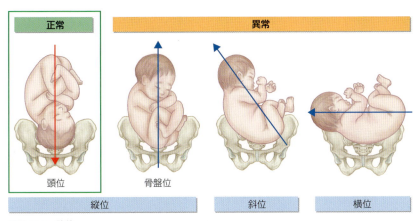

■図24-5 胎位

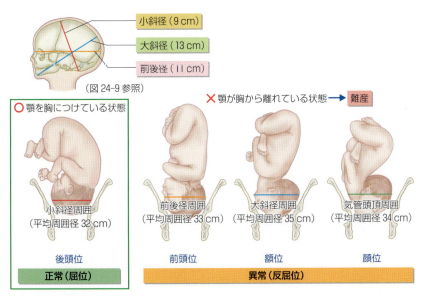

■図24-6 胎勢

- 胎向とは，胎児の背中が母体の左右（胎向），前後（分類）のどちらに向いているかで表される（図 24-7）．

2）胎位，胎向の診断
- 診断法としてレオポルド Leopold 触診法が広く用いられている．レオポルド触診法とは，胎児の位置や大きさを知るための外診手技である（図 24-8）．仰臥位になった妊婦の右側に立ち，第 1 段〜第 3 段では妊婦と対面するように，第 4 段では妊婦の足方向を向いて触診する．

3）胎児頭蓋骨の構造
- 分娩時は胎児の回旋によって大泉門，矢状縫合，小泉門の位置が変化していくため，頭蓋骨の経線は分娩経過の評価に重要である（図 24-9）．
- 大横径は児頭骨盤不均衡を診断するうえで重要である．大横径が骨盤入口部の産科的真結合線より大きければ，経腟分娩は不可能である．逆に小さすぎると回旋異常を起こしやすくなる．

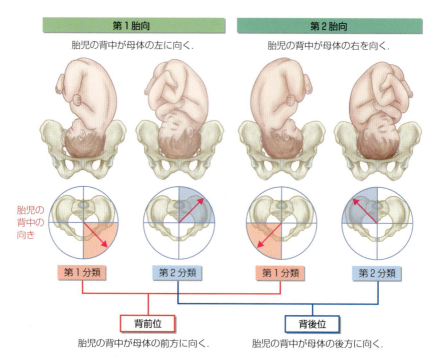

■図 24-7　胎向

手技	第1段	第2段	第3段	第4段
	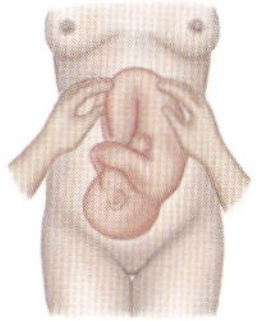 両手を少し彎曲するようにして，指先を揃えて子宮底を圧する	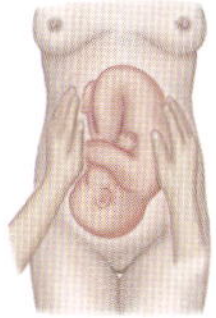 手のひらを平たくし，子宮底に当てた両手を子宮壁に沿って下方に移動しながら，子宮側壁を左右交互に圧する	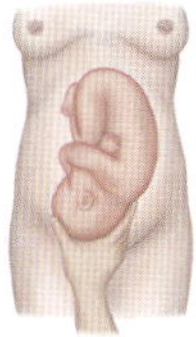 母指と他指を使って，恥骨結合上の胎児部分を片手でつかむように，なるべく深く圧入する	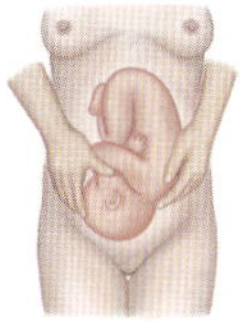 母指以外の4本の指を揃え，少し彎曲させて子宮側壁に当てたら，胎児下降部をつかむようにして徐々に指先を圧入する
			胎児下降部の大半が骨盤入口部にあって可動性があるときは第3段法，小骨盤腔への嵌入が深いほど第4段法のよい適応になる	
観察項目	子宮底の位置(高さ)・形 胎児の存否・種類 胎位	子宮壁の厚さ・緊張度 子宮の形・大きさ・硬さ 羊水量 胎位・胎向 胎児数 胎動	胎児下降部の種類・可動性 骨盤入口部への嵌入度 児頭の位置 浮遊度	胎児下降部の種類・可動性 胎盤内への嵌入度

■図24-8　レオポルド触診法

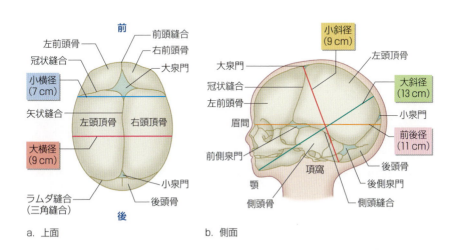

a. 上面　　　　b. 側面

■図24-9　成熟胎児頭蓋骨と経線（平均値）
胎児頭蓋骨の縫合や泉門の部分は，成人のように化骨化して固着していないために可動性があり，また頭皮の上からも簡単に触知が可能である．

4)児頭の応形機能
- 分娩時に狭い産道を通り抜けるため,胎児の頭蓋骨は重なり合って(骨重積),その容積を小さくする.この機能を応形機能とよぶ(図 24-10).

5)児頭の回旋
- 狭い産道を通り抜けるため,胎児は主に児頭を産道各部の形・広さに合わせるように向きを変化させる.この一連の動きを回旋とよぶ.
- 回旋には第 1 から第 4 回旋までの 4 段階がある(図 24-11).

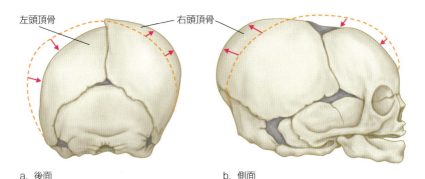

a. 後面　　　　　　　　　　　　b. 側面

■図 24-10　胎児頭蓋骨の骨重積(後頭位第 1 胎向の例)
前頭骨,左頭頂骨がへこみ,右頭頂骨が突き出る.

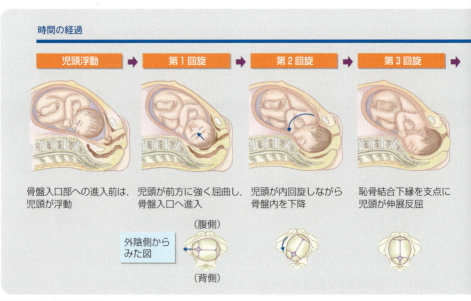

■図 24-11　児頭の回旋

分娩 24 分娩の正常経過

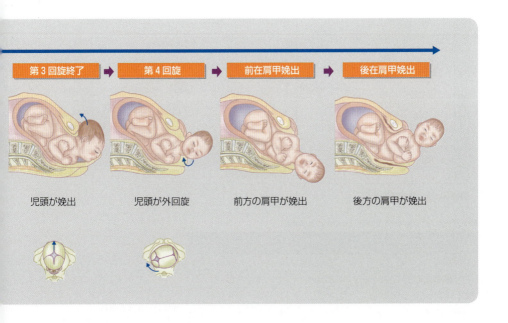

2. 正常分娩の経過

1前徴：分娩開始前に起こるさまざまな症状をいう．
- 児頭の骨盤内への下降により起こる症状．
  - ・胃のすっきり感：子宮による圧迫がとれるため．
  - ・子宮底の下降：児頭が下降し，子宮が前方に突出するため．
  - ・胎動の減少：児頭が骨盤により圧迫されるため．
  - ・頻尿：下降した児頭により膀胱が圧迫されるため．
  - ・恥骨痛：児頭の圧迫と恥骨結合に緩みが生じるため．
- 子宮頸管の熟化により起こる症状．
  - ・子宮頸管の軟化・短縮（展退）（図24-12）．
  - ・帯下の増加：腟分泌物の増加，子宮頸管の展退により頸管粘液が押し出されるため．
  - ・産徴（おしるし）：子宮下部の開大と子宮頸管の展退によって卵膜と子宮壁にずれが生じて出血し，血性帯下として認められるもの．
- ビショップスコア：子宮頸部の熟化の程度をスコア化してわかりやすくしたもの（表24-2）．

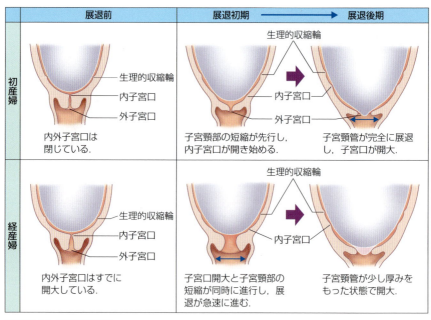

■図24-12 軟産道の変化

■表24-2 ビショップスコア（Bishop score）

因子　　　　点数	0	1	2	3
子宮頸管開大度(cm)	0	1〜2	3〜4	5〜6
子宮頸管展退度(%)	0〜30	40〜50	60〜70	80〜
胎児下降度(station)	－3	－2	－1〜0	＋1〜
子宮頸部硬度	硬	中	軟	
子宮口位置	後方	中央	前方	

評価（13点満点中）
≦4：子宮頸管熟化不全
≧9：子宮頸管成熟

2 分娩第 1 期：陣痛開始より子宮口全開大までの時期．
- この時期の陣痛を開口期陣痛とよび，次第に強さと頻度が増加する．
- 卵膜は児頭が骨盤に進入すると胎胞を形成し，子宮口の開大を促進する（図 24-13）．
- 分娩第 1 期の子宮口開大と時間経過をグラフで表示したものがフリードマン Friedman 曲線である（図 24-14）．潜伏期に頸管の展退と開大が開始し，子宮口開大 3〜4 cm で加速期に入る．子宮口は急速に開大し（極期または最大傾斜期），全開大に近づくと減速期に入る．
- 経産婦の分娩時間は初産婦の約 1/2 となる（表 24-3）．

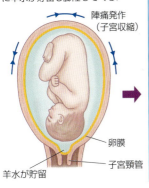

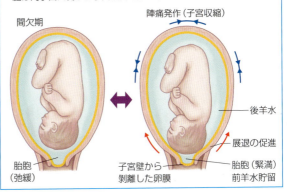

■図 24-13　胎胞の形成と子宮口の開大

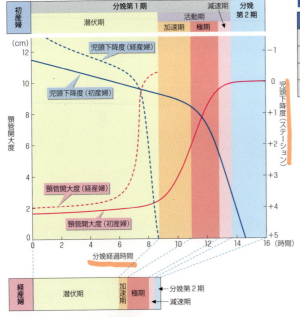

■図 24-14　フリードマン曲線

■表 24-3　分娩時間

	初産婦	経産婦
第 1 期	10〜12 時間	5〜6 時間
第 2 期	1〜2 時間	30 分〜1 時間
第 3 期	15〜30 分	10〜20 分
計	11〜15 時間	6〜8 時間

第2章 分娩期　1. 分娩の正常経過とアセスメント

> **3 分娩第2期**：子宮口全開大から胎児が骨盤を下降し分娩されるまでの時期.
> ● この時期の陣痛を娩出期陣痛とよび，強さ，頻度ともに最大となる.
> ● 胎児は回旋しながら産道を下降し分娩となる（図24-15）.
> ● 胎胞は陣痛の圧力で破れ羊水が流出し（破水），児頭下降の潤滑液となる.

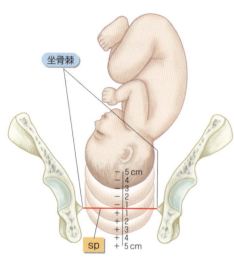

■図24-15　児頭の高さ
　　　　　（デリ De Lee のステーション）
分娩第2期の児頭の下降部を評価する尺度としてデリのステーションが用いられる．両坐骨棘を結ぶ線（sp）に児頭先進部が達したときをステーション0とし，先進部がspより1cm上の場合を-1, 下1cmの場合を+1と表現する．

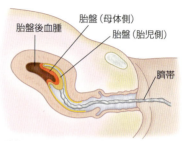

胎盤の中央部から剝離が始まり，胎盤後血腫が形成される．

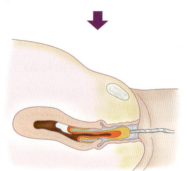

剝離が辺縁部に向かって進行する．

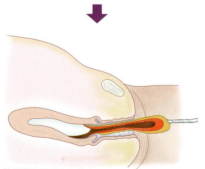

胎児側の胎盤から娩出され，胎盤後血腫は母体側の胎盤に包まれるようにして排出される．

■図24-16　胎盤娩出（シュルツェ様式）

4 分娩第3期：児分娩から胎盤娩出までの時期.
- 児分娩後，胎盤は中央部よりの子宮壁から剝離を開始し，その部分に胎盤後血腫を形成する．同じ頃に一時的に弛緩していた子宮筋は再び強く収縮し，胎盤を押し出す働きをする．胎盤が剝離すると少量の出血を認める．これを剝離出血という．
- 胎盤の娩出にはシュルツェ Schultze 様式，ダンカン Duncan 様式，混合様式の3種があるが，大半はシュルツェ様式である（図24-16）．
  - シュルツェ様式：胎盤の中央部から剝離し，胎盤後血腫を母体面側に包んで胎児側の中央部から娩出する．
  - ダンカン様式：胎盤の子宮口下縁から剝離し，母体側から娩出する．胎盤後血腫の血液は胎盤娩出に先立って流出する．
- 産瘤と頭血腫（図24-17）．
  - 産瘤とは分娩進行時に圧迫によって児頭先進部に生じる皮下浮腫である．境界は不明瞭で柔らかな感触である．
  - 産瘤の急速な増大は胎児の循環障害や児頭の強い圧迫を示唆し，危険な徴候である．
  - 頭血腫（頭蓋骨膜下にできる血腫で，境界は明瞭で縫合を越えて広がることはない）との鑑別が重要である．

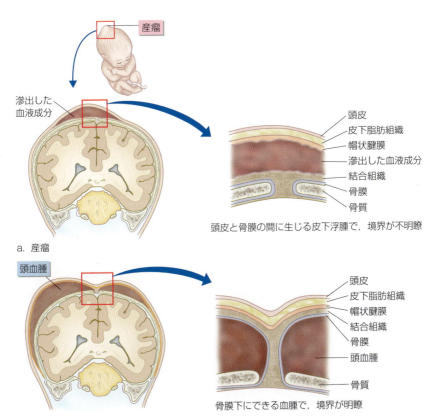

■図24-17　産瘤と頭血腫

5 分娩後2時間（分娩第4期）

● 胎盤娩出後，子宮は不規則に収縮し，元の大きさへ戻ろうとする．これを後陣痛という．後陣痛により，胎盤が剝離した子宮壁に露出していた血管が収縮し止血する（図24-18）．

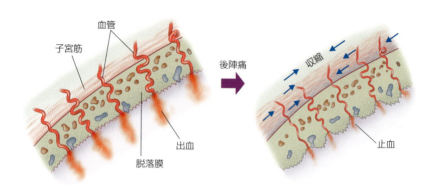

■図24-18　後陣痛による止血（生物学的結紮）

25 分娩期のアセスメント

石村由利子

1. 健康診査

【目的】
- 産婦が分娩経過に相応する生理的・機能的・形態的変化を示しているかを診断する.
- 分娩の時期を診断し,分娩の進行状態が正常であるか否かを判断し,今後の経過を予測する.
- 偶発合併症や産科異常の有無を診断する.
- 胎児の発育と健康状態を把握する.
- 母児のハイリスク因子を発見する.
- 産婦の分娩経過に関する知識の獲得状況とセルフケア能力を評価する.
- 産婦の心理状態を把握する.
- 産婦および家族の役割遂行・調整能力を把握する.

| 1 記録類からの情報 | 2 問診 | 3 外診 | 4 内診 |

目的	● 産婦の一般的および医学的な個人情報を把握する. ● 今回の妊娠経過について客観データを確認する. ● 産婦および胎児の健康問題に影響を及ぼすハイリスク因子を確認する.
ポイント	● ほとんどの場合,妊娠管理を行った施設で分娩管理が行われる.したがって,すでに個人情報や妊娠経過は把握できているのが一般的である.情報の確認が主たる作業となる. ● 妊娠経過に関する客観データは,診療録,看護記録,助産録,母子健康手帳などから収集できる内容が多い.問診による産婦の負担を小さくするためにも諸記録からの情報を活用する. ● 分娩の進行状態をみながら,優先度の高い情報から収集することが大切である. ● 個人情報の管理に注意をはらう.

情報収集	アセスメントの視点	留意点・根拠
一般的情報	● 年齢 ● 体格,その他形態的特徴 ● 住所および居住地の生活環境 ● 家族構成および家族歴 ● 職業の有無	➡ 分娩経過に影響する因子の発見・把握を主たる目的とする ➡ 産婦の一般的情報を収集し,本人であることを確認する
医学的情報	● 既往歴に問題はないか ● 月経歴 ● 既往妊娠,分娩,産褥経過に問題はないか ● 血液型	➡ 分娩進行に影響する医学的な問題をもっていないか確認する ➡ 既往の妊娠,分娩,産褥経過を知り,今回の分娩経過に影響を及ぼす因子の有無を確認する **根拠** とくに最も近い出産時の分娩経過は有用な情報である
今回の妊娠・分娩経過	● 分娩予定日 ● 妊娠週数 ● 妊娠経過に異常はないか ● 胎児の状態に問題はないか ● 出産準備の状況	➡ 分娩予定日を確認し,入院時の妊娠週数を計算する ➡ どのような妊娠経過をたどったか確認する ➡ 妊娠中の産科異常の有無,母体の合併症の有無を確認し,分娩経過に影響する因子を把握する.必要に応じて分娩時のケアに必要な機器・物品や人的資源を手配する ➡ 胎児の発育状況,健康状態を確認する ➡ 妊娠期に受講した出産準備教育の内容について情報を得る **根拠** 分娩進行の理解度,補助動作などのセルフケア行動のレディネスを知ることができる情報である

413

第2章　分娩期　　1. 分娩の正常経過とアセスメント

| 1　記録類からの情報 | 2　問診 | 3　外診 | 4　内診 |

目的	●分娩経過の診断に必要な主観的情報を得る. ●産婦の身体的・心理的状態を知り, 分娩管理に必要な情報を得る. ●ハイリスク因子をスクリーニングする.
ポイント	●産痛による苦痛, 分娩経過への不安などから産婦は不安定な状態にあるので, 優先度を考えて要領よく聴取し, 必要に応じて分娩経過中に情報を追加すればよい. ●できるだけ専門用語は避けて, 内容を簡潔に系統的に整理して行う. ●個人情報の管理に注意をはらう. ●産婦が安心して答えられる雰囲気をつくる.

情報収集	アセスメントの視点	留意点・根拠
主訴	●主訴は何か ●どのような自覚症状があって連絡・来院したのか ●分娩経過に影響を及ぼすと思われる事項と主訴との関係を確認する	●主訴・自覚症状を確認する ●陣痛発来を主訴とするときは, 陣痛開始の時刻, 陣痛発作・間欠時間, 緊張度を聴取し, 分娩の時期の判断をする ●破水・破水感を主訴とするときは, 破水の時刻, 羊水流出の状態を聴取する ●出血を主訴とするときは, 出血量, 陣痛との関係を聴取し, 産徴と異常出血の鑑別に必要な事項の聴取を行う ●その他自覚症状があるときは, 症状の内容, 自覚症状の出現時期を聴取する ●分娩回数の把握　根拠 経産婦であれば前回の分娩所要時間, 異常の有無を聴取し, 分娩進行の予測を立てる
非妊娠時の体格	●非妊娠時の体重, 身長, 体格 ●妊娠期間中の体重増加量 ●肥満度はどのくらいか ●身長が150cm以下かどうか	●肥満は分娩の難易度に関係が深い ●妊娠期間中の体重増加量は, 体格区分が「普通」の場合, 推奨体重増加量は7〜12kgである →「2 妊娠期のアセスメント」参照 ● 根拠 身長は骨盤の大きさと関係している. 150cm以下, とくに145cm以下の低身長では狭骨盤が疑われる. 視診, 計測診と併せて判断する
現病歴	●病名, 症状の程度, 治療内容と経過	●分娩経過や母児の健康に影響を及ぼすと予測される合併症があるときは, 治療内容, 主治医の指示を確認しておく
既往妊娠歴・分娩歴	●既往妊娠, 分娩歴に問題はないか ●分娩経過に異常はなかったか	●妊娠・分娩回数を確認する ●経産婦であれば, 既往の分娩経過に異常はなかったか確認しておく ●前回の分娩所要時間を確認する　根拠 進行が早かった場合, 今回も経過が早く進む可能性がある
妊娠経過	●分娩予定日 ●妊娠週数 ●妊娠経過に異常はないか	●現在の妊娠週数を確認する ●どのような妊娠経過をたどったか確認する
分娩経過	●分娩は開始しているか ●分娩経過のどの時期にあるか 　陣痛の有無	● 根拠 分娩開始を診断するには, 陣痛の観察が重要である. 分娩開始とは「規則正しく胎児娩出まで続く子宮収縮が, 周期10分以内あるいは1時間に6回の頻度と

414

分娩経過 (つづき)	陣痛開始の時刻 陣痛発作, 間欠時間の自覚	なったときをいう」とされている ⮞陣痛の観察には触診, モニタリングによって, 客観的情報を収集する必要がある. しかし, 入院前の状態の把握, 分娩開始時刻の決定は産婦の申告によらざるを得ない
	●産痛の状態 ●産徴の有無 ●分泌物の有無 ●破水の有無 ・破水の時刻, 量, 性状, 流出状況 ●胎動の有無 ●努責感の有無	⮞産痛の有無, 程度を確認する ⮞分娩開始の徴候があったか確認する ⮞破水または破水感があるか確認する 根拠 あれば感染予防処置を講ずる必要があり, また, 羊水流出の状態によって安静度を決定する ⮞胎動の自覚はあるか確認する 根拠 あれば胎児は生存していると判断できる ⮞努責感は分娩第1期の終わりから第2期にみられる 根拠 胎児が下降していることを示す徴候であり, 分娩が近いことが予測される
心理状態	●分娩を受容できているか ●パートナーとの関係	⮞ 根拠 望んだ妊娠か否かによって分娩に対する反応は異なる ⮞産婦としての自己を受け入れ, 出産に臨む行動に問題がないか確認する ⮞パートナーとの関係が良好か判断する 根拠 パートナーの援助は産婦の心理に大きく影響し, サポート資源として重要な役割をもっている
セルフケア行動	●栄養摂取, 水分摂取 ●姿勢, 動作 ●睡眠, 休息 ●排泄 ●清潔	⮞分娩経過に関する知識をもっているか確認する ⮞学習意欲はあるか, 適切な社会資源の活用が図れる状況にあるか確認する
家族・役割関係	●父親役割行動はとれているか ●家族の受け入れ態勢はよいか	⮞パートナーの父親役割の認識について確認する ⮞生まれてくる子どもを迎える環境が整っているか否かを判断する

1 記録類からの情報 ╲ 2 問診 ╲ 3 外診 ╲ 4 内診 ╲

目的	●分娩の進行状態を観察し, 経過を予測する. ●産婦の健康状態を観察する. ●産婦自身の体格, 形態学的特徴を把握し, 分娩進行を阻害する因子はないか診断する. ●胎児発育の良否を診断する.
ポイント	●妊娠期と同様の診察技術を用いることができる. 視診, 触診, 計測診, 聴診の結果を問診, 内診などの診断結果と併せて総合的に判断する.

第2章　分娩期　　1. 分娩の正常経過とアセスメント

視診

情報収集	アセスメントの視点	留意点・根拠
全身	●体格，姿勢，脊柱の状態 ●骨格の強弱 ●栄養状態 ●意識状態 ●動作，運動障害の有無	●**根拠**形態的・機能的特徴は分娩の難易度に影響する．低身長や肥満，骨格のゆがみなどの異常はないか観察する ●体格，顔色，眼瞼結膜の状態などから栄養状態を判断する ●**根拠**歩行の様子，動作を観察することで，陣痛の強さを推測する手がかりとなる
顔面	●表情，苦痛様顔貌の有無 ●眼瞼結膜の色 ●浮腫の有無	●産婦の表情，訴え方を観察し，疼痛の有無・程度，不安の有無を判断する　**根拠**苦痛様表情は産婦が産痛の強さを表現するサインの1つである
腹部	●大きさ，形 ●皮膚の変化(着色，新旧妊娠線の有無，皮下脂肪の増加) ●発疹の有無，瘙痒感の有無 ●浮腫の有無 ●手術創，発疹の有無 ●胎動の状態	●立っているときに産婦の腹部を観察し，尖腹(せんぷく)，懸垂腹(けすいふく)の有無をみる　**根拠**これらは狭骨盤を疑う所見であり，陣痛が開始しても先進部の小骨盤腔への嵌入が困難な場合が多い ●皮膚の瘙痒感は妊娠後期によくみられる症状である．治療が必要な皮膚疾患との鑑別が必要である ●腹壁上から胎動を観察できることもある
外陰部	●産徴，分泌物の量と性状 ●羊水流出の有無 ●羊水混濁の有無 ●出血の有無 ●会陰部の膨隆の有無 ●腟口・肛門哆開(しかい)の程度 ●浮腫，静脈瘤，脱肛の有無 ●瘢痕の有無	●血性分泌物は，分娩第1期の終わり頃には量が増え，粘稠度(ねんちゅうど)も増す　**根拠**分娩が進行していることをうかがわせる徴候の1つと考えてよい ●**根拠**水様性の分泌物があるときは破水を疑い，確認のための検査が必要となる ●羊水流出があれば混濁の程度を観察できる　**根拠**羊水混濁は胎児機能不全がある／あったことを示す徴候の1つである ●破水前の羊水混濁の診断法として羊水鏡を用いて観察する方法があるが，最近はほとんど使われない ●出血を認めたときは，出血の部位，量，色(鮮紅色，暗赤色)，出血の開始時期，陣痛と出血の関係(持続性，断続性)，血塊の有無を観察する ●分娩第2期末には，会陰部が膨隆し，腟口，肛門の哆開が観察される　**根拠**胎児が下降して，娩出が近い徴候である ●**根拠**会陰部の静脈瘤や前回分娩時の会陰切開創の瘢痕は今回の分娩時に会陰の伸展を妨げることがある
下肢	●浮腫の有無 ●静脈瘤の有無	●浮腫は触診と併せて診断する ●**根拠**症状が進むと浮腫，炎症とともに疼痛や知覚異常などの自覚症状を伴うことがある．症状の問診を併せて行う

416

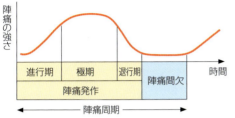

■図 25-1　陣痛周期と陣痛の強さ

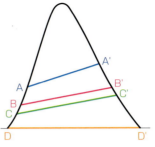

A-A'：産婦が痛みを感ずる収縮時間
B-B'：触診できた収縮時間
C-C'：産婦の自覚による収縮時間
D-D'：羊水内圧測定による収縮時間

■図 25-2　測定法による陣痛発作時間の相違
（中林正雄：分娩の3要素，助産学講座7［2］分娩期・産褥期　助産診断・技術学Ⅱ　第5版，p.25，医学書院，2013）

分娩 25 分娩期のアセスメント

触診		
情報収集	アセスメントの視点	留意点・根拠
顔面	●浮腫の有無，程度	●視診で観察されるときは触診でも確認する
腹部	●子宮収縮の状態	●陣痛の状態は，陣痛間欠期に続いて子宮筋が収縮を開始し，増強する上昇期（進行期），収縮が最高に達する極期，次第に収縮が弱まって間欠期に移る下降期（退行期）の変化を，産婦の腹部に手を当てて観察する　根拠 陣痛発作とともに子宮底が上昇し，同時に子宮が前方に隆起する様子が触知できる
		●根拠 子宮収縮の持続時間（発作時間）と間欠時間とを加えたものを陣痛周期という．陣痛発作時間は測定方法によって異なるので（図 25-1, 2），陣痛発作の開始から次の発作の開始までを測定して周期とすれば共通したデータが得られるという利点がある
	●子宮底の位置，高さ，形 ●腹壁の厚さ，緊張度 ●収縮輪の高さ	●レオポルド Leopold 触診法第1段，第2段によって，妊娠週数に対する子宮の大きさが適切かどうか確認する
		●根拠 子宮体部が収縮し，子宮下部が伸展すると，その境界である解剖学的内子宮口に一致する部分に輪状の溝ができる．これを収縮輪（図 25-3）といい，外診で恥骨結合上2～3横指に触れる
		●収縮輪は子宮口の開大と胎児の下降とともに上昇し，子宮口全開大のとき，およそ恥骨結合上4横指上（約6 cm）にあるといわれる．この生理的収縮輪は触知が難しいため，通常の外診では診察項目としない
		●根拠 収縮輪の異常な上昇は切迫子宮破裂を疑う重要な臨床所見である．これを病的収縮輪（バンドル Bandl の病的収縮輪）といい，臍高に達することもある →「34 帝王切開」参照

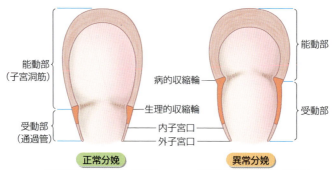

■図 25-3　収縮輪
（荒木　勤：最新産科学　正常編　改訂第22版, p.238, 文光堂, 2008）

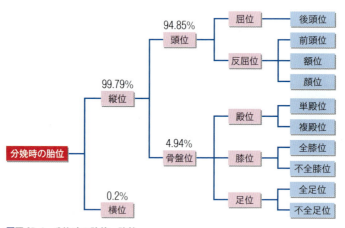

■図 25-4　分娩時の胎位・胎勢
（武谷雄二, 他 監：プリンシプル産科婦人科学　第3版　2産科編, p.141, メディカルビュー社, 2014 より一部改変）

腹部 (つづき)	●胎児の数	➡胎児の数を確認する ➡超音波診断装置の普及により触診で胎児の数を診断することはほとんどない．ただし，多胎の場合，腹壁上から複数の胎児を触れることができる
	●胎児各部の所在と位置(胎位, 胎向, 胎勢)	➡レオポルド触診法第1段，第2段によって胎児各部の所在を触知できる（「2 妊娠期のアセスメント」表2-3, 表2-4を参照） ➡胎児の胎位，胎向，胎勢を観察する（図25-4）　根拠 どのような位置，姿勢で骨盤腔に進入するかは分娩の予後に大きく影響する ➡胎向は第1，第2のいずれであっても分娩予後に影響しない
	●胎児下向部の位置	➡下向部とは胎児の体の骨盤出口部に近い部分をいい，頭位では児頭全体，骨盤位では骨盤部全体をいう

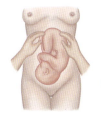
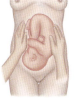
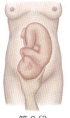
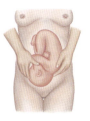

第 1 段　　　　　第 2 段　　　　　第 3 段　　　　　第 4 段

■図 25-5　レオポルド触診法
レオポルド触診法は胎児の位置を知ることができる手技である．とくに，内診によらずに児頭の下降度を判断できる方法として用いられる．
下向部の全部または大部分が骨盤入口部にあって，可動性があるときは，第 3 段を行う．小骨盤腔への嵌入の程度が深くなるほど第 4 段の適応範囲が広くなる．第 4 段は骨盤内に嵌入していく経過を診断できる外診法であり，内診をしないで先進部の嵌入の程度を知ることができる最もよい方法である．

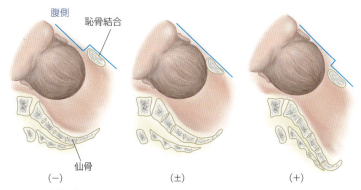

腹側　恥骨結合

仙骨

（−）　　　　　　　　　（±）　　　　　　　　　（+）

■図 25-6　ザイツ法
骨盤入口部での児頭骨盤不均衡（cephalopelvic disproportion：CPD）を診断する方法である．診察は，産婦を仰臥位にして下肢を伸展させ，指を恥骨結合上から児頭に沿って上方に移動させる．このとき，児頭が恥骨より低く触れるときは（−），恥骨と同じ高さのときは（±），恥骨より高く触れるときは（+）と表現し，ザイツ法（+）のときは骨盤入口部の嵌入障害を疑う．

腹部 (つづき)	●胎児先進部と骨盤の関係	⮕先進部は胎児下向部のうち，最も先進する部分をいい，頭位では後頭・頭頂・前頭・額・顔，骨盤位であれば，殿部・足・膝をいう ⮕頭位のとき，児頭最大横径面が骨盤入口部を通過したことを嵌入といい，レオポルド触診法（図 25-5），ガウスの頤(おとがい)部触診法などを用いて観察できる ⮕骨盤入口部での児頭骨盤不均衡（CPD）がないことをザイツ Seitz 法（図 25-6）によって観察できる →「26 児頭骨盤不均衡」参照
	●羊水量の多寡 ●胎動	⮕レオポルド触診法第 2 段により羊水量の多寡が診察できる　根拠 羊水量が多ければ胎児を触れにくく，少なければ腹壁近くに胎児を触れるように感じる

第2章　分娩期　　1. 分娩の正常経過とアセスメント

腹部 (つづき)	●膀胱充満の有無	➡恥骨結合上縁付近を軽く圧して，膀胱充満がないか確認する　**根拠**膀胱充満は胎児の下降を阻害する
下肢	●浮腫の有無・程度	➡脛骨稜を指圧して陥没の有無と程度を判断する

計測診

情報収集	アセスメントの視点	留意点・根拠
全身	●身長，体重 ●血圧 ●体温，脈拍	➡身長は骨盤の大きさと関連が深い
腹部	●子宮底長 ●子宮底高 ●腹囲 ●骨盤の大きさ ●胎児の推定体重 ●児頭大横径(BPD) ●陣痛発作・間欠時間 ●陣痛の強度	➡胎児発育の良否を確認し，出生体重を予測する．計測方法および手順は妊娠期と同様である ➡胎児の推定体重は超音波断層法によって算出された推定値が用いられ，入院時に腹部の計測を行わない施設も多い ➡骨盤外計測は大骨盤の外側を計測する方法であり，小骨盤腔の大きさを正しく反映しているとは言いがたいため，現在では用いられることがほとんどない　**根拠**骨盤の大きさの評価は胎児が産道を通過できるか否かを判断するために行う．胎児の大きさとの相対的関係をみるものであり，骨盤の大きさだけで分娩の難易度を予測できることは少ない ➡身長 150 cm 以下のとき，子宮底長 36 cm 以上のとき，超音波断層法で児頭大横径 9.6 cm 以上または推定体重 3,800 g 以上で巨大児が予想されるとき，分娩後長時間経過しても胎児の下降が進まないとき，ザイツ法(+)のとき，骨盤の形態異常が予想されるときなどは，児頭骨盤不均衡が疑われる．必要であれば X 線撮影法での計測を行う(表 25-1〜4, 図 25-7) ➡妊娠週数に対して適切な発育を遂げているか判断する **根拠**超音波診断装置を用いて児頭大横径(BPD)，大腿骨長(FL)，体幹前後径(APTD)，体幹横径(TTD)をパラメータとして推定体重を算出する ➡**根拠**推定児体重を知ることで，巨大児や子宮内発育不全児の出産に際して，分娩時に必要な処置の準備を進めることができる　→「26 児頭骨盤不均衡」参照 ➡腹壁に観察者の手を当てて，腹壁が緊張・弛緩を繰り返す時間を測定する方法と，分娩監視装置を装着して描かれた陣痛曲線の図から時間を読み取る方法がある ➡陣痛発作・間欠時間の測定と同様に，手を当てて，観察者の主観に頼って表現する方法と，分娩監視装置を装着して測定する方法がある ➡分娩監視装置を用いて観察する方法には，外測法と内測法がある(表 25-5) ➡分娩監視装置のトランスデューサーが胎児心音聴取の最適部位に装着されているか触診を併用して確認する(表 25-5)　**根拠**判読には正しく記録されていることが必要である(p.442 の表 25-12 参照)

■表 25-1　主な産道通過の可否の診断法

機能的診断法	レオポルド触診法，ザイツ法，ガウス頭部触診法
骨盤外計測	外結合線，恥骨弓開角
X 線計測	骨盤側面撮影法（グートマン法），入口面撮影法（マルチウス法）仰臥位前後撮影法（Colcher-Sussman 法）
超音波診断法	児頭大横径（BPD）

〔荒木　勤：最新産科学　異常編　改訂第22版，p.282，表35-2 主な児頭骨盤不均衡（CPD）の診断法，文光堂，2012 より一部改変〕

■表 25-2　小骨盤腔内の区分と大きさ

名称	部位	前後径	斜径	横径
入口部	上面：恥骨結合上縁と岬角を結ぶ面（解剖学的真結合線を含む） 下面：骨盤分界線（腸骨無名線）の下縁を通り，上面に平行な面	産科的真結合線：10.5～12.5 cm	12～12.5 cm	11.5～12.5 cm
濶部	上面：解剖学的真結合線に平行な骨盤分界線下縁を通る面 下縁：恥骨結合下縁と坐骨棘を結ぶ面 ★恥骨結合中央と第 2・3 仙骨融合部を結ぶ面で上腔と下腔に区分される	11.5～13 cm	13～13.5 cm	11～12.5 cm
峡部	上面：恥骨結合下縁と坐骨棘を結ぶ面 下面：恥骨結合下縁と仙骨先端を結ぶ面	11.5 cm	およそ 11 cm	10.5～11 cm
出口部	上面：恥骨結合下縁と仙骨先端を結ぶ面 下面：恥骨結合下縁と坐骨結節，および坐骨結節と尾骨先端を結ぶ前面と後面の 2 面	9～9.5 cm 分娩時は 1～2 cm 長くなる	およそ 10 cm	19.5～11 cm

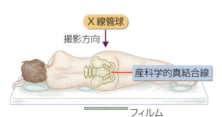

a. 側面撮影法（グートマン法）
　産科学的真結合線をフィルムに平行にして撮影する．

b. 入口面撮影法（マルチウス法）
　外結合線をフィルムに平行にして撮影する．

■図 25-7　X 線骨盤計測法

腹部 （つづき）	●羊水量の診断	⇨羊水量を測定する方法は超音波断層法を用いて羊水腔を計測する方法がとられ，Phelan らによる羊水インデックス（AFI），マニング Manning らによる羊水ポケット法が広く使われている ⇨根拠 羊水過少の発症には，妊娠高血圧症候群，胎児の腎・尿路系の先天異常，胎児発育不全，過期妊娠，前期破水などが影響する．しかし，軽度から中等度のものの大部分は，原因が明らかではない

第2章 分娩期　1. 分娩の正常経過とアセスメント

■表25-3　日本人の骨盤の大きさ

計測部位	狭骨盤	比較的狭骨盤	正常骨盤
産科学的真結合線	9.5 cm 未満	9.5〜10.5 cm 未満	10.5〜12.5 cm 未満
入口横径	10.5 cm 未満	10.5〜11.5 cm 未満	11.5〜13.0 cm 未満
外結合線	18.0 cm 未満		18.0〜20.0 cm 未満
濶部前後径	10.5 cm 未満	10.5〜11.5 cm 未満	11.5〜13.0 cm 未満
峡部前後径	9.5 cm 未満	9.5〜10.5 cm 未満	10.5〜12.0 cm 未満
坐骨棘間径	9.0 cm 未満	9.0〜19.5 cm 未満	80〜100 度
骨盤開角	70 度未満	70〜80 度未満	80〜100 度

(二重線内は日本産科婦人科学会用語委員会, 2013)

■表25-4　X線骨盤計測各撮影法の特徴

撮影法	利点	欠点	正しい体位の確認
側面撮影法 (グートマン法)	骨盤各部の前後径がわかる 体位がとりやすい(立位・側臥位) 像が比較的鮮明 仙骨前面の形がわかりやすい 児頭の下降度, 進入方向が観察できる 計測誤差が少ない	横径が計れない 入口部の形が撮影できない	左右の大転子が同心円状に重なっている
入口面撮影法 (マルチウス法)	入口部の形がわかる 骨盤各部の横径がわかる 坐骨棘間径の推定が可能 児頭と骨盤入口部との比較が可能	体位が難しい (半座位) 像が不鮮明	左右の閉鎖孔が写らない

■表25-5　陣痛および胎児心拍数のモニタリング方法

外側法	産婦の腹部に圧トランスデューサーを装着し, 子宮収縮に伴う腹部の隆起による圧センサーの変位を電気的変化として取り出し, 連続的に記録するものである 非侵襲的, 簡便であり, 陣痛の持続と頻度は比較的正しくモニタリングできる 外測陣痛計は, 子宮底付近のなるべく平らなところに装着し, 適度に密着できるようベルトで固定する. 陣痛間欠時にゼロセットを行い, 記録を開始する. トランスデューサーの固定の強さや産婦の体位によって圧の変化が正しく感知できなくなる欠点があるので, 装着後は産婦の好む体位にしてから正しく描写できているか確認する
内側法	子宮腔内にオープンエンドカテーテルを挿入して圧センサーにつなぎ, 子宮収縮に伴う子宮内圧を定量的に測定する方法である. 測定値は mmHg で表示し, 客観的な強さとして表現される 連続的に記録することで, 陣痛発作・間欠時間の波形を描くことができ, 図上から陣痛発作・間欠時間を読み取ることができる. ただし破水していなければ利用できない

腹部 (つづき)		➡胎児心拍数のモニタリングを行い, 変動一過性徐脈の有無を注意深く観察する
外陰部	●破水後の羊水流出量 ●出血量	➡羊水流出量／出血量は, パッドなど羊水・血液が付着したものの重量を秤量して, パッドなどの重さを引いて求める. その際, 羊水流出量／出血量1gは1mLに相当すると考える

422

聴診

情報収集	アセスメントの視点	留意点・根拠
腹部	●胎児心音	●腹部の聴診で観察できる音は，胎児由来の胎児心音，臍帯雑音，胎動音と，母体由来の大動脈音，子宮雑音，腸雑音がある（これらの音の特徴については「2 妊娠期のアセスメント」を参照） ●正常な胎児心音は規則正しい重複音で，第1音は心臓の収縮期に，第2音は大動脈弁閉鎖期に一致する．トントンと澄んだ音として聴こえる
	●胎児心拍数	●胎児心拍数はさまざまな影響を受けて変化する．根拠この変動パターンを解析することによって胎児の健康状態を推測することができる ●胎児心拍数の観察は，超音波ドプラー法，トラウベ型桿（かん）状聴診器を用いて行う ●分娩時は分娩監視装置を装着して連続的に記録する方法がとられることが多い．陣痛に伴う変化を見逃さないように注意して判読する ●分娩監視装置の胎児心拍数計は，母体腹壁に超音波ドプラープローブを装着してドプラー信号波形を求め，胎児心拍数を表示させ，その変化を連続的に記録するものである．最良聴取部位の探し方や，腹壁とトランスデューサーの間に超音波診断装置用ゼリーをつけて空気の膜をつくらないことなど，妊娠期の手順と同様である ●最良聴取部位は，分娩進行や母体の体位によってその位置が変わるので，適宜トランスデューサーの位置を調整する ●腹壁に胎児心電電極を装着して胎児心電図を求めることもある．破水しているときは，児頭電極を直接胎児に装着して，心拍数の測定を行うこともできる

1 記録類からの情報　2 問診　3 外診　**4 内診**

目的	●子宮口の開大や頸管の状態，胎児の回旋や下降度を観察し，分娩の時期の診断と経過の予測を行う． ●骨産道，軟産道の形態を観察し，リスク因子を発見する．
ポイント	●内診は，医師，助産師のみが用いることができる診断技術である．看護師は所見から状態を判断し，経過の予測に役立てる． ●内診は産婦の苦痛を考え，原則として陣痛間欠時に行う． ●陣痛発作時の所見は間欠時と差がみられることがある．陣痛発作時の所見も確認しておくとよい． ●内診は子宮内感染の機会となりやすい．破水後はとくに感染防止に注意をはらうことが必要である．外陰部の消毒を行い，診察者は手指消毒と滅菌手袋を装着する． ●不安や緊張を和らげるよう配慮する．とくに内診所見の変化が緩徐なときは，産婦にあせりが生じることがあるので，説明のしかたに気をつける．

分娩

25

分娩期のアセスメント

第2章　分娩期　　1. 分娩の正常経過とアセスメント

内診・双合診

情報収集	アセスメントの視点	留意点・根拠
外陰部	●会陰の伸展性の良否 ●腫脹の有無 ●静脈瘤の有無，程度 ●前回分娩時の会陰切開創の瘢痕の有無と程度 ●浮腫の有無 ●炎症性変化の有無	⮕会陰の伸展性を妨げる因子はないか確認する　**根拠**前回分娩時の会陰切開創が瘢痕化しているとき，静脈瘤があるときは伸展性が悪くなる ⮕**根拠**加齢，肥満は軟産道の抵抗性を増加させる因子となる ⮕分娩第2期では，胎児下降に伴って次第に会陰部が膨隆し，腟口が哆開してくる　**根拠**児娩出が近い徴候である ⮕視診，触診の技術を用いて判断する
腟	●腟腔の広狭，腟壁の伸展性 ●骨盤底筋の強靱性，伸縮性 ●腟中隔などの奇形の有無	⮕内診指を挿入して，腟腔の広さ，伸展性を判断する ⮕**根拠**腟腔が狭く，伸展性が悪いと判断されるときは，分娩第2期が遷延する可能性がある ⮕**根拠**骨盤底筋群は腟管の外層をなしており，分娩時に大きな抵抗となる ⮕経産婦では腟腔内での抵抗はほとんどなく胎児は下降する
子宮	●子宮口開大度 ●子宮頸部の展退度 ●子宮頸部の硬度，向き ●胎児下向部の種類 ●胎児先進部の種類	⮕子宮頸管内の最狭部の直径を cm で表す．内診指1本挿入可能なら1.5 cm，2本可能なら3 cm に相当し，全開大は10 cm とする ⮕頸管がある程度開大して，2本の内診指の広がりでは開大度がわかりづらいときは，10 cm から周囲の子宮口唇の幅を引いてもよい ⮕子宮頸管の軟化が進んでいても内診指で広げたりせず，自然の状態での開大度をみる ⮕子宮口が完全に開大して，頸管を触知できなくなった状態を展退といい，子宮頸管の短縮消失の程度を % で表す　**根拠**妊娠後期の妊婦ではすでに頸管長の短縮が起こっており，長さには個人差がある．正常な子宮頸管の長さは2.5〜3 cm で，子宮壁の厚さはおよそ1 cm である ⮕多くの産婦では，分娩開始前にすでに内子宮口から外子宮口までの長さが短縮しており，3 cm 程度なら0%，1.5 cm 程度なら50%，頸管を触知できなくなった状態を100% とする ⮕子宮頸部が消失しても子宮口唇に厚みがあれば，その厚さを頸管長と同様に考えて，展退度として表現する ⮕子宮頸部の硬度の判定は子宮口唇で行い，硬・中・軟の3つに分ける．「硬」は鼻翼状，「中」は弛緩した唇状，「軟」はマシュマロ状を目安とする ⮕子宮口の向きは，後方，中央，前方の3種類で表現する ⮕現在の医療水準では，外診や各種の診断機器の利用が進み，胎位の診断を誤ることは少ない．したがって，下向部を知って内診を行うことがほとんどである ⮕胎児先進部の種類や下降度の診断は内診によるところが大きい　**根拠**とくに回旋の状態は内診によらなければ判断は難しい

424

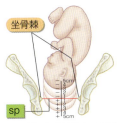
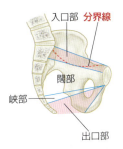

a. デリ De Lee のステーション

入口部から坐骨棘まで通常 5 cm, 児頭大横径の面から後頭部まで 3〜4 cm

b. ホッジ Hodge の平行平面区分法

c. 骨盤腔の定型区分法

■図 25-8 骨盤腔の区分法

■表 25-6 胎児部分の鑑別法

部位	特徴・鑑別方法
骨縫合	2 枚の骨の接する部分を縫合という 児頭の回旋を診断するために，矢状縫合と他の骨縫合との鑑別が必要である 矢状縫合は，内診指で児頭の表面をなぞると中央付近に溝状の線を触れることでみつけられる 正常な分娩機転では，前在頭頂骨の下に後在頭頂骨が進入し，さらにその下に後頭骨，前頭骨が入る順に重なるので，矢状縫合の鑑別に利用できる
泉門	3 つ以上の縫合の交わった部分を泉門といい，小泉門(矢状縫合と人字縫合)と大泉門(矢状縫合と冠状縫合と前頭縫合)がある．両者の鑑別は回旋異常の診断では重要である 矢状縫合に沿って指を進めて泉門を触れ，これを越えた先に縫合がなければ小泉門である．一方，矢状縫合の延長上に前頭縫合があれば大泉門と診断できる 小泉門と大泉門のどちらが先進しているか，その泉門が母体の恥骨側，仙骨側のいずれの方向に向かっているか診断する
殿部	殿部は全体に軟らかく，児頭骨のような均等な硬さがない 骨縫合，泉門がなく，児背の側に尾骨・仙骨を触れる．下降してくれば，殿裂，肛門を触れる
手と足	足の最も大きな特徴は踵があることである．足底から下腿への移行部に突出した踵の部分を触れる．手にはこの突起がない．また，足趾は手指に比べて短く，5 本の趾がほぼ同じ長さで並ぶ．足底から足趾を触れて，内診指と同じ向きの配列であれば内診した手と反対側の足である(内診指が右なら胎児の足は左)

| 子宮
(つづき) | ●胎児先進部の高さ(骨産道での位置関係) | ⇒胎児部分の特徴を理解しておくと鑑別に役立つ 根拠 骨縫合，泉門は，出生直後の児の頭部を触れてみると，所見の特徴が理解できる(表 25-6)
⇒胎児先進部の高さと回旋状態を骨盤腔内での相対的な位置関係を診察する．デリ De Lee のステーションによる表記方法が多く使われているが，ホッジ Hodge の平行平面，骨盤腔の区分法による表現も用いられる(図 25-8)
⇒デリ De Lee のステーションの表記では，胎児先進部が坐骨棘間径線の高さ(sp)にあるときを station±0 とし，これより下降しているときは＋，まだ達していないときは－と表現する
⇒骨盤入口部から坐骨棘間径線までの距離は約 5 cm であるから，sp －5 は骨盤入口の高さを表す．また，sp ＋5 は骨盤出口部の高さと考えてよい |

第2章 分娩期 1. 分娩の正常経過とアセスメント

子宮 （つづき）		➲ホッジHodge の平行平面区分法でも，基準とする面からの距離を－，あるいは＋を付けて表記する．第2平行平面からの距離で表現することが多い
	●卵膜の有無	➲胎児と羊水を包む膜を卵膜という．内診指で膜の存在を確認する
	●胎胞の有無，あれば緊満度，陣痛発作との関係	➲胎胞形成があるか観察する ➲頸管内に胞状に進入した卵膜の部分を胎胞という 根拠 子宮下部が次第に伸展することによって，筋層とこれに付着していた卵膜の間にずれが生じて剝離が起こる．剝離した卵膜は，陣痛発作によって子宮内圧が上昇するたびに，抵抗の弱い頸管内に進入して膨隆する（p.445 の図25-18 参照） ➲根拠胎胞が陣痛発作時に緊張し，間欠時に弛緩するときは，児頭はまだ骨盤腔に固定していない．児頭が骨盤腔内に下降して産道壁に強く圧定されると，胎胞は絶えず緊張するようになる
	●胎盤の触知の有無	➲現在では，胎盤の位置は超音波断層法によって妊娠中に診断できるようになり，前置胎盤を内診によって診断する機会はほとんどない ➲通常は胎盤を触知しないことを確認する ➲前置胎盤が疑われるとき，内診は大量の出血を誘発する危険があり，むしろ禁忌である
	●臍帯・四肢の下垂あるいは脱出の有無	➲破水前に胎児先進部を越えて臍帯や四肢が下降する場合を下垂といい，破水後であれば脱出という ➲胎胞内，あるいは直接，拍動性の索状物を触れれば臍帯下垂・臍帯脱出と診断がつく
骨産道	●仙骨前壁の形（彎曲しているか，平坦か） ●尾骨の可動性の有無	➲骨盤は数個の骨で構成され，入口部から出口部にかけて彎曲したカーブを描く 根拠それぞれの骨の形，左右の距離，尾骨の可動性が分娩の難易度に影響する ➲扁平仙骨で適度な彎曲がないときは第2回旋が障害されすい
	●恥骨結合後面の触知可能範囲 ●坐骨棘の触知，両坐骨棘間の距離は正常か	➲内診指で狭いと感じるとき，胎児の下降が進まないときはX線撮影によって児頭骨盤不均衡（CPD）の可能性の有無が判断される
その他	●付属器の異常，腫瘤，圧痛の有無 ●その他異常の有無	

腟鏡診

情報収集	アセスメントの視点	留意点・根拠
子宮	●破水の有無	➲乾燥した腟鏡を挿入し，羊水が子宮口から流出してくるか，後腟円蓋にたまっているのを確認することで破水の診断ができる

2. 分娩開始の診断

【目的】
- 分娩が開始しているか診断する.
- 入院管理が必要な状態であるか否かを判断する.
- 分娩経過や児の予後を予測するための情報収集を行う.

【ポイント】
- 日本産科婦人科学会では,「陣痛の発来をもって分娩開始としている. その際の陣痛は胎児娩出まで続くもので, かつ周期が10分以内, または1時間に6回の頻度となった時点を陣痛発来」[5]と規定している. 陣痛の状態が診断の根拠となり, 観察が大切である.
- 分娩開始時刻は産婦の申告によって決定することが多い. 正しく情報を引き出すことが必要である.
- 妊娠週数を確認し, 早産, 過期産の場合はリスクに応じた対応ができるように準備する.

1 陣痛発来の予知	2 分娩の開始	3 入院の時期

目的	●分娩開始が近い徴候があるか観察する. ●子宮頸管の熟化の程度を診断し, 分娩開始の時期を予測する.
ポイント	●前駆陣痛と分娩陣痛の鑑別が必要である. ●これらの自覚症状は陣痛に先行する必須の症状ではない. 分娩開始に伴う徴候の出現は個人差が大きいことを前提に観察する.

情報収集	アセスメントの視点	留意点・根拠
自覚症状	●陣痛はあるか	➩不規則で, 頻度も1時間に2～3回程度の弱い子宮収縮が陣痛発来前にみられることがある(前駆陣痛). 分娩開始と誤ることもある. 多くはいったん休止し, 数日後分娩陣痛が発来する ➩一般に, 前駆陣痛は妊娠陣痛に比べると子宮収縮は強く, ときに分娩陣痛に移行することもあるが, 子宮口開大を促進するような有効性はない ➩前駆陣痛を分娩陣痛と間違えて分娩開始と診断すると, みかけ上の分娩時間が長くなる(表25-7)
	●産徴はあるか	➩子宮下部の伸展に伴って, 内子宮口付近の卵膜の一部が子宮壁から剝離し, これによって脱落膜血管が破綻して出血が起こる. 頸管粘液栓にこの出血が混入した血性粘液性帯下の排出を産徴という **根拠**頸管開大が始まったことを示す所見の1つである ➩必ずしも分娩開始に先行してみられるとは限らないこと, 産徴から陣痛発来までに数日を要するものがあるこ

■表25-7 陣痛と前駆陣痛の比較

	分娩陣痛	前駆陣痛
収縮の規則性	規則性がある	不規則
間隔	徐々に短縮する	長い間隔のまま
強度	徐々に増加	変化がない, 妊娠陣痛より強い
不快感	背部と腹部	主に下腹部
頸管開大	開大を促進する	開大しない 頸管の熟化を促す作用がある

427

第2章　分娩期　　1. 分娩の正常経過とアセスメント

自覚症状 （つづき）		と，内診時の刺激など他の原因によっても起こることを承知しておくことが必要である
	●子宮底の下降はあるか	⮕子宮底の位置を観察する　根拠妊娠36週末には剣状突起下2〜3横指に達していた子宮底が，妊娠40週には，妊娠32週末頃の高さに下降するので，それに付随した症状が現れる
		⮕妊婦は胃部圧迫感が弱まり，呼吸が楽になったと感じる．また，同時に骨盤への圧が増して，胎児の下降感，頻尿・残尿感が出現する
	●その他の徴候 ・胎動の減弱感 ・鼠径部の緊張感・牽引痛 ・腟分泌物の増加，など	⮕これらの徴候は他の原因によってもみられる
子宮頸管の成熟度	●子宮頸管の成熟度	⮕根拠子宮頸管の成熟度の観察によって，分娩の準備状態を知ることができる
	●子宮口開大度 ●子宮頸管の展退度 ●子宮腟部の硬度	⮕子宮頸管の成熟度を表す指標は，開大度，展退度，子宮腟部硬度の3項目である　根拠これらは，初産婦，経産婦とも妊娠持続時間，分娩所要時間との関連が認められ，分娩の予知に有用な指標であることが示唆されている
	●ビショップスコア	⮕根拠ビショップスコア（Bishop score）の合計得点で頸管の熟化を判定する（p.408，表24-2）．得点の高いほど熟化が進んでおり，9点以上を成熟と判断する．また，妊娠38〜39週で4点以下の場合を未熟とする

1　陣痛発来の予知	**2　分娩の開始**	3　入院の時期

目的	●分娩が開始しているか判断する．
ポイント	●分娩開始の定義に従って陣痛の状態，子宮頸管の変化を観察する．

情報収集	アセスメントの視点	留意点・根拠
子宮収縮	●子宮収縮状態 ●陣痛周期 ●陣痛開始の判断	⮕1周期10分以内あるいは1時間6回以上の頻度で規則正しく反復する子宮収縮があるか観察する ⮕上記の状態になったと判断できる時刻を分娩開始とする ⮕根拠診察の時点で分娩開始から何時間経過しているか，分娩はどこまで進行しているか評価する根拠となる ⮕10分以内の陣痛が観察されていても，その後，分娩に至らず陣痛が消失することもある　根拠分娩開始の時刻は，分娩が終了して初めて決定できる．しかし，分娩経過中は便宜上，上記の定義に当てはまる時刻を分娩開始として経過観察を行う
子宮頸管の熟化	●子宮頸管熟化に伴う変化はみられるか	⮕子宮頸管の熟化，子宮口の開大は妊娠後期から進んでいるため，分娩の開始を確認する所見として実際的でない ⮕経過中の所見の変化を観察して，熟化が進んでいるか判断する　根拠陣痛開始時点での所見を把握することは困難であり，診察時の所見と比較することはできない ⮕分娩陣痛の開始は子宮頸管に開大と展退をもたらすことが知られている　根拠陣痛によって子宮頸管の熟化が促進される

428

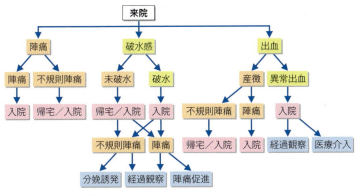

■図 25-9　入院時の流れ

| 1　陣痛発来の予知 | 2　分娩の開始 | **3　入院の時期** |

目的	●産婦の主訴を確認し，入院が必要な状態であるか判断する． ●分娩開始時の妊娠週数を確認する．
ポイント	●電話による問診では，産婦の訴えから的確に情報が引き出せるように質問を進めることが大切である． ●産婦の入院は，陣痛発来だけでなく，破水・破水感，出血などの異常症状を主訴とすることも多い．産婦の表情，訴え方に注意し，優先順位を判断しながら診察を進める． ●入院の時期は分娩回数，経産婦では前回の経過，自宅からの交通手段と所要時間，産婦の心理状態などを考慮して決める． ●自宅で経過観察してもよいと判断できるときは入院を急がせない． ●早産，過期産の場合はリスク因子を抽出し，必要なケアの準備に役立てる．

情報収集	アセスメントの視点	留意点・根拠
主訴	●主訴は何か	●主訴は何か確認する．陣痛発来，破水または破水感，出血，その他異常徴候の自覚と程度を聴取する ●入院管理が必要な時期であるか判断する（図 25-9） 　根拠　早すぎる入院は，不要な安静によって子宮収縮を減弱化させたり，分娩時間が長期化したりして産婦のあせりを生じさせる原因となる
妊娠週数	●正期産か	●妊娠週数を確認する ●根拠　早産であれば，胎児の発育状態をアセスメントし，出生時に必要な準備を整える．必要な場合は NICU（新生児集中治療室）に連絡する ●子宮頸管の成熟度を判断し，分娩進行の予測を立てる ●根拠　過期妊娠であれば，胎盤機能の評価を行い，慎重に経過観察する →「9 切迫早産・早産」「16 過期妊娠・過期産」参照

第2章　分娩期　　1．分娩の正常経過とアセスメント

3. 分娩期の経過診断

【目的】
- 産婦および胎児の生理的・機能的・形態的変化について，分娩経過に相応する変化を示しているか確認する．
- 分娩経過をアセスメントし，今後の進行状態を予測する．
- 分娩の進行状態に異常はないかを診断する．
- 母児の健康状態を診断する．
- 産婦・胎児の異常やリスク因子を発見する．

【ポイント】
- 刻々と変わる分娩の進行状態を判断し，必要な情報を追加収集して，ケアの優先順位を決定する．
- 分娩の難易度は分娩の三要素（娩出力，産道，胎児およびその付属物）の相互関係によって決まる．それぞれの評価とともに，相互関係についてアセスメントする．
- 内診のみに頼らず，外診，産婦の自覚的症状からも進行状態を把握できる．
- 胎児心拍数モニタリングは正確に判読できる知識をもつことが必要である．安心できないパターンを見逃すことがないよう，注意深く観察する．
- 検査データの判読には判定基準，根拠を正しく理解していることが大切である．
- 産婦自身のセルフケア行動はできているか観察し，分娩に向かう意識を高めるように働きかける．

1 母体の健康状態	2 娩出力	3 産道	4 胎児の位置，先進部の位置と下降度	5 分娩進行状態の診断	6 胎児の健康状態	7 胎児付属物の状態	8 胎児付属物の観察

情報収集	アセスメントの視点	留意点・根拠
バイタルサイン	●体温	⮕体温，脈拍は2～3時間ごとに測定し，記録する
		⮕分娩中の体温の上昇はほとんど観察されず，0.1～0.2℃にすぎない．0.3℃以上の上昇をみるときは感染などを疑い，他の所見と併せて異常の有無を判断する
	●脈拍数	⮕分娩第1期では，陣痛発作時にわずかに増加するが，間欠時に平常に戻る
	●呼吸数	⮕分娩中の呼吸数は，分娩第1期は変化しないが，第2期に増加する
		⮕分娩第2期末期の平均呼吸数は約24回/分である
		⮕この時期の産婦は，児の下降を促すために陣痛発作時に呼吸を止めて努責をさせたり，あるいは児娩出時に短息呼吸をさせたりするなど，意図的に呼吸数は操作されていることを考慮して判断する
	●血圧	⮕血圧は産婦の状態によって測定間隔を決める　**根拠** 妊娠高血圧症候群などの変動しやすい要素のあるときは頻回に測定する必要がある
		⮕**根拠** 分娩第1期に血圧が上昇するのは，分娩時の子宮収縮に伴う子宮胎盤血の母体体循環への流入による循環血液量の増加，産痛，収縮した子宮による腹部大動脈の圧迫などによる
		⮕**根拠** 血圧は分娩の進行とともに上昇し，分娩第1期後半に最も高値になり，分娩第2期の陣痛発作時には，収縮期・拡張期血圧とも間欠時の15～20%程度増加する
		⮕正常な産婦では150 mmHgを超えることは少ない
		⮕仰臥位分娩では下大静脈の圧迫が生じないよう，体位に注意する　**根拠** 血圧は増大した子宮の圧迫により体位によって変動しやすい

430

血液検査	●血液検査所見	➲赤血球数は約 10% 増加し，ヘモグロビン値も上昇する ➲白血球数は 11,500〜15,000/μL まで増加する
尿検査	●尿蛋白 ●尿糖	➲新鮮随時尿で蛋白，糖，ケトン体，潜血，混濁の有無を調べる ➲ **根拠** 分娩中の尿蛋白の出現頻度は，初産婦は経産婦の 3 倍といわれる
排泄機能	●尿量 ●排尿回数 ●残尿感 ●水分摂取量 ●発汗の程度 ●排便状態	➲尿量は分娩初期には増加するが，後期には発汗などによる水分喪失のために濃縮が進み，減少する ➲自然排尿があるか，残尿感はないか観察する **根拠** 胎児下向部の圧迫によって排尿困難がみられることがある ➲最終排尿・排便はいつか確認する **根拠** 直腸および膀胱の充満は胎児の下降を妨げる因子となるので，排泄状態を定期的に確認することが必要である．また，膀胱充満は子宮収縮を抑制するといわれる．膀胱が充満して腹壁上から触れるときは排尿を促す ➲プロスタグランジンの作用によって腸蠕動は促進する ➲ **根拠** 分娩第 2 期には胎児の下降による直腸への圧迫によって排便反射が引き起こされ，便意を訴えることがある．安易にトイレへ歩行させることは望ましくない．分娩の進行状態に関連づけて判断することが必要である
体力・疲労感	●体力の評価 ●疲労感の訴えはあるか	➲産婦の体力や疲労感の程度を的確に把握する **根拠** 分娩は肉体的労作に負うところが大きい ➲ **根拠** 分娩時は，消化吸収機能の低下によって十分な栄養摂取ができないことや睡眠不足のために体力の消耗を招きやすい ➲初産婦は経産婦に比べ，消費エネルギーが多い **根拠** この差は分娩所要時間の差に由来し，所要時間の長短が消費エネルギー量と密接な関係をもっている

1 母体の健康状態	2 娩出力	3 産道	4 胎児の位置，先進部の位置と下降度	5 分娩進行状態の診断	6 胎児の健康状態	7 胎児付属物の状態	8 胎児付属物の観察

情報収集	アセスメントの視点	留意点・根拠
娩出力	●分娩進行の時期に相当した娩出力があるか ●陣痛と腹圧が協調しているか	➲娩出力とは陣痛（子宮収縮）と腹圧からなり，胎児およびその付属物を産道を通して母体外に娩出させる力をいう ➲ **根拠** 娩出力に異常があれば分娩の進行を妨げることもある ➲分娩第 2 期に胎児が下降して軟産道が強く圧迫されると，産婦は反射的に腹圧を加えるようになる．これを共圧陣痛といい，陣痛とともに胎児の娩出を助ける働きをする
陣痛の状態	●陣痛に異常はないか	➲子宮収縮の強さ，発作の頻度，発作持続時間に問題はないかアセスメントする ➲陣痛の状態は，産婦の自覚，触診，外測陣痛計，内測陣痛計によって観察することができる ➲子宮収縮の作用は子宮下部の形成，子宮頸管の開大，胎児の下降・娩出に至る一連の経過を進めることである．

431

第 2 章　分娩期　　1．分娩の正常経過とアセスメント

陣痛の状態 **（つづき）**		適度な強さの陣痛がなければ分娩は遷延する．また，強すぎるときは子宮破裂の危険が増す　→「28 微弱陣痛」参照
		➲分娩時の子宮では，子宮体部（子宮洞筋）は収縮して胎児娩出力として働き，子宮下部は受動的に開大して通過管となる．子宮収縮は，子宮底部が最も強く，下方に行くほど弱まり，持続時間は短くなる（子宮底優位の収縮）
		➲子宮各所の収縮は左右対称で同時性がみられる．腹壁上から陣痛を観察するときには子宮底付近で観察するほうがわかりやすい
	●陣痛の強さ(p.400, 表 24-1)	➲子宮収縮は子宮内圧によって表現される．しかし，臨床的には，陣痛周期と陣痛発作時間で表現することも認めるとされている
		➲外測陣痛計の記録用紙の数値を子宮内圧と誤って理解してはならない　根拠 外測法は，子宮内圧を反映するものではなく，子宮収縮に伴う腹部の隆起を圧センサーがとらえ，その程度を反映しているにすぎない
	●陣痛の周期(p.400, 表 24-1)	➲陣痛周期とは，子宮収縮の発作時間と間欠時間を併せたものをいう
		➲発作持続時間は測定方法によって異なるので，陣痛発作の開始から次の発作の開始までを測定して周期として表現する方法がとられる（[触診] 参照）
	●陣痛持続時間(p.400, 表 24-1)	➲陣痛発作の持続時間は，内測法では，子宮内圧 10 mmHg の点の振幅を測定する
		➲外測法では，ピークの 1/5 点の振幅を測定する．助産師の触診による測定ではこれより短い
	●体位と陣痛の強さとの関係	➲根拠 陣痛の強さは産婦の体位に影響を受ける
		➲仰臥位と側臥位では陣痛の強さに違いが生じる　根拠 仰臥位では，陣痛の回数は増すが，1 回の収縮力が減少する．仰臥位では痛みを感じているわりには分娩進行にはつながらない．仰臥位と立位との比較でも同様であり，分娩進行を促進するには，仰臥位より側臥位，立位のほうが有効となる
腹圧の状態	●腹圧の評価	➲腹筋および横隔膜筋の協力収縮による腹腔内圧の上昇を腹圧といい，子宮体内圧を上昇させ，胎児娩出力となる
	●努責のかけ方は適切か	➲腹圧の状態を観察し，時期は適切か，強さは適切か，骨盤軸の方向に有効に腹圧がかかっているか，腹圧に影響する因子はないかアセスメントする
		➲陣痛は腹圧を加えることによって子宮内圧が数倍にも達し，120〜200 mmHg 程度の力を発揮するといわれる
		➲腹圧は横紋筋収縮によるものなので，本来，随意性だが，陣痛発作に伴い不随意的になる．ある程度，意図的に調節可能であり，有効な方向に誘導することができる
		➲腹圧は胎児の下降を促すが，子宮口の開大・展退には無効である．したがって，分娩第 1 期の子宮口全開大前に腹圧をかけることは頸管裂傷の原因となる
		➲胎児娩出時の過強腹圧は会陰裂傷を拡大する
産痛	●産痛の部位と強度に変化はあるか	➲根拠 胎児の下降による軟産道の伸展・拡張に伴う痛みであり，分娩の時期によって産痛部位が変化する
		➲根拠 分娩の進行によって図 25-10 に示すように強度と強

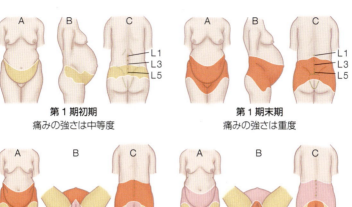

■図 25-10　産痛部位と強度の変化

(鈴木美哉子：痛みを逃す分娩体位. 助産婦雑誌 51：46, 1997 より一部改変)

産痛 (つづき)	●産痛に影響する因子はあるか	く感じる部位が変化する．この変化を観察することによって分娩進行状態を推測することができる ⮕産痛を強める因子を発見する　根拠 産婦の体格，出産に対する理解，心理状態，産婦の体位による影響，サポート資源の有無などについて観察し，分娩進行を阻害している因子の除去に努める

	1 母体の健康状態	2 娩出力	**3 産道**	4 胎児の位置, 先進部の位置と下降度	5 分娩進行状態の診断	6 胎児の健康状態	7 胎児付属物の状態	8 胎児付属物の観察

情報収集	アセスメントの視点	留意点・根拠
骨産道	●骨産道の形態に問題はないか ●胎児の通過に問題はないか	⮕骨盤の形・大きさ・広さは，妊娠期にすでに観察されていることが多い．もし分娩前に児頭骨盤不均衡(CPD)が診断されていれば分娩様式は帝王切開しかない ⮕胎児の下降が停止しているとき，分娩が遷延しているときは CPD の有無を検討する　根拠 胎児の推定体重，児頭大横径の測定値を骨盤の大きさと比較して通過の可否を判断する　→「26 児頭骨盤不均衡」「29 遷延分娩」参照
軟産道	●軟産道に問題はないか	⮕軟産道は子宮下部と子宮頸管，腟壁からなる ⮕根拠 分娩がスムーズに進行するか否かは子宮頸管の伸展性に大きく影響される．妊娠期に子宮内容物を支えてきた子宮頸管が，分娩期には柔らかくなること(子宮頸管の熟化)が必要である ⮕腟，会陰，肛門括約筋の伸展性は，子宮頸管に比べて容易である

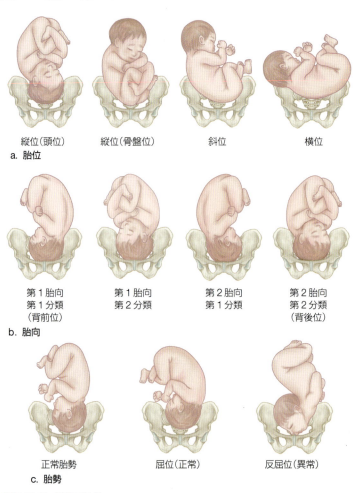

■図 25-11　胎児の位置

情報収集	アセスメントの視点	留意点・根拠
胎児の位置	●胎位	●胎児の位置は胎位，胎向，胎勢の3つの状態で表す（図25-11） ●診断はレオポルド触診法，胎児心音の最良聴取部位から判断できるが，必要な場合は，超音波断層法，Ｘ線検査によって確認する ●胎位とは，母体の縦軸と胎児の縦軸との関係をいい，両軸の方向が一致するものを縦位，交差するものを横位または斜位という．縦位のうち，児頭が子宮の下方にあるものを頭位，上方にあるものを骨盤位といい，胎児の正

■表25-8　頭位分娩の分娩様式

		第1回旋			
		正常（屈位）	異常（反屈位）		
先進部 通過面 周囲径（平均）		後頭 小斜径周囲 32 cm	前頭 前後径周囲 32 cm	額 大斜径周囲 35 cm	顔 気管頭頂周囲 34 cm
第2 回旋	正常	前方後頭位	前方前頭位	前方額位	頤部前方顔位
	異常	後方後頭位	後方前頭位	後方額位	頤部後方顔位

胎児の位置 （つづき）	●胎向	常位置は頭位である ⮩胎向とは，児背（横位では児頭）と母体側面との関係をいい，児背（または児頭）が母体左側にあるものを第1胎向，右側にあるものを第2胎向という．いずれも児背が母体前面に回るものを第1分類，母体背面に向かうものを第2分類という
	●胎勢	⮩胎勢とは，子宮内での胎児の姿勢をいい，頤を胸に近づけて屈曲状態にあるものを屈位，頸部を反らせて体幹を伸展させたものを反屈位という．分娩時の正常な姿勢は屈位である　→「27 骨盤位・横位」参照
児頭の回旋	●先進部は何か ●先進部の回旋の向きは正常か	⮩胎児は骨盤内を通過するために，第1回旋から第4回旋までの回旋を行う．そのうち骨盤腔内で行われるのは第1・第2回旋である（表25-8） ⮩児頭の回旋は胎児と産道の相互関係で生じているものであり，骨盤入口は横径が長く，出口部では縦径が長い産道を児頭が最小周囲径で通過するための合目的的な動きである ⮩正常な分娩機転では，第1回旋で児頭は屈位をとって小泉門を先進させ，最小周囲径である小斜径周囲で骨盤腔を通過できる姿勢をとる ⮩正常な分娩機転では，第2回旋によって先進する小泉門が母体の恥骨側（前方）に回るように胎児長軸を回旋させる ⮩正常な回旋が行われたときの分娩様式は前方後頭位である（図25-12, 13） ⮩この動きは，内診によって児頭先進部の種類と矢状縫合の向きを確認することで診断できる ⮩この回旋が順調に進まなければ，分娩が遷延あるいは停止することがあり，難産が予想される ⮩正期産で成熟児が額位および頤部後方顔位のままで進行するとき，経腟分娩は難しい
胎児下降度	●胎児の下降は順調か	⮩胎児下降度は，内診，触診，心音聴取部位の移動などによって診断できるほか，胎児下向部による圧迫症状，産痛部位の移動，産痛強度の変化，努責感の出現など産婦の自覚症状によっても推測できる ⮩胎児の下降度は，先進部と骨盤腔との相対的な位置関係によって表現される．嵌入，下降，屈曲はほぼ同時に開始すると思われる（表25-9）

分娩

25

分娩期のアセスメント

435

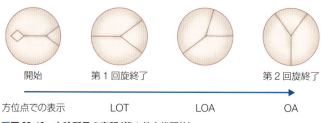

■図 25-12　内診所見の表記（第 1 前方後頭位）

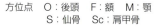

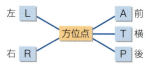

■図 25-13　骨産道内での位置表示法

■表 25-9　児頭の骨盤腔への進入に関する用語

浮動（floating）	児頭大横径が骨盤入口部より高い位置にあり，嵌入が起こる前をいう．浮遊ともいう
固定（fixation）	児頭最大横径が骨盤入口部に近づいて，移動性を失った状態をいう．このとき，児頭の最大通過面はまだ骨盤入口部を越えていない
嵌入（engagement）	児頭最大周囲径が骨盤入口部を越えて下降することをいう
下降（descent）	分娩進行中は続けてみられる動きで，同時に嵌入，屈曲，内回旋，伸展などの一連の動きを伴う

胎児下降度（つづき）	●産瘤の形成はあるか	●デリ De Lee のステーション，ホッジ Hodge の平行平面区分法，骨盤腔の定型区分法や，児頭の最大周囲径の骨盤における位置による表現方法がよく用いられる（［内診］の項参照）．それぞれの方法によって得られる所見の相互関係の目安は図 25-14 のとおりである ●児頭大横径が骨盤入口部に一致する高さとは，入口部と坐骨棘間径線との距離を 5〜7 cm，児頭大横径と頭頂部までの距離を 3〜5 cm とすると，先進部がホッジの第 2 平行平面を超えたところ，デリのステーション −2 cm が目安となる．ステーション ±0 cm ならすでに嵌入したと考えられる（図 25-8 参照） ●産瘤とは，胎児の先進部が産道と接触する部分で圧迫され，うっ血や血漿の滲出によって先端部が腫瘤状になったものである．内診時に児の頭部を触診し，産瘤の有無を確認する ●産道通過がスムーズなとき，産瘤の形成はない ●産道の抵抗が大きく，長時間産道内にとどまるほど産瘤は大きくなる　根拠 とくに急激な増大は胎児の危険を示すサインの 1 つである　→「47 新生児のアセスメント」参照

| 子宮頸管開大度(cm) ||デリのステーション(cm)|ホッジの平行平面区分法|骨盤腔定型区分法(先進部位置)|方位点(第1前方後頭位)|骨盤内腔触知 ||備考|
初産	経産					恥骨結合後面	坐骨棘	
		−6		入口上	LOT	全面可能	可能	浮動
		−5	IP(第1平行平面)	入口部	LOT	全面可能	可能	
		−4						
		−3	ⅡP±0	濶部	LOT	2/3	可能	固定
		−2						
1.5	2.0	−1			LOA			
2.0	3.0	sp±0	ⅢP±0	坐骨棘線上		1/2	可能	嵌入
4.0	8.0	+1				1/3		
8.0		+2	ⅢP+2	峡部		下縁のみ		
9.5	9.5	+3	ⅣP		LOA	下縁のみ	不可	
10	10							
		+4			OA	不可	不可	排臨
		+5		出口部				

■図 25-14 児頭の下降度・回旋状態の所見の相互関係

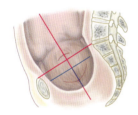 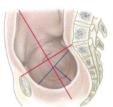 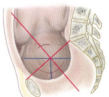

a. 正軸進入　　　　　b. 前不正軸進入　　　　c. 後不正軸進入
　　　　　　　　　　　（前頭頂骨進入）　　　　（後頭頂骨進入）

■図 25-15 骨盤腔への進入様式
（可世木久幸・石原楷輔：Ⅳ 胎児の異常 C. 進入異常, 武谷雄二総編：異常分娩, 新女性医学大系 26, pp.124-125, 中山書店, 1999 より一部改変）

正軸進入と不正軸進入	●矢状縫合の位置は正しいか ●骨重積の重なり方	➡児頭が骨盤腔に進入する様式によって, 正軸進入, 不正軸進入に分けられる（図 25-15）. 内診を行う際は矢状縫合の位置, 骨重積に注意をはらう必要がある ➡正軸進入は, 左右頭頂骨が同じ高さで骨盤腔に進入し, 矢状縫合がほぼ正しく骨盤軸上を下降する ➡不正軸進入は矢状縫合が骨盤軸から後または前にずれた状態で下降する ➡内診で, 矢状縫合が前方にずれていれば後在頭頂骨が先進しており, 骨重積は後在頭頂骨が上になるように重なる　根拠 骨盤進入が困難となり, 経腟分娩は難しい

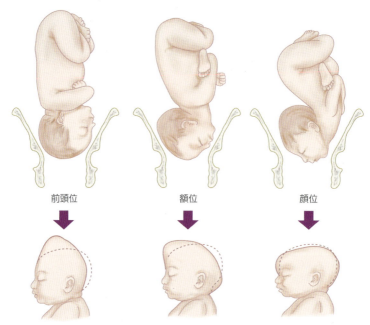

■図 25-16 反屈位と児頭の変形

児頭の応形機能	●骨重積はあるか	⮕児頭は骨重積を形成して周囲径を小さくして産道を通過しようとする(p.406 の図 24-10 参照)
	●産道通過に問題はないか	⮕正常な分娩機転では，前在頭頂骨の下に後在頭頂骨が進入し，さらにその下に後頭骨，前頭骨が入る順で重なる
		⮕根拠 分娩時は，内診によって縫合，泉門を触知することで，胎向および回旋の方向を知ることができ，また，骨重積の強さで産道通過の難易を推測することができる
		⮕児頭を構成する各骨の結合はゆるく，縫合，泉門の部分で移動性を有しているため，産道が狭く，時間がかかったものほど変形の程度は強い．回旋異常のあったものは先進部の種類によって特徴的な方向に形を変えており，娩出後に特徴的な形態をみることができる(図 25-16)

情報収集	アセスメントの視点	留意点・根拠
内診所見	●ビショップスコアは何点か	⮕ビショップスコアを採点する
		⮕ビショップスコアは，本来子宮頸管の成熟度を判定する指標であるが，分娩進行度の表現方法としてよく利用される．しかし，本来の目的から，ビショップスコアでの子宮口開大は 5~6 cm までの評価でしかないことに注意する

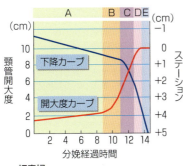
a. 初産婦

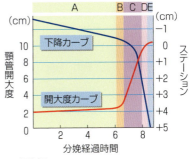
b. 経産婦

A：潜伏期　B：加速期（促進期）　C：最大傾斜期（極期）　D：減速期　E：分娩第2期

■図 25-17　フリードマン頸管開大度曲線からみた分娩経過

■表 25-10　フリードマン頸管開大度曲線による分娩経過と分娩遷延の診断基準

	分娩第1期（開口期）				分娩第2期 （娩出期）
	潜伏期	活動期		
		加速期	最大傾斜期	減速期	
子宮口	2.0～2.5 cm	2～3, 4 cm	急速に9 cmまで開大	9～10 cm	10 cm
初産婦	平均8.5時間	2時間以内	約2時間	2時間	1.5～2時間
経産婦	平均5時間	1時間以内	約1時間	数分	30分～1時間
分娩遷延の診断基準	潜伏期遷延 初産＞20時間 経産＞14時間	活動期開大遷延 初産＞12時間 経産＞6時間 初産＜1.2 cm/時間 経産＜1.5 cm/時間 児頭の下降遷延 初産＜1 cm/時間 経産＜2 cm/時間		減速期遷延 初産＞3時間 経産＞1時間 続発性開大停止 初産≧2時間 経産≧2時間 下降不全 下降しない	下降停止 初産≧1時間 経産≧1時間 下降不全 下降しない
備考	この時期の長短が全分娩所要時間を左右する			児頭の下降が著しい	

内診所見 （つづき）		➡分娩進行を把握しやすい利点があるが，同一得点でも，進行状態が同じとはいえない．臨床的には，合計得点より，各因子の変化から判断していることのほうが多い ➡分娩開始時のビショップスコアが低いほど分娩所要時間が長く，とくに7点以下のときは20時間を超える事例が増加するといわれる
分娩経過時間の評価	●頸管開大は順調か ●胎児下降は順調か ●分娩遷延はないか	➡分娩経過と分娩遷延の有無を診断する ➡フリードマン Friedman 頸管開大度曲線図が分娩進行状態の評価や経過の予測に頻用されている（図25-17，表25-10）

第2章　分娩期　　1. 分娩の正常経過とアセスメント

胎児・胎盤娩出	●子宮口全開大の時刻	➲子宮口全開大の時刻を確認する．実際には内診したときに全開大であれば，その時刻をあてる
	●排臨・発露	➲排臨・発露の時刻を確認する
	●児娩出時刻	➲児娩出時刻を確認する
	●娩出時の胎位，胎向，胎勢	➲胎位，胎向，胎勢を確認する．多くは分娩経過中に予測できているが，最終的に娩出した分娩様式を記録する
	●児の状態	➲出生1分後，5分後の児のアプガースコア（Apgar score）を採点する（p.847，表47-12）　根拠 アプガースコアは1分値が出生直後の呼吸不全を反映し，5分値が中枢神経系の予後と密接な関連を示す
		➲児の全身状態，外表奇形の有無を観察する（計測，全身の詳細な観察は「47 新生児のアセスメント」参照）
	●胎盤娩出時刻	➲胎盤娩出時刻を確認する
	●胎盤，卵膜の遺残はないか	➲胎盤実質，卵膜の欠損がないか確認する　根拠 あればその大きさを推定する．大きな遺残は子宮収縮不全の原因となるので娩出を促す処置が必要である（胎盤の観察は「9 胎児付属物の観察」参照）
分娩時出血量	●分娩時の出血量は正常範囲内にあるか	➲出血量，血液の色，出血のしかた（間欠的か，持続的か），後陣痛との関係を観察する．出血量が多いときは医師に報告する　根拠 分娩時の出血は平均250 mLで，500 mLまでは正常範囲である
		➲大量出血を起こしやすいリスクをもっているか，既往歴，分娩経過から把握しておく
		➲出血量の計量は羊水が混入して正確には行われていないことが多い．出血が多いと思われるときは極力羊水が混入しないように膿盆に受けるなどの工夫をして，正確に計量することが必要である
	●出血の原因は何か	➲分娩後2時間（第4期）の出血の原因には，弛緩出血，軟産道裂傷部位からの出血，その他出血を伴う産科疾患がある．出血のしかた，血液の色，凝血の有無などを観察し，原因疾患を鑑別する
	●バイタルサインに異常はないか	➲バイタルサインを観察する　根拠 出血性ショックが疑われるときはただちに医師に報告する →「32 産科出血・産科ショック・DIC」参照
分娩損傷の有無	●軟産道の裂傷はないか	➲腟壁・会陰裂傷の有無を観察する．あれば縫合の準備を行う
		➲腟・外陰血腫はないか確認する．分娩時に骨盤内血管の断裂によって起こるものであり，外陰血腫の場合は診断しやすい　根拠 胎盤娩出後にただちに診断できることもあるが，徐々に増大して症状を呈するものもあるので，発見が遅れないように注意する →「37 産褥期のアセスメント」参照
	●骨産道の損傷はないか	➲骨産道の損傷はないか観察する．損傷部位は恥骨結合に最も多く，ついで仙腸関節である
		➲触診によって恥骨部に溝状の破裂部を触知するとき，X線写真によって恥骨結合両端の間隔が1 cm以上あるときは恥骨結合離開と診断できる
		➲圧痛と下肢の他動による疼痛を訴えるので，安静が必要である →「33 分娩損傷」参照

440

| 1 母体の健康状態 | 2 娩出力 | 3 産道 | 4 胎児の位置，先進部の位置と下降度 | 5 分娩進行状態の診断 | 6 胎児の健康状態 | 7 胎児付属物の状態 | 8 胎児付属物の観察 |

情報収集	アセスメントの視点	留意点・根拠
胎児の大きさ	●推定胎児体重（EFBW）	◯超音波診断法によって児体重の推定値を求め，分娩時の妊娠週数相当の発育を遂げているか確認する．しかし，入院時の観察項目として計測するより，直近の外来での推定値を用いることが多い ◯ 根拠 推定値は産道通過の可否の判断に利用できる
胎児心拍数	●間欠的胎児心音の聴取 ●胎児心拍数陣痛図（CTG：cardiotocogram）上に異常所見はないか	◯超音波ドプラー法，トラウベ型桿状聴診器による聴診法で，間欠的に胎児心音を観察する ◯分娩監視装置による胎児心拍数モニタリングにするか，間欠的な聴取にするかは，そのときの状況によって決める ◯分娩経過中は，胎児心拍陣痛図上で胎児心拍数の心拍数基線，基線細変動，周期性・非周期性変動を観察し，異常所見がなければ経過を見守ればよい（表25-11） ◯モニタの紙送りスピードは3 cm/分とする（表25-12）

分娩

25

分娩期のアセスメント

■表25-11　胎児心拍数（fetal heart rate：FHR）の変化

名称	内容	備考
心拍数基線 FHR-baseline	10分間の区間内での平均胎児心拍数で，正常な経過であれば110～160 bpmの範囲にある 110 bpm未満であれば徐脈，160 bpmを超えるときは頻脈とする	5の倍数として示す．152 bpmは150 bpm，138 bpmは140 bpmと表記する
基線細変動 FHR-baseline variability	1分間に2サイクル以上の胎児心拍数の変動であり，振幅，周波数とも規則性がないもの 細変動の振幅の大きさによって，消失（肉眼的に認められないもの），減少（5 bpm以下），中等度（6～25 bpm），増加（26 bpm以上）の4段階に分けられる	サイヌソイダルパターン（長期細変動の特殊型）はこれに含まない
一過性頻脈 acceleration	心拍数が急速に増加し（開始からピークまでが30秒未満），開始から頂点までが15 bpm以上，元に戻るまでの持続が15秒以上2分未満のものをいう	32週未満では10 bpm以上，戻るまでの持続が10秒以上のものとする
早発一過性徐脈 early deceleration	子宮収縮に伴い心拍数は緩やかに下降し（減少の開始から最下点まで30秒以上），子宮収縮の消退に伴い元に戻るものをいう．心拍数の最下点は陣痛のピークとほぼ一致している 100 bpm以下に低下することはほとんどない	胎児頭部への圧迫による．低酸素症とは無関係で，良性である
変動一過性徐脈 variable deceleration	15 bpm以上の心拍数減少が，30秒未満の経過で急速に起こり，その開始から元に戻るまで15秒以上2分未満を要するものをいう 子宮収縮と関連して起こるが，出現の時間的関連性や形が一定でなく，陣痛ごとに変化する	臍帯圧迫により引き起こされる．分娩中最も頻繁にみられるパターンである
遅発一過性徐脈 late deceleration	子宮収縮に伴い心拍数は緩やかに下降し（減少の開始から最下点まで30秒以上），子宮収縮の消退に伴い元に戻るが，胎児心拍数の低下は子宮収縮の開始から遅れて始まり，子宮収縮が終了してから基線に戻る．その結果，子宮収縮のピークと一過性徐脈の最下点にずれが生じる	
遷延一過性徐脈 prolonged deceleration	15 bpm以上の心拍低下が2分以上10分未満の範囲で発生するものをいう 10分以上持続する場合は基線の変化と判断する．	

〔日本産科婦人科学会周産期委員会：胎児心拍数図の用語および定義検討小委員会報告．日産婦誌55（8）：1205-1216，2003をもとに著者作成〕

441

第2章　分娩期　　1. 分娩の正常経過とアセスメント

■表25-12　分娩時，胎児心拍数図判定の基本事項

- 記録用紙，モニタディスプレイ画面の横軸の記録速度は1分間に3cm，縦軸は記録紙1cmあたり心拍数30bpmを標準とする
- 心拍数波形は心拍数基線，細変動の程度，心拍数一過性変動をそれぞれ別個に判断する
- 子宮収縮に伴う変化は周期性変動，伴わない変化は偶発的変動とする
- 妊娠週数，子宮収縮の状態，母体・胎児の状態，薬物投与など，胎児心拍数に影響を与えると考えられる事項を記載する
- 肉眼的な判定だけでなく，将来のコンピュータによる自動判定にも適応される
- 超音波ドプラー法のみならず胎児心電図からの直接誘導による測定でも適応される
- 妊娠期も読み方は同じである

（日本産科婦人科学会周産期委員会：「胎児心拍数図の用語及び定義検討小委員会」報告，日産婦誌55（8）：1205-1216，2003より作成）

胎児心拍数（つづき）			
			○ 一過性徐脈を分類するときは，まず徐脈の形を観察し，毎回の形が揃っているかバラバラかをみて，次いで陣痛のピークとのずれの有無を判読するとわかりやすい
			○ CTG所見から「安心できるパターン（reassuring pattern）」と「安心できないパターン（non-reassuring pattern）」を読み取る
			○ 胎児心拍数は110～160bpmの範囲で，基線細変動が保たれ，一過性頻脈があり，一過性徐脈が観察されないときは「安心できるパターン」である
			○「安心できないパターン」の一過性徐脈には変動一過性徐脈，遅発一過性徐脈，遷延一過性徐脈があり，それぞれ軽度と高度に分類される（表25-13）
			○ 心拍数基線，基線細変動，一過性徐脈の組み合わせから，胎児の低酸素症へのリスクの程度を判定する（表25-14）
			○ 胎児心拍数波形は，レベル1が正常波形であり，以下，レベル2は亜正常波形，レベル3は異常波形（軽度），レベル4は異常波形（中等度），レベル5は異常波形（高度）である．胎児機能不全はレベル3～5が該当する（表25-15）
			○ 心拍数基線，基線細変動，一過性変動に異常所見がなければ経過を見守る．胎児心拍数波形の分類判定を基に対応と処置を決定する（表25-15）
	● 変動一過性徐脈の出現はないか		○ 全分娩の50～70%にみられるといわれる．したがって，経過観察していてよいパターンか，介入が必要なパターンかをみきわめる必要がある
	● 遅発一過性徐脈の出現はないか		○ 根拠 遅発一過性徐脈は胎児低酸素症の初期のパターンであり，胎児にストレスがかかっていることを示すサインである
			○ 基線からの下降がわずかなときは気づかないときがある．判読には習熟が必要である →「30 胎児機能不全」「34 帝王切開」「35 吸引分娩術・鉗子分娩術」参照

1 母体の健康状態	2 娩出力	3 産道	4 胎児の位置，先進部の位置と下降度	5 分娩進行状態の診断	6 胎児の健康状態	7 胎児付属物の状態	8 胎児付属物の観察

情報収集	アセスメントの視点	留意点・根拠
羊水	● 羊水の性状	○ 羊水とは羊水腔を満たす液で，胎児を保護する緩衝材の役割を担う．したがって，適度な量の羊水が必要である

■表 25-13　一過性徐脈の軽度と高度についての分類基準

種類	軽度	高度
変動一過性徐脈	最下点が 70 bpm 未満で持続時間が 30 秒未満 または最下点が 80 bpm 以下にならないもの または，最下点が 70 bpm 以上 80 bpm 未満で 持続時間が 60 秒未満	最下点が 70 bpm 未満で持続時間が 30 秒以上 または，最下点が 70 bpm 以上 80 bpm 未満で 持続時間が 60 秒以上
遅発一過性徐脈	基線から最下点までの心拍数低下が 15 bpm 未満	基線から最下点までの心拍数低下が 15 bpm 以上
遷延一過性徐脈	最下点が 80 bpm 以上	最下点が 80 bpm 未満

■表 25-14　胎児心拍数波形の分類判定（日本産科婦人科学会周産期委員会提案，2010）

心拍数基線 ＼ 一過性徐脈	なし	早発一過性徐脈	変動一過性徐脈 軽度	変動一過性徐脈 高度	遅発一過性徐脈 軽度	遅発一過性徐脈 高度	遷延一過性徐脈 軽度	遷延一過性徐脈 高度
基線細変動正常 正常波	1	2	2	3	3	3	3	4
頻脈	2	2	3	3	3	4	3	4
徐脈	3	3	3	4	4	4	4	4
徐脈（＜80）	4	4		4	4	4		4
基線細変動減少 正常波	2	3	3	4	3	4	4	5
頻脈	3	3	4	4	4	4	4	5
徐脈	4	4	4	5	5	5	5	5
徐脈（＜80）	5	5		5	5	5		5
基線細変動消失 心拍数基線にかかわらず	4	5	5	5	5	5	5	5
基線細変動増加	2	3	3	4	3	4	3	4
サイナソイダルパターン	4	4	4	5	4	5	5	5

〔岡井　崇，他：委員会提案―胎児心拍数波形の分類に基づく分娩時胎児管理の指針（2010 年版）．日産婦誌 62(10)：2068-2072，2010 より一部改変〕

■表 25-15　胎児心拍数波形分類に基づく対応と処置

波形レベル	対応と処置 医師	対応と処置 助産師*
1 正常波形	A：経過観察	A：経過観察
2 亜正常波形	A：経過観察 または B：監視の強化，保存的処置の施行および原因検索	A：経過観察 または B：連続監視，医師に相談する
3 異常波形 （軽度）	B：監視の強化，保存的処置の施行および原因検索 または C：保存的処置の施行および原因検索，急速遂娩の準備	B：連続監視，医師に報告する または C：連続監視，医師の立会いを要請，急速遂娩の準備
4 異常波形 （中等度）	C：保存的処置の施行および原因検索，急速遂娩の準備 または D：急速遂娩の実行，新生児蘇生の準備	C：連続監視，医師の立会いを要請，急速遂娩の準備 または D：急速遂娩の実行，新生児蘇生の準備
5 異常波形 （高度）	D：急速遂娩の実行，新生児蘇生の準備	D：急速遂娩の実行，新生児蘇生の準備

＊医療機関における助産師の対応と処置を示し，助産所におけるものではない．
（日本産科婦人科学会，日本産婦人科医会（編・監）：産婦人科診療ガイドライン―産科編 2014．表Ⅲ，p.248，日本産科婦人科学会，2014）

第2章　分娩期　　1. 分娩の正常経過とアセスメント

■表 25-16　羊水インデックス，羊水ポケットと羊水量

羊水量	羊水インデックス（AFI）	羊水ポケット
過多	24 または 25 cm≦	8 cm≦
正常域	5～24 または 25 cm	2～8 cm
過少	<5 cm	<2 cm

羊水 （つづき）		➲ pH 8～9 のアルカリ性で，わずかに胎児由来の細胞，蛋白質，脂質，糖，電解質，尿素などを含んでいる．この性状を利用して破水の診断ができる
	●羊水の色	➲ 妊娠後期の羊水は，胎児の皮膚からの剝離物が混ざって乳白色を呈している
	●羊水混濁はないか	➲ 正常な分娩経過では羊水混濁はない
		➲ 分娩時の胎便排出による羊水混濁は，全分娩の 6～25% にみられる
		➲ 胎児の低酸素状態によって腸管蠕動運動の亢進，肛門括約筋の弛緩がおこり，羊水混濁が生じると考えられていた．しかし，現在では低酸素状態は原因とならないとする考えが優位となっている
		➲ 羊水中に排出された胎便は胎動によって撹拌され，溶解して淡緑色になり，3～4 時間後には淡褐色，約 9 時間後には淡黄色に変わる　根拠 羊水中に有形胎便が混じていれば，排出後間もないと判断できる．また，羊水量と胎便の量によって濃度が異なる
		➲ 羊水混濁の診断は羊水鏡を用いて観察する方法があるが，破水していれば直接観察することができる
		➲ 羊水混濁とアプガースコア低得点との関連は低い
	●羊水量は適切か	➲ 羊水量の異常がないことを診断する
		➲ 羊水量を測定するには超音波断層法を用いて羊水腔を計測する方法がとられ，Phelan らによる羊水インデックス（AFI），Manning らによる羊水ポケット法が広く使われている（表 25-16）
	●羊水量の異常	➲ 羊水量が 800 mL を超えると判断される場合を羊水過多といい，何らかの自他覚症状を伴うものを羊水過多症というと定義されている
		➲ 超音波断層法によって AFI≧24 cm または 25 cm，羊水ポケット≧8 cm であれば羊水過多とする
		➲ 根拠 羊水過多症の発症には胎児側の要因によるものが多く，重症なものや急激に発症したものは先天異常を疑う
		➲ 根拠 破水などによる羊水量の急激な減少はショックや常位胎盤早期剝離，臍帯・四肢の脱出を起こす危険がある．分娩時は徐々に流出させるようにする
		➲ 羊水過少は羊水量が異常に少ないものをいい，超音波断層法によって AFI<5 cm，あるいは羊水ポケット<2 cm であれば羊水過少とする
		➲ 根拠 羊水過少は，前期破水や過期妊娠によるものが多い．妊娠期から観察されるときは，胎児発育不全（FGR）や胎児腎尿路系の先天異常を合併している可能性が高い
		➲ 胎児心拍数モニタリングを行い，分娩経過を注意深く観察する　根拠 羊水量が少ないときは臍帯が直接圧迫され

444

陣痛発作と間欠期をくり返しながら徐々に胎胞が形成される．胎胞は内子宮口側から子宮頸管を押し広げて子宮口の開大を促す．

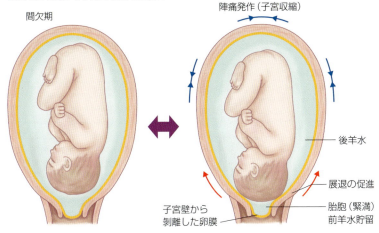

■図 25-18　胎胞形成
胎胞：陣痛により子宮内圧が高まると，子宮頸管と卵膜にずれが生じ，子宮口付近の卵膜は子宮壁から剝離する．剝離した卵膜は抵抗の弱い子宮口に向かって進入し，膨隆する．この部分を胎胞という．
胎胞内の羊水を前羊水，子宮腔内の羊水を後羊水という．

羊水 (つづき)		るため，変動一過性徐脈の出現頻度が高くなる
卵膜	●卵膜に異常はないか	○卵膜は破綻していないか，内診指で触知できるか観察する ○ 根拠 絨毛膜羊膜炎などの感染症によって卵膜が脆弱化しているときは前期破水，早期破水を起こしやすい
	●胎胞形成はあるか	○胎胞形成はあるか確認する（図 25-18） ○ 根拠 陣痛発作時に胎胞が緊張し，間欠時に弛緩するときは，前羊水と後羊水は交通していることを示す所見であり，児頭はまだ骨盤腔に固定していない ○ 根拠 児頭が産道に圧迫されて，前羊水と後羊水が交通しなくなると陣痛に関係なく胎胞は絶えず緊張した状態になり，児頭は骨盤腔に嵌入していると判断できる
	●破水の時期は適切か	○破水とは，卵膜が破綻して羊水の漏出をきたした状態をいい，破水した時期と部位によって区別される（表 25-17） ○分娩第1期終了頃に破水する場合を適時破水といい，全分娩の約 50% がこの時期に破水するといわれる．それ以外の時期に破水するもの非適時破水といい，前期破水，早期破水，遅滞破水に分けられる ○ 根拠 破水が確認されたときは，ただちに胎児心拍数を測定し，臍帯および胎児小部分の脱出がないことを確認する ○ 根拠 前期破水があると，通常，一両日中に陣痛が発来することが多いので，腹部緊張感の有無を注意して観察する ○早期破水のうち，子宮口5cm 開大頃に破水した場合，分娩所要時間が短縮するといわれる　 根拠 とくに経産婦

第2章　分娩期　　1. 分娩の正常経過とアセスメント

■表 25-17　破水の時期

名称	破水の時期	原因
前期破水	分娩開始以前	絨毛膜羊膜炎などの感染による卵膜の脆弱化や急激な腹圧の亢進
早期破水	分娩開始後から子宮口全開大近くまでの間	絨毛膜羊膜炎などの感染によって卵膜が脆弱化しているとき，胎児先進部と産道との間に不適合があるとき，子宮口の開大が困難なとき，急激な腹圧の亢進など
適時破水	分娩第 1 期終了頃	
遅滞破水	子宮口が全開大し，先進部が深く骨盤腔内に進入した時点でも破水しないもの	前羊水の過少，頸管の急速な開大など

卵膜 （つづき）		では急速に分娩が進行することがあるので，陣痛の強さの変化，内診所見，努責感の出現に注意する ⇒ 根拠 狭骨盤，骨盤位などの胎位の異常，双胎，羊水過多などでは，胎児先進部と産道との間に間隙が生じて前・後羊水が交通し，胎胞の先進部の圧が高まることによって，早期破水が起こりやすい ⇒ 遅滞破水は，内診で直接卵膜を触れる，あるいは胎胞を触れることで容易に診断できる　根拠 破水が遅れると児の下降を妨げたり，まれに胎盤早期剝離を引き起こしたりするので，適切な時期に破膜する
	● 破水の部位	⇒ 通常，破水は胎胞部分の卵膜が破綻して羊水が流出する ⇒ 子宮口あるいは胎児先進部より高い位置で卵膜が破綻したものを高位破水といい，前期破水にみられることが多い．水様性の分泌物が観察される一方で，卵膜や胎胞が触知され，診断に迷うことがある（表 25-18） →「10 前期破水」参照
臍帯	● 臍帯に異常はないか	⇒ 胎盤完成以降，臍帯は母児をつなぐサプライラインとしての役割をもち，ガス交換，物質交換に寄与する ⇒ 妊娠期，分娩中に診断することは難しいが，CTG 所見の異常や分娩遷延があるときは臍帯因子の異常も考慮して観察する
	● 臍帯巻絡の有無	⇒ 臍帯巻絡は 1/3 の児にみられる．多くは頸部に 1 回の巻絡である．3 回以上の巻絡があると変動一過性徐脈の出現頻度が高くなり，アプガースコアが低下するといわれる．しかし分娩経過中に巻絡の有無，回数は把握しきれない
胎盤	● 胎盤の付着部位	⇒ 妊娠後期には全子宮内面のおよそ 1/4〜1/6 を占める大きさになり，その重量は胎児の約 1/6 にあたる．通常は子宮前壁または後壁の中央部を占める位置にある ⇒ 胎盤付着部位の確認は超音波断層法によって確実に診断されるようになり，妊娠中期のスクリーニング検査として行われる
	● 胎盤剝離徴候	⇒ 根拠 胎児娩出後の子宮収縮によって，子宮壁と胎盤の間にずれができて胎盤の剝離が始まる．さらに剝離部分にできた胎盤後血腫が楔状に働き，剝離面を広げる役目を果たす（分娩第 3 期はおよそ 10〜30 分である）
	● 胎盤剝離異常はないか	⇒ 胎盤剝離徴候の多くは実際の剝離より遅れてその徴候を示す（表 25-19）．最も早く現れるのはキュストナー徴候

■表 25-18　破水の診断方法

	診断方法
視診	羊水流出の確認，羊水独特の臭気がある
腟鏡診	乾燥した腟鏡を挿入し，羊水が頸管から流出してくるか，後腟円蓋にたまっているのを確認する
内診	胎児の先進部を直接触知できる
pH 測定	破水前の腟内は強い酸性（pH 4.5〜5.5）であり，羊水漏出によってアルカリ性に傾く．腟内の pH 6.5 以上なら破水と診断できる ブロムチモール・ブルー（BTB）試験紙を用いた判定では，流出液が酸性なら黄色，アルカリ性なら緑色または青色になることで判断する
生化学的方法	羊水中に高濃度に存在する癌胎児性フィブロネクチン（PTD），α-フェトプロテイン（AFP）などを検出する．簡易キットが市販されており，臨床では頻用される
超音波断層法	羊水量，羊水ポケット，羊水インデックス（AFI）の測定により，破水の有無と羊水流出の程度を判断する
顕微鏡での診断	スライドガラス上で乾燥させると，羊水中の塩化ナトリウム（NaCl）がシダ状結晶を形成する
胎児細胞の証明	腟内容物にナイルブルー染色液を混和し，オレンジ細胞を検出する

■表 25-19　代表的な胎盤剝離徴候

名称	内容
アールフェルド徴候	胎盤が剝離して下降するに従い，臍帯も下降する．臍帯に会陰部近くで鉗子をつけ，下降の目印にする
キュストナー徴候	恥骨結合直上の腹壁を圧入したとき，胎盤が剝離していなければ臍帯が腟内上方に後退するが，剝離してれば牽引されることなく，むしろ下降する
ストラスマン徴候	一方の手で臍帯を持ち，他方の手で子宮底を軽く打ったとき，振動が臍帯に伝われば剝離していない．振動を感じなければ剝離している
シュレーダー徴候	胎盤が完全に剝離して子宮下部に下降すると，子宮体は硬く，前後に扁平になり，子宮底は上昇して右に傾く．併せて，恥骨結合上に軟らかい隆起を触れる
ミクリッツ=ラデツキー徴候	胎盤が完全に剝離して腟内に下降すると，便意のような圧迫感を感じる
小林の徴候	胎盤が完全に剝離すると子宮底が稜角を形成する
剝離出血	胎盤剝離面からの出血が突然流出し始める

胎盤 （つづき）		である ●胎盤は胎児娩出後に子宮壁から剝離して娩出される ●正常位置に付着していた胎盤が胎児娩出以前に剝離する場合を常位胎盤早期剝離というが，部分的な軽度の剝離は相当あるといわれる ●常位胎盤早期剝離の臨床上問題となる重症例は 0.2〜0.5％ で死亡率が高い　根拠 発症は突発的で予知は難しく，剝離の程度によって症状はさまざまである．急激な子宮底の上昇，板状の子宮，激痛，陣痛間欠時の外出血などの臨床症状を見逃さないよう注意する ●基底脱落膜の欠損のために胎盤の一部または全部が子宮筋に癒着し，剝離が困難なものを癒着胎盤という．長時間にわたって剝離徴候が観察されないときは本症を疑う 根拠 無理に胎盤を引っ張ってはならない．一部が剝離した状態は大量出血を引き起こす →「31 胎盤剝離異常（癒着胎盤）」参照 ●胎盤剝離徴候を 2 つ以上確認できたら胎盤娩出操作を行う

第2章　分娩期　　1. 分娩の正常経過とアセスメント

胎盤 (つづき)	●胎盤娩出方法	⮕胎児面から娩出するシュルツェ Schultze 様式（p.410，図 24-16），胎盤の一端が下降して母体面から娩出するダンカン Duncan 様式，および両者の混合した半母体面で娩出するゲスナー Gessner 式がある
		⮕胎児面が先進するときは胎盤後血腫を卵膜内に包み込みながら娩出するが，母体面が先進するときは胎盤後血腫を流出させながら娩出するので，見かけ上，出血量が多いように見える
		⮕胎盤の娩出は無理に引っ張らず，骨盤底筋群の収縮や胎盤自体の重さ，胎盤後血腫の重さを利用しながら，ゆっくり出すほうが遺残をつくらない

| 1 母体の
健康状態 | 2 娩出力 | 3 産道 | 4 胎児の位置，先進
部の位置と下降度 | 5 分娩進行状
態の診断 | 6 胎児の
健康状態 | 7 胎児付属
物の状態 | 8 胎児付属
物の観察 |

目的	●児の胎内での成育状況を追究する手がかりを得る． ●母児の異常の予後判定に必要な情報を収集する．
ポイント	●胎盤娩出直後に胎盤実質および卵膜の欠損がないか検索を行う． ●詳しい形態学的検索は，分娩終了後，速やかに行う．その際，胎盤は平らな台の上に広げて観察する． ●臨床症状と照合して，計測値や観察結果を評価する． ●肉眼的検査で問題があるとき，さらに詳細な組織学的検索を行うこともある．

情報収集	アセスメントの視点	留意点・根拠
胎盤実質	●胎盤の形態異常はないか	⮕成熟胎盤の形は，通常，円形から楕円形で，直径 20 cm 前後，厚さ 2 cm 程度である
		⮕胎盤の計測は平らな台の上に広げて置き，中央付近を通る長径を計り，それに直角な径を計る．副胎盤，二裂胎盤など，複数個の部分に分かれているものはそれぞれの部分の計測も行う．必要であれば簡単な図を添付するとよい
		⮕厚さは中央部付近で計測する．胎盤実質をつぶさないように針などの尖ったものを刺して計る
		⮕重量は臍帯，卵膜を含めると 500 g 前後で，これらを除くと 420 g くらいである[1,4]．胎盤重量の児体重に対するおよその比率は，胎盤実質重量だけなら 1/7，臍帯，卵膜を含む全重量なら 1/6 となる
		⮕副胎盤は遺残の原因となりやすい．娩出後，胎盤実質と血管の走行を観察して，欠損のないことを確認する．また，有窓胎盤は欠損と見誤りやすい
	●胎盤実質に異常はないか	⮕胎盤実質の軟らかさを観察する　根拠 正常な胎盤は適度な弾力がある．硬くて弾力のないもの，水っぽくつぶれるものは異常である
		⮕石灰沈着の有無を観察する　根拠 表面がざらざらした白色の粒子を触れる．妊娠 33 週以降では半数以上の事例に観察されるといわれる．生理的変化と考えられ，児の予後との相関はみられない
		⮕白色梗塞の有無を観察する　根拠 血流の障害によって絨毛細胞の変性と線維化が起こったものであり，白い固まりとして触れる．小さなものを含めればほぼ全例に観察

448

■表 25-20　胎児付属物の観察項目

胎盤実質所見	卵膜所見	臍帯所見
重量：　　　　g 大きさ：　　×　　cm 厚さ：　　　　cm 実質：普通・脆弱（　　） 形態異常：有・無（　　） 欠損：有・無（　　）	白色梗塞：有・無 石灰沈着：有・無 凝血付着：有・無 分葉：著明・否	実質：普通・強・脆弱 裂口：中央・側方・辺縁 欠損：有・無 胎便着色：無・淡・濃	長さ：　　　　cm 付着部：中央・側方 　　　　・辺縁・卵膜 結節：無・偽・真 臍帯動脈：2本・1本 ワルトン膠様質：良・細

胎盤実質 （つづき）	●多胎の胎盤の観察	される．多発梗塞によって胎盤の 30% 以上に血流の途絶が生じたときは胎盤機能低下を起こすといわれるが，多くは児の予後に影響を及ぼすことはない ⮕単胎と同様，児と胎盤は一対のものである．分娩介助者はそれぞれの児の胎盤あるいは臍帯にマークしておく ⮕胎盤実質が分かれているときはそれぞれを計測する．見かけ上 1 個のときは胎盤血管の吻合の有無を観察する
臍帯	●臍帯に異常はないか	⮕正常の臍帯の長さは 50〜60 cm，直径約 1.5 cm である ⮕臍帯の長さは実測値に新生児の臍輪から断端までの長さ（残部臍帯長約 3 cm）を加えることを忘れない ⮕**根拠** 過長臍帯は日本産科婦人科学会では 70 cm 以上としているが，80 cm 以上[2]，90 cm 以上[3]とするものもみられる．臍帯圧迫，臍帯巻絡の発生頻度が高い．また，臍帯脱出のリスクが高くなる ⮕**根拠** 過短臍帯は日本産科婦人科学会では正常（50 cm）の 1/2 としているが，30 cm[3]とするものもある．児の下降を妨げ，分娩第 2 期遷延の原因となる．臍帯付着部位が子宮底付近にあるときは経腟分娩は困難となる ⮕臍帯付着部位は，胎盤の中央，側方，辺縁，卵膜の 4 つに分ける ⮕中央付着は辺縁までの距離がほぼ等しいものをいう．臍帯付着部位から胎盤辺縁までの最短距離を測定する．辺縁付着では 0 cm である ⮕**根拠** 卵膜付着では胎盤を介した栄養摂取が十分でなく，胎児発育不全の原因となる（図 25-19）．また，卵膜付着では血管断裂のリスクがある ⮕臍帯には 1 本の臍静脈と 2 本の臍動脈があり，ワルトン膠様質で覆われている．各血管が 1 本ずつの場合を単一臍帯動脈といい（図 25-20），これは動脈の一方が血栓によって閉塞し萎縮したためとされる．このうち 20〜30% に先天奇形を合併するといわれるので，児の全身状態を注意深く観察する ⮕臍帯を鋭利な刃物で切断したとき，臍動脈は血管壁が厚く，断端がワルトン膠様質から突出するように見える．臍静脈は血管壁が薄くて口径が広い（図 25-20） ⮕臍帯の捻転は 10 回程度で，左捻転のほうが多いといわれるが，臨床的意味はみられない **根拠** 捻転が形成される主な理由は臍動脈と臍静脈の発育速度が異なることによる．過捻転は血行障害を招き，死亡例をみることもある ⮕ワルトン膠様質の発育状態を観察する **根拠** ワルトン膠様質は臍帯の圧迫，屈曲による血流の途絶を防ぐ役目を

449

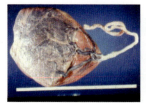
■図 25-19　臍帯卵膜付着

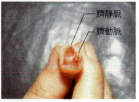
■図 25-20　単一臍帯動脈

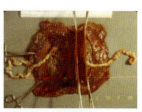
■図 25-21　双胎胎盤

■表 25-21　双胎の膜性診断と卵性診断

膜性診断		胎盤	隔壁	卵性診断
一絨毛膜	一羊膜	1個	なし	一卵性
一絨毛膜	二羊膜	1個（完全に癒合）	あり（2枚の羊膜のみ）	一卵性
二絨毛膜	二羊膜	見かけ上1個	あり（2枚の羊膜＋2枚の絨毛膜）	決定できない
二絨毛膜	二羊膜	2個に分離		決定できない

※注：胎盤所見とは別に，児の性別が異なるとき，または血液型が異なるときは，二卵性と診断できる．

臍帯 （つづき）			もつ．過期妊娠ではこれが減少して臍帯が細くなる ● 臍帯真結節の形成は胎児が臍帯のループを通過できることが必要であり，妊娠の早い時期につくられていたと推測される．臍帯真結節による影響は，二次的に臍帯が短くなることと臍帯血管の閉塞を招くことであるが，実際には緩い結節が多く，また，ワルトン膠様質で保護されているので予後不良となることはまれである ● 一羊膜性双胎では60～70%の頻度で二児の臍帯が真結節をつくるとされている．児の死亡例では臍帯による事故が多いことが知られているが，予防は難しい（図25-21）
卵膜	● 卵膜に異常はないか		● 卵膜は脱落膜，絨毛膜，羊膜からなる ● 成熟胎盤では絨毛膜と薄い羊膜の二層を容易に剝がすことができる ● 卵膜の裂口の位置から胎盤付着部位を推定することができる ● 娩出後，袋状に整えて，欠損の有無を判断する　根拠 いずれの分娩も多少の卵膜遺残はあるといわれ，数日以内に悪露とともに排出されるが，遺残の部分が大きいと子宮収縮不全の原因となり，母体の予後に影響する ● 卵膜の色を観察する　根拠 卵膜に胎便による着色がみられるときは，羊水混濁が発生してから比較的長くその状態が続いた証拠である ● 卵膜の付着部位は通常胎盤の辺縁から始まる．これに対し，胎盤実質が卵膜付着部位を越えているものを画縁胎盤という．また，卵膜が周辺部で襞状になっているものを周郭胎盤といい，胎児面が狭くなっている
	● 多胎の卵膜の観察		● 隔壁の有無，あれば膜の種類と枚数，胎盤血管の吻合の有無を確認する　根拠 膜性診断と卵性診断（表25-21）は児の予後の判断に有用な情報である

4. 分娩期の基本的生活行動，心理・社会的状態の診断

【目的】
- 基本的生活行動を確認する．
- 分娩期の心理的変化を観察し，分娩の時期に合った適応行動がとれているかを診断する．
- セルフケア能力・行動を評価する．
- ソーシャルサポート，家族の役割行動を評価する．

【ポイント】
- 産婦の分娩に臨む姿勢を尊重し，セルフケア能力を高める方向で支援できるよう情報収集する．
- 妊娠・分娩期間中，最も緊張が高く，専門職者のケアを求めている時期である．不安を助長しないように配慮し，リラックスした雰囲気のなかで分娩が進むように人間関係，環境を調整できているか判断する．
- 分娩経過やサポート資源，ケアについて，期待と現実が一致しているか判断する．もし乖離が大きければ葛藤が生じてストレスとなる．

| 1 基本的生活行動 | 2 心理的状態 | 3 出産育児行動 | 4 社会的生活行動 |

情報収集	アセスメントの視点	留意点・根拠
栄養摂取・食生活行動	● 分娩時の栄養摂取について理解しているか ● 食欲はあるか，食事摂取はできているか	➡ 栄養摂取・食生活行動に関する知識レベルを確認する ➡ 食事の内容と摂取量，摂取時刻を確認する ➡ 1日に必要な摂取カロリーや栄養のバランスを考えるより，食べられるものを食べたいときに摂取できていればよい　**根拠** 分娩経過中は，胃の消化能力の低下や，産痛による食欲減退によって十分な栄養が摂取できない ➡ 消化吸収しやすく，血糖値の上昇が早い食品の摂取が望ましい．少量で栄養価の高いものを摂取するなど，工夫が必要である　**根拠** 分娩は筋労作を伴う作業であり，糖代謝が促進されて血糖値が低下する
	● 水分摂取ができているか ● 口渇はないか ● 悪心・嘔吐の有無	➡ 水分摂取ができているか確認し，脱水症状を起こさないように注意する．口渇の有無を観察する ➡ **根拠** 子宮収縮による腸管の圧迫などによって，悪心・嘔吐の症状がみられることがある．消化器疾患によるものではないことを確認する．また，嘔吐後，分娩進行が早い産婦がいるので注意する
姿勢・生活動作	● 分娩経過に応じた適切な姿勢がとれているか ● 安楽な体位，動作を工夫しているか	➡ 姿勢・生活動作に関する知識レベルを確認する ➡ 分娩第1期は破水していなければ臥床している必要はない．産婦自身が安楽な体位を工夫できていればよい ➡ 多くの産婦は，分娩第1期終わり頃から第2期になると臥床するようになる．産痛緩和のために腹壁が弛緩する側臥位をとるほうが安楽である．また，下大静脈の圧迫を避けるためにも，仰臥位より側臥位をとるほうがよい
	● 娩出期に適切な分娩体位がとれているか	➡ 産婦の希望，分娩介助者の技術によって適切な体位が選択される（表25-22）．それぞれの体位には長所と短所があるので，長所を活かし，短所を最小にするよう注意がはらわれていることを観察する ➡ 娩出期には，半座位，蹲踞位（そんきょい）などの体位が努責しやすい．骨盤誘導線に沿って胎児が下降しやすく，腹圧が有効に作用する体位をとっているか観察する
運動	● 歩行状態	➡ 産婦にとって適度な運動が必要であることを理解してい

第 2 章　分娩期　　1. 分娩の正常経過とアセスメント

■表 25-22　**分娩体位の長所と短所**

種類	長所	短所
仰臥位分娩	・分娩経過に異常が生じたときの処置がしやすい ・会陰保護が行いやすい ・胎児心拍数モニタの装着が容易 ・産婦とのコミュニケーションがとりやすい	・増大した子宮による腹部大動脈の圧迫によって仰臥位低血圧症候群を起こすことがある ・他の体位に比べ陣痛発作が弱くなる ・腹圧をかけにくい
側臥位分娩	・産婦は休息をとりやすい ・異常が発生したとき, 仰臥位に戻すことが容易 ・腹部大動脈への圧迫がなく, 胎盤血流への影響が少ない ・会陰部の観察が容易 ・肩甲の娩出がスムーズ	・上側の足を保持する者が必要 ・胎児心拍数モニタの装着と保持が難しい ・介助者の腰痛を招きやすい ・産婦とのコミュニケーションがとりにくい
座位, 蹲踞位分娩	・分娩時間が短縮する ・恥骨結合・仙腸骨関節が広がり, 骨盤出口部が0.7～1.5 cm 広がるので, 分娩第 2 期が短縮する ・胎児心拍数モニタの装着が容易 ・産婦の状況を把握しやすい ・産婦に児の娩出の様子がわかる	・外陰部, 子宮頸部の浮腫が起こりやすい ・脱肛になりやすい ・会陰部の観察がしにくく, 分娩介助をしにくい ・努責のコントロールをしにくい ・仰臥位に比べ, 会陰 2 度裂傷の頻度が増す ・大量出血(500 mL 以上)の頻度が増す
四つんばい分娩	・腰痛を訴える産婦に適している ・腹部大動脈への圧迫がなく, 胎盤血流への影響が少ない ・重力に逆らうので, 娩出をコントロールできる ・会陰部の観察が容易 ・産婦は精神的に落ち着きやすい	・産婦とのコミュニケーションがとりにくい ・胎児心拍数モニタの装着と保持が難しい ・清潔野まで落差があるので児の転落の可能性がある

運動 (つづき)	●臥床状態	るか確認する ⮩不必要な安静は陣痛を減弱させる. 歩行したり, 座位をとったりするなど, 適度に体を動かすほうがよい
睡眠・休息	●睡眠・休息が適度にとれているか ●睡眠習慣の混乱	⮩睡眠や休息の必要性に関する知識レベルを確認する ⮩増大した子宮の圧迫に加え, 陣痛や産痛によって睡眠や休息が妨げられるため, 体力の消耗を招きやすい ⮩睡眠不足は疲労感を強め, 二次的に分娩時間の延長をもたらす因子となる. 産婦の体力や疲労の程度を把握することが必要である ⮩潜伏期は陣痛周期も長く, 休息もとりやすい時期である. 産婦自身が間欠時を上手に利用できているか観察する ⮩産婦の状態を観察し, 間欠時にリラックスできる方法を働きかけるとともに, 効果を観察する　**根拠**活動期, 娩出期は休息をとることが難しくなる. 1 回ごとの陣痛発作が終了しても産痛を強く訴えることがあり, 全身の緊張がとれない状態が続く ⮩経過中に眠気を訴える産婦は多い. 眠気を訴えたら眠らせるほうがその後に有効陣痛を期待できる
	●リラクセーションを取り入れているか	⮩腰背部のマッサージやタッチング, アロマセラピーなどリラックス効果のある方法を知っているか確認する. 産婦が希望すればこれらの方法を取り入れるとよい
排泄	●尿量, 排尿回数に問題はないか	⮩2～3 時間ごとに排尿がみられているか, 適当な尿量があるか観察する. 腹壁上に膨隆が観察されるときは排尿

452

排泄 (つづき)	●頻尿，残尿感，排尿時痛などの症状はないか	を促す
		➡水分摂取量の影響を考えて，尿量，排尿回数を評価する　根拠点滴が実施されているときは，水分の取り込みが多くなるので，排尿の状態にはとくに注意をはらう
		➡自然排尿があるか，残尿感はないか観察する　根拠胎児の下降が進むと，下向部の圧迫によって排尿困難がみられることがある．膀胱充満があるにもかかわらず自然排尿がみられないとき，残尿感があるときは導尿の必要があるか検討する
	●排便の状態	➡排便の状態を問診によって聴取しておく
		➡従来，浣腸が直腸を空虚にして軟産道を広げる，排便による外陰部や分娩野の汚染を防ぐ，陣痛を促進する，などの目的で行われていた．しかし，現在では効果がないのでやめるべきケアとされ，大半の施設ではルーチンワークから除かれている
清潔	●全身，陰部の清潔が保たれているか	➡清潔保持に関する知識レベルを確認する
		➡全身，陰部の清潔が保たれているか観察する
	●入浴，シャワー，洗髪の時期	➡入浴，シャワー浴，洗髪を行った時期を聴取しておく
	●結髪(けっぱつ)の状態	➡髪はまとめて，乱れないようにするなどの配慮ができているか観察する
	●発汗に対するケアができているか	➡分娩期は筋労作によって発汗量が多くなるので，適宜清拭するなどのケアが必要である　根拠汗を拭くことは体温低下を防ぐ効果がある
	●化粧，マニキュアの除去	➡入院に際しては化粧，マニキュアをしないよう妊娠期から指導しておく　根拠顔色，爪色の観察のためにも望ましくない
	●外陰部の保清，パッド交換ができているか	➡適宜清潔なパッドに取り替えるなどのセルフケアができているか確認する　根拠外陰部は腟分泌物，出血，破水による羊水漏出などで汚染されやすい
衣服	●分娩経過中に適した寝衣の準備ができているか	➡産婦に適した用品を選んでいるか．着脱が容易，通気性・吸湿性に優れた素材を選んでいるか確認する
	●分娩用品の準備(腹帯，Ｔ字帯)ができているか	➡分娩時に必要な寝衣，腹帯，Ｔ字帯などの準備はできているか確認する

1　基本的生活行動	2　心理的状態	3　出産育児行動	4　社会的生活行動

情報収集	アセスメントの視点	留意点・根拠
分娩の受容	●分娩を受容しているか	➡分娩に対してどのような認識をもっているか確認する
		➡分娩は児の誕生に必要なプロセスであり，産婦の主体的な取り組みの重要性を認識しているか確認する
		➡分娩に対する産婦自身の気持ちを表出できているか観察する　根拠母児の健康状態や分娩進行に対する不安，あせり，疲労感など，分娩経過中には産婦に否定的感情を惹起させる要素が多くある
		➡出産に対する肯定的感情は自尊感情を高める．逆に期待と異なるときは自信を喪失させ，自尊感情を低くする．分娩経過に対する思いと現実が一致しているか　根拠もし乖離が大きければ産婦は動揺し，否定的感情を生じや

453

第2章　分娩期　　1. 分娩の正常経過とアセスメント

分娩の受容（つづき）		すい．産婦の感情表出を助け，ありのままを受けとめられるよう支持的態度で接することが必要である
		●経産婦の場合，前回の分娩体験が今回の心理に大きく影響する．どのような評価をしているか知っておくことが必要である
	●産婦としての自己を受け入れているか	●産婦として出産に関連した健康課題を認識しており，適切な行動がとれていることを確認する
		●産婦としての自己に対し，失敗感などの否定的感情をもっていないか，言動や表情を観察する　根拠 出産体験を肯定的にとらえることで，女性としての自信をもつことができ，自己を受け入れることができる
胎児との相互関係	●胎児を受容しているか	●胎児への関心を示す言動があるか観察する
	●生まれてくる子どものイメージが具体的になっているか	
	●胎児に対する喪失の準備ができているか	●分娩は胎児との分離のときである．喪失に向けた準備ができていることを確認する
児への愛着形成	●児への愛着行動がみられるか	●愛着形成が進んでいるか観察する
		●分娩経過中は苦痛のために児に対して否定的な言葉が聞かれることがあるが，一場面だけで評価することなく，産婦の状況に共感的理解を示すことが必要である
		●根拠 出産直後の児の誕生を喜ぶ言葉や，見つめる・タッチ・抱くなどの行動，児とのコミュニケーションの様子を観察して判断する
	●愛着を阻害する因子はないか	●愛着を阻害する因子はないか確認する　根拠 母体の健康状態，分娩の難易度，家族のサポートなどが影響する因子となる
ボディイメージ	●身体の変化を受容できているか	●分娩期にある自己のボディイメージを，ありのままに受け入れることができているか観察する
	●産痛に対する産婦の反応	●産痛の強度の表現は産婦自身の主観に基づくものであり，必ずしも痛みの強度を反映するものではない．一方，看護者が客観的評価をすることは難しい．産婦が感じたままを自由に表現できる環境を心がける
		●産婦がどのようにとらえているか観察する　根拠 陣痛・産痛は産婦が引き受けなければならないこの時期の課題である．痛みを伴う身体的変化が，産婦自身に起こっている状況を受け入れることが求められる
		●呼吸数・心拍数の増加や不快症状が伴うか観察する 根拠 産痛が原因で不安や恐怖が引き起こされると痛みに対する閾値が下がり，ますます産痛を強く感じるようになる
		●分娩進行に影響していないか観察することが必要である 根拠 痛みを我慢することで筋緊張が高まり，陣痛が弱くなったり，胎児の下降が妨げられたりすることがある
	●産痛への対処行動はとれているか	●適切な産痛緩和方法を用いて苦痛が軽減していることを確認する
問題への対処行動	●分娩経過に伴う問題があるか	●分娩経過に伴う問題をもっているか確認する
		●ストレス・ストレス対処行動を言語表現できる

454

問題への対処行動（つづき）	●問題解決のために必要な対処行動がとれるか	➲過去のストレス因子にどのように対処したかを知る 根拠 学習された対処法は将来の危機の際に活用できる ➲ストレス耐性と介入の必要性を判断する ➲適切な対処行動を選択できる知識・技術をもっているか確認する
出産することへの価値	●出産体験に価値を見出しているか	➲分娩に対する産婦自身の気持ち，関心，不安を表出できているか ➲出産体験を通して，女性としての自己に価値を見出しているか

分娩

25
分娩期のアセスメント

1 基本的生活行動　2 心理的状態　3 出産育児行動　4 社会的生活行動

情報収集	アセスメントの視点	留意点・根拠
受診行動	●受診行動は適切か ●分娩経過や現在の状況が理解できているか ●異常徴候を感じたときの対応は適切か	➲妊娠期から定期健診を受けており，出産に対して主体的に取り組んでいる姿勢がみられるか観察する ➲分娩経過について説明を受け，状況を理解できているか判断する ➲分娩は産婦自身のセルフモニタリング機能が役に立つ．産婦が破水感や努責感，その他，異常徴候を察知したときは知らせてもらい，必要な診察を行う
身体的準備	●分娩に向けた身体的準備ができているか	➲分娩に向けた準備に関する知識レベルを確認する ➲栄養管理，身体の清潔，休息など，分娩に向けた身体的準備ができているか観察する
補助動作・対処行動	●補助動作が適切にできるか ●産痛緩和のための対処方法を獲得できているか	➲補助動作，産痛緩和に関する知識レベルを確認する ➲分娩時に必要な呼吸法，補助動作を学習し，主体的に分娩に臨もうとする姿勢がみられるか観察する ➲産痛緩和のための呼吸法，補助動作，リラクセーションの方法を習得できているか観察する ➲これらの方法を用いて産痛緩和が図れているか評価する
出産環境	●出産環境の整備はできているか ●安楽に過ごせるよう調整できているか ●プライバシーの確保 ●家族の付き添いはあるか	➲陣痛室，分娩室の室温，換気，採光，騒音を調整し，分娩に適した環境が準備されていることを確認する ➲ベッド周囲の整頓，病室・廊下の水滴や危険物の除去など，産婦にとって安全に過ごせる環境が保証されているか確認する ➲バースチェア，BGM，アロマグッズなど，産婦がリラックスできるものの利用ができているか確認する ➲プライバシーの確保は図られているか確認する ➲家族の面会，付き添いはあるか確認する．付き添いのいない産婦には看護者が付き添うことで安心感を与える
バースプラン	●バースプランをもっているか	➲バースプランをもっているか聴取する ➲分娩方法に対する希望を述べることができることは主体的に出産に向かおうとする姿勢として評価できる
出産・育児の学習行動	●出産準備教育の受講の有無	➲正常な分娩経過に関する知識レベルを確認する

455

第2章　分娩期　　1. 分娩の正常経過とアセスメント

| 1 基本的生活行動 | 2 心理的状態 | 3 出産育児行動 | **4 社会的生活行動** |

情報収集	アセスメントの視点	留意点・根拠
パートナーとの関係	●パートナーは分娩を肯定的にとらえているか ●産婦との関係に変化はあるか	➲パートナーは分娩経過に関心をもっているか把握する ➲産婦の労をねぎらう言動がみられる　根拠パートナーのサポートは産婦の心理状態に大きく影響する
家族・役割関係	●分娩時のパートナーの役割行動はとれているか ●パートナー以外の家族の援助はあるか ●家族の緊張感，疲労感はないか	➲パートナーは自分の役割をどのように認識しているか把握する ➲産婦が望む支援ができているか，疎外感をもっていないか観察する　根拠パートナーは自分自身の身体的変化を伴わないため，分娩経過中の役割は受動的になりがちである ➲パートナーが産婦に付き添うか否かカップルの希望を確認する．付き添わなくてもキーパーソンとして連絡を密にし，適宜情報を提供することが必要である ➲立会い分娩を希望するカップルでは必要な準備はできているか判断する　根拠妊娠期の両親学級などで分娩経過に関する知識や援助技術ついて学習する機会をつくる施設が多いが，必要な知識を獲得できているか確認する ➲分娩時の立会いを希望するときは，パートナーに期待される役割行動がとれているか判断する．パートナーの緊張感が強く，自発的に行動することが難しいときは，役割行動がとれるように誘導することも必要である ➲対処能力をもっているか確認する　根拠新しい家族関係ができることは喜びであると同時に，ストレスもある ➲産婦との関係を観察し，付き添いの存在が産婦に安心感を与えていることを確認する　根拠ときに家族は産婦の苦痛に対して無力感をもつことがあり，緊張感から双方に心理的問題を生じることがあるので注意する ➲第2子以降の妊娠では上の子が分娩の場面に参加するときは恐怖の体験にならないように状況を判断し，弟や妹誕生の喜びを共有できる機会となるようサポートする ➲分娩が長時間にわたるときは，家族の疲労の程度を観察する
経済状態・社会資源	●経済的状況に問題はないか	➲出産・育児に必要な経済的な準備ができているか確認する

5. 分娩期の看護診断

【ウエルネスの視点】
- #1 分娩による身体的変化が生理的範囲にある
- #2 分娩時期に応じた方法で水分／栄養摂取ができている
- #3 発汗の増加に伴う体液量の喪失に対し，必要な水分量を摂取できている
- #4 排泄行動が適切である
- #5 日常生活動作が自立しており，分娩進行を妨げる因子を除外できている
- #6 産婦が希望する分娩への期待が明確である
- #7 分娩経過に関する知識があり，適切な行動をとることができている
- #8 産婦としての自己を受け入れている
- #9 胎児との愛着形成が進んでいる
- #10 家族が新しい家族を受け入れ，産婦をサポートしている
- #11 産婦が主体的に分娩に臨んでいる
- #12 産痛緩和のための対処ができている
- #13 家族は児の誕生を迎える準備ができている
- #14 身体的・心理的にリラックスした状態で分娩に臨んでいる

【よくある健康問題】
- ●正常な経過をたどる産婦でも，次に示す看護問題があげられる
- #1 陣痛による疼痛（産痛）がある
- #2 陣痛による苦痛があり，食事摂取量が減少している
- #3 発汗の増加が著明である
- #4 陣痛による疼痛のため，安楽な睡眠が得られない
- #5 疲労による分娩進行の遅れがある
- #6 分娩進行に対する不安がある

分娩

25

分娩期のアセスメント

ウエルネスの視点

視点	看護診断	看護目標（看護成果）
#1 分娩による身体的変化が生理的範囲にある	**健康管理促進準備状態** **診断指標** □危険因子を減弱する方法を説明する □突発的な疾患の症状の悪化がない	〈**長期目標**〉母児の健康状態に問題がなく，分娩を終了できる 〈**短期目標**〉1)母体の身体的変化が生理的範囲を逸脱しない．2)胎児の well-being が保たれている．3)異常なく分娩が進行する
#2 分娩時期に応じた方法で水分／栄養摂取ができている	**栄養促進準備状態** **診断指標** □健康目標に合った飲水行動 □健康目標に合った食事行動	〈**長期目標**〉分娩期に適した栄養摂取について理解し，適切な食行動を実践できる 〈**短期目標**〉1)適切な食品を選んで摂取できる．2)エネルギー不足を起こさない
#3 発汗の増加に伴う体液量の喪失に対し，必要な水分量を摂取できている	**体液量平衡促進準備状態** **診断指標** □1日必要量に見合った摂取量 □過度の口渇がない □体液量不足リスク状態	〈**長期目標**〉体液量の不足を起こさない 〈**短期目標**〉1)必要な水分量を摂取できる．2)水分摂取を妨げる影響因子を最少にできる
#4 排泄行動が適切である	**排尿促進準備状態** **診断指標** □正常範囲内の尿量 □膀胱を空にしやすいように自分	〈**長期目標**〉排泄機能に問題が生じない 〈**短期目標**〉1)自然排尿がある．2)残尿感がない．3)膀胱充満を避け，胎児の下降を妨げない

457

	で姿勢を工夫する	
#5 日常生活動作が自立しており，分娩進行を妨げる因子を除外できている	**セルフケア促進準備状態** **診断指標** □安寧の維持に，自立性を高めたいと願望を表す □セルフケアを高めたいと願望を表す	〈**長期目標**〉分娩進行促進に寄与するセルフケア行動がとれる 〈**短期目標**〉1）セルフケア行動を維持する．2）分娩進行を妨げる因子に対して適切に行動できる（栄養摂取，排泄，疼痛緩和など）
#6 産婦が希望する分娩への期待が明確である	**意思決定促進準備状態** **診断指標** □個人的価値観に合う決断をもっとしたいと願望を表す	〈**長期目標**〉産婦が望む出産ができる 〈**短期目標**〉バースプランを実施，遂行できる
#7 分娩経過に関する知識があり，適切な行動をとることができている	**知識獲得促進準備状態** **診断指標** □行動が表明された知識と一致している	〈**長期目標**〉分娩の進行状態を理解し，経過を予測できる 〈**短期目標**〉1）分娩経過を理解できる．2）分娩時期に応じた補助動作を行うことができる．3）異常徴候を知らせることができる
#8 産婦としての自己を受け入れている	**自己概念促進準備状態** **診断指標** □限界を認める □役割遂行への満足感を表す □自己価値への満足感を表す □自己同一性への満足感を表す	〈**長期目標**〉産婦としての自己を受け入れ，積極的に分娩に臨む姿勢を示す 〈**短期目標**〉1）産婦としての役割を遂行できる．2）分娩管理のために必要な医学管理を受けることができる
#9 胎児との愛着形成が進んでいる	**ペアレンティング促進準備状態** **診断指標** □愛着の証し	〈**長期目標**〉愛着形成が促進する 〈**短期目標**〉胎児の健康状態に関する気遣いを表出する
#10 家族が新しい家族を受け入れ，産婦をサポートしている	**家族機能促進準備状態** **診断指標** □家族が変化に順応している □家族機能が家族のニーズを満たしている □家族役割が発達段階に適している	〈**長期目標**〉夫／パートナー，家族構成員が新しい家族を迎える準備ができている 〈**短期目標**〉1）夫婦／カップルの関係が強化する．2）夫／パートナーが分娩時に果たす役割を理解し，行動できる．3）児を迎える準備ができている．4）家族が産婦のサポート資源としての役割をとれる
#11 産婦が主体的に分娩に臨んでいる	**出産育児行動促進準備状態** **診断指標** □分娩時期に応じた生活行動 □分娩開始の徴候に適切に反応している □主体的に出産に取り組む □分娩時期に応じたリラクセーション技法を使用している □新生児への愛着を示す言動がみられる □サポート体制を適切に活用している	〈**長期目標**〉健康な出産過程をたどり，児の誕生を迎えることができる 〈**短期目標**〉産婦が主体的な行動をとれる

#12 産痛緩和のための対処ができている	コーピング促進準備状態 **診断指標** □考えられる環境変化を意識している □新しい方略の知識を探し求める □問題中心型の方略を幅広く使う □情動中心型の方略を幅広く使う	〈長期目標〉分娩に沿った対処方略がとれる 〈短期目標〉1)産婦にあった方法で産痛緩和ができる. 2)陣痛による苦痛を, 児の出生に不可避なことであると表現する
#13 家族は児の誕生を迎える準備ができている	家族コーピング促進準備状態 **診断指標** □同様の状況の経験者との接触に興味を示す □重要他者がライフスタイルを豊かにする方向に向かう	〈長期目標〉家族構成員が新しい家族の誕生を迎えることができる 〈短期目標〉1)産婦の支援ができる. 2)児を迎える準備ができている
#14 身体的・心理的にリラックスした状態で分娩に臨んでいる	安楽促進準備状態 **診断指標** □安楽をもっと得たいと願望を表す	〈長期目標〉安楽な出産ができる 〈短期目標〉1)産婦にあった方法で産痛緩和ができる. 2)産婦にあった方法でリラックス法を使用できる

よくある健康問題

看護問題	看護診断	看護目標（看護成果）
#1 陣痛による疼痛（産痛）がある	急性疼痛 **関連因子**：生物学的損傷要因, 身体損傷要因 **診断指標** □生理学的反応の変化 □痛みの顔貌 □痛みを和らげる体位調整 □標準疼痛スケールによる痛みの程度の自己報告 □標準疼痛ツールによる痛みの性質の自己報告 □表出行動	〈長期目標〉産痛を緩和でき, 安楽な分娩ができる 〈短期目標〉1)痛みの状態を表出できる. 2)効果的な産痛緩和法を実施できる. 3)分娩時期に応じて安楽な体位を工夫できる. 4)休息をとることができる
#2 陣痛による苦痛があり, 食事摂取量が減少している	摂食セルフケア不足 **関連因子**：疼痛（陣痛）, 不快感 **診断指標** □十分な量の食物を嚥下できない	〈長期目標〉1)分娩期に必要な栄養について理解し, 適切な食品を摂取できる. 2)エネルギー不足を起こさない 〈短期目標〉1)適切な食品＊を選択して摂取できる. 2)消化器症状を起こさない ＊少量で高カロリーの食品
#3 発汗の増加が著明である	体液量不足リスク状態 **危険因子**：水分摂取に影響する異常, 必要水分量を左右する要因	〈長期目標〉必要な水分摂取ができ, 脱水を起こさない 〈短期目標〉1)水分摂取の必要性を理解できる. 2)適当な水分量を摂取できる
#4 陣痛による疼痛のため, 安楽な睡眠が得られない	睡眠パターン混乱 **関連因子**：体力の回復しない睡眠パターン	〈長期目標〉分娩経過に合わせた睡眠のとり方ができる 〈短期目標〉1)分娩時の睡眠について理解

分娩

25

分娩期のアセスメント

第2章　分娩期　　1. 分娩の正常経過とアセスメント

	診断指標 □睡眠パターンの変化 □意図しない覚醒	する．2)リラックスできる方法がある
#5 疲労による分娩進行の遅れがある	消耗性疲労 関連因子：不安，身体活動・運動の増加 診断指標 □身体症状の増加 □エネルギー不足 □疲労感	〈長期目標〉疲労を最小にして，分娩進行を妨げない 〈短期目標〉1)産痛が緩和する．2)適切な栄養摂取ができる．3)疲労感が緩和する
#6 分娩進行に対する不安がある	不安 関連因子：大きな変化(健康状態，役割機能)，現状への脅威，価値観の対立，状況的危機 診断指標 □不確かさ □心配する	〈長期目標〉不安が軽減する 〈短期目標〉1)不安を表出できる．2)解決に向けた情報収集ができる

●引用文献
1) 中山雅弘：第13章胎盤，臍帯の基準値，目でみる胎盤病理，p.103-107，医学書院，2002
2) 中山雅弘：第6章臍帯の観察とその異常，目でみる胎盤病理，p.51，医学書院，2002
3) 相馬廣明：第6章臍帯，胎盤，臨床と病理からの視点，p.30，篠原出版新社，2005
4) 中山雅弘：第2章成熟胎盤の構造，目でみる胎盤病理，p.11-13，医学書院，2002
5) 日本産科婦人科学会(編)：産科婦人科用語集・用語解説集改訂第3版，日本産科婦人科学会事務局，2013

●参考文献
・武谷雄二(総編)：正常分娩，新女性医学大系25，中山書店，2001
・武谷雄二(総編)：異常分娩，新女性医学大系26，中山書店，1999
・武谷雄二(総編)：子宮収縮，新女性医学大系27，中山書店，1999
・武谷雄二(総編)：胎児の成長・発達，新女性医学大系29，中山書店，2002
・荒木　勤：最新産科学　正常編　第22版，文光堂，2008
・進　純郎：分娩介助学　第2版，p.84，pp.106-122，医学書院，2014
・竹村昌彦：胎盤・臍帯の異常，村田雄二(編)：産科合併症，pp.23-40，メディカ出版，2006
・北川眞理子：分娩進行の診断ポイント―主に下降度診断について，小島操子，他(編)：看護のコツと落とし穴4，pp.70-72，中山書店，2000
・武久　徹，矢沢珪二郎，Paul RH，他：胎児心拍数モニタリングの実際―一歩進んだ分娩前・分娩中胎児管理法，pp.30-48，医学書院，1998
・野田芳人，他：分娩中の産婦の血圧の変動と分娩中の循環動態―妊娠中毒症の帝切例を中心にして．周産期医学33：1267-1271，2003
・桧垣　博，他：分娩経過，周産期医学必修知識　第7版，周産期医学41(増刊号)：271-273，2011
・日本産科婦人科学会周産期委員会：胎児心拍数図の用語および定義検討小委員会報告．日産婦誌，55(8)：1205-1216，2003
・佐藤多代，他：分娩中の胎児心拍数監視，周産期医学必修知識　第7版，周産期医学41(増刊号)：274-276，2011
・大西淳仁，他：分娩中の胎児モニタリング，周産期臨床検査のポイント，周産期医学38(増刊号)：138-143，2008
・岡井　崇：委員会提案―胎児心拍数波形の分類に基づく分娩時胎児管理の指針(2010年版)，日産婦誌，62(10)：2068-2072，2010
・宮下　進：胎児機能不全，周産期医学必修知識　第7版，周産期医学41(増刊号)：407-409，2011
・坂井昌人，他：羊水過多・過少，周産期医学必修知識　第7版，周産期医学41(増刊号)：248-250，2011
・佐川典正：羊水の異常，岡井　崇他(編)：標準産科婦人科学　第4版，p.365，医学書院，2011
・中山雅弘：目でみる胎盤病理，医学書院，2002
・相馬廣明：胎盤―臨床と病理からの視点，篠原出版新社，2005
・日本産科婦人科学会，日本産婦人科医会(編・監)：産婦人科診療ガイドライン―産科編2014，日本産科婦人科学会，2014

2

分娩期の異常とケア

26 児頭骨盤不均衡（CPD）

吉冨　恵子

目でみる疾患

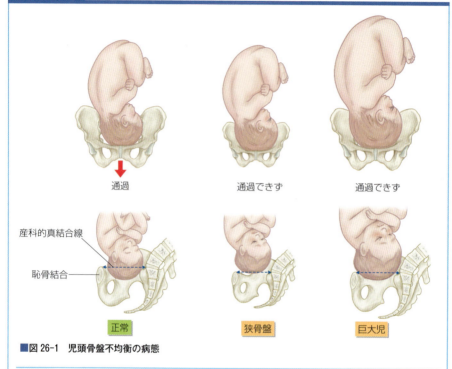

■図 26-1　児頭骨盤不均衡の病態

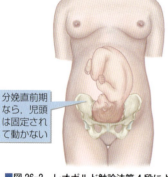
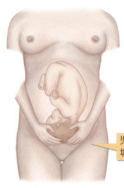

■図 26-2　レオポルド触診法第 4 段による CPD の簡易検査
　レオポルド Leopold 触診法第 4 段により，腹壁上から児頭の先進部半球面が触知できなければ，児頭の最大横径が骨盤入口部を通過した状態であり CPD はないと判断する．

目でみる疾患

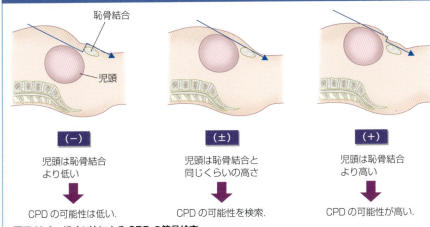

■図 26-3　ザイツ法による CPD の簡易検査
ザイツ法は仰臥位をとり，恥骨結合前面と児頭前面との高さを腹壁上から外触診によって検査する方法である．

病態生理

児頭と骨盤の間に大きさの不均衡が存在し，分娩が停止したり，障害が予想されること．
- 児頭骨盤不均衡（CPD：cephalopelvic disproportion）とは，児頭と骨盤の両者を比較し，児頭の骨盤通過の障害が予想されるような児頭と骨盤の間に大きさの不均衡が存在することをいう．

病因・増悪因子

- 母体の低身長（身長 150 cm 以下，とくに 145 cm 以下のときは狭骨盤が疑われる）．
- 母体骨盤骨折の既往，骨疾患の既往・合併．
- 巨大児（児頭大横径（BPD）10 cm 以上）．
- 子宮底 36 cm 以上，腹囲 100 cm 以上．

疫学・予後

- 狭骨盤は約 0.5％，CPD は 4～6％，広義の CPD* は約 10％ である．
  *広義の CPD：絶対的な狭骨盤，著しく巨大な胎児，巨大水頭症などがあげられる．

症状

- 初産婦で妊娠 38 週以降に児頭が浮動（floating head）．
- ザイツ Seitz 法陽性（図 26-3）．
- 有効陣痛が得られた後も分娩停止や遷延分娩を認める．

診断・検査値

- 児頭骨盤不均衡がないかどうかは，臨床所見で判断する．
- X 線骨盤計測法（グートマン Guthmann 法，マルチウス Martius 法）．
  1）グートマン法（骨盤側面撮影法）（図 26-4）
  　妊産婦に側臥位をとらせ撮影し，骨産道全長の前後径と仙骨彎曲程度を測定する．同時に児頭の嵌入状態や，骨重積の程度も評価できる．

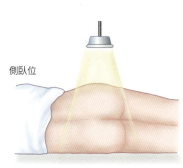
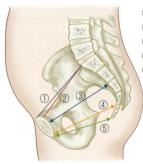

①解剖学的真結合線
②産科的真結合線
③濶部前後径
④狭部前後径
⑤出口前後径

■図 26-4　グートマン法

■表 26-1　グートマン法の判定

産科的真結合線	骨盤の評価	判定
9.5 cm 未満	狭骨盤	CPD の原因となる
9.5 cm 以上，10.5 cm 未満	比較的狭骨盤	CPD 境界症例
10.5 cm 以上〜12.5 cm	正常骨盤	—

産科的真結合線（最短前後径）と BPD との差	判定
1.0 cm 未満	CPD と判断
1.0 cm 以上，1.5 cm 未満	CPD 境界症例

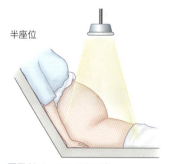

①入口部横径
②入口部前後径

児頭

■図 26-5　マルチウス法

■表 26-2　マルチウス法の判定

骨盤入口部横径	骨盤の評価	判定
10.5 cm 未満	狭骨盤	CPD の原因となる
10.5 cm 以上，11.5 cm 未満	比較的狭骨盤	CPD 境界症例

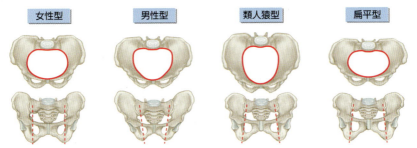

■図 26-6　女性の骨盤のタイプ

2)マルチウス法(骨盤入口面撮影)(図 26-5).
　妊産婦を半座位とし撮影を行う.骨盤入口面の形態を示し,児頭の大きさと入口面の大きさを比較する.児頭の下降不良で入口面にない場合は,児頭の拡大率が入口面より大きくなり判定を狂わすことになるため注意が必要である.
- 骨盤X線撮影は児頭骨盤不均衡予測に有用でないとの報告(Pattinson RC, Farrell E, 1997)も多く,不必要な放射線曝露〔グートマン法:9 mGy,マルチウス法:10 mGy(日本放射線技師会医療被曝ガイドライン 2006)〕を避ける意味からも,推奨はされていない[1].
- 超音波断層法による児頭大横径の計測を実施する.
- 大きく分けると女性の骨盤は4つに分類される(図 26-6).
① 女性型:入口部の横径が前後径よりも長く(その差は 1 cm 以下),ほぼ円形.側壁は下方へ行ってもほぼ同じ形態を示す.女性の骨盤の 60〜80% を占め,安産が見込まれる.
② 男性型:入口部はハート型を示し,横径は前後径より 1 cm 以上(かつ 3 cm 未満)長くなり,側壁は下方へ向かうにつれやや狭くなる.頻度は 10% 前後で,分娩時の障害はあまり多くない.
③ 類人猿型:入口部は横径が前後径よりも短く,側壁は下方にいくにつれ広がる.頻度は 5〜10% で,児頭の固定に問題が生じやすく,分娩時に障害をきたしやすい.
④ 扁平型:入口の横径が前後径より 3 cm 以上長く,側壁は下方にいくにつれ広がる.児頭が固定しづらく,分娩時に障害をきたしやすい.

治療法

●治療方針
- 明らかに CPD と診断された症例に対しては選択的帝王切開とするが,CPD 境界症例に対しては原則的には経腟試験分娩とし分娩の進行状況から判断することが望ましい.
- 陣痛が規則的となり,子宮口全開大に近くなっても児頭が骨盤内に陥入しないか,固定してもその後の進行がなく児頭の下降がみられない場合は,経腟試験分娩の限界と考え帝王切開を考慮する.
- 分娩停止については,「35 吸引分娩術・鉗子分娩術」の項参照.

●引用文献
1) 日本産科婦人科学会,日本産婦人科医会(編・監):産婦人科診療ガイドライン―産科編 2014, p.226, 日本産科婦人科学会,2014

児頭骨盤不均衡（CPD）の病期・病態・重症度別にみた治療フローチャート

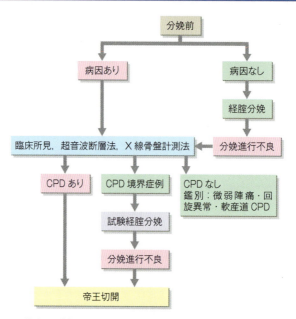

※注意点：妊娠末期になっても児頭が固定しない場合 CPD を疑うが，この場合はまず羊水過多，前置胎盤，後方低位胎盤，後方後頭位，巨大児などの鑑別を行う．また，産道には軟産道も含まれており，これは X 線では評価できない．

児頭骨盤不均衡（CPD）の看護

永澤　規子

看護過程のフローチャート

観察項目（OP）	看護問題（看護診断）	看護目標（看護成果）	看護活動（看護介入）

病因
- 母体因子：低身長（150 cm以下），骨盤の変形・形態異常
- 胎児因子：巨大児，児頭が大きい（水頭症などの疾患）

身体的問題
- 分娩の進行状態（分娩停止，遷延の有無）
  分娩開始からの時間
  陣痛の程度（強さ，間欠時間）
  内診所見（子宮口の開大度，展退，児頭下降度）
  破水の有無
  破水時の羊水混濁の有無と程度
- 母体の状態
  産痛の程度（下腹部痛，腰痛）
  疲労の程度
  バイタルサイン
- 胎児の状態
  胎児の推定体重
  胎児心拍数
  水頭症などの胎児異常の有無
- 検査所見
  X線骨盤計測
  ザイツ法
  レオポルド触診法（特に第4段）

心理・社会的問題
分娩が進行しないことに対する産婦・家族の不安
胎児ウエルネスに対する産婦・家族の不安

- RC：遷延分娩
- RC：子宮破裂
- RC：胎児機能不全
- #産痛が長時間持続することによる身体的苦痛がある
- #分娩が遷延することによる母体疲労がある
- #帝王切開が選択される場合は，観血的処置に伴う感染のリスクがある

- CPDの早期診断を受け，適切な分娩方式（帝王切開）による胎児娩出ができる
- 胎児機能不全が起こらない
- 産痛が緩和できる
- 母体疲労が緩和できる
- 感染が起こらない

OP 経過観察項目
- 分娩の進行状態
- 母体の状態
- 胎児の状態
- 産婦・家族の不安

TP 看護治療項目
- CPD早期診断のための観察
- 胎児機能不全の早期発見
- 胎児機能不全に対する急速遂娩への援助
- 産痛緩和への援助
- 母体疲労緩和への援助
- 感染予防への援助
- 産婦・家族の不安緩和への援助

- #産婦・家族に遷延分娩，胎児ウエルネスに対する不安がある

- 遷延分娩に対する不安が緩和する
- 胎児ウエルネスに対する不安が緩和する

EP 患者教育項目
- CPDの病態についての説明
- 分娩の進行状況に対する説明
- 胎児ウエルネス状態についての説明

第 2 章　分娩期　　2. 分娩期の異常とケア

基本的な考え方

- ●児頭骨盤不均衡（CPD）で問題となるのは，経腟分娩が困難となることである．陣痛が発来し，分娩が開始したにもかかわらず，児頭が骨盤内に嵌入せずその下降が不良で，レオポルド触診法第 4 段の診察で児頭の浮遊感があったり，分娩の遷延・停止が生じたりしている場合は，CPD が疑われる．CPD の早期診断を行うために，陣痛開始からの時間経過や陣痛の有効性と内診所見（子宮口の開大度，展退度，児頭下降度）の不一致などを観察する．CPD と診断された場合には，帝王切開が選択されるので，その援助を迅速に行う．
- ●分娩開始以前に母体身長が 150 cm 以下，ザイツ法陽性，超音波検査で巨大児が予測される場合には CPD を疑って，X 線骨盤計測法（マルチウス法，グートマン法）で，骨盤の大きさの客観的評価と児頭と骨盤の間係性の評価が行われるので，その介助を行う．
- ●CPD の疑いの場合には，経腟試験分娩が行われる．その場合は，緊急時に対応するため（胎児機能不全，分娩停止に伴う帝王切開）計画分娩となる場合が多い．分娩誘発の指示を正確に行うとともに，誘発中の母児の状態を適切に観察する．また，緊急時に対応できる準備を行う．
- ●CPD に対する産婦・家族の心理・社会的状態を把握し，不安の緩和を図る援助を行う．

| Step1 アセスメント | Step2 看護問題の明確化 | Step3 計画 | Step4 実施 | Step5 評価 |

情報収集	アセスメントの視点と根拠・起こりうる看護問題
全身状態の把握	**CPD のスクリーニングを妊娠後期に行う．児頭骨盤不均衡は名称のとおり，児頭の大きさに対し母体の骨盤が不均衡で，胎児が骨盤を通過するのが困難な状態をいう．母体因子として，骨盤が狭い，変形しているなどがある．また，胎児因子としては，巨大児や児頭が正常よりも大きくなる疾患（水頭症など）がある．それぞれを評価して，CPD の診断が行われるので，把握する．** ●骨盤の大きさと身長は比例する．母体の身長が 150 cm 以下（とくに狭骨盤の可能性が高いのは 145 cm 以下）であれば，妊娠後期に骨盤の X 線撮影（マルチウス法，グートマン法）を行い，狭骨盤を客観的に評価する（狭骨盤の評価は「25 分娩期のアセスメント」p.422 の表 25-3 を参照）． ●骨盤の変形を起こす疾患の既往がないかを把握する．骨盤骨折や先天性股関節脱臼などは，骨盤変形を起こす場合がある．その既往を把握する． ●胎児因子として，巨大児，児頭が大きいなどがある．巨大児の予測は，超音波検査による胎児推定体重の把握から行う．また，巨大児の発生要因となる母体疾患の存在（糖尿病）がないかも把握する．児頭が大きい疾患に水頭症がある．その予測も超音波検査で行われるので，情報を把握する． ●妊娠後期に CPD が確定診断された場合は，帝王切開による分娩方式が選択される． ●CPD の疑いのある場合には，試験分娩が行われる．児頭には応形機能があり，また母体の骨盤は女性ホルモンの働きによって骨盤を構成している骨の結合部の靱帯が緩み，可動性が高くなる．これらの機能が合わさって CPD の疑いがあっても経腟分娩が可能な場合があるため，試験分娩が行われる． ●試験分娩では，陣痛促進薬による分娩誘発（計画分娩）が行われる．これは，遷延分娩や胎児機能不全などが起こった場合に，いつでも迅速に帝王切開ができるように態勢を整えて分娩に臨む必要があるからである．通常の分娩誘発よりも子宮破裂や胎児機能不全のリスクが高いので，分娩監視装置で陣痛と胎児心拍数を慎重に観察しながら陣痛促進薬の投与量を調整して行われる． ※全身状態の具体的な把握については以下の項目に詳細を記載． 🔍 **共同問題：遷延分娩／胎児機能不全** 🔍 **起こりうる看護問題：帝王切開による感染のリスク／分娩進行中の胎児ウエルネスの低下／遷延分娩による身体的苦痛の持続・母体疲労／産婦・家族の不安**

分娩の進行状態の把握	分娩の進行状態を把握する．分娩開始から時間が経過し，有効陣痛が存在するにもかかわらず，内診所見の進行状態が停止している状態（分娩が遷延している場合）は，その原因の1つとしてCPDが疑われる．とくに妊娠後期の情報でCPDの疑いがあって試験分娩している場合は，分娩の進行状態に注意する． ●陣痛の強さ・間欠時間を把握する．分娩の各時期によって陣痛の強さ・間欠時間は変化する．分娩の進行に伴って，陣痛は強く，発作時間も長くなり間欠時間は短くなる．各期に合った状態かどうかを分娩監視装置によって把握する． ●内診所見を把握する．内診時は，子宮口の開大度，子宮頸管の展退度，児頭の下降度をみる．また胎児の回旋状態も観察する．回旋状態は，冠状縫合，矢状縫合，大泉門，小泉門の位置関係から評価される． ●CPDを疑う場合，とくに児頭の下降度に注意して観察する．CPDでは，児頭の骨盤内嵌入が困難で，児頭がなかなか下降してこない．内診時に，児頭と坐骨棘（ざこつきょく）の位置関係，児頭の浮遊感を観察する． ●子宮口の開大は，児頭の下降によっても促進される．児頭が下降してこないことで陣痛の発作は強く，間欠時間が短くなっていても，子宮口の開大が進まない場合がある（分娩開始からの子宮口開大の評価は，フリードマン曲線を参考にするとよい）． 🔍 **共同問題：遷延分娩／胎児機能不全** 🔍 **起こりうる看護問題：分娩進行中の胎児ウエルネスの低下／遷延分娩による身体的苦痛の持続・母体疲労／産婦・家族の不安**
母体の全身状態の把握	CPDにより分娩が遷延すると，産痛が持続し睡眠や休息がとれず，母体は疲労する．母体疲労は，陣痛微弱にもつながり，有効陣痛がこないことにより遷延分娩が起こる悪循環となる． ●母体の疲労を把握する．疲労の客観的症状としては，食欲の減退，口腔の乾燥，陣痛間欠期の虚無感，微弱陣痛などがある．また，産婦の疲労感の訴えを傾聴し，その把握を行う． ●産痛の状態を把握する．CPDでは，児頭が骨盤腔に嵌入しようとすることにより，産痛を強く感じることが多い． ●妊娠後期にCPDが疑われ，試験分娩（分娩誘発）が行われている場合には，とくに産痛の状態に注意する．下腹に限局した強い産痛が起こっている場合，子宮破裂の前兆の可能性がある（子宮破裂の前兆として，収縮輪の上昇がある）． ●バイタルサインの観察をする．産痛が強くなったり，疲労が強くなると，発熱したり，血圧が上昇する傾向になる． 🔍 **共同問題：遷延分娩，子宮破裂／ショック** 🔍 **起こりうる看護問題：遷延分娩による母体疲労／分娩進行に対する産婦・家族の不安／胎児ウエルネス低下に対する産婦・家族の不安**
胎児の状態の把握	児頭の下降度を把握する．児頭下降度が悪く，児頭浮遊感があり，分娩が遷延する場合には，CPDが疑われる．また，遷延分娩が起こると，胎児機能不全が起こりやすくなる． ●児頭下降度を診断する．診断はレオポルド触診法第4段，内診によって行われる． ●分娩進行中に児頭下降が悪く，ザイツ法が陽性の場合には，CPDが疑われる． ●胎児心拍数の変化に注意する．胎児心拍数の基線細変動・一過性頻脈の減少・消失や遅発一過性徐脈の出現は胎児機能不全の徴候である． ●有効陣痛の発来後や分娩進行期には，胎児心拍数の変化を把握するために分娩監視装置を装着する．なお，試験分娩では開始から継続的に分娩監視装置を装着する． ●妊娠期の胎児発育状態を把握する．医師が行う超音波検査で胎児の推定体重が算出される．巨大児が予想される場合には，CPDの可能性がある． 🔍 **共同問題：胎児機能不全** 🔍 **起こりうる看護問題：胎児ウエルネスの低下に対する産婦・家族の不安**

分娩

26

児頭骨盤不均衡（CPD）

469

第2章　分娩期　　2. 分娩期の異常とケア

産婦・家族の心理・社会的側面の把握	CPD が妊娠後期に確定診断された場合は帝王切開となる．その際には，手術に対する産婦の不安が予測される．また，CPD の疑いで試験分娩が行われる場合は，分娩誘発に対する不安，胎児ウエルネスに対する不安が生じる．CPD が原因と考えられる遷延分娩では，分娩進行や胎児ウエルネスに対する不安が起こる．産婦・家族の心理・社会的状態を把握して，起こりうる不安を把握する．
	●帝王切開が決定している場合は，手術という身体的侵襲の強い処置に対する不安が強まる．
	●強い産痛の持続や遷延分娩は，産婦の不安を増強させる因子となる．
	●初産婦は，経産婦よりも分娩経験がないため不安が増強する傾向にある．ただし，経産婦でも，以前に分娩のつらい経験があり，そのコーピングができていないと不安は強くなる．
	●産婦・家族に CPD について説明し，その理解の程度を把握する．
	●家族背景に児に対する過度の期待があると産婦・家族の不安は増強する．
	🔍 起こりうる看護問題：手術，遷延分娩，産痛，胎児ウエルネスに対する不安

Step1 アセスメント　Step2 看護問題の明確化　Step3 計画　Step4 実施　Step5 評価

看護問題リスト

RC：遷延分娩，子宮破裂／胎児機能不全
#1　産痛が長時間持続することによる身体的苦痛がある（認知-知覚パターン）
#2　分娩が遷延することによる母体疲労がある（自己知覚パターン）
#3　帝王切開が選択される場合は，観血的処置に伴う感染のリスクがある（栄養-代謝パターン）
#4　産婦・家族に遷延分娩，胎児ウエルネスに対する不安がある（自己知覚パターン）

看護問題の優先度の指針

●CPD の診断時期により医師の治療方針が変更され，看護ケアの優先度も変わる．妊娠後期のスクリーニングで CPD が確定診断されている場合は，帝王切開が行われるので，そのための援助を行う．また，スクリーニングで CPD が疑われる場合でも，児頭の応形機能と母親の骨盤支持靭帯の可動性の高まりから，経腟分娩が可能な場合がある．そのために陣痛促進薬による分娩誘発が行われる．分娩誘発は，緊急時に迅速に対応できる準備を整えて行うため，計画的に行われる．看護では，医師の指示による陣痛促進薬の正確な投与を行うとともに，分娩誘発中の分娩進行状態，胎児心拍数を慎重に観察し，遷延分娩，子宮破裂，胎児機能不全が起こらないようにする．また，それらの徴候を早期に発見し，早期介入するための援助を行う．
●妊娠後期のスクリーニングが行われていない場合でも，分娩が遷延したり，児頭の下降が悪い場合は CPD を疑って，早期診断ができるよう情報提供を医師に行う．
●いずれの場合も，産婦・家族にさまざまな不安が生じる．産婦・家族の心理・社会的状況を把握して，その緩和に向けた援助に努める．

Step1 アセスメント　Step2 看護問題の明確化　Step3 計画　Step4 実施　Step5 評価

共同問題	看護目標（看護成果）
RC：遷延分娩，子宮破裂	〈長期目標〉早期発見・早期介入することで，母児ともに安全に分娩ができる 〈短期目標〉1) 異常を早期発見する．2) 異常時は，母児の生命危機を回避できるように早期介入する

470

看護計画	介入のポイントと根拠

OP 経過観察項目

● 妊娠後期の CPD のスクリーニング結果を把握する

➡ 妊娠後期に CPD のスクリーニングが行われるのは、母体の低身長（150 cm 以下）、骨盤変形を引き起こす既往歴、巨大児などの場合である。CPD が確定している場合は、帝王切開が適応となるが、疑いの場合は試験分娩が行われる 根拠 CPD の疑いで試験分娩が行われる場合、遷延分娩、子宮破裂のリスクは、通常の分娩誘発に比較して高まるので注意が必要である。そのため結果の把握は重要となる

➡ 根拠 分娩の遷延がある場合は CPD を疑う

● 分娩の進行状態：内診所見、分娩時間の延長を把握する
・陣痛発作の強さ、持続時間、間欠時間：変化と状態を把握する

➡ 根拠 分娩が開始すると、分娩の各期に合った陣痛発作の強さ、持続時間、間欠時間がみられる。分娩各期に合った陣痛かを把握する（分娩各期と陣痛の発作・間欠時間の関係性は「24 分娩の正常経過」参照）。分娩各期に応じた陣痛発作よりも陣痛が弱いと、遷延分娩の原因となる

・内診所見：子宮口開大度、子宮頸管の展退度、児頭の下降度、児頭の回旋状態を把握する

➡ 根拠 CPD によって生じる遷延分娩では、児頭の下降が悪い。子宮口開大は児頭の下降によっても促進されるので、児頭の下降が悪いと子宮口開大も遅延することがある。有効な陣痛が認められるにもかかわらず、分娩が進行しない場合は、遷延分娩を疑う

➡ 遷延分娩や児頭の下降不良は、児頭の回旋異常によっても起こるので、回旋異常の有無も把握する。児頭の回旋異常がなく下降が悪い場合は、CPD が疑われる（子宮口開大と陣痛開始時間からの時間的経過の関係性は、フリードマン曲線を参考にするとよい。p.409 の「図 24-14」参照）

・分娩開始からの経過時間：分娩が開始してからの時間的経過を把握する

➡ 根拠 分娩各期の時間が正常範囲から著しく逸脱している場合は、遷延分娩と診断される（分娩時間については p.409 の「表 24-3」参照）

● 児頭の骨盤内嵌入、下降度

➡ CPD の診断には、分娩の進行中でも児頭の骨盤内嵌入・下降度に注意する。これらは内診所見、レオポルド触診法第 4 段、ザイツ法などで診断される

● 産痛の程度：分娩第 1 期における産痛の状態を把握する

➡ 根拠 CPD がある場合、分娩第 1 期早期から強い下腹部痛、腰痛をみることがある。これは、児頭が骨盤に嵌入しようとする際に母体へ過度の物理的刺激が加わり、強い産痛が起こるためである。ただし、産婦の疼痛に対する閾値の違いによって訴える産痛の程度も異なるので、陣痛発作を分娩監視装置や触診で観察し、その程度と産痛が一致しているか客観的に観察する必要がある

● 限局した疼痛の有無と程度：下腹部痛に限局した疼痛の存在の有無と程度を把握する

➡ CPD の疑いで試験分娩をしている場合はとくに注意する 根拠 下腹部痛の限局した強い疼痛は、子宮破裂の徴候の可能性がある

● 病的収縮輪（バンドルの病的収縮輪）の有無：有

➡ 根拠 収縮輪の異常な上昇は子宮破裂の徴候であ

分娩

26

児頭骨盤不均衡（CPD）

471

第2章 分娩期 2. 分娩期の異常とケア

無を把握する	る．CPDで，試験分娩のための陣痛促進薬が投与されている場合は，即刻投与を中止する

TP 看護治療項目

●検査の介助を行う	●骨盤X線検査，超音波検査などが行われるので，その介助を行う　根拠遷延分娩が起こっている場合は原因を把握する
●分娩誘発が行われる場合は診療を支援する	●妊娠期にCPDの疑いがあって，試験分娩が行われる場合は，医師の指示による陣痛促進薬を正確に投与する　根拠陣痛促進薬は，陣痛の強さ，持続時間，間欠時間を分娩監視装置で管理しながら投与しなければならない ●薬物投与は微量管理のため，必ず輸液ポンプを使用して行う ●陣痛促進薬の多剤併用は，子宮破裂の原因となるので禁忌である
●帝王切開が行われる場合には，その準備・介助を迅速に行う	●緊急性を伴う場合が多いので，医師の指示を正確かつ迅速に行い，帝王切開を産婦が安全に受けられるための準備と関係各部門（手術室，検査室，放射線科など）との連携を円滑に図る

EP 患者教育項目

●産婦・家族に検査を説明する	●目的・方法について説明する　根拠不要な不安をもたないようにする
●産婦・家族にCPDについて説明する	●専門用語を使用せず，わかりやすい言葉で説明する　根拠CPDの正しい知識を得ることで，不要な不安をもたないようにする
●産婦・家族に分娩の進行状態について説明する	●内診所見や陣痛の状態を説明し，分娩進行に対する正しい情報を提供する　根拠産婦が分娩の進行状況を適時把握することで，不要な不安をもたない．また，的確な情報を得ることで，産婦・家族が緊急時の対応に協力・参加できるようにする

共同問題	看護目標（看護成果）
RC：胎児機能不全	〈**長期目標**〉胎児機能不全を起こさず，良好な状態で娩出できる 〈**短期目標**〉1）異常を早期発見する．2）緊急帝王切開を迅速に行う．3）検査・治療の必要性を説明し，協力を得る

看護計画	介入のポイントと根拠
OP 経過観察項目 ●胎児の心拍数：心拍数の変化をみる	●胎児心拍数の基線細変動・一過性頻脈の減少・消失，遅発一過性徐脈の出現に注意する　根拠これらの出現は，胎児機能不全の徴候である ●遷延分娩は，母体のみならず胎児にも疲労を引き起こすため，胎児心拍数が悪化する場合がある ●児頭が骨盤に嵌入しようとする際にCPDでは，児頭に対する物理的加重がかかり，児頭圧迫による迷走神経反射から胎児心拍数が低下する場合がある（このような機序による胎児心拍数の低

472

●陣痛，胎児心拍数の関係性：陣痛発作と心拍数の関係性を把握する

下は，通常，排臨に近い状態まで児頭が下降してからみられる）

➡️ **根拠** 陣痛発作時に一致して胎児心拍数が低下する場合は，児頭の圧迫による迷走神経反射が考えられる．また陣痛発作に遅れて胎児心拍数が低下する場合は，胎児・胎盤循環の不良が考えられる．胎児機能不全状態を把握するには，胎児心拍数の聴取だけでなく，陣痛発作との関係性を観察することが重要である

➡️ 陣痛発作と胎児心拍数の関係は，分娩監視装置を装着して継続的に観察される

TP 看護治療項目

●胎児を娩出させるための処置を迅速に介助する

➡️ CPD がある場合の胎児機能不全に対する急速遂娩方式は帝王切開である **根拠** 胎児循環不全，低酸素状態を回復させるには，母胎外に胎児を娩出させ，直接蘇生を行う必要がある

●医師の指示による薬物を投与する場合は正確に行う

➡️ 胎児機能不全によって生じている胎児のアシドーシス改善のため，間接的に母体に炭酸水素ナトリウム（メイロン）が投与される場合がある．その場合は，医師の指示量を正確に投与する

●試験分娩を中止する場合は迅速に対処する

➡️ CPD が疑われ，試験分娩のための陣痛促進薬が投与されている場合には，投与を即刻中止する **根拠** 陣痛促進薬による陣痛の促進は，胎児機能不全を悪化させる

EP 患者教育項目

●処置や検査の説明を行うことで不安を緩和する

➡️ 産婦・家族の理解の程度を把握しながら行う **根拠** 行われる検査・処置を理解することで，不要な不安が除去される．また安心は，産婦の治療への参加を促進する

●家族に産婦の状態や行われる検査・処置について説明し，不安を緩和する

➡️ 家族の理解の程度を把握しながら行う **根拠** 産婦と同様に家族の不安も強い．不安の緩和を図ることで，治療が迅速に行われるよう協力できる

●産婦・家族に胎児の状態について説明する

➡️ 具体的にわかりやすく説明する **根拠** 胎児の状態を正確に知ることで処置の緊急性を理解し，治療に協力できる

1 看護問題	看護診断	看護目標（看護成果）
#1 産痛が長時間持続することによる身体的苦痛がある	**急性疼痛** **関連因子**：生物学的損傷要因，身体損傷要因 **診断指標** □生理学的反応の変化 □標準疼痛スケールによる痛みの程度の自己報告 □標準疼痛ツールによる痛みの性質の自己報告 □痛みの顔貌 □痛みを和らげる体位調整 □防御行動	〈**長期目標**〉産痛が緩和する 〈**短期目標**〉1)産痛緩和の援助が受けられる．2)産痛による身体的苦痛を正しく伝えることができる

第2章　分娩期　　2. 分娩期の異常とケア

看護計画	介入のポイントと根拠
OP 経過観察項目 ●産痛の部位と程度：下腹部痛，腰痛の部位と程度を把握する ●分娩開始からの経過時間：遷延分娩の状態を把握する ●産婦の表情・言動：産婦の苦悶表情や産痛の訴えの状況を把握する	⮕ **根拠** 身体的苦痛を把握し，介入方法を選択する，また産痛部位の変化は分娩進行状態の指標となる ⮕ **根拠** 遷延分娩による産痛持続時間の長期化は，身体的苦痛が継続していることを示す ⮕ **根拠** 疼痛の閾値は個人差がある．表情や言動を観察することにより，産婦の苦痛の程度を把握する
TP 看護治療項目 ●産痛緩和の援助を行う ・呼吸法について ・マッサージ，指圧について ・温罨法について ・アロマセラピー ●産婦が過ごしやすい環境を整える	⮕産痛の緩和は，呼吸法の指導，マッサージ，指圧，温罨法，アロマセラピーなどで行われる．産婦の希望に合わせて行う　**根拠** 産婦の希望に沿うことで，産痛緩和が効果的に行われる ⮕陣痛発作の時期に合わせた呼吸法を指導する．効果的な呼吸は，子宮筋に十分な酸素の供給を行い，酸素化の低下による筋肉痛を防止する ⮕産婦の好む部位のマッサージ，指圧を行うことによって筋肉の血行を促進し，産痛が緩和する．血行が悪くなり，子宮に瘀血*（おけつ）がたまる（子宮が充血する）と産痛が増強する ＊瘀血とは，東洋医学における血流障害を表現する言葉である．産科では東洋医学が取り入れられることが多く，瘀血という概念もよく用いられる ⮕血行の促進を図り，産痛を緩和する ⮕芳香による不安の緩和は子宮筋の緊張を和らげ，産痛の緩和につながる．産婦の好むアロマを使用する．よく用いられるものとしてラベンダー，レモン，レモングラスなどがあり，これらにはリフレッシュ，リラックス効果があるとされる ⮕環境温度，湿度，音，光などを産婦の好みに合わせる　**根拠** 陣痛間欠時に休息がとりやすくなるように環境を調整する
EP 患者教育項目 ●産痛の状態を正しく伝えられるように指導する	⮕表現方法を具体的に指導する　**根拠** どこがつらくて，どのように援助してほしいかを具体的に伝えることで，産痛緩和の援助を適切に受けられる

2 看護問題	看護診断	看護目標（看護成果）
#2 分娩が遷延することによる母体疲労がある	**消耗性疲労** **関連因子**：不安，身体活動・運動の増加，生理的状態（妊娠），睡眠剝奪 **診断指標** □集中力の変化 □眠気 □通常の身体機能を維持できない □身体症状の増加	〈長期目標〉母体疲労が緩和する 〈短期目標〉1）遷延分娩を早期に診断する．2）母体疲労に対する緩和援助が受けられる．3）疲労の状態を正確に伝えることができる

□休憩の要求の増加
□疲労感

看護計画	介入のポイントと根拠
OP 経過観察項目 ●分娩開始からの時間経過：分娩開始からの経過時間を把握する ●母体疲労の程度の把握：産婦の疲労を客観的・主観的に把握する	➡経過時間が正常域を逸脱して長時間となっていないかを評価する（遷延分娩の有無と程度）　根拠　分娩時間の長期化は疲労に比例する ➡客観的な指標には，食欲の減退，口腔の乾燥，陣痛間欠期の虚無感，微弱陣痛などがある．主観的なものに疲労感の訴えがある　根拠　母体疲労の程度を把握して，その緩和を図るための適切な介入ができるようにする
TP 看護治療項目 ●疲労の緩和を図る援助を行う ●間欠期に休息がとりやすくなるように環境の調整を図る ●産婦の食べやすい食事や水分を用意し，少しずつでも摂取するように促す	➡産痛緩和と同様の援助を行う　根拠　産痛緩和は疲労緩和につながる．具体的方法は「看護問題#1」を参照する ➡好む温度，光，音などに調整する　根拠　間欠期にできるだけ休息をとり，疲労の蓄積を防ぐ ➡産婦の好みに合わせて用意する．家族に用意を依頼することもある　根拠　エネルギー，水分を供給し，疲労，消耗の軽減を図る．ただし，帝王切開が予定されている場合，帝王切開の可能性が高い場合には禁飲食となるので注意する
EP 患者教育項目 ●疲労の程度を伝えるよう指導する	➡具体的にわかりやすく伝えることができるようにアドバイスする　根拠　疲労を正確に伝えることで，適切な介入を受けることができる

3 看護問題	看護診断	看護目標（看護成果）
#3 帝王切開が選択される場合は，観血的処置に伴う感染のリスクがある	**感染リスク状態** **危険因子**：観血的処置	〈長期目標〉感染が起こらない 〈短期目標〉1) 無菌的処置を受けられる．2) 感染予防のための手術後の服薬行動が守れる．3) 感染徴候の報告ができる

看護計画	介入のポイントと根拠
OP 経過観察項目（手術後） ●体温：変化をみる ●感染指標の検査値：変化をみる ●下腹部痛，腰痛：変化をみる	➡根拠　発熱は感染の徴候である．手術直後は，手術時の出血の吸収や脱水などによって軽度の発熱をみることがあるが，一度解熱した体温が再び上昇する場合は，感染が強く疑われる ➡根拠　白血球数や CRP 値は感染で変化する（感染で白血球増加，CRP 上昇） ➡根拠　子宮内感染が発症した場合，下腹部痛，腰痛の増強がみられることが多い
TP 看護治療項目 ●手術に伴う処置が無菌的に行われるように介助	➡無菌操作を遵守する　根拠　帝王切開の手術操作

分娩

26

児頭骨盤不均衡（CPD）

475

第2章 分娩期　2. 分娩期の異常とケア

する

●抗菌薬を静脈内投与する場合は，医師の指示どおり正確に行う

は，病原菌曝露の最大の機会となるので，無菌的に行うことが重要である
➡注入速度と指示量を守る　根拠 血中濃度が保たれないと感染の予防効果が低くなる．また，注入開始後しばらくはアレルギー反応の有無を確認するため，ゆっくりと注入し，5分間は産婦のそばを離れない

EP 患者教育項目

●手術後に抗菌薬の服薬指導を行う

➡服薬の必要性とその方法について具体的に説明する　根拠 正確に服薬しないと感染の予防効果が低くなる

●感染徴候について説明する

➡感染症の具体的な自覚症状について説明する
根拠 異常時の報告を適切に行うことで，早期に感染症治療が受けられる

4 看護問題	看護診断	看護目標（看護成果）
#4 産婦・家族に遷延分娩，胎児ウエルネスに対する不安がある	不安 関連因子：満たされていないニーズ，状況的危機，現状への脅威 診断指標 □苦悩 □心配する □不確かさ	〈長期目標〉不安が緩和される 〈短期目標〉1)不安の内容を表現できる．2)分娩の進行状況に対する情報の提供を受けることができる

看護計画	介入のポイントと根拠
OP 経過観察項目 ●不安の内容：不安の具体的な内容と変化を知る	➡根拠 不安の内容に適した介入をする
TP 看護治療項目 ●分娩の進行状況や胎児ウエルネスについて情報を提供する ●不安が表現しやすいよう環境を整える	➡産婦・家族が理解できるようにわかりやすく説明する　根拠 自己のおかれている状況を正しく理解することで不要な不安をもたない ➡プライバシーに配慮した環境を調整する　根拠 プライバシーが守られることで，さまざまな不安を表現しやすい
EP 患者教育項目 ●不安の内容を産婦が表現できるように指導する	➡表現方法を指導する　根拠 不安を正しく伝えることで，適切な対処行動が起こせる

Step 1 アセスメント　Step 2 看護問題の明確化　Step 3 計画　Step 4 実施　Step 5 評価

病期・病態・重症度に応じたケアのポイント

【CPD が確定している場合】
●分娩開始前に CPD が確定している場合は，帝王切開が選択される．帝王切開が安全に行われるための産婦の準備（術前検査，禁食，剃毛など）を援助する．また，医師の指示による薬物の投与がある場合は正確に行う．手術を受けることに対する産婦・家族の不安の緩和を図る援助も行う．
【CPD が疑われる場合】
●分娩開始以前に CPD が疑われる場合：試験分娩が行われる．その場合，緊急対応（胎児機能不全，子宮破裂発症時など）を迅速に行えるように，帝王切開がいつでもできる体制を整える．試験分娩で

476

は，陣痛促進薬による陣痛誘発が行われるので，医師の指示による薬物の投与を正確に行う．産婦・家族は，陣痛促進薬が使用されることや，分娩方式が変更になる場合があること，胎児ウエルネス低下などに対する不安を生じやすいので，その緩和に向けた援助を行う．

●分娩開始後に CPD が疑われる場合：分娩が開始し，有効陣痛が存在するにもかかわらず，内診所見に変化がみられず，分娩が遷延している場合は CPD が疑われる．分娩の進行状況の観察を行い，子宮口全開となっても児頭が下降せず，骨盤内に嵌入してこない場合は医師に報告し，CPD の早期診断が受けられるようにする．また，胎児機能不全の早期発見のための観察も十分に行う．分娩が遷延すると，産痛による身体的苦痛が長時間にわたるとともに，母体疲労も招くので，産痛緩和，疲労緩和のための援助を行う．

●分娩が進行しないことに対する産婦・家族の不安も強まる．その緩和に向けた援助も行う．

●分娩方式は，子宮口が全開大し，吸引・鉗子適位まで児頭が下降していれば，吸引・鉗子分娩が試みられる．また吸引分娩では，総吸引時間は 20 分以内，吸引回数は 5 回までとされている（『産婦人科診療ガイドライン産科編 2014』）ので，それ以上，娩出に時間がかかる場合は，帝王切開が選択される．子宮口が全開大していない，あるいは，胎児機能不全がみられる，児頭が吸引・鉗子適位に下降していない場合にも帝王切開が選択される．

看護活動（看護介入）のポイント

診察・治療の介助
●妊娠後期に CPD のスクリーニングを行う場合は，その介助を行う．
●帝王切開が行われる場合は，その準備と診療支援を行う．
●医師の指示により分娩誘発が行われる場合には，陣痛促進薬を医師の指示どおりに正確に投与する．
●分娩の進行状態，胎児心拍数の状態を継続的に観察（分娩監視装置の装着）する．

産痛・疲労緩和への援助
●呼吸法の指導，マッサージ，指圧，温罨法，アロマセラピーなどを行う．
●食事・水分が摂取できるように援助する（ただし，帝王切開の可能性がある場合は禁飲食となるので注意する）．
●陣痛間欠時に休息がとりやすくなるように室温，音，光などの環境を調整する．

産婦・家族の心理・社会的問題への援助
●帝王切開が予定されている場合は，手術に対する不安の緩和を援助する．
●試験分娩が行われる場合は，産婦・家族に分娩の進行状況，胎児ウエルネスについての情報提供を行い，不安の緩和を図る．
●遷延分娩，胎児機能不全に対する産婦・家族の不安の緩和を図る．

退院指導・療養指導

●退院後の生活指導は正期産に準じて行う．
●受診の必要な症状を説明し，異常時はすぐ受診するように指導する．
●とくに問題がなくても，退院 1 か月後の健診を受けるように指導する．

Step1 アセスメント　Step2 看護問題の明確化　Step3 計画　Step4 実施　Step5 評価

評価のポイント

看護目標に対する達成度
●CPD の早期診断が受けられ，適切な分娩方式の選択ができたか．
●遷延分娩が起こらなかったか．
●胎児機能不全が起こらなかったか．
●試験分娩を安全に行うことができたか．
●異常時は早期介入ができたか．
●感染が起こらなかったか．
●産婦・家族の CPD，遷延分娩，胎児機能不全などに対する不安が緩和されたか．

第2章 分娩期　2. 分娩期の異常とケア

児頭骨盤不均衡（CPD）の可能性がある産婦の病態関連図と看護問題

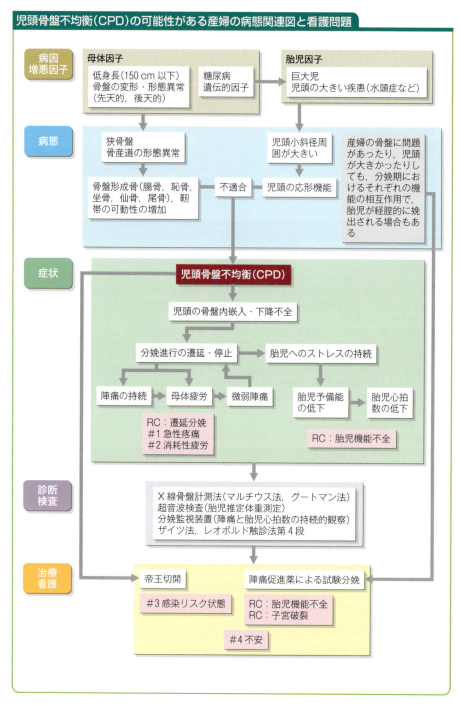

27 骨盤位・横位

吉冨 恵子・佐世 正勝

目でみる疾患

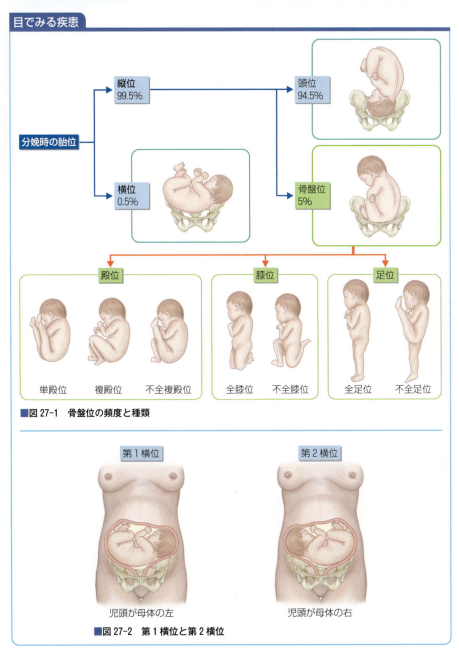

■図 27-1　骨盤位の頻度と種類

■図 27-2　第1横位と第2横位

目でみる疾患

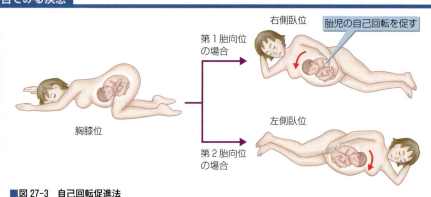

■図 27-3　自己回転促進法

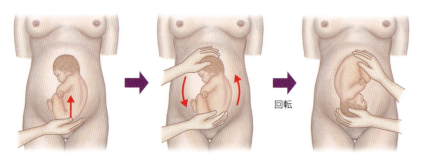

■図 27-4　外回転術

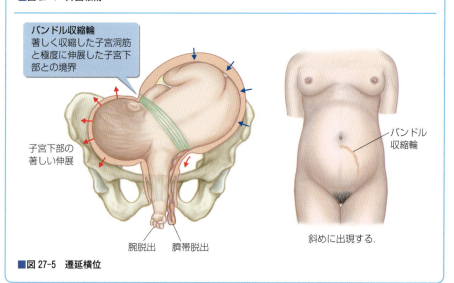

■図 27-5　遷延横位

A 骨盤位

病態生理

■ **縦位のなかで児の骨盤端が母体の骨盤の入口に向かっているものをいう.**
- 先進部により殿位, 膝位, 足位に分けられる(図27-1).
- 最も大きな児頭が最後に娩出されるため, 難産, 新生児仮死, 分娩外傷の頻度が高くなる. また, 先進部との間に隙間があるため臍帯脱出が起こりやすくなる.

〈骨盤位の分類〉
　①殿位：殿部が先進するもの.
　　1)単殿位：殿部のみが単独に先行するもの.
　　2)複殿位：踵が殿部に接して先行するもの, 複殿位と不全複殿位がある.
　②膝位：膝が先進するもので, 全膝位と不全膝位がある.
　③足位：下肢が伸展して先進するもので, 全足位と不全足位がある.

病因・増悪因子

- 骨盤位は胎児の自己回転が何らかの原因で妨げられていると考えられている.
- 原因としては, 狭骨盤, 子宮筋腫合併・子宮奇形, 低置胎盤・前置胎盤, 臍帯巻絡・臍帯過短, 多胎妊娠, 胎児発育遅延, 胎児奇形(水頭症, 無脳児), 羊水過多などがあげられるが, 大半は原因不明である.

疫学・予後

- 全分娩の5～6%を占める. 骨盤位のなかでの頻度は殿位が最も多く, 膝位が最も少ない.
- 妊娠中期までは多くみられるが, 妊娠後期になるにつれて少なくなっていく. これは妊娠週数が進むにつれ, 児頭が大きくなり重量も増すため自然と重力の法則で頭が下にくると考えられている.
- 経腟分娩の際の危険度は殿位, 膝位, 足位の順に増してくるが, これは最初に娩出される部位が大きければ大きいほど軟産道は十分に開大伸展し, 後続の児頭への危険が少なくなるためである. また, 臍帯脱出の危険度もこの順に増していく.
- 骨盤位における帝王切開と経腟分娩の比較研究(Hannah ME, et al, 2000)では, 死亡率(帝王切開0.3%, 経腟分娩1.3%), 重度障害(帝王切開1.4%, 経腟分娩3.8%)のいずれも経腟分娩で著しく高い.

症状

- 母体は子宮下部で胎動を最も強く感じることが多い.

診断・検査値

- 外診で子宮底に可動性のある硬球状の児頭を触れる.
- 内診では児の殿部や足を触れる.
- 最も有用なのは超音波断層法で, 子宮底部に児頭が確認できる.

治療法

- **治療方針**
- 骨盤位の多くは分娩前には自然に頭位になるため, まずは待機とする.
- 妊娠32週以降(あるいは28週以降)に骨盤位が確認された場合は, 自己回転促進法(胸膝位, 側臥位)を試みる. 外回転術を行う施設もある. また, 腹帯など子宮を圧迫するものがあるときは, それを解除する.
- 膝位, 足位, 低出生体重児, 早産, 児頭骨盤不均衡のいずれか, またはそれを疑わせる場合には帝王切開を行う[1).
- 以下2点をともに満たす場合には, 上記以外の骨盤位に対して, 経腟分娩も選択できる[1).
　①骨盤位娩出術への十分な技術を有する医療スタッフが常駐すること.

②経腟分娩と帝王切開双方の危険と利益とを妊婦に十分説明すること．
- 分娩様式選択に際しては，文書による同意を取る[1]．

● **自己回転促進法**(図27-3)
- 胸膝位を保った後，側臥位をとる方法である．胎児が第1胎向の場合は，右側臥位をとり，第2胎向の場合は左側臥位とする．
- 胎児が回転する際には，上にある頭から下がり回転するため，骨盤位の場合は児背を上とした側臥位をとるとよい．

● **外回転術**(図27-4)
- ①緊急帝王切開が可能である，②帝王切開の既往がない，③児が成熟している，という3つの要件をすべて満たした場合に施行できる[1]．
- 子宮収縮抑制薬を投与しながら十分に子宮弛緩が得られた後，妊婦の腹壁上から用手的に胎児を回転させる方法である．
- 胎児殿部を母体骨盤内より挙上し，母体の呼吸に合わせて児背方向へ誘導するとともに児頭を前方へ回転する．
- 外回転術は1~2％に緊急帝王切開となる危険を伴うため十分なインフォームドコンセントが必要であり，緊急帝王切開が可能な施設で行う必要がある．操作前後に胎児心拍モニタリングを実施する．
- 妊娠37週以前に実施したほうが非頭位分娩を減少させる効果が高い．操作による低出生体重児出産の可能性を考え，胎児が成熟する妊娠35週以降に実施することが望ましい．

骨盤位の病期・病態・重症度別にみた治療フローチャート

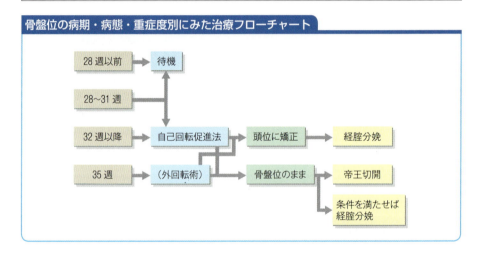

● 引用文献
1) 日本産科婦人科学会，日本産婦人科医会(編・監)：産婦人科診療ガイドライン―産科編2014，p.213，日本産科婦人科学会，2014

B 横位

病態生理

- 胎児体幹の縦軸と子宮の縦軸が直角に交差するものをいう.
- 児頭が母体の左側を向く場合を第1横位, 児頭が母体の右側を向く場合を第2横位という(図27-2).

疫学・予後

- 妊娠前半期に多く, 分娩時は 0.3〜0.4% である.

診断・検査値

- 外診で児頭が側方に触れ, 反体側に殿部が触れる.
- 内診では子宮口周囲は空虚である.
- 超音波断層法で児頭が母体の側方にある.

合併しやすい症状

- 腕や臍帯の脱出が起こりやすく, 発見が遅れれば遷延横位(図27-5)となり, 母児に危険が及ぶ.
- 分娩停止, 胎児機能不全, 子宮破裂が起こりうる.
- なお, 子宮破裂の際にみられるバンドル Bandl 収縮輪は斜めに出現する.

治療法

- 陣痛が発来あるいは破水がみられた場合には, 帝王切開を考慮する.

第2章　分娩期　2. 分娩期の異常とケア

骨盤位・横位の看護

永澤　規子

看護過程のフローチャート

観察項目（OP）	看護問題（看護診断）	看護目標（看護成果）	看護活動（看護介入）

病因
- 多くは原因不明
- 母体因子：狭骨盤，骨盤の変形，子宮筋腫，子宮奇形
- 胎児因子：胎児奇形（水頭症，無脳児），多胎妊娠，胎児発育不全
- 胎児付属物因子：胎盤の位置異常（低置胎盤，前置胎盤），臍帯の異常（臍帯巻絡，臍帯過短），羊水過多症

身体的問題
- 分娩の進行状態
  陣痛発作の強さ・陣痛間欠時間
  内診所見
- 母体の状態
  産痛の程度
  疲労の程度
  バイタルサイン
- 胎児の状態
  骨盤位の胎位
  胎児の推定体重
  胎児心拍数
- 検査所見
  骨盤X線検査
  超音波検査
  レオポルド触診法

心理・社会的問題
産婦・家族の骨盤位・横位分娩に対する不安
帝王切開が選択される場合，産婦・家族の手術に対する不安
産婦・家族の胎児ウエルネスに対する不安

看護問題（看護診断）
- RC：胎児機能不全
- RC：遷延分娩
- #帝王切開が選択される場合は，観血的処置に伴う感染のリスクがある
- #産痛による身体的苦痛がある
- #分娩が遷延することによる母体疲労がある
- #骨盤位分娩，帝王切開，胎児ウエルネスなどに対する不安がある

看護目標（看護成果）
- 骨盤位，横位の早期診断が受けられ，適切な分娩方式（帝王切開，試験分娩）による胎児娩出ができる
- 胎児機能不全が起こらない
- 分娩が遷延しない
- 感染が起こらない
- 産痛が緩和できる
- 母体疲労が緩和できる
- 産婦・家族の骨盤位分娩，横位分娩に対する不安が緩和する
- 帝王切開を受けることに対する不安が緩和する
- 胎児ウエルネスに対する不安が緩和する

看護活動（看護介入）

OP 経過観察項目
分娩の進行状態
母体の状態
胎児の状態
産婦・家族の不安

TP 看護治療項目
骨盤位，横位の早期診断のための観察

胎児機能不全の早期発見

胎児機能不全に対する急速遂娩への援助

感染予防への援助

産痛緩和への援助

母体の疲労緩和への援助

産婦・家族の不安緩和への援助

EP 患者教育項目
骨盤位，横位の病態についての説明

分娩の進行状況についての説明

胎児ウエルネスの状態についての説明

基本的な考え方

- 骨盤位，横位で問題となるのは，経腟分娩が困難なことである．骨盤位は胎児や母体の骨盤の大きさにより，経腟分娩を試験的に行う場合もあるが，現在は安全性を考慮して帝王切開を行う施設が多い．ただし，横位の経腟分娩は不可能なので，絶対的適応で帝王切開分娩となる．帝王切開に対する産婦の準備と手術が安全に行われるための援助を行う．
- 骨盤位は，妊娠中期まではよくみられる現象なので自然経過をみるが，妊娠後期（妊娠 32 週以降）に骨盤位が継続している場合は，就寝時の膝胸位体操指導など，骨盤位改善のための自己回転促進法を指導する．ただし，切迫早産の産婦では子宮収縮を悪化させてしまう危険があることや，子宮収縮の存在自体が胎児の自己回転を促進しないため，行われないことが多い．
- 経腟試験分娩が行われる場合は緊急時に対応するため（胎児機能不全，臍帯脱出など），計画分娩となる場合が多い．産婦へ分娩誘発の指示を正確に行うとともに，分娩誘発中の母児の状態を適切に観察する．また，緊急時に対応するための準備を行う．
- 骨盤位，横位に対する産婦・家族の心理・社会的状態を把握し，不安の緩和を図る．

分娩

27

骨盤位・横位

Step1 アセスメント	Step2 看護問題の明確化	Step3 計画	Step4 実施	Step5 評価

情報収集	アセスメントの視点と根拠・起こりうる看護問題
全身状態の把握	骨盤位，横位は，全妊娠の 5〜6% に発生するといわれているが，その多くは原因不明である．妊娠中期まで，胎位はよく変化するので，胎位異常の判断はできないが，妊娠後期（妊娠 32 週以降）も骨盤位，横位が継続する場合は，推測される原因を把握する．骨盤位，横位で問題となるのは，経腟分娩が困難になることである．現在では，安全性を考慮して，選択的帝王切開を行う施設がほとんどであるが，産婦・家族が経腟分娩へ強い希望がある場合は，その適応があるかどうかを評価する．帝王切開が行われる場合は，手術が安全に行われるために妊娠高血圧症候群などの身体的問題の有無が評価されるので把握する． ● 手術や試験分娩に対する産婦・家族の不安を把握する． ※ 母体や胎児の全身状態の具体的な把握については以下の項目に詳細を記載． 🔍 共同問題：遷延分娩／胎児機能不全 🔍 起こりうる看護問題：手術，試験分娩を受けることに対する不安／胎児ウエルネスに対する不安／観血的処置による感染のリスク
母体の状態の把握	骨盤位，横位を引き起こす母体の問題がないかを把握する．また，試験分娩の適応があるかどうか骨盤を評価する． ● 骨盤位，横位を起こす母体の原因としては狭骨盤，骨盤の変形，子宮筋腫（筋層内・粘膜下筋腫），子宮奇形がある． ● 子宮奇形，子宮筋腫は，医師の行う超音波検査で情報が把握できる．非妊娠時に不妊症や生理に関する異常（過多月経，生理不順，強い生理痛）などで，CT・MRI 検査を受け，診断される場合もある． ● 骨盤を評価する．狭骨盤，骨盤の変形は，X 線骨盤計測（マルチウス法，グートマン法）によって評価される． ● 切迫早産の有無と程度を把握する．明らかな骨盤位，横位を起こす病態が確認できない場合で，妊娠 32 週以降に骨盤位，横位があると確認されれば，就寝時の膝胸位体操など自己回転促進法が指導される．切迫早産がある場合は，その悪化を招くリスクがあり，また，子宮の収縮自体が胎児の回転を阻害するので効果がないことが多い．そのため，切迫早産がある場合は，自己回転促進法の指導を行わない． ● 妊娠高血圧症候群がある場合は，膝胸位体操の体位によって血圧が上昇するリスクがある．また，胎児発育不全がある場合などは，胎児機能不全につながる可能性もあるので，自己回転促進法の指導は行わない． ● 帝王切開が予定されている場合は，母体が手術を安全に受けられるために，血液検査，心電図検査，胸部 X 線検査が行われるので，検査結果の異常の有無や程度を

第2章　分娩期　2. 分娩期の異常とケア

	把握する.
	●妊娠・分娩の既往を把握する. 試験分娩を行う場合, 経産婦よりも初産婦のほうが分娩の進行に時間がかかる傾向があるため, 遷延分娩や胎児機能不全が起こりやすい.
	🔍 共同問題：遷延分娩／胎児機能不全
	🔍 起こりうる看護問題：手術, 試験分娩を受けることに対する不安／胎児ウエルネスに対する不安／観血的処置による感染のリスク
胎児の状態の把握	**骨盤位, 横位の状態を把握する. 胎児因子と思われる骨盤位, 横位の原因と予測される問題がないかを把握する.**
	●骨盤位には, 殿位, 膝位, 足位があり, さらに詳しく分類される(図27-1). その胎児の詳細を把握する.
	●骨盤位, 横位を起こす胎児因子がないかを把握する. 水頭症, 無脳児, 胎児発育不全などでは児頭が骨盤に適切に嵌入しにくいため, 胎位の異常がみられることがある.
	●超音波検査で胎児の推定体重を把握し, 試験分娩の適応を判断する. 試験分娩を行う場合は, 推定体重が正常範囲内であることが条件となる. 発育不全では, 胎児予備能が低下していることで胎児機能不全を起こすおそれがあり, リスクが高いため適応とならない. 反対に巨大児では, 遷延分娩や骨盤位娩出術を行う際に, 児頭の娩出困難が予測されるため, 同様にリスクが高く, 適応とならない.
	●試験分娩中は胎児心拍数の変化に注意する. 胎児心拍数の基線細変動・一過性頻脈の減少や消失, 遅発一過性徐脈の出現は, 胎児機能不全の徴候であり注意する.
	🔍 共同問題：遷延分娩／胎児機能不全
	🔍 起こりうる看護問題：手術, 試験分娩を受けることに対する不安／胎児ウエルネスに対する不安／観血的処置による感染のリスク
胎児付属物の状態の把握	**胎児付属物とは, 胎盤, 羊水, 臍帯, 卵膜を指す. 胎位の異常が胎児付属物にあるかどうかを把握する.**
	●胎盤の位置異常を把握する. 胎盤の位置は, 超音波検査で評価される. 低置胎盤や前置胎盤では, 骨盤内へ児頭が嵌入できないために, 骨盤位, 横位となることがある.
	●臍帯の異常を把握する. 臍帯の過長は, 臍帯巻絡を引き起こしやすい. また臍帯過短は, 胎盤の付着部位によっては胎児が頭位をとるのに困難な場合がある. ただし, 臍帯の過長・過短は, 妊娠期の評価が難しく, 分娩後の臍帯観察によって評価される場合が多い(臍帯巻絡は, 超音波検査で診断される場合もある).
	●羊水過多は, 胎児が羊水の中で浮遊する形となり骨盤に児頭が固定しづらい場合がある. 羊水過多は, 超音波検査で評価される.
	🔍 共同問題：遷延分娩／胎児機能不全
	🔍 起こりうる看護問題：手術, 試験分娩を受けることに対する不安／胎児ウエルネスに対する不安／観血的処置による感染のリスク
分娩進行中の観察	**試験分娩が行われる場合は分娩の進行状態を観察する. 遷延分娩, 胎児機能不全が起こった場合は, 迅速に帝王切開が行われるように準備する.**
	●分娩誘発に使用される陣痛促進薬は, 医師の指示どおりに正確に投与する. 陣痛の発作と間欠時間, 胎児心拍数を観察しながら調整するので, その状態を継続的に観察できるように分娩誘発中は, 分娩監視装置を必ず装着する.
	●骨盤位の試験分娩では臍帯脱出のリスクが高い. 破水した場合はとくに注意する.
	●分娩開始からの時間的経過や内診所見を把握し, 遷延分娩に注意する.
	🔍 共同問題：遷延分娩／胎児機能不全
	🔍 起こりうる看護問題：試験分娩を受けることに対する不安／胎児ウエルネスに対する不安／観血的処置による感染のリスク

486

産婦・家族の心理・社会的側面の把握	■ 産婦・家族の心理・社会的状況を把握して，起こりうる不安を把握する．
	●骨盤位・横位に対する知識不足は，産婦・家族の治療に対するノンコンプライアンスの原因となる．
	●産婦の社会的役割遂行に対する過度の責任感は，骨盤位，横位管理の妨げになる．
	●経済的な問題は妊娠管理に対するノンコンプライアンスの原因となる．
	●産婦・家族の児に対する過度の期待は，不安を増強する要因となる．
	🔍 起こりうる看護問題：骨盤位，横位の知識不足／産婦・家族のストレス，不安

分娩

27

骨盤位・横位

Step1 アセスメント ▶ Step2 看護問題の明確化 ▶ Step3 計画 ▶ Step4 実施 ▶ Step5 評価

看護問題の明確化

RC：胎児機能不全／遷延分娩，子宮破裂
- #1 帝王切開が選択される場合は，観血的処置に伴う感染のリスクがある(栄養-代謝パターン)
- #2 産痛による身体的苦痛がある(認知-知覚パターン)
- #3 分娩が遷延することによる母体疲労がある(自己知覚パターン)
- #4 骨盤位分娩，帝王切開，胎児ウエルネスなどに対する不安がある(自己知覚パターン)

看護問題の優先度の指針

- ●選択される分娩方式によりケアの優先度が変更される．帝王切開が選択された場合は，手術が安全に受けられるよう産婦の準備とその診療支援を行う．また感染予防にも注意する．経腟試験分娩が行われる場合は，分娩監視装置を継続的に観察し，陣痛発作と間欠時間，胎児心拍数の状態を把握し，胎児機能不全や遷延分娩などの異常を早期発見し，帝王切開が迅速に受けられるよう援助を行う．
- ●どの分娩方式が選択されても，分娩が安全に終了するかどうかなどの不安や胎児ウエルネスに対する不安など，産婦・家族にさまざまな不安が生じている．心理・社会的状況を把握し援助をする．

Step1 アセスメント ▶ Step2 看護問題の明確化 ▶ Step3 計画 ▶ Step4 実施 ▶ Step5 評価

共同問題	看護目標（看護成果）
RC：胎児機能不全	〈長期目標〉胎児機能不全を起こさせず，良好な状態で娩出できる
	〈短期目標〉1)異常を早期発見する．2)緊急帝王切開を迅速に行う．3)検査・治療の必要性を説明し，協力を得る

看護計画	介入のポイントと根拠
OP 経過観察項目	
●骨盤位の分類：医師の行う超音波検査の結果を把握する	➡ 根拠 胎児機能不全は，骨盤位で試験的に経腟分娩が行われれる場合に発生しやすい．試験分娩は殿位の場合に可能だが，単殿位や不全複殿位では，臍帯圧迫が起こりやすく，また遷延分娩も起きやすい．超音波検査で胎位の情報を把握する
●胎児の心拍数：心拍数の変化をみる	➡胎児心拍数の基線細変動・一過性頻脈の減少や消失，遅発一過性徐脈の出現に注意する 根拠 これらの出現は，胎児機能不全の徴候である．遷延分娩は，母体疲労のみならず胎児疲労も引き起こすため，胎児心拍数が悪化する場合がある．また，胎児先進部が骨盤に嵌入しようとする際に骨盤位では臍帯の圧迫などにより，胎児心拍数が低下する場合がある

第2章　分娩期　　2. 分娩期の異常とケア

- ●陣痛，胎児心拍数の関係性：陣痛発作と胎児心拍数の観察は分娩監視装置を装着して継続的に行い，陣痛発作と心拍数の関係性を把握する

⮕ 根拠 胎児機能不全状態の把握には，胎児心拍数の聴取だけでなく，陣痛発作との関係性を観察することが重要である．陣痛発作に遅れて発生する遅発一過性徐脈は，胎盤の血流が不良で胎児機能不全状態が進行していることを示す

- ●破水の有無を把握する

⮕ 根拠 骨盤位では，破水が起こると臍帯脱出のリスクが高まる．臍帯脱出が起こると，胎児機能不全が生じる

- ●羊水の性状：破水した場合の羊水の性状を把握する

⮕ 根拠 羊水の混濁は，胎児機能不全の客観的指標となる

TP 看護治療項目

- ●胎児を娩出させるための処置を介助する

⮕ 迅速に行う．なお，骨盤位分娩における胎児機能不全に対する急速遂娩方式は帝王切開である 根拠 胎児循環不全，低酸素状態を回復させるには，母体外に胎児を娩出させ，直接蘇生を行う必要がある

- ●医師の指示による薬物を投与する場合は正確に行う

⮕ 胎児機能不全によって生じている胎児のアシドーシス改善のため，間接的に母体に炭酸水素ナトリウム（メイロン）が投与されることがある．その場合は，医師の指示量を正確に投与する

- ●試験分娩を中止する際は迅速に行う

⮕ 骨盤位で，試験分娩のための陣痛促進薬が投与されている場合は即刻中止する 根拠 陣痛促進薬による陣痛の促進は，胎児機能不全を悪化させる

EP 患者教育項目

- ●処置や検査の説明を行うことで不安を緩和する

⮕ 産婦・家族の理解の程度を把握しながら行う 根拠 行われる検査・処置を理解することで，不要な不安が除去される．また安心は，産婦の治療への参加を促進する

- ●家族に産婦の状態や行われる検査・処置について説明し，不安を緩和する

⮕ 家族の理解の程度を把握しながら行う 根拠 産婦と同様に家族の不安も強い．不安の緩和を図ることで，治療が迅速に行われるよう協力できる

- ●産婦・家族に胎児の状態を説明する

⮕ 具体的にわかりやすく説明する 根拠 胎児の状態を正確に知ることで処置の緊急性を理解し，治療に協力できる

共同問題	看護目標（看護成果）
RC：遷延分娩，子宮破裂	〈長期目標〉早期発見・早期介入することで，母児ともに安全に分娩ができる 〈短期目標〉1) 異常を早期発見する．2) 異常時は，母児の生命危機を回避できるように早期介入する
看護計画	介入のポイントと根拠
OP 経過観察項目 ●試験分娩の条件	⮕ 骨盤位の試験分娩が行われる場合の条件を把握する．遷延分娩が起こっている場合は，その条件に適応していない場合がある 根拠 骨盤位で試験分娩が行われる場合，遷延分娩，子宮破裂のリスクは，通常の分娩誘発に比較して高まるので注意

488

	が必要である
●分娩の進行状態：分娩進行に伴う異常がないかを把握する	➡️**根拠**分娩の遷延の有無と程度を把握する
・陣痛発作の強さと持続時間，間欠時間：変化と状態を把握する	➡️**根拠**分娩が開始すると，分娩の各期に合った，陣痛発作の強さ，持続時間，間欠時間がみられる．分娩各期に合った陣痛があるかを把握する（分娩各期と陣痛の発作・間欠時間の関係性は，「24 分娩の正常経過」を参照）．分娩各期に合った陣痛発作よりも陣痛が弱いと，分娩遷延の原因となる
・内診所見：子宮口開大度，子宮頸管の展退度，先進部の下降度を把握する	➡️**根拠**骨盤位の試験分娩による遷延分娩は，胎児先進部の下降が悪い．子宮口開大は先進部下降によっても促進されるので，先進部下降が悪いと子宮口開大も遅延することがある．陣痛の有効性と内診所見の不一致がある場合は，遷延分娩を疑う
・分娩開始からの経過時間を把握する	➡️**根拠**時間的に分娩各期の正常範囲から著しく逸脱している場合は，遷延分娩と診断される．分娩時間の目安は p.409 の表24-3 を参照（ただしこの時間は，頭位によるものであることに注意）
●胎児先進部の骨盤内嵌入，下降度：胎児先進部の下降が進んでいるか把握する	➡️**根拠**分娩開始からの時間が経過し，有効陣痛が存在しているにもかかわらず胎児先進部の下降が不良の場合は，遷延分娩が予測される
●産痛の程度	➡️分娩監視装置などで観察する陣痛発作が弱いにもかかわらず，強い産痛を訴える場合は注意する **根拠**産婦の疼痛に対する閾値の違いによって訴える産痛の程度も異なるが，強い産痛を訴える場合は，骨盤位分娩に対する強い不安の存在や子宮破裂の切迫症状のことがあるので注意する．とくに下腹部に限局した疼痛の有無に注意する（下腹部に限局した強い疼痛は，子宮破裂の徴候の可能性を示す）
●子宮収縮輪：有無を把握する	➡️**根拠**子宮収縮輪は子宮破裂の徴候である．骨盤位分娩で，試験分娩のための陣痛促進薬が投与されている場合は，即刻中止する

TP 看護治療項目

●検査を介助する	➡️超音波検査が行われる **根拠**超音波で胎児の下降度を把握する
●分娩誘発が行われる場合は診療を支援する	➡️骨盤位で試験分娩が行われる場合は，医師の指示による陣痛促進薬の正確な投与を行う **根拠**陣痛促進薬は，陣痛の強さ，持続時間，間欠時間を分娩監視装置で管理しながら投与する．薬物は微量管理のため，必ず輸液ポンプを使用する．また，他の陣痛促進薬の同時併用は，子宮破裂の原因となるので禁忌である
●帝王切開が行われる場合には，その準備・介助を迅速に行う	➡️緊急性を伴う場合が多いので，医師の指示を正確かつ迅速に行い，帝王切開を産婦が安全に受けられるための産婦の準備と関係各部門（手術室，検査室，放射線科など）との連携を円滑に図る

EP 患者教育項目

●産婦・家族に検査を説明する	➡️目的，方法を説明する **根拠**検査について説明し，不要な不安をもたないように援助する

第2章　分娩期　　2. 分娩期の異常とケア

●産婦・家族に骨盤位，横位について説明する	⮕専門用語を使用せず，わかりやすい言葉で説明する　根拠骨盤位，横位の正しい知識を得ることで，不要な不安をもたないようにする
●産婦・家族に分娩の進行状態について説明する	⮕内診所見や陣痛の状態を説明し，分娩進行に対する正しい情報を提供する　根拠分娩の進行状況を正しくタイムリーに把握することで，不要な不安をもたない．また情報を得ることで，産婦・家族が緊急時の対応に協力・参加できるようにする

1 看護問題

看護問題	看護診断	看護目標（看護成果）
#1 帝王切開が選択される場合は，観血的処置に伴う感染のリスクがある	**感染リスク状態** **危険因子**：観血的処置	〈長期目標〉感染が起こらない 〈短期目標〉1) 無菌的処置を受けられる．2) 感染予防のための手術後の服薬行動が守れる．3) 感染徴候の報告ができる

看護計画	介入のポイントと根拠
OP 経過観察項目（手術後） ●体温：変化をみる	⮕根拠発熱は感染の徴候である．手術直後は，手術時の出血の吸収や脱水などによって軽度の発熱をみることがあるが，一度解熱した体温が再び上昇する場合は，感染が強く疑われる
●感染指標：検査値の変化をみる	⮕根拠白血球数やCRP値は感染で変化する（感染で白血球増加，CRP上昇）
●下腹部痛，腰痛：変化をみる	⮕根拠子宮内感染が発症すると，下腹部痛，腰痛が増強することが多い
TP 看護治療項目 ●手術に伴う処置が無菌的に行われるように介助する	⮕無菌操作を遵守する　根拠帝王切開の手術操作は，病原菌曝露の最大の機会となるので，無菌的に行うことが重要である
●抗菌薬を静脈内投与する場合は，医師の指示どおり正確に行う	⮕注入速度と指示量を守る　根拠血中濃度が保たれないと感染予防効果が低くなる．また，投与開始直後はアレルギー反応の有無を確認するため，ゆっくりと注入し，5分間は産婦のそばを離れない
EP 患者教育項目 ●手術後に抗菌薬の服薬指導を行う	⮕服薬の必要性とその具体的方法について説明する　根拠正確に服薬しないと感染予防効果が低くなる
●感染徴候について説明する	⮕感染症の具体的な自覚症状について説明する　根拠異常時の報告を適切に行うことで，感染症治療の早期介入が受けられる

2 看護問題

看護問題	看護診断	看護目標（看護成果）
#2 産痛による身体的苦痛がある（試験分娩の場合）	**急性疼痛** **関連因子**：生物学的損傷要因，身体損傷要因	〈長期目標〉産痛が緩和される 〈短期目標〉1) 産痛緩和の援助が受けられる．2) 産痛による身体的苦痛を正しく伝え

診断指標
□生理学的反応の変化
□標準疼痛スケールによる痛みの程度の自己報告
□標準疼痛ツールによる痛みの性質の自己報告
□痛みの顔貌
□痛みを和らげる体位調整
□防御行動

ることができる

看護計画	介入のポイントと根拠
OP 経過観察項目 ●産痛の部位と程度：下腹部痛，腰痛の部位の程度を把握する ●産婦の表情・言動：産婦の苦悶表情や産痛の訴えの程度を把握する	➡ 根拠 介入方法を選択するとともに，産痛部位の変化を把握することにより，分娩進行の指標となる ➡ 根拠 疼痛の閾値は個人差がある．表情や言動を観察することにより，産婦の苦痛の程度を把握する
TP 看護治療項目 ●産痛の緩和を援助する 　・呼吸法について 　・マッサージ，指圧について 　・温罨法について 　・アロマセラピー ●産婦が過ごしやすい環境を整える	➡ 産痛の緩和は呼吸法指導，マッサージ，指圧，温罨法，アロマセラピーなどで行われる．産婦の希望に合わせて行う　根拠 産婦の希望に沿うことで，産痛緩和が効果的に行われる ➡ 陣痛発作の時期に合わせた呼吸法を指導する．効果的な呼吸は，子宮筋に十分な酸素を供給し，酸素化の低下による筋肉痛を防止する ➡ 産婦の好む部位のマッサージ，指圧を行うことによって筋肉の血行を促進し，産痛が緩和する．血行が悪くなり，子宮に瘀血*（おけつ）がたまる（子宮が充血する）と産痛が増強する ＊瘀血とは，東洋医学における血流障害を表現する言葉である．産科では，東洋医学が取り入れられることが多く，瘀血という用語もよく用いられる ➡ マッサージ，指圧同様に血行の促進を図り，産痛を緩和する ➡ 芳香による不安の緩和は，子宮筋の緊張を和らげ，産痛の緩和につながる．産婦の好むアロマを使用する．よく用いられるものとして，ラベンダー，レモン，レモングラスなどがリフレッシュ・リラックス効果があるとされている ➡ 環境温度，湿度，音，光などを産婦の好みに合わせる　根拠 陣痛間欠時に休息がとりやすくなるように環境を調整する
EP 患者教育項目 ●産痛の状態を正しく伝えられるように指導する	➡ 表現方法を具体的に指導する　根拠 どこがつらくて，どのように援助してほしいかを具体的に伝えることで，産痛緩和の援助を適切に受けられる

分娩

27
骨盤位・横位

第2章　分娩期　　2. 分娩期の異常とケア

3 | 看護問題 | 看護診断 | 看護目標（看護成果）

看護問題	看護診断	看護目標（看護成果）
#3 分娩が遷延することによる母体疲労がある	**消耗性疲労** **関連因子**：不安，身体活動・運動の増加，生理的状態（妊娠），睡眠剝奪 **診断指標** □集中力の変化 □眠気 □通常の身体機能を維持できない □身体症状の増加 □休憩の要求の増加 □疲労感	〈**長期目標**〉母体疲労が緩和する 〈**短期目標**〉1）遷延分娩を早期診断する．2）母体疲労に対する緩和援助が受けられる．3）疲労の状態を正確に伝えることができる

看護計画 | 介入のポイントと根拠

OP 経過観察項目

● 分娩開始からの時間経過：分娩開始からの経過時間が正常域を逸脱して長時間となっていないか（遷延分娩の有無と程度）を評価する

➡ **根拠** 分娩時間の長期化は母体疲労に比例する

● 母体疲労の程度の把握：産婦の疲労の客観的・主観的程度を把握する

➡ 客観的な指標としては，食欲の減退，口腔の乾燥，陣痛間欠期の虚無感，微弱陣痛などがある．主観的なものに疲労感の訴えがある　**根拠** 母体疲労の程度を把握して，その緩和を図るための適切な介入ができるようにする

TP 看護治療項目

● 疲労の緩和を図る援助を行う

➡ 産痛緩和と同様の援助を行う　**根拠** 産痛緩和は疲労緩和につながる．具体的方法は「看護問題#2」を参照する

● 間欠期に休息がとりやすくなるように環境を調整する

➡ 産婦の好む温度，光，音などを調整する　**根拠** 間欠期にできるだけ休息をとり，疲労の蓄積を防ぐ

EP 患者教育項目

● 疲労の程度を伝えるよう指導する

➡ 具体的にわかりやすく伝えることができるようにアドバイスする　**根拠** 疲労を正確に伝えることで，適切な介入を受けることができる

4 | 看護問題 | 看護診断 | 看護目標（看護成果）

看護問題	看護診断	看護目標（看護成果）
#4 骨盤位分娩，帝王切開，胎児ウエルネスなどに対する不安がある	**不安** **関連因子**：満たされていないニーズ，状況的危機，現状への脅威 **診断指標** □苦悩 □心配する □不確かさ	〈**長期目標**〉不安が緩和する 〈**短期目標**〉1）不安の内容を表現できる．2）骨盤位，横位の正しい知識を得ることができる．3）帝王切開について正しい知識を得ることができる

看護計画 | 介入のポイントと根拠

OP 経過観察項目

● 不安の内容：具体的な内容と変化を知る

➡ **根拠** 不安の内容に適した介入をする

TP 看護治療項目

- 骨盤位分娩の試験分娩が行われる場合は，分娩の進行状況や胎児ウエルネスの状態について情報を提供する
- 帝王切開で行われる処置について説明する

- 不安を表現しやすい環境に整える

➡産婦・家族が理解できるようにわかりやすく説明する　根拠おかれている状況を知ることで不要な不安をもたない

➡産婦が理解しやすいようわかりやすい言葉で説明する　根拠処置の説明を受けることで，不要な不安をもたず，処置に協力できる

➡プライバシーに配慮した環境を調整する　根拠プライバシーが守られることで，さまざまな不安を表現しやすい

EP 患者教育項目

- 不安の内容を産婦が表現できるように指導する

➡表現方法を指導する　根拠不安を正しく伝えることで，適切な対処行動が起こせる

分娩

27

骨盤位・横位

| Step1 アセスメント | Step2 看護問題の明確化 | Step3 計画 | Step4 実施 | Step5 評価 |

病期・病態・重症度に応じたケアのポイント

- 骨盤位，横位の状態と原因を把握する．骨盤位，横位で問題となるのは，経腟分娩が困難なことである．胎位が正常位（頭位）に戻れば，通常の出産と同様に経腟分娩で自然の陣痛発来を待機することとなる．妊娠中期までは骨盤位，横位のことも多いが，妊娠32週以降も骨盤位，横位が継続している場合は，改善のための自己回転促進法を指導する．ただし，明らかな原因がわかっている場合や切迫早産などの産科合併症がある場合は自己回転が困難であり，胎児機能不全の発生や切迫早産の進行を促進してしまうリスクが高いので，その指導は行わない．また，妊娠高血圧症候群の場合も，血圧の上昇や胎児機能不全が起こるリスクがあるので指導は行わない．横位は帝王切開の絶対的適応となるが，骨盤位は胎位によって，経腟分娩を試験的に試みる場合がある．その分娩方式に合ったケアを提供する．

【帝王切開が決定している場合】手術が安全に行われるため産婦の準備と医師の診療支援を行う．手術に対する不安や胎児ウエルネスに対する不安など，産婦・家族にはさまざまな不安があると予測されるので，心理・社会的状況を把握し，緩和を図る．

【試験分娩が計画されている場合】骨盤位で胎位が殿位の場合には，母体の狭骨盤・変形がないこと，胎児推定体重が正常範囲内であることなどを条件に，分娩誘発が計画的に行われる場合がある．その場合も胎児機能不全や遷延分娩などの緊急事態に迅速に対応するために，帝王切開の準備を並行して行う．陣痛促進薬は，医師の指示どおり正確に投与し，その投与中は，常時分娩監視装置を装着し，陣痛発作・間欠時間の状態，胎児心拍数の状態を継続的に把握し，異常の早期発見に努める．内診所見を把握し，陣痛との関係性を評価して遷延分娩の早期発見を行う．異常時は，帝王切開への援助を行う．産婦・家族には，分娩方式が変更するかもしれないという不安や分娩進行に対する不安，胎児ウエルネスに対する不安などが生じやすいので，その緩和に努める．

看護活動（看護介入）のポイント

診察・治療の介助

- 妊娠期に骨盤位，横位のスクリーニングを行う場合は，その介助を行う．
- 帝王切開が行われる場合は，その準備と診療支援を行う．
- 医師の指示により分娩誘発が行われる場合には，陣痛促進薬を医師の指示どおりに正確に投与する．
- 分娩の進行状態，胎児心拍数の状態を継続的に観察（分娩監視装置による）する．

産痛・疲労緩和への援助

- 呼吸法の指導，マッサージ，指圧，温罨法，アロマセラピーなどを行う．
- 食事・水分が摂取できるように援助する（ただし，帝王切開の可能性がある場合は禁飲食となるので注意する）．
- 陣痛間欠時に休息がとりやすくなるように室温，音，光などの環境を調整する．

第2章　分娩期　　2. 分娩期の異常とケア

産婦・家族の心理・社会的問題への援助

- 帝王切開が予定されている場合は，手術に対する不安の緩和を図る．
  試験分娩が行われている場合は，分娩の進行状況，胎児ウエルネスについて情報提供を行い，不安の緩和を図る．
- 遷延分娩，胎児機能不全に対する産婦・家族の不安の緩和を図る．

退院指導・療養指導

- 退院後の生活指導は正期産に準じて行う．
- 受診の必要な症状を説明し，異常時はすぐ受診するように指導する．
- とくに問題がなくても，退院1か月後の健診を受けるように指導する．

Step1 アセスメント ▶ **Step2 看護問題の明確化** ▶ **Step3 計画** ▶ **Step4 実施** ▶ **Step5 評価**

評価のポイント

看護目標に対する達成度

- 骨盤位，横位の早期診断が受けられ，適切な分娩方式の選択ができたか．
- 遷延分娩が起こらなかったか．
- 胎児機能不全が起こらなかったか．
- 試験分娩を安全に行うことができたか．
- 異常時は早期介入ができたか．
- 感染が起こらなかったか．
- 産婦・家族の帝王切開，骨盤位の試験分娩，胎児機能不全などに対する不安が緩和されたか．

494

骨盤位・横位における産婦の病態関連図と看護問題

分娩

27

骨盤位・横位

病因増悪因子

母体因子

狭骨盤，骨盤の変形，子宮筋腫，子宮奇形

胎児付属物因子

胎盤の位置異常（低位胎盤，前置胎盤），臍帯の異常（臍帯巻絡，臍帯過短），羊水過多症

胎児因子

胎児奇形（水頭症，無脳児），多胎，胎児発育不全

原因が明確な場合は自然経過をみて自己回転促進法は行わない

原因不明

産科合併症（切迫早産，妊娠高血圧症候群）

なし　あり

自己回転促進法の実施

改善なし　頭位に治癒　自然分娩

病態

骨盤位の分類

殿位
複殿位，単殿位，不全複殿位

足位
全足位，不全足位

膝位
全膝位，不全膝位

狭骨盤，骨盤奇形なし
胎児推定体重正常範囲

症状

試験分娩

先進部の下降不全
産痛の持続
母体疲労
胎児心拍数の悪化

RC：胎児機能不全
RC：遷延分娩，子宮破裂
#2 急性疼痛
#3 消耗性疲労

診断検査

問診・診察

胎位・胎児推定体重の診断
超音波検査
レオポルド触診法

骨盤の評価
X線骨盤計測
・マルチウス法
・グートマン法

分娩監視装置（試験分娩中）
陣痛発作時間・間欠時間
胎児心拍数の状態

帝王切開：術前検査（血液検査，心電図検査，胸部X線検査）

治療看護

産痛の緩和
呼吸法指導
マッサージ，指圧
温罨法
アロマセラピー

自然回転促進法の指導

帝王切開による胎児娩出

#1 感染リスク状態

#2 急性疼痛　　#4 不安

495

28 微弱陣痛

吉冨　恵子・佐世　正勝

目でみる疾患

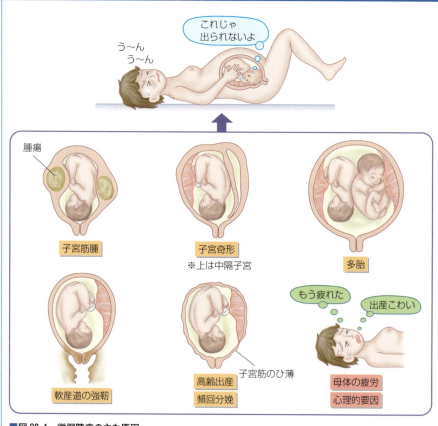

■図 28-1　微弱陣痛の主な原因

病態生理

陣痛発作の回数，持続時間，強さのうち，どれかまたはすべてが減弱して分娩が進行しないもの．
- 陣痛とは妊娠，分娩，産褥時に認められる周期的な子宮収縮のことをいい，妊娠陣痛，分娩陣痛，後産期陣痛に分けられる．分娩陣痛の異常は微弱陣痛と過強陣痛に分けられる．
- 微弱陣痛では，陣痛開始時よりまたは途中で陣痛発作の頻度，持続時間，強さの3つのうちいずれかまたはすべてが微弱となり分娩進行が止まり遷延する．

病因・増悪因子

- 原発性微弱陣痛：分娩開始時より陣痛が微弱であるもの．
  原因：子宮筋腫，子宮奇形，子宮の過伸展（羊水過多，多胎），若年・高齢出産，母体の心理的要因・

■表 28-1　陣痛の強さによる分類

a. 子宮内圧(mmHg)

子宮口	4~6 cm	7~8 cm	9 cm~, 第 2 期
平均陣痛	40	45	50
過強陣痛	70 以上	80 以上	55 以上
微弱陣痛	10 以下	10 以下	40 以下

b. 陣痛周期

子宮口	4~6 cm	7~8 cm	9~10 cm	第 2 期
平均陣痛	3 分	2 分 30 秒	2 分	2 分
過強陣痛	1 分 30 秒以内	1 分以内	1 分以内	1 分以内
微弱陣痛	6 分 30 秒以上	6 分以上	4 分以上	初産 4 分以上 経産 3 分 30 秒以上

c. 外測法による陣痛持続時間の分類

子宮口	4~8 cm	9 cm~, 第 2 期
平均陣痛	70 秒	60 秒
過強陣痛	2 分以上	1 分 30 秒以上
微弱陣痛	40 秒以内	30 秒以内

　　　　体質.
- 続発性微弱陣痛：分娩の途中より陣痛が微弱となったもの．
　原因：胎勢・回旋異常，狭骨盤，骨盤内腫瘍，難産道の強靱，巨大児，水頭症，母体の疲労，心理的要因，早期麻酔，膀胱・直腸の充満．

症状

- 陣痛が微弱のため分娩の進行が遷延あるいは停止したりする．

診断・検査値

- ●遷延分娩の診断
- ●遷延分娩とは，「分娩開始(陣痛周期が 10 分以内になった時点)後，初産婦では 30 時間，経産婦では 15 時間経過しても分娩に至らないもの」と定義されている(日本産科婦人科学会)．

1)分娩第 1 期での診断

- 初産経産を問わず，子宮口開大が 3~4 cm 以上となった時点以降(活動期：active phase 以降)では，1 時間当たりの子宮口開大速度が 1.0 cm 未満の場合には，遷延分娩が懸念される[1]．

2)分娩第 2 期での診断

- 子宮口全開大後，初産婦で 2 時間以上，経産婦で 1 時間以上児が娩出されない場合には，第 2 期遷延・分娩停止と診断される．しかし，硬膜外麻酔による無痛分娩時には分娩第 2 期は延長するので，初産婦で 3 時間以上，経産婦で 2 時間以上児が娩出されない場合には第 2 期遷延・分娩停止と診断する[1]．
- 陣痛の強さは子宮内圧によって表現する．ただし，臨床の現場では子宮内圧を測定するのは困難であることが多いため，外測法による陣痛周期と持続時間をもって表現することも認められている(図 28-2)．

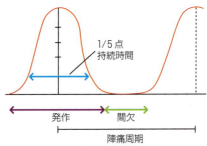

■図 28-2　外側法による陣痛持続時間と陣痛周期

第 2 章　分娩期　　2. 分娩期の異常とケア

■表 28-2　微弱陣痛の主な治療薬

分類	一般名	主な商品名	薬の効くメカニズム	主な副作用
下垂体後葉ホルモン製剤	オキシトシン	アトニン-O	子宮筋に作用して，律動的な収縮を起こさせる．妊娠子宮にのみ作用する	過強陣痛，子宮破裂，頸管裂傷，胎児機能不全
プロスタグランジン製剤	ジノプロスト（プロスタグランジン $F_{2\alpha}$）	プロスタルモン・F	子宮筋のプロスタグランジン受容体に作用し，筋小胞体への Ca^{2+} 取り込みを抑制することで細胞内 Ca^{2+} 濃度を上昇させ，子宮筋を収縮させる	過強陣痛，子宮破裂，頸管裂傷，胎児機能不全，下痢※喘息またはその既往がある場合には禁忌
	ジノプロストン（プロスタグランジン E_2）	プロスタグランジン E_2	上記のほか，頸管熟化作用をもつ	

治療法

●治療方針
●微弱陣痛の原因検索を行い，経腟分娩が可能かどうか判断する必要がある.

1）脱水補正
●遷延分娩では，陣痛による痛みのために水分摂取・食事摂取・睡眠が困難となり，分娩予後に悪影響（脱水による血栓発症の助長，エネルギー摂取不足など）を及ぼす可能性がある.
●経口あるいは輸液による脱水補正を行う.

2）精神的サポート
●精神的サポートは，経腟分娩を完遂するうえできわめて有用と考えられている.

3）人工破膜
●人工破膜に関しては，分娩時間短縮に有用であるかどうかの評価は一定していない. また，人工破膜には臍帯脱出や感染率上昇の危険がある.
●臍帯脱出を防ぐために，人工破膜は児頭が固定（De Lee のステーション－2 より下降）していることを内診により確認後行う.

4）子宮収縮薬の使用（表 28-3）
●活動期以降の子宮収縮回数が 10 分間に 3 回未満の場合に，他の遷延分娩の原因を排除後に陣痛促進が勧められている〔米国産科婦人科学会（ACOG）ガイドライン，2003〕.

●薬物療法

1）子宮収縮薬使用上の注意[1]
●使用前に適応と子宮収縮薬の禁忌項目，同時併用を避ける薬剤などを確認する.
●薬剤使用に関するインフォームドコンセント（文書による）を得る.
●2 剤の子宮収縮薬を同時併用しない.
●薬剤の投与開始前から分娩監視装置を装着し，子宮収縮・胎児心拍数を連続的に記録する.
●経静脈投与時は輸液ポンプなどを使用し，開始時投与速度，増量法，ならびに最高投与速度に関して例外を設けない.
●分娩監視装置による監視は，助産師・医師，もしくは訓練された看護師が定期的（5～15 分ごと）に行う.
●子宮収縮薬使用中に異常な胎児心拍数パターンが出現した場合には，子宮収縮薬の投与継続の可否について検討する.
●母体の血圧と脈拍数を適宜（原則 2 時間ごと）評価する.
●子宮収縮回数＞5 回/10 分，あるいは胎児心拍数波形のレベル分類（p.528～529，表 30-5～10 参照）でレベル 3 以上の異常波形（軽度異常波形）が出現した場合，過強陣痛を疑う.

2）子宮収縮薬の種類と特徴
①オキシトシン（アトニン-O）
　オキシトシンは自然陣痛に近い子宮収縮が得られるが，感受性に個人差があり，また，妊娠週数による差がみられる. 子宮頸管熟化が不良な場合は成功率が低下する.

■表 28-3　主な子宮収縮薬の禁忌と慎重投与

子宮収縮薬	禁忌	慎重投与
3 薬剤共通	1. 当該薬剤に過敏症 2. 帝王切開既往 2 回以上 3. 子宮体部に切開を加えた帝王切開既往 　（古典的帝王切開，T 字切開，底部切開など） 4. 子宮筋全層もしくはそれに近い子宮切開 　（子宮鏡下筋腫核出術含む） 5. 他の子宮収縮薬との同時使用 6. プラステロン硫酸（マイリス，レボスパ）との併用 7. メトロイリンテル挿入後 1 時間以内 8. 吸湿性頸管拡張材（ラミナリアなど）との同時使用 9. 前置胎盤 10. 児頭骨盤不均衡が明らかな場合 11. 骨盤狭窄 12. 横位 13. 常位胎盤早期剥離（胎児生存時） 14. 重度胎児機能不全* 15. 過強陣痛	1. 児頭骨盤不均衡が疑われる場合 2. 多胎妊婦
オキシトシン	1. プロスタグランジン E$_2$ 最終投与から 1 時間以内	1. 異常胎児心拍数図出現 2. 妊娠高血圧症候群 3. 胎位胎勢異常による難産 4. 心・腎・血管障害 5. 帝王切開既往回数 1 回 6. 禁忌にあるもの以外の子宮切開 7. 常位胎盤早期剥離（胎児死亡時）
プロスタグランジン F$_{2\alpha}$	1. プロスタグランジン E$_2$ 最終投与から 1 時間以内 2. 帝王切開既往回（単回も）・子宮切開既往 3. 気管支喘息・その既往 4. 緑内障 5. 骨盤位等の胎位異常	1. 異常胎児心拍数図出現 2. 高血圧 3. 心疾患 4. 急性骨盤腔内感染症・その既往 5. 常位胎盤早期剥離（胎児死亡時）
プロスタグランジン E$_2$	1. 子宮収縮薬静注終了後 1 時間以内 2. 帝王切開既往回（単回も）・子宮切開既往 3. 異常胎児心拍数図出現 4. 常位胎盤早期剥離（胎児死亡時でも） 5. 骨盤位等の胎位異常	1. 緑内障 2. 喘息

注：ここに記載されている禁忌あるいは慎重投与の対象は，主に胎児が生存している場合を想定している．したがっ
て，常位胎盤早期剥離で示したように，胎児死亡時には異なった基準が考慮され，禁忌対象への子宮収縮薬使用が
あり得る．しかし，このような場合にも子宮収縮薬使用のための条件や使用法は遵守する．

＊以下のいずれかが認められる場合，胎児 well-being は障害されているおそれがあると判断する．
　・基線細変動の消失を伴った，繰り返す遅発一過性徐脈　　　・基線細変動の消失を伴った，遷延一過性徐脈
　・基線細変動の消失を伴った，繰り返す変動一過性徐脈　　　・基線細変動の減少または消失を伴った高度徐脈

（日本産科婦人科学会，日本産婦人科医会編・監：産婦人科診療ガイドライン―産科編 2014，p.268，日本産科婦人科学
会，2014 より一部改変）

Px 処方例 **オキシトシン**

●アトニン-O 注（5 単位/1 mL/A）　**←下垂体後葉ホルモン製剤**
　※開始時投与量，維持量，安全限界は表 28-4 を参照．

②プロスタグランジン F$_{2\alpha}$（プロスタルモン・F）
　プロスタグランジン F$_{2\alpha}$ による妊娠末期の子宮収縮は，周期性が不明瞭な内圧 20 mmHg，持続 1
分～1 分 30 秒に及ぶ長い緩やかな収縮がみられるのが特徴である．禁忌として喘息，緑内障，慎重
投与として高血圧，心疾患があげられる．

499

第2章　分娩期　　2. 分娩期の異常とケア

■表28-4　主な子宮収縮薬の使用法

①オキシトシン：精密持続点滴装置(輸液ポンプなど)を用いる.

オキシトシン	開始時投与量	維持量	安全限界
	1〜2ミリ単位/分	5〜15ミリ単位/分	20ミリ単位/分
5単位を5%糖液あるいは生理食塩水500 mLに溶解(10ミリ単位/mL)	6〜12 mL/時間	30〜90 mL/時間	120 mL/時間

増量：30分以上経ってから，時間当たりの輸液量を6〜12 mL(1〜2ミリ単位/分)増やす.

②プロスタグランジン$F_{2\alpha}$：精密持続点滴装置(輸液ポンプなど)を用いる.

プロスタグランジン$F_{2\alpha}$	開始時投与量	維持量	安全限界
	1.5〜3.0 µg/分	6〜15 µg/分	25 µg/分
3,000 µgを5%糖液あるいは生理食塩水500 mLに溶解(6 µg/mL)	15〜30 mL/時間	60〜150 mL/時間	250 mL/時間

増量：30分以上経ってから，時間当たりの輸液量を15〜30 mL(1.5〜3.0 µg/分)増やす.

③プロスタグランジンE_2錠(経口)の使用法

プロスタグランジンE_2	1回1錠，次回服用には1時間以上あける．1日最大で6錠まで

分娩監視装置は初回内服前に装着し，連続的モニタリングを行う．最終内服時点より1時間は分娩監視装置で子宮収縮の消長について観察する.

(日本産科婦人科学会，日本産婦人科医会編・監：産婦人科診療ガイドライン―産科編2014，p.269，日本産科婦人科学会，2014 より一部改変)

Px処方例　プロスタグランジン$F_{2\alpha}$
● プロスタルモン・F(1,000 µg/1 mL/A)　←プロスタグランジン製剤
　※開始後投与量，維持量，安全限界は表28-4を参照.

③プロスタグランジンE_2(プロスタグランジンE_2)
　プロスタグランジン$F_{2\alpha}$とほとんど同等の作用をもつが効果発現までに時間を要し，作用も弱いため，上記2つの投与前に補助的に使用されることが多い．経口錠であり，1時間ごとに1錠ずつ内服し，1日に6錠までとする．調節性にかけるので過強陣痛に注意が必要である．頸管熟化作用がある.

Px処方例　プロスタグランジンE_2
● プロスタグランジンE_2錠(0.5 mL)　←プロスタグランジン製剤
　※開始時投与量，維持量，安全限界は表28-4を参照.

3)効果判定
● 分娩を進行させるために有効な陣痛となるには子宮収縮が10分間に3回以上，あるいは収縮期の合計が2分〜4分30秒間であることとされている．過強陣痛，子宮破裂とならないよう注意する.
● 子宮収縮が不十分で，胎児心拍数波形はレベル1(正常波形)もしくは2(亜正常波形)，前回増量時から30分以上経過し，最大投与量に達していない場合には，子宮収縮薬を増量できる(静脈内投与).
● 子宮収縮回数が10分間に5回以上になった場合や，胎児心拍波形がレベル3以上の異常波形の場合，妊婦が異常に強い痛みを訴える場合には，投与量を減らす，投与を中止するなどが検討される.

● 文献
1) 日本産科婦人科学会，日本産婦人科医会(編・監)：産婦人科診療ガイドライン―産科編2014，p.219，266〜273，日本産科婦人科学会，2014
2) 前掲書1)，p.228

微弱陣痛の病期・病態・重症度別にみた治療フローチャート

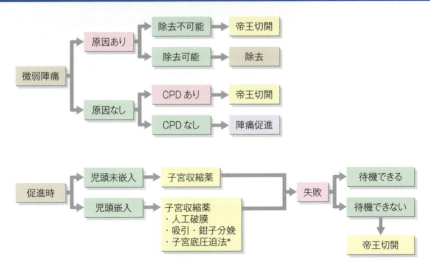

＊子宮底圧迫法（クリステレル胎児圧出法）に関しては，胎盤循環の悪化，子宮破裂，母体損傷などの副作用も報告されているが，吸引術の娩出力補完に有効な場合がある[2]．

第2章 分娩期　2. 分娩期の異常とケア

微弱陣痛の看護

永澤　規子

看護過程のフローチャート

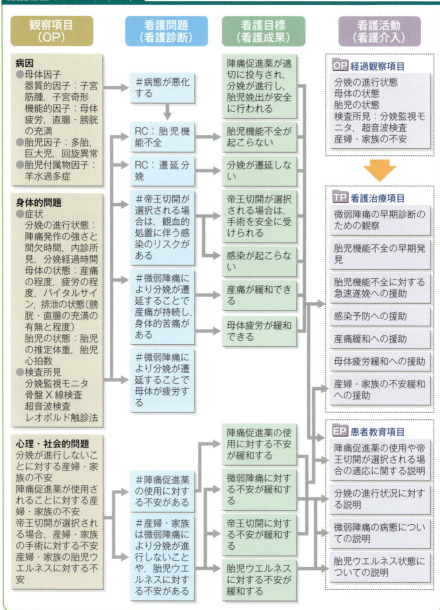

基本的な考え方

- 微弱陣痛の原因を把握する．陣痛発作を弱める因子には，子宮筋収縮の機能的問題と器質的問題がある．機能的問題としては子宮の過伸展や回旋異常，母体疲労，膀胱・直腸の充満などがある．子宮過伸展の因子には，多胎，巨大児，羊水過多がある．器質的問題としては，子宮筋腫，子宮奇形などがある．その原因を把握するための診療援助を行う．
- 微弱陣痛と遷延分娩は相互関係がある．微弱陣痛が遷延分娩を引き起こし，また遷延分娩が母体疲労から微弱陣痛を起こす．この悪循環を断ち切るための診療援助，ケアを行う．
- 微弱陣痛から遷延分娩となると，母体疲労だけでなく，陣痛のストレスが長時間続くことによる胎児機能不全のリスクが高まる．胎児心拍数の状態や破水後の羊水混濁状態などを観察し，胎児機能不全を早期発見する．
- 微弱陣痛を改善するために陣痛促進薬を使用する場合は，分娩監視装置を装着して，陣痛と胎児の状態を継続的に観察しながら，医師の指示どおりに正確に投与する．また，帝王切開が選択される場合は，その準備と診療支援を迅速に行う．
- 分娩が進行しないことや胎児ウエルネスに対する産婦・家族の不安も強まる．心理・社会的状況を把握し，不安の緩和を図ることも求められる．

分娩

28

微弱陣痛

Step1 アセスメント	Step2 看護問題の明確化	Step3 計画	Step4 実施	Step5 評価

情報収集	アセスメントの視点と根拠・起こりうる看護問題
全身状態の把握	**微弱陣痛の原因を把握して分娩が進行するよう援助を行う．微弱陣痛により分娩が遷延することで母体の疲労も増す．また長引く陣痛のストレスにより胎児の予備能力の低下も予測される．母児の状態を継続的に観察し，異常の早期発見と早期介入に努める．また，分娩が進行しないことに対する産婦・家族の不安も強まる．その緩和を支援する．** ● 微弱陣痛の原因には，器質的要因と機能的要因がある．器質的要因には，子宮筋腫や子宮奇形による子宮筋収縮を抑制する物理的な病態がある．この場合は，妊娠期に診断されていることが多いので，微弱陣痛の予測もある程度できる．機能的要因には，子宮筋の過伸展によるものや，遷延分娩による母体疲労から二次的に生じているものがある． ● 母体の疲労をまねく要因を把握する．母体の高年齢，産科合併症やそれ以外の合併症の存在は，母体の予備能力を低下させ，疲労が蓄積しやすい状態となる． ※全身状態の具体的な把握については以下の項目に詳細を記載． 🔍 **共同問題：胎児機能不全／遷延分娩** 🔍 **起こりうる看護問題：産痛が持続することによる身体的苦痛／母体疲労／胎児ウエルネスに対する不安／分娩が進行しないことに対する不安，焦燥感**
分娩の進行状態の把握	**分娩の進行状態を的確に把握する．分娩の進行状態は主に内診所見によって評価される．有効陣痛の発来と内診所見が一致しているかどうかを評価する．** ● 陣痛開始からの時間的経過を把握する．陣痛開始からの各期の分娩時間は，p.409の表24-3を参照されたい．正常範囲の分娩時間から著しく逸脱して時間がかかっている場合は，微弱陣痛が要因の1つとなっている． ● 内診所見を把握する．内診所見は，フリードマン頸管開大度曲線を参考に進行状況を把握する（p.439の図25-17，表25-10）． ● 微弱陣痛の発生時期を把握する．分娩第1期と第2期では，介入方法が異なる場合がある．いずれも，陣痛の促進が行われるが，子宮口全開大後の第2期では，吸引・鉗子分娩やクリステレル胎児圧出法が行われることがある． 🔍 **共同問題：遷延分娩** 🔍 **起こりうる看護問題：遷延分娩による母体疲労／産痛の持続による身体的苦痛／分娩が進行しないことに対する不安／胎児ウエルネスに対する不安**

第2章　分娩期　2. 分娩期の異常とケア

母体の状態の把握	▌微弱陣痛を引き起こす母体の基礎疾患がないか把握する．また，微弱陣痛から起こる遷延分娩による母体疲労，産痛持続による身体的苦痛の状態を観察する．
	●母体の年齢を把握する．高齢(産科的高齢の定義は35歳以上)の場合，母体疲労を起こしやすい．
	●母体の産科合併症の有無と内容を把握する．切迫早産や妊娠高血圧症候群で長期間治療が行われていると，長期にわたる安静から筋力低下などの廃用症候群をまねき，分娩開始後の疲労につながって微弱陣痛を誘発しやすい．
	●母体の基礎疾患の有無を把握する．とくに呼吸器・循環系の合併症は，母体の基礎体力を低下させることが多く，母体疲労につながり微弱陣痛を誘発しやすい．また婦人科疾患の子宮筋腫，子宮奇形などは器質的因子となる．
	●排泄状態を観察する．膀胱・直腸の充満は子宮収縮の阻害因子となる．とくに排尿は分娩の状態によって尿意を感じる感覚が鈍る場合があるので，定期的に排尿を促すことが必要である．
	●母体の疲労の程度を把握する．客観的には，食欲減退，体温・血圧の上昇，陣痛間欠時の虚無感などが目安となる．産婦自身の疲労感の訴えも把握する．
	🔍 **共同問題：遷延分娩**
	🔍 **起こりうる看護問題：遷延分娩による母体疲労／産痛の持続による身体的苦痛／分娩が進行しないことに対する不安／胎児ウエルネスに対する不安**
胎児の状態の把握	▌微弱陣痛の要因が胎児側にないかを確認する．また，長引く分娩による陣痛のストレスは胎児も疲労させ，胎児機能不全となる場合がある．
	●微弱陣痛を引き起こす胎児要因としては，多胎，巨大児，また胎児付属物因子としての羊水過多症など，子宮の過伸展を起こすものがある．
	●胎児の回旋状態を把握する．回旋が悪く，骨盤への嵌入が悪いと分娩が遷延し，二次的に微弱陣痛を起こす．
	●分娩開始後の胎児心拍数の変化に注意する．胎児心拍数の基線細変動や一過性頻脈の減少・消失，遅発一過性徐脈の出現は胎児機能不全の徴候である．
	●胎児心拍数を観察する．とくに分娩開始後(進行期以降)は，分娩監視装置により，継続的に状態を把握する．
	●破水後は羊水の性状に注意する．羊水混濁は，胎児機能不全により，胎児が胎便を排出したことに起因することが多い．
	🔍 **共同問題：遷延分娩／胎児機能不全**
	🔍 **起こりうる看護問題：胎児ウエルネスに対する不安**
産婦・家族の心理・社会的側面の把握	▌産婦・家族の心理・社会的状況を把握して，起こりうる不安を把握する．
	●微弱陣痛に対する知識不足は，産婦・家族の治療に対するノンコンプライアンスの原因となる．
	●産婦・家族の児に対する過度の期待は，不安を増強する要因となる．
	●初産婦と経産婦では，不安の要因が異なることが多い．初産婦では，微弱陣痛により分娩が進行しないことへの不安に加えて出産という未知の体験に対する不安がある．経産婦は，過去の出産の経験と異なった状況に対する不安がある．
	🔍 **起こりうる看護問題：分娩が進行しないことに対する不安／胎児ウエルネスに対する不安**

Step1 アセスメント　Step2 看護問題の明確化　Step3 計画　Step4 実施　Step5 評価

看護問題リスト

RC：遷延分娩／胎児機能不全
#1　微弱陣痛により分娩が遷延することで産痛が持続し，身体的苦痛がある(認知−知覚パターン)
#2　微弱陣痛により分娩が遷延することで母体が疲労する(自己知覚パターン)

#3 帝王切開が選択される場合は，観血的処置に伴う感染のリスクがある（栄養–代謝パターン）
#4 産婦・家族は微弱陣痛により分娩が進行しないことや胎児ウエルネスに対する不安がある（自己知覚パターン）

看護問題の優先度の指針

- 微弱陣痛で最も問題となるのは，分娩が進行しないことである．そのために母体の身体的苦痛の持続や疲労，胎児ウエルネスの低下が二次的に起こる可能性がある．微弱陣痛の原因を把握するための検査を介助し，早期診断ができるように援助する．
- 児頭骨盤不均衡や子宮の器質的要因が原因の場合には帝王切開が選択される．手術が安全に受けられるための診療支援を行う．
- 経腟分娩が選択され，陣痛を強めるために陣痛促進薬が使用される場合は，医師の指示どおり正確に投与することと，母児のウエルネスを分娩監視装置で継続的に管理しながら安全に行うことが優先される．
- 産婦・家族には分娩が進行しないことや胎児ウエルネスへの不安が生じている．心理・社会的状況を把握して，不安の緩和に適切に介入できるように援助する．

分娩
28
微弱陣痛

Step1 アセスメント	Step2 看護問題の明確化	Step3 計画	Step4 実施	Step5 評価

共同問題	看護目標（看護成果）
RC：遷延分娩	〈長期目標〉早期発見・早期介入することで，母児ともに安全に分娩できる 〈短期目標〉1）陣痛を促進する．2）異常時は，母児の生命危機を回避できるように早期介入する

看護計画	介入のポイントと根拠
OP 経過観察項目 ● 微弱陣痛の原因：器質的・機能的要因を具体的に把握する ● 分娩の進行状態：分娩の遷延の程度を把握する ・陣痛発作の強さ，持続時間，間欠時間：変化と状態を把握する ・内診所見：子宮口開大度，子宮頸管の展退度，先進部の下降度を把握する ・分娩開始からの経過時間：把握する	➡ **根拠** 原因によって選択する治療支援やケアの方針が変わる．器質的要因では，帝王切開が選択されることが多いが，機能的要因では，薬物による陣痛の促進が行われる ➡ **根拠** 分娩進行に伴う異常の程度を把握する ➡ **根拠** 分娩には各期に合った，陣痛発作の強さ，持続時間，間欠時間がある．分娩各期に合った陣痛かどうかを把握する（分娩各期と陣痛発作，間欠時間の関係性は「24 分娩の正常経過」参照）．分娩各期の陣痛発作よりも陣痛が弱い（微弱陣痛）と，分娩遷延の原因となる ➡ **根拠** 微弱陣痛で分娩が遷延すると内診所見に変化がみられない ➡ **根拠** 分娩各期の正常範囲から時間的に著しく逸脱している場合は，遷延分娩と診断される．分娩時間についての目安は p.409 の表 24-3 を参照（ただしこの時間は頭位によるものであることに注意する）
TP 看護治療項目 ● 検査を介助する ● 陣痛促進が行われる場合は診療を支援する	➡ 準備と関係各所との連絡調整を行って，迅速に検査が行われるようにする **根拠** 迅速な検査の実施により産婦の身体的負担を軽減する ➡ 陣痛を促進する場合は，医師の指示による陣痛促進薬の正確な投与を行う **根拠** 陣痛促進薬は，

505

第2章　分娩期　　2. 分娩期の異常とケア

	陣痛の強さ，持続時間，間欠時間を分娩監視装置で管理しながら行う．薬物は微量管理が行われるため，必ず輸液ポンプを使用して行う．また，陣痛促進薬の多剤併用は，子宮破裂の原因となるので禁忌である
●帝王切開が行われる場合には，その準備・介助を行う	➡迅速に行う　根拠 緊急性を伴う場合が多いので，医師の指示を正確かつ迅速に行い，帝王切開を産婦が安全に受けられるために産婦の準備と関係各所（手術室，検査室，放射線科など）との連携を円滑に行う

EP 患者教育項目

●産婦・家族に検査を説明する	➡目的，方法について説明する　根拠 検査について説明し，不要な不安をもたないように援助する
●産婦・家族に遷延分娩について説明する	➡専門用語を使用せず，わかりやすい言葉で説明する　根拠 遷延分娩の正しい知識を得ることで，不要な不安をもたない
●産婦・家族に分娩の進行状態について適宜説明する	➡内診所見や陣痛の状態を説明し，分娩進行に対する正しい情報を提供する　根拠 分娩の進行状況を正しくタイムリーに把握することで，不要な不安をもたない．また，情報を得ることで，産婦・家族が緊急時の対応に協力・参加できる

共同問題	看護目標（看護成果）
RC：胎児機能不全	〈長期目標〉胎児機能不全を起こさず，良好な状態で娩出できる 〈短期目標〉1)異常を早期発見する．2)緊急帝王切開を迅速に行う．3)検査・治療の必要性を説明し，産婦・家族の協力を得る

看護計画	介入のポイントと根拠

OP 経過観察項目

●胎児の心拍数：心拍数の変化をみる	➡胎児心拍数の基線細変動，一過性頻脈の減少・消失，遅発一過性徐脈の出現に注意する　根拠 これらの出現は，胎児機能不全の徴候である．微弱陣痛による遷延分娩は，母体疲労のみならず胎児疲労も引き起こすため，胎児心拍数が悪化する場合がある
●陣痛，胎児心拍数の関係性：陣痛発作と心拍数の関係性を把握する	➡陣痛発作と胎児心拍数の観察は，分娩監視装置を装着して継続的に行う　根拠 胎児機能不全の状態を把握するには，胎児心拍数の聴取だけでなく，陣痛発作との関係性を観察することが重要である．陣痛発作に遅れて発生する遅発性徐脈は，胎盤の血流が不良で胎児機能不全状態が進行していることを示す
●羊水の性状：破水した場合の羊水の性状を把握する	➡根拠 羊水の混濁は，胎児機能不全の客観的指標となる

TP 看護治療項目

●胎児を娩出させるための処置を介助する	➡急速遂娩を迅速に行う．なお，分娩第1期は帝王切開，分娩第2期は帝王切開のほか児頭の下降

● 医師の指示による薬物を投与する場合は，指示量を正確に投与する

● 陣痛促進薬を中止する際は，迅速に行う

度によって吸引・鉗子分娩やクリステレル胎児圧出法が選択される場合もある　**根拠**胎児循環不全，低酸素状態を回復させるには，母体外に胎児を娩出させ，直接蘇生を行う必要がある
➡胎児機能不全による胎児のアシドーシス改善のため，母体に炭酸水素ナトリウム（メイロン）が投与されることがある
➡微弱陣痛で陣痛促進薬が投与されている場合は即刻中止する　**根拠**陣痛促進薬による陣痛の促進は，胎児機能不全を悪化させる

EP 患者教育項目
● 処置や検査を説明することで不安を緩和する

● 家族に産婦の状態や行われる検査・処置について説明し，不安を緩和する

● 産婦・家族に胎児の状態を説明する

➡産婦・家族の理解の程度を把握しながら行う**根拠**行われる検査・処置を理解することで，不要な不安が除去される．また安心は，産婦の治療への参加を促進する
➡家族の理解の程度を把握しながら行う　**根拠**産婦と同様に家族の不安も強い．不安の緩和を図ることで，治療が迅速に行われるよう協力できる
➡具体的にわかりやすく説明する　**根拠**胎児の状態を正確に知ることで処置の緊急性を理解し，治療に協力できる

1 看護問題	**看護診断**	**看護目標（看護成果）**
#1 微弱陣痛により分娩が遷延することで産痛が持続し，身体的苦痛がある	**急性疼痛** **関連因子**：生物学的損傷要因，身体損傷要因 **診断指標** □生理学的反応の変化 □標準疼痛スケールによる痛みの程度の自己報告 □標準疼痛ツールによる痛みの性質の自己報告 □痛みの顔貌 □痛みを和らげる体位調整 □防御行動	〈**長期目標**〉産痛が緩和する 〈**短期目標**〉1）産痛緩和の援助が受けられる．2）産痛による身体的苦痛を正しく伝えることができる

看護計画	**介入のポイントと根拠**
OP 経過観察項目 ● 産痛の部位と程度：下腹部痛，腰痛の部位と程度を把握する ● 産婦の表情・言動：産婦の苦悶表情や産痛を訴える状況を把握する **TP 看護治療項目** ● 産痛の緩和を援助する ・呼吸法について	➡**根拠**介入方法を選択する目安となる．また産痛部位の変化を把握することにより，分娩の進行状態の指標となる ➡**根拠**疼痛の閾値は個人差がある．表情や言動の観察により，産婦の苦痛の程度を把握する ➡産痛の緩和は，呼吸法指導，マッサージ，指圧，温罨法，アロマセラピーなどにより行われる．産婦の希望に合わせて行う　**根拠**産婦の希望に沿うことで，産痛緩和が効果的に行われる ➡陣痛発作の時期に合わせた呼吸法を指導する

分娩

28

微弱陣痛

第 2 章　分娩期　　2. 分娩期の異常とケア

・マッサージ，指圧について	**根拠** 効果的な呼吸は，子宮筋に十分な酸素を供給し，酸素化の低下による筋肉痛を防止する ⮕産婦の好む部位のマッサージ，指圧を行う **根拠** 筋肉の血行を促進し，産痛が緩和する．血行が悪くなり，子宮に瘀血（おけつ）がたまる（子宮が充血する）と産痛が増強する．瘀血とは，東洋医学における血流障害を表現する言葉である．産科では，東洋医学が取り入れられることが多く，瘀血という概念もよく用いられる
・温罨法について	⮕ **根拠** マッサージ，指圧同様に血行の促進を図り，産痛を緩和する
・アロマセラピー	⮕ **根拠** 芳香による不安の緩和は，子宮筋の緊張を和らげ，産痛の緩和につながる．産婦の好むアロマを使用する．よく用いられるものとして，ラベンダー，レモン，レモングラスなどがあり，リフレッシュ，リラックス効果があるとされている
●産婦が過ごしやすい環境を整える	⮕環境温度，湿度，音，光などを産婦の好みに合わせる　**根拠** 陣痛間欠時に休息がとりやすくなる
EP 患者教育項目	
●産痛の状態を正しく伝えられるように指導する	⮕表現方法を具体時に指導する　**根拠** どこがつらくて，どのように援助してほしいかを具体的に相手に伝えることで，産痛緩和の援助を適切に受けられる

❷ 看護問題　　看護診断　　看護目標（看護成果）

看護問題	看護診断	看護目標（看護成果）
#2 微弱陣痛により分娩が遷延することで**母体が疲労**する	**消耗性疲労** **関連因子**：不安，身体活動・運動の増加，生理的状態（妊娠），睡眠剥奪 **診断指標** □集中力の変化 □眠気 □通常の身体機能を維持できない □身体症状の増加 □休憩の要求の増加 □疲労感	〈長期目標〉母体疲労が緩和する 〈短期目標〉1）遷延分娩を早期診断する．2）母体疲労に対する緩和援助が受けられる．3）疲労の状態を正確に伝えることができる

看護計画　　介入のポイントと根拠

看護計画	介入のポイントと根拠
OP 経過観察項目	
●母体疲労を増強する因子：母体側の因子や基礎疾患の有無と内容を把握する	⮕ **根拠** 因子を把握することで，適切な介入ができる．母体が高齢であったり，産科合併症で長期間の治療を受け身体機能が低下していたり，また，呼吸器・循環器系の疾患があると，微弱陣痛が予測される．予測して観察することは，異常の早期発見・早期介入につながる
●分娩開始からの時間経過：分娩開始からの経過時間が正常範囲を逸脱して長時間となっていないか（遷延分娩の有無と程度）を評価する	⮕ **根拠** 分娩時間の長期化は，疲労の程度を強める
●母体疲労の程度の把握：産婦の疲労の客観的・	⮕客観的な指標には，食欲の減退，口腔の乾燥，

主観的程度を把握する	陣痛間欠期の虚無感，微弱陣痛などがある．主観的なものには疲労感の訴えがある 根拠 母体の疲労の程度を把握することで，緩和を図るための適切な介入ができる

TP 看護治療項目

● 疲労を緩和する援助を行う

➡産痛緩和と同様の援助を行う 根拠 産痛緩和は疲労緩和につながる．具体的方法は「看護問題#1」を参照する

● 間欠期の休息がとりやすくなるように，環境の調整を図る

➡産婦の好む温度，光，音などに調整する 根拠 間欠期にできるだけ休息をとり，疲労の蓄積を防ぐ

● 産婦の食べやすい食事や水分を用意し，少しずつでも摂取するように促す

➡産婦の好みに合わせて用意する．家族に用意を依頼することもある 根拠 エネルギー，水分を供給し，疲労，消耗の軽減を図る．ただし，帝王切開が予定されている場合には，禁飲食となるので注意する

EP 患者教育項目

● 疲労の程度を伝えるよう指導する

➡具体的にわかりやすく伝えることができるようにアドバイスする 根拠 疲労感を正確に伝えることで，適切な介入を受けることができる

分娩

28

微弱陣痛

---

3 看護問題	**看護診断**	**看護目標（看護成果）**
#3 帝王切開が選択される場合は，観血的処置に伴う感染のリスクがある	**感染リスク状態** **危険因子**：観血的処置	〈長期目標〉感染が起こらない 〈短期目標〉1)無菌的処置を受けられる．2)感染予防のための手術後の服薬行動が守れる．3)感染徴候の報告ができる

看護計画	**介入のポイントと根拠**

OP 経過観察項目（手術後）

● 体温：変化をみる

➡根拠 発熱は感染の徴候である．手術直後は，手術時の出血の吸収や脱水などによって軽度の発熱をみることがあるが，一度解熱した体温が再び上昇する場合は，感染が強く疑われる

● 感染指標：検査値の変化をみる

➡根拠 白血球数や CRP 値は感染で変化する（感染で白血球増加，CRP 上昇）

● 下腹部痛，腰痛：痛みの部位，程度の変化をみる

➡根拠 子宮内感染が発症すると下腹部痛，腰痛の増強がみられることが多い

TP 看護治療項目

● 手術に伴う処置が無菌的に行われるように介助する

➡無菌操作を遵守する 根拠 帝王切開の手術操作は，病原菌曝露の最大の機会となるので，無菌的に行うことが重要である

● 抗菌薬を静脈内投与する場合は，医師の指示どおり正確に行う

➡注入速度と指示量を守る 根拠 血中濃度が保たれないと感染予防効果が低くなる．また，注入開始直後からしばらくはアレルギー反応の有無を確認するため，ゆっくりと注入し，5 分間は産婦のそばを離れない

第2章　分娩期　2. 分娩期の異常とケア

EP 患者教育項目	
●手術後に抗菌薬の服薬指導を行う	➡服薬の必要性とその具体的方法について説明する　根拠正確に服薬しないと感染の予防効果が低くなる
●感染徴候について説明する	➡感染症の具体的な自覚症状について説明する　根拠異常時の報告を適切に行うことで，感染症治療を早期に受けられる

4 看護問題	看護診断	看護目標（看護成果）
#4 産婦・家族は微弱陣痛により分娩が進行しないことや胎児ウエルネスに対する不安がある	**不安** **関連因子**：満たされていないニーズ，状況的危機，現状への脅威 **診断指標** □苦悩 □心配する □不確かさ	〈長期目標〉不安が緩和される 〈短期目標〉1)不安の内容を表現できる. 2)微弱陣痛の正しい知識を得ることができる. 3)帝王切開について正しい知識を得ることができる

看護計画	介入のポイントと根拠
OP 経過観察項目	
●不安の内容：具体的な内容と変化を知る	➡根拠不安の内容に適した介入をする
TP 看護治療項目	
●分娩の進行状況や胎児ウエルネスの状態の情報を提供する	➡産婦・家族が理解できるようにわかりやすく説明する　根拠おかれている状況を正しく理解することで不要な不安をもたない
●帝王切開や行われる処置について説明する	➡産婦が理解しやすいようにわかりやすい言葉で説明する　根拠行われる処置の説明を受けることで，不要な不安をもたず，処置に協力できる
●不安が表現しやすいよう環境を整える	➡プライバシーに配慮した環境を調整する　根拠プライバシーが守られることで，さまざまな不安を表現しやすくなる
EP 患者教育項目	
●不安の内容を産婦が表現できるように指導する	➡表現方法を指導する　根拠不安を的確に伝えることで，適切な対処行動が起こせる

Step**1** アセスメント Step**2** 看護問題の明確化 Step**3** 計画 Step**4** 実施 Step**5** 評価

病期・病態・重症度に応じたケアのポイント

●微弱陣痛の原因を把握する. その原因が器質的問題である場合には，選択的に帝王切開が行われることが多い. 機能的問題の場合には，陣痛促進薬の投与によって陣痛を強くする. ただし，陣痛促進薬の投与は，児頭骨盤不均衡（CPD）がないことをX線骨盤計測（マルチウス法，グートマン法）によって評価してから実施する. 陣痛促進薬が使用される場合は，分娩監視モニタを継続的に装着し，母子の状態を管理しながら投与する. これらの検査・処置に対する援助を行う.

●微弱陣痛による分娩の遷延によって，産痛の持続による苦痛や疲労が産婦には起こっている. その援助を行う. また，長時間の陣痛によるストレスにより胎児機能不全が起こる場合もある. 異常の早期発見と早期介入を行う.

●分娩第2期における微弱陣痛で，吸引分娩，鉗子分娩が行われる場合には診療の援助を行う.

●産婦・家族に分娩が進行しないことに対する不安が生じており，その緩和を支援する.

看護活動（看護介入）のポイント

診察・治療の介助
- 微弱陣痛の要因を把握する検査が行われる場合は，その介助を行う．
- 帝王切開が行われる場合は，その準備と診療支援を行う．
- 医師の指示により分娩誘発が行われる場合は，陣痛促進薬を医師の指示どおりに正確に投与する．
- 分娩の進行状態，胎児心拍数の状態を継続的に観察（分娩監視装置の装着）する．

産痛・疲労緩和への援助
- 呼吸法の指導，マッサージ，指圧，温罨法，アロマセラピーなどを行う．
- 食事・水分の摂取が行えるように援助する（ただし，帝王切開の可能性がある場合は，禁飲食となるので注意する）．
- 陣痛間欠時に休息がとりやすくなるように室温，音，光などの環境を調整する．

産婦・家族の心理・社会的問題への援助
- 薬物による陣痛促進が行われる場合は，分娩の進行状況，胎児ウエルネスについて情報提供を行い，不安の緩和を図る．
- 帝王切開が選択された場合は，手術に対する不安の緩和を図る．
- 遷延分娩，胎児機能不全に対する産婦・家族の不安の緩和を図る．

退院指導・療養指導

- 退院後の生活指導は正期産に準じて行う．
- 受診の必要な症状を説明し，異常時はすぐ受診するように指導する．
- とくに問題がなくても，退院1か月後の健診を受けるように指導する．

| Step1 アセスメント | Step2 看護問題の明確化 | Step3 計画 | Step4 実施 | Step5 評価 |

評価のポイント

看護目標に対する達成度
- 微弱陣痛の早期診断が受けられ，適切な分娩方式の選択ができたか．
- 胎児機能不全が起こらなかったか．
- 陣痛促進を安全に行うことができたか．
- 異常時は，早期介入ができたか．
- 感染が起こらなかったか．
- 産婦・家族の，帝王切開，微弱陣痛，遷延分娩，胎児機能不全などに対する不安が緩和されたか．
- 産婦の不安やストレスが緩和し，安寧な心理状態を保てたか．
- 家族の不安やストレスが緩和し，介護者役割が果たせたか．

分娩

28

微弱陣痛

511

第2章 分娩期　2. 分娩期の異常とケア

微弱陣痛における産婦の病態関連図と看護問題

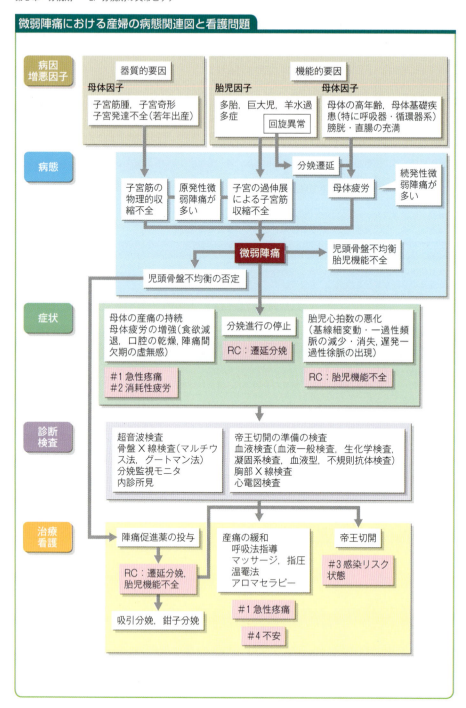

29 遷延分娩

吉冨 恵子

目でみる疾患

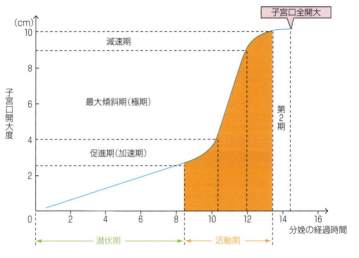

■図 29-1　フリードマン子宮口開大曲線

病態生理

> なかなか児の娩出に至らない分娩で，初産婦では分娩開始から 30 時間以上，経産婦では 15 時間以上と定義される．

- 分娩の三要素である娩出力，産道，娩出物(胎児)のいずれかあるいは複数の異常がみられた場合に分娩が遷延する．
- 分娩の進行は，内診によって子宮口開大度，児頭下降度を評価し，これらの時間的推移を図式化したパルトグラムを利用するのが最も一般的でわかりやすい．
- 分娩進行の評価にはフリードマン Friedman の子宮口開大曲線が用いられる(図 29-1)．

病因・増悪因子

- 娩出力の異常：微弱陣痛．
- 産道の異常：高齢初産，子宮奇形，子宮頸管の線維化・熟化不全，狭骨盤による児頭骨盤不均衡 (CPD)，扁平骨盤．
- 娩出物の異常：回旋異常，胎位・胎勢異常，多胎，巨大児．
- その他：鎮痛薬の過量投与，疲労．

症状

- 分娩が開始したにもかかわらず，適正な分娩進行がみられない．

診断・検査値

- 日本産科婦人科学会では，「子宮口開大が 3〜4 cm 以上となった時点以降の 1 時間あたりの子宮口開大速度が 1.0 cm 未満の場合」を遷延分娩の懸念とし，初産婦では 30 時間，経産婦では 15 時間以上

第2章 分娩期／2. 分娩期の異常とケア

■表 29-1 分娩期の分類

	定義	平均	遷延
潜伏期	陣痛開始から子宮頸管の急激な開大に移行するまでの時間	初産婦 8～9 時間 経産婦 5～6 時間	初産婦 20 時間以上 経産婦 14 時間以上
活動期 促進期 （加速期） 最大傾斜期 （極期） 減速期	子宮口の開大速度が最も速い時期 最大傾斜期： 子宮口 3～3.5 cm 開大時が極期の開始	初産婦 4～5 時間 経産婦 2～3 時間 開大速度： 初産婦 1.2 cm/時以上 経産婦 1.5 cm/時以上	平均速度以下の場合は活動期遷延
分娩第 2 期	子宮口全開大後より児娩出までの時間	初産婦 1～2 時間 経産婦 30 分～1 時間	初産婦で最長 2 時間，経産婦で最長 1 時間を目安にし，それ以上は分娩第 2 期遷延

経過しても分娩に至らない場合」を遷延分娩としている．
- 分娩停止：子宮口開大ならびに児頭下降いずれにも 2 時間以上進行が認められない場合をいう．

合併しやすい症状

- 分娩第 1 期遷延：①母体の疲労をもたらし，それが②続発性微弱陣痛をさらに引き起こす．③破水例においては子宮内感染の原因となるため，感染徴候に注意が必要である．胎児の健康状態に問題がなければ，病的意義は少ない．
- 分娩第 2 期遷延：児頭の圧迫や低酸素状態を助長する可能性が高く，胎児機能不全の頻度が増加する．しかし，よく管理された症例での分娩第 2 期遷延と児予後の関連については否定的な報告もある．

治療法

- 治療方針
- 分娩の進行には産婦の精神的・身体的な要素がおおいに関与してくるため，遷延分娩の原因となる精神的・身体的な要素の除去は必須である．これをふまえ，各原因に対しての対応が必要となってくる．
- 既破水，38℃ 以上の発熱など，感染が懸念される遷延分娩では抗菌薬を投与し，必要に応じて児の早期娩出を図る．

遷延分娩の病期・病態・重症度別にみた治療フローチャート

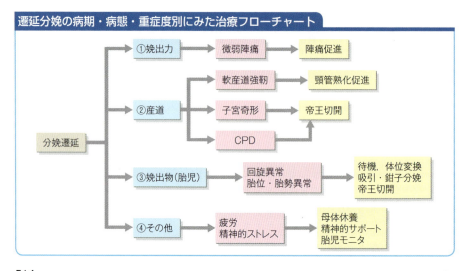

遷延分娩の看護

永澤　規子

看護過程のフローチャート

観察項目（OP）	看護問題（看護診断）	看護目標（看護成果）	看護活動（看護介入）

分娩

29

遷延分娩

観察項目（OP）

病因
- 娩出力
  - 微弱陣痛
- 胎児
  - 回旋異常，胎位・胎勢の異常
  - 巨大児
  - 多胎
- 産道
  - 狭骨盤，骨盤変形
  - 軟産道強靭

身体的問題
- 症状
  - 分娩の進行状態
  - 陣痛発作の強さと間欠状態
  - 内診所見
  - 分娩経過時間
  - 母体の状態
  - 産痛の程度，疲労の程度
  - バイタルサイン
  - 排泄状態（膀胱・直腸の充満の有無と程度）
  - 胎児の状態
  - 胎児の推定体重，胎児心拍数
- 検査所見
  - 分娩監視モニタ
  - X線骨盤計測
  - 超音波検査

心理・社会的問題
分娩が進行しないことに対する産婦・家族の不安
陣痛促進薬が使用されることに対する産婦・家族の不安
帝王切開が選択される場合，産婦・家族の手術に対する不安
産婦・家族の胎児ウエルネスに対する不安

看護問題（看護診断）

#病態が悪化する

RC：分娩停止

RC：胎児機能不全

#帝王切開が選択される場合は，観血的処置による感染のリスクがある

#分娩が遷延することにより，産痛が持続し身体的苦痛がある

#分娩が遷延することにより，母体が疲労する

#陣痛促進薬の使用に対する不安がある

#産婦・家族は遷延分娩により分娩が進行しないことや胎児ウエルネスに対する不安がある

看護目標（看護成果）

陣痛促進薬が適切に投与され，分娩が進行し，胎児娩出が安全に行われる

胎児機能不全が起こらない

帝王切開が選択される場合には，手術を安全に受けられる

感染が起こらない

産痛が緩和できる

母体疲労が緩和できる

陣痛促進薬の使用に対する不安が緩和する

遷延分娩に対する不安が緩和する

帝王切開に対する不安が緩和する

胎児ウエルネスに対する不安が緩和する

看護活動（看護介入）

OP 経過観察項目
分娩の進行状態
母体の状態
胎児の状態
検査所見：分娩監視モニタ，超音波検査
産婦・家族の不安

TP 看護治療項目
遷延分娩の早期診断のための観察

胎児機能不全の早期発見

胎児機能不全に対する急速遂娩への援助

感染予防への援助

産痛緩和への援助

母体疲労緩和への援助

産婦・家族の不安緩和への援助

EP 患者教育項目
遷延分娩の病態についての説明

分娩の進行状況に対する説明

陣痛促進薬の使用や帝王切開が選択される場合の適応に関する説明

胎児ウエルネス状態についての説明

第 2 章　分娩期　　2. 分娩期の異常とケア

基本的な考え方

- ●遷延分娩の原因を把握する．遷延分娩の原因は分娩の三要素のいずれかに問題があると考えられる．問題に応じて診療方針が変更される．診療方針を支援するためのケアを行う．
- ●遷延分娩により陣痛のストレスが長時間続くと，胎児のストレスも継続し，胎児機能不全が起こるリスクが高まる．胎児心拍数や破水後の羊水混濁状態などを観察し，胎児機能不全を早期発見できるよう援助する．
- ●分娩を促進するために陣痛促進薬を使用する場合は，分娩監視装置で陣痛と胎児の状態を継続的に観察しながら，医師の指示どおりに正確に行う．また，帝王切開が選択される場合は，その準備と診療支援を迅速に行う．
- ●分娩が進行しないことや，胎児ウエルネスに対する産婦・家族の不安も強まる．心理・社会的状況を把握し，不安の緩和を図ることも求められる．

Step1 アセスメント	Step2 看護問題の明確化	Step3 計画	Step4 実施	Step5 評価

情報収集	アセスメントの視点と根拠・起こりうる看護問題
全身状態の把握	**遷延分娩の原因と状態を把握し，遷延分娩が母児の全身状態に及ぼしている影響について観察する．分娩が進行せず陣痛が継続していることは，母児の疲労につながり，双方のウエルネス低下を引き起こす．さらに，分娩が進行しないことに対する産婦・家族の不安や焦燥感が強まる．** ●遷延分娩は，分娩の三要素〔娩出力，産道，娩出物(胎児，胎児付属物)〕のいずれかに問題があるか，あるいはそれらの相互作用によって起こる． ●妊娠期に遷延分娩を予測させる要因が診断されている場合もあるので，情報を把握する． ※全身状態の具体的な内容については，以後の項目に詳細を記載． 🔍 **共同問題：分娩停止／胎児機能不全** 🔍 **起こりうる看護問題：産痛が持続することによる身体的苦痛／母体疲労／胎児ウエルネスに対する不安／分娩が進行しないことに対する不安，焦燥感**
分娩の進行状態の把握	**陣痛開始からの時間的経過を把握する．通常，分娩が開始して初産婦で 30 時間，経産婦で 15 時間以上経過しても児の娩出に至らない場合を遷延分娩という．また，遷延分娩が生じた分娩時期についても把握する．時期により原因を推察できる場合がある．** ●陣痛開始からの時間的経過を把握する．これにより遷延分娩の診断がされる． ●内診所見を把握する．有効な陣痛が存在するにもかかわらず分娩が進まない場合は，産道や娩出物(胎児，胎児付属物)での異常の存在を意味する． ●遷延分娩がどの時期に生じているかを把握する．分娩時期により介入方法が異なる． 🔍 **共同問題：分娩停止／胎児機能不全** 🔍 **起こりうる看護問題：産痛が持続することによる身体的苦痛／母体疲労／胎児ウエルネスに対する不安／分娩が進行しないことに対する不安，焦燥感**
母体の状態の把握	**遷延分娩を引き起こす病態が母体に存在しないか把握する．母体側の因子や合併症の有無と内容について情報収集する．また，長引く陣痛による母体疲労の状態も観察する．** ●母体の年齢を把握する．産科的には 35 歳以上を高齢と定義している．特に 35 歳以上の初産婦では，軟産道強靭(子宮口開大の遅延)が発生しやすい． ●骨盤の状態を把握する．骨盤外計測によってある程度は把握できるが，正確に把握するには，X 線骨盤計測(マルチウス法，グートマン法)が行われる．また X 線検査により骨盤の変形も把握できる． ●母体の産科的疾患の存在を把握する．切迫早産や妊娠高血圧症候群で長期安静を強

516

いられていた場合には，基礎体力の低下により，母体が疲労しやすく，微弱陣痛から遷延分娩へとつながりやすい．

● 母体の基礎疾患の有無と内容・程度を把握する．とくに呼吸器・循環器系疾患は，母体の基礎体力を低下させていることが多く，そのため母体は疲労しやすく，微弱陣痛から遷延分娩へとつながりやすい．

● 子宮筋腫，子宮奇形(双角子宮など)，子宮発育不全などの有無を把握する．妊娠期に診断されるこれらの病態の存在は，子宮筋の収縮不良につながる場合がある．

● 膀胱・直腸の充満の有無を把握する．膀胱・直腸が充満していると，胎児の下降や軟産道の伸展を阻害し，分娩が遷延する場合がある．とくに分娩が進行していると産婦は尿意を感じづらくなる場合があるので，定期的に排尿を促す必要がある．

● 分娩が遷延している母体の疲労の程度を把握する．客観的指標に，食欲の減退，口腔の乾燥，陣痛間欠期の虚無感，陣痛微弱などがある．また産婦の疲労の訴えも強くなる．

● バイタルサインを観察する．母体疲労があると体温や血圧の上昇が起こる．

🔍 **共同問題：分娩停止／胎児機能不全**

🔍 **起こりうる看護問題：産痛が持続することによる身体的苦痛／母体疲労／胎児ウエルネスに対する不安／分娩が進行しないことに対する不安，焦燥感**

胎児の状態の把握	遷延分娩を引き起こす病態が胎児に存在しないかを把握する．巨大児や多胎は，妊娠期に医師の行う超音波検査で把握できる．多胎では帝王切開が選択されることが多いが，巨大児は，母体の骨盤の状態と相互評価しながら，児頭骨盤不均衡が診断されなければ経腟分娩となる．

● 胎児の回旋，胎位，胎勢の異常がないか把握する．それらの情報は，内診，超音波検査，X線骨盤計測などで得ることができる．

● 後方後頭位や高在縦定位，低在横定位などの回旋異常は，分娩を遷延させる．

● 骨盤位は先進部の骨盤内嵌入がしにくいので遷延分娩とつながる場合がある．ただし，骨盤位は妊娠期に診断されているので，骨盤位の試験分娩では，遷延分娩の原因が特定しやすい．

● 反屈位は，骨盤内嵌入がしにくいので，遷延分娩となりやすい．

● 胎児機能不全の徴候を把握する．胎児機能不全の徴候は，胎児心拍数の変化で把握できる．基線細変動・一過性頻脈の減少・消失や遅発一過性徐脈の出現は，胎児機能不全の徴候である．

● 破水している場合は羊水の性状を把握する．羊水混濁は胎児機能不全の存在を推測させる．

🔍 **共同問題：胎児機能不全**

🔍 **起こりうる看護問題：胎児ウエルネスに対する不安**

産婦・家族の心理・社会的側面の把握	産婦・家族の心理・社会的状況を把握して，起こりうる不安を把握する．

● 遷延分娩に対する知識不足は，産婦・家族の治療に対するノンコンプライアンスの原因となる．

● 産婦・家族の児に対する過度の期待は，不安を増強させる要因となる．

● 初産婦と経産婦では，不安の要因が異なることが多い．初産婦では，遷延分娩により分娩が進行しないことへの不安に加えて出産という未知の体験に対する不安がある．経産婦は，過去の出産の経験と異なった状況に対する不安がある．

🔍 **起こりうる看護問題：分娩が進行しないことに対する不安／胎児ウエルネスに対する不安**

分娩

29
遷延分娩

517

第2章　分娩期　　2. 分娩期の異常とケア

| Step1 アセスメント | Step2 看護問題の明確化 | Step3 計画 | Step4 実施 | Step5 評価 |

看護問題リスト

RC：分娩停止／胎児機能不全
#1　分娩が遷延することにより，産痛が持続し身体的苦痛がある（認知-知覚パターン）
#2　分娩が遷延することにより，母体が疲労する（自己知覚パターン）
#3　帝王切開が選択される場合は，観血的処置による感染のリスクがある（栄養-代謝パターン）
#4　産婦・家族は遷延分娩により分娩が進行しないことや胎児ウエルネスに対する不安がある（自己知覚パターン）

看護問題の優先度の指針

● 遷延分娩の原因を把握する．原因によって治療方針が決まり，看護ケアの優先度も変更される．分娩の三要素のどの部分に問題があるのかを正確に把握する．また，長引く陣痛による産痛は身体的苦痛の継続や母体疲労も起こすため，緩和できるよう援助する．帝王切開が選択される場合は，産婦の準備と診療支援をする．陣痛促進薬を使用して陣痛を強める場合は，医師の指示どおり正確に投与する．胎児機能不全のリスクが高まるので，早期発見・早期介入に努める．分娩が進行しないことに対する産婦・家族の不安も強まるため，心理・社会的状況を把握し，緩和に向けた援助を行う．

| Step1 アセスメント | Step2 看護問題の明確化 | Step3 計画 | Step4 実施 | Step5 評価 |

共同問題

RC：分娩停止

看護目標（看護成果）

〈長期目標〉早期発見・早期介入することで，母児ともに安全に分娩ができる
〈短期目標〉1）陣痛を促進する．2）異常時は，母児の生命危機を回避できるように早期介入する

看護計画

OP 経過観察項目

● 遷延分娩の原因：以下に示す分娩の三要素の視点から原因を把握する
・娩出力：子宮筋の機能的問題と器質的問題を把握する

・産道（骨産道，軟産道）：異常の有無を把握する

・娩出物（胎児および付属物）：異常の有無を把握する

● 分娩の進行状態：遷延分娩の程度を把握する
・陣痛発作の強さ，陣痛持続時間・間欠時間：変化と状態を把握する

介入のポイントと根拠

● 根拠 原因によって選択される治療やケアの方針が変わる
● 娩出力が弱いと遷延分娩につながる．娩出力を弱めるものとして，機能的問題には，母体疲労や子宮の過伸展（胎児および胎児付属物による）がある．母体疲労は，基礎疾患や産科合併症の有無，程度，年齢などに関連する．器質的問題には，子宮筋腫，子宮奇形，若年での子宮発育不全がある
● 産道に異常があると，胎児の下降を阻害し遷延分娩につながる．骨産道の異常には，狭骨盤，骨盤の変形がある．軟産道の異常には，母体の高齢による軟産道強靱，産道内の腫瘤（子宮頸管部の筋腫，膀胱・直腸の充満など）がある
● 娩出物の異常には，巨大児，多胎，回旋異常，胎位・胎勢の異常，羊水過多症，臍帯過短，臍帯巻絡などがある．胎児が大きかったり，回旋が悪いと先進部の下降が不良で遷延分娩につながる
● 胎児および胎児付属物により子宮の過伸展が起きている場合は，娩出力を弱めて遷延分娩となる
● 根拠 分娩進行に伴う異常の程度を把握する
● 根拠 分娩開始後は，分娩各期に応じた，陣痛発作の強さ，陣痛持続時間・間欠時間がみられる．

518

	分娩各期に合った陣痛があるかを把握する（分娩各期と陣痛発作・間欠時間の関係性は「23 分娩の正常経過」参照）．分娩各期に合った陣痛発作よりも陣痛が弱い（微弱陣痛）と，遷延分娩の原因となる

・内診所見：子宮口開大度，子宮頸管の展退度，先進部の下降度を把握する

⮕ 根拠 分娩が遷延すると内診所見に変化がない

・分娩開始からの経過時間：分娩が開始してからの時間的経過を把握する

⮕ 根拠 分娩各期の時間が正常範囲から著しく逸脱している場合は，遷延分娩と診断される．分娩時間の目安は p.409 の表 24-3 を参照（ただしこの時は，頭位によるものであることに注意）

TP 看護治療項目

● 検査を介助する

⮕ 準備と関係各所との連絡調整を行い，迅速に検査が行われるようにする　根拠 迅速に検査を行うことによって，産婦の身体的負担を軽減する

● 陣痛促進が行われる場合は診療を支援する

⮕ 医師の指示による陣痛促進薬を輸液ポンプやシリンジポンプを使用して，正確に投与する　根拠 薬物の感受性は個人差が大きく，少量でも過強陣痛になるおそれがあるため少量の点滴から開始し，陣痛発作の強さ，陣痛持続時間・間欠時間を分娩監視装置で管理しながら，微量の調整が必要となる

⮕ 他の陣痛促進薬との同時併用は禁忌である　根拠 子宮破裂の原因となる

● 帝王切開が行われる場合には，その準備・介助を行う

⮕ 迅速に行う　根拠 緊急性を伴う場合が多いので，医師の指示を正確かつ迅速に行い，帝王切開を産婦が安全に受けられるための身体的準備と関係各部門（手術室，検査室，放射線科など）との連携を円滑に図る

EP 患者教育項目

● 産婦・家族に検査の目的，方法について説明する

⮕ 根拠 不要な不安をもたないようにする

● 産婦・家族に遷延分娩について説明する

⮕ 専門用語を使用せず，わかりやすい言葉で説明する　根拠 遷延分娩の正しい知識を得ることで，不要な不安をもたないようにする

● 産婦・家族に分娩の進行状態について説明する

⮕ 内診所見や陣痛の状態を説明し，分娩進行に対する正しい情報を提供する　根拠 分娩の進行状況を正しくタイムリーに把握することで，不要な不安をもたない．また情報を得ることで，産婦・家族が緊急時の対応に協力・参加できるようになる

共同問題	看護目標（看護成果）
RC：胎児機能不全	〈長期目標〉胎児機能不全を起こさせず，良好な状態で娩出できる． 〈短期目標〉1) 異常を早期発見する．2) 緊急帝王切開を迅速に行う．3) 検査・治療の必要性を説明し，協力を得る

第2章　分娩期　　2. 分娩期の異常とケア

看護計画	介入のポイントと根拠
OP 経過観察項目	
●胎児の心拍数：心拍数の変化をみる	➡基線細変動・一過性頻脈の減少・消失，遅発一過性徐脈の出現に注意する　**根拠** これらの出現は，胎児機能不全の徴候である．遷延分娩は，母体疲労のみならず，胎児疲労も引き起こすため，胎児心拍数が悪化する場合がある
●陣痛，胎児心拍数の関係性：陣痛発作と胎児心拍数の関係性を把握する	➡**根拠** 胎児機能不全の状態を把握するには，胎児心拍数の聴取だけでなく，陣痛発作との関係性を観察することが重要である．陣痛発作と胎児心拍数の観察は，分娩監視装置を装着して継続的に行われる．陣痛発作に遅れて発生する遅発性徐脈は，胎盤の血流が不良で胎児機能不全の状態が進行していることを示す
●羊水の性状：破水した場合の羊水の性状を把握する	➡**根拠** 羊水の混濁は，胎児機能不全の客観的指標となる
TP 看護治療項目	
●胎児を娩出させるための処置を介助する	➡急速遂娩を迅速に行う．なお，分娩第1期は帝王切開，分娩第2期は帝王切開のほか児頭の下降度によって吸引分娩や鉗子分娩，クリステレル胎児圧出法が選択される場合もある　**根拠** 胎児循環不全，低酸素状態を回復させるには，母体外に胎児を娩出させ，直接蘇生を行う必要がある
●医師の指示による薬物を投与する場合は，正確に行う	➡医師の指示どおりに用量・用法を遵守して正確に行う　**根拠** 胎児機能不全による胎児のアシドーシス改善のため，間接的に母体に炭酸水素ナトリウム（メイロン）が投与されることがある．その場合は，医師の指示量を正確に投与する
●陣痛促進薬の投与を迅速に中止する	➡微弱陣痛で陣痛促進薬が投与されている場合には，即刻中止する　**根拠** 陣痛促進薬による陣痛の促進は，胎児機能不全を悪化させる
EP 患者教育項目	
●処置や検査を説明することで不安を緩和する	➡産婦・家族の理解の程度を把握しながら行う　**根拠** 検査・処置を理解することで，不要な不安が除去される．また安心は，産婦の治療への参加を促進する
●家族に産婦の状態や行われる検査・処置について説明し，不安を緩和する	➡家族の理解の程度を把握しながら行う　**根拠** 産婦と同様に家族も不安が強い．不安の緩和を図ることで，治療が迅速に行われるよう協力ができる
●産婦・家族に胎児の状態を説明する	➡具体的にわかりやすく説明する　**根拠** 胎児の状態を正確に知ることで処置の緊急性を理解し，治療に協力できる

1 看護問題	看護診断	看護目標（看護成果）
#1 分娩が遷延することにより，産痛が持続し身体的苦痛がある	**急性疼痛** **関連因子**：生物学的損傷要因，身体損傷要因 **診断指標** □生理学的反応の変化	〈長期目標〉産痛が緩和する 〈短期目標〉1）産痛緩和の援助が受けられる．2）産痛による身体的苦痛を正しく伝えることができる

□標準疼痛スケールによる痛みの
　程度の自己報告
□標準疼痛ツールによる痛みの性
　質の自己報告
□痛みの顔貌
□痛みを和らげる体位調整
□防御行動

分娩
29
遷延分娩

看護計画	介入のポイントと根拠

OP 経過観察項目

● 産痛の部位と程度：下腹部痛，腰痛の部位と程度を把握する

⮕ **根拠** 介入方法を選択するとともに，産痛部位の変化を把握することにより，分娩の進行状態の指標となる

● 産婦の表情・言動：産婦の苦悶表情や産痛を訴える状況を把握する

⮕ **根拠** 疼痛の閾値は個人差がある．表情や言動を観察することにより，産婦の苦痛の程度を把握する

TP 看護治療項目

● 産痛緩和の援助を行う

⮕ 産痛の緩和は，呼吸法の指導，マッサージ，指圧，温罨法，アロマセラピーなどにより行われる．産婦の希望に合わせて行う　**根拠** 産婦の好みに応じることで，産痛緩和が効果的に行われる

・呼吸法について

⮕ 陣痛発作の時期に合わせた呼吸法を指導する．効果的な呼吸は，子宮筋に十分な酸素を供給し，酸素化の低下による筋肉痛の発生を予防する

・マッサージ，指圧について

⮕ 産婦の好む部位のマッサージ，指圧を行うことによって筋肉の血行を促進し，産痛が緩和する．血行が悪くなり，子宮に瘀血（おけつ）がたまる（子宮が充血する）と産痛が増強する．瘀血とは，東洋医学における血流障害を表現する言葉である．産科では，東洋医学が取り入れられることが多く，瘀血という概念もよく用いられる

・温罨法について

⮕ マッサージ，指圧同様に血行の促進を図り，産痛を緩和する

・アロマセラピー

⮕ 芳香による不安の緩和は，子宮筋の緊張を和らげ，産痛の緩和につながる．産婦の好むアロマを使用する．よく用いられるものとしてラベンダー，レモン，レモングラスなどがあり，リフレッシュ，リラックス効果があるとされている

● 産婦が過ごしやすい環境を整える

⮕ 環境温度，湿度，音，光などを産婦の好みに合わせる　**根拠** 陣痛間欠時に休息がとりやすくなるように環境を調整する

EP 患者教育項目

● 産痛の状態を正しく伝えられるように指導する

⮕ 表現方法を具体時に指導する　**根拠** どこがつらくて，どのように援助してほしいかを具体的に伝えることで，産痛緩和の援助を適切に受けられる

2 看護問題	看護診断	看護目標（看護成果）
#2 分娩が遷延することにより，母	消耗性疲労 関連因子：不安，身体活動・運動	〈長期目標〉母体疲労が緩和する 〈短期目標〉1）遷延分娩を早期診断する．

第2章 分娩期　2. 分娩期の異常とケア

| 体が疲労する | の増加，生理的状態(妊娠)，睡眠剥奪
診断指標
□集中力の変化
□眠気
□通常の身体機能を維持できない
□身体症状の増加
□休憩の要求の増加
□疲労感 | 2)母体疲労に対する緩和援助が受けられる.
3)疲労の状態を正確に伝えることができる |

看護計画

介入のポイントと根拠

OP 経過観察項目

● 母体疲労の増強因子：母体側の因子や基礎疾患の有無と内容を把握する

➡ 根拠 因子を把握することで，適切な介入ができる．母体が高齢であったり，産科合併症で長期治療を受け身体機能が低下していたり，また，呼吸器・循環器系の疾患があると遷延分娩が予測される．予測して観察することは，遷延分娩の早期発見・早期介入につながる

● 分娩開始からの時間経過：分娩開始からの経過時間が正常範囲を逸脱して長時間となっていないか(遷延分娩の有無と程度)を評価する

➡ 根拠 分娩時間の長期化は疲労を強める

● 母体疲労の程度の把握：産婦の疲労の客観的・主観的程度を把握する

➡ 客観的な指標としては，食欲の減退，口腔の乾燥，陣痛間欠期の虚無感，微弱陣痛などがある．主観的なものには疲労感の訴えがある　根拠 母体疲労の程度を把握し，緩和を図るための適切な介入ができるようにする

TP 看護治療項目

● 疲労を緩和する援助を行う

➡ 産痛緩和と同様の援助を行う　根拠 産痛緩和は疲労の緩和につながる．具体的方法は「看護問題 #1」を参照する

● 陣痛間欠期の休息がとりやすくなるように環境の調整を図る

➡ 産婦の好む温度，光，音などを調整する　根拠 間欠期にできるだけ休息をとり，疲労の蓄積を防ぐ

● 産婦の食べやすい食事や水分を用意し，少しずつでも摂取するように促す

➡ 産婦の好みに合わせて用意する．家族に用意を依頼することもある　根拠 エネルギー，水分を供給し，疲労・消耗の軽減を図る．ただし，帝王切開が予定されている場合は禁飲食となるので注意する

EP 患者教育項目

● 疲労の程度を伝えるよう指導する

➡ 具体的にわかりやすく伝えることができるようにアドバイスする　根拠 疲労を正確に伝えることで，適切な介入を受けることができる

3 看護問題	看護診断	看護目標(看護成果)
#3 帝王切開が選択される場合は，観血的処置による感染のリスクがある	**感染リスク状態** **危険因子**：観血的処置	〈長期目標〉感染が起こらない 〈短期目標〉1)無菌的処置を受けられる. 2)感染予防のため手術後の服薬行動が守れる. 3)感染徴候が報告できる

看護計画	介入のポイントと根拠
OP 経過観察項目（手術後） ●体温：変化をみる ●感染指標：検査値の変化をみる ●下腹部痛，腰痛：変化をみる	➡ **根拠** 発熱は感染の徴候である．手術直後は，手術時の出血の吸収や脱水などによって軽度の発熱をみることがあるが，一度解熱した体温が再び上昇する場合は，感染が強く疑われる ➡ **根拠** 白血球数や CRP 値は感染で変化する（感染で白血球増加，CRP 上昇） ➡ **根拠** 子宮内感染を発症した場合は，下腹部痛，腰痛の増強がみられることが多い
TP 看護治療項目 ●手術に伴う処置が無菌的に行われるように介助する ●抗菌薬を静脈内投与する場合は，医師の指示どおり正確に行う	➡無菌操作を遵守する **根拠** 帝王切開の手術操作は，病原菌曝露の最大の機会となるので，無菌的に行うことが重要である ➡注入速度と指示量を守る **根拠** 血中濃度が保たれないと感染の予防効果が低くなる．また，注入開始直後しばらくはアレルギー反応の有無を確認するため，ゆっくりと注入し，5 分間は産婦のそばを離れない
EP 患者教育項目 ●手術後に抗菌薬の服薬指導を行う ●感染徴候について説明する	➡服薬の必要性とその具体的方法について説明する **根拠** 正確に服薬しないと感染の予防効果が低くなる ➡感染症の自覚症状について説明する **根拠** 異常時の報告を適切に行うことで，感染症の治療を早期に受けられる

4 看護問題	看護診断	看護目標（看護成果）
#4 産婦・家族は遷延分娩により分娩が進行しないことや胎児ウエルネスに対する不安がある	**不安** **関連因子**：満たされていないニーズ，状況的危機，現状への脅威 **診断指標** □苦悩 □心配する □不確かさ	〈長期目標〉不安が緩和される 〈短期目標〉1)不安の内容を表現できる．2)遷延分娩の正しい知識を得ることができる．3)帝王切開について正しい知識を得ることができる

看護計画	介入のポイントと根拠
OP 経過観察項目 ●不安の内容：具体的な内容と変化を知る	➡ **根拠** 不安の内容に適した介入をする
TP 看護治療項目 ●分娩の進行状況や胎児ウエルネスの状態の情報を提供する ●帝王切開や行われる処置について説明する ●不安が表現しやすいよう環境を整える	➡産婦・家族が理解できるようにわかりやすく説明する **根拠** おかれている状況を正しく把握することで不要な不安をもたない ➡産婦が理解しやすいように，わかりやすい言葉で説明する **根拠** 行われる処置の説明を受けることで，不要な不安をもたず，処置に協力できる ➡プライバシーに配慮した環境を調整する **根拠** プライバシーが守られることで，さまざまな不安

分娩

29

遷延分娩

第2章　分娩期　　2. 分娩期の異常とケア

	を表現しやすい
EP 患者教育項目 ●不安の内容を表現できるように指導する	➡表現方法を指導する　根拠 不安を正しく伝えることで，適切な対処行動が起こせる

Step1 アセスメント　Step2 看護問題の明確化　Step3 計画　Step4 実施　Step5 評価

病期・病態・重症度に応じたケアのポイント

●遷延分娩とは，分娩が開始して初産婦で30時間，経産婦で15時間以上経過しても児の娩出に至らない状態をいう．その原因には，分娩の三要素である娩出力，産道，娩出物（胎児，胎児付属物）のいずれかに，あるいは相互に問題があって分娩が進行しないと考えられる．分娩開始以前から問題点が把握できている場合は，選択的に帝王切開が行われる．その場合は，手術が安全に行われるように産婦の準備と診療支援を行う．分娩開始後に問題点が明らかになった場合は，その原因に応じた診療方針が立てられる．看護ケアは診療が円滑に進むように実施する．
●長引く分娩により生じた産婦の身体的苦痛，疲労を緩和するための援助を行う．
●分娩が進行しないことに対する産婦・家族の不安も強いので，心理・社会的状況を把握し，緩和できるよう援助する．

看護活動（看護介入）のポイント

診察・治療の介助
●遷延分娩の原因を把握する検査が行われる場合は，その介助を行う．
●帝王切開が行われる場合は，その準備と診療支援を行う．
●医師の指示により分娩誘発が行われる場合は，陣痛促進薬を医師の指示どおりに正確に投与する．
●分娩の進行状態，胎児心拍数の状態を継続的に観察（分娩監視装置の装着）する．

産痛・疲労緩和への援助
●呼吸法の指導，マッサージ，指圧，温罨法，アロマセラピーなどを行う．
●食事・水分の摂取が行えるように援助する（ただし，帝王切開の可能性がある場合は，禁飲食となるので注意する）．
●陣痛間欠時に休息がとりやすくなるように室温，音，光などの環境を調整する．

産婦・家族の心理・社会的問題への援助
●薬物による陣痛促進が行われる場合は，分娩の進行状況，胎児ウエルネスについて情報提供を行い，不安の緩和を図る．
●帝王切開が選択された場合は，手術に対する不安を緩和する．
●遷延分娩，胎児機能不全に対する産婦・家族の不安を緩和する．

退院指導・療養指導

●退院後の生活指導は正期産に準じて行う．
●受診の必要な症状を説明し，異常時はすぐ受診するように指導する．
●とくに問題がなくても，退院1か月後に健診を受けるように指導する．

Step1 アセスメント　Step2 看護問題の明確化　Step3 計画　Step4 実施　Step5 評価

評価のポイント

看護目標に対する達成度
●遷延分娩の早期診断が受けられ，適切な分娩方式の選択ができたか．
●胎児機能不全が起こらなかったか．
●陣痛促進を安全に行うことができたか．
●異常時は，早期介入ができたか．
●感染が起こらなかったか．

524

- 産婦・家族に帝王切開，微弱陣痛，遷延分娩，胎児機能不全などに対する不安が緩和されたか．
- 産婦の不安やストレスが緩和し，安寧な心理状態を保てたか．
- 家族の不安やストレスが緩和し，介護者役割が果たせたか．

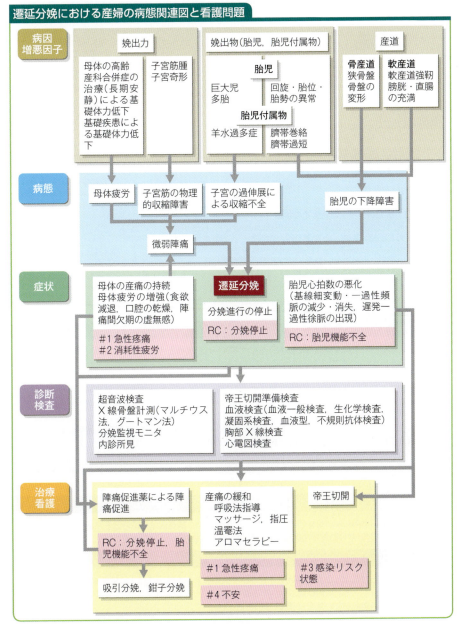

遷延分娩における産婦の病態関連図と看護問題

30 胎児機能不全

吉冨　恵子

目でみる疾患

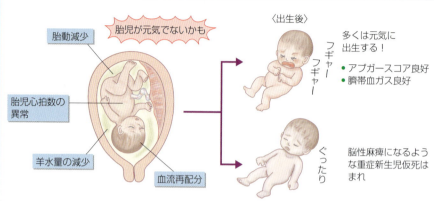

■図30-1　胎児機能不全と新生児の状態

従来，使用されていた胎児仮死（fetal distress）には「distress＝死の直前」という意味があり，胎児の状態を正確に反映した言葉ではなかった．このため胎児機能不全（NRFS：non-reassuring fetal status）という言葉が，「妊娠中あるいは分娩中に胎児の状態を評価する臨床検査において"正常ではない所見"が存在し，胎児の健康状態に問題がある，あるいは将来問題が生じるかもしれないと判断された場合をいう」として新たに定義された．胎児機能不全の胎児の多くは良好な状態で出生し，必ずしも新生児仮死をきたすわけではない．

病態生理

子宮内において胎児の呼吸ならびに循環機能が障害された状態で，妊娠中，分娩中いずれの場合にもみられる．

- 発症の経過により急性と慢性に分類される．臍帯の圧迫，臍帯下垂，臍帯脱出，常位胎盤早期剝離などの分娩時の障害により急性の経過で発症する場合と，子宮内胎児発育障害，妊娠高血圧症候群，さまざまな母体合併症（高血圧，腎疾患，糖尿病，膠原病など）など妊娠中の胎盤機能低下や慢性的な子宮循環不全により慢性の経過で発症する場合がある．
- 慢性の低酸素状態に陥った場合，胎児の低酸素状態への適応・代償機構として生命維持に重要な臓器への酸素供給を優先する血流再配分が起こる．血流の再配分では，選択的血管収縮により生命機構に必要でない組織への血流を減らし，その分の血流を生命維持に必要な組織（脳，心臓，副腎など）へ供給させている．しかし，低酸素血症が遅延または重症化すると，血流再配分は破綻し，最終的に胎児は死亡する．

病因・増悪因子

- 胎児機能不全の原因には，母体因子，胎児因子，胎盤因子，臍帯因子，子宮因子がある（表30-1）．
- 急性に起こるもの（常位胎盤早期剝離，臍帯脱出，子宮破裂など）では，迅速な対応が求められる．

疫学・予後

- 胎児機能不全を診断する胎児心拍数モニタリングを中心とした評価法は，偽陰性率（正常な結果が出たにもかかわらず1週間以内に児が死亡する確率）は低いが，偽陽性率（結果が異常であったにもかかわらず新生児に異常がない割合）が高い（表30-2）．

■表 30-1　胎児機能不全の原因

1. 母体因子	1) 低酸素症(心疾患，気管支喘息，てんかん) 2) 低血圧(仰臥位低血圧症候群，薬剤投与，糖尿病性ケトアシドーシス) 3) 胎盤機能不全(妊娠高血圧症候群，自己免疫疾患(SLE，抗リン脂質抗体症候群)) 4) その他(感染症，低栄養，喫煙)
2. 胎児因子	1) 胎児発育不全 2) 中枢神経系の異常 3) 先天性心疾患(不整脈，房室弁逆流をきたす疾患：エブシュタイン Ebstein 奇形，三尖弁異形成，純型肺動脈狭窄) 4) 染色体異常・先天異常 5) 胎内感染(サイトメガロウイルス，パルボウイルス B19，細菌感染) 6) 胎児貧血(血液型不適合妊娠，パルボウイルス感染，母児間輸血症候群，双胎間輸血症候群)
3. 胎盤因子	1) 常位胎盤早期剝離 2) 絨毛構造の異常(妊娠高血圧症候群，母児間輸血症候群) 3) 胎児血管由来の異常(双胎間輸血症候群，無心体，胎盤血管腫) 4) その他(絨毛膜羊膜炎，妊娠糖尿病，過期妊娠)
4. 臍帯因子	1) 臍帯脱出 2) 臍帯異常(卷絡，真結節，過捻転，無捻転，過長臍帯，過短臍帯) 3) 臍帯付着部異常(辺縁付着，卵膜付着，前置血管)
5. 子宮因子	1) 過強陣痛 2) 子宮破裂

分娩
30
胎児機能不全

■表 30-2　胎児 well-being 評価法による偽陰性率・偽陽性率

	禁忌症例	偽陰性率	偽陽性率
NST	なし	0.19〜0.61% (2 回/週　1 回/週)	55〜90%
CST	あり	0.04%	35〜65%
BPS	なし	0.07〜0.08%	40〜50%
m-BPP	なし	0.08%	60%

NST : non-stress test, CST : constraction stress test
BPS : biophysical profile score, m-BPP : modified biophysical profile
(藤森敬也：胎児心拍数モニタリング講座—胎児生理学から学ぶ，日産婦誌 68(9)：1828, 2016)

■表 30-3　胎児心拍数の用語[1]

A. 胎児心拍数基線
　1) 正常(整)脈
　2) 徐脈
　3) 頻脈
B. 胎児心拍数基線細変動
C. 胎児心拍数細変動
D. 胎児心拍数一過性変動
　(1) 一過性頻脈
　(2) 一過性徐脈
　　(ⅰ) 早発一過性徐脈
　　(ⅱ) 遅発一過性徐脈
　　(ⅲ) 変動一過性徐脈
　　(ⅳ) 遷延一過性徐脈

● また，胎児心拍数異常と脳性麻痺との関連は乏しく(Nelson KB, et al, N Engl J Med, 1996)，帝王切開率の上昇を招いたため，用語の変更および判読基準の改定が行われることとなった(表 30-3〜11)．

診断・検査値

● 分娩時の胎児機能不全の診断には胎児心拍数陣痛図(CTG : fetal cardiotocogram)が有用である．
● 分娩開始後に胎児が低酸素症やアシドーシスに陥っている危険性がある胎児心拍数パターンは，頻発する遅発一過性徐脈(図 30-2)，高度変動一過性徐脈(図 30-3)，遷延一過性徐脈(図 30-4)，持続する徐脈，サイナソイダルパターン(図 30-5)であり，胎児心拍数基線細変動や心拍数細変動の減少または消失(図 30-6)を伴うときは胎児中枢神経系が抑制されている可能性があり，重症度が高い．

治療法

● 治療方針

● 胎児心拍数波形のレベル分類(表 30-5〜10)がなされ，重症度別に対応が定められている(表 30-11)．保存処置と急速遂娩(吸引分娩，鉗子分娩，帝王切開)が求められている．

第2章　分娩期　　2. 分娩期の異常とケア

■表 30-4　胎児心拍数図における用語の定義[1]

心拍数基線-正常脈
　　110～160 bpm
-一過性徐脈-分類の基準
　　持続時間 2 分未満
　　　　心拍数減少の開始から最下点までの時間
　　　　　　30 秒未満
　　　　　　　　変動-一過性徐脈
　　　　　　　　（15 bpm 以上の心拍低下，15 秒～2 分持続）（図 30-3）
　　　　　　30 秒以上
　　　　　　　　早発-一過性徐脈
　　　　　　　　（一過性徐脈の最下点と子宮収縮の最強点が一致）
　　　　　　　　遅発-一過性徐脈
　　　　　　　　（一過性徐脈の最下点が子宮収縮の最強点より遅れる）
　　　　　　　　（図 30-2）
　　持続時間 2 分以上
　　　　遷延-一過性徐脈
　　　　（15 bpm 以上の心拍低下，2 分から 10 分持続）（図 30-4）

■表 30-5　胎児心拍数波形のレベル分類

レベル 1	正常波形
レベル 2	亜正常波形
レベル 3	異常波形（軽度）
レベル 4	異常波形（中等度）
レベル 5	異常波形（高度）

波形レベル 3～5 は，胎児機能不全に該当
（日本産科婦人科学会，日本産婦人科医会
（編・監）：産婦人科診療ガイドライン―産科
編 2014．表 I，p.246，日本産科婦人科学
会，2014）

■表 30-6　基線細変動正常例での心拍数波形の判定

心拍数基線＼一過性徐脈	なし	早発	変動		遅発		遷延	
			軽度	高度	軽度	高度	軽度	高度
正常脈	1	2	2	3	3	3	3	4
頻脈	2	2	3	3	3	4	3	4
徐脈	3	3	4	4	4	4	4	4
徐脈（< 80）	4	4			4	4		

※一過性徐脈はそれぞれ軽度と高度に分類し，以下のものを高度，それ以外を軽度とする.
　遅発一過性徐脈：基線から最下点までの心拍数低下が 15 bpm 以上
　変動一過性徐脈：最下点が 70 bpm 未満で持続時間が 30 秒以上，または最下点が
　　　　　　　　　70 bpm 以上 80 bpm 未満で持続時間が 60 秒以上
　遷延一過性徐脈：最下点が 80 bpm 未満
（日本産科婦人科学会，日本産婦人科医会（編・監）：産婦人科診療ガイドライン―産科編
2014．表 II-1，p.246，日本産科婦人科学会，2014 を一部改変）

■表 30-7　基線細変動減少例

心拍数基線＼一過性徐脈	なし	早発	変動		遅発		遷延	
			軽度	高度	軽度	高度	軽度	高度
正常脈	2	3	3	4	3*	4	4	5
頻脈	3	3	4	4	4	5	4	5
徐脈	4	4	4	5	5	5	5	5
徐脈（< 80）	5	5		5	5	5		

＊正常脈＋軽度遅発一過性徐脈：健常胎児においても比較的頻繁に認められるため，レベ
　ル 3．ただし，背景に胎児発育不全や胎盤異常などの合併症がある場合は，レベル 4.
（日本産科婦人科学会，日本産婦人科医会（編・監）：産婦人科診療ガイドライン―産科編
2014．表 II-2，p.246，日本産科婦人科学会，2014）

528

●治療法の実際
- 以下の処置を行い，緊急性を判断し急速墜娩を検討する．同時に，原因検索を行い，原因の除去を行う．とくに，臍帯脱出や常位胎盤早期剝離が原因の場合には，緊急性が高く迅速な対応が要求される．
- 体位変換：分娩中の NRFS の原因は臍帯圧迫によるものが多いため，それらの圧迫を解除するために体位を変換する．また，胎児血流の改善，下大静脈の圧迫の解除も目的とする．
- 子宮収縮の抑制：NRFS の直接的な要因としては陣痛という子宮収縮があり，この子宮収縮を止めることが必要である．子宮収縮促進薬を点滴している場合にはただちに投与を中止し，また，自然陣痛である場合には子宮収縮抑制薬の投与も考慮する．
- 母体への酸素投与：胎児の血中酸素分圧の上昇はごくわずかであるが，母体から胎児への酸素運搬が良好となると考えられている．
- 羊水補充療法：羊水が少ないことによる臍帯圧迫が原因と考えられる場合に，胎児心拍数パターン異常を改善する可能性がある．施行する場合には，母体合併症（羊水塞栓，肺水腫，子宮収縮増強）に注意する．
- 急速遂娩：上述の処置を行い，急速遂娩の必要性と緊急性を判断し，その際の状況に最も適した急速遂娩を検討し実施する．子宮口が全開大し児頭が下降している場合は吸引分娩や鉗子分娩，それ以外は帝王切開となる．同時に小児科，NICU に連絡をとり新生児蘇生の準備を行う．

■表 30-8　基線細変動消失例

一過性徐脈	なし	早発	変動		遅発		遷延	
			軽度	高度	軽度	高度	軽度	高度
心拍数基線にかかわらず	4	5	5	5	5	5	5	5

※薬剤投与や胎児異常などの要因がある場合は個別に判断する．
（日本産科婦人科学会，日本産婦人科医会（編・監）：産婦人科診療ガイドライン一産科編 2014．表Ⅱ-3，p.246，日本産科婦人科学会，2014）

■表 30-9　基線細変動増加例

一過性徐脈	なし	早発	変動		遅発		遷延	
			軽度	高度	軽度	高度	軽度	高度
心拍数基線にかかわらず	2	2	3	3	3	4	3	4

（日本産科婦人科学会，日本産婦人科医会（編・監）：産婦人科診療ガイドライン一産科編 2014．表Ⅱ-4，p.247，日本産科婦人科学会，2014 を一部改変）

■表 30-10　サイナソイダルパターン

一過性徐脈	なし	早発	変動		遅発		遷延	
			軽度	高度	軽度	高度	軽度	高度
心拍数基線にかかわらず	4	4	4	4	5	5	5	5

（日本産科婦人科学会，日本産婦人科医会（編・監）：産婦人科診療ガイドライン一産科編 2014．表Ⅱ-5，p.247，日本産科婦人科学会，2014 を一部改変）

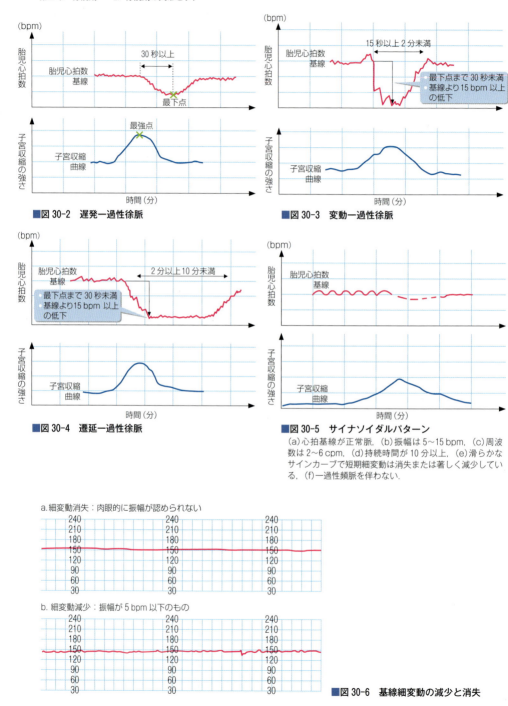

■表 30-11　医療機関における胎児心拍数波形分類に基づく対応と処置

波形レベル	対応と処置	
	医師	助産師*
1 正常波形	A：経過観察	A：経過観察
2 亜正常波形	A：経過観察 または B：監視の強化，保存的処置の施行および原因検索	A：経過観察 または B：連続監視，医師に相談する
3 異常波形 （軽度）	B：監視の強化，保存的処置の施行および原因検索 または C：保存的処置の施行および原因検索，急速遂娩の準備	B：連続監視，医師に報告する または C：連続監視，医師の立会いを要請，急速遂娩の準備
4 異常波形 （中等度）	C：保存的処置の施行および原因検索，急速遂娩の準備 または D：急速遂娩の実行，新生児蘇生の準備	C：連続監視，医師の立会いを要請，急速遂娩の準備 または D：急速遂娩の実行，新生児蘇生の準備
5 異常波形 （高度）	D：急速遂娩の実行，新生児蘇生の準備	D：急速遂娩の実行，新生児蘇生の準備

＊医療機関における助産師の対応と処置を示し，助産所におけるものではない．
〈保存的処置の内容〉
一般的処置：体位変換，酸素投与，輸液，陣痛促進剤注入速度の調節・停止など
場合による処置：人工羊水注入，刺激による一過性頻脈の誘発，子宮収縮抑制薬の投与など
付記：
ⅰ）波形レベル 3，4 では，10 分ごとに波形分類を見直し対応する．
ⅱ）対応と処置の実行に際しては，以下の背景因子，経時的変化および施設の事情（緊急帝切の準備時間等）
　　を考慮する．
　　背景因子：妊娠週数，母体合併症，胎児の異常，臍帯・胎盤・羊水の異常，分娩進行状況など
（日本産科婦人科学会，日本産婦人科医会（編・監）：産婦人科診療ガイドライン―産科編 2014．表Ⅲ，
p.248，日本産科婦人科学会，2014）

●文献
1）胎児心拍数図の用語および定義検討小委員会：胎児心拍数図の用語及び定義検討小委員会報告．日産婦誌，55（8）：
　　1205-1216，2003
2）日本産科婦人科学会，日本産婦人科医会（編・監）：産婦人科診療ガイドライン―産科編 2014．p.245-251，日本産
　　科婦人科学会，2014

胎児機能不全の病期・病態・重症度別にみた治療フローチャート

CTG 異常!! → 胎児機能不全 → 原因検索　保存的処置　急速遂娩準備 → 改善せず → 急速遂娩　新生児蘇生の準備
原因検索　保存的処置　急速遂娩準備 → 改善 → 経腟分娩

第2章　分娩期　2. 分娩期の異常とケア

胎児機能不全の看護

永澤　規子

看護過程のフローチャート

観察項目（OP）	看護問題（看護診断）	看護目標（看護成果）	看護活動（看護介入）

病因
- 慢性
  母体因子：切迫早産，妊娠高血圧症候群，呼吸器・循環器疾患，自己免疫疾患
  胎児因子：染色体異常・先天異常，先天性心疾患，奇形，多胎，感染症
- 急性
  胎児付属物因子：胎盤の早期剥離，臍帯脱出，臍帯下垂，臍帯巻絡，臍帯過捻転

身体的問題
- 胎児の状態
  胎児の発育状態
  胎児心拍数
  先天性心疾患，先天異常，染色体異常，感染症の有無と内容
- 母体の状態
  存在する疾患の病態と症状
- 分娩開始後
  分娩の進行状態
  陣痛発作と胎児心拍数の関係性
  破水の有無
  持続的な陣痛，局所的な疼痛の有無と程度
- 検査所見
  超音波検査
  分娩監視モニタ

心理・社会的問題
胎児ウエルネスに対する産婦・家族の不安
治療介入が緊急に行われる場合，処置・検査に対する不安

#病態が悪化する

RC：子宮内胎児死亡

RC：新生児仮死

#胎盤早期剥離の場合，持続的な子宮収縮による疼痛がある

#帝王切開が選択された場合，観血的処置に伴う感染のリスクがある

#産婦・家族に胎児ウエルネスに対する不安がある

#処置・検査に対する不安がある

胎児機能不全が悪化せず，子宮内胎児死亡が起こらない

新生児仮死が起こらない

疼痛が緩和される

感染が起こらない

産婦・家族の胎児ウエルネスに対する不安が緩和する

検査・処置に対する不安が緩和する

OP 経過観察項目
胎児の状態：胎児発育状態，胎児心拍数
母体の状態：存在する疾患の症状
分娩の進行状況
産婦・家族の不安

TP 看護治療項目
胎児機能不全の早期発見のための援助

胎児機能不全に対する急速遂娩への援助

感染予防への援助

産婦・家族の不安緩和への援助

EP 患者教育項目
胎児ウエルネスの状態についての説明

処置・検査の説明

分娩進行状況に対する説明

基本的な考え方

- 胎児機能不全の原因を把握する．原因には，母体因子，胎児因子，胎児付属物因子がある．母体因子としては，胎児の発育環境(子宮，胎盤，胎児循環)を阻害するような疾患の存在がある．胎児因子としては，染色体異常や先天性疾患，感染症などがある．胎児付属物因子としては，胎盤の早期剝離，臍帯の過捻転，脱出，巻絡などがある．母体因子に対しては，母体のウエルネスが良好に保たれるように診療支援やケアを行う．胎児，胎児付属物因子については，直接的な治療は困難なので，胎児ウエルネスの状態を観察し，悪化がみられる場合は，迅速に母体外に娩出できるような援助を行う．
- 胎児機能不全の発症状況を把握する．急激な発症では，胎児を迅速に母体外に娩出させることが重要である．また慢性的な発症(胎児発育不全)では，妊娠週数と胎児の状態を評価しながら娩出のタイミングを適切に判断できるように支援する．
- 胎児ウエルネスの低下に対する産婦・家族の不安は強い．心理・社会的状況を把握し，不安を緩和する援助も求められる．

> 分娩
> 30
> 胎児機能不全

Step1 アセスメント	Step2 看護問題の明確化	Step3 計画	Step4 実施	Step5 評価

情報収集	アセスメントの視点と根拠・起こりうる看護問題
全身状態の把握	**胎児機能不全を引き起こす母体と胎児，胎児付属物の病態を把握する．原因が明らかになれば治療方針も明確になる．治療が困難な場合(胎児，胎児付属物因子が原因であったり，母体疾患のコントロールが困難な場合)は，胎児ウエルネスの状態を観察し，悪化の徴候があれば，妊娠週数に応じて胎児娩出を行う．** ● 胎児機能不全を引き起こす母体因子と胎児因子とともに病態の程度を正確に把握する． ● 胎児機能不全は，胎児の発育，胎児心拍数の状態などから評価される． ● 母体の産科合併症や基礎疾患の症状を観察する．それら病態の悪化は胎児機能不全につながる． ※全身状態の具体的な把握については以下の項目に詳細を記載． 🔍 **共同問題：子宮内胎児死亡，新生児仮死** 🔍 **起こりうる看護問題：母体の産科合併症・基礎疾患による身体の不快感・苦痛／母体の身体的苦痛により日常生活に支障を生じる可能性／胎児ウエルネスに対する産婦・家族の不安**
胎児機能不全の出現時期と程度の把握	**胎児機能不全の発症が急性か慢性かを把握する．急性発症の場合は，妊娠週数に関係なく迅速に胎児娩出を図る必要がある．帝王切開が選択されるので，その支援を行う．慢性は胎児の状態を観察し，胎児機能不全の程度と妊娠週数を考慮し，胎児娩出の時期と方法が決定される．** ● 胎児機能不全が出現したときの妊娠週数を把握する．妊娠早期から発症した胎児機能不全は，予後が悪い場合が多い． ● 胎児推定体重が標準よりも−1.5 SD 以下を胎児発育不全というが，この値が大きいほど，胎児の状態は悪いと考えられる． ● 急性の胎児機能不全は，胎盤の早期剝離や臍帯脱出など胎児付属物に関連したものが多い．子宮，胎盤，胎児循環不全が急激に起こることによって発症する． 🔍 **共同問題：子宮内胎児死亡，新生児仮死** 🔍 **起こりうる看護問題：胎児ウエルネス低下に対する不安／胎児ウエルネスに対する産婦・家族の不安**
胎児の状態の把握	**胎児機能不全は，主に子宮内の胎児の発育状態と胎児心拍の状態で評価される．情報を把握し，異常の早期発見に努める．** ● 医師の行う超音波検査で胎児推定体重を把握する．胎児発育不全は，胎児機能不全の徴候の1つである．また，発育状態も把握する．発育の遅延・停止は，胎児の状態が悪化していることを示す．妊娠週数にもよるが，2週間程度発育が停止してい

533

第2章 分娩期　2. 分娩期の異常とケア

	る場合は，胎児娩出の目安となる．
	●胎児発育不全の身体の均衡度をみる．全体的に均衡がとれている発育不全は，原因が胎児因子の場合が多い．また，頭部に比較して，身体の発育が悪い場合は，母体因子の場合が多い．
	●胎児に先天性心疾患や先天異常がないか把握する．病態によっては，胎児機能不全を起こすので注意する．とくに心疾患や中枢神経系の異常は，胎児機能不全を起こしやすい．
	●胎児に胎内感染がないか把握する．感染症の評価は，母体の血液検査などで間接的に行われる．感染症があると胎児水腫などの病態を示すことが多い．
	●胎児心拍数モニタリングの評価を把握する．胎児心拍数の基線細変動・一過性頻脈の減少・消失，遅発一過性徐脈の出現は，胎児機能不全の徴候の1つである．
	●胎児機能不全徴候の1つに羊水過少症がある．これは，胎児の状態が悪くなると胎児の排尿量が減少するためである．
	●破水している場合は羊水の性状を観察する．羊水混濁がみられる場合は，胎児の状態が悪く子宮内で胎便が排泄されたことが推察される．
	🔍 **共同問題：子宮内胎児死亡，新生児仮死**
	🔍 **起こりうる看護問題：胎児ウエルネスに対する産婦・家族の不安**
母体の状態の把握	**胎児機能不全を引き起こす母体疾患の病態を把握する．産科合併症には，切迫早産，妊娠高血圧症候群がある．基礎疾患では，呼吸器・循環器疾患，自己免疫疾患などに注意する．**
	●産科合併症は，母体の年齢が高くなると発症リスクが高まるため，母体の年齢を把握する．
	●妊娠週数の早い産科合併症の発症ほど，胎児機能不全徴候の早期発症リスクが高まる．
	●非妊娠時の基礎疾患のコントロール状態は妊娠期の母体の健康状態に影響する．母体の健康状態が悪いと必然的に胎児ウエルネスも低下する．
	●母体に胎児が感染するような感染症（TORCH症候群*）がないかを観察する．
	＊TORCH症候群：トキソプラズマ(toxoplasmosis)，その他の感染症〔B型肝炎ウイルス，コクサッキーウイルス，EBウイルスなど(other)〕，風疹(rubella)，サイトメガロウイルス(cytomegalovirus)，単純ヘルペスウイルス(herpes simplex virus)の頭文字をとり，トーチと読まれる
	●産婦が感じる胎動を把握する．胎児ウエルネスが低下すると胎動が減少する．胎動チェックの具体的方法を説明し，胎動減少時は，すぐ報告するように指導する．
	●胎児機能不全が急性発症した場合は胎児付属物因子によるものが多い．胎盤の早期剥離は，母体が出血によるショックを起こすことがある．ショック症状としては，血圧低下，頻脈，冷汗，蒼白，悪心・嘔吐，不穏などがみられる．これらの症状出現時は緊急性が高いので，迅速に胎児娩出を図り，母体の出血源である胎盤剥離面からの出血を止めるため子宮収縮を促す処置が行われる．
	●胎盤の早期剥離は，前置胎盤では外出血が多いが，常位胎盤早期剥離では内出血が多いため，視覚的出血量とショック症状が必ずしも一致しない．
	🔍 **共同問題：ショック／DIC(播種性血管内凝固)／子宮内胎児死亡，新生児仮死**
	🔍 **起こりうる看護問題：母体疾患の存在による身体的不快感／身体的不快感による日常生活に支障が生じるリスク／胎児ウエルネスに対する産婦・家族の不安**
産婦・家族の心理・社会的側面の把握	**産婦・家族の心理・社会的状況を把握して，起こりうる不安を把握する．**
	●胎児機能不全に対する知識不足は，産婦・家族の治療に対するノンコンプライアンスの原因となる．
	●産婦・家族の児に対する過度の期待は，不安を増強させる要因となる．
	●胎児機能不全の徴候と不安は関連する．
	🔍 **起こりうる看護問題：胎児ウエルネスに対する不安**

| Step1 アセスメント | **Step2 看護問題の明確化** | Step3 計画 | Step4 実施 | Step5 評価 |

看護問題リスト

RC：子宮内胎児死亡，新生児仮死
#1　帝王切開が選択された場合，観血的処置による感染のリスクがある（栄養−代謝パターン）
#2　産婦・家族に胎児ウエルネスに対する不安がある（自己知覚パターン）

看護問題の優先度の指針

●胎児機能不全の原因で治療方針が決まり，それによりケアの優先度が変わる．母体因子の場合は母体の疾患管理が中心となる．母体のウエルネスを維持することが，胎児のウエルネスも良好に保つことにつながる．胎児因子，胎児付属物因子の場合は，直接的な治療が困難であるため，異常の早期発見に努め，娩出時期を適切に選択し，子宮内胎児死亡，新生児仮死の防止を図る．産婦・家族は胎児ウエルネスの低下に対する不安が強い．心理・社会的状況を把握して，不安を緩和するための援助する．

| Step1 アセスメント | Step2 看護問題の明確化 | **Step3 計画** | Step4 実施 | Step5 評価 |

共同問題	看護目標（看護成果）
RC：子宮内胎児死亡，新生児仮死	〈**長期目標**〉胎児機能不全を早期発見・早期介入し，子宮内胎児死亡・新生児仮死を起こさせず，良好な状態で娩出できる 〈**短期目標**〉1）胎児機能不全を早期発見する．2）胎児の娩出が必要な場合は，迅速に介入する．3）新生児仮死が生じた場合は，緊急蘇生を迅速に行う．4）検査・治療の必要性を説明し，協力を得る

看護計画	介入のポイントと根拠
OP 経過観察項目 ●胎児機能不全の原因：原因を具体的に把握する 　・胎児因子，胎児付属物因子では，妊娠中の直接的な治療は難しいので，胎児の状態を把握して，異常の早期発見に努める	⊃ **根拠** 原因が明確になると，治療・ケアの方針が的確に決められる．母体因子には，産科合併症として妊娠高血圧症候群，基礎疾患として呼吸器・循環器系疾患，腎疾患，自己免疫疾患などがある（「第1章」の「2.妊娠期の異常とケア」のNo.19〜23の項目を参照）．胎児因子には，先天性疾患，胎児奇形，染色体異常などがあり，胎児付属物因子に，胎盤早期剝離，臍帯脱出，臍帯下垂，臍帯巻絡，臍帯過捻転がある
●胎児機能不全の徴候が出現した時期：徴候の出現した時点の妊娠週数を把握する	⊃ **根拠** 早い時期に胎児機能不全の徴候が出現すると，予後が悪い傾向にある
●胎児推定体重：医師の行う超音波検査の情報を把握し，胎児推定体重を確認する	⊃ **根拠** 胎児推定体重が標準値よりも−1.5 SD以下の場合を胎児発育不全という．標準値よりも発育の遅れが大きいほど胎児の状態は不良と評価される．また発育が停止した場合も注意する．発育が2週間程度停止している場合は妊娠週数を考慮し，胎児娩出が検討される
●胎児の心拍数：心拍数の変化をみる	⊃ 基線細変動，一過性頻脈の減少・消失，遅発一過性徐脈の出現に注意する　**根拠** 基線細変動・一過性頻脈の減少・消失，遅発一過性徐脈の出現は，胎児機能不全の徴候である
●陣痛発作と胎児心拍数の関係性：陣痛発作と心拍数の関係性を把握する	⊃ **根拠** 胎児機能不全の状態を把握するには，胎児心拍数の聴取だけでなく，陣痛発作（腹部緊満）と

分娩

30

胎児機能不全

第2章　分娩期　　2. 分娩期の異常とケア

● 羊水の性状：破水した場合，羊水の性状を把握する

● 胎児機能不全の発症状況：発症が急性か慢性かを把握する

● 胎児感染症

● 出生直後のアプガースコア：胎児機能不全の徴候を認めた児が娩出した場合，アプガースコアを把握する

の関係性を観察することが重要である

➡陣痛発作と胎児心拍数の観察は，分娩監視装置を装着して継続的に行う．陣痛発作に遅れて発生する遅発一過性徐脈は胎盤の血流が不良で，胎児機能不全状態が進行していることを示す

➡**根拠** 羊水の混濁は，胎児機能不全の客観的指標となる

➡**根拠** 急性では，胎児付属物因子によるものが多い．胎盤の早期剝離や臍帯脱出，臍帯異常などでは，急速遂娩を迅速に行う必要がある．急速遂娩の方法は，分娩各期やそのときの胎児先進部の下降度による．分娩第1期は帝王切開が選択されるが，第2期で娩出に時間がかからないと判断された場合は，吸引・鉗子分娩が行われる．慢性の発症では，悪化を早期発見し，子宮内胎児死亡が起こらないようにする

➡特に母体の TORCH 症候群(p.534 参照)に注意する　**根拠** TORCH 症候群は，母体は軽微な症状であるが，胎児に重篤な機能不全を引き起こす

➡**根拠** 新生児仮死の評価は，出生直後に観察されるアプガースコアで行われる．胎児機能不全の程度が重いほど，出生児のアプガースコアは低くなる傾向になる．新生児仮死の観察については「48 新生児仮死」を参照

TP 看護治療項目

● 検査を介助する

● 医師の指示による薬物を投与する場合は，正確に行う

● 帝王切開が行われる場合は，準備・介助を迅速に行う

● 吸引・鉗子分娩が行われる場合は，準備・介助を迅速に行う

➡準備と関係各部門との連絡調整を行って，迅速に検査が行われるようにする　**根拠** 迅速に検査を行うことによって，産婦の身体的負担を軽減する

➡医師の指示による用量・用法を遵守して正確に行う　**根拠** 胎児のアシドーシス改善のため母体に炭酸水素ナトリウム(メイロン)が間接的に投与される場合は，医師の指示量を正確に投与する

➡緊急性のある場合が多いので，医師の指示を正確かつ早急に行い，帝王切開を産婦が安全に受けられるための準備と関係各部門(手術室，検査室，放射線科など)との連携を円滑に図る

➡帝王切開同様，緊急性があるので，医師の指示を正確かつ早急に行う．なお，吸引・鉗子分娩は，胎児先進部が下降し，娩出までの時間が短時間で行えると診断した場合に行われる．新生児仮死の蘇生については「48 新生児仮死」を参照

EP 患者教育項目

● 処置や検査の説明を行い，不安を緩和する

● 家族に産婦の状態や検査・処置について説明し，不安を緩和する

● 産婦・家族に胎児機能不全の状態を具体的にわかりやすく説明する

➡産婦・家族の理解の程度を把握しながら行う　**根拠** 検査・処置の理解により不要な不安が除去される．また安心は産婦の治療への参加を促進する

➡家族の理解の程度を把握しながら行う　**根拠** 産婦と同様に家族の不安も強い．不安の緩和を図ることで，治療を迅速に行うための協力ができる

➡**根拠** 胎児の状態を正確に知ることで処置の緊急性を理解し，治療に協力できる

1

看護問題	看護診断	看護目標（看護成果）
#1 帝王切開が選択された場合，観血的処置による感染のリスクがある	**感染リスク状態** **危険因子**：観血的処置	〈**長期目標**〉感染が起こらない 〈**短期目標**〉1）無菌的処置を受けられる． 2）感染予防のため手術後の服薬行動が守れる．3）感染徴候の報告ができる

看護計画	介入のポイントと根拠
OP 経過観察項目（手術後） ●体温：変化をみる	➡ 根拠 発熱は感染の徴候である．手術時の出血の吸収や脱水などによって軽度の発熱をみることがあるが，一度解熱した体温が再び上昇する場合は，感染が強く疑われる
●感染指標のデータ：変化をみる	➡ 根拠 白血球数や CRP 値は感染で変化する（感染で白血球増加，CRP 上昇）
●下腹部痛，腰痛：変化をみる	➡ 根拠 子宮内感染が発症した場合，下腹部痛，腰痛の増強がみられることが多い
TP 看護治療項目 ●手術に伴う処置が無菌的に行われるように介助する	➡無菌操作を遵守する　根拠帝王切開の手術操作は，病原菌曝露の最大の機会となるので，無菌的に行うことが重要である
●抗菌薬を静脈内投与する場合は，医師の指示どおり正確に行う	➡注入速度と指示量を守る　根拠血中濃度が保たれないと感染予防の効果が低くなる．また注入開始直後はアレルギー反応の有無を確認するため，ゆっくりと注入し，5 分間は産婦から離れない
EP 患者教育項目 ●手術後に抗菌薬の服薬指導を行う	➡服薬の必要性とその具体的方法について説明する　根拠正確に服薬しないと感染予防の効果が低くなる
●感染徴候について説明する	➡感染症の自覚症状について説明する　根拠異常時の報告を適切に行うことで，感染症治療の早期介入を受けられる

2

看護問題	看護診断	看護目標（看護成果）
#2 産婦・家族に胎児ウエルネスに対する不安がある	**不安** **関連因子**：満たされていないニーズ，状況的危機，現状への脅威 **診断指標** □苦悩 □心配する □不確かさ	〈**長期目標**〉不安が緩和される 〈**短期目標**〉1）不安の内容を表現できる．2）胎児機能不全の正しい知識を得ることができる．3）急速遂娩について正しい知識を得ることができる

看護計画	介入のポイントと根拠
OP 経過観察項目 ●不安の内容：具体的な内容と変化を知る	➡ 根拠 不安の内容に適した介入をする
TP 看護治療項目 ●胎児ウエルネスの状態の情報を提供する	➡産婦・家族が理解できるようにわかりやすく説明する　根拠胎児の情報を正しく得ることで不要な不安をもたない

分娩

30

胎児機能不全

第2章　分娩期　2. 分娩期の異常とケア

●急速遂娩(帝王切開，吸引・鉗子分娩)に関する処置について説明する	⮕産婦が理解しやすいようにわかりやすい言葉で説明する　根拠 処置の説明を受けることで，不要な不安をもたず，処置に協力できる
●不安が表現しやすいよう環境を整える	⮕プライバシーに配慮した環境を調整する　根拠 プライバシーが守られることで，さまざまな不安を表現しやすい

EP 患者教育項目

●不安の内容を産婦が表現できるように指導する	⮕表現方法を指導する　根拠 不安を正しく伝えることで，適切な対処行動が起こせる

Step1 アセスメント　Step2 看護問題の明確化　Step3 計画　**Step4 実施**　Step5 評価

病期・病態・重症度に応じたケアのポイント

●胎児機能不全の原因は，母体因子，胎児因子，胎児付属物因子に分けられる．母体因子は，産科的疾患や基礎疾患によって，子宮，胎盤，胎児循環を良好に保てないことによる．胎児因子には，先天性疾患や奇形，染色体異常などがあり，胎児付属物因子には，胎盤の早期剝離，臍帯脱出，臍帯下垂，臍帯巻絡，臍帯過捻転などがある．母体因子による場合は，母体の健康状態を保つことが胎児の状態を良好に保つことにつながるので，その管理を援助する．胎児，胎児付属物因子による場合は，直接的な治療管理は困難であるので，胎児ウエルネス状態を観察し，異常の早期発見に努める．

●胎児機能不全の発症状況にも留意する．発症が急性であれば，迅速に母体外に胎児を娩出する必要がある．そのため帝王切開や分娩第2期では，吸引・鉗子分娩などを援助する．胎児機能不全徴候が慢性に出現している場合は，出現時の妊娠週数と胎児機能不全の程度を考慮しながら，胎児娩出の時期を検討する．医師に正確な情報を提供するため胎児の状態を把握する．

●胎児ウエルネス低下に対する産婦・家族の不安も強い．心理・社会的状況を把握し，不安を緩和するための支援を行う．

看護活動(看護介入)のポイント

診察・治療の介助
●胎児機能不全を管理するための検査の介助を行う．
●産婦の疾患を管理する必要がある場合は，疾患の治療が適切に行われるよう診療支援を行う．
●急速遂娩(帝王切開，吸引・鉗子分娩)が行われる場合は，その準備と診療支援を行う．
●医師の指示により薬物が投与される場合は，正確に投与する．
●分娩の進行状態，胎児心拍数の状態を継続的に観察(分娩監視装置の装着)する．
●新生児の蘇生を行う場合には，迅速に介助する．

産婦・家族の心理・社会的問題への援助
●胎児ウエルネスの情報提供を行い，不安の緩和を図る．
●急速遂娩(帝王切開，吸引・鉗子分娩)が選択された場合は，手術・処置に対する不安の緩和を図る．

退院指導・療養指導

●退院後の生活指導は正期産に準じて行う．
●受診の必要な症状を説明し，異常時はすぐ受診するように指導する．
●特に問題がなくても，退院1か月後に健診を受けるように指導する．
●産婦の疾患が継続している場合は，引き続き管理・治療を行うように指導する．
●新生児が入院し，母親が先に退院する場合には，搾乳などの乳房ケアについて指導する．

Step1 アセスメント　Step2 看護問題の明確化　Step3 計画　Step4 実施　**Step5 評価**

評価のポイント

看護目標に対する達成度

- 異常の早期発見ができたか.
- 胎児機能不全が悪化しなかったか.
- 子宮内胎児死亡,新生児仮死が起こらなかったか.
- 適切な分娩方式が選択できたか.
- 異常時は早期介入ができたか.
- 感染が起こらなかったか.
- 産婦・家族の胎児機能不全,急速遂娩などに対する不安が緩和できたか.
- 産婦の不安やストレスが緩和され,安寧な心理状態を保てたか
- 家族の不安やストレスが緩和され,介護者役割が果たせたか.

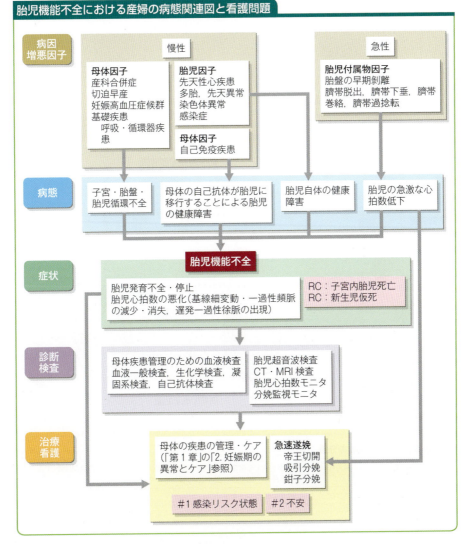

胎児機能不全における産婦の病態関連図と看護問題

31 胎盤剥離異常（癒着胎盤）

吉冨　恵子

目でみる疾患

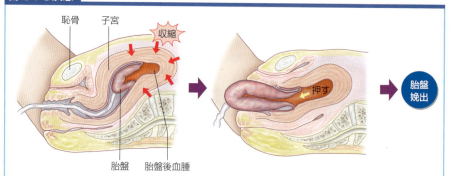

子宮の収縮により，胎盤の一部が剥離する．
また，胎盤後血腫が形成される．

胎盤後方の血腫が増大して
胎盤を押し出す．

■図 31-1　胎盤剥離のしくみ

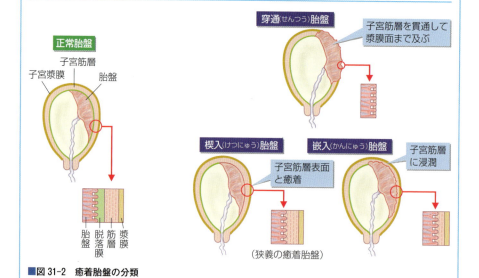

■図 31-2　癒着胎盤の分類

■表 31-1　癒着胎盤の分類

楔入胎盤（placenta accreta）	絨毛が子宮筋層表面と癒着しているが，子宮筋層内への浸潤はない　脱落膜は一部または完全に欠損している
嵌入胎盤（placenta increta）	絨毛の侵入が子宮筋層内に限局している
穿通胎盤（placenta percreta）	絨毛の侵入が子宮筋層を貫通し，子宮漿膜面まで及ぶ

病態生理

胎児娩出後も胎盤が自然に剝離しないもので，そのうち底脱落膜の欠損によって胎盤が子宮筋に癒着しているものを癒着胎盤という．

- 正常分娩では，胎児娩出後，胎盤は自然に剝離し娩出される．児分娩後から胎盤娩出までの分娩第3期は，初産婦では15～30分，経産婦では10～20分とされている．
- 30分以上経過しても胎盤が娩出されない場合には，胎盤用手剝離術を考慮する必要があり，この際に問題となるのが癒着胎盤である．癒着が強く，剝離が困難と判断した場合には，待機的な管理をする必要がある．
- 胎盤剝離機転：胎児娩出後には子宮が収縮するために胎盤の母体面と子宮壁との間に面積上の差ができる．そのため胎盤の一部が剝離し，その空間に血腫をつくり，これが増大するために胎盤剝離が起こり，胎盤が娩出される．

病因・増悪因子

- 胎盤剝離異常の主要な原因として癒着胎盤があげられる（図31-2）．これは胎盤の絨毛組織が直接子宮筋層に付着あるいは浸潤し，子宮収縮に伴う自然な胎盤剝離がみられないものをいう．胎盤が剝離すると筋層が欠損するため止血困難となる．
- 癒着胎盤のリスクは以下のとおりである．
  - ①子宮手術の既往：前回帝王切開，子宮筋腫核手術後，子宮内容除去術（D&C）既往，子宮形成術後．
  - ②既往歴：多産婦，子宮内感染，胎盤遺残，胎盤用手剝離．
  - ③その他：高齢妊娠，粘膜下筋腫，前置胎盤（5～10%）．
- 前置癒着胎盤のリスクは以下のとおりである[1]．
  手術既往なし：3%
  帝王切開1回：11%
  帝王切開2回：39%
  帝王切開3回以上：60%
  （胎盤が既往帝王切開創を覆っている場合には，癒着胎盤を想定する）

症状

- 胎児娩出後は通常5分以内に胎盤剝離徴候がみられる．この剝離徴候がみられない場合には異常を考える．
  - ①シュレーダー Schröder 徴候：児娩出後は臍高であった子宮底がやや上昇し右に傾き，子宮体部は細長く，恥骨結合上の子宮下部は膨らんでやわらかくなる．
  - ②アールフェルト Ahlfeld 徴候：児娩出直後に腟口に近い部分の臍帯に装着した鉗子が自然に10～15 cm 下降する．
  - ③キュストナー Küstner 徴候：恥骨結合上から子宮の下方を骨盤内に手で圧入した方法が，腟外に出ている臍帯が腟内へ引き戻されず，移動しないか圧出される．
  - ④ストラスマン Strassmann 徴候：片手で臍帯を持ち，他方の手で子宮底を軽く叩いたとき，その衝撃が臍帯に伝わらない．
  - ⑤ミクリッツ＝ラデツキ Mikulicz-Radecki 徴候：剝離した胎盤が下降し，直腸を圧迫，便意をもよおす．

診断・検査値

- 胎児娩出後にも胎盤剝離徴候がなく，また，胎盤用手剝離の際に胎盤が子宮筋層と強固に癒着し剝離困難であることより疑われる．
- 事前の診断は困難であることが多く，確定診断は摘出した子宮・胎盤の病理学検査による．

合併症

- 用手的に剝離が可能であれば行うが，無理に剝離を行わないようにすることが重要である．
- 癒着胎盤であった場合，大量出血を生じる危険性があり母体の命にかかわってくる．

- 手技を実施する前に出血のリスクを考え，母体の血管確保を行い，輸液・輸血の準備，また，速やかに手術に移行できるよう準備を整えておく．

治療法

- **胎盤娩出方法**
- **ブラント＝アンドリューズ Brandt-Andrews 法**（図 31-3）
 胎児娩出後，片方の手で臍帯を引っ張り，もう一方の手で子宮を母体の恥骨結合上から上へ押し上げる方法である．臍帯は下へ，子宮は上へと反対方向に引っ張ることにより，胎盤は子宮壁の収縮による付着面積の差も加わって，胎盤後血腫ができる前に剝離され，娩出される．これにより出血を減少させることができる．
- **クレーデ Credé 法**（図 31-4）
 胎盤剝離徴候はあるが，胎盤娩出が遅延する場合に行う胎盤娩出法である．子宮底の輪状マッサージで子宮収縮を促し，母指を子宮体の前面に他指を子宮体の後面に当て，子宮体の底部をつかみ骨盤誘導線の方向へ圧迫する．同時にもう一方の手で臍帯を牽引し胎盤を娩出する．無理に行うと子宮内反を起こす危険性がある．
- **胎盤用手剝離**（図 31-5）
 完全な胎盤娩出が自然に起こらない場合，子宮出血が多い場合は，胎盤用手剝離が必要となってくる．片方の手で臍帯を軽く引っ張り，他方の手を臍帯に沿って子宮内に挿入したら，臍帯を持っていた片手を子宮底に当て子宮底を把持し下方に圧迫する．子宮内に挿入した手は胎盤の辺縁から子宮壁

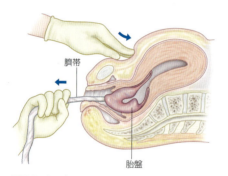

■図 31-3　ブラント＝アンドリューズ法

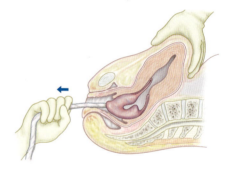

■図 31-4　クレーデ法

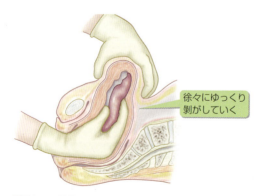

■図 31-5　胎盤用手剝離

と胎盤の母体面の間に挿入し，手指で胎盤を剥がし胎盤をつかむように娩出させる．この際，助手に超音波プローブを当てさせ，超音波ガイド下に行うと安全である．
- ●癒着胎盤の場合

  癒着胎盤であった場合，外科的治療として子宮全摘術，子宮温存療法として代謝拮抗剤であるメトトレキサートの投与，子宮動脈塞栓術，保存療法として子宮収縮薬と抗菌薬投与を行い，自然脱落を待つ方法がある．

●引用文献
1) 日本産科婦人科学会，日本産婦人科医会(編・監)：産婦人科診療ガイドライン―産科編 2014, p.143-147, 日本産科婦人科学会，2014

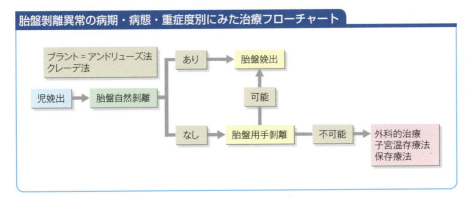

胎盤剥離異常の病期・病態・重症度別にみた治療フローチャート

第2章 分娩期　2. 分娩期の異常とケア

胎盤剝離異常（癒着胎盤）の看護

永澤　規子

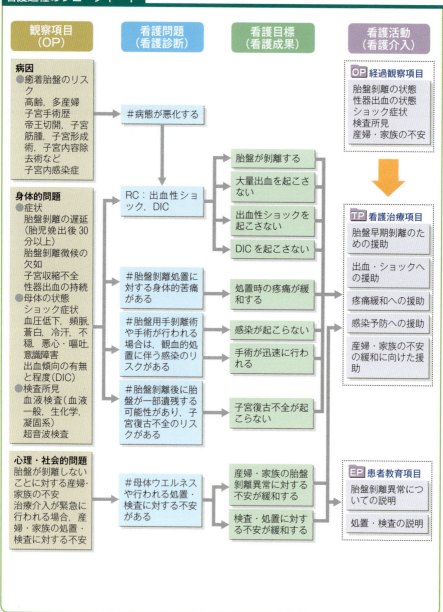

基本的な考え方

- 胎盤は通常，胎児娩出後 30 分以内に娩出される．30 分を経過しても胎盤の剝離徴候がみられず胎盤娩出がされない状態を胎盤剝離異常（癒着胎盤）という．ここで問題となるのは，一部胎盤剝離が起こっていると出血が持続し，大量出血によるショックや DIC（播種性血管内凝固）をまねくことである．母体の全身状態を把握し，異常の早期発見に努める．
- 胎盤剝離異常を起こす因子の存在を把握する．妊娠期に胎盤剝離異常（癒着胎盤）を診断するのは難しいが，子宮手術の既往歴や子宮内感染などがある場合は，リスクを予測しておく必要がある．
- 胎盤剝離が遷延し止血が困難な場合は，子宮摘出術が行われる場合があり，その迅速な対応を行う．
- 産婦・家族は胎盤剝離異常に伴う身体的変化や処置に不安を感じるため，不安を緩和する援助を行う．

分娩

31

胎盤剝離異常（癒着胎盤）

Step1 アセスメント	Step2 看護問題の明確化	Step3 計画	Step4 実施	Step5 評価

情報収集	アセスメントの視点と根拠・起こりうる看護問題
全身状態の把握	胎盤剝離異常の状態を把握する．病態によって緊急性のある場合としばらく自然娩出を待機する場合がある．緊急時は，母体のショック，DIC に備えて迅速に対応する．検査・処置に対する身体的苦痛や不安の観察も行う． ● 胎盤剝離異常に伴い子宮収縮不全が起こる．性器出血が大量にみられる場合は，胎盤の一部剝離が考えられ，緊急処置を行う必要がある． ● 胎盤剝離異常により胎盤用手剝離や手術などの観血的処置が行われると，感染のリスクが高まる． ● 胎盤剝離異常後に胎盤が娩出した場合は，子宮内の胎盤遺残に注意する．娩出した胎盤の評価や子宮復古不全，感染徴候などに注意する． ※全身状態の具体的な内容については，以後の項目に詳細を記載． 🔍 **共同問題**：出血性ショック，DIC 🔍 **起こりうる看護問題**：検査・処置に伴う身体的苦痛/感染のリスク/不安
胎盤剝離異常の状態の把握	胎盤剝離異常の程度を観察する．完全癒着か一部癒着か，あるいは胎盤遺残かをみる．病理学的に，胎盤剝離異常を起こす病態は，穿通胎盤，嵌入胎盤，嵌入胎盤の 3 つに大別されるが，これらは娩出後の病理検査によって評価される． ● 完全癒着は，胎盤剝離部位から出血しないので，大量出血は起こらない場合が多い．医師が用手剝離を試みても剝離面に指が入らない場合は，無理をせず自然娩出を待機する． ● 胎盤剝離徴候は，通常胎児娩出後 5 分以内にみられることが多いが，剝離徴候がみられない場合は癒着胎盤を考慮する． ● 胎盤用手剝離，あるいは自然排出で胎盤が娩出した場合は，胎盤の観察を綿密に行い，胎盤実質や卵膜の欠損の有無を確認する． ● 胎盤剝離徴候がみられないにもかかわらず，臍帯を無理に牽引すると臍帯断裂や子宮内反などを起こすリスクがあるので行わない． 🔍 **共同問題**：出血性ショック，DIC 🔍 **起こりうる看護問題**：検査・処置に伴う身体的苦痛/感染のリスク/不安
母体の状態の把握	胎盤剝離異常が母体にもたらす問題は，一部剝離した場合の大量性器出血によるショック，DIC である．緊急性が高いので，処置・検査を迅速に行う．また，胎盤剝離に対する処置や手術が行われる場合は，感染リスクも高まる．全身状態を観察し，異常の早期発見，早期介入に努める． ● 性器出血量を把握する．出血量が大量となると，ショック症状や DIC を起こすので注意する．分娩時の異常出血の定義は 500 mL 以上である．妊娠中の貧血などに影響されるが，全血液量の 1/3 以上を急激に失った場合は，出血性ショックのリスクが高まる（人体血液量は体重の 1/13 といわれている．体重 60 kg の産婦では，計算上，$60×1/13×1/3 ≒ 1.5\,kg$ となり，$1\,g ≒ 1\,mL$ としておおむね 1,500 mL 以上

545

第2章　分娩期　　2. 分娩期の異常とケア

	の急激な出血はショックを起こす）．ただし，循環血液量は妊娠後期で非妊娠時の40〜50％増加し，また，潜在的・顕在的浮腫の存在があり，計算どおりにはいかないので，目安とする． ●出血性ショックを起こすと，血圧低下，頻脈，冷汗，悪心・嘔吐，不穏，意識障害などが起こる． ●DIC は，産科では急激に発症し，血液凝固系の異常，出血傾向が急速に進行し，止血が困難となる．性器出血量とともにその発症状況（短時間でどの程度出血したか）を把握する． ●胎盤剝離の状況により，産褥期に感染症を発症するリスクが高まる．発熱や検査値の変動（白血球数，CRP 値の上昇）に注意する． 🔍 共同問題：出血性ショック，DIC 🔍 起こりうる看護問題：検査・処置に伴う身体的苦痛/感染のリスク/不安
産婦・家族の心理・社会的側面の把握	▌ 緊急に行われる処置や身体的苦痛，母体予後への不安など，産婦・家族の不安は強い． ●胎盤剝離異常による病態の重症度と不安の程度は比例する． ●不安の内容を具体的に把握する． 🔍 起こりうる看護問題：不安/恐怖

Step1 アセスメント　Step2 看護問題の明確化　Step3 計画　Step4 実施　Step5 評価

看護問題の明確化

RC：出血性ショック，DIC
#1　胎盤剝離処置に対する身体的苦痛がある（認知−知覚パターン）
#2　胎盤用手剝離術や手術が行われる場合は，観血的処置に伴う感染のリスクがある（栄養−代謝パターン）
#3　胎盤剝離後に胎盤が一部遺残する可能性があり，子宮復古不全のリスクがある（健康知覚−健康管理パターン）
#4　母体ウエルネスや行われる処置・検査に対する不安がある（自己知覚パターン）

看護問題の優先度の指針

●胎盤剝離異常の病態により出血量が変化し，母体の全身状態が異なる．大量性器出血はショック，DIC を起こし，生命の危機的状況に陥るため，迅速な止血処置が求められる．保存的止血方法には，子宮腔内タンポナーデがある．保存的処置中にも循環動態を維持するため輸血や補液，強心薬や昇圧薬の投与が行われる．医師の指示どおり正確な投与を行う．保存的処置による止血ができない場合は，子宮全摘出術が行われる．産科出血では，全身状態や検査データの変化が急激に起こりやすく，即座に DIC に移行することが多いので，出血量，全身状態，検査データの情報を的確に把握し，手術のタイミングを逸することのないように援助する．出血量が多くない場合は，胎盤の自然娩出を待機することがある．その場合も異常出血の有無に注意して観察する．
●分娩が完了しないことや母体予後に対する産婦・家族の不安も強い．心理状態を把握して，その緩和援助を図る．

Step1 アセスメント　Step2 看護問題の明確化　Step3 計画　Step4 実施　Step5 評価

共同問題	看護目標（看護成果）
RC：出血性ショック，DIC	〈長期目標〉出血性ショック，DIC を起こさない 〈短期目標〉1）止血処置を迅速に行い，出血量を最小限にする．2）異常を早期発見する．3）異常時は早期介入する．4）身体的疼痛，不快感を把握し，緩和する

546

看護計画	介入のポイントと根拠

OP 経過観察項目

● 胎盤剥離の状態：剥離状態を超音波検査で把握する

⮕ **根拠** 胎児娩出後の性器出血源は胎盤の剥離面である．胎盤が完全癒着している場合の出血量は多くない．一部が剥離していれば剥離面から出血が起こる．止血は通常，子宮収縮による剥離部分の露出血管の圧縮により行われる．しかし，胎盤が一部癒着していることで胎盤が娩出されないと，子宮収縮も阻害されるので出血が持続し，大量出血につながる

● 出血量：性器出血量を正確に把握する

⮕ **根拠** 出血量が多いとショック，DIC をまねく．ショックへと移行する危険のある出血量を把握する．また，出血量の計測時は羊水量もカウントしないように注意する

● バイタルサイン：変化をみる

⮕ **根拠** 急激な出血は血圧低下と頻脈を起こす

● 貧血を示すデータ：ヘモグロビン値，ヘマトクリット値の変化を把握する

⮕ **根拠** 出血量が多くなると値が低下する

● 血液凝固系のデータ：変化をみる

⮕ **根拠** 出血量が多くなると DIC へと移行するリスクが高くなる（DIC 診断の検査データは p.562 の表 32-6 を参照）．DIC となると出血傾向が強くなり，止血が困難となる

● ショック症状，悪心・嘔吐，冷汗，呼吸困難，不穏，意識障害：変化をみる

⮕ **根拠** 循環不全状態が進行すると症状が増強する

TP 看護治療項目

● 止血処置を迅速に介助する

⮕ 止血処置には保存的療法と手術療法がある．保存的処置には子宮腔内タンポナーデがある．最近は，子宮内にバルーンを入れて圧迫止血することが多い．それでも止血できない場合は，子宮全摘出術が行われる．DIC に移行すると，手術ができなくなるので，出血の状態を把握し，手術の時期を逸しないようにする　**根拠** 止血処置の迅速な対応が出血性ショック，DIC を防止する

● 手術を行う場合は迅速に介助する

⮕ 止血処置である子宮全摘出術は緊急性があるため，関係各部門と連携をとり子宮全摘出術までの時間短縮を図る　**根拠** 迅速に行うことによって，出血性ショック，DIC による生命危機を離脱する

● 医師の指示による薬物を正確に投与する

⮕ **根拠** 出血による循環不全改善のための補液を，急激に行うと心不全を起こす場合もあるので，指示された注入速度で正確に行う

⮕ 循環動態保持・改善のために使用されるカテコールアミン系薬物は微量で薬理効果を示すため，輸液ポンプやシリンジポンプなどを使用して正確に投与する

● 輸血を介助する

⮕ 指示された輸血を正確に行う．異型輸血防止を厳重に行う　**根拠** 出血性ショック，DIC の治療として輸血処置が行われる．病態により濃厚赤血球，血小板，新鮮血輸血などが行われる．輸血はアレルギーを起こす場合があるので，輸血開始から 10〜15 分間はゆっくりと滴下し，5 分程度は産婦のそばを離れず異常の有無を観察する．異型

第2章　分娩期　　2. 分娩期の異常とケア

	輸血防止やアレルギー反応の対応のために，投与開始は医師とともに行う
	⮕アレルギー反応が起きた場合は原因を的確に把握するため，できるだけ輸血の種類を混合しない．輸血アレルギーの症状は，発疹，呼吸困難，血圧低下，意識低下などである
●処置を説明することで不安を緩和する	⮕理解度を把握しながら行う　[根拠]処置を理解することで，不要な不安が除去される．また安心は，産婦の治療への参加を促進する
●ショック時の体位を調整する	⮕トレンデレンブルグ体位，骨盤高位の体位をとる　[根拠]頭部の循環血液量を維持する
●全身を保温する	⮕掛けもの，室温調整などで産婦の全身を保温する　[根拠]保温を行うことで，末梢の循環不全を緩和する
●家族に処置や産婦の状態について説明する	⮕具体的にわかりやすく説明する　[根拠]家族も産婦の状態に不安をもっている
[EP] 患者教育項目	
●身体的不快感の程度を産婦が表現できるように指導する	⮕表現方法を指導する　[根拠]苦痛を正しく伝えることで，適切な介入が受けられる

1 看護問題	看護診断	看護目標（看護成果）
#1 胎盤剝離処置に対する身体的苦痛がある	**急性疼痛** **関連因子**：生物学的損傷要因，身体損傷要因 **診断指標** □生理学的反応の変化 □標準疼痛スケールによる痛みの程度の自己報告 □標準疼痛ツールによる痛みの性質の自己報告 □痛みの顔貌 □痛みを和らげる体位調整 □防御行動	〈**長期目標**〉処置による疼痛が緩和する 〈**短期目標**〉1）疼痛緩和の援助が受けられる．2）身体的苦痛を正しく伝えることができる

看護計画	介入のポイントと根拠
[OP] 経過観察項目	
●疼痛の程度：産婦の表情・言動から疼痛の程度を把握する	⮕胎盤剝離を促進するため，子宮底輪状マッサージや胎盤用手剝離術が行われる．とくに胎盤用手剝離術は，医師が子宮内に手を挿入し胎盤を剝離していく手技で苦痛を伴う　[根拠]鎮痛薬使用の指標となる
●バイタルサイン：血圧の変化に注意する	⮕[根拠]疼痛が著しいと血圧が上昇する
[TP] 看護治療項目	
●医師の指示どおり鎮痛薬を投与する	⮕指示量を正確に投与する．また投与時は，意識状態，呼吸状態の観察を十分に行う　[根拠]鎮痛薬は，意識低下，呼吸抑制を起こすことがある
●産婦に行われる処置について説明する	⮕わかりやすい言葉で理解状況を把握しながら行う　[根拠]説明を受けることで，不要な不安を軽減する

548

- ●産婦がリラックスできるように援助する

➡できる限りそばに付き添い，呼吸指導，タッチングなどを行い，リラックスを促す **根拠** リラックスを促すことで筋緊張が緩和し，処置がしやすくなる．処置がしやすくなれば処置時間の短縮化が図れ，苦痛の時間も短くなる

EP 患者教育項目
- ●産痛のつらさを正しく伝えられるように指導する

➡表現方法を具体時に指導する **根拠** どこがつらくて，どのように援助してほしいかを具体的に伝えることで，疼痛緩和の援助を適切に受けられる

---

2 看護問題	看護診断	看護目標（看護成果）
#2 胎盤用手剝離術や手術が行われる場合は，観血的処置に伴う感染のリスクがある	感染リスク状態 **危険因子**：観血的処置	〈長期目標〉感染が起こらない 〈短期目標〉1)無菌的処置を受けられる．2)感染予防のため処置・手術後の服薬行動が守れる．3)感染徴候の報告ができる

看護計画	介入のポイントと根拠
OP 経過観察項目（手術後） ●体温：変化をみる ●感染指標：変化をみる ●下腹部痛，腰痛：変化をみる ●胎盤の剝離状態	➡**根拠** 発熱は感染の徴候である ➡**根拠** 白血球数や CRP 値は感染で変化する（感染で白血球増加，CRP 上昇） ➡**根拠** 子宮内感染を発症した場合，下腹部痛，腰痛の増強がみられることが多い ➡胎盤娩出後，胎盤検査を行い，胎盤実質，卵膜の欠損がないかを評価する **根拠** 胎盤，卵膜の子宮内遺残は，感染の原因となる
TP 看護治療項目 ●胎盤用手剝離や手術が無菌的に行われるように介助する ●抗菌薬を静脈内投与する場合は，医師の指示どおり正確に行う	➡無菌操作を遵守する **根拠** 胎盤用手剝離や手術が病原菌曝露の機会となるので，無菌的に行うことが重要である ➡注入速度と指示量を守る **根拠** 血中濃度が保たれないと感染予防の効果が低くなる．また，注入開始直後はアレルギー反応の有無を確認するため，ゆっくりと注入し，5 分間は産婦のそばを離れない
EP 患者教育項目 ●処置・手術後に抗菌薬の服薬指導を行う ●感染徴候について説明する	➡服薬の必要性とその具体的方法について説明する **根拠** 正確に服薬されないと感染の予防効果が低くなる ➡感染症の自覚症状について説明する **根拠** 異常時の報告を適切に行うことで，感染症治療の早期介入を受けられる

---

3 看護問題	看護診断	看護目標（看護成果）
#3 胎盤剝離後に胎盤が一部遺残す	身体損傷リスク状態 **危険因子**：生化学的障害，効果器	〈長期目標〉子宮復古不全が起こらない 〈短期目標〉1)異常を早期発見できる．2)

分娩

31

胎盤剝離異常（癒着胎盤）

第2章　分娩期　2. 分娩期の異常とケア

る可能性があり，子宮復古不全のリスクがある	機能の障害	異常時の早期介入ができる. 3)身体の異常を自覚できる. 4)身体の不快感を正しく伝えることができる

看護計画	介入のポイントと根拠

OP 経過観察項目

●胎盤剝離の状態

⮕胎盤娩出後，胎盤検査を行い，胎盤実質，卵膜の欠損がないかを評価する　根拠 胎盤，卵膜の欠損は子宮復古不全の原因となる

●悪露量：胎盤娩出後の悪露量を把握する

⮕根拠 悪露の持続，大量出血は，子宮内面の胎盤剝離面からの止血状況が悪いことを示す. 胎盤剝離面の止血は子宮収縮作用により行われるので，悪露量が多いことは，子宮収縮の悪化を間接的に示唆させる

●悪露の性状：悪露のなかに胎盤や卵膜が混入していないかを観察する

⮕根拠 胎盤や卵膜の遺残は産褥期に自然排泄されることがある. とくに胎盤計測検査で，胎盤，卵膜の遺残の可能性が高い場合は，産褥経過中に悪露の性状に注意する

●子宮底高，子宮の硬度：産褥期に相応する子宮復古状況であるかを評価する

⮕評価は子宮底高，硬度が指標の1つとなる

●後陣痛：有無と程度また痛みの変化も把握する

⮕根拠 産後の後陣痛は，ほとんどの褥婦が自覚する. 初産婦よりも経産婦に強いが，がまんできない後陣痛の継続は，胎盤や卵膜の遺残により，生理的に子宮内容物を排泄しようと過度な子宮収縮によるものと推測される

TP 看護治療項目

●子宮収縮促進薬を投与する場合は，医師の指示どおり正確に行う

⮕胎盤剝離促進のための子宮収縮促進薬が使用される. 産婦の状態により，子宮収縮促進薬が選択される. 一般的には，持続的子宮収縮を促すメチルエルゴメトリンマレイン酸塩(メチルエルゴメトリン，メテルギン)が使用されるが，血管や気管支の攣縮も起こしやすいので，高血圧や喘息の既往がある産婦には慎重な投与が必要である. これらの既往のある産婦には，間欠的子宮収縮作用のあるオキシトシン(アトニン-O)が選択される場合がある

●胎盤や卵膜の遺残処置のため子宮内容除去術が行われる場合は，介助する

⮕明らかな胎盤や卵膜の遺残があり，子宮復古不全が予測される場合は，子宮内容除去術が行われる. 処置の目的・必要性をわかりやすく産婦に説明する　根拠 産婦に処置を説明し，協力を得ることで，短時間で処置を終了することができる. また，産婦に不要な不安をもたせない

●抗菌薬を投与する場合には，医師の指示どおりに行う

⮕胎盤，卵膜遺残は，子宮内感染症を引き起こす可能性があるため，予防的に抗菌薬が投与される. 注入速度と指示量を守り正確に投与する　根拠 血中濃度が保たれないと感染予防の効果が低くなる. また，注入開始直後はアレルギー反応の有無を確認するため，最初はゆっくりと注入し，5分間は産婦のそばを離れない

●医師の指示どおり鎮痛薬を投与する

⮕がまんできない後陣痛の場合は鎮痛薬が投与さ

れる．その場合は，医師の指示どおり正確に行う．ただし，鎮痛薬が子宮収縮を阻害する場合もあるので，その後の悪露量，子宮収縮状態の観察を十分に行う

➡後陣痛緩和のための鎮痛薬としては，ジクロフェナクナトリウム（ボルタレン）を使用することが多い．この薬剤は，子宮収縮を阻害する場合があるので注意する

EP 患者教育項目

●子宮収縮薬，抗菌薬の内服指導を行う

➡作用・副作用を説明し，内服の必要性を理解できるように指導する　**根拠** 必要性を理解することで，自己判断による中断をしない

●胎盤，卵膜遺残の可能性があることを説明し，凝血塊の排泄があった場合は，報告するように指導する

➡とくにトイレでのナプキン交換時に悪露の排泄状態を観察するように指導する　**根拠** 遺残した胎盤，卵膜は，凝血塊に混入していることが多い．産婦が胎盤，卵膜の評価をするのは難しいので，凝血塊の排泄があった場合は看護師，助産師に報告するよう指導し，正しくその評価を行う

●後陣痛の程度を産婦が表現できるように指導する

➡表現方法を指導する　**根拠** 苦痛を正しく伝えることで，適切な対処行動が受けられる

4 看護問題	看護診断	看護目標（看護成果）
#4 母体ウエルネスや行われる処置・検査に対する不安がある	**不安** **関連因子**：死への脅威，現状への脅威 **診断指標** □緊張した表情 □手の震え □声の震え □震え	〈長期目標〉不安が緩和される 〈短期目標〉処置や身体的苦痛に対する不安の内容を伝えることができる

看護計画	介入のポイントと根拠
OP 経過観察項目 ●不安の内容：具体的に把握する	➡**根拠** 適切な介入ができる
TP 看護治療項目 ●産婦が不安を表現しやすいように，できるだけそばを離れない	➡タッチングしながら言葉をかける　**根拠** タッチングは産婦の安心感を促し，不安を言葉にしやすくする．またそばにいると急激に変化する不安に即座に対応できる
●検査・処置について説明する	➡具体的に説明する　**根拠** 説明されることで検査・処置を受ける精神的準備ができ，不安のコーピングがしやすい
EP 患者教育項目 ●産婦が不安を表現できるようにアドバイスする	➡表現方法を指導する　**根拠** 不安を正しく伝えることで，適切な支援を受けることができる
●産婦がウエルネス状態や処置・検査について情報を得られるように支援する	➡わかりやすい言葉で，どのくらい理解できているかを把握しながら説明する　**根拠** 健康状態や検査・処置の情報を得ることで不要な不安をもたない

分娩

31 胎盤剝離異常（癒着胎盤）

551

第2章　分娩期　2. 分娩期の異常とケア

| Step1 アセスメント | Step2 看護問題の明確化 | Step3 計画 | **Step4 実施** | Step5 評価 |

病期・病態・重症度に応じたケアのポイント

- ●妊娠期の胎盤剝離異常の診断は難しい．しかし，分娩前に，リスク要因である子宮手術や子宮内感染症の既往歴，高齢，多産などの把握することは，胎盤剝離異常が生じた場合に備えて迅速に準備を整えておくことができるため重要である．
- ●胎盤剝離異常が起こった場合の病態の把握も重要である．完全に全胎盤が癒着している場合には，胎盤剝離部位からの出血も起こらないので，経過を観察し，自然娩出を待つ場合がある．しかし，一部の胎盤が剝離し，その部位から出血している場合は，胎盤が娩出しないため子宮収縮不全が生じ剝離部分の止血ができず大量出血となることがある．その場合は，母体のショック，DIC防止のための診療援助を迅速に行う必要がある．
- ●子宮全摘出が必要となることもあるので，手術が決定された場合には，母体の身体的準備と関係各部門との連携をとり，迅速に対応できるように援助する．突然の処置・検査に対する産婦・家族の不安も強いため，それらが緩和されるように援助もする．

看護活動（看護介入）のポイント

診察・治療の介助
- ●出血量を観察し，医師に情報提供を行う（異常出血の早期発見）．
- ●母体の循環動態を正確に観察し，医師に情報を提供する．
- ●止血の緊急処置（タンポナーデ，手術）が必要な場合は，介助を迅速に行う．
- ●胎盤剝離異常（癒着胎盤）の診断が迅速かつ的確にできるよう，検査の介助を行う．
- ●胎盤剝離を促進する薬物投与を医師の指示どおり正確にかつ迅速に行う．

疼痛の緩和援助
- ●疼痛緩和のため体位を工夫する．
- ●医師の指示により鎮痛薬，鎮静薬が投与される場合は正確に行う．

感染予防への援助
- ●行われる処置は，無菌操作を遵守する．
- ●感染徴候（発熱，検査データ）を観察する．
- ●抗菌薬が投与される場合には，医師の指示どおり正確な投与を行う．

産婦・家族の不安緩和への援助
- ●検査，処置，手術に対する産婦・家族の不安が緩和されるように援助する．
- ●産婦・家族の母体の予後に対する不安が緩和されるように援助する．

退院指導・療養指導

- ●退院後の生活は正期産に準じて指導する．
- ●受診の必要な症状を説明し，異常時はすぐ受診するように指導する．
- ●とくに問題がなくても，退院1か月後に健診を受けるように指導する．

| Step1 アセスメント | Step2 看護問題の明確化 | Step3 計画 | Step4 実施 | **Step5 評価** |

評価のポイント

看護目標に対する達成度
- ●母体の出血性ショックやDICが起こらなかったか．
- ●出血性ショック，DICが起きた場合には，早期介入ができたか．
- ●緊急止血処置への介助が迅速にできたか．
- ●胎盤剝離への援助ができたか．
- ●産婦の身体的苦痛が緩和されたか．
- ●薬の副作用を理解し，正しく内服することができ，子宮復古促進，感染予防ができたか．
- ●産婦・家族が検査，処置，手術の必要性を理解でき，不安が緩和されたか．

552

胎盤剥離異常における産婦の病態関連図と看護問題

病因・増悪因子

リスク要因

子宮手術の既往
帝王切開，子宮筋腫，子宮形成術，子宮内容除去術
子宮感染症，高齢，多産婦

妊娠期の胎盤剥離異常（癒着胎盤）の診断は困難だが，リスク要因を把握し，胎盤剥離が遅延している場合は癒着胎盤を疑う

病態

胎盤の絨毛組織が子宮の筋層に侵入

↓

子宮壁からの胎盤剥離困難

↓

胎盤剥離異常（癒着胎盤）

楔入胎盤　　嵌入胎盤　　穿通胎盤

↓

胎盤剥離の遅延　→　子宮収縮の不良

#3 身体損傷リスク状態

症状

完全癒着

一部癒着

↓

一部剥離部分からの出血

↓

大量性器出血

出血性ショック
血圧低下，頻脈，蒼白，冷汗・不穏，意識レベル低下，悪心・嘔吐，呼吸困難

RC：出血性ショック

DIC
出血傾向

RC：DIC

診断・検査

問診・検査

胎盤剥離徴候の欠如の場合，以下の検査を行う
超音波検査
CT・MRI 検査
血液検査（血液一般検査，生化学検査，凝固系検査）

治療・看護

薬物療法
子宮収縮薬
強心薬，昇圧薬
輸血，補液
抗菌薬，抗悪性腫瘍薬

胎盤剥離処置
胎盤用手剥離術
子宮内容除去術
子宮底輪状マッサージ
胎盤娩出術施行

止血処置
子宮腔内タンポナーデ
子宮摘出術

#1急性疼痛　#2感染リスク状態

#4 不安

分娩

31

胎盤剥離異常（癒着胎盤）

553

32 産科出血・産科ショック・DIC

吉冨　恵子・佐世　正勝

A 総論

目でみる疾患

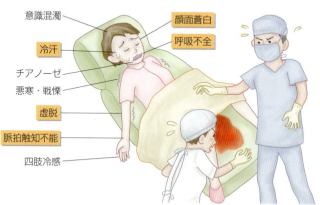

■図 32-1　産科ショック
産科ショックの大部分は出血性ショックであり，弛緩出血が多くを占める．

病態生理

▍妊娠もしくは分娩に伴って発生したショックを産科ショックといい，大部分が出血による．
- 広義には，偶発合併によるものを含め妊産婦がショック状態に陥った場合すべてをいうが，一般的には妊娠もしくは分娩に伴って発生した病的状態に起因するショックであり，大部分が出血によるショックである．また，非出血性のものとしては播種性血管内凝固(disseminated intravascular coagulation：DIC)に伴うショック，羊水塞栓症，敗血症性ショック，肺塞栓症などがあげられる．

病因・増悪因子

- 妊娠初期から分娩時にかけて，ショックの原因として表 32-1 があげられる．

症状

▍特徴的な症状として，蒼白，虚脱，冷汗，脈拍触知不能，呼吸不全などがある．
- 症状としては 5P が特徴的である：蒼白(pallor)，虚脱(prostration)，冷汗(perspiration)，脈拍触知不能(pulselessness)，呼吸不全(pulmonary deficiency)．
- 蒼白は末梢循環不全で生じ，心拍出量の減少と交感神経系の亢進から脈拍の触知は不良で頻脈となり，皮膚は冷たく冷汗を呈する．脳への血流量の減少により意識レベルが低下し虚脱した状態となり，呼吸は頻呼吸となる．
- ショック指数(SI，脈拍数／収縮期血圧)は簡便な指標であり，出血量の目安となる(表 32-2)．
- 早期警告サイン(PUBRAT)が提唱されている(図 32-2)．

■表32-1 産科ショックの主な原因

妊娠初期	流産，異所性妊娠
妊娠中期	前置胎盤，常位胎盤早期剝離，死産児稽留，子癇
妊娠後期 分娩時	羊水塞栓症，頭蓋内出血，脳梗塞，敗血症性ショック，肺血栓症，弛緩出血，子宮内反症，分娩裂傷，癒着胎盤，胎盤遺残，前置胎盤，常位胎盤早期剝離，DIC，子癇　など

■表32-2 ショック指数

ショック指数（脈拍数／収縮期血圧）	出血量の目安（L）
0.5	1.0 未満
1.0	1.0
1.5	1.5
2.0	2.0

Pulse rate

心拍数 （bpm）		170	160	150	140	130	120	110	100	90	80	70	60	50

Pulse oxymeter（SpO$_2$）

脈波型酸素飽和度 （%）	95〜100	<95

Urinary output

時間尿量 （mL/kg/時）	≧0.5	<0.5

Blood pressure

血圧（収縮期） （mmHg）		200	190	180	170	160	150	140	130	120	110	100	90	<80

血圧（拡張期） （mmHg）		130	120	110	100	90	80	70	60	50	40

Respiratory rate

呼吸数 （回/分）	>30	25	11〜24	0〜10

Temperature

体温 （℃）	40	39	38	37	36

Alertness

意識レベル （JCS：Japan Coma Scale）	0	I 1	I 2	I 3	II 10	II 20	II 30	III 100	III 200	III 300

意識レベルの評価

> I．刺激しないで覚醒している状態
> 　1．ほぼ意識清明だが，今ひとつはっきりしない
> 　2．見当識に障害がある
> 　3．自分の名前や生年月日が言えない
> II．刺激すると覚醒する状態（刺激をやめると眠り込む）
> 　10．普通の呼びかけで目を開ける
> 　　　「右手を握れ」などの指示に応じ，言葉も話せるが間違いが多い
> 　20．大声で呼ぶ，体を揺するなどで目を開ける
> 　30．痛み刺激をしながら呼ぶとかろうじて目を開ける
> 　　　「右手を握れ」などの簡単な指示に応じる
> III．刺激をしても覚醒しない状態
> 　100．痛み刺激に対し払いのけるような動作をする
> 　200．痛み刺激で少し手足を動かしたり，顔をしかめる
> 　300．痛み刺激に反応しない

■図32-2 早期警告サイン（PUBRAT）

（厚生労働省妊産婦死亡症例検討評価委員会，日本産婦人科医会：母体安全への提言2010，p.16，2011）

第2章 分娩期　2. 分娩期の異常とケア

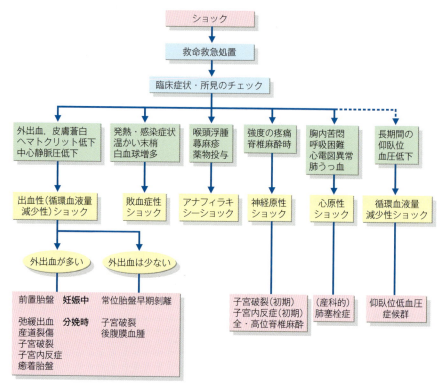

■図32-3　ショックの鑑別と原因
(日本産科婦人科学会編:B. 周産期 10. 異常分娩 14)産科ショックおよびショックの対応. 産婦人科研修の必修知識 2016-2018, p.288, 日本産科婦人科学会, 2016)

診断・検査値

- 分娩時においては大部分が弛緩出血, 産道損傷によるもので, 外出血が多い場合には診断が容易である. しかし外出血が少ないときに出血性ショックを呈する際には, 腹腔内への出血を念頭におき, 超音波断層法やCT撮影を実施することが必要であり, 診断・治療に難渋する場合が多い(図32-3).

治療法

- 産科ショックは急性で突発的なことが多いため, ショックの原因検索と治療を同時に進めていく必要がある.
- 原因が明らかでない時点ではまず救急処置を行い, ショックからの離脱を図ることを目標とする.
- 原因が明らかになれば, その病態に対しての治療を行い, 全身管理を合せて行っていく.

B 弛緩出血

目でみる疾患

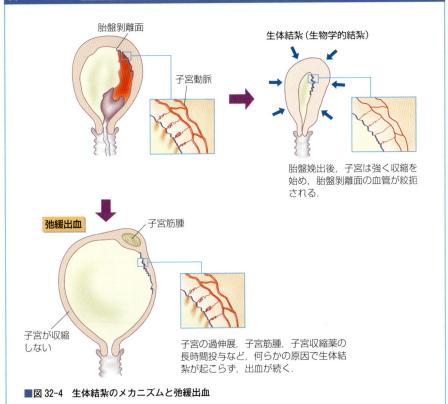

■図 32-4　生体結紮のメカニズムと弛緩出血

病態生理

- 胎盤が娩出すると，胎盤剝離面に露出する血管が子宮筋の収縮により絞扼され，そのため剝離面からの出血は止血される（生体結紮）．しかし何らかの理由で子宮筋の収縮が障害された場合，この生体結紮がされないため出血をきたし，弛緩出血となる（図 32-4）．

病因・増悪因子

- 子宮の過伸展（多胎，羊水過多，巨大児），子宮内遺残，子宮病変（子宮筋腫，子宮奇形），子宮内反症，分娩損傷，遷延分娩，子宮収縮薬を長時間投与した後などで子宮収縮が不良となりやすい．

診断・検査値

- 胎盤娩出後に持続的な出血を認め，子宮収縮が不良である．
- 超音波断層法で子宮腔内に胎盤や卵膜の遺残，子宮内反症がないことを確認し，また，分娩損傷（子宮破裂，子宮頸管・腟壁裂傷など）を除外する（表 32-3）．
- 難治性の産後過多出血では，上記以外にも羊水塞栓症を疑う[1]．

治療法

●治療方針
- ●静脈路を確保し，輸液・輸血を行う．
- ●子宮底の輪状マッサージと下腹部冷罨法を行う．
- ●子宮収縮抑制薬の投与を行う．
- ●出血している血液がさらさらとしており凝血塊ができない場合，子宮収縮薬に反応しない弛緩出血ではDICを疑い，新鮮凍結血漿（FFP）の補充を早期に行う[1]．

Px 処方例
- ●メチルエルゴメトリン注（0.2 mg/1 mL/A）　0.1～0.2 mg（0.5 A～1 A）　静注・筋注　←子宮収縮薬
- ●アトニン-O 注 10 単位（2A）＋5％ ブドウ糖（Tz）500 mL を 10 mL/時から投与．1 A を経腹的あるいは経腟的に子宮に筋注することもある　←下垂体後葉ホルモン製剤
- ●プロスタルモン・F（1,000 μg/1 mL/A）　1～3A＋5％ ブドウ糖（Tz）500 mL を点滴投与　←プロスタグランジン製剤
- ●子宮双手圧迫を図 32-5 のごとく行う．片手を腟内に挿入し子宮を把持し，もう一方の手で腹壁上から子宮底を把持する．この操作により，ほとんどの出血はコントロールできる．
- ●それでも止血しない場合には，子宮腟圧迫タンポン法，選択的子宮動脈塞栓術など，開腹術を検討する．
- ●子宮内へのバルーン挿入は容易であり，有効性が報告されている（図 32-6）．

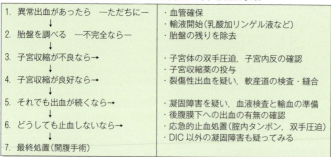

■表 32-3　分娩第 3 期とその直後の異常出血に対する止血手順

1. 異常出血があったら　―ただちに―　↓	・血管確保 ・輸液開始（乳酸加リンゲル液など）
2. 胎盤を調べる　―不完全なら―　↓	・胎盤の残りを除去
3. 子宮収縮が不良なら→	・子宮体の双手圧迫，子宮内反の確認 ・子宮収縮薬の投与
4. 子宮収縮が良好なら→	・裂傷性出血を疑い，軟産道の検査・縫合
5. それでも出血が続くなら→	・凝固障害を疑い，血液検査と輸血の準備 ・後腹膜下への出血の有無の確認
6. どうしても止血しないなら→	・応急的止血処置（腟内タンポン，双手圧迫） ・DIC 以外の凝固障害も疑ってみる
7. 最終処置（開腹手術）	

〔日本母性保護医協会（現 日本産婦人科医会）：産婦人科医療事故防止のために．改訂版下巻，p.54，日本母性保護医協会，1993 より一部改変〕

■表 32-4　弛緩出血の主な治療薬

分類	一般名	主な商品名	薬の効くメカニズム	主な副作用
子宮収縮薬	メチルエルゴメトリンマイレン酸塩	メチルエルゴメトリン，メテルギン	子宮平滑筋に選択的に作用して，子宮を持続的に収縮させる（妊娠子宮にのみ収縮作用を示す）	冠動脈攣縮 ※分娩後のみ使用可
プロスタグランジン製剤	プロスタグランジン $F_{2\alpha}$（ジノプロスト）	プロスタルモン・F	子宮筋のプロスタグランジン受容体に作用し，筋小胞体への Ca^{2+} 取り込みを抑制することにより，細胞内 Ca^{2+} 濃度を上昇させ，子宮筋を収縮させる	過強陣痛，子宮破裂，頸管裂傷，胎児機能不全，下痢 ※喘息（既往も含む）には禁忌
下垂体後葉ホルモン製剤	オキシトシン	アトニン-O	子宮筋に作用して，律動的な収縮を起こさせる．妊娠子宮にのみ作用する	過強陣痛，子宮破裂，頸管裂傷，胎児機能不全

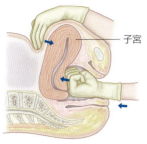

■図 32-5 子宮の双手圧迫法

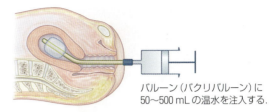

バルーン（バクリバルーン）に50〜500 mLの温水を注入する。

■図 32-6 子宮内へのバルーン挿入法

●文献
1) 日本産科婦人科学会，日本産婦人科医会（編・監）：産婦人科診療ガイドライン-産科編 2014．p.184-187，日本産科婦人科学会，2014

C 子宮内反症

目でみる疾患

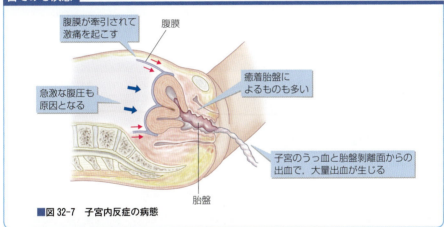

■図 32-7 子宮内反症の病態

病態生理

- 子宮体部の一部または全部が内方へ反転した状態をいう（図 32-7）。
- 軽度の場合は，子宮底が子宮腔内にヘルニア様に突出する程度であるが，高度の場合には子宮頸管，腟外へ子宮内腔が反転し脱出することがある。
- 発症後の時間経過により急性（分娩後 24 時間以内に診断），亜急性（分娩後 24 時間〜産褥 4 週まで），慢性（産褥 4 週以降）に分けられる。

病因・増悪因子

- ほとんどの場合は，胎盤剝離以前に臍帯を過度に牽引することで生じる。
- その他，胎盤娩出を促す目的で子宮底を強く圧下した際や墜落産など急速に進行した経腟分娩時，クリステレル Kristeller 胎児圧出法，初産婦などが関係しているといわれている。また，癒着胎盤，多胎妊娠，羊水過多も原因となる。

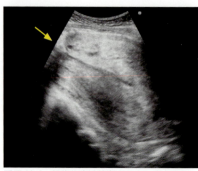

■図 32-8 経腹超音波検査による子宮内反像
陥凹した子宮底部（━▶）を認める．

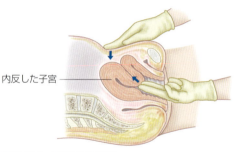

■図 32-9 用手的子宮整復
内反した子宮体を徐々に圧入する（経腹超音波検査で子宮底が完全に整復されていることを確認する）．

疫学・予後

- 頻度としては 2,000～6,000 分娩に 1 例ほどであり，治療が遅れると大量出血となって重篤な状態に至ることもあるため，迅速な診断と治療が必要である．

症状

- 子宮内反を生じると，突然強い下腹部痛を訴え，短時間で多量の子宮出血を認め，ショックをきたす．

診断・検査値

- 双合診により子宮体部を確認できず，陥凹した子宮底を触知する．また，内診により腟内に出血性の腫瘤を触知し，肉眼的に反転した子宮を認めることができる場合もある．
- 筋腫分娩や，腟壁血腫との鑑別が必要である．
- 経腹超音波検査にて，比較的容易に診断できる場合もある（図 32-8）．

治療法

- 医療チーム（マンパワー）を確保する．
- 出血，ショックに対する治療と同時に用手的な子宮の整復を試みる（図 32-9）．発症間もない内反は，片手を腹壁上から子宮底部に当て，反対の指で内反した部位を骨盤軸の方向へ徐々に押し上げることで修復可能なことが多い．
- 胎盤がまだ剥離していない際には，子宮収縮抑制薬やニトログリセリン，子宮弛緩作用のある吸入麻酔薬（セボフルラン）を投与し，子宮が弛緩したところで子宮の内反を解除した後に，胎盤の用手剥離を行う．
- 整復に成功したら子宮を弛緩させる薬物は中止し，子宮収縮薬の投与を開始する．
- 子宮の収縮が開始するまでは子宮内に内診手を置き，内反の再発を防ぐ必要がある．
- 経腟的な整復が困難である場合は開腹が必要となる．

● 文献
1) 小林康祐：子宮内反症．周産期医学必修知識 第 7 版．周産期医学，41（増刊）：317-319，2011

D DIC（播種性血管内凝固）

病態生理

● 本来血液凝固が起こらない血管内において，何らかの原因により凝固系が亢進し全身の微小血管内に多数の血栓が形成される症候群である．血管内に生じた血栓があらゆる臓器の血管を塞栓し，循環障害に起因する多臓器障害を引き起こす．

● また一方で凝固因子と血小板が消費され消費性凝固障害となり，さらには血栓形成に反応して線溶系が亢進するため，出血傾向が助長される．

● 産科 DIC では基礎疾患が存在する（表 32-5）．

診断・検査値

● 産科 DIC は発症が突発的であり診断に時間的な余裕がないことが多いため，基礎疾患の重篤性と臨床症状に重点をおいてスコア化し，早期に治療に踏み切るための産科 DIC スコア（表 32-6）がある．

治療法

※詳しくは「13 常位胎盤早期剝離」の項を参照．

● 基礎疾患の除去：DIC の原因となった基礎疾患の速やかな除去が治療の基本である（図 32-10）．

1. 補充療法

● 出血性ショックを呈していれば，輸液と輸血を行う．輸血はヘモグロビン低下に対して赤血球濃厚液（RCC-LR）を用い，膠質浸透圧を維持し循環血液量を保つためにアルブミン製剤や膠質輸液を投与する．新鮮凍結血漿（FFP）は凝固因子の補充とともに不足した生理的凝固線溶阻害因子（アンチトロンビン，プロテイン C，$a2$—プラスミンインヒビターなど）の補充を目的として輸血する．

● 通常，フィブリノゲン 100 mg/dL 以下，凝固因子活性 30％ 以下，アンチトロンビン活性 70％ 以下の場合，新鮮凍結血漿投与の適応となる．血小板数が低下（5×10^4/μL 以下）し，出血傾向が存在する場合は，血小板濃厚液の輸血が必要となる．

2. 酵素阻害療法

● 血中アンチトロンビンが凝固亢進により消費され低下（活性 70％）していれば，アンチトロンビン製剤を補充する．アンチトロンビンは，凝固反応に関わる Xa やトロンビンなどのセリンプロテアーゼと反応し，凝固反応を制御する，重要な生理的セリンプロテアーゼインヒビターである．産科 DIC では凝固系ならびに線溶系が亢進していることが多く，凝固線溶系の抑制を目的として，セリンプロテアーゼ阻害薬による酵素阻害療法が有効である．

● 抗トリプシン作用をもつウリナスタチン（ミラクリッド）は抗ショック作用が強く，急性循環不全に対して有効である．

● これらの治療を行っても止血困難な DIC では遺伝子組み換え活性型第Ⅶ因子製剤（ノボセブン）の使用を考慮する．使用時には十分なフィブリノゲンと血小板を補充する．重篤な血栓症を避けるためにトラネキサム酸の併用は行わない．

■ 表 32-5　産科 DIC の基礎疾患

1. 常位胎盤早期剝離*	5. 子癇，重症妊娠高血圧症候群
2. 出血性ショック（2,000 mL 以上時）*	6. 死胎児症候群（とくに妊娠中期）
弛緩出血，前置胎盤，子宮破裂，癒着胎盤，軟産道損傷	7. 急性妊娠脂肪肝
（頸管裂傷，腟壁裂傷，傍結合織内出血など）	8. 胞状奇胎
異所性妊娠，原因不明出血など	9. その他（麻酔，薬物ショック，不適合輸血など）
3. 重症感染症*	
敗血性流産，卵膜炎，産褥熱，その他	
4. 羊水塞栓症*	
・急性肺性心または人工換気を要する	
・呼吸困難	

＊DIC を発症する可能性が高いので要注意．

〔日本母性保護医協会（現 日本産婦人科医会）：産婦人科医療事故防止のために．改訂版下巻，p.59，日本母性保護医協会，1993 より一部改変〕

第 2 章　分娩期　　2. 分娩期の異常とケア

■表 32-6　産科 DIC スコアによる診断基準

	項目	症状および治療	点数
基礎疾患	常位胎盤早期剝離	子宮硬直, 児死亡	5
		子宮硬直, 児生存	4
		超音波断層所見および CTG 所見における早期剝離の診断	4
	羊水塞栓症	急性肺性心	4
		補助呼吸	2
		人工換気	3
		酸素放流のみ	1
	DIC 型後産期出血	子宮から出血した血漿または採血血液が低凝固性の場合	4
		2,000 mL 以上の出血 (出血開始から 24 時間以内)	3
		1,000 mL 以上, 2,000 mL 未満の出血 (出血開始から 24 時間以内)	1
	子癇	子癇発作	4
	その他の基礎疾患		1
臨床症状	急性腎不全	無尿(≦5 mL/時)	4
		乏尿(5<~≦20 mL/時)	3
	急性呼吸不全 (羊水塞栓症を除く)	人工換気またはときどきの補助呼吸	4
		酸素放流のみ	1
	心, 肝, 脳, 消化管などに重篤な障害があるときはそれぞれ 4 点を加える	心(ラ音または泡沫性の喀痰など)	4
		肝(可視黄疸など)	4
		脳(意識障害および痙攣など)	4
		消化管(壊死性腸炎など)	4
	出血傾向	肉眼的血尿およびメレナ, 紫斑, 皮膚粘膜, 歯肉, 注射部位からの出血	4
	ショック症状	頻脈≧100/分	1
		血圧≦90 mmHg(収縮期)または 40% 以下の低下	1
		冷汗	1
		蒼白	1
検査項目	血清 FDP≧10 μg/mL		1
	血小板数≦10×10⁴/mm³		1
	フィブリノゲン≦150 mg/dL		1
	プロトロンビン時間(PT)≧15 秒(≦50%)またはヘパプラスチンテスト≦50%		1
	血沈≦4 mm/15 分または≦15 mm/時		1
	出血時間≧5 分		1
	その他の凝固・線溶・キニン系因子　(例 AT-Ⅲ≦18 mg/dL または≦60%, プレカリクレイン, $α_2$-PI, プラスミノゲン, その他の凝固因子≦50%		1

注意点:基礎疾患スコアは各基礎疾患項目から 1 項目のみ選択する.
判定:合計 8 点以上を DIC とする.

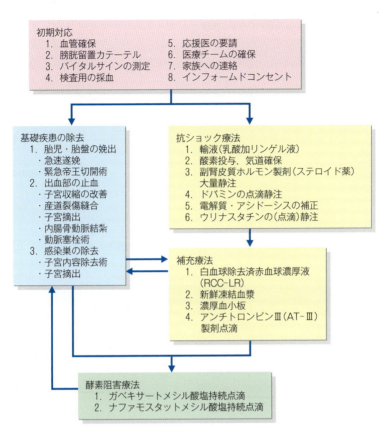

■図 32-10　産科 DIC の治療フローチャート
(日本産科婦人科学会編：B. 周産期 15) DIC および DIC の処置. 産婦人科研修の必修知識 2016-2018, p.294, 日本産科婦人科学会，2016 より一部改変)

■表32-7 抗凝固・線溶キニン系薬剤の作用と用法

一般名(商品名)	抗凝固作用	抗線溶作用	抗キニン作用	抗トリプシン作用	用法
ガベキサートメシル酸塩（エフオーワイ）	○	○	○	○	20〜39 mg/kg/日 持続点滴静注
ナファモスタットメシル酸塩（フサン）	○	○	○	○	0.06〜0.20 mg/kg/時 持続点滴静注
乾燥濃縮人アンチトロンビンⅢ（ノイアート，アンスロビンP）	○	○			1日1回40〜60単位/kg 点滴静注
トラネキサム酸（トランサミン）		○			500〜2,500 mg/日 点滴静注
ウリナスタチン（ミラクリッド）				○	1回10万単位，1日1〜3回静注，点滴静注

●文献
1）日本産科婦人科学会編：DICおよびDICの処置．産婦人科研修の必修知識2016-2018．p.291-295，日本産科婦人科学会，2016

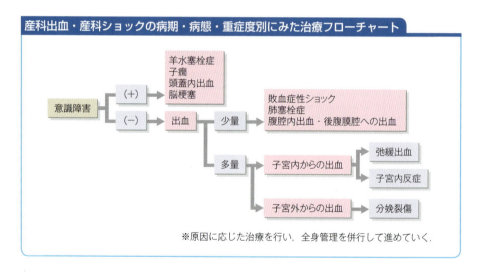

産科出血・産科ショックの病期・病態・重症度別にみた治療フローチャート

産科出血・産科ショック・DICの看護

永澤 規子

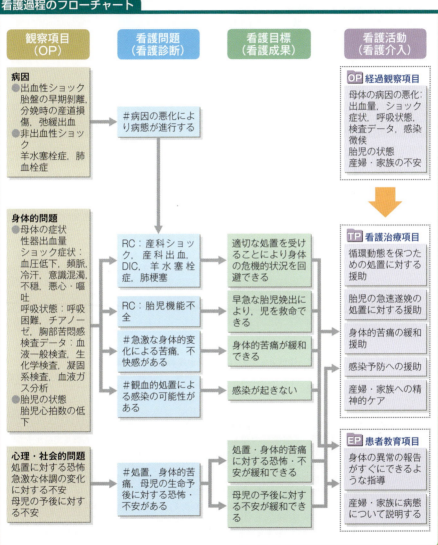

第 2 章　分娩期　　2．分娩期の異常とケア

基本的な考え方

- ●産科ショックの原因を把握する．原因のほとんどは産科出血による出血性ショックである．それ以外に，羊水塞栓症や肺血栓塞栓症などがある．容易に DIC（播種性血管内凝固）に移行する場合が多く，母児の生命が危機的状況に陥る重篤な状態である．早期に生命危機から離脱できるような治療が迅速に行われるよう援助する．
- ●母体の身体的苦痛，不快感は著しい．早急に緩和できるよう援助する．
- ●緊急検査や処置，母児生命予後などに対する恐怖・不安が産婦・家族に強い．緊急事態のため，十分な説明をできずに処置・検査を行う場合もあるため，恐怖・不安がより強く出現してしまうこともある．限られた時間のなかでも，産婦・家族の心理状態を把握し，軽減するように支援することも求められる．

Step1 アセスメント	Step2 看護問題の明確化	Step3 計画	Step4 実施	Step5 評価

情報収集	アセスメントの視点と根拠・起こりうる看護問題
全身状態の把握	**産科ショックの病態を把握する．ショックの原因は，出血性と非出血性に大別できるが，原因の多くは出血に伴うものである．また，母体のショックは，胎児へ与える影響が大きく生命の危機を生じる事態となる．母児の全身状態を観察し，重症度を把握する．** ●産科的合併症や基礎疾患の存在を把握する．妊娠高血圧症候群や前置胎盤は，胎盤早期剝離のリスクがある．また弁膜症などの心疾患は血栓形成を起こしやすく，肺梗塞のリスクが高まる． ●産科ショックと産科出血，DIC の相互関係を把握する．産科ショックの原因のほとんどは産科出血であり，産科出血から DIC へ進展する．また，出血以外では，羊水塞栓症から DIC へ，そして産科ショックとなることもある．肺血栓塞栓症などでは，呼吸機能停止によりショックとなる．各病態の関連性を把握し，どの病態が先行して出現しても，原因検索が短時間でできるようにする． ●産科ショックの特徴は，原因となる病態からショックへと移行する経過が非常に短時間で，即座に母児の生命が危機に陥ることである．特徴を把握して，迅速に対応することが重要である． ※全身状態の具体的な把握については以下の項目に詳細を記載． 🔍 **共同問題：産科ショック，DIC，肺血栓塞栓症，羊水塞栓症** 🔍 **起こりうる看護問題：強烈な身体的苦痛・不快感／母児のウエルネスに対する恐怖・不安**
症状の程度と出現状況の把握	**ショックに陥った状況と症状を観察する．妊娠高血圧症候群や前置胎盤があれば胎盤の早期剝離による大量出血が予測される．また，分娩期の母体の分娩損傷（子宮頸管裂傷，会陰裂傷）や癒着胎盤の一部剝離，弛緩出血などでも異常出血が予測されるため，出血性ショックの発症を想定しておく．** **予測が難しい非出血性のショック症状がみられる場合には，羊水塞栓症や肺血栓塞栓症が推測される．リスク要因としては，羊水過多症，切迫早産など産科合併症による長期の安静，帝王切開手術後の初回歩行時などである．ただし，羊水塞栓症の発症直後は異常出血を認めないことが多く，血管に異物が混入することにより凝固系因子が大量消費され DIC を起こし出血傾向となる．その結果，大量出血へとつながり，凝固系異常を促進する．羊水塞栓症は，とくに重篤な状態となるリスクが高い．** ●性器出血量を把握する．一般的に人体の全血液量は体重の 1/13 である．そのうち 1/3 が急激に失われると出血性ショックを起こすといわれている．循環血液量は妊娠後期では非妊娠時の 40〜50％ 増加することや，潜在的・顕在的浮腫を考慮すると，必ずしも 1/13 は当てはまらないが，おおむねの目安とする．常位胎盤早期剝離は外出血よりも内出血が多いため，把握できる出血量より実際の出血量は多い．

566

	●ショックの症状は，出血性よりも非出血性のほうが予測しにくいため，急激な症状の変化が観察される.	
	●産婦が急激な呼吸困難感を訴えた場合は，羊水塞栓症や肺血栓塞栓症を疑う.	
	●ショック症状は，血圧低下，頻脈，冷汗，蒼白，不穏，意識レベル低下の症状を呈する.	
	●検査データを把握する. 出血性・非出血性を問わず，産科ショックでは急激にDICを発症することが多い. 一般的にDICは出血傾向で発症を疑うことが多いが，産科DICでは，止血困難で，検査データが瞬時に異常値を示すため，DIC治療であるヘパリン療法の時期を逸してしまうことも多い.	
	🔍 共同問題：ショック，DIC，肺血栓塞栓症，羊水塞栓症	
	🔍 起こりうる看護問題：強烈な身体的苦痛・不快感／母児のウエルネスに対する恐怖・不安	
胎児の状態の把握	❘ 産科ショック，産科出血，DICを発症した時期を把握する. 胎児が母体内に存在する時期に発症した場合は，胎児の循環不全をまねき，胎児機能不全を起こす.	
	●胎児の循環不全の指標として，胎児心拍数の低下がみられる. 母体ショック時は，胎児心拍数モニタリングを継続的に行い，胎児機能不全の状態を把握する.	
	●母体ショックにより胎児心拍は急激な徐脈を認める.	
	🔍 共同問題：胎児機能不全／子宮内胎児死亡／新生児仮死	
	🔍 起こりうる看護問題：胎児の予後に対する不安	
産婦・家族の心理・社会的側面の把握	❘ 緊急処置や身体的苦痛，母児の生命予後など，産婦の不安は強く，恐怖に近いと推察される. また，それを見守る家族の不安も同様に強い.	
	●不安の内容を具体的に把握する.	
	🔍 起こりうる看護問題：不安，恐怖	

Step1 アセスメント **Step2** 看護問題の明確化 **Step3** 計画 **Step4** 実施 **Step5** 評価

看護問題の明確化

RC：産科ショック，産科出血，DIC，羊水塞栓症，肺梗塞／胎児機能不全
#1 急激な身体的変化による苦痛，不快感がある(認知−知覚パターン)
#2 観血的処置による感染の可能性がある(栄養−代謝パターン)
#3 処置，身体的苦痛，母児の生命予後に対する恐怖・不安がある(自己知覚パターン)

看護問題の優先度の指針

●いずれの病態も母児の生命が危機的状態におかれている. 母児の救命を図るための診療支援がケアの中心となる. 緊急性が高いので，迅速に対応する. また産婦・家族の不安も強い. 特に，生命予後に対する不安は恐怖にも近い. 産婦・家族の心理状態を把握し，恐怖・不安を緩和できるよう援助する.

Step1 アセスメント **Step2** 看護問題の明確化 **Step3** 計画 **Step4** 実施 **Step5** 評価

共同問題	看護目標（看護成果）
RC：産科ショック，産科出血，DIC，羊水塞栓症，肺血栓塞栓症	〈長期目標〉循環不全を起こさない 〈短期目標〉1)ショック状態を早期診断する. 2)病態に適した治療の早期介入をする. 3)身体的疼痛・不快感を把握する

第2章　分娩期　　2. 分娩期の異常とケア

看護計画	介入のポイントと根拠

OP 経過観察項目

●産科ショックの病態：具体的に把握する

　⮕ **根拠** ショックの病態により，治療・ケアの方針が変更される

産科出血

●出血を起こしている病態：出血源を把握する

　⮕ **根拠** 出血源によって止血方法が異なる．出血源による主な止血方法を記載する

　・弛緩出血

　⮕弛緩出血時の対応は子宮収縮促進である．医師の指示どおり子宮収縮薬の投与を正確に行う．また，子宮底輪状マッサージ，子宮底冷罨法が行われる．止血困難な場合は子宮全摘出術が行われる場合がある

　・軟産道損傷

　⮕子宮頸管裂傷，会陰裂傷などの軟産道裂傷では，出血部位の縫合が迅速に行われる．また創部の圧迫止血が行われる

　・癒着胎盤

　⮕癒着胎盤の一部剝離が起きて出血がみられる場合は，子宮収縮薬の使用とともに子宮腔内タンポナーデが行われる．それでも出血が持続する場合は，子宮全摘出術が行われることがある．癒着胎盤の根本的止血方法は胎盤娩出後の子宮収縮であるが，病態が評価できないまま無理な胎盤用手剝離術や臍帯牽引を行うと，大出血につながることがあるので注意する

●出血量：正確に把握する

　⮕ **根拠** 出血量が多いとショック，DIC を起こす．ショックへと移行する危険のある出血量を把握する．体重 60 kg の産婦の場合 60 kg×1/13×1/3 ≒ 1.5 kg 血液 1 g ≒ 1 mL として 1500 mL 以上の出血がある場合は注意する

　⮕出血量を計測する場合，羊水量も含めてカウントしないように注意する

　⮕常位胎盤早期剝離の場合には，外出血よりも内出血の方が多いので，視覚的に観察される出血量よりも失血量が多いので注意する

羊水塞栓症

●症状：急激に出現する呼吸困難や出血傾向に注意する

　⮕ **根拠** 羊水塞栓は羊水成分が血管閉塞(主に肺)を起こすとともに，血管内血液凝固をまねき，血液凝固因子を大量消費し DIC となる．呼吸困難と出血傾向が急激に発症し，瞬時にショックを起こす．リスク要因は，羊水過多症，多胎などである

肺血栓塞栓症

●呼吸器関連の症状：呼吸困難，呼吸停止，チアノーゼ，意識障害の程度を把握する

　⮕ **根拠** 肺の血管が血栓により閉塞し，急激な呼吸障害を起こし，意識低下を起こす．太い血管が閉塞すると瞬時に死亡する．長期の安静や産科手術では，下肢に血栓が形成されやすく，急な体動の変化によって血栓が剝がれ，肺血管を閉塞し発症する

●ショック症状：変化と程度を把握する

　⮕ショック症状は，血圧低下，頻脈，蒼白，冷汗，不穏，意識障害などがある **根拠** 出血量が多く，循環動態の維持が困難であるほど，ショック症状の程度は強くなる

●検査データ：貧血，血液凝固系，血液ガス分析，胸部Ｘ線検査，腹部超音波検査の結果を把握する	⮞ 根拠 産科ショックと検査データの結果は比例する
・貧血の検査データ	⮞ヘモグロビン値，ヘマトクリット値の変化を把握する 根拠 出血量が多くなると数値が低下する
・血液凝固系の検査データ	⮞変化をみる 根拠 DICの徴候を早期に把握する
・血液ガス分析	⮞動脈血酸素分圧(PaO$_2$)を把握する 根拠 酸素化の低下状態をみる
・胸部Ｘ線所見	⮞肺の透過性をみる 根拠 肺梗塞，羊水塞栓症では，急激な肺高血圧による肺水腫が起こり，肺の透過性が低下する
・超音波検査	⮞胎盤剝離状況，胎児のウエルネスなどを把握する 根拠 産科出血の原因や胎児機能不全の状態は超音波検査で評価できる

TP 看護治療項目

●検査・処置を介助する	⮞病態を把握するために血液検査，超音波検査，胸部Ｘ線検査などが行われる 根拠 早期診断が治療の早期介入につながる
●医師の指示どおり薬物を正確に投与する	⮞ 根拠 循環動態不全の改善のために行われる補液は，急激に行うと心不全を起こす場合があるので，指示された注入速度で正確に行う
	⮞循環動態保持・改善のために使用されるカテコールアミン系薬物は微量で薬理効果を示すため，輸液ポンプやシリンジポンプなどを使用して正確に投与する
	⮞輸血を行う場合は，患者氏名，血液型，輸血内容，輸血番号を確認し，異型輸血や血液製剤の間違いが起こらないように注意する
	⮞輸血開始時は，医師も同席のもとに行い，アレルギー反応出現時に即座に対応できるようにする．輸血開始から10〜15分間は，ゆっくり(1 mL/分程度)投与し，最初の5分間程度は産婦のそばを離れないようにする．また，アレルギー反応発生時は原因検索できるように複数の輸血製剤を同時に投与しない
●急速遂娩を受けるための援助を迅速に行う	⮞原則的には帝王切開となるが，分娩第2期で胎児娩出が短時間で可能な場合は，吸引・鉗子分娩が行われる場合もある 根拠 胎児が母体内に存在している時期の産科ショックは，胎児機能不全を発症する．急速遂娩を行い，胎児を母体外に迅速に娩出し，子宮内胎児死亡，新生児仮死を防止する．また胎児が娩出されることで，胎盤早期剝離などの治療を促進することができる
●医師の指示どおり酸素療法を行う	⮞指示量，投与方法を正確に行う 根拠 酸素療法の効果を把握するため，指示どおり正確に行う．評価は，血液ガス分析・経皮的酸素分圧モニタで行う
●処置を説明し不安を緩和する	⮞理解の程度を把握しながら行う 根拠 処置を理解することで，不要な不安が除去される．また安心は，産婦の治療への参加を促進する

分娩

32

産科出血・産科ショック・DIC

第2章　分娩期　　2. 分娩期の異常とケア

●家族に，処置や患者の状態について説明する	⮕具体的にわかりやすく説明する　**根拠** 家族も産婦の状態に不安をもっている
EP 患者教育項目	
●身体の不快感の程度を産婦が表現できるように指導する	⮕表現方法を指導する　**根拠** 苦痛を正しく伝えることで，適切な介入が受けられる

共同問題	看護目標（看護成果）
RC：胎児機能不全	〈長期目標〉胎児機能不全を起こさせず，良好な状態で娩出できる 〈短期目標〉1）急速遂娩（緊急帝王切開，吸引分娩，鉗子分娩）を迅速に行う. 2）検査・治療の必要性を説明し，協力を得る

看護計画	介入のポイントと根拠
OP 経過観察項目	
●胎児の心拍数：変化をみる	⮕**根拠** 産科ショックから胎児の循環不全が起こると，急速に胎児心拍数が低下する
●妊娠週数：症状出現時の妊娠週数を把握する	⮕**根拠** 妊娠週数により，胎児が出生した場合の危険の程度が異なる
●分娩監視モニタ：子宮収縮と胎児心拍数の関係をみる	⮕**根拠** 胎児-胎盤循環機能が低下すると遅発一過性徐脈が起こる
TP 看護治療項目	
●急速遂娩の援助を迅速に行う	⮕原則的には帝王切開となるが，分娩第2期で短時間で胎児娩出が可能な場合は，吸引・鉗子分娩が行われる場合もある　**根拠** 胎児が母体内に存在している時期の産科ショックでは，胎児機能不全を発症する. 急速遂娩を行い，胎児を母体外に迅速に娩出し，子宮内胎児死亡，新生児仮死を防止する
●処置や検査を説明し不安を緩和する	⮕産婦の理解の程度を把握しながら行う　**根拠** 検査・処置を理解することで，不安が除去される. また安心は，産婦の治療への参加を促進する
●家族に産婦の状態や検査・処置について説明し，不安を緩和する	⮕家族の理解の程度を把握しながら行う　**根拠** 産婦と同様に家族の不安も強い. 不安の緩和を図ることで，治療が迅速に行われるよう協力ができる
EP 患者教育項目	
●産婦・家族に胎児の状態について説明する	⮕具体的にわかりやすく説明する　**根拠** 胎児の状態を正確に知ることで処置の緊急性を理解し，治療に協力できる

1 看護問題	看護診断	看護目標（看護成果）
#1 急激な身体的変化による苦痛，不快感がある	**急性疼痛** **関連因子**：生物学的損傷要因，身体損傷要因 **診断指標** □生理学的反応の変化 □標準疼痛スケールによる痛みの	〈長期目標〉苦痛・不快感が緩和される 〈短期目標〉1）苦痛・不快感の緩和援助が受けられる. 2）苦痛・不快感を正確に伝えることができる

　　　　　程度の自己報告
　　　□標準疼痛ツールによる痛みの性
　　　　　質の自己報告
　　　□痛みの顔貌
　　　□痛みを和らげる体位調整
　　　□防御行動

看護計画	介入のポイントと根拠

OP 経過観察項目

● 苦痛・不快感の内容と程度：具体的な内容と程度を把握する

⮕ 特に，ショック症状の苦痛・不快感に注意する **根拠** 身体的苦痛，不快感とショックの程度は比例する．また，鎮痛薬，鎮静薬投与の指標となる

● 自覚症状：主な自覚症状を把握する

⮕ **根拠** 症状から病態が推測できる．また，苦痛・不快感への対症療法の指標となる

産科出血

● 悪心・嘔吐，悪寒，めまい，胸内苦悶感，呼吸困難
● 産科出血の原因となる疾患の主な自覚症状
　・子宮の持続的収縮による強い疼痛（常位胎盤早期剥離）
　・軟産道損傷による創痛

⮕ 症状の強さや変化をみる **根拠** 常位胎盤剥離が進行し強い子宮収縮が持続すると疼痛は増強する
⮕ 創部痛の程度を把握する **根拠** 鎮痛薬，局所麻酔薬使用の目安となる

羊水塞栓症，肺血栓塞栓症

● 胸内苦悶感，呼吸困難

⮕ 主な自覚症状を把握する **根拠** 症状から病態が推測できる．また，苦痛・不快感に対する対症療法の指標となる

TP 看護治療項目

● 医師の指示どおり，鎮痛薬，鎮静薬を投与する

⮕ 鎮痛薬，鎮静薬使用時は，正確に投与する **根拠** 鎮痛薬の種類により呼吸抑制が起こる場合があるので，用法・用量を守り正確に投与する．胎児娩出前の鎮痛薬の使用は，胎児への影響も考慮して，必要不可欠な場合に使用する

● 医師の指示どおり酸素療法を行う

⮕ 指示された投与量・投与方法で正確に行う **根拠** 酸素を投与することで酸素化が保たれ，呼吸困難が緩和される．ただし，羊水塞栓症，肺血栓塞栓症では酸素化の改善は難しい場合が多い

● 嘔吐時の不快感を緩和する

⮕ 嘔吐物は速やかに片づける．意識レベルがよければ含嗽を促す **根拠** 嘔吐臭が二次的な悪心を誘発する

● 身体を保温する

⮕ 環境温度の調整，電気毛布・掛けものの使用などで保温する **根拠** 末梢の循環不全状態を保温により改善する

● 苦痛・不快感を緩和させるための体位を工夫する

⮕ セミファウラー位や側臥位が好まれる **根拠** 腹部緊張の緩和が疼痛を和らげる．また，呼吸困難時は，横隔膜が下がるような体位が呼吸を楽にする

● 緊張をほぐすための呼吸法を指導する

⮕ 産婦のそばでタッチングしながら行う **根拠** タッチングは産婦を安心させ，呼吸法の指導を行いやすくする

分娩

32 産科出血・産科ショック・DIC

第 2 章　分娩期　　2. 分娩期の異常とケア

EP 患者教育項目

● 苦痛・不快感の程度や部位を産婦が表現できるように指導する

➡ 表現方法を指導する　 根拠 苦痛・不快感を正しく伝えることで，適切な対処が受けられる

---

2 看護問題／看護診断／看護目標（看護成果）

看護問題	看護診断	看護目標（看護成果）
#2 観血的処置による感染の可能性がある	**感染リスク状態** **危険因子**：観血的処置	〈長期目標〉感染が起こらない 〈短期目標〉1) 無菌的処置を受けられる．2) 感染予防のため手術後の服薬行動が守れる．3) 感染徴候が報告できる

看護計画／介入のポイントと根拠

看護計画	介入のポイントと根拠
OP 経過観察項目（手術後） ● 体温：変化をみる	➡ 根拠 発熱は感染の徴候である．手術直後は，手術時の出血の吸収や脱水などによって軽度の発熱をみることがあるが，一度解熱した体温が再び上昇する場合は，感染が強く疑われる
● 感染指標の検査値：変化をみる	➡ 根拠 白血球数や CRP 値は感染で変化する（感染で白血球増加，CRP 上昇が起こる）
● 下腹部痛，腰痛：変化をみる	➡ 根拠 子宮内感染症が発症した場合は，下腹部痛，腰痛の増強がみられることが多い
TP 看護治療項目 ● 手術や分娩処置が無菌的に行われるように介助する	➡ 無菌操作を遵守する　 根拠 帝王切開の手術操作や分娩処置は病原菌曝露の機会となるので，無菌的に行うことが重要である
● 抗菌薬を静脈内投与する場合は，医師の指示どおり正確に行う	➡ 注入速度と指示量を守る　 根拠 血中濃度が保たれないと感染の予防効果が低くなる．また，注入開始直後はアレルギー反応の有無を確認するため，ゆっくりと注入し，5 分間は産婦のそばを離れない
EP 患者教育項目 ● 手術・分娩処置後に抗菌薬の服薬指導を行う	➡ 服薬の必要性と具体的方法について説明する 根拠 正確に服薬しないと感染の予防効果が低くなる
● 感染徴候について説明する	➡ 感染症の自覚症状について説明する　 根拠 異常時の報告を適切に行うことで，感染症治療の早期介入が受けられる

---

3 看護問題／看護診断／看護目標（看護成果）

看護問題	看護診断	看護目標（看護成果）
#3 処置，身体的苦痛，母児の生命予後に対する恐怖・不安がある	**不安** **関連因子**：死への脅威，現状への脅威 **診断指標** □ 緊張した表情 □ 手の震え □ 声の震え □ 震え	〈長期目標〉恐怖，不安が緩和される 〈短期目標〉処置や身体的苦痛に対する不安を伝えることができる

572

看護計画	介入のポイントと根拠
OP 経過観察項目 ●不安の内容：具体的に把握する ●妊娠週数：症状出現時の妊娠週数を把握する	⮕ **根拠** 適切な介入ができる ⮕ **根拠** 週数により，胎児出生時の危険の程度が異なり，不安に影響する
TP 看護治療項目 ●産婦が不安を表現しやすいようにできるだけそばを離れない ●検査・処置について説明する ●産婦・家族に母体・胎児の病態の情報を伝える	⮕タッチングしながら言葉をかける **根拠** タッチングは産婦に安心をもたらし，不安を言葉にしやすくさせる．またそばにいることで，急激に変化する不安に即座に対応できる ⮕具体的に説明する **根拠** 説明されることで検査・処置を受ける精神的準備ができ，不安のコーピングがしやすい ⮕医師と協力して行う **根拠** 情報不足は不安を助長する
EP 患者教育項目 ●不安を産婦が表現できるようにアドバイスする ●家族に産婦の恐怖・不安の支援者になるようにアドバイスする	⮕表現方法を指導する **根拠** 不安を正しく伝えることで，適切な支援を受けることができる ⮕キーパーソンを正しく選択する **根拠** 産婦が不安を最も表現でき，産婦の気持ちを受容してくれる家族の存在は，不安を緩和する

分娩

32

産科出血・産科ショック・DIC

| Step1 アセスメント | Step2 看護問題の明確化 | Step3 計画 | **Step4 実施** | Step5 評価 |

病期・病態・重症度に応じたケアのポイント

●産科ショックは，出血性と非出血性に大別されるが，多くは出血によるものである．発症時期によっては胎児への影響も大きい．ショックの原因と発症時期を把握して，母児の救命を図るための迅速な対応を援助する．
●いずれの場合も重症で，どの検査・処置も緊急性が高いので，関係各部署との連携を円滑に進めて対応していく．
●妊産婦の身体的苦痛や不快感も非常に強い．医師の指示どおり鎮痛薬や鎮静薬の投与を正確に行い，苦痛の緩和を図る．処置・検査や身体的苦痛の強さから産婦・家族の不安は，恐怖に近いものである．できるかぎりそばに寄り添い，全身状態を観察するとともに，心理的支援を行うことも求められる．

看護活動（看護介入）のポイント

診察・治療の介助
●母体の病態を診断するための検査を介助する．
●母児の循環動態を保つため，医師の指示による薬物を正確にかつ迅速に投与する．
●酸素療法が行われる場合は，医師の指示どおりの投与量・投与方法で正確に行う．
●急速遂娩（帝王切開，吸引分娩，鉗子分娩）が行われる場合は，迅速に介助する．
●出血量を観察し，医師に情報提供を行う（異常出血の早期発見）．
●母体の循環動態を正確に観察し，医師に情報を提供する．
●胎児の循環動態を正確に観察し，医師に情報を提供する．
疼痛緩和の援助
●苦痛・不快感を緩和するための体位を工夫する．
●医師の指示により鎮痛薬，鎮静薬が投与される場合は正確に行う．
産婦・家族の不安緩和への援助
●検査，処置，手術に対する産婦・家族の不安が緩和されるように援助する．

573

第 2 章　分娩期　　2. 分娩期の異常とケア

●産婦・家族の胎児の予後に対する不安が緩和されるように援助する.

退院指導・療養指導

- ●退院後の生活は正期産に準じて指導する.
- ●退院後も継続して内服が必要な場合は, 服薬指導を行う.
- ●受診の必要な症状を説明し, 異常時はすぐ受診するように指導する.
- ●とくに問題がなくても, 退院 1 か月後に健診を受けるように指導する.
- ●母体救命のために子宮摘出術が行われた場合は, 精神的支援ができるように家族にアドバイスする.

Step1 アセスメント **Step2 看護問題の明確化** **Step3 計画** **Step4 実施** **Step5 評価**

評価のポイント

看護目標に対する達成度

- ●母児ともに循環不全を起こさなかったか.
- ●産婦の救命ができたか.
- ●胎児の救命ができたか.
- ●感染が起こらなかったか.
- ●産婦の身体的苦痛・不快感が緩和されたか.
- ●産婦・家族は検査, 処置, 手術の必要性について理解でき, 不安が緩和されたか.
- ●産婦・家族の母体・胎児の予後に対する不安が緩和されたか.

産科出血・産科ショック・DIC における産婦の病態関連図と看護問題

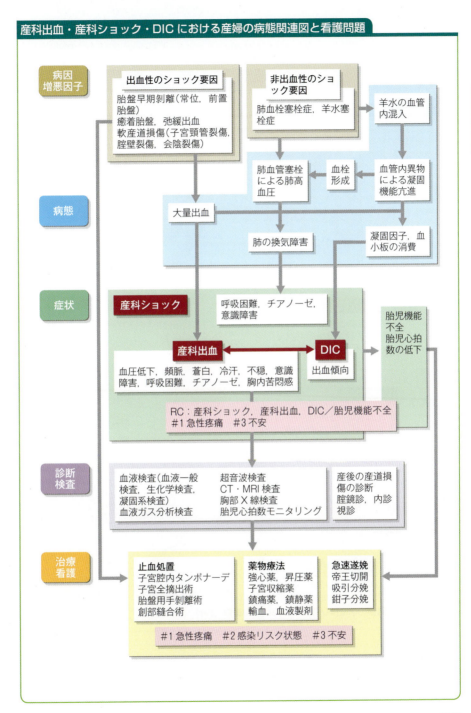

33 分娩損傷

吉冨 恵子・佐世 正勝

A 子宮破裂

目でみる疾患

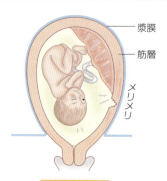
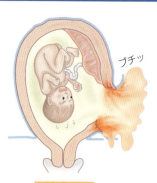

不完全子宮破裂
子宮筋層のみが断裂し，子宮漿膜面までは裂傷が及ばない．

完全子宮破裂
子宮漿膜面を含む子宮壁全層の裂傷．

■図 33-1 子宮破裂の分類

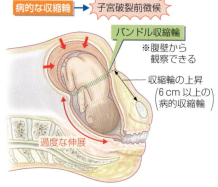

子宮下部が過度に伸展し，子宮体部は著しく収縮するため境界が明瞭となって腹壁上から触れる．

■図 33-2 子宮破裂の前徴候（バンドル Bandl 収縮輪の上昇）

576

■表 33-1　子宮破裂の症状

子宮破裂切迫症状	腹痛による不穏状態，苦悶様病状となり過強陣痛を認める．バンドル収縮輪の上昇(生理的には恥骨結合上 6 cm まで)があり(図 33-2)，子宮の圧痛や胎児徐脈をみることが多い
子宮破裂時	激しい腹痛を突然訴える．大量の腹腔内出血が主であるが，外出血も認める．出血性ショックとなり，ついには DIC をきたす．胎児の腹腔内への脱出や胎児機能不全を認め，死に至ることもある
不完全子宮破裂 無症候性子宮破裂	児娩出後，子宮収縮が良好であり，視診可能な裂傷部位の縫合後にもかかわらず子宮出血が持続するとき強く疑う

病態生理

▌分娩時や妊娠中に子宮筋層が断裂する状態を指し，突発的に出血性ショックとなる．

- 無症状で破裂に至ることもあり無症候性破裂(silent rupture)とよばれる．また，裂傷の程度により完全破裂と不完全破裂に分けられる(図 33-1)．

病因・増悪因子

- 子宮瘢痕部破裂：帝王切開術の既往，筋腫核出術の既往，子宮内容除去術の既往．
- 自然破裂：多産婦に多い，子宮壁の過伸展(巨大児，多胎妊娠，羊水過多)．
- 外傷性子宮破裂：子宮収縮薬の使用による過強陣痛，クリステレル Kristeller 胎児圧出法，鉗子分娩，回旋異常分娩，巨大児分娩，交通事故．

疫学・予後

- 全分娩の 0.1% にみられる．母体死亡率は 2〜5%，胎児死亡率は 20〜80% に達するため，迅速な対応が必要である．
- VBAC(帝王切開後の経腟分娩)では，以下のようにリスクが高くなる．
  子宮下部横切開：0.2〜1.5%
  子宮下部縦切開：1.0〜7.0%
  子宮 T 字切開・体部縦切開：4.0〜9.0%

症状・診断

- 子宮破裂のリスクをもつ妊産婦に突然，胎児機能不全を認め，急激な腹痛や子宮出血，ショック症状をきたした際には，子宮破裂を強く疑うことが必要である(表 33-1)．
- 不完全子宮破裂の場合は，当初は無症候性破裂のことが多い．出血は子宮周辺の広間膜内から始まり，下方は骨盤底膜に，上方は腎周囲にまで達し，広範な血腫を形成して出血性ショックに陥る．

治療法

- 一刻も早い児の娩出と，母体の循環動態の改善に努める．開腹し破裂部位の縫合，子宮摘出，動脈結紮・塞栓を考慮する必要がある．

B 頸管裂傷

目でみる疾患

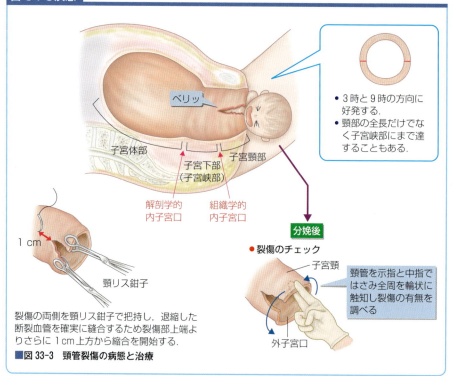

■図33-3 頸管裂傷の病態と治療

病態生理

- 分娩時における子宮頸管の損傷で，子宮腟部から頸管に限局した裂傷をいう．分娩直後の大量出血の原因の1つとなる．

病因・増悪因子

- 頸管の急速な開大：墜落産，子宮収縮薬の過量投与，鉗子・吸引による急速遂娩，クリステレル胎児圧出法．
- 頸管の過伸展：巨大児，反屈位．
- 頸管の伸展性の異常：高齢初産，頸管縫縮術の既往，円錐切除術の既往，前回の分娩による瘢痕．

疫学

- 全分娩の約1％で，初産婦にやや多い．

症状・診断

- 分娩前は裂傷部位が児頭に圧迫されているため出血はみられない．児娩出直後より鮮血を認め，子宮収縮が良好であり，会陰や腟に損傷がない場合に疑う．頸管を視診，触診し断裂部位を確認する（図33-3）．

- 好発部位は 3 時，9 時方向で，高度の裂傷の場合は後腹膜腔や腹腔内への出血・血腫の形成，子宮裂傷も考慮しておく．

治療法

- 裂傷が 2 cm 未満で出血がない場合は経過観察とする．それ以上の裂傷であれば，出血の有無にかかわらず縫合を行う．
- 出血は多くの場合，裂傷の最上部から起こっているため，最初の縫合は断裂部位の上端よりさらに 1 cm 奥の部位から行う．

C 腟壁裂傷

病態生理

- 腟壁の伸展はよく裂傷は少ないが，腟下部 1/3 や腟上部 1/3（腟円蓋部）では伸展性が劣るため裂傷が生じやすい．

病因・増悪因子

- 頸管裂傷や会陰裂傷と同様である．

症状・診断

- 分娩直後より持続的な出血がみられる．視診，触診により裂傷の程度を把握する．
- 膀胱側腔，直腸側腔，側腹部まで出血が広がる可能性があることを念頭においておき，外出血がないにもかかわらず出血性ショックとなる場合は，超音波断層法などでの精査が必要である．

治療法

- 裂傷部位の縫合を行い，必要に応じてドレーン留置を検討する．また，縫合止血が困難な場合は，腟内にガーゼを充填し圧迫止血を試みる．
- 後腹膜腔に出血が広がる場合は，動脈塞栓術や開腹手術が必要となる．

D 会陰裂傷

病態生理

- 分娩時に生じる会陰部の裂傷で，十分な会陰保護および会陰切開によりある程度の予防は可能であるが，分娩時の損傷としては最も頻度が高い．

病因・増悪因子

- 会陰部の伸展不良，会陰の過伸展，急激な会陰の伸展，不十分な会陰保護などにより生じる（表 33-2）．

■ 表 33-2　会陰裂傷の分類

第 1 度	会陰皮膚および腟粘膜に限局する裂傷
第 2 度	筋層（球海綿体筋，浅会陰横筋）の裂傷を伴うが，肛門括約筋には達しない
第 3 度	外肛門括約筋，深層の会陰筋，直腸腟中隔に達する裂傷
第 4 度	裂傷が肛門粘膜，直腸粘膜に及んだもの

治療法

- 第 1 度の裂傷は自然治癒が可能であるが，第 2 度以上は縫合が必要である．
- 第 3 度裂傷の場合は，肛門括約筋を十分に拾い上げて縫合することが大切である．
- 第 4 度裂傷は肛門，直腸粘膜の縫合も必要となる．
- 血腫形成を予防するため裂傷の先端 5 mm 上方から縫合を開始し，創は死腔を残さないように創を合わせる．

E 腟および外陰血腫

目でみる疾患

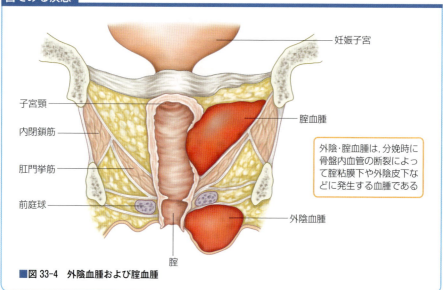

外陰・腟血腫は，分娩時に骨盤内血管の断裂によって腟粘膜下や外陰皮下などに発生する血腫である

■図 33-4　外陰血腫および腟血腫

病態生理

- 分娩時の骨盤内血管の断裂により腟粘膜下および外陰皮下に血腫が形成される状態．急速に分娩が進行した正常分娩後に生じることも少なくない（図 33-4）．

症状・診断

- 腟壁および外陰に弾力性のある有痛性の腫瘤を認め，血腫の増大に伴い外陰痛，肛門痛，排便感や膀胱刺激症状を訴える．
- 腟上部の血腫は無症状に進行し，突然のショックで発見されることもある．

治療法

- 血腫はある程度は自然に吸収されるが，痛みを伴い増大する場合は血腫の切開を行い，出血点の結紮を行う．
- 出血点が確認できない場合はドレーンを留置し，腟内にガーゼを充填し経過をみる．
- 肛門挙筋（骨盤隔膜）より頭側に血腫が形成される場合には，経腟的に縫合止血することは困難なことが多い．圧迫止血が効果がなければ，開腹による止血あるいは動脈塞栓術が必要となる（図 33-5）．

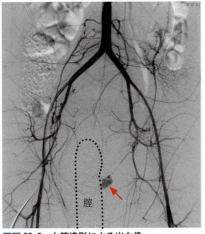

←：破綻した動脈から漏出した造影剤
腟：ガーゼが充填された腟腔

■図33-5　血管造影による出血像

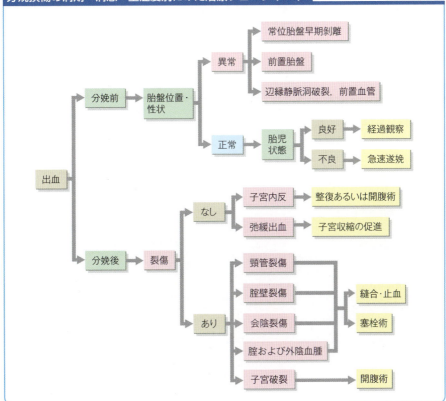

分娩損傷の病期・病態・重症度別にみた治療フローチャート

第2章 分娩期　2. 分娩期の異常とケア

分娩損傷の看護

永澤　規子

看護過程のフローチャート

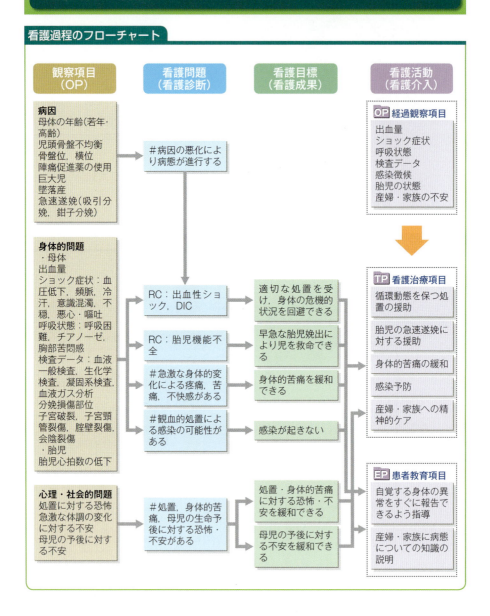

基本的な考え方

● 分娩損傷の部位と程度，発生時期を把握する．胎児が母体内に存在する子宮破裂では，帝王切開により胎児の急速遂娩を迅速に行わないと胎児子宮内死亡，新生児仮死を起こす．病態と発生時期に応じた的確な診療支援・ケアを行う．

● 分娩損傷による出血が多いと出血性ショック，DIC（播種性血管内凝固）を起こす場合があるため，出血量と症状を把握し，異常時の早期介入ができるように支援する．

● 産婦に分娩損傷による疼痛・不快感がみられるため，緩和に向けた援助を行う．

● 分娩損傷の程度により，母児の生命予後にかかわるような病態に陥ることもあり，産婦・家族に強い不安が生じる．心理状態を把握し，その緩和も求められる．

※新生児の分娩外傷は，「第4章」の「2. 新生児の異常とケア」を参照されたい．

分娩

33

分娩損傷

Step1 アセスメント	Step2 看護問題の明確化	Step3 計画	Step4 実施	Step5 評価

情報収集	アセスメントの視点と根拠・起こりうる看護問題
全身状態の把握	**分娩損傷の発生時期と病態について把握する．発生時期によって，母児双方に生命の危機が生じる場合がある．また，分娩損傷による出血性ショックも予測される．出血量，母体（胎児が体内に存在する場合は母児）の全身状態も観察する．** ● 分娩外傷で問題となるのは，軟部組織の損傷である．軟部組織の損傷では，大量出血を伴い出血性ショックの原因となる．分娩損傷の主なものとして，子宮破裂，子宮頸管裂傷，腟壁裂傷，会陰裂傷がある． ● 分娩損傷では，骨産道の損傷で恥骨結合離開，尾骨骨折などがある．歩行困難，疼痛などを生じるが，生命の危機的状況となる可能性は低い．保存的に経過をみていく． ※全身状態の具体的な把握については以下の項目に詳細を記載． 🔍 **共同問題：出血性ショック，DIC／胎児機能不全** 🔍 **起こりうる看護問題：分娩損傷による疼痛／ショックに伴う身体の不快感／母児のウエルネスに対する不安**
症状の程度と出現状況の把握	**分娩損傷の程度と出現時期を把握し，母児の循環状態への影響を観察する．また，症状の出現状況から分娩損傷の病態を推測することもできる．** ● 分娩進行中に子宮収縮輪の上昇，下腹部限局の強い疼痛，胎児心拍数の低下などが観察される場合，母体腹壁から胎児部分を直接触れることができる場合，子宮破裂が推測される． ● とくに問題となる子宮破裂のリスクには，帝王切開既往歴のある産婦の経腟分娩，児頭骨盤不均衡，児頭回旋異常，骨盤位・横位，巨大児，陣痛促進薬使用時などがある．リスクを把握し，母児に急激な循環不全が生じた場合は，子宮破裂を予測し緊急対応できるようにする． ● 胎児機能不全に対して急速遂娩として吸引分娩，鉗子分娩，クリステレル胎児圧出法が行われた場合に，子宮頸管裂傷，腟壁裂傷，会陰裂傷を発症しやすい．そのリスクを把握する． ● 損傷部位と程度を把握する．子宮頸管裂傷，腟壁裂傷，会陰裂傷は，胎児娩出後の産道診察の際に診断される． ● 子宮頸管裂傷は，子宮口全開大以前に努責を開始した場合にリスクが高まる．子宮口全開大以前に努責するリスクを産婦に説明し，呼吸法などの指導を行う． ● 高齢産婦では，軟産道の伸展障害による軟産道損傷が発生しやすい． 🔍 **共同問題：出血性ショック，DIC／胎児機能不全** 🔍 **起こりうる看護問題：分娩損傷による疼痛／ショックに伴う身体の不快感／母児のウエルネスに対する不安**

583

第2章　分娩期　2. 分娩期の異常とケア

母体の状態の把握	分娩損傷が母体に与える影響で大きいのは，出血に伴うショック，DICである．ショック，DICの症状を早期に発見し，早期介入に努める．
	●性器出血量を把握する．分娩時の500 mL以上の出血は異常とされている．また一般的にヒトの全血液量は体重の1/13で，そのうち1/3以上を急激に失うと，出血性ショックを起こすといわれる．妊娠後期の循環血液量は非妊娠時の40〜50%増加することや，潜在的・顕在的浮腫を考慮すると，必ずしも1/13とはいえないが，おおむねの目安とし，出血量が急激に1/3を超えている場合は，ショック症状出現や程度を十分に観察する．体重60 kgの場合，60×1/13×1/3≒1.5で，血液1 g≒1 mLとして1,500 mL以上の出血がある場合は注意する．また，出血量計測時は羊水量を含めてカウントしないように注意する．
	●ショック症状は，血圧低下，頻脈，冷汗，蒼白，不穏，意識障害，呼吸困難などを呈する．
	●検査データを把握する．持続する出血に伴う貧血，血液凝固系異常，血液ガス分析データなどを把握する．
	●DICの徴候は出血傾向だが，産科DICでは分娩損傷部の止血困難で疑われる．また，産科DICは急激に発症し，ヘパリン療法の時期を逸する場合も少なくない．
	🔍 共同問題：出血性ショック，DIC／胎児機能不全
	🔍 起こりうる看護問題：分娩損傷による疼痛／ショックに伴う身体の不快感／母児のウエルネスに対する不安
胎児の状態の把握	母体が出血性ショック，DICを発症した時期を把握する．胎児が母体内に存在する時期に発症した場合には，当然，胎児の循環不全も発症し胎児機能不全を起こす．
	●胎児の循環不全の指標として胎児心拍数の低下がみられる．母体ショック時は，胎児心拍数のモニタリングを継続的に行い，胎児機能不全の状態を把握する．
	🔍 共同問題：胎児機能不全／子宮内胎児死亡，新生児仮死
	🔍 起こりうる看護問題：胎児の予後に対する不安
産婦・家族の心理・社会的側面の把握	緊急処置や身体的苦痛，母児の生命予後など，産婦の不安は強い．それは，恐怖に近いと推察される．また，それを見守る家族の不安も同様に強い．
	●不安の内容を具体的に把握する
	🔍 起こりうる看護問題：不安，恐怖

Step1 アセスメント ▶ **Step2 看護問題の明確化** ▶ **Step3 計画** ▶ **Step4 実施** ▶ **Step5 評価**

看護問題の明確化

RC：出血ショック，DIC／胎児機能不全
#1　急激な身体的変化による疼痛，苦痛，不快感がある（認知−知覚パターン）
#2　観血的処置による感染の可能性がある（栄養−代謝パターン）
#3　処置，身体的苦痛，母児の生命予後に対する恐怖・不安がある（自己知覚パターン）

看護問題の優先度の指針

●分娩外傷の発生時期や重症度によって診療方針が決定され，ケアの優先度も変更される．母児救命，病態の重症化の防止，病態の改善が優先されるので，その診療支援をする．また，分娩損傷による身体的疼痛，苦痛，不快感も生じているので，その緩和も行う．緊急処置や検査に対する産婦・家族の不安も強い．心理状況を把握して，不安を緩和する．

| Step1 アセスメント | Step2 看護問題の明確化 | Step3 計画 | Step4 実施 | Step5 評価 |

共同問題

RC：出血性ショック，DIC

看護目標（看護成果）

〈長期目標〉循環不全，DIC を起こさせない
〈短期目標〉1)ショックを起こしている病態を早期診断する．2)病態に適した治療の早期介入をする．3)身体的疼痛，不快感を把握する

分娩

33

分娩損傷

看護計画

OP 経過観察項目

● 出血原因：出血の原因となっている病態を把握する

● 出血量：性器出血量を正確に把握する

● 出血の時期：病態によって出血時期が異なる

● ショック症状：変化と程度を把握する

● 検査データ：貧血，血液凝固系，血液ガス分析，胸部 X 線所見，腹部超音波検査の結果を把握する
　・貧血検査データ

　・血液凝固系検査データ

　・血液ガス分析

　・超音波検査

TP 看護治療項目

● 検査・処置を介助する

● 医師の指示による薬物投与を正確に行う

介入のポイントと根拠

⬥ 根拠 出血の原因によって止血方法が異なる．子宮破裂では，開腹手術による胎児娩出と破裂部位の縫合が行われる．また，子宮頸管裂傷，会陰裂傷などの軟産道裂傷では，出血源である損傷部位の迅速な縫合が行われる．また場合により創部の圧迫止血も同時に行われる

⬥ 根拠 出血量が多いとショック，DIC を起こす
⬥ 出血量を計測する場合，羊水量も含めてカウントしないように注意する

⬥ 根拠 子宮破裂では胎児娩出前に出血が起こる．子宮頸管裂傷，腟壁裂傷は，胎児による創部圧迫により生じるため，胎児娩出前よりも胎児娩出後に大量出血を認める．また会陰裂傷も胎児娩出時に起こるので，胎児娩出後に出血が認められる

⬥ ショック症状は，血圧低下，頻脈，蒼白，冷汗，不穏，意識障害，呼吸困難などがある 根拠 出血量が多く，循環動態の維持が困難であるほど，ショック症状の程度は強くなる

⬥ 根拠 出血量が多く，ショックの重症度が高くなるほど，検査データの悪化もみられる

⬥ ヘモグロビン値，ヘマトクリット値の変化を把握する 根拠 出血量が多くなると値が低下する
⬥ 変化をみる 根拠 DIC の徴候を早期に把握する
⬥ 動脈血酸素分圧(PaO_2)を把握する 根拠 酸素化の低下状態をみる
⬥ 胎児のウエルネス状態を把握する 根拠 胎児機能不全状態は超音波検査で評価できる．また，子宮破裂による分娩損傷も，超音波検査で確定診断が行われる

⬥ 病態を把握するために血液検査，超音波検査，腟鏡診，内診などが行われる 根拠 病態の早期診断は治療の早期介入につながる
⬥ 根拠 循環不全改善のために行われる補液を急激に行うと心不全を起こす場合もあるので，指示された注入速度で正確に行う．また，循環動態保持・改善のために使用されるカテコールアミン系薬物は微量で薬理効果を示すため，輸液ポンプやシリンジポンプなどを使用する

第2章　分娩期　　2. 分娩期の異常とケア

	⮑輸血を行う場合は，患者氏名，血液型，輸血内容，輸血番号を確認し，異型輸血や血液製剤の間違いが起こらないように注意する ⮑輸血開始時は，医師同席のもとに行い，アレルギー反応出現時に即座に対応できるようにする．輸血開始から10〜15分間はゆっくり（1 mL/分程度）行い，最初の5分間程度は産婦のそばを離れないようにする．また，アレルギーが生じた場合は原因検索できるように，複数の輸血製剤を同時に投与しない
●子宮破裂により急速遂娩を受ける場合はその支援を迅速に行う	⮑ 根拠 分娩外傷の子宮破裂では胎児機能不全も発症する．急速遂娩を行い迅速に胎児を母体外に娩出し，子宮内胎児死亡，新生児仮死を防止する．また帝王切開時に子宮破裂部位の縫合も行われる
●医師の指示による酸素療法を行う	⮑指示された投与量・投与方法で正確に行う 根拠 酸素療法の効果を把握するため，指示を正確に行う．評価は，血液ガス分析，経皮的酸素分圧モニタで行う
●処置を説明し不安を緩和する	⮑理解の程度を把握しながら行う　根拠 処置を理解することで，不要な不安が除去される．また安心は，産婦の治療への参加を促進する
●家族に，処置や産婦の状態について説明する	⮑具体的にわかりやすく説明する　根拠 家族も産婦の状態に不安をもっている
EP 患者教育項目	
●身体の不快感の程度を産婦が表現できるように指導する	⮑表現方法を指導する　根拠 苦痛を正しく伝えることで，適切な介入が受けられる

共同問題	看護目標（看護成果）
RC：胎児機能不全	〈長期目標〉胎児機能不全を起こさせず，良好な状態で娩出できる 〈短期目標〉1）急速遂娩（緊急帝王切開，吸引分娩，鉗子分娩）を迅速に行う．2）検査・治療の必要性を説明し，協力を得る

看護計画	介入のポイントと根拠
OP 経過観察項目	
●胎児の心拍数：心拍数の変化をみる	⮑ 根拠 出血ショックから胎児の循環不全が起こると，急速に胎児心拍数が低下する
●妊娠週数：症状出現時の妊娠週数を把握する	⮑ 根拠 妊娠週数により，胎児が出生した場合の危険の程度が異なる
●NST（ノンストレステスト）：子宮収縮と胎児心拍数の関係をみる	⮑ 根拠 胎児-胎盤循環の機能が低下すると，遅発一過性徐脈が起こる
TP 看護治療項目	
●急速遂娩の支援を迅速に行う	⮑ 根拠 分娩損傷の子宮破裂では胎児機能不全も発症する．急速遂娩を行い迅速に胎児を母体外に娩出し，子宮内胎児死亡，新生児仮死を防止する
●処置や検査を説明し不安を緩和する	⮑産婦の理解状況を把握しながら行う　根拠 検査・処置を理解することで，不要な不安が除去される．また安心は産婦の治療への参加を促進する

- ●家族に産婦の状態や検査・処置について説明し，不安を緩和する

🔲**根拠** ●家族の理解の程度を把握しながら行う　**根拠** 産婦と同様に家族の不安も強い．不安の緩和を図ることで，治療が迅速に行われるよう協力ができる

EP 患者教育項目
- ●産婦・家族に胎児の状態について説明する

➲具体的にわかりやすく説明する　**根拠** 胎児の状態を正確に知ることで処置の緊急性を理解し，治療に協力できる

分娩

33

分娩損傷

1 看護問題	看護診断	看護目標（看護成果）
#1 急激な身体的変化による疼痛，苦痛，不快感がある	**急性疼痛** **関連因子**：生物学的損傷要因，身体損傷要因 **診断指標** □生理学的反応の変化 □標準疼痛スケールによる痛みの程度の自己報告 □標準疼痛ツールによる痛みの性質の自己報告 □痛みの顔貌 □痛みを和らげる体位調整 □防御行動	〈**長期目標**〉疼痛，苦痛，不快感が緩和される 〈**短期目標**〉1）疼痛，苦痛，不快感を緩和する援助が受けられる．2）疼痛，苦痛，不快感を正確に伝えることができる

看護計画	介入のポイントと根拠
OP 経過観察項目 ●出血量：出血量を正確に把握する ●苦痛，不快感の内容と程度：具体的な内容と程度を把握する ●分娩損傷の部位と程度：分娩損傷の部位とその程度を正確に把握する ●セルフケア不足の内容と程度：身体的疼痛，苦痛，不快感によって生じているセルフケア不足の内容を把握する **TP** 看護治療項目 ●医師の指示により鎮痛薬，鎮静薬を投与する	➲**根拠** 出血量とそれに伴うショック徴候の自覚症状は比例する ➲とくにショック症状の苦痛・不快感に注意する．自覚症状としては，悪心・嘔吐，悪寒，胸内苦悶感，呼吸困難などがある　**根拠** 身体的苦痛，不快感の程度とショックの程度は関連し合い，鎮痛薬，鎮静薬投与の指標となる ➲**根拠** 損傷の程度が重いと疼痛も強くなる．また，損傷部位が外表面に近いほど痛覚が鋭いため，感じる痛みは強い．そのため，子宮や腔の損傷に比べ会陰裂傷の痛みが最も強く感じる ➲**根拠** セルフケア不足の内容を明確にすることによって的確な介入ができる ➲鎮痛薬，鎮静薬の使用時は，正確に投与する **根拠** 鎮痛薬の種類により呼吸抑制が起こる場合があるので，用法・用量を守り正確に投与する．胎児娩出前の鎮痛薬の使用は，胎児への影響も考慮して必要不可欠な場合に使用される．また，胎児娩出後の腔壁裂傷，会陰裂傷の疼痛に対し使用されることが多いジクロフェナクナトリウム（ボルタレン）やインドメタシンナトリウム（インダシン）は子宮収縮抑制作用があるので，使用時は子宮収縮状態や性器出血量の増加に注意する

587

第2章　分娩期　　2. 分娩期の異常とケア

●医師の指示による酸素療法を行う
　⮩指示された投与量・投与方法を正確に行う　根拠酸素投与により，酸素化が保たれ呼吸困難が緩和される

●嘔吐時の不快感を緩和する
　⮩嘔吐物は速やかに片づける．意識レベルがよければ含嗽を促す　根拠嘔吐臭が二次的な悪心を誘発する

●身体を保温する
　⮩環境温度の調整，電気毛布，掛けものの使用などで保温する　根拠末梢の循環不全を保温により改善する

●苦痛，不快感を緩和させるための体位を工夫する
　⮩セミファウラー位や側臥位が好まれる　根拠腹部緊張の緩和が疼痛を和らげる．呼吸困難時は，横隔膜が低下するような体位が呼吸を楽にする

●緊張をほぐすため呼吸法を指導する
　⮩産婦のそばでタッチングしながら行う　根拠タッチングは産婦を安心させ，呼吸法の指導を行いやすくする

EP 患者教育項目
●疼痛，苦痛，不快感の程度や部位を産婦が表現できるように指導する
　⮩表現方法を指導する　根拠苦痛，不快感を正しく伝えることで，適切な対処介入が受けられる

2 看護問題	看護診断	看護目標（看護成果）
#2 観血的処置による感染の可能性がある	**感染リスク状態** 危険因子：観血的処置	〈長期目標〉感染が起こらない 〈短期目標〉1）無菌的処置を受けられる．2）感染予防のための手術後の服薬行動が守れる．3）感染徴候の報告ができる

看護計画	介入のポイントと根拠
OP 経過観察項目（手術後） ●体温：変化をみる	⮩根拠発熱は感染の徴候である．帝王切開手術や創部縫合直後は，手術，処置時の内出血の吸収や脱水などによって軽度の発熱をみることがあるが，一度解熱した体温が再び上昇する場合は，感染が強く疑われる
●感染指標のデータ：変化をみる	⮩根拠白血球数やCRP値は感染で変化する（感染で白血球増加，CRP上昇）
●創部痛，下腹部痛，腰痛：変化をみる	⮩根拠創部や子宮内感染症が発症した場合，創部痛，下腹部痛，腰痛の増強がみられることが多い
●創部の状態：創部の発赤，腫脹，熱感，疼痛などをみる	⮩根拠発赤，腫脹，熱感，疼痛は炎症の4大症状である．これらの症状がある場合は感染が疑われる
TP 看護治療項目 ●手術や分娩処置が無菌的に行われるように介助する	⮩無菌操作を遵守する　根拠帝王切開手術操作や分娩処置が病原菌曝露の機会となるので，無菌的に行うことが重要である
●抗菌薬を静脈内投与する場合は，医師の指示どおり正確に行う	⮩注入速度の指示を守る　根拠血中濃度が保たれないと感染予防の効果が低くなる．また，注入開始直後はアレルギー反応の有無を確認するため，ゆっくりと注入し，5分間は産婦のそばを離れない

588

EP 患者教育項目	
●手術，分娩処置後に抗菌薬の服薬指導を行う	⇒服薬の必要性とその具体的方法を説明する **根拠** 正確に服薬されないと感染予防の効果が低くなる
●感染徴候について説明する	⇒感染症の具体的な自覚症状について説明する **根拠** 異常時の報告を適切に行うことで，感染症治療の早期介入が受けられる

分娩

33

分娩損傷

3 看護問題	看護診断	看護目標（看護成果）
#3 処置，身体的苦痛，母児の生命予後に対する恐怖・不安がある	**不安** **関連因子**：死への脅威，現状への脅威 **診断指標** □緊張した表情 □手の震え □声の震え □震え	〈**長期目標**〉恐怖，不安が緩和される 〈**短期目標**〉処置や身体的苦痛に対する不安を伝えることができる

看護計画	介入のポイントと根拠
OP 経過観察項目	
●不安の内容：具体的に把握する	⇒**根拠** 適切な介入ができる
●妊娠週数：症状出現時の妊娠週数を把握する	⇒**根拠** 週数により，胎児出生時の危険の程度が異なり，不安に影響する
TP 看護治療項目	
●産婦が不安を表現しやすいようにできるだけそばを離れない	⇒タッチングしながら言葉をかける **根拠** タッチングは産婦の安心感を促し，不安を言葉にしやすくする．またそばにいることで急激に変化する不安に即座に対応できる
●検査・処置について説明する	⇒具体的に説明する **根拠** 説明することで検査・処置を受ける精神的準備ができ，不安のコーピングがしやすい
●産婦・家族に母体・胎児の病態の情報を伝える	⇒医師と協力して行う **根拠** 情報不足は不安を助長する
EP 患者教育項目	
●不安を産婦が表現できるようにアドバイスする	⇒表現方法を指導する **根拠** 不安を正しく伝えることで，適切な支援を受けることができる
●家族に産婦の恐怖・不安の支援者になるようにアドバイスする	⇒キーパーソンを正しく選択する **根拠** 産婦が不安を最も表現でき，産婦の気持ちを受容してくれる家族の存在は，不安を緩和する

Step1 アセスメント **Step2** 看護問題の明確化 **Step3** 計画 **Step4** 実施 **Step5** 評価

病期・病態・重症度に応じたケアのポイント

●母体の分娩損傷は，陣痛開始時から発生するおそれがある．胎児が母体内に存在する分娩第1～2期の分娩損傷には，子宮破裂，子宮頸管裂傷，腟壁裂傷，会陰裂傷があり，胎児にも大きな影響を与える．そのなかで，子宮頸管裂傷，腟壁裂傷は，損傷部が胎児に圧迫されているため，胎児娩出までに大量出血を認めることは少ない．また会陰裂傷は胎児娩出直前のため，胎児に影響することは少ない．問題となるのは子宮破裂である．子宮破裂は，母体の生命に瞬時に大きな影響を生じるため，分

589

第2章　分娩期　2. 分娩期の異常とケア

娩損傷の中でも重篤な病態である．子宮破裂時は，母児の救命のために迅速に帝王切開術が行われる．そのための診療支援を最優先で行う．胎児娩出後の問題としては，分娩による軟産道損傷による出血がある．大量出血は出血性ショックを起こすので，出血量，母体の全身状態を観察し，異常の早期発見，早期介入が求められる．また，分娩損傷部の修復支援，疼痛緩和に対する援助も重要である．さらには，産婦・家族は，分娩損傷の処置や母児に与える影響に対する不安があるので，それらを緩和する援助も必要となる．

看護活動（看護介入）のポイント

診察・治療の介助
● 母体の病態を診断するための検査の介助を行う．
● 母児の循環動態を保つため，医師の指示どおり薬物投与を正確にかつ迅速に行う．
● 酸素療法が行われる場合は，医師の指示どおりの投与量・投与方法で正確に行う．
● 急速遂娩（帝王切開，吸引分娩，鉗子分娩）が行われる場合には，迅速に介助する．
● 出血量を観察し，医師に情報提供を行う（異常出血の早期発見）．
● 母体や胎児の循環動態を正確に観察し，医師に情報を提供する．
● 分娩損傷部の修復のための診療支援を行う．
● 感染予防のため，医師の指示による抗菌薬を正確に投与する．

疼痛緩和の援助
● 苦痛・不快感を緩和するための体位を工夫する．
● 医師の指示により鎮痛薬，鎮静薬を投与する場合は正確に行う．

産婦・家族の不安緩和への援助
● 検査，処置，手術に対する産婦・家族の不安が緩和されるように援助する．
● 産婦・家族の胎児の予後に対する不安が緩和されるように援助する．

退院指導・療養指導

● 退院後の生活は正期産に準じて指導する．
● 退院後も継続して内服が必要な場合は，服薬指導を行う．
● 受診の必要な症状を説明し，異常時はすぐ受診するように指導する．
● とくに問題がなくても，退院1か月後に健診を受けるように指導する．
● 母体救命のために子宮全摘出術が行われた場合，その精神的支援をできるよう家族にアドバイスする．

Step1 アセスメント　Step2 看護問題の明確化　Step3 計画　Step4 実施　Step5 評価

評価のポイント

看護目標に対する達成度
● 母児ともに循環不全にならなかったか．
● 産婦の救命ができたか．胎児の救命ができたか．
● 感染が起こらなかったか．
● 産婦の身体的苦痛，不快感が緩和されたか．
● 産婦・家族は検査，処置，手術の必要性について理解でき，不安が緩和されたか．
● 産婦・家族の母体・胎児の予後に対する不安が緩和されたか．

分娩損傷における産婦の病態関連図と看護問題

病因 増悪因子

児頭骨盤不均衡 骨盤位，横位	陣痛促進薬の使用	帝王切開の既往	母体の年齢（高齢）	墜落産 急速遂娩（吸引分娩，鉗子分娩）	巨大児

病態

胎児先進部の骨盤内進入時の子宮下部への物理的加重	軟産道の発育不良（若年）・強靱（高齢）による組織の伸展不良	急激な胎児娩出に対する軟産道伸展不全	胎児の軟産道への物理的圧迫の加重

分娩損傷

子宮破裂　　　　　　子宮頸管裂傷，腟壁裂傷，会陰裂傷

症状

大量出血 ショック症状 血圧低下，頻脈，冷汗，悪心・嘔吐，不穏，呼吸困難 チアノーゼ，胸部苦悶感 意識障害 出血傾向	外傷部の疼痛 下腹部痛，会陰部痛	胎児心拍数の変動（胎児徐脈の持続）

RC：出血性ショック，DIC／胎児機能不全
#1 急性疼痛

診断 検査

血液検査 血液一般検査 生化学検査 凝固系検査	超音波検査 腟鏡診・内診 視診	胎児心拍数モニタ

治療 看護

急速遂娩 帝王切開 吸引分娩 鉗子分娩	**止血処置** 強圧子宮タンポナーデ 子宮全摘出術 創部縫合術	**薬物療法** 強心薬や昇圧薬 子宮収縮薬 鎮痛薬，鎮静薬 輸血，血液製剤

#2 感染リスク状態
#3 不安

分娩

33

分娩損傷

34 帝王切開

古谷 信三・佐世 正勝

目でみる手術

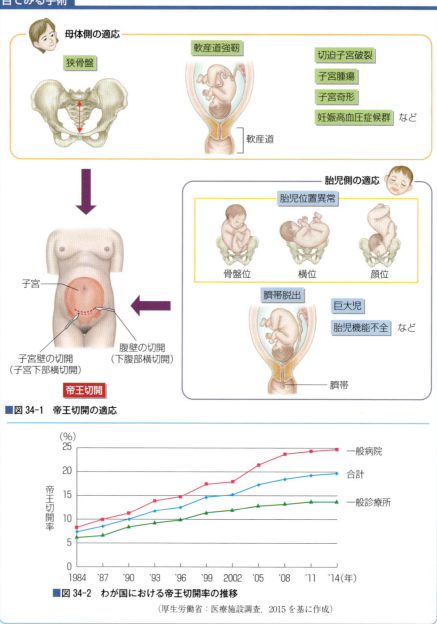

■図 34-1 帝王切開の適応

■図 34-2 わが国における帝王切開率の推移

（厚生労働省：医療施設調査，2015 を基に作成）

目でみる手術

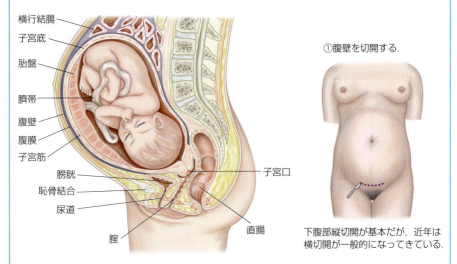

①腹壁を切開する.

下腹部縦切開が基本だが,近年は横切開が一般的になってきている.

②開腹して子宮壁を露出する.

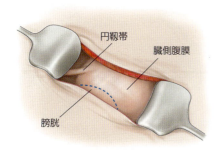

③臓側腹膜をクーパーにて切開する.

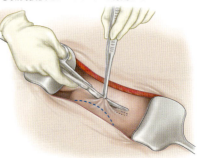

④子宮に横切開を加える.

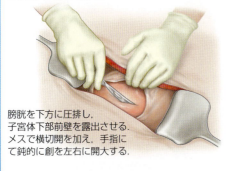

膀胱を下方に圧排し,子宮体下部前壁を露出させる.メスで横切開を加え,手指にて鈍的に創を左右に開大する.

⑤切開創から手を挿入する.

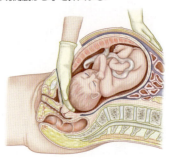

■図34-3 帝王切開の手術手順 その1

593

第2章 分娩期　2. 分娩期の異常とケア

> **目でみる手術**

⑥児頭を娩出し，羊水や血液を吸引する．

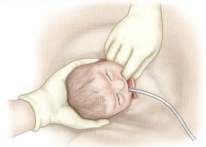

⑦肩甲を娩出したら，愛護的に児を娩出する．

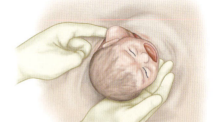

⑧軽く臍帯を牽引しながら胎盤を娩出する．

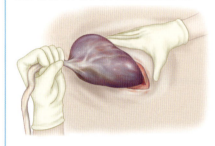

⑨子宮筋層を2層に縫合したあと，臓側腹膜を縫合・閉鎖する．

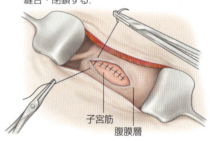

■図34-4　帝王切開の手術手順　その2

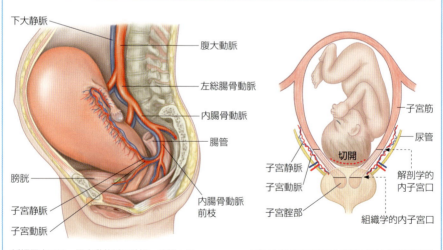

妊娠子宮では，子宮動静脈は胎児・胎盤への血流を維持するために発達している．

子宮下部横切開時には隣接する子宮動静脈や膀胱，尿管の損傷が発生することがある．

■図34-5　子宮切開部の状態

目でみる手術

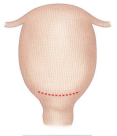
子宮下部横切開
成熟児の帝王切開では一般に子宮下部横切開が用いられる.

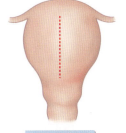
子宮体部縦切開
早産では,子宮下部横切開では児の娩出が容易ではないため,子宮体部縦切開が必要となることがある.

■図 34-6　子宮の切開法

意義
- 急速遂娩術のうち,帝王切開術は,他の急速遂娩術(吸引分娩,鉗子分娩)と異なり分娩の時期を問わず行うことができる.また分娩の三要素である「胎児」「娩出力」「産道」に影響を受けることなく短時間で児を娩出できる重要な手技である.

適応
帝王切開は基本的には経腟分娩が不可能と判断されるか,母体または胎児に急いで分娩を終了させる必要性が生じた場合に選択される.また,緊急度によって予定帝王切開と緊急帝王切開とに大別される.
- 母体側適応:①産道異常(狭骨盤,軟産道強靭),②切迫子宮破裂(前回帝王切開も含む),③子宮腫瘍,子宮奇形,④全身性疾患(妊娠高血圧症候群,心疾患,肺疾患など).
- 胎児側適応:①胎児位置異常(骨盤位,横位,顔位),②巨大児,③臍帯脱出,④胎児機能不全(non-reassuring fetal status:胎児が元気でないと推測される状態).

実施後・予後
- 帝王切開率:「母子保健の主なる統計」の施設別,分娩および帝王切開の件数によると,2014年は病院で24.8%,診療所で13.6%,全体では19.7%と年々増加している(図 34-2).
- 帝王切開が増加した原因:①高齢出産の増加,②胎児モニタリング機器の発達に伴う適応の増加,③骨盤位帝王切開の増加,④出産回数の減少,⑤医療訴訟の増加,⑥既往帝王切開の増加など.
- 帝王切開は代表的な産科手術の1つであり,基本的手術手技に精通していれば比較的安全に行える.
- 危険な帝王切開:①緊急帝王切開,②前置胎盤,③播種性血管内凝固(DIC)を伴う常位胎盤早期剝離,④早産の帝王切開,⑤反復帝王切開.
  注:十分な医師(麻酔科医,新生児科医)の確保や,血液(輸血)・薬品の準備などができない環境下で帝王切開を行う必要がある場合には,事前に危険性について十分なインフォームドコンセントを行う必要がある.

診断・検査値
- 胎児に対する検査
  ①胎児心拍数モニタリング:高度徐脈の持続,遅発一過性徐脈,高度変動一過性徐脈,基線細変動の消失などの有無.

②超音波検査：胎位，胎盤の位置の確認，羊水量，推定体重，胎児状態の評価（BPS，血流計測）．
注：BPS（バイオフィジカルプロファイルスコア，biophysical profile scoring）：超音波検査で得られる胎児呼吸様運動，胎動，筋緊張，羊水量にノンストレステスト（NST）を合わせた5項目の観察を行うスコアリングシステム．

●母体に対する検査
①骨盤X線計測（グートマン Guthmann 法，マルチウス Martius 法）：児頭骨盤不均衡が疑われる場合に行う．
②血液型：手術時の輸血準備のため必要．
③生化学検査：栄養状態の把握，肝・腎機能の評価．
④感染症（梅毒，B型・C型肝炎，HIV）：母児感染，院内感染およびスタッフの感染予防のため必要．
⑤血液凝固能検査：常位胎盤早期剝離や大量出血の際には，出血傾向（DIC）を伴うことがあるほか，麻酔方法の選択にも影響する．
⑥胸部X線：胸水貯留の有無，あるいは心拡大の有無を確認．
⑦心電図：麻酔，手術の可否に必要．

方法・手技

●腹式帝王切開の手術手順を図34-3, 4に示す．
①皮膚切開：腹壁を縦もしくは横切開する．従来，術野を広く得られる縦切開が多かったが，皮膚割線に沿って切開する横切開は手術痕が目立ちにくく美容上の利点があるため近年行われることが多くなっている．
②子宮筋切開：子宮筋が横走している子宮下部を切開する（子宮下部横切開）．
注：子宮体部縦切開は早産の多胎妊娠や骨盤位など，児の娩出が困難な例に対して，児のダメージを避ける目的で選択される．
③胎児娩出：胎児を保持し，子宮底部を押すなどして娩出させる．児頭が娩出したら口腔内の羊水や血液を吸引する．臍帯を結紮後，新生児担当医に渡し，ラジアントウォーマーの下で蘇生処置を行う．妊娠中期での帝王切開は児が未熟でストレスに弱く障害を受けやすいため，人工破膜せずに卵膜に包まれたまま児を娩出させること（幸帽児帝王切開術）もある．
④胎盤娩出：軽く臍帯を牽引しながら卵膜を断裂させないように胎盤を胎児面より娩出させる．必要に応じて用手剝離する．
⑤子宮頸管はヘガール頸管拡張器を用いて No.20 くらいまで鈍的に拡大する（子宮口が1指以上開大していれば不要）．
⑥子宮筋層縫合：筋層は原則的に2層縫合（1層目は単結紮縫合）し，膀胱子宮窩腹膜を縫合・閉鎖する．
⑦腹壁の閉鎖

合併症

●母体側の合併症
①仰臥位低血圧症候群（図34-7）：仰臥位になると増大した子宮によって下大静脈が圧迫される．その結果，右心房へ還流する血液量が減少するため，心拍出量が低下し血圧が下降する状態．
②出血：子宮筋層切開部と胎盤剝離面（図34-5）から大量出血をきたすことがある．
③子宮内反症：胎盤剝離を行うため臍帯を牽引した際に発生することがある．
④臓器損傷：手術操作に伴い，子宮の周囲に位置する尿管，膀胱，腸管を損傷することがある（図34-5）．
⑤肺塞栓症：妊娠中は血液凝固能が亢進し，さらに増大した妊娠子宮により，下肢の血流うっ滞が起こっている．そのため，術中・術後の臥床により深部静脈血栓症をきたし，歩行開始時に肺塞栓症をきたすことがある．
⑥肺水腫：手術前に子宮収縮抑制薬を投与した場合や妊娠高血圧症候群の術後過剰輸液により発症することがある．
⑦腸閉塞：腸との癒着がある症例は腸閉塞に注意が必要である．
⑧感染（産褥熱）：絨毛膜羊膜炎や前期破水例，分娩遷延例では術後の子宮内膜炎，腹膜炎，創感染が起こりやすい．

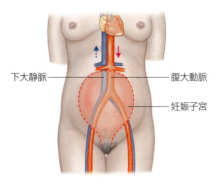
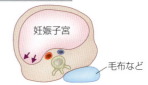

■図 34-7　仰臥位低血圧症候群の機序と対応

- ●胎児側の合併症
  ①胎児損傷：子宮切開時の児頭，殿部へのメスによる切創，娩出時の上腕骨や大腿骨の骨折などがある．
  ②新生児の呼吸障害：帝王切開では，産道を通過することによる肺胞液の排出が起こらないことや，陣痛ストレスによる胎児肺胞液の分泌抑制が起こらないため，胎外生活のための呼吸の適応が遅れ，多呼吸となる（新生児一過性多呼吸）．
- ●反復帝王切開における合併症：癒着胎盤のリスク因子は帝王切開が多く，とくに既往帝王切開後妊娠の前置胎盤の症例はリスクが高い．子宮手術既往のない前置胎盤症例では癒着胎盤の頻度は1〜5%程度であるのに対し，既往帝王切開後の前置胎盤症例では既往帝王切開数が1回，2回，3回，4回以上では，癒着胎盤の発生頻度はそれぞれ14%，23%，35%，50%にもなるといわれている．
  注：帝王切開後の経腟分娩
  　　帝王切開既往妊婦に対して経腟分娩を試行することを trial of labor after cesarean delivery（TOLAC）といい，それが成功した結果を vaginal birth after cesarean section（VBAC）という．経腟分娩を選択した場合，成功率は70〜80%であるが，子宮破裂率（子宮瘢痕部離開を含む）は0.4〜0.5%で，危険性は予定帝王切開を選択した場合の約2倍である．したがって，下記の条件をすべて満たした場合に適応となる．また，リスク内容を記載した文書によるインフォームドコンセントを得る必要がある．
  ［TOLACを行う条件］
  1. 児頭骨盤不均衡がないと判断される．
  2. 緊急帝王切開および子宮破裂に対する緊急手術が可能である．
  3. 既往帝王切開数が1回である．
  4. 既往帝王切開術式が子宮下部横切開で術後経過が良好であった．
  5. 子宮体部筋層まで達する手術既往（筋層内筋腫核出，間質部妊娠楔状切除など）あるいは子宮破裂の既往がない．
  ［分娩中および分娩後の注意］
  1. 分娩誘発あるいは分娩促進の際に，プロスタグランジン製剤を使用しない．
  2. 経腟分娩中は，分娩監視装置による胎児心拍数モニタリングを行う．
  3. 経腟分娩後は，母体のバイタルサインと下腹部痛に注意する（子宮破裂では，1時間以内にショックあるいは外出血の増加をきたすことが多い）．

第2章　分娩期　　2. 分娩期の異常とケア

補助療法

Px 処方例）弛緩出血の治療および予防
- アトニン-O 注　5 単位　点滴静注　←**下垂体後葉ホルモン製剤**
  あるいは 5 単位を筋肉内注射や子宮筋への直接筋注も可能.
- メチルエルゴメトリン注(0.2 mg)　1 アンプルを希釈してゆっくり静注ないし筋注　←**子宮収縮薬**
  注：喘息や心疾患がある場合には禁忌.
- プロスタルモン・F 注　1,000 または 2,000 μg　点滴静注　←**プロスタグランジン製剤**
  注：喘息がある場合は禁忌. また, 子宮への直接的な筋注は禁忌となった. 術後：術後の収縮不良による出血に
  　　対し 1,000〜3,000 μg を点滴静注.

Px 処方例）術後感染症対策としてセフェム系またはペニシリン系抗菌薬を使用.
- フルマリンキット(静注用 1 g)　1 日 2 回　点滴静注　←**オキサセフェム系抗菌薬**

Px 処方例）術後疼痛対策
- アンヒバ坐薬(200 mg)　2 個(400 mg)　頓用　←**消炎・鎮痛坐薬(非ピリン系)**
- ボルタレン坐薬(25・50 mg)　頓用　←**消炎・鎮痛坐薬(フェニル酢酸系 NSAIDs)**
- インテバン坐薬(25・50 mg)　頓用　←**消炎・鎮痛坐薬(インドール酢酸系 NSAIDs)**
  注：使用時の子宮収縮不良に注意.
- ペンタジン注(15 mg)　15〜30 mg　筋注　←**非麻薬性鎮痛薬(オピオイド)**

■表 34-1　帝王切開の主な補助療法薬

分類		一般名	主な商品名	薬の効くメカニズム	主な副作用
下垂体後葉ホルモン製剤		オキシトシン	アトニン-O	子宮筋に作用して子宮の律動的な収縮を惹起	ショック
子宮収縮薬		メチルエルゴメトリンマレイン酸塩	メチルエルゴメトリン, バルタン M, メテルギン	子宮収縮筋を選択的に収縮	ショック, アナフィラキシー様症状
プロスタグランジン製剤		ジノプロスト	プロスタルモン・F	子宮収縮筋作用を有する	心室細動, 心停止, ショック
セフェム系抗菌薬		フロモキセフナトリウム	フルマリン	グラム陽性・陰性・嫌気性菌に殺菌的に作用	ショック, アナフィラキシー様症状
消炎・鎮痛坐薬	非ピリン系	アセトアミノフェン	アルピニー, アンヒバ	抗炎症, 解熱・鎮痛作用	アナフィラキシー様症状(ジクロフェナクナトリウム, インドメタシンより安全性は高いが, 効果は弱い)
	フェニル酢酸系	ジクロフェナクナトリウム	ボルタレン, レクトス		アナフィラキシー様症状, 子宮弛緩による出血
	インドール酢酸系	インドメタシン	イドメシン, インテバン		
		インドメタシンナトリウム	インダシン		
非麻薬性鎮痛薬(オピオイド)		ペンタゾシン	ペンタジン, ソセゴン	中枢神経系を介して刺激伝導を抑制	アナフィラキシー様症状

帝王切開の実施フローチャート

必須条件（要約）：母体が手術に耐えうること
胎児が生存しており，胎外生活が可能であること
（ただし，胎児，胎盤の存在が母体の生命に危険を及ぼす場合は，児の生存を問わない）

分娩

34

帝王切開

予定帝王切開	緊急帝王切開

母体	胎児	母体	胎児

前置胎盤
狭骨盤
児頭骨盤不均衡

多胎妊娠
感染症
子宮の手術の既往
合併症

胎位，胎勢の異常
巨大児
胎児発育不全
胎児機能不全

子宮破裂徴候
常位胎盤早期剥離

遷延分娩，分娩の停止
重症妊娠高血圧症候群

胎児機能不全
臍帯下垂，脱出
常位胎盤早期剥離

絶対的または相対的適応

絶対適応

相対的適応

絶対適応

相対的適応

絶対的または相対的適応

術前検査（胸部X線写真，心電図），血液検査，超音波検査（胎位，胎盤付着部位の確認など）

（超緊急を要する場合は術前検査を省略）

直視下での出血の状態の確認，
胎盤遺残などの確認

子宮収縮不良の場合→子宮収縮薬の投与

帰室後：バイタルサインのチェック，子宮収縮状態の把握，
子宮腔，創部からの出血を確認

第2章 分娩期　2. 分娩期の異常とケア

帝王切開の看護

永澤　規子

看護過程のフローチャート

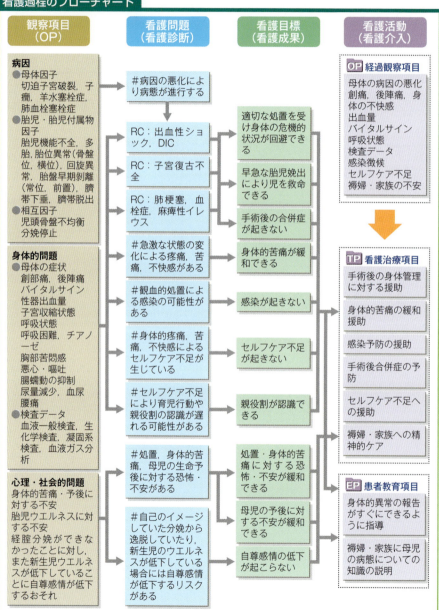

基本的な考え方

- 帝王切開は腹部を切開し経腹的に胎児を娩出させる方法である．胎児娩出が経腟的に困難な場合に行われる予定帝王切開と，緊急に胎児を娩出しなければならないような病態が存在する場合に行われる緊急帝王切開がある．後者は緊急性が高く，迅速な診療・ケアが求められる．
- 帝王切開の適応には，母体因子と胎児・胎児付属物因子，また双方が関連する因子がある．適応を把握することで，緊急性の高さを評価し，ケアの優先度を迅速に判断する．
- 帝王切開は観血的処置であり，感染リスクが経腟分娩に比較して高まる．手術後の感染徴候を早期発見し早期介入できるよう援助する．
- 手術後は，手術創の疼痛や子宮収縮痛，体動が制限されることによる腰痛などの疼痛・苦痛が生じる．その緩和に向けた援助を行う．
- 手術後の身体的苦痛から育児行動の習得が遅れる場合がある．セルフケア不足を援助して育児行動習得ができるだけ遅れないように援助する．
- 帝王切開が適応となる病態により母児の生命予後にかかわるような状況では，褥婦・家族に強い不安が生じる．また，経腟分娩ができなかったことや，新生児ウエルネスが低下している場合は，母親の自尊感情が低下する場合がある．心理状態を把握して，その緩和に向けた援助を行う．

分娩

34
帝王切開

| Step1 アセスメント | Step2 看護問題の明確化 | Step3 計画 | Step4 実施 | Step5 評価 |

情報収集	アセスメントの視点と根拠・起こりうる看護問題
全身状態の把握	**母体の手術前の状態が，帝王切開手術後に影響を及ぼすかどうかを評価することが重要である．手術前に母体ウエルネスが低下している状態では，術後合併症の発症リスクが高まるなど，術後に順調な回復過程をたどらないことが予測される．術前・術後を通して母体の全身状態を観察し，異常の早期発見・早期介入に努める．** ●帝王切開の適応を把握する．とくに子宮破裂，胎盤早期剝離など出血性ショックを引き起こす病態の存在がある場合は，手術後も循環状態の観察が重要である． ●母体の基礎疾患の有無とコントロール状態を把握する．手術後は，基礎疾患が増悪する場合がある． ●術式を把握する．通常，子宮の切開は，子宮下部横切開であるが，胎児娩出の緊急性がある場合は，子宮体部縦切開が行われることがある．その場合は，とくに子宮の収縮状態を把握する（縦切開は，子宮筋層に沿わない切開であるため子宮収縮が阻害される場合がある）．また，次回妊娠期の問題として，縦切開では，子宮破裂の可能性が横切開に比較して高くなる． ●帝王切開の行われたときの妊娠週数を把握する．妊娠週数の早い時期に帝王切開が行われた場合で，次回の妊娠で前回の帝王切開実施妊娠週数を超えて妊娠が継続した場合，子宮破裂が起こるリスクが高まる． 🔍 **共同問題：出血性ショック，DIC／子宮復古不全** 🔍 **起こりうる看護問題：身体的疼痛，苦痛，不快感／セルフケア不足／予後に対する不安**
帝王切開適応状態の把握	**帝王切開直前の母体のウエルネスを把握する．とくに産科ショックを起こしている病態での帝王切開では，術後管理が難しい．** ●基礎疾患，とくに呼吸器・循環器系疾患の増悪に伴い，帝王切開が選択された場合には，術後も引き続き，呼吸・循環状態の観察が重要である． ●産科ショックには，出血性と非出血性の病態がある（詳細は「32 産科出血・産科ショック・DIC」参照）．いずれの場合も DIC を引き起こすことがあり，その状態での帝王切開は，手術創の止血が困難となるリスクが高い． ●遷延分娩，分娩停止が原因の帝王切開では，手術前に継続した陣痛による母体疲労が予測される．手術前の母体疲労は，術後の身体回復を遅延させる要因となる． ●微弱陣痛や多胎，巨大児などによる子宮の過伸展が起きている状態での帝王切開では，手術後の子宮復古不全が起こるリスクが高い．

601

第2章　分娩期　　2. 分娩期の異常とケア

	🔍 **共同問題**：出血性ショック，DIC／子宮復古不全 🔍 **起こりうる看護問題**：身体的疼痛，苦痛，不快感／セルフケア不足／予後に対する不安
手術後の全身状態の把握	**帝王切開手術後の状態と合併症の有無や程度を観察する．産科手術で起こりやすい合併症は，出血性ショック，感染症，肺梗塞などである．合併症は，手術前の母体ウエルネスにも影響される．** ●手術後の創部痛，後陣痛の程度を把握する． ●バイタルサインを定期的に観察し，異常の有無を把握する．バイタルサインの変化は，身体の変調を示す重要な指標である． ●性器出血（悪露）の量・性状を把握する．手術直後の凝血排泄や持続的な血液流出は，子宮復古不全や手術創からの出血が疑われる． ●子宮収縮の状態を観察する．とくに硬度を観察する． ●尿量，尿の性状を把握する．尿量の減少は，ショック徴候の1つであり注意する．また，血尿は，DIC，手術中の尿管の損傷，留置カテーテルによる尿道損傷などを推測させる． ●切迫早産や妊娠高血圧症候群などの産科合併症などで長期安静を強いられた後の帝王切開では，血栓症を起こすリスクが高い．血栓症により肺血栓塞栓症を起こすと急激な呼吸障害をまねく．とくに初回歩行時は，急激な血流の増加により血栓が静脈から剥離し，肺血栓塞栓症を起こすリスクが高まる．初回歩行時は，必ず看護師，助産師が付き添い，急激な呼吸困難，胸部苦悶感，意識障害の出現に注意する． ●麻酔の影響による身体的変化を観察する．帝王切開の麻酔は，一般的には腰椎麻酔が選択されるが，母体の全身状態が不良の場合は全身麻酔となる．麻酔の種類によって，その影響は異なる．腰椎麻酔では，頭痛（歩行開始後）が観察される．全身麻酔では，覚醒時に悪心・嘔吐がみられることが多い． ●腸蠕動，排ガスの状態を観察する．麻酔の影響により，腸管の蠕動運動が抑制される．その回復が遅れると麻痺性イレウスを引き起こすおそれがある．イレウスが起こると腹痛，悪心・嘔吐がみられるので，注意して観察する． ●手術による身体的疼痛，苦痛，不快感によりセルフケア不足が起きていないか観察する． 🔍 **共同問題**：感染症／子宮復古不全／肺血栓塞栓症，静脈血栓症，麻痺性イレウス 🔍 **起こりうる看護問題**：身体的疼痛，苦痛，不快感／セルフケア不足／予後に対する不安
産後の進行性変化，退行性変化の把握	**経腟分娩の褥婦同様に分娩後の退行性変化，進行性変化を観察する．** ●退行性変化である子宮収縮状態を観察する．硬度は，経腟分娩と同様に評価するが，子宮底高については，帝王切開では経腟分娩より収縮が良好でも，高いことがある．とくに予定帝王切開で，経腟分娩のように努責をしていない場合は，骨盤底筋や子宮支持靱帯の伸展が比較的起こらず，子宮が骨盤腔内に下垂していないため，子宮底高が経腟分娩時よりも高い．その病態も考慮して，子宮底高から子宮収縮状態を評価する． ●進行性変化の乳房変化，乳汁分泌を観察する．帝王切開以前に母体ウエルネスが低下している状態では，乳房緊満や母乳分泌が通常より遅れる場合がある． 🔍 **共同問題**：子宮復古不全 🔍 **起こりうる看護問題**：身体的疼痛，苦痛，不快感／セルフケア不足／乳汁分泌不全
褥婦・家族の心理・社会的側面の把握	**帝王切開に至った状況を把握する．とくに緊急帝王切開では，褥婦は分娩方式へのコーピングができず，自然分娩できなかったことで自尊感情の低下が起こる場合もある．またそのときに感じた恐怖・不安から回復できず，育児行動が障害される場合がある．**

602

- 帝王切開の適応，予定か緊急かを把握する．緊急帝王切開では，分娩後に自尊感情低下が起こる可能性がある．
- 帝王切開後の新生児のウエルネスを把握する．児に対する期待が強い環境では，新生児のウエルネス低下があると，褥婦に自己否定の感情が起こることがある．
- 褥婦・家族の不安を把握する．身体的な変化や母児のウエルネスなどに対する不安が生じる可能性がある．
- 🔍 **起こりうる看護問題：母児のウエルネスに対する不安／自尊感情が低下するおそれ／育児行動や親役割の認識が遅れる可能性**

Step1 アセスメント｜Step2 看護問題の明確化｜Step3 計画｜Step4 実施｜Step5 評価

看護問題の明確化

RC：出血性ショック，DIC／子宮復古不全，肺血栓塞栓症，静脈血栓症，麻痺性イレウス
- #1 急激な状態の変化による疼痛，苦痛，不快感がある（認知−知覚パターン）
- #2 観血的処置による感染の可能性がある（栄養−代謝パターン）
- #3 身体的疼痛，苦痛，不快感によりセルフケア不足が生じている（活動−運動パターン）
- #4 セルフケア不足により育児行動や親役割の認識が遅れる可能性がある（役割−関係パターン）
- #5 処置，身体的苦痛，母児の生命予後に対する恐怖・不安がある（自己知覚パターン）
- #6 自己のイメージした分娩から逸脱していたり，新生児のウエルネスが低下している場合に自尊感情の低下が起こることがある（自己知覚パターン）

看護問題の優先度の指針

- 帝王切開手術前：帝王切開の適応となった病態を把握する．とくに緊急帝王切開の場合では，母児のウエルネスが低下している場合が多いので，適切に観察し，帝王切開が迅速に行えるように援助する．また褥婦・家族の母児の予後に対する不安も予測されるので，その緩和も行う．
- 帝王切開手術直後〜離床：帝王切開の適応となった病態（産科ショックなど）が継続していれば，引き続きその管理・診療支援を行う．また，手術後の疼痛緩和，セルフケア不足，合併症予防に対する診療支援・ケアを行う．
- 回復期：合併症がない場合は，経腟分娩の褥婦同様に授乳指導，育児指導，退院指導などを行う．ただし，手術創などにより育児のセルフケア不足が生じていれば援助を行う．合併症（出血性ショック，DIC，子宮復古不全，肺血栓塞栓症，血栓症，麻痺性イレウスなど）がある場合は，その診療支援・ケアを行う．母体や新生児ウエルネスの低下がみられれば，褥婦・家族に不安が生じていることが推察される．心理・社会的状況を把握し，緩和できるよう援助する．

Step1 アセスメント｜Step2 看護問題の明確化｜Step3 計画｜Step4 実施｜Step5 評価

共同問題	看護目標（看護成果）
RC：出血性ショック，DIC	〈**長期目標**〉循環不全，DICを起こさせない 〈**短期目標**〉1）ショックを起こしている病態を早期診断する．2）病態に適した治療の早期介入をする．3）身体的疼痛，不快感を把握する

看護計画	介入のポイントと根拠
OP 経過観察項目 ● 帝王切開が選択された病態：産科ショックの病態を把握する ● 出血量：性器出血量を正確に把握する	➡ **根拠** 出血性ショック（子宮破裂，胎盤早期剝離）や非出血性ショック（羊水塞栓症，肺梗塞）が帝王切開の選択理由である場合は，病態が手術後も継続する可能性がある ➡ **根拠** 出血量が多いとショック，DICを起こす

分娩

34
帝王切開

第2章　分娩期　　2. 分娩期の異常とケア

	➾全血液量は体重の約1/13で，その1/3以上を急激に失うとショックに陥る．ただし，妊婦の場合，妊娠後期の循環血液量は，非妊娠時に比較して40〜50％増加しているとされ，また，潜在的，顕在的浮腫が存在する場合もあるので，全血液量が体重の1/13とはいえないが，おおむね，これを指標とし，ショックへと移行する危険のある出血量を把握する 例：体重60kgの場合60kg×1/13×1/3≒1.5kg 血液1g≒1mLとして1,500mL以上の出血がある場合は注意する ➾出血量を計測する場合，羊水量も含めてカウントしないように注意する
●異常出血の発症時期	➾病態によって出血の起こる時期が異なり，出血時期によって使用する薬物や止血方法が異なる 根拠 帝王切開前から異常出血が起こっている場合は，その病因（胎盤の早期剝離やHELLP症候群など）によりDICが発症したことによる出血の継続が考えられる．また，帝王切開後に異常出血が起こっている場合は，弛緩出血や手術創からの出血が考えられる
●ショック症状：変化と程度を把握する	➾血圧低下，頻脈，蒼白，冷汗，不穏，意識障害，呼吸困難などがある　根拠 ショック症状と病態は比例する
●検査データ：貧血，血液凝固系，血液ガス分析，胸部X線所見，腹部超音波検査の結果を把握する	➾根拠 出血量が多く，ショックの重症度が高くなるほど，検査データの悪化もみられる
・貧血を示す検査データ	➾ヘモグロビン値，ヘマトクリット値の変化を把握する　根拠 出血量が多くなると値が低下する
・血液凝固系検査データ	➾変化をみる　根拠 DICの徴候を早期に把握する
・血液ガス分析	➾動脈血酸素分圧（PaO_2）を把握する　根拠 酸素化の低下状態をみる
・超音波検査	➾出血源を把握する　根拠 とくに手術創からの出血では，腹腔内への出血も考えられる．そのような病態は，医師の行う超音波検査によって把握される

TP 看護治療項目

●医師の行う検査・処置を介助する	➾病態を把握するために血液検査，超音波検査，腟鏡診，内診などが行われる　根拠 病態の早期診断がの早期介入につながる
●医師の指示どおり薬物投与を行う	➾指示された注入速度で正確に行う　根拠 循環不全の改善や子宮収縮促進のために行われる補液を急激に行うと，心不全を起こす場合もある．また，循環動態保持・改善のために使用されるカテコールアミン系薬物は微量で薬理効果を示すため，輸液ポンプやシリンジポンプなどを使用して正確に投与する ➾輸血時は，患者氏名，血液型，輸血内容，輸血番号を確認し，異型輸血や血液製剤を間違えないように注意する

⮕輸血開始時は，医師同席のもとに行い，アレルギー反応出現時に即座に対応できるようにする．輸血開始後10〜15分はゆっくり（1 mL/分程度）投与し，最初の5分間程度は褥婦のそばを離れないようにする

⮕アレルギー反応が生じた場合は原因検索ができるように，複数の輸血製剤を同時に投与しない

⮕弛緩出血などが出血の原因である場合は子宮収縮促進薬が使用される．子宮収縮促進薬は，褥婦の状態により薬剤の種類が選択される．通常，持続的子宮収縮を促すメチルエルゴメトリンマレイン酸塩（メテルギン）が使用されるが，血管や気管支の攣縮も起こしやすいので，高血圧や喘息の既往がある褥婦には慎重な投与が必要である．これらの既往のある褥婦には，間欠的子宮収縮作用のオキシトシン（アトニン-O）が選択される場合がある

●医師の指示どおり酸素療法を行う

⮕指示された投与量・投与方法で正確に行う
根拠酸素療法の効果を把握するため指示どおりに実施する．評価は血液ガス分析，経皮的酸素分圧モニタで行う

●処置を説明し不安を緩和する

⮕理解の程度を把握しながら行う　根拠処置を理解することで，不要な不安が除去される．また安心は，褥婦の治療への参加を促進する

●家族に，処置や褥婦の状態について説明する

⮕具体的にわかりやすく説明する　根拠家族も褥婦の状態に不安をもっている

EP 患者教育項目
●身体の不快感を褥婦が表現できるように指導する

⮕表現方法を指導する　根拠不快感を正しく伝えることで，適切な介入が受けられる

分娩

34 帝王切開

共同問題	看護目標（看護成果）
RC：子宮復古不全	〈長期目標〉子宮復古不全を起こさせない 〈短期目標〉1) 異常を早期発見する．2) 治療の早期介入をする．3) 身体的疼痛，不快感を把握する

看護計画	介入のポイントと根拠
OP 経過観察項目 ●帝王切開が選択された病態：微弱陣痛，子宮筋腫，多胎，巨大児などの有無を把握する	⮕根拠微弱陣痛は産後，子宮収縮が弱くなることがある．子宮筋腫は，子宮収縮を阻害することがある．また多胎，巨大児などでは，子宮の過伸展が起きているため，子宮の復古機能が低下している可能性がある
●子宮収縮状態：子宮の硬度，子宮底高などを把握する	⮕根拠子宮復古不全では，子宮硬度が軟らかく子宮底高も高い．ただし，帝王切開では収縮が良好でも経腟分娩より子宮底高が高いことがある．とくに予定帝王切開で，経腟分娩のように努責をしていない場合は，骨盤底筋や子宮支持靱帯の伸展が比較的起こっていないため，子宮が骨盤腔内に下垂していない．そのため，子宮底高が経腟分娩

第2章　分娩期　　2．分娩期の異常とケア

	時よりも高いことを考慮し，子宮底高から子宮収縮状態を評価する
●性器出血（悪露）：量と性状を把握する	⮕ 根拠 子宮復古不全では，子宮収縮不良により止血作用が弱くなるため，出血量が多く，性状も鮮血様である
●後陣痛	⮕有無と程度を把握する　根拠 弛緩出血では，後陣痛はあまり感じられない場合があるが，反対に子宮復古不全の原因が胎盤や卵膜の遺残である場合は，それらを排泄するための機能が働き，強い後陣痛を感じることがある

TP 看護治療項目

●医師の指示どおり子宮収縮促進薬を投与する	⮕指示どおりに正確に投与する　根拠 薬理効果の評価ができるように正確な投与が求められる ⮕褥婦の状態により使用する薬剤が選択される．通常，持続的子宮収縮を促すメチルエルゴメトリンマレイン酸塩（メテルギン）が使用されるが，血管や気管支の攣縮も引き起こしやすいので，高血圧や喘息の既往がある褥婦には，慎重な投与が必要である．そのような既往のある褥婦には，間欠的子宮収縮作用のオキシトシン（アトニン-O）が選択される場合がある
●子宮底輪状マッサージを行う	⮕子宮底部に手を垂直に立てて円を描くように行う　根拠 子宮底輪状マッサージは子宮収縮を促進する．ただし，手術創があるため，過度のマッサージは創痛を悪化させ，また手術創に負担をかけるので注意する（とくに手術直後）
●子宮の冷罨法を行う	⮕低温障害を起こさないように皮膚の状態を観察しながら行う　根拠 子宮の冷罨法は，子宮収縮を促進する

EP 患者教育項目

●褥婦に輪状マッサージの方法を指導する	⮕具体的方法を指導する　根拠 褥婦も輪状マッサージを行い子宮収縮促進を促す
●子宮復古不全時に生じる症状を説明する	⮕具体的な症状を説明する　根拠 褥婦が自ら症状を把握することによって，異常の早期発見，早期介入ができる
●苦痛・不快感の程度や部位を褥婦が表現できるように指導する	⮕表現方法を指導する　根拠 苦痛・不快感を正しく伝えることで，適切な対処介入を受けられる

共同問題	看護目標（看護成果）
RC：肺血栓塞栓症，静脈血栓症，麻痺性イレウス	〈長期目標〉肺血栓塞栓症，静脈血栓症，麻痺性イレウスを起こさせない 〈短期目標〉1）異常を早期発見する．2）治療の早期介入をする．3）身体的疼痛，不快感を把握する

看護計画	介入のポイントと根拠
OP 経過観察項目	
●帝王切開が選択される以前の病態：長期間の安静状態になかったかを把握する	⮕ 根拠 長期にわたる安静は血栓症のリスクを高める
●バイタルサイン：変化に注意する	⮕ 根拠 肺血栓塞栓症が起こると，呼吸状態の急激

606

- 呼吸状態：呼吸困難，胸内苦悶感，チアノーゼの出現に注意する
- 下肢の状態：下肢の浮腫，冷汗，痛みなどの有無と程度を把握する
- 麻酔の方法：腰椎麻酔か全身麻酔かを把握する

- 腸蠕動，排ガス：有無と程度を把握する

- 悪心・嘔吐：有無と程度をみる

な悪化，頻脈が起こる．また，ショック状態では血圧低下も起こる
→ 根拠 肺血栓塞栓症が起こるとこれらの症状が急激に起こる
→ 根拠 静脈血栓症は下肢にできやすい

→ 根拠 全身麻酔では腸管運動の抑制が腰椎麻酔よりも強くなる
→ 根拠 腸蠕動の低下は，麻痺性イレウスを疑わせる．一方排ガスは，腸蠕動の回復によって観察される
→ 根拠 腸管の蠕動運動が回復しないと，悪心・嘔吐が増強する．これらの症状は，麻痺性イレウスの存在を疑わせる．また，症状によっては医師の指示により制吐薬を使用する指標となる

TP 看護治療項目
- 検査・処置を介助する

- 医師の指示どおり薬物の投与を正確に行う

- 手術前・中・後の血栓予防を行う

- 苦痛が緩和される体位を工夫する

- 嘔吐時の不快感が緩和するよう援助する

- 合併症の予防のため早期離床を勧める

→ 褥婦の身体的準備や物品の準備を整える．また，関連部署（検査科，放射線科）との連絡を円滑に行う　根拠 準備・調整を整えることで，検査・処置がスムーズに行え，褥婦の身体的・心理的負担を軽減できる
→ 用法・用量を指示どおりに実施する　根拠 正確な投与により，医師は薬理効果の評価が適切にでき治療方針の是非を検討できる
→ 使用薬物には，血栓予防のためにヘパリンや腸蠕動促進のためのネオスチグミン（ワゴスチグミン）がある．ヘパリンは手術創の止血状況なども確認しながら術後から慎重に投与する．薬液を微量で調整するため輸液ポンプを使用する
→ ワゴスチグミン投与による腸蠕動亢進から褥婦が腹痛を訴えることもあるので投与後の状態を観察し，薬物投与との因果関係を評価する
→ 弾性ストッキング，フットポンプを適切に使用する　根拠 下肢静脈血の血流を保つことで血栓ができにくくなる
→ シムス位やセミファウラー位が好まれる　根拠 腹部緊張の緩和が疼痛を和らげる．呼吸困難時は，横隔膜が下がるような体位が呼吸を楽にする
→ 嘔吐物は速やかに片づける．意識レベルがよければ含嗽を促す　根拠 嘔吐臭が二次的な悪心を誘発する
→ 通常，帝王切開では手術翌日に歩行開始の指示が出る．安全に離床が進められるように援助する　根拠 早期離床は腸蠕動を促進し，下肢の血流も良好にするため血栓形成の防止に役立つ
→ 初回歩行時は，下肢に血栓ができていた場合に静脈から剝離して肺血栓塞栓症を起こすリスクがもっとも高いので，看護師は必ず付き添い，身体的変化を観察する．その後も褥婦が歩行時にふらつきやめまいなどを起こさないことを確認してから（転倒・転落防止），自立歩行とする

分娩

34
帝王切開

607

第2章　分娩期　　2. 分娩期の異常とケア

EP 患者教育項目

● 褥婦に早期離床の必要性を説明する

➡ 早期離床が合併症予防のために有効であることを説明する　**根拠** 褥婦によっては，手術創の疼痛により離床を嫌がる場合もある．離床の必要性を説明し，協力を得る

● 起こりやすい術後合併症の症状について説明する

➡ 症状が出現したら報告するように指導する
根拠 身体の異常を褥婦自身が気づくことで，早期介入が受けられる

---

1 看護問題	看護診断	看護目標（看護成果）
#1 急激な状態の変化による疼痛，苦痛，不快感がある	**急性疼痛** **関連因子**：生物学的損傷要因，身体損傷要因 **診断指標** □生理学的反応の変化 □標準疼痛スケールによる痛みの程度の自己報告 □標準疼痛ツールによる痛みの性質の自己報告 □痛みの顔貌 □痛みを和らげる体位調整 □防御行動	〈**長期目標**〉疼痛，苦痛，不快感が緩和される 〈**短期目標**〉1）疼痛，苦痛，不快感の緩和援助が受けられる．2）疼痛，苦痛，不快感を正確に伝えることができる

看護計画	介入のポイントと根拠
OP 経過観察項目	
● 手術創の疼痛：有無と程度を把握する	➡ **根拠** 程度を把握し，鎮痛薬を使用する目安とする
● 体動困難による腰背部痛：有無と程度を把握する	➡ **根拠** 程度を把握し，鎮痛薬を使用する目安とする
● 創痛による呼吸困難：有無と程度を把握する	➡ **根拠** 程度を把握し，鎮痛薬を使用する目安とする．また酸素療法の投与方法・投与量の目安とする
● 帝王切開に至る病態や合併症に関連した疼痛，苦痛，不快感	➡ 前述の「RC：出血性ショック，DIC」「RC：子宮復古不全」「RC：肺血栓塞栓症，静脈血栓症，麻痺性イレウス」を参照
TP 看護治療項目	
● 医師の指示により，鎮痛薬，鎮静薬を投与する	➡ 鎮痛薬，鎮静薬は，用法・用量を守り，正確に投与する　**根拠** 鎮痛薬の種類により呼吸抑制が起こる場合がある
● 医師の指示による酸素療法を行う	➡ 指示された投与量，投与方法で正確に行う **根拠** 酸素を投与することで酸素化が保たれ，呼吸困難が緩和される．ただし，羊水塞栓症，肺梗塞では酸素化の改善は難しい場合が多い
● 嘔吐時の不快感を緩和する	➡ 嘔吐物は速やかに片づける．意識レベルがよければ含嗽を促す　**根拠** 嘔吐臭が二次的な悪心を誘発する
● 苦痛，不快感を緩和させるため体位を工夫する	➡ セミファウラー位や側臥位が好まれる　**根拠** 腹部緊張の緩和が疼痛を和らげる．また，呼吸困難時は横隔膜が下がるような体位が呼吸を楽にする

● 腰背部のマッサージや温罨法を行う

➡ 創痛で体動が困難になり，同一体位での腰背部の筋緊張，血行不良などが原因で，腰背部痛が起こると考えられる　根拠 マッサージ，温罨法で腰背部の血行を促進することで疼痛を緩和する

● 体位変換を援助する

➡ 疼痛のため自力での体位変換が困難であることが多いので，援助する　根拠 定期的な体位変換を行うことで，同一体位によって起こる筋緊張による苦痛を緩和する

● 緊張をほぐすための呼吸法を指導する

➡ 褥婦のそばでタッチングしながら行う　根拠 タッチングは褥婦を安心させ，呼吸法の指導を行いやすくする

EP 患者教育項目

● 手術によって生じる疼痛・苦痛を説明する

➡ 具体的に説明する　根拠 自己の状態を知ることで，不要な不安をもたない

● 苦痛，不快感の程度や部位を褥婦が表現できるように指導する

➡ 表現方法を指導する　根拠 苦痛，不快感を正しく伝えることで，適切な介入を受けられる

分娩

34 帝王切開

2

看護問題	看護診断	看護目標（看護成果）
#2 観血的処置による感染の可能性がある	**感染リスク状態** **危険因子**：観血的処置	〈長期目標〉感染が起こらない 〈短期目標〉1）無菌的処置を受けられる． 2）感染予防のための手術後の服薬行動が守れる．3）感染徴候の報告ができる

看護計画	介入のポイントと根拠

OP 経過観察項目（手術後）

● 体温：変化をみる

➡ 根拠 発熱は感染の徴候である．手術直後は，手術時の出血の吸収や脱水などによって軽度の発熱をみることがあるが，一度解熱した体温が再び上昇する場合は，感染が強く疑われる

● 感染指標のデータ：変化をみる

➡ 根拠 白血球数や CRP 値は感染で変化する（感染で白血球増加，CRP 上昇）

● 下腹部痛，腰痛：変化をみる

➡ 根拠 子宮内感染が発症した場合は下腹部痛，腰痛の増強がみられることが多い

TP 看護治療項目

● 手術や分娩処置が無菌的に行われるように介助する

➡ 無菌操作を遵守する　根拠 帝王切開の手術操作や分娩処置が病原菌曝露の機会となるので，無菌的に行うことが重要である

● 抗菌薬を静脈内投与する場合は，医師の指示どおり正確に行う

➡ 注入速度と指示量を守る　根拠 血中濃度が保たれないと感染の予防効果が低くなる．また，注入開始直後はアレルギー反応の有無を確認するため，ゆっくりと注入し，5 分間は褥婦のそばを離れない

EP 患者教育項目

● 手術，分娩処置後に抗菌薬の服薬指導を行う

➡ 服薬の必要性とその具体的方法を説明する　根拠 正確に服薬しないと感染の予防効果が低くなる

● 感染徴候について説明する

➡ 感染症の自覚症状について説明する　根拠 異常時の報告を適切に行うことで，感染症治療への早期介入を受けられる

609

第2章　分娩期　　2. 分娩期の異常とケア

3

看護問題	看護診断	看護目標（看護成果）
#3 身体的疼痛，苦痛，不快感によりセルフケア不足が生じている	**活動耐性低下** **関連因子**：庄上安静，不動状態 **診断指標** □労作時の不快感 □労作時呼吸困難	〈長期目標〉セルフケア不足が起こらない 〈短期目標〉1) セルフケア不足を明確にし，援助を受けることによって日常生活が支障なく送れる．2) セルフケア不足を正確に伝えることができる

看護計画	介入のポイントと根拠
OP 経過観察項目 ●セルフケア不足の内容と程度：不足しているセルフケアの内容と程度を明確にする	➡ 根拠 援助内容を明らかにすることができる
TP 看護治療項目 ●セルフケア不足の援助を行う	➡褥婦のニーズに適した日常生活の援助を行う 根拠 適切に援助することにより，日常生活を円滑に送ることができる
EP 患者教育項目 ●褥婦がセルフケア不足の内容について正しく伝えられるよう指導する	➡具体的な表現方法を指導する 根拠 セルフケア不足の内容を正しく伝えることによって，適切な介入を受けることができる

4

看護問題	看護診断	看護目標（看護成果）
#4 セルフケア不足により育児行動や親役割の認識が遅れる可能性がある	**ペアレンティング障害リスク状態** **危険因子**：身体疾患	〈長期目標〉育児行動が習得でき，親役割が認識できる 〈短期目標〉身体的疼痛，不快感を正確に伝え，緩和援助を受けることでセルフケア不足が起こらず，育児行動を早期に開始することができる

看護計画	介入のポイントと根拠
OP 経過観察項目 ●身体的疼痛，苦痛：具体的に把握する	➡ 根拠 身体的疼痛，苦痛を緩和し，セルフケア不足が起こらないようにする
●妊娠週数：帝王切開の行われた時点の妊娠週数を把握する	➡ 根拠 週数により新生児が小児科に入院し，長期の母児分離が起こる
●育児行動：習得開始が遅れている育児行動の内容を把握する	➡ 根拠 具体的に内容を把握することで，褥婦のニーズに合った育児習得支援が行える
TP 看護治療項目 ●医師の指示どおり鎮痛薬を投与する	➡正確に投与する 根拠 疼痛をコントロールすることで，育児行動が制限されない
●褥婦の体調に合った育児支援を行う	➡身体的苦痛でできない育児行動は，看護師・助産師が支援する 根拠 経腟分娩の褥婦に比べ，帝王切開は手術後の治療介入が多くなるため，育児行動を褥婦自身で完結することが不十分になることは否めない．不十分な部分を看護師・助産師が支援することで，育児行動を早期に開始し，褥婦の親役割の認識を促す．また，早産などにより母児分離が起きている状況では，搾乳を援助し，母乳を新生児に与えることで親役割の認識を促す

610

EP 患者教育項目

- 育児行動を指導する

- 不安を褥婦が表現できるようにアドバイスする

- 家族に褥婦の支援者になるようにアドバイスする

➡褥婦のニーズに合った指導を行う **根拠** ニーズに合った指導により，育児行動の促進につながる
➡表現方法を指導する **根拠** 不安を正しく伝えることで，適切な支援を受けることができる
➡キーパーソンを適切に選択する **根拠** 褥婦が最も不安を表現でき，気持ちを受容してくれる家族の存在は，親役割の受容過程を促進する

---

5 看護問題	看護診断	看護目標（看護成果）
#5 処置，身体的苦痛，母児の生命予後に対する恐怖，不安がある	**不安** **関連因子**：死への脅威，現状への脅威 **診断指標** □緊張した表情 □手の震え □声の震え □震え	〈長期目標〉恐怖，不安が緩和される 〈短期目標〉処置や身体的苦痛に対する不安を伝えることができる

看護計画	介入のポイントと根拠

OP 経過観察項目

- 帝王切開が選択された病態：緊急性の有無を把握する

- 不安の内容：具体的に把握する
- 妊娠週数：症状の出現した時点の妊娠週数を把握する

➡**根拠** とくに母児の生命が危機的な病態での緊急帝王切開では，褥婦は身体的苦痛とともに，緊急処置に対してコーピングできないことがあり，恐怖としてストレスが継続している可能性がある
➡**根拠** 適切な介入ができる
➡**根拠** 週数により，出生した新生児の危険の程度が異なり，不安の程度に影響する

TP 看護治療項目

- 検査・処置を説明する

- 病態について説明する

- 不安を表現しやすい環境を整える

➡褥婦が理解できるようにわかりやすく説明する **根拠** 知識を得ることで不要な不安をもたない
➡褥婦が理解できるようにわかりやすく説明する **根拠** 知識を得ることで不要な不安をもたない
➡プライバシーに配慮した環境を調整する **根拠** プライバシーが守られることで，さまざまな不安を表現しやすい

EP 患者教育項目

- 不安を褥婦が表現できるようにアドバイスする

- 家族に褥婦の恐怖・不安の支援者になるようにアドバイスする

➡表現方法を指導する **根拠** 不安を正しく伝えることで，適切な支援を受けることができる
➡キーパーソンを適切に選択する **根拠** 褥婦が最も不安を表現でき，気持ちを受容してくれる家族の存在は，不安を緩和する

---

6 看護問題	看護診断	看護目標（看護成果）
#6 自己のイメージした分娩から逸脱していたり，新	**自尊感情状況的低下リスク状態** **危険因子**：価値観に合わない行動，身体疾患，非現実的な自己期	〈長期目標〉自尊感情が低下しない 〈短期目標〉1）自分の感情を伝えることができる．2）自尊感情が低下しないための介

分娩

34
帝王切開

第2章 分娩期　2. 分娩期の異常とケア

生児のウエルネスが低下している場合に自尊感情の低下が起こることがある	待	入を受けられる

看護計画	介入のポイントと根拠

OP 経過観察項目

● 分娩方法に対する感情：褥婦の感情を知る. とくに自己否定の感情が起こっていないか観察する

➡ 根拠 自己否定は自尊感情の低下につながる

TP 看護治療項目

● 褥婦の気持ちを傾聴する

➡ 褥婦が気持ちを表現しやすいように言葉かけをする 根拠 語ることによって自ら気持ちを整理でき, コーピングを促進することにつながる場合がある

● 感情を表現しやすい環境を整える

➡ プライバシーが守られる環境を整える 根拠 周囲に遠慮することなく, 感情を表現できる

EP 患者教育項目

● 褥婦に感情を正しく伝えられるようにアドバイスする

➡ 具体的な表現方法をアドバイスする 根拠 感情を伝えることによって, 適切な支援を受けることができる

● 褥婦に心理的援助ができるキーパーソンを把握し, 褥婦を支援するようにアドバイスする

➡ 援助の内容によってキーパーソンが異なる場合がある. 褥婦の心理状態を評価して適切なキーパーソンを把握する 根拠 適切なキーパーソンの存在は, 褥婦のストレスコーピングを促進し, 自尊感情低下を防止する

| Step1 アセスメント | Step2 看護問題の明確化 | Step3 計画 | Step4 実施 | Step5 評価 |

病期・病態・重症度に応じたケアのポイント

● 帝王切開が選択された病態を把握する. 母体がショックを引き起こした状態(子宮破裂, 胎盤早期剝離など)での緊急帝王切開では, 術後も循環不全の改善や DIC(播種性血管内凝固)予防が重要となる. その診療支援を行う. 術前に母体ウエルネスが低下していない状態でも, 手術後は, 身体的侵襲処置によって身体的疼痛, 苦痛, 不快感が生じている. その緩和に向けた援助を行う. また手術後は身体機能の低下によるセルフケア不足も起こる. 褥婦がセルフケア不足による不快感を生じないように支援する. 手術による合併症予防も重要である. 術後管理では, 医師の指示を遵守すると同時に, 異常の早期発見のための身体的観察を十分に行う.

● 産後の退行性変化, 進行性変化に対する援助も経腟分娩の褥婦同様に行う. 胎児機能不全が帝王切開の適応である場合は, 新生児ウエルネスに対する不安も強い. 身体的予後, 新生児ウエルネス, 合併症への不安など, さまざまな不安に対して, 心理・社会的状況を把握して褥婦・家族を支援する.

看護活動(看護介入)のポイント

診察・治療の介助

【帝王切開手術前】

● 母体の病態を診断するため検査を介助する.

● 手術が安全に行われるための身体的処置・検査を介助する.

● 母体の循環動態を保つための医師の指示による薬物投与を正確にかつ迅速に行う.

【帝王切開手術直後〜離床】
- 子宮収縮を促進するため医師の指示による薬物投与を正確に行う.
- 感染予防のため薬物投与を医師の指示どおり正確に行う.
- 酸素療法が行われる場合は,医師の指示どおりの投与量・投与方法で正確に行う.
- 出血量を観察し,医師に情報提供を行う(異常出血の早期発見).
- 母体の循環動態を正確に観察し,医師に情報を提供する.

疼痛緩和の援助
- 苦痛・不快感の緩和のため体位を工夫する.
- 医師の指示により鎮痛薬,鎮静薬が投与される場合は正確に行う.
- 苦痛,不快感を緩和するためのマッサージ,温罨法を行う.

セルフケア不足への援助
- 身体的苦痛によるセルフケア不足の内容を把握し,援助する.
- 身体的苦痛による育児行動の遅れを防止するよう援助する.

指導・ケア
【回復期】
- 経腟分娩の褥婦と同様の授乳指導,育児指導,退院指導などを行う.
- 手術による身体的苦痛により育児行動のセルフケア不足が生じている場合は,その支援を行う.

褥婦・家族の不安緩和への援助
- 検査,処置,手術に対する褥婦・家族の不安が緩和されるように援助する.
- 母児の予後に対する不安が緩和されるように援助する.

退院指導・療養指導

- 退院後の生活は正期産に準じて指導を行う.
- 退院後も継続して内服が必要な場合は,服薬指導を行う.
- 受診の必要な症状を説明し,異常時はすぐ受診するように指導する.
- とくに問題がなくても,退院1か月後に健診を受けるように指導する.

Step1 アセスメント　Step2 看護問題の明確化　Step3 計画　Step4 実施　**Step5 評価**

評価のポイント

看護目標に対する達成度
- 帝王切開が緊急であった場合は,迅速に実施でき,母児を救命できたか.
- 手術後の身体機能の回復は順調だったか.
- 感染が起こらなかったか.
- 産後の退行性変化,進行性変化が順調だったか.
- セルフケア不足が起こらなかったか.
- 育児の支援が受けられ,育児行動に遅れが生じなかったか.
- 褥婦の身体的苦痛,不快感が緩和されたか.
- 褥婦・家族が検査・処置・手術の必要性について理解でき,不安が緩和されたか.
- 褥婦・家族の母体・胎児の予後に対する不安が緩和されたか.

第2章 分娩期 2. 分娩期の異常とケア

帝王切開術後の産婦の病態関連図と看護問題

病因・増悪因子

予定帝王切開
前回帝王切開
骨盤位・横位,
前置胎盤
児頭骨盤不均衡

緊急帝王切開

母体因子
子宮破裂
子癇
羊水塞栓症
肺血栓塞栓症

胎児・胎児付属物因子
胎児機能不全, 多胎
胎位異常, 回旋異常
胎盤の早期剝離, 臍帯
下垂, 臍帯脱出

相互因子
児頭骨盤不均衡
分娩停止

RC:出血性ショック, 胎児機能不全
#1 急性疼痛　#5 不安　#6 自尊感情状況的低下リスク状態

病態

胎児の産道の物理的通過障害

母体・胎児救命のための急速遂娩

症状

帝王切開

帝王切開が選択された病態の症状継続(産科ショック, DIC)
血圧低下・頻脈, 冷汗
蒼白, 不穏, 悪心・嘔吐
呼吸困難, 胸内苦悶感, チアノーゼ, 意識障害

手術に伴う疼痛, 苦痛
創部痛
腰背部痛
後陣痛
悪心・嘔吐
腸蠕動抑制による腹部膨満

身体的疼痛によるセルフケア不足
体動困難
育児行動の遅れ→乳房のセルフケア不足による乳房痛, 母乳分泌不全

RC:出血性ショック, DIC/子宮復古不全/肺血栓塞栓症, 静脈血栓症, 麻痺性イレウス
#1 急性疼痛　#2 感染リスク状態　#3 活動耐性低下　#4 ペアレンティング障害リスク状態

診断・検査

血液検査(血液一般検査, 生化学検査, 凝固系検査)
血液ガス分析

手術後の身体回復レベルをみる検査

胸腹部 X 線検査
CT・MRI 検査
超音波検査

合併症の診断

治療・看護

薬物療法
強心薬や昇圧薬
子宮収縮薬
抗菌薬
鎮痛薬, 鎮静薬

身体的苦痛に対する援助
体位変換
マッサージ
温罨法

セルフケア不足に対する援助
育児支援
乳房ケア
清潔ケア

産後の生活指導
退院指導
育児指導
授乳・乳房ケア指導

#1 急性疼痛　#2 感染リスク状態　#3 活動耐性低下　#5 不安
#6 自尊感情状況的低下リスク状態

35 吸引分娩術・鉗子分娩術

古谷 信三・佐世 正勝

目でみる手術

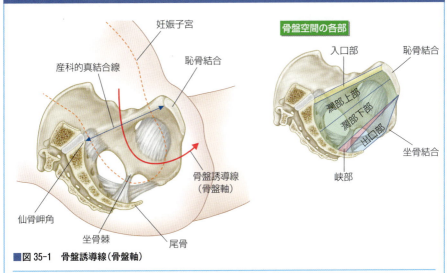

■図 35-1　骨盤誘導線（骨盤軸）

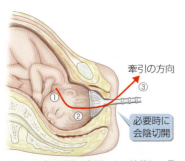

吸引カップを児頭に陰圧により装着し，骨盤誘導線に沿って陣痛発作時に牽引する．

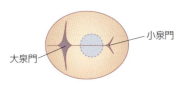

児頭に吸引カップを装着する部位
吸引カップは小泉門と矢状縫合の一部にまたがるように装着する．この際，頸管や腟壁などを挟み込んでいないかを確認する．

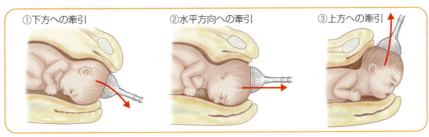

■図 35-2　吸引分娩術の実際

目でみる手術

真空ポンプに接続
接続管
トランペット栓
ハンドル
把持部
208 mm
青色の方向線
シリコンゴムのカップ
バキューム口
65 mm

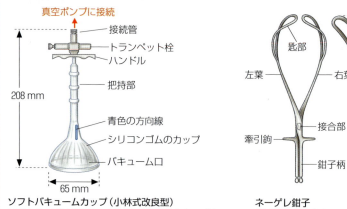

ソフトバキュームカップ（小林式改良型）
ソフトカップは金属カップに比べ牽引時のカップの滑脱率が高く，児の頭皮損傷率は低い傾向にある．

匙部
鉗子窓
左葉
右葉
400 mm
接合部
牽引鉤
鉗子柄

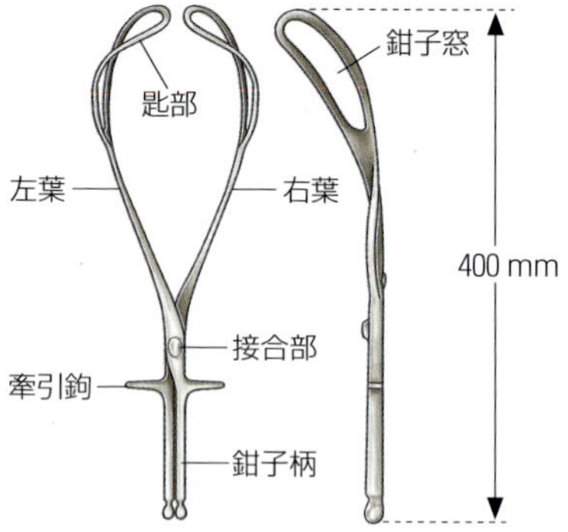

ネーゲレ鉗子
鉗子は左右 2 葉よりなり，2 葉を挟んで骨盤誘導線に沿って牽引する．

■図 35-3　吸引カップとネーゲレ鉗子

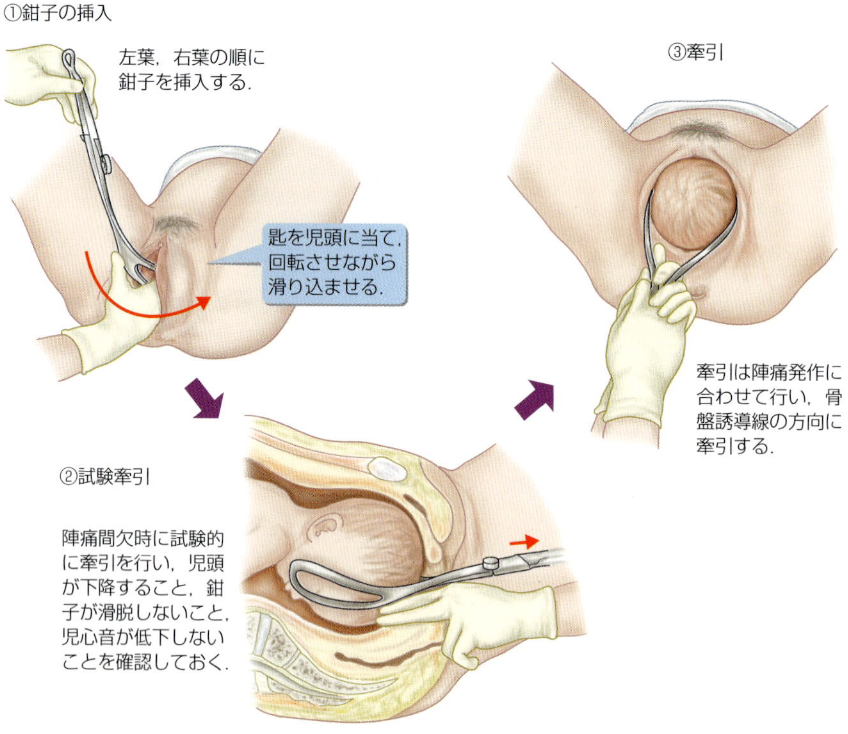

①鉗子の挿入
左葉，右葉の順に
鉗子を挿入する．
匙を児頭に当て，
回転させながら
滑り込ませる．
②試験牽引
陣痛間欠時に試験的
に牽引を行い，児頭
が下降すること，鉗
子が滑脱しないこと，
児心音が低下しない
ことを確認しておく．
③牽引
牽引は陣痛発作に
合わせて行い，骨
盤誘導線の方向に
牽引する．

■図 35-4　鉗子分娩術の実際

意義

- 骨盤各部の前後径の中点を結んでできる曲線を骨盤誘導線または骨盤軸(図 35-1)といい，胎児はこの骨盤線に沿って進んでいく．児の先進部をこの曲線に沿って吸引もしくは鉗子で牽引することにより母体の外に導く娩出法をそれぞれ吸引分娩，鉗子分娩という．
- 吸引分娩(図 35-2)および鉗子分娩(図 35-4)は，ともに児を速やかに娩出させて子宮口全開大から胎児娩出までの期間(分娩第 2 期)の短縮を図る方法である．

適応[1]

- 母体側適応：分娩第 2 期の延長例あるいは分娩第 2 期停止例*．
  母体合併症(心疾患合併など)や母体疲労が重度のため分娩第 2 期短縮が必要と判断された場合．
- 胎児側適応：胎児機能不全(NRFS：non-reassuring fetal status)例．
  * 分娩第 2 期停止の診断基準：初産婦では第 2 期所要時間が 2 時間以上，経産婦では 1 時間以上経過した場合〔ただし，硬膜外麻酔などによる無痛分娩中はそれぞれ 3 時間以上，2 時間以上が目安となる．また，初産 2 時間，経産 1 時間を超えていなくても，児頭下降などの点から分娩進行が認められないか，あるいは進行が正常に比して遅く，第 2 期分娩停止が予測される場合(第 2 期遷延)は適応．逆に，2 時間・1 時間の基準を超えていても，分娩進行が認められる場合には陣痛促進薬投与あるいは経過観察としてもよい〕．

必要条件(要約)[1]

- 適応があっても，条件がそろって初めて吸引(鉗子)分娩術が行える．この条件を要約といい，たとえ適応があっても以下のような要約が満たされていなければ吸引(鉗子)分娩術を行ってはいけない．
  ①妊娠 34 週以降．②児頭骨盤不均衡の所見がない．③子宮口全開大かつ既破水．
  ④児頭が嵌入(De Lee のステーション0)している*(カルテにステーションを記載しておく)．
  ※鉗子分娩は出口部，低在(低位)，低い中在(中位)において，かつ前方後頭位で矢状縫合が縦径に近い場合(母体前後径と児頭矢状径のなす角度が 45 度未満)での施行を原則とする．回旋異常に対する鉗子や高い中在の鉗子は，とくに本手技に習熟した者が施行や指導をすることが必要である．
  * 坐骨棘の高さまで先進部が下降した状態．一般に「児頭固定」は，内診・外診などで児頭を移動できない状態(内診指で児頭を押し上げることができない)で，ステーション−2 に相当する．

実施後・予後

- わが国では，その手技の容易さから吸引分娩の使用頻度が増加し，鉗子分娩の機会は減少している．吸引分娩，鉗子分娩の適応と条件を守ることが，分娩を安全かつ確実に行ううえで最も必要といえる．
- 鉗子分娩：以前は胎児の状態が悪く急速遂娩が必要な場合に施行され，また，高位鉗子が多く行われていたため，新生児仮死や産道裂傷などの合併症の頻度が高かった．現在は胎児機能不全に対して積極的に帝王切開が行われるようになり，その結果，高位鉗子分娩は行われず，児頭の高さが安全に鉗子を牽引できる位置まで下がってきたもの(鉗子適位*)にのみ行われているため，新生児仮死や産道裂傷などの発症頻度は明らかに低下した．中位鉗子の使用をやめ，初産婦の鉗子率を 30% から 10% に下げることにより，児の外傷による死亡を 0.23% から 0.03% へと減少させることができたという報告がある[2]．
  * しばしば「吸引(鉗子)適位」という用語が，児頭が吸引(鉗子)分娩を行う位置にあるという意味で使用されるが，十分なコンセンサスは得られていない．

診断・検査値

- 内診：児頭の回旋，下降度，先進部所見などを正確に診断する．
- 児頭骨盤不均衡(CPD)の除外：X 線撮影は CPD 予測に有用ではないとの報告も多く，また不必要な放射線被曝を避ける意味からも，診断のための必要条件ではない．
- 超音波検査：分娩前に児頭の大きさ〔児頭大横径(BPD)〕や児の大きさ〔推定体重(FEBW)〕を評価する．

方法・手技

- 吸引・鉗子分娩術は原則その手技に習熟した医師本人あるいは習熟した医師の指導下で医師が行う．
- 原則として，陣痛発作時に吸引・鉗子牽引する．

617

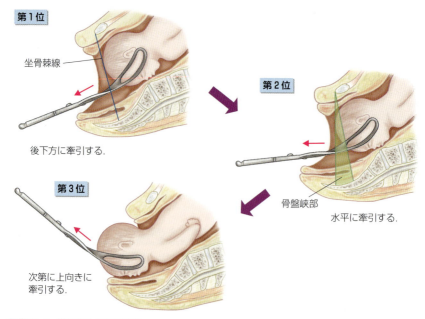

■図 35-5　鉗子分娩の牽引順序
　牽引の方向は，正中線上で骨盤誘導線に沿って行う．児頭の下降に応じて第1位，第2位，第3位の方向の順に牽引する．

- ●**吸引分娩**（図 35-2）*
  - ●児頭娩出直前に必要に応じて会陰切開を行う．牽引する方向は吸引カップ面に対して垂直方向で，かつ骨盤誘導線に沿って行う．
    - ①低位〜出口部での吸引分娩では，まず下方(肛門方向)に牽引する．
    - ②児頭の後頭結節が恥骨裏面にきたら前方から上方(腹側)に牽引する．
    - ③児頭娩出直前には吸引圧を下げ，吸引カップを児頭からはずす．児頭娩出後の吸引は行わない．
    - *吸引分娩総牽引時間 20 分ルール：吸引分娩における総牽引時間(吸引カップ初回装着時点から複数回の吸引手技終了までの時間)が 20 分を超える場合は，鉗子分娩あるいは帝王切開を行う．
    　吸引分娩術 5 回以内ルール：吸引分娩総牽引時間 20 分以内でも，吸引術(滑脱回数も含む)は 5 回までとし，6 回以上は行わない．
- ●**鉗子分娩**（図 35-4, 5）
  - ●強い力で牽引することよりも，正しい方向に牽引する．鉗子分娩の方向は，自然分娩における児頭の下降運動に一致しているため骨盤軸の切線方向に牽引する．鉗子分娩術の際は，会陰裂傷の危険がきわめて高いため，牽引前にあらかじめ会陰切開を入れておく．
    - ①児頭の大横径が坐骨棘線を過ぎて骨盤峡より上方にあるときは後下方に牽引する(第1位)．
    - ②児頭の大横径が坐骨棘線を過ぎて骨盤峡にくれば水平に牽引する(第2位)．
    - ③児頭が骨盤底に達して会陰が膨隆するようになったら，前上方に牽引し，次第に上向きの度を高める(第3位)．
    - ④最大抵抗部である児頭前後径前端または眉間が会陰を滑脱したら鉗子を除去する．
- ●**子宮底圧迫法（クリステレル胎児圧出法）**[1]
  　急速遂娩法の一方法として，単独で，あるいは吸引・鉗子の補完として実施される場合がある．
  　陣痛による娩出力の補完として有効な場合があるものの，エビデンスはない．
  　胎盤循環の悪化，子宮破裂，母体内臓損傷，母体肋骨骨折などの有害事象が報告されており，実施にあたり慎重な判断が必要である．

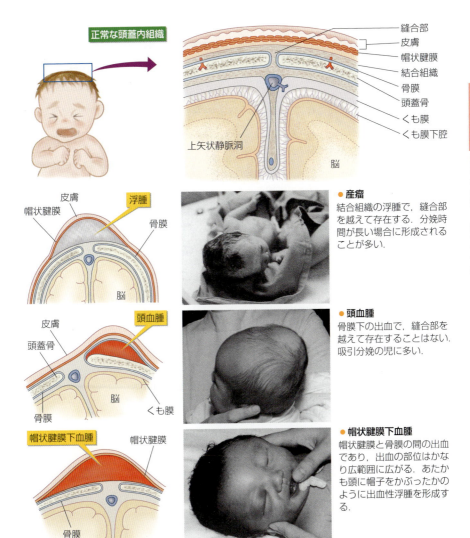

図35-6 分娩損傷(産瘤, 頭血腫, 帽状腱膜下血腫の比較)

(進 純郎:分娩介助学 第2版, pp.237-239, 医学書院, 2014)

実施にあたっては有害事象を減らす目的で,次の6項目を確認する.
①急速遂娩が必要と判断される.
②子宮口全開大,かつ先進部がステーション+4〜+5に達している,あるいは「吸引・鉗子分娩時の補助として必要」と判断される.
③双胎第一子ではない.
④手技者は分娩台のかたわらに立って実施する.
⑤陣痛発作に合わせて実施する.

第2章　分娩期　2. 分娩期の異常とケア

⑥回数は5回以内とする.

合併症

- ●**吸引分娩**
- ●母体では会陰裂傷, 腟壁裂傷. 児に産瘤, 頭血腫*, 帽状腱膜下血腫*, 網膜出血, 児の脱毛を生じる.
- ●**鉗子分娩(吸引分娩より合併症が多い)**
- ●母体では吸引分娩と比較して軟産道損傷が多い(時間的余裕があれば麻酔を併用する). 児の頭部や顔面の損傷などを起こしやすい.
  - ※注：鉗子分娩術を行う場合は, 疼痛の軽減のほか, 骨盤底筋群の緊張を軽減し, 軟産道の抵抗を軽減するために陰部神経遮断麻酔が用いられる.
  - ＊頭血腫は頭蓋骨膜下に形成されるため骨縫合を越えて広がらない. 帽状腱膜下血腫は導出静脈の破綻により帽状腱膜と骨膜の間に形成されるため, 容易に頭蓋に広がり, 高度の高ビリルビン血症や出血性ショックの原因となることがある(図35-6).

増悪因子

- ●分娩前：①前提条件に合わない吸引分娩・鉗子分娩, ②吸引カップや鉗子の不適切な装着, ③無理な牽引.
- ●分娩後：①不十分な分娩後の診察(頸管裂傷, 腟壁裂傷の見落とし), ②不十分な新生児の診察(児頭・顔面損傷の見落とし).

●文献
1) 日本産科婦人科学会, 日本産婦人科医会(編・監)：産婦人科診療ガイドライン―産科編 2014. p.225-231, 日本産科婦人科学会, 2014
2) O'Driscoll K, et al：Br J Obstet Gynaecol 88：577-581, 1981

吸引分娩術・鉗子分娩術の実施フローチャート

吸引分娩術・鉗子分娩術の看護

永澤 規子

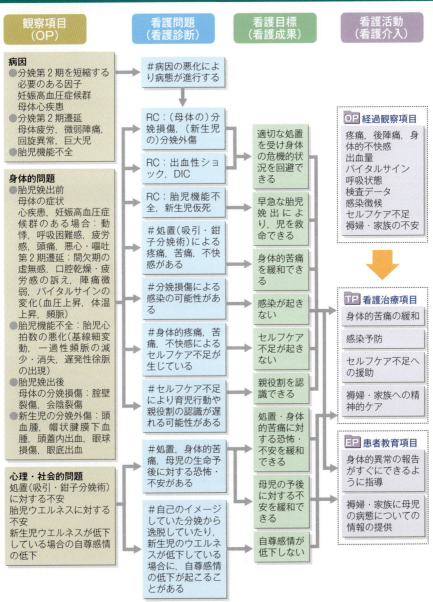

第2章　分娩期　　2. 分娩期の異常とケア

基本的な考え方

- 吸引・鉗子分娩術の適応を把握する．適応としては，①分娩第2期の時間短縮を必要とする場合，②分娩第2期が遷延している場合，③胎児機能不全の存在する場合，の3つに大別される．適応を把握することで，胎児娩出後の母児への診療・ケアの方針が明確となる．
- 吸引・鉗子分娩術が行える状態がどうかを把握する．行える条件は，子宮口全開大していること，胎児先進部が児頭であること，児頭先進部がある程度下降していることなどである．その条件が整っているか観察する．
- 吸引・鉗子分娩術では，母児の分娩損傷のリスクが高まる．胎児娩出後に母体の腟壁裂傷・会陰裂傷の有無や程度，新生児の頭血腫，帽状腱膜下血腫，頭蓋内出血，眼球損傷，眼底出血などを観察する．
- 母体は吸引・鉗子分娩により分娩損傷が重度となるリスクがあるので，疼痛，苦痛の緩和に向けた援助を行う．
- 母体の分娩損傷の身体的苦痛から育児行動が遅れる場合がある．育児行動の習得が遅延しないように援助する．
- 新生児ウエルネスが低下している場合は，母親に自尊感情の低下が生じることがある．心理状態を把握して，援助を行う．

Step1 アセスメント ｜ Step2 看護問題の明確化 ｜ Step3 計画 ｜ Step4 実施 ｜ Step5 評価

情報収集	アセスメントの視点と根拠・起こりうる看護問題
全身状態の把握	**母児のウエルネスを観察する．吸引・鉗子分娩術は母児いずれか，あるいは双方のウエルネスが低下している状態で行われる．また，吸引・鉗子分娩術は，分娩第2期で，ある程度先進部が下降していることや，先進部が児頭でなければ適応とならないので，分娩の進行状況も把握する．** ● 母体のバイタルサインを観察する．母体のウエルネスの低下要因によって，血圧，体温の上昇・低下，呼吸数の増加などの変化がみられる．変化を把握する． ● 胎児のウエルネスを把握する．分娩進行中の胎児ウエルネスは，胎児心拍数モニタリングで監視し，基線細変動・一過性頻脈の減少・消失や遅発性徐脈の出現などで評価される． ● 分娩進行状態を把握する．子宮口開大度や児頭先進部の下降度は，内診によって診断される． ● 胎児先進部が吸引(鉗子)適位にあるかどうかを観察する．吸引・鉗子適位の客観的指標は明確に示されていないが(『産婦人科診療ガイドライン2014』)，おおむねstation分類 +2〜+3まで下降していることが適応となる場合が多い．児頭が高い位置での吸引・鉗子分娩術は，母児に分娩損傷を引き起こすリスクが高くなる． ● 妊娠週数を把握する．妊娠週数34週未満の吸引・鉗子分娩術は，胎児の分娩外傷(とくに頭蓋内出血)のリスクが高まるので推奨されない(『産婦人科診療ガイドライン2014』)． ※全身状態の具体的な把握については以後の項目に詳細を記載． 🔍 **共同問題：分娩外傷(新生児の)，分娩損傷(母体の)／出血性ショック，DIC(播種性血管内凝固)／胎児機能不全，新生児仮死** 🔍 **起こりうる看護問題：侵襲的処置に対する身体的疼痛／侵襲的処置による感染のリスク／処置に対する不安／胎児ウエルネスに対する不安**
吸引分娩術，鉗子分娩術の適応となる病態の把握	**吸引・鉗子分娩術の適応となった原因を把握する．原因によって緊急性が異なり，また，胎児娩出後の予測されるリスクに対する準備も異なる．** ● 分娩第2期を短縮させる必要のある病態を把握する．主に母体に心疾患や妊娠高血圧症候群があり，努責により循環動態に悪影響を及ぼす場合，血圧が上昇し子癇発作のリスクが高まることが予測される場合に行われる． ● 胎児機能不全による吸引・鉗子分娩術は緊急性がある．その場合は児頭先進部が吸

622

引・鉗子適位にあることを評価することが重要だが，適位になくても急速分娩が必要で帝王切開が胎児の救命に間に合わないと判断された場合，クリステレル胎児圧出法で胎児を適位まで下降させ，吸引・鉗子分娩術が行われる．また吸引・鉗子分娩術とクリステレル胎児圧出法を同時に行う場合もある．

●分娩第2期遷延で吸引・鉗子分娩術の選択を考慮する場合には，選択の前に分娩第2期遷延を引き起こしている病態を把握する．微弱陣痛の場合は陣痛促進薬が第一に選択されることが多い．また，回旋異常や児頭骨盤不均衡で，胎児先進部の下降度が悪く，児頭の浮遊感がある場合には，吸引・鉗子分娩術に適位にするためクリステレル胎児圧出法を行うことがリスクになるため帝王切開が選択される．微弱陣痛で陣痛促進薬を使用し，胎児下降度を評価したうえで，母体の疲労が著明で胎児娩出を早期に行う必要があると判断された場合に吸引・鉗子分娩術が行われる．

🔍 **共同問題**：分娩外傷（新生児の），分娩損傷（母体の）／出血性ショック，DIC／胎児機能不全，新生児仮死

🔍 **起こりうる看護問題**：侵襲的処置に対する身体的疼痛／侵襲的処置による感染のリスク／処置に対する不安／胎児ウエルネスに対する不安

母体の分娩損傷の状態の把握	**吸引・鉗子分娩術後の母体損傷の程度を把握する．胎児を急激に母体外に娩出させるため，軟産道の伸展が十分にできず，腟壁裂傷，会陰裂傷を起こしやすい．その程度を把握する．**

●褥婦の出産歴を把握する．初産婦は経産婦に比べて軟産道の伸展が悪いので，損傷が大きくなるリスクがある．

●吸引・鉗子分娩施行時の胎児先進部の下降度を把握する．先進部が高い位置で処置が行われるほど損傷が大きくなるリスクが高まる．

●腟壁裂傷，会陰裂傷の程度を把握する．会陰裂傷は第1～4度に分類される（p. 579の表33-2参照）．裂傷の程度が大きいほど出血量は多くなり，感染のリスクも高くなる．

●損傷部位からの出血量を把握する．とくに動脈性出血は大量出血になるので注意する．

●大量出血は出血性ショックを起こす．全血液量は体重の約1/13で，その1/3以上を急激に失うとショックに陥る．ただし，妊婦の場合，妊娠後期の循環血液量は，非妊娠時に比較して40～50％増加しているとされ，また，潜在的，顕在的浮腫が存在する場合もあるので，全血液量が体重の1/13とはいえないが，おおむね，これを指標とし，ショックへと移行する危険のある出血量を把握する．

●出血性ショックの症状を観察する．ショック症状には，血圧低下，頻脈，冷汗，不穏，呼吸困難，意識障害などがある．

🔍 **共同問題**：分娩損傷／出血性ショック，DIC

🔍 **起こりうる看護問題**：分娩損傷による身体的疼痛／感染のリスク／処置に対する不安

※新生児の分娩外傷は「54 分娩外傷」参照．

褥婦・家族の心理・社会的側面の把握	**吸引・鉗子分娩術に至った状況を把握する．とくに緊急処置では，褥婦は分娩方法へのコーピングができない場合がある．分娩レビューを行い，分娩を総括し，コーピングできるように援助する．またそのときに感じた恐怖や不安から回復できず，育児行動が障害される場合がある．**

●吸引・鉗子分娩術後の新生児のウエルネスを把握する．児に対する期待が強い環境では，新生児にウエルネス低下があると，褥婦に自己否定の感情が生じることがある．

●褥婦・家族の不安を把握する．身体的な変化や母児のウエルネスなどに対する不安が生じる可能性がある．

🔍 **起こりうる看護問題**：母児のウエルネスに対する不安／自尊感情が低下するおそれ／育児行動や親役割の認識が遅れる可能性

分娩

35

吸引分娩術・鉗子分娩術

第2章　分娩期　　2. 分娩期の異常とケア

| Step1 アセスメント | Step2 看護問題の明確化 | Step3 計画 | Step4 実施 | Step5 評価 |

看護問題の明確化

RC：(母体の)分娩損傷／(新生児の)分娩外傷／出血性ショック，DIC／胎児機能不全，新生児仮死
- #1　処置(吸引・鉗子分娩術)による疼痛，苦痛，不快感がある(認知-知覚パターン)
- #2　分娩損傷による感染の可能性がある(栄養-代謝パターン)
- #3　身体的疼痛，苦痛，不快感によりセルフケア不足が生じている(活動-運動パターン)
- #4　セルフケア不足により育児行動や親役割の認識が遅れる可能性がある(役割-関係パターン)
- #5　処置，身体的苦痛，母児の生命予後に対する恐怖・不安がある(自己知覚パターン)
- #6　自己のイメージした分娩から逸脱していたり，新生児のウエルネスが低下している場合に，自尊感情の低下が起こることがある(自己知覚パターン)

看護問題の優先度の指針

- ●吸引・鉗子分娩術決定前：吸引・鉗子分娩術適応の病態を把握する．胎児機能不全は緊急性があるため，迅速に実施できるよう物品の準備を行う．本処置は，分娩第2期であり，胎児先進部が児頭であること，先進部が吸引・鉗子適位にあることが必要条件となるため，分娩の進行状態も十分に観察する．また，胎児娩出後の新生児蘇生の準備も行う．
- ●吸引・鉗子分娩術施行中：吸引・鉗子分娩術が効果的に行えるように援助する．胎児の牽引を効果的に行うために陣痛発作の観察，吸引圧を医師に報告する．分娩監視装置の情報も把握し，胎児心拍数の状態を観察する．
- ●胎児娩出後：母児の分娩損傷の程度を観察し，診療・ケアが迅速に行えるように援助する．褥婦は，緊急処置に対してはコーピングが行えず，分娩に対する満足感が得られないことが多いため，ストレスを緩和できるよう支援する．分娩損傷が大きくなるリスクも高く，感染リスクも高くなるので，感染徴候を観察する．また身体的疼痛のために育児行動が遅れる場合もある．疼痛緩和と育児行動のセルフケア不足への援助も行う．

| Step1 アセスメント | Step2 看護問題の明確化 | Step3 計画 | Step4 実施 | Step5 評価 |

共同問題	看護目標(看護成果)
RC：(母体の)分娩損傷	〈長期目標〉分娩損傷を起こさせない(母体の) 〈短期目標〉1)吸引・鉗子分娩の処置が適切に行われるように援助する．2)吸引・鉗子分娩での会陰保護を的確に行う．3)吸引・鉗子分娩の適応を的確に選択する．

看護計画	介入のポイントと根拠
OP 経過観察項目 ●分娩の進行状態：分娩の時期を把握する ●内診所見：子宮口全開大，吸引・鉗子適位にあることを把握する **TP 看護治療項目** ●吸引・鉗子分娩術の処置を介助する	➡ 根拠 吸引・鉗子分娩術は分娩第2期で子宮口全開大であることが必要条件である．子宮口が全開大となっていない時期に行うと，子宮頸管裂傷の原因となる ➡ 根拠 前項のとおり子宮口全開大であることと，児頭先進部が吸引・鉗子適位にあることを確認せずに行うと，重度の分娩損傷となるリスクや，新生児外傷のリスクが高まる ➡ 物品の準備，吸引カップ，鉗子挿入を介助する．また，牽引のタイミングに関する情報を伝える 根拠 準備や挿入介助を迅速に行うことによって医師が吸引・鉗子分娩術をより的確に施行でき

624

	る．また，吸引・鉗子の牽引タイミングは，陣痛発作に合わせて行う．そこで医師がタイミングに正確に合わらせれるように，分娩監視装置や触診での陣痛発作の情報を提供する．また，吸引分娩術は，吸引圧を声に出して医師に伝え，効果的な圧で牽引できるようにする．タイミングや吸引圧などを合わせることによって分娩損傷のリスクを低くする
●吸引・鉗子分娩術時の会陰部保護を的確に行う	➲医師とタイミングを合わせ，産婦の呼吸法も指導して，児頭が発露した時点で吸引カップ，鉗子を外す **根拠** 児頭の小斜径周囲が娩出する前に吸引カップ，鉗子を外さないと会陰保護が十分に行えない場合がある
●呼吸法を指導する	➲努責，努責解除のタイミングを指導する **根拠** 産婦と努責，努責解除のタイミングを呼吸法で合わせることで，吸引・鉗子分娩術が的確に行え，分娩損傷のリスクを低くする
EP 患者教育項目	
●吸引・鉗子分娩術の必要性を説明する	➲具体的に産婦にわかりやすく説明する **根拠** 吸引・鉗子分娩術の必要性について説明することで，不要な不安を緩和し，処置に協力できる ※新生児の分娩外傷のケアについては「48 新生児仮死」参照

共同問題	看護目標(看護成果)
RC：出血性ショック，DIC	**〈長期目標〉** 循環不全，DIC を起こさせない **〈短期目標〉** 1)ショックの病態を早期診断する．2)治療の早期介入ができる．3)身体的疼痛・不快感を把握できる

看護計画	介入のポイントと根拠
OP 経過観察項目	
●分娩損傷の程度：腟壁裂傷，会陰裂傷の程度を把握する	➲会陰裂傷は第 1～4 度に分類される，分類については，p.579 の表 33-2 参照 **根拠** 損傷の程度によって出血量が異なる
●出血量：分娩損傷部からの出血量を正確に把握する	➲**根拠** 出血量が多いとショック，DIC を起こす． ➲出血量を計測する場合，羊水量も含めてカウントしないように注意する
●ショック症状：変化と程度を把握する	➲ショック症状は，血圧低下，頻脈，蒼白，冷汗，不穏，意識障害，呼吸障害などがある **根拠** ショック症状を観察し，早期介入ができるようにする
●検査データ：貧血，血液凝固系，血液ガス分析，胸部 X 線所見を把握する	➲**根拠** 出血性ショックと検査データの結果は比例する
・貧血を示す検査データ	➲ヘモグロビン値，ヘマトクリット値の変化を把握する **根拠** 出血量が多くなると値が低下する
・血液凝固系の検査データ	➲変化をみる **根拠** DIC の徴候を早期に把握する
・血液ガス分析	➲動脈血酸素分圧(Pa_{O_2})を把握する **根拠** 酸素

第2章　分娩期　　2. 分娩期の異常とケア

・胸部 X 線検査	化の低下状態をみる ➡ [根拠] 肺の透過性をみる　[根拠] ショックによる心不全が生じていると，肺水腫となって呼吸困難となる場合がある

TP 看護治療項目

●検査・処置を介助する	➡病態を把握するために血液検査，胸部 X 線検査，腹鏡診，内診などが行われる　[根拠] 診断を早期に行うことで治療の早期介入につながる
●医師の指示どおり薬物を正確に投与する	➡ [根拠] 循環不全の改善のために行われる補液を急激に行うと心不全を起こす場合があるので，指示された注入速度で正確に行う ➡循環動態保持・改善のために使用されるカテコールアミン系薬物は微量で薬理効果を示すため，輸液ポンプやシリンジポンプなどを使用して正確に投与する ➡輸血を行う場合は，患者氏名，血液型，輸血内容，輸血番号を確認し，異型輸血や血液製剤の間違いが起こらないように注意する ➡輸血開始時は，医師同席のもとに行い，アレルギー反応出現時に即座に，対応できるようにする．輸血開始後 10〜15 分間はゆっくり(1 mL/分程度)投与し，最初の 5 分程度は褥婦のそばを離れないようにする ➡アレルギー反応が生じた場合は原因検索できるように，複数の輸血製剤を同時に投与しない
●医師の指示どおり酸素療法を行う	➡指示された投与量・投与方法で正確に行う [根拠] 酸素療法の効果を把握するため指示どおり正確に行う．評価は，血液ガス分析，パルスオキシメータで行う
●処置を説明し不安を緩和する	➡理解の程度を把握しながら行う　[根拠] 処置を理解することで，不要な不安が除去される．また安心は，褥婦の治療への参加を促進する
●家族に処置や褥婦の状態について説明する	➡具体的にわかりやすく説明する　[根拠] 家族も褥婦の状態に不安をもっている

EP 患者教育項目

●身体の不快感の程度を褥婦が表現きるように指導する	➡表現方法を指導する　[根拠] 不快感を正しく伝えることで，適切な介入が受けられる

共同問題	看護目標（看護成果）
RC：胎児機能不全，新生児仮死	〈長期目標〉胎児機能不全，新生児仮死を起こさず，良好な状態で娩出できる 〈短期目標〉1) 吸引・鉗子分娩術を迅速に行う. 2) 産婦に処置の必要性を説明し，協力を得る. 3) 新生児仮死を認めたら，迅速に蘇生対応できる

看護計画	介入のポイントと根拠
OP 経過観察項目	
●胎児の心拍数：心拍数の変化をみる	➡ [根拠] 胎児に循環不全が起こると，胎児心拍数の基線細変動・一過性頻脈の減少・消失，徐脈の出

現が認められる

● 妊娠週数：妊娠 35 週未満の吸引・鉗子分娩術は推奨されない
　⮕ 根拠 妊娠週数が早い時期での吸引・鉗子分娩術は，新生児の分娩外傷のリスク（とくに頭蓋内出血）が高くなる

TP 看護治療項目

● 吸引・鉗子分娩術を受けるための援助を迅速に行う
　⮕ 根拠 急速遂娩を行い，迅速に胎児を母体外に娩出し，子宮内胎児死亡，新生児仮死を防止する
　⮕ 吸引分娩術においては新生児仮死防止の観点から，吸引回数は 5 回までで，総吸引時間は開始から 20 分以内とすることが重要であるので，医師に吸引回数，開始からの経過時間を報告し，吸引分娩術が安全に行えるようにする（『産婦人科診療ガイドライン産科編 2014』）

● 処置や検査を説明し不安を緩和する
　⮕ 産婦の理解の程度を把握しながら行う　根拠 処置を理解することで，不要な不安が除去される．また安心は，産婦の治療への参加を促進する

EP 患者教育項目

● 産婦・家族に胎児の状態について説明する
　⮕ 具体的にわかりやすく説明する　根拠 胎児の状態を正確に知ることで処置の緊急性を理解し，治療に協力できる
　⮕ ※新生児仮死のケアについては，「48 新生児仮死」参照

1 看護問題	看護診断	看護目標（看護成果）
#1 処置（吸引・鉗子分娩術）による疼痛，苦痛，不快感がある	**急性疼痛** **関連因子**：生物学的損傷要因，身体損傷要因 **診断指標** □生理学的反応の変化 □標準疼痛スケールによる痛みの程度の自己報告 □標準疼痛ツールによる痛みの性質の自己報告 □痛みの顔貌 □痛みを和らげる体位調整 □防御行動	〈長期目標〉疼痛，苦痛，不快感が緩和される 〈短期目標〉1）疼痛，苦痛，不快感を緩和する援助が受けられる．2）疼痛，苦痛，不快感を正確に伝えることができる

看護計画	介入のポイントと根拠
OP 経過観察項目 ● 分娩損傷の程度：腟壁裂傷，会陰裂傷の程度を把握する ● 身体の不快感の程度と内容：出血量が多く，ショック状態にある自覚症状を把握する	⮕ 会陰裂傷は第 1〜4 度に分類される．分類については p.579 の表 33-2 参照　根拠 損傷程度によって疼痛の程度も異なる．疼痛の程度を把握することで，鎮痛薬，鎮静薬投与の指標となる ⮕ 根拠 身体の不快感と出血性ショック，DIC の徴候を早期に把握することで，早期介入が行える．ショック徴候・症状としては，血圧低下，頻脈，冷汗，呼吸困難などの自覚症状がある

分娩

35

吸引分娩術・鉗子分娩術

第2章　分娩期　　2. 分娩期の異常とケア

TP 看護治療項目

● 医師の指示どおり鎮痛薬，鎮静薬を投与する

⮕ 鎮痛薬，鎮静薬の使用時は，用法・用量を守り，正確に投与する　**根拠** 鎮痛薬の種類により呼吸抑制が起こる場合がある

● 医師の指示どおり酸素療法を行う

⮕ 指示された投与量・投与方法を正確に行う　**根拠** 酸素を投与することで酸素化が保たれ，呼吸困難が緩和される

● 嘔吐時の不快感を緩和する

⮕ 嘔吐物は速やかに片づける．意識レベルがよければ含嗽を促す　**根拠** 嘔吐臭が二次的な悪心を誘発する

● 苦痛・不快感を緩和させるため体位を工夫する

⮕ セミファウラー位や側臥位が好まれる　**根拠** 腹部緊張の緩和が疼痛を和らげる．また，呼吸困難時は横隔膜が下がるような体位が呼吸を楽にする

● 緊張をほぐすための呼吸法を指導する

⮕ 褥婦のそばでタッチングしながら行う　**根拠** タッチングは褥婦を安心させ，呼吸法の指導を行いやすくする

EP 患者教育項目

● 吸引・鉗子分娩術によって生じる疼痛・苦痛を説明する

⮕ 具体的に説明する　**根拠** 自己の状態を知ることで，不要な不安をもたない

● 苦痛，不快感の程度や部位を褥婦が表現できるように指導する

⮕ 表現方法を指導する　**根拠** 苦痛，不快感を正しく伝えることで，適切な対処介入を受けられる

---

2 看護問題	看護診断	看護目標（看護成果）
#2 分娩損傷による感染の可能性がある	**感染リスク状態** **危険因子**：観血的処置	〈**長期目標**〉感染が起こらない 〈**短期目標**〉1）無菌的な処置を受けられる．2）感染予防のための手術後の服薬行動が守れる．3）感染徴候の報告ができる

看護計画	介入のポイントと根拠

OP 経過観察項目（手術後）

● 分娩損傷の程度：腟壁裂傷，会陰裂傷の程度を把握する

⮕ 会陰裂傷は第1〜4度に分類される．分類については表33-2参照　**根拠** 損傷程度によって感染リスクが異なる

● 体温：変化をみる

⮕ **根拠** 発熱は感染の徴候である．手術直後は，手術時の出血の吸収や脱水などによって軽度の発熱をみることがあるが，一度解熱した体温が再び上昇する場合は，感染が強く疑われる

● 感染指標の検査データ：変化をみる

⮕ **根拠** 白血球数やCRP値は感染で変化する（感染で白血球増加，CRP上昇）

● 創部の状態：創部痛の悪化，発赤，腫脹，熱感を把握する

⮕ **根拠** 発赤，腫脹，熱感，疼痛は，炎症の4大症状であり，感染の可能性が高い

TP 看護治療項目

● 吸引・鉗子分娩術や，その後の分娩損傷の修復（縫合）が無菌的に行われるように介助する

⮕ 無菌操作を遵守する　**根拠** 吸引・鉗子分娩処置や分娩損傷の縫合時が病原菌曝露の機会となるリスクが高いため，無菌的に行うことが重要である

● 抗菌薬を静脈内投与する場合は，医師の指示どおり正確に行う

⮕ 注入速度の指示を守る　**根拠** 血中濃度が保たれないと感染の予防効果が低くなる．また，注入開始直後はアレルギー反応の有無を確認するため，

	ゆっくりと注入し，5分間は褥婦のそばを離れない
EP 患者教育項目 ●抗菌薬の服薬指導を行う	⮕服薬の必要性とその具体的方法について説明する　**根拠** 正確に服薬されないと感染の予防効果が低くなる
●感染徴候について説明する	⮕感染症の自覚症状について説明する　**根拠** 異常時の報告を適切に行うことで，感染症治療を早期に受けられる

3	**看護問題**	**看護診断**	**看護目標（看護成果）**
	#3 身体的疼痛，苦痛，不快感によりセルフケア不足が生じている	**活動耐性低下** **関連因子**：不動状態 **診断指標** □労作時の不快感 □労作時呼吸困難	〈長期目標〉セルフケア不足が起こらない 〈短期目標〉1) セルフケア不足を明確にし，援助を受けることによって日常生活が支障なく送れる．2) セルフケア不足を正確に伝えることができる

看護計画	**介入のポイントと根拠**
OP 経過観察項目 ●分娩損傷の程度：腟壁裂傷，会陰裂傷の程度を把握する	⮕会陰裂傷は第1〜4度に分類される．分類についてはp.579の表33-2参照　**根拠** 損傷程度によって疼痛の程度が異なりセルフケアへの影響も異なる
●セルフケア不足：不足しているセルフケアの内容を明確にする	⮕**根拠** セルフケア不足の内容を明確にすることにより，援助内容を明らかにできる
TP 看護治療項目 ●セルフケア不足の援助を行う	⮕褥婦のニーズに適した日常生活の援助を行う　**根拠** 適切に援助することにより，日常生活を円滑に送ることができる
EP 患者教育項目 ●褥婦がセルフケア不足の内容について正しく伝えるよう指導する	⮕具体的な表現方法を指導する　**根拠** セルフケア不足の内容を正しく伝えることによって，適切な介入を受けることができる

4	**看護問題**	**看護診断**	**看護目標（看護成果）**
	#4 セルフケア不足により育児行動や親役割の認識が遅れる可能性がある	**ペアレンティング障害リスク状態** **危険因子**：身体疾患	〈長期目標〉育児行動が習得でき，親役割が認識できる 〈短期目標〉身体的疼痛，不快感を正確に伝え，援助を受けることでセルフケア不足が起こらず，育児行動を早期に開始することができる

看護計画	**介入のポイントと根拠**
OP 経過観察項目 ●身体的疼痛，苦痛：具体的に把握する	⮕**根拠** 身体的疼痛，苦痛を緩和する援助を行い，セルフケア不足が起こらないようにする
●新生児情報：新生児のウエルネスを把握する	⮕吸引・鉗子分娩術による新生児の分娩外傷や新

分娩

35

吸引分娩術・鉗子分娩術

629

第2章 分娩期　2. 分娩期の異常とケア

● 育児行動の内容：習得開始が遅れている育児行動の内容を把握する

生児仮死がみられた場合は，その内容と程度により小児科入院となる．母児分離となったかどうかの情報を得る　根拠 母児分離により育児行動の習得が遅れる

➡ 根拠 具体的内容を把握することで，褥婦のニーズに合った育児行動の習得支援が行える

TP 看護治療項目

● 医師の指示どおり鎮痛薬を正確に投与する

➡ 根拠 疼痛をコントロールすることで，育児行動が制限されない

● 褥婦の体調に合った育児支援を行う

➡ 身体的苦痛でできない育児行動は，看護師・助産師が支援する　根拠 経腟分娩の褥婦に比べ帝王切開は，手術後の身体的治療介入が多くなるため，育児行動を褥婦自身で完結することが不十分となることは否めない．不十分な部分を看護師・助産師が支援することで，育児行動を早期に開始し，褥婦の親役割の認識を促す

➡ 新生児の小児科入院で母児分離が起きている状況では，搾乳の援助をとくに行い，母乳を新生児に与えることで親役割の確認を促進する

EP 患者教育項目

● 育児行動を指導する

➡ 褥婦のニーズに合った指導を行う　根拠 ニーズに合った指導を行うことで，育児行動の促進につながる

● 不安を褥婦が表現できるようにアドバイスする

➡ 表現方法を指導する　根拠 不安を正しく伝えることで，適切な支援を受けることができる

● 家族に褥婦の支援者になるようにアドバイスする

➡ キーパーソンを適切に選択する　根拠 褥婦が最も不安を表現でき，気持ちを受容してくれる家族の存在は，親役割の受容過程を促進する

5 看護問題	看護診断	看護目標（看護成果）
#5 処置，身体的苦痛，母児の生命予後に対する恐怖・不安がある	**不安** **関連因子**：死への脅威，現状への脅威 **診断指標** □緊張した表情 □手の震え □声の震え □震え	〈長期目標〉恐怖・不安が緩和される 〈短期目標〉処置や身体的苦痛に対する不安を伝えることができる

看護計画	介入のポイントと根拠
OP 経過観察項目 ● 吸引・鉗子分娩術が選択された病態：緊急性の有無を把握する ● 不安の内容：具体的に把握する ● 新生児情報	➡ 根拠 とくに母児の生命が危機的状態での緊急吸引・鉗子分娩術では，褥婦は身体的苦痛とともに緊急で行われた処置に対してコーピングができないことがあり，恐怖としてストレスが継続している可能性がある ➡ 根拠 適切な介入ができる ➡ 吸引・鉗子分娩術による新生児の分娩外傷や新生児仮死がみられた場合は，内容と程度を把握す

		る **根拠** 新生児ウエルネスの低下は，不安の要因として重要である
●母体のウエルネス：分娩経過から分娩後の母体ウエルネスを把握する		⮕ **根拠** 母体ウエルネスの低下は，不安の要因となる．詳細は「RC：（母体の）分娩損傷/出血性ショック，DIC」を参照

TP 看護治療項目

●検査・処置を説明する
⮕褥婦が理解できるようにわかりやすく説明する **根拠** 知識を得ることで不要な不安をもたない

●自己の病態について説明する
⮕褥婦が理解できるようにわかりやすく説明する **根拠** 知識を得ることで不要な不安をもたない

●不安を表現しやすい環境を整える
⮕プライバシーに配慮した環境を調整する **根拠** プライバシーが守られることで，さまざまな不安を表現しやすい

EP 患者教育項目

●不安を褥婦が表現できるようにアドバイスする
⮕表現方法を指導する **根拠** 不安を正しく伝えることで，適切な支援を受けることができる

●家族に褥婦の恐怖・不安の支援者になるようにアドバイスする
⮕キーパーソンを適切に選択する **根拠** 褥婦が最も不安を表現でき，気持ちを受容してくれる家族の存在は，不安を緩和する

---

6 看護問題	**看護診断**	**看護目標（看護成果）**
#6 自己のイメージした分娩から逸脱していたり，新生児のウエルネスが低下している場合に，自尊感情の低下が起こることがある	**自尊感情状況的低下リスク状態** **危険因子**：価値観と合わない行動，身体疾患，非現実的な自己期待	〈**長期目標**〉自尊感情が低下しない 〈**短期目標**〉1)自分の感情を伝えることができる，2)自尊感情が低下しないための介入を受けられる

看護計画	**介入のポイントと根拠**

OP 経過観察項目

●分娩方法に対する感情：感情を知る
⮕とくに自己否定の感情が起こっていないか観察する **根拠** 自己否定は自尊感情低下につながる

TP 看護治療項目

●褥婦の気持ちを傾聴する
⮕褥婦が自己の気持ちを表出しやすいように言葉かけをする **根拠** 語ることによって気持ちを整理でき，コーピングを促進することにつながる場合がある

●感情を表現しやすい環境を整える
⮕プライバシーが守られる環境を整える **根拠** 周囲に遠慮することなく，感情を表現できる

EP 患者教育項目

●褥婦に感情を正しく伝えられるようにアドバイスする
⮕具体的な表現方法をアドバイスする **根拠** 感情を伝えることによって，適切な支援を受けることができる

●心理的援助ができるキーパーソンを把握し，そのキーパーソンに，褥婦を支援するようにアドバイスする
⮕心理的援助の内容によってキーパーソンが異なる場合がある．褥婦の心理状態を評価して適切なキーパーソンを把握する **根拠** 適切なキーパーソ

第2章　分娩期　2. 分娩期の異常とケア

ンの存在は，褥婦のストレスコーピングを促進し，自尊感情低下を防止する

| Step1 アセスメント | Step2 看護問題の明確化 | Step3 計画 | Step4 実施 | Step5 評価 |

病期・病態・重症度に応じたケアのポイント

【分娩第2期を短縮させる必要のある場合】母体の呼吸器・循環器系に問題がある場合，分娩第2期に胎児娩出のための努責を行うと，母体に負荷がかかり，呼吸困難や心悸亢進，チアノーゼ，血圧上昇に伴う子癇(しかん)発作などを引き起こすリスクがある．そのため，努責をあまりかけず胎児を娩出させる方法として，吸引・鉗子分娩術が施行される．具体的には，心疾患，妊娠高血圧症候群，喘息発作時の分娩などである．

【胎児機能不全】分娩第2期に胎児機能不全となり，急速分娩が必要となった場合に行われる．緊急性があり，迅速に対処できるように医師と協力して行う．緊急処置のため事前に産婦に十分な説明ができないこともある．その場合は，施行後に褥婦がわかりやすいように必要性を説明し，分娩経過について納得・理解できるように支援する．

【分娩第2期が遷延している場合】分娩第2期が遷延し，母体疲労やそれに続発する微弱陣痛が生じている場合は，そのまま経過をみているとさらに分娩時間が長引く．胎児先進部が高い場合には陣痛促進薬が使用されるが，先進部がある程度下降し，吸引・鉗子分娩術が施行できる位置にあるとき(吸引・鉗子適位)は，分娩を短時間で完了させるため本手技が施行される．産婦には，事前に必要性を十分に説明し，娩出への協力が得られるようにする．

看護活動(看護介入)のポイント

診察・治療の介助
【吸引・鉗子分娩術前】
●吸引・鉗子分娩術適応となる母児の病態を診断するため検査を介助する．
●吸引・鉗子分娩術が安全に行われるため物品の準備・介助を行う．
【吸引・鉗子分娩術中】
●吸引・鉗子分娩術が効果的に行えるための情報(陣痛発作，吸引圧)を医師に提供する．
●吸引・鉗子分娩術の吸引カップ，鉗子を外すタイミングを医師と合わせる．
●吸引・鉗子分娩術時の分娩損傷を最小限とするために会陰保護を的確に行う．
【分娩後】
●母児の分娩損傷，分娩外傷の程度を把握するため，検査・処置を介助する．
●母体の分娩損傷修復のための介助を行う．
●子宮収縮を促進するため，医師の指示どおり薬物投与を正確に行う．
●感染予防のための薬物投与を医師の指示どおり正確に行う．
●酸素療法が行われる場合は，医師の指示どおり投与量・投与方法を正確に行う．
●出血量を観察し，医師に情報提供を行う(異常出血の早期発見)．
●母体の循環動態を正確に観察し，医師に情報を提供する．
●新生児仮死がみられた場合は，蘇生介助を行う．

疼痛の緩和援助
●医師の指示により鎮痛薬・鎮静薬が投与される場合は正確に行う．
●苦痛，不快感を緩和するため体位を工夫する．

セルフケア不足への援助
●身体的苦痛によるセルフケア不足の内容を把握し，援助する．
●身体的苦痛による育児行動の遅れを防止するよう援助する．

指導・ケア
【回復期】
●正常分娩の褥婦と同様の授乳指導，育児指導，退院指導などを行う．
●身体的苦痛により育児行動のセルフケア不足が生じている場合は，支援する．

産褥婦・家族の不安緩和への援助

● 検査, 処置, 手術に対する産褥婦・家族の不安が緩和されるように援助する.
● 母児の予後に対する不安が緩和されるように援助する.

退院指導・療養指導

● 退院後の生活は正期産に準じて指導する.
● 退院後も継続して内服が必要な場合は, 服薬指導を行う.
● 受診の必要な症状を説明し, 異常時はすぐ受診するように指導する.
● とくに問題がなくても, 退院1か月後に健診を受けるように指導する.

| Step1 アセスメント | Step2 看護問題の明確化 | Step3 計画 | Step4 実施 | Step5 評価 |

評価のポイント

看護目標に対する達成度

● 吸引・鉗子分娩術の介助が迅速に実施でき, 母児の救命ができたか.
● 分娩後の身体機能の回復は順調だったか.
● 感染が起こらなかったか.
● 産後の退行性変化, 進行性変化が順調だったか.
● セルフケア不足が起こらなかったか.
● 育児行動への支援が受けられ, 育児行動に遅れが生じなかったか.
● 褥婦の身体的苦痛, 不快感が緩和されたか.
● 褥婦・家族が検査, 処置の必要性について理解でき, 不安が緩和されたか.
● 褥婦・家族の母体・胎児の予後に対する不安が緩和されたか.

分娩

35
吸引分娩術・鉗子分娩術

第2章　分娩期　　2. 分娩期の異常とケア

吸引分娩術・鉗子分娩術における産婦の病態関連図と看護問題

病因増悪因子

分娩第2期短縮の必要

母体の基礎疾患
呼吸器・循環器系疾患
妊娠高血圧症候群

胎児機能不全

胎児心拍数の変動

分娩第2期遷延

母体因子

母体疲労
微弱陣痛

胎児因子

巨大児
回旋異常

病態

急速遂娩の必要性

分娩第2期の努責による循環動態への悪影響

吸引・鉗子分娩適応条件
分娩第2期である
先進部が児頭
先進部が吸引・鉗子適位

分娩第2期を短縮をすることによる呼吸・循環動態の悪化防止

母体ウエルネス低下

胎児ウエルネス低下

分娩第2期遷延終了の必要性

症状

吸引分娩術，鉗子分娩術

吸引分娩術の場合，吸引5回，吸引開始から20分経過しても胎児娩出困難

↓

帝王切開術

母体の循環動態低下
血圧低下，頻脈，冷汗，蒼白，悪心・嘔吐，不穏，意識障害
分娩損傷
腟壁裂傷，会陰裂傷

新生児ウエルネス低下
分娩外傷
頭蓋内出血，帽状腱膜下血腫，頭血腫，産瘤，眼球損傷，眼底出血
新生児仮死

RC：分娩損傷，分娩外傷／出血性ショック，DIC／胎児機能不全，新生児仮死
#1急性疼痛　#2感染リスク状態　#3活動耐性低下

診断検査

母体ウエルネス
バイタルサイン
血液検査(血液一般検査，生化学検査，凝固系検査)
血液ガス分析検査

分娩進行期の診断
内診所見
分娩損傷の診断
視診，内診，腟鏡診

#3 活動耐性低下

胎児機能不全の診断
分娩監視モニタ
超音波検査

治療看護

吸引・鉗子分娩術の介助
吸引・鉗子分娩術が効果的に行えるよう医師への情報提供
会陰保護

薬物療法
抗菌薬
子宮収縮薬
強心薬や昇圧薬
鎮痛薬，鎮静薬

母児の分娩損傷の治療援助
母体の分娩損傷部の縫合
新生児蘇生術

RC：分娩損傷，分娩外傷／出血性ショック，DIC／胎児機能不全，新生児仮死
#1急性疼痛　#2感染リスク状態　#3活動耐性低下　#4ペアレンティング障害リスク状態　#5不安　#6自尊感情状況的低下リスク状態

634

第3章

産褥期

1

産褥の正常経過とアセスメント

36 産褥の正常経過

讃井　裕美

	産褥1週					
子宮底高	分娩末期／分娩直後 臍下2〜3横指	12時間後 臍高（位置が最高）	産褥1〜2日 臍下1〜2横指	産褥3日 臍下2〜3横指（分娩直後の高さ）	産褥5日 臍と恥骨上縁の中央	産褥7日 手拳大 恥骨結合上縁2横指
子宮底長（cm）	11〜12	15	12〜13	10〜12	8〜10	6〜9
子宮腔長（cm）	15		15〜16	14	12	11
子宮重量（g）	1,000					500

	悪露			
悪露	赤色悪露		褐色悪露	
	多量 赤色〜暗赤色 血液成分が主体 ※悪露の総量は500〜1,000 mLで，大半は産褥4日までに排出される．		出血量減少 赤褐色〜褐色（血色素が変性）血液成分が減少，白血球が増加	

乳汁		初乳	移行乳	成乳
	色	透明〜黄色	クリーム色	乳白色〜青白色
	量	50〜250 mL	250〜300 mL	300 mL

ホルモン

妊娠　分娩　産褥　1週　1か月　2か月

エストロゲン
プロゲステロン
胎盤
胎盤の娩出

発汗増加　マタニティブルーズ　体温軽度上昇 37.0〜37.5℃

非妊娠時の状態
更年期様の変調をきたす．

女性ホルモン

血液と循環血液量

血栓症に注意!!
増える
血小板
循環血液量
赤血球　白血球

	産褥2週	産褥3週	産褥4週(1か月)	産褥5週	産褥6週	産褥7週	産褥8週(2か月)
	腹壁上から触知できない.				鶏卵大 ほぼ非妊娠時の大きさに戻る.		
	10	8〜9			7		
	300〜350			200			60
	黄色悪露		白色悪露	消失			
	悪露量減少 黄色〜クリーム色 白血球が主体		悪露量大幅減 灰白色〜透明 子宮腺分泌液が主体				
	〜		900 mL				

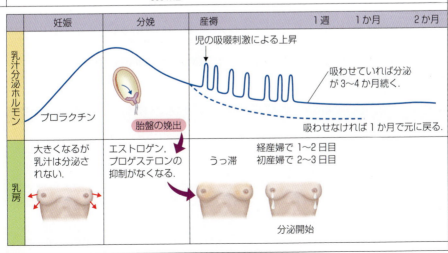

639

1. 産褥の定義

- 産褥とは，分娩終了直後から，妊娠・分娩によって生じた母体の全身および性器の解剖学的変化・機能的変化が，妊娠前の状態に回復するまでの期間を指す．その期間は分娩後 6〜8 週間である．
- 産褥期の生理的変化の特徴として，退行性変化(性器の復古)と進行性変化(乳汁分泌の開始)とがある(図 36-1)．
  - 分娩により胎盤より大量に産生されていたエストロゲン，プロゲステロンが急速に低下する．これにより，一時的に更年期のホルモン状態となる(発汗，マタニティブルーズはこのためである)．
  - 脳下垂体前葉から分泌されるプロラクチン(乳汁分泌ホルモン)も緩やかに低下するが，プロラクチンの受容体活性が上昇するため，乳汁分泌は促進される．また，プロラクチンは児の吸啜により一時的に上昇する．
  - 乳汁分泌は産褥 3 日目から 5 日目の間に児に十分な量になっていく．
  - 胎児，胎盤が娩出された後，子宮は収縮していき，1 か月かけて元の大きさに戻る．
  - 褥婦は女性から母親に変わっていく．

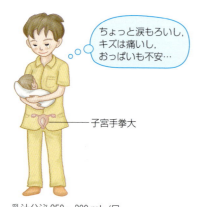
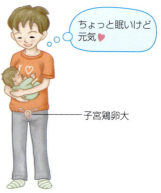

乳汁分泌 250〜300 mL/日
児の体重増加が始まる．
赤色悪露〜褐色悪露
子宮手拳大
少し涙もろさはあるが，気分の落ち込みはない．

a. 産褥 5 日目の正常経過(退院時)

乳汁分泌 300〜900 mL/日
児の体重増加 25 g/日
黄色悪露〜白色悪露
子宮鶏卵大
児の世話に少し自信がつく．
夜間授乳 2〜3 時間おき

b. 産褥 1 か月の正常経過(1 か月健診時)

■図 36-1 産褥期の正常経過

2. 子宮復古

- 妊娠中に増大した子宮が，分娩後，妊娠前の状態に戻るまでの退行性変化を子宮復古という．
- 初産婦では子宮復古不全がみられやすい．

1) 子宮底と子宮の大きさの変化

- 分娩後，増大していた子宮は収縮し，子宮底は下降する．
- 分娩直後の子宮底は臍下 3〜5 cm まで低下するが，その後上昇し，分娩 12 時間後には臍高程度にまで達する．その主たる原因は，膀胱が充満することによる子宮の上方牽引と，弛緩した骨盤底筋群の緊張回復による子宮下垂の改善，子宮腔内の血液成分の貯留である．
- 分娩 12 時間後にいったん子宮底が上昇した後，子宮底は徐々に下降し，産褥 2 日には臍下 2〜3 cm，産褥 3 日には臍下 3〜5 cm，産褥 4 日には臍と恥骨結合上縁の中央，約 6〜8 週間で妊娠前の

状態にまで戻る.
- ●子宮内腔の長さは，分娩直後が約 15 cm，2 週間後に約 10 cm，6 週間後に約 7 cm と縮小していく.

2) 子宮の組織的変化
- ●妊娠によって肥大した筋線維(子宮筋細胞)が萎縮することによって子宮が収縮する. このとき筋組織は脂肪変性によって脂肪組織化，硝子様変性によって結合組織化され，吸収される.

3) 子宮内面の創傷治癒
- ●分娩時には，胎盤と卵膜の剝離によって，子宮内面全体に創傷ができる. とくに胎盤剝離面では血管の断裂が無数に生じ，粗く表面不整な状態となる. 出血に対しては分娩直後からの子宮の急速な収縮(筋線維の収縮)によって圧迫止血が行われ，断裂した血管は血栓形成とともに硝子様変性を生じて結合組織化する.
- ●胎盤剝離部の残存組織は凝固壊死を起こして脱落し，血液やリンパ液などの分泌物と一緒に子宮から排出される. これがいわゆる悪露である.

4) 子宮頸管の復古
- ●分娩後数時間で復古開始する. 急速に縮小して産褥 3 日にはやわらかい突起物として触れ，外子宮口は 2 横指程度となる. 産褥 8 日にはほぼ正常な形になり，産褥 10 日で外子宮口は 1 横指程度となる. 産褥 4〜6 週で復古が完了する.

3. 悪露

- ●悪露とは，産褥期に子宮腔内や産道から排出される分泌物を指す. 内容物は脱落壊死組織，産道からの創傷分泌物(血液，リンパ液，粘液)である. 産褥の経過とともに，悪露の性状は変化する.
  - ・赤色悪露(血性悪露)：分娩直後はほぼ血液に近く，産褥 2〜3 日は血液が主成分となるため，赤色をしている. 通常，凝血塊が混入することはない.
  - ・褐色悪露：産褥 3〜4 日以降になると新鮮な血液は減少し，白血球が増加する. 血色素が破壊されるため褐色を示すようになり，産褥 1 週頃まで続く.
  - ・黄色悪露：産褥 8〜10 日以降，さらに血性成分が減少し，白血球が主体の分泌液のみとなるため，淡黄色を示すようになる. 産褥 2〜3 週頃まで続く.
  - ・白色悪露：産褥 4 週頃になると，透明な分泌液となり，産褥 4〜6 週で完全に悪露が消失する.
- ●悪露の総量は 500〜1,000 mL で，大半は産褥 4 日までに排出される.

4. 乳汁分泌

1) 母乳の特徴
- ●新生児の栄養源として母乳は理想的な食物であり，さらに免疫因子(感染防御)や多くの成長促進因子(成長・発達)を含んでいること，母子関係の確立という点でも優れている. 最近，母乳育児の効果が見直され，積極的に勧められている.
- ●産褥 2 日頃から初乳(黄色い混濁した液体)の分泌，5 日頃には移行乳，7〜10 日頃には成乳(白青色の不透明な液体)となる.
- ●母乳には，免疫グロブリン，補体，リゾチーム，ラクトフェリン，リンパ球，マクロファージなどの免疫因子が含まれ，児の感染防御の役割を果たしている. 免疫グロブリンのなかでも酸や蛋白質分解酵素に抵抗性のある分泌型 IgA が多く含まれていることは，免疫機能の未熟な児にとって有利に働いている. 免疫グロブリンは成乳よりも初乳に多く含まれている.

2) 乳汁分泌のしくみ
- ●主に下垂体ホルモンのプロラクチンとオキシトシンの分泌，および乳頭に対する機械的刺激(とくに児による吸啜刺激)によって起こる. プロラクチンもオキシトシンも，乳頭刺激によって分泌が亢進する.
- ●プロラクチンは下垂体前葉から分泌され，乳腺の腺房上皮に作用してラクトースの産生を促す. 妊娠の経過とともに分泌量は漸増するが，妊娠中は胎盤由来の大量のエストロゲンやプロゲステロンが乳腺のプロラクチンと副腎皮質ホルモンに対する感受性を低下させているため，ほとんど乳汁分泌は起こらない.

第3章　産褥期　　1. 産褥の正常経過とアセスメント

●オキシトシンは乳頭への吸啜刺激によって下垂体後葉から分泌され，乳腺細胞・細乳管の筋上皮細胞を収縮させて，射乳を起こす.

5. 性周期の再開

●分娩後，無月経の状態が続く.
●非授乳女性の場合，通常，分娩後2か月ほどで月経が再開する.
●授乳女性の場合，90%は授乳停止後6週間以内に月経が再開する. 授乳していても，1/3の褥婦で産褥3か月には月経が再開する.
●月経が起きる前に排卵が開始したり，性器出血がないままに排卵している場合が少なからずあるため，避妊指導の際に注意が必要である.

6. 全身の変化

1) 悪寒
●分娩直後には，分娩に伴う熱量喪失などから一過性に悪寒を感じることがある.

2) 後陣痛
●しばしば疼痛を伴い，分娩後4日間くらい続くこともある. 症状は経産婦のほうが強く出やすい傾向がある.

3) 体温
●分娩後期には一過性に37.0～37.5℃程度の発熱をみることがあるが，分娩後24時間以内には平熱に戻る.
●38℃以上の発熱は感染の可能性があるため，注意する.

4) 体重
●日本人女性の場合，妊娠全期間を通した体重増加は平均11.5kgであるが，胎児・胎児付属物・羊水・産後出血・悪露を含めた合計5.5kgは分娩後すぐに減少し，妊娠によって増加した循環血液量・組織液3kgは産褥6週間で妊娠前の状態に戻る. 残りの脂肪増加分3kgについては個人差が大きい.

5) 循環器
●脈拍が不安定になりやすい. 産褥徐脈がみられることもある.
●分娩時に上昇していた血圧は産褥2～3週で妊娠前の状態に戻る. 妊娠高血圧症候群の徴候に注意が必要である.

6) 血液
●分娩時には平均16%の血液を喪失する. そのため循環血液量，赤血球ともに分娩後に低下するが，赤血球や血色素量は産後1週間で回復してくる.
●妊娠後期から産褥初期にかけて上昇していた白血球数は，産後1～2週間で減少して正常に戻る.
●まれに静脈血栓症がみられることがある.

7) 呼吸器
●呼吸数の変化はあまりない.
●分娩後には横隔膜が下降するため，それまでの胸式呼吸から胸腹呼吸に戻る.

8) 発汗
●分娩後数時間は発汗がみられる.

9) 腎泌尿器
●腎血漿流量(RPF)と糸球体濾過値(GFR)は，産褥6週までに妊娠前の状態に戻る.
●分娩後数日間は尿量が増加する. 1.5～2L/日に達することもある.
●分娩後膀胱麻痺とよばれる一過性の排尿困難がみられることがある. 分娩時の膀胱・尿道の圧迫や挫傷などにより生じる.

10) 消化器
●分娩後には消化管の緊張が開放され，また創部痛などから，便秘になりやすい.
●食欲低下や口渇がみられる.

7. 産褥期にみられる異常

- 産褥の経過診断を図36-2に示す.
- 子宮収縮不良であると，子宮復古不全，出血持続，貧血，子宮内膜炎となる.
- 乳汁分泌不全であると，児体重増加不良となる.
- 乳汁うっ滞があると，乳腺炎を引き起こしやすい.
- ホルモンの急激な変動はマタニティブルーズなどの精神科疾患を引き起こす.
- 血栓傾向によって，深部静脈血栓症，肺塞栓症が起こる. 深部静脈血栓症は，肥満，高齢，帝王切開後妊婦の産褥1日目から1週間後に片側の下肢の疼痛，腫脹が現れたときに疑う. 肺塞栓症は，深部静脈血栓症に引き続いて下肢の血栓が肺動脈に飛ぶことによって起こる. 初回歩行後，突然の呼吸困難と胸痛を訴え，ショック状態となる.
- 深部静脈血栓症では，エコープローブの圧迫によってもつぶれない下肢の血管（血栓性静脈炎）を認める. MRI，CT，血管造影により，血栓を診断する.
- 肺塞栓症は，①心電図にて右心負荷，肺性心，②動脈血ガス分析にて低炭酸ガス血症を伴う低酸素血症，③血液検査にてLDH上昇，AST正常，ビリルビン値上昇，血小板減少，白血球増加，CRP増加，凝固・線溶系検査では，TAT・αPIC・FDP・Dダイマー増加，④心エコー検査にて右房・右室の拡大，左室の圧排，右室圧上昇，三尖弁閉鎖不全，⑤CT，MRI，心臓カテーテル検査，肺血管造影にて血栓の存在が認められる.
- ハイリスク褥婦に対する深部静脈血栓症および肺塞栓症の予防として，弾性ストッキング，間欠的空気圧迫法を行う. 急性期には抗ショック療法を施行し，ヘパリンによる抗凝固療法，ウロキナーゼによる血栓溶解療法を行う.

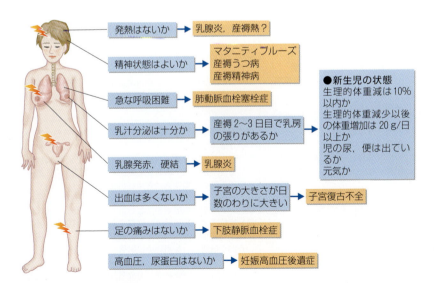

■図36-2 産褥の正常経過診断フローチャート

37 産褥期のアセスメント

石村由利子

1. 健康診査

【目的】
- 褥婦の生理的, 機能的, 形態的変化を観察し, 産褥経過日数に応じた変化を遂げているかを診断する.
- 産褥期の偶発合併症や産科異常の有無を観察する.
- ハイリスク因子を発見する.
- 褥婦自身のセルフケア能力を評価する.
- 褥婦の育児に関する知識・技術の獲得状況を把握する.
- 褥婦の心理状態を把握する.
- 褥婦および家族の役割遂行・調整を把握する.

【時期・回数】
- 産褥の初期：入院期間中は毎日1回
- 産褥の後期：4週間後に1回

1 記録類からの情報	2 問診	3 外診	4 内診	5 臨床検査

目的	● 褥婦の一般的および医学的な個人情報を把握する. ● 今回の妊娠・分娩・産褥経過について客観データを確認する. ● 褥婦の健康問題に影響を及ぼすハイリスク因子を確認する.
ポイント	● ほとんどの場合, 分娩管理を行った施設で産褥管理が行われる. したがって, すでに個人情報や妊娠・分娩経過は把握できているのが一般的である. 情報の確認が主たる作業となる. ● 妊娠・分娩経過に関する客観データは, 診療録, 看護記録, 助産録, 母子健康手帳などから収集できる内容が多い. 問診による褥婦の負担を小さくするためにも諸記録からの情報を活用する. ● 個人情報の管理に注意をはらう.

情報収集	アセスメントの視点	留意点・根拠
一般的情報	● 年齢 ● 体格, その他形態的特徴 ● 住所および居住地の生活環境 ● 家族構成 ● 職業の有無	➡ 産褥経過に影響する因子の発見・把握を主たる目的とする ➡ 褥婦の生活環境に関する情報は保健指導の内容を吟味するうえで役に立つ. 詳細は問診で確認する
医学的情報	● 既往歴に問題はないか ● 月経歴 ● 既往妊娠・分娩・産褥経過に問題はないか	➡ 産褥期の健康状態に影響する医学的な問題をもっていないか確認する ➡ 既往の妊娠・分娩・産褥経過を知り, 今回の産褥経過に影響を及ぼす因子の有無を確認する **根拠** とくに最も近い出産時の産褥経過は有用な情報である
今回の妊娠・分娩経過	● 妊娠経過に異常はないか ● 分娩経過に異常はないか	➡ どのような妊娠経過をたどったか確認する ➡ 分娩終了とともに軽快・治癒する疾患も多いが, 妊娠中の産科異常の有無, 母体の合併症の有無, 胎児の異常の有無を確認し, 産褥経過に影響する因子を把握する. ➡ どのような分娩経過をたどったか確認する **根拠** 分娩時の妊娠週数, 分娩様式, 分娩所要時間, 分娩の難易度,

■表 37-1　フィジカルアセスメントの項目

部位	問診	外診			内診	臨床検査
		視診	触診	計測診		
全身	意識レベル 食欲 食事内容・量 睡眠・休息の状態 疲労感 身体違和感の有無 排尿・排便回数 排泄の障害の有無 痔核・脱肛の有無 皮膚の状態	体格，姿勢，動作 顔貌 栄養状態 睡眠状態 発汗の程度 皮膚の状態		身長 体重 体温 心拍数 呼吸数 血圧 尿量		血液検査 尿検査 細菌培養*
顔面		表情，血色 浮腫の有無	浮腫の有無・程度			
乳房	乳房の腫脹・緊満感 疼痛の有無 熱感の有無	乳房の大きさ，形 乳頭の大きさ，形 乳輪の大きさ 乳汁の色，分泌状態 乳頭亀裂の有無	乳房の大きさ，形 乳房組織の充実性 緊満度 乳汁圧出の有無 乳管の開口数 乳頭の硬さ，伸展性 乳輪の硬さ 乳頭亀裂の有無・程度 副乳の有無	乳汁分泌量		乳汁の細菌培養*
腹部	後陣痛の有無	大きさ，形 皮膚の変化 浮腫の有無 膀胱充満 発疹の有無	子宮の大きさ，形 子宮底の位置，硬さ 腹壁の緊張・膨満の程度 浮腫の有無・程度 膀胱充満の有無・程度	子宮底長		超音波検査（胎盤・卵膜の遺残が疑われるとき）
外陰部・生殖器	会陰部の状態 会陰縫合部痛の有無 外陰部の腫脹，疼痛の有無	悪露の色・量 会陰裂傷・切開創の縫合の状態 発赤・硬結・腫脹の有無・程度 静脈瘤の有無 腫脹の程度	外陰部の硬結・腫脹の有無・程度	悪露量	子宮の位置 大きさ 子宮頸管の回復状態 軟産道損傷の検索 軟産道の創傷の回復状態	分泌物の細菌培養*
肛門部	痔核・脱肛の有無 疼痛の有無	痔核・脱肛の有無	脱肛の程度			
四肢 手指		浮腫の有無 静脈瘤の有無	浮腫の有無・程度			

＊感染が疑われるとき

今回の妊娠・分娩経過 （つづき）		出血量の多寡など，分娩時の状態・分娩経過が産褥早期の褥婦の健康状態に与える影響は大きい ➡褥婦の状態と関連づけながら，必要な情報を整理・収集する
	●児の状態に問題はないか	➡児の出生時の状態に問題はないか確認する ➡出産体重，アプガースコア，その他健康診査の結果を把握する　根拠 児の健康状態は，児の受容，母親役割遂行

645

第3章　産褥期　　1. 産褥の正常経過とアセスメント

今回の妊娠・分娩経過（つづき）	●出産準備の状況	に影響する ⮌妊娠期に受講した出産準備教育の指導内容について情報を得る　 根拠 産褥期のセルフケア行動，育児行動のレディネスを知ることができる情報である

　1　記録類からの情報　**2　問診**　3　外診　4　内診　5　臨床検査

目的	●褥婦の身体的自覚症状，心理的状態，生活環境を知り，産褥管理に必要な情報を得る. ●産褥経過をアセスメントするための情報を収集する. ●ハイリスク因子を発見する. ●妊娠・分娩に対する褥婦・家族の思いを把握する.
ポイント	●産褥期は，すでに個人情報や妊娠・分娩経過の把握ができているのが一般的であり，追加情報の収集が主となる. ●入院中はさまざまなケアの機会を利用して問診を行うことができるので，一度に尋ねようとせず，必要な情報から聴取する. また，問診時に褥婦の疑問や不安に答えることで，同時に保健指導の機会ともなる. ●産褥早期は心身ともに変化が大きいので，産褥期の正常な経過を理解して問診に臨むことが必要である. 産褥日数と照合して異常の有無をアセスメントする. ●問診のデータは，視診による非言語的データ，触診，計測診，臨床検査などの客観的なデータと総合して判断する. また，精神的な訴えは担当看護師の主観に頼らず，チームで情報を共有して判断することも必要である. ●褥婦の疲労に配慮して，内容を系統的に整理して聴取する. ●できるだけ専門用語は避けて，答えやすい雰囲気を心がける. ●褥婦の心理状態や精神的訴えは，看護者との信頼関係が確立していないと表出されにくい. 話しやすい雰囲気をつくり，適切な質問を投げかけることで訴えを引き出すなどの工夫が必要である. ●個人情報の管理に注意をはらう.

情報収集	アセスメントの視点	留意点・根拠
自覚症状	●産褥期の健康状態の自覚	⮌産褥期の健康状態をどのように知覚しているか確認する ⮌全身および局所の回復を阻害する因子はないか聴取する 　根拠 既往歴および妊娠・分娩経過を把握していることで，産褥期の健康障害の有無・程度が推測でき，阻害因子の発見は容易になる ⮌妊娠・分娩・産褥経過に関連した自覚症状を確認する. それらの症状が治療を要するものと考えられれば医師に委譲あるいは共同で管理し，マイナートラブルと判断できるものであれば経過観察し，セルフケアの方法を指導する　根拠 健康状態が悪いと，セルフケア行動や育児行動がスムーズに進まない
	●後陣痛の有無	⮌後陣痛は産褥期の生理的現象の1つであるが，多くは有痛性で不快な症状として自覚される ⮌後陣痛の強さ，感じ方には個人差があり，一般に経産婦のほうが強く，疼痛の訴えも多い. 我慢できないくらいの痛みを訴えるときは卵膜や胎盤片の遺残の可能性があるので，詳しい検査が必要である. 後陣痛がない場合は子宮収縮不全に注意する
	●全身状態の回復を阻害する因子や症状はないか	⮌不快症状を強く訴えるときは異常徴候があると判断して，症状の内容，部位，出現時期，程度を詳しく聴取す

646

自覚症状 (つづき)	●局所の回復を阻害する因子や症状はないか	る．必要に応じて視診，触診，計測診などの手技を用いて客観的データを収集し，自覚症状と照合する ➲産褥期の偶発合併症を発見する
セルフケア行動	●栄養摂取・体重管理 ●運動 ●睡眠・休息 ●排泄・悪露のケア ●清潔 ●乳房管理 ●マイナートラブル	➲褥婦の生活環境，ADLを知り，適切なセルフケア行動がとれているか確認する ➲産褥期の健康管理に必要な知識をもっているか判断する ➲学習意欲はあるか，適切な社会資源の活用が図れる環境にあるか確認する
心理状態	●妊娠・出産体験の自己評価 ●対児感情	➲今回の妊娠・出産体験をどのようにとらえているか把握する　根拠 本来，出産体験は女性にとって自尊感情を高める体験であり，その体験を肯定的にとらえられることは，その後の育児によい影響を及ぼす．妊娠・分娩が褥婦自身に満足できる体験であったかどうかを知ることが大切である ➲根拠 産褥1〜2日の褥婦は出産体験を語りたい欲求をもっており，看護者と分娩を振り返ることは，褥婦自身が自己の体験を肯定的に認知する機会となり，児との愛着形成にも役立つといわれる．この面接によって褥婦の分娩に対する評価を把握することができる ➲児について，どのような気持ちや期待をもっているか聴取する ➲褥婦の子どもへの感情は育児行動を通して変化し，徐々に児を受容し，発達していく．日々変化することを念頭におき，聴取日の感情として聴取し，褥婦の言動を観察する ➲希望した性別ではない，健康状態に問題があるなど，期待したイメージと異なる児が出生した場合は児の受容が遅れることがある．育児ストレスが大きくなると予想されるので，児に対する思いや育児の負担感を丁寧に聴取し，支持的態度で接することが大切である
育児に対する準備状況	●育児に必要な準備はできているか ●育児に必要な技術をもっているか ●役割モデルをもっているか	➲妊娠期間中にどの程度の準備ができているか確認する 根拠 育児知識の獲得状況や育児用品の準備状況を観察することで，児への期待や受け入れを推測できる ➲経産婦には過去の育児の状況を聴取する　根拠 育児に関して褥婦自身がすでに獲得している基本的知識・技術を確認し，また，その育児経験をどのように評価しているか聞いておくとよい ➲身近に育児モデルとなる人はいるか確認する ➲育児について，サポート資源はあるか，誰がいつまで援助してくれる予定か聴取する
家族・役割関係	●父親役割行動はとれているか ●家族の受け入れ態勢はよいか	➲パートナーは児の出生を喜んでいるか．児の誕生に対するパートナーの気持ちを確認する　根拠 パートナーは育児に積極的に参加しようとしているか．参加している・参加しようとする言動がみられることが，褥婦が母親としての新しい役割に適応できるか否かに大きく影響する

第3章　産褥期　1. 産褥の正常経過とアセスメント

家族・役割関係（つづき）		⮑家庭内でのジェンダー意識について確認しておく ⮑家族は児の出生を喜んでいるか確認する　【根拠】家族の反応を褥婦自身がどのように受けとめているか知ることができる
生活環境	●入院中の環境に問題はないか	⮑入院中の環境に問題はないか確認する　【根拠】自宅での生活とは異なるタイムスケジュールに適応できているか聴取し，疲労が蓄積しないように配慮する ⮑他の褥婦や医療者と適切な関係がとれているか聴取する　【根拠】身近な人的資源は，褥婦自身の健康回復，育児に関する情報源となる
	●退院先はどこか ●退院先の住居環境（同居者，物理的環境条件，地域の状況） ●退院先までの交通手段と所要時間	⮑退院先を確認する ⮑住居環境について情報収集する　【根拠】退院先の住居は都市部か郊外か，戸建てか集合住宅か，高層階か否か，子育て中の世代が多く住む環境か，子育てに適した環境か，周辺の生活の利便性，医療機関との距離や交通手段などを把握しておくことは，褥婦の日常生活行動や育児環境に関する保健指導の参考になる
	●退院後のサポート資源はあるか	⮑退院後のサポート資源について情報収集する．褥婦自身の体力が回復するまで世話をしてくれる人がいるか，育児を手伝ってくれる人はいるか把握しておく
	●在日外国人の場合，サポート資源はあるか．母国の文化との違いによる困難はないか	⮑コミュニケーションは可能か．もし会話に不自由があるようなら，通訳を依頼できる人はいるか確認する ⮑日本と母国の育児に関する考え方，生活習慣の違いを確認し，母国の文化を尊重した対応をとる
生活習慣	●規則正しい生活習慣をもっているか	⮑【根拠】規則正しい生活習慣をもつことは褥婦自身の健康のみならず，新生児の生活のリズムを調整し，発育によい影響を与える
	●睡眠・休息の状況	⮑1日の過ごし方，休息をとる工夫をしているか聴取する　【根拠】産褥の早期は児の生活時間に合わせるために褥婦の生活習慣が不規則になる．睡眠が断続的になり，褥婦の疲労が蓄積する
	●規則正しい食生活習慣をもっているか ●タバコ，酒などの嗜好品の摂取状況	⮑産褥期に必要な栄養摂取に関する知識をもっているか確認する ⮑喫煙習慣はあるか．あれば禁煙を勧める ⮑受動喫煙の害について知っているか．喫煙者はいるか聴取する ⮑飲酒状況を確認する　【根拠】アルコールは母乳中へ移行するので，母乳哺育をしている褥婦の飲酒は好ましくない
	●常用薬があるか	⮑常用薬がある場合，服薬の目的を確認する．必要な薬物は授乳中であることを医師に告げて，母乳中への移行の可能性を判断してもらい，必要であれば薬物の変更，減量について相談する．服薬が優先される場合は，母乳を中断することもある
就業状況	●有職女性の職場復帰の予定 ●自営業者の就労開始の予定 ●労働者保護に関する諸制度を知っているか	⮑労働状況を丁寧に聴取する ⮑有職女性では，職場復帰の時期の希望を確認する ⮑産後休暇，育児休暇の制度について知っているか確認する　【根拠】農業，漁業などの第一次産業や自営業に従事する褥婦は労働力として期待されるところが大きく，一般

648

就業状況 (つづき)		に産後も過重労働になりやすい

| 1 記録類からの情報 | 2 問診 | **3 外診** | 4 内診 | 5 臨床検査 |

目的	●褥婦の全身状態および局所の状態を観察する. ●進行性変化，退行性変化が産褥日数に相応して進んでいるか診断する.
ポイント	●産褥の早期は産褥日数ごとの変化が大きい．順調な回復過程をたどっているかを正しく判断するために，経過日数に応じた身体所見，基準値を知っておくことが必要である. ●触診を行うときは，観察者の手指が分泌物で汚染されることがない診察項目を優先する．悪露，乳汁などの分泌物に触れる可能性がある項目の診察では手指の清潔に留意し，必要であれば手袋を装着する．感染防止のためのスタンダードプリコーションに従う.

視診

情報収集	アセスメントの視点	留意点・根拠
全身	●姿勢 ●動静 ●栄養状態 ●皮膚の状態	●静止時・動作時の姿勢を観察し，形態的・機能的異常はないか判断する ●**根拠** 産褥期は会陰切開創の縫合部痛やさまざまな部位の筋肉痛のため，動作がスムーズではない．会陰縫合部痛があるときは歩幅が小さく，動作も緩慢である ●体格を観察し，栄養状態を判断する ●妊娠による変化で生じた色素沈着の消退の程度を確認する　**根拠** 産後，次第に薄くなり，数か月かけて非妊娠時の色調に回復する
顔面	●顔貌，血色 ●眼瞼結膜の出血 ●浮腫の有無 ●妊娠性肝斑などの妊娠性変化の消退 ●表情	●顔色，表情から全身状態を推測できる ●顔色，眼瞼結膜や口唇の色が優れない場合は貧血を疑う ●分娩時の努責によって眼瞼結膜に出血を見ることがあるが，数日で消失する ●顔面の浮腫が強い場合は全身浮腫の存在が疑われる．他の部位の観察を加える ●妊娠性肝斑など，妊娠による皮膚の変化の回復状態を観察する ●**根拠** 褥婦の表情から，疼痛による苦痛，不快感，疲労感などの症状の有無を判断することができる．他の診察方法を併用して確認する ●褥婦の表情から，喜び，自身，不安，抑うつなどの精神的な状態を推測する．しかし，精神的活動は必ず表情に出るとは限らないことを念頭において，問診を併用しながら，情報を収集する ●表情の乏しい褥婦はマタニティブルーズ，産褥うつ病などの産褥精神病を考慮に入れて，注意深く観察する
乳房	●乳房の大きさ，形 ●妊娠線の有無	●乳房，乳頭，乳輪の観察は触診と併せて行う ●乳房は臥位と座位では形が異なるので，診察時は起座位とし，左右それぞれを観察する ●乳腺組織の発育は乳房の形で診断する（図37-1）．Ⅰ型からⅢ型へいくほど発育状態がよい ●乳房は妊娠中から発育・増大するが，産褥期にはさらに

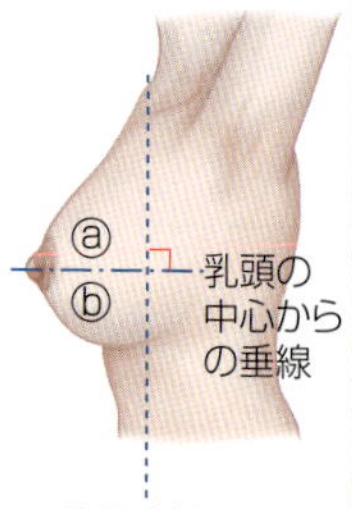

第3章 産褥期　1. 産褥の正常経過とアセスメント

		I型	IIa型	IIb型	III型
乳房のタイプ					
ⓐ：ⓑの割合		ⓐ＜ⓑ	ⓐ≒ⓑ	ⓐ＞ⓑ	ⓐ≫ⓑ
特徴		扁平	おわん型		下垂が著しい 大きい
			下垂を伴わない	下垂している	
出現頻度		3〜4%	52〜55%	27〜32%	10〜15%

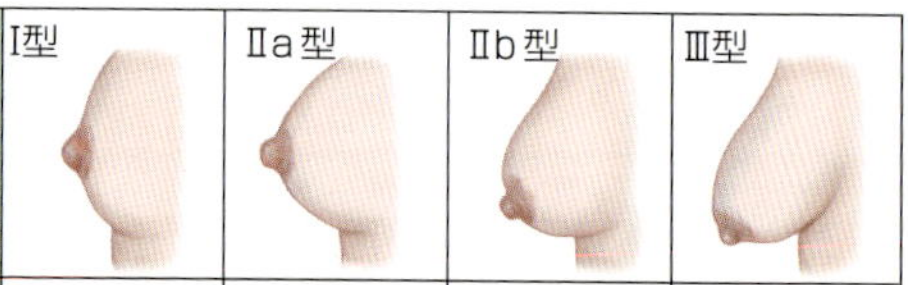

乳房を側面から観察し，胸骨上縁から下ろした直線に対して乳頭から直交する線を仮定して求めた乳房の上半分ⓐと下半分ⓑから判断する．

■**図 37-1　乳房の形態**

乳房（つづき）		急速に発育する．乳腺の発育がよい乳房は，皮下に結節状の乳腺が乳頭から放射状に緊満して触れ，血管が怒張し，褥婦は熱感を自覚する
	●乳頭の大きさ，形 ●乳輪の大きさ，着色	⮕乳房は左右均等に発育していることが望ましいが，乳汁分泌が良好であれば問題ない ⮕乳頭・乳輪は，形，大きさを観察する　根拠乳頭の形・大きさは授乳の適否にも影響する（表 37-2）．乳頭の突出状態を観察し，扁平乳頭，陥没乳頭などの形態異常の有無を観察する（図 37-2） ⮕授乳に適した乳頭は，適度に突出して，柔らかいことが望ましい．口唇様に柔らかく，弾力性のあるものがよい
	●母乳栄養確立を阻害する形態的な因子はないか	⮕根拠発赤，乳頭亀裂，出血，強い緊満などは母乳栄養確立を阻害する因子となる．これらの有無を観察する
腹部	●腹部の形，大きさ	⮕腹部の形，大きさは，産褥日数によって変化する．触診と併せて観察する
	●皮膚の変化（しわ，たるみ，妊娠線）	⮕腹壁は弛緩して，しわができる．復古に要する期間は個人差が大きく，緩徐である．非妊娠時に比べ緊張が弱く，弛緩を残す．未産婦の状態に戻ることはない ⮕妊娠線は次第に白い光沢のある旧妊娠線になり，瘢痕化する．未産婦の状態に戻ることはない
外陰部	●外陰部の状態	⮕尿，悪露の排泄で汚染しやすい部位なので，感染予防が大切であり，清潔が保たれているか，セルフケアできているか観察する　根拠外陰部は会陰切開創以外にも，分娩によって細かな擦過傷ができている ⮕外陰部の発赤，腫脹の有無を観察する
	●会陰縫合部の状態	⮕縫合部は創の癒合状態，離開・変色の有無を観察する腫脹・硬結があるときは，さらに触診で確認する
	●会陰部の腫脹・疼痛の有無	⮕外陰部の腫張が増大したり，疼痛を訴えるときは，会陰あるいは腟壁血腫の形成が疑われる．分娩時に静脈瘤があった事例では，とくに注意が必要である
	●浮腫の有無	⮕外陰部に浮腫はないか観察する．多くは数日で消失する

650

■表 37-2　乳頭・乳輪の大きさ，形態の表現

乳頭頂の直径		乳頭側壁の長さ	
巨大	3.1 cm 以上	正常乳頭	1〜2 cm
大	1.2〜3.0 cm	乳頭短小	1〜0.5 cm
中	0.8〜1.1 cm	扁平乳頭	0.5〜0.1 cm
小	0.7〜0.5 cm		

乳輪の直径		乳頭・乳輪の硬さ	
広い	5〜7 cm	柔らかい	口唇様
中	3〜5 cm	中	小指球様
狭い	3 cm 以下	硬い	鼻翼様

乳頭・乳輪の伸び	
良	つきたての餅のように柔らかく，弾力がある
中	つきたての餅のようだが，伸びが悪い
不良	伸びない

乳口の数		乳輪の色
多い	16 以上	黒褐色
中	15〜10	茶褐色
少ない	9〜3 以下	その他

正常乳頭
直径および側壁の長さがおよそ1 cm 程度の円柱状で，突出している．

裂状乳頭
乳頭が著明に分葉化して，左右，上下などに分かれている．溝の部分に亀裂や炎症を起こしやすい．

扁平乳頭
乳頭が乳輪と同程度の高さしかなく，扁平になっているもの．扁平乳頭は乳房緊満があると授乳は難しいが，乳輪の伸展性を高めれば授乳は可能となる．

陥没乳頭
乳頭が突出せず，陥没しているもの．直接授乳は困難で，ほとんど不可能と判断される．

真性陥没乳頭
授乳の要領で乳輪部周辺を親指と人差指で圧すると，乳頭が乳輪に埋まるように引き込まれてしまうもの．

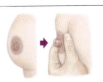

仮性陥没乳頭
左記と同様に圧すると，乳頭が反屈して前方に突出させられるもの．

■図 37-2　乳頭の形態

第3章 産褥期　1. 産褥の正常経過とアセスメント

外陰部 (つづき)	●静脈瘤の有無 ●悪露の量と性状	➲悪露の量と色を観察する　[根拠]産褥日数に応じた変化をとっていれば，子宮復古，胎盤剝離面の回復が順調と判断できる
肛門部	●痔核・脱肛の有無 ●還納(脱肛を戻すこと)の可否	➲産褥期には痔疾が発症しやすい　[根拠]これは，妊娠中の循環血液量の増加，増大した子宮が周囲血管を圧迫することによって肛門内部静脈叢がうっ血しているためであり，さらに，分娩時の努責，児頭による直腸・肛門部への圧迫などが重なることによる[1)] ➲痔核・脱肛の有無を観察する．あれば大きさ，疼痛・出血などの症状，還納の可否を判断する ➲まれに児頭による長時間の産道圧迫により直腸腟瘻を生じることがあるので，便の遺漏にも気をつけて観察する
下肢	●浮腫の有無 ●静脈瘤の有無	➲浮腫の存在は触診と併せて診断する ➲静脈瘤の有無と回復過程を観察する ➲静脈瘤は速やかに改善することが多いが，なかには血栓性静脈炎を併発することもある

触診

情報収集	アセスメントの視点	留意点・根拠
顔面	●浮腫の有無・程度	➲視診で異常所見が観察されるときは触診でも確認する
乳房	●乳房の大きさ，形，緊張	➲[根拠]乳房所見は，乳汁の分泌・排出状態，乳房マッサージなどに関連して変化するので，褥婦の訴えだけでなく，触診によっても確認する ➲乳房全体を触って，乳腺の発育状態，血管分布状態，緊満度や熱感の有無と部位による差異を観察する．乳房所見は産褥日数を考慮して判断する．乳汁分泌が良好になれば，乳房は弾力のある柔らかい組織となる
	●乳腺の発育状態	➲乳腺の発育がよい乳房は，皮下に結節状の乳腺が乳頭から放射線状に緊満して触れる．一般に，このような褥婦の乳汁分泌は良好である
	●乳頭の硬さ，伸展性	➲乳頭は授乳に適した大きさであるか確認する．また乳頭を指で軽くつまみ，柔軟性，弾力性を観察する　[根拠]乳頭は授乳前後で所見が変わり，マッサージによっても変化するので，日々観察が必要である
	●乳輪の硬さ	➲乳輪部を軽く圧して乳汁を湧出させ，乳管の開通状態，開口数を観察する
	●乳汁圧出の有無	➲乳汁分泌の状態は，授乳の状態と併せてアセスメントするとよい
腹部	●腹壁の厚さ，緊張度 ●子宮の大きさ，形 ●子宮底の位置，高さ ●子宮収縮の状態	➲皮膚の状態と腹壁上から子宮の収縮状態を観察する．褥婦は排尿をすませて膀胱を空にしてから仰臥位をとらせ，股関節，膝関節を屈曲して腹壁を弛緩させた後，観察者は手を静かに腹壁に当てて圧し，子宮を探す．産褥日数の浅いときは子宮が大きいので，触知は容易である ➲診察前に排尿をすませていることを確認する　[根拠]子宮底長は，膀胱内容が100 mL増すごとに1 cm上昇する

652

腹部 (つづき)		⚫収縮が良好な子宮は硬式テニスボール程度の硬さで触れる. 柔らかく, 境界が不明瞭な時は子宮底の輪状マッサージを行い, 収縮を誘発して反応を確認する
	●腹直筋の離開の有無 ●恥骨結合離開の有無	⚫ときに妊娠期に生じた腹直筋の離開が残ることがある ⚫恥骨部に溝状の破裂部を触知し, X線写真によって恥骨結合両端の間隔が1cm以上あるときは恥骨結合離開と判断する. 発症頻度は0.1%以下で, 多くはない[2]が, 褥婦は強い疼痛を訴え, 歩行に支障をきたすので, 安静が必要となる
外陰部・生殖器	●外陰部の状態	⚫外陰部は, 消毒したのち滅菌手袋を装着した手指で軽く圧し, 腫脹の有無, あれば範囲, 硬さを観察する. 併せて圧痛の有無を聴取する
	●会陰縫合部の状態	⚫会陰縫合部は創の癒合状態, 離開・変色の有無を観察し, 併せて縫合糸の牽引感および疼痛の有無を聴取する
	●会陰部の発赤, 腫脹の有無	⚫腫脹・硬結のあるときは皮下出血や血腫の形成が疑われる
	●腟壁・外陰血腫の有無	⚫血腫の形成は, 分娩時に児頭などによって圧迫された血管が断裂して皮下出血を起こした場合と, 会陰裂傷縫合時に深部血管を止血できなかった場合に発生する ⚫腟壁・外陰血腫による会陰部, 肛門周囲の疼痛は分娩後の疼痛と混同されやすい. また, 会陰裂傷や切開創の縫合部痛との鑑別が必要である. 大きくないものや腟の奥に発生したものは見落とすことがあるので注意である
	●浮腫の有無	⚫根拠児頭による腟・会陰の圧迫が長く続いた事例では, 外陰部に浮腫が残ることがある. 浮腫が強いと排尿障害の原因になることがある
	●静脈瘤の有無	⚫静脈瘤は分娩後速やかに回復することが多いが, 血栓性静脈瘤に移行する事例もあるので注意する
肛門部	●痔核・脱肛の有無. あれば大きさ, 腫脹の程度, 出血の有無, 疼痛の有無	⚫痔核・脱肛の有無を観察する ⚫外痔核は肛門部に有痛性, 浮腫状の腫瘤が触れる. 内痔核は肛門内に静脈瘤状に膨隆しており, 肛門からの痔核脱出の程度を確認する. 脱肛は肛門管の粘膜が外反して脱出した状態であり, 痔核の随伴症状と考えられる ⚫肛門部の触診を行うときは手袋を着用し, 浸潤麻酔ゼリーなどを塗布して滑りやすくし, 疼痛を与えないように注意する ⚫痔核・脱肛があれば, 大きさ, 腫脹の程度, 出血の有無を確認しながら, 整復が可能かどうかを判断する. 整復が可能であれば静かに還納し, 再脱出の有無, 肛門括約筋の収縮状態を観察する
下肢	●浮腫の有無・程度	⚫脛骨稜を指で圧して陥没の有無・程度を判断する ⚫過剰な水分摂取はないか, 問診と併せて判断する

第3章 産褥期 1. 産褥の正常経過とアセスメント

計測診

情報収集	アセスメントの視点	留意点・根拠
全身	●体重	⮕非妊娠時の体重に戻るまでは月に1〜2回は体重測定を行うとよい
	●バイタルサイン ●尿量	⮕**根拠**バイタルサインは健康状態を把握するための指標として重要である．リスク・合併症の有無など，褥婦の状態に合わせて測定項目と回数を決める
乳房	●乳汁分泌量	⮕乳汁分泌は乳腺組織の発育状態に強く影響を受ける ⮕児の授乳前後の体重差から分泌量を求めたり，児の満足度から乳汁分泌の良否を推測する．搾乳を行っているときは計量できる
生殖器	●子宮底長	⮕子宮の大きさは恥骨結合上縁から子宮底までの長さを計測するか，腹壁上の位置（高さ）を触診して手指の幅で表記する
	●悪露量	⮕悪露の量は，秤量してパッドの重さを引いて算出する方法と目分量で表現する方法とがある ⮕悪露や外出血の量はパッドやその他血液が付着したものの重量を測定して求める．出血1mLは1gに相当すると考えてよい．大量の出血があった場合，正確に測定することは難しい．目算では少なめに判断する傾向がある ⮕産褥1日以降，悪露の量が正常な産褥経過をたどっていると判断されるときは計量しなくてよい ⮕表現の目安は次のとおりである 多量：3〜4時間で大パッドが広く汚れるくらい 中等量：月経時の量が多いときと同じくらい 少量：月経時と同じ小パッドが少し汚れるくらい

1 記録類からの情報	2 問診	3 外診	**4 内診**	5 臨床検査

目的	●外陰部の視診，触診とともに，生殖器の復古状態を診査する．
ポイント	●産褥期の子宮口，腟壁の回復状態に関する情報は内診で得る． ●外陰部は悪露や尿・便で汚染しやすい部位である．診察時には消毒液で洗浄するか清拭を行い，感染防止に努める． ●不安や緊張を和らげるよう十分な説明を行い，プライバシーに配慮する．

情報収集	アセスメントの視点	留意点・根拠
腟	●腟腔の広さ	⮕腟壁は腫脹，裂傷，血腫の形成などの損傷を受ける．この回復の程度を観察する
	●腟壁の回復状態	⮕分娩直後の腟壁は伸展して，腟腔は広い．腟壁に皺襞（すうへき）が生じて緊張が回復する
	●着色の消退	⮕リビド着色は徐々に消退する
子宮	●子宮体の位置，大きさ，硬度，形状	⮕腹壁上から子宮底を触知できるときは子宮自体の大きさ，硬さを内診で観察する意義は小さい
	●子宮頸部の形状，硬度，長さ	⮕子宮頸部の回復状態に関する情報は内診による

骨産道	●骨産道の損傷の有無	➡圧痛を訴えるときは注意深く観察する．歩行状態の観察や，Ｘ線撮影による診断が必要となることもある　根拠 巨大児や骨産道に比して大きい児を分娩した場合，恥骨結合離開や仙骨の損傷をみることがある
その他	●付属器の異常，腫瘤，圧痛の有無 ●その他異常の有無	➡内診指，双合診の外手によって腫瘤の触知や，圧痛を訴える部位はないか確認する ➡あれば自覚症状と臨床所見を確認する

1 記録類からの情報 ＼ 2 問診 ＼ 3 外診 ＼ 4 内診 ＼ 5 臨床検査

目的	●産褥期の生理的変化，異常の有無を診断する情報を得る． ●リスク・合併症がある褥婦では，重症度を判断する手がかりとする． ●治療方針の決定や効果を判定するための情報を得る．
ポイント	●褥婦の状態によって血液検査，尿検査，細菌培養・感受性試験，胎盤・卵膜の遺残確認のための超音波断層診断，胸部Ｘ線検査などの結果を基に，健康状態を総合的に判断する． ●産褥期であることを考慮して，血液所見や生理学的データを判読することが必要である． ●尿検査は悪露の混入を防ぐために，採取方法に注意が必要である． ●必要な臨床検査項目を決定するのは医師の業務である．検査結果に異常が認められれば医師との共同問題としてケアプランを立案する．

情報収集	アセスメントの視点	留意点・根拠
血液検査	●貧血の有無 ●感染の有無	➡正常な経過をたどる褥婦では，通常，産褥3〜4日に血液検査を行う　根拠血液動態は，後述のとおり〔次節「2．産褥期の経過診断」の「血液検査」の項(p.657)参照〕産褥日数による変化が大きい．検体採取日を考慮して結果を判読する ➡血液検査では血球算定(赤血球数，血色素量，ヘマトクリット値，白血球数，血小板数)を行い，貧血の有無と白血球数増多を指標に，感染の有無を観察する ➡感染症が疑われるときは，白血球数算定のほかにCRP試験(C-reactive protein test)や赤血球沈降反応を行う．感染症と診断されれば，細菌培養・感受性試験が行われることもある．これらは産褥期に限らない
尿検査	●尿蛋白 ●尿糖 ●細菌培養・感受性	➡正常な経過をとる褥婦では，通常，産褥3〜4日に一般尿検査を行う ➡尿蛋白，尿糖の定性検査を行う　根拠正常であれば陰性である．必要なら定量検査が行われる ➡尿検査を行うときは悪露の混入を避けるよう注意し，外陰部を十分に清拭したのち中間尿を採取するか，必要によっては導尿を行う
分泌物検査	●塗抹検査 ●細菌培養・感受性試験	➡産褥感染症の疑いがあるときは，感染源を特定し，治療方針を決定するために，悪露，乳汁など分泌物の検査が行われる

産褥

37

産褥期のアセスメント

655

第3章　産褥期　　1. 産褥の正常経過とアセスメント

2. 産褥期の経過診断

【目的】
- 褥婦の生理的・機能的・形態的変化について，産褥経過に相応する変化を示しているか確認する.
- 母体の健康状態に問題はないか確認する.
- 産科異常や合併症，リスクを早期に発見し，適切な処置を講じることができる.

【ポイント】
- 褥婦の生理的・機能的・形態的変化とは，妊娠・分娩によって生じた母体の変化が非妊娠時の状態に復する退行性変化と，乳腺に起こる進行性変化があり，次の4つの過程が同時に進行する.
  ・全身状態の非妊娠時への回復過程（卵巣機能も含む）
  ・生殖器の妊娠前の状態への退縮
  ・分娩時にできた産道の損傷治癒過程
  ・乳汁分泌の開始と維持
- 産褥早期は産褥日数ごとの変化が大きい. 順調な回復過程をたどっているか否かについて，臨床所見や検査データから正しく判断できることが求められる. そのためには判定基準，根拠を理解していることが大切である.
- 母体の回復を阻害する因子があれば影響の程度を把握し，対策につなげられることが求められる.
- 母体の健康の意義を認識し，褥婦自身のセルフケア行動に結びつけられることが望ましい.

---

1 母体の全身状態　**2 退行性変化**

目的	● 診断に必要な情報を得る. ● 経過中の異常の有無を診断する情報を得る. ● 身体的・心理的状態や生活環境を知り，その後の管理に必要な情報を得る. ● ハイリスク因子を発見する.
ポイント	● 問診は丁寧に聴取しておくことが望ましいが，経過中に必要に応じて情報を追加する. ● できるだけ専門用語は避けて，内容を系統的に整理して行う. ● 個人情報の管理に注意をはらう. ● 安心して答えられる雰囲気をつくる.

情報収集	アセスメントの視点	留意点・根拠
バイタルサイン	● 体温	➲ 健康な褥婦の体温は，腋窩温で 36.5〜37.0℃ である. 分娩時には 0.5℃ 程度の体温の上昇がみられるが，通常 12 時間以後には下降し，24 時間以内に平熱に戻る
		➲ 分娩直後，一過性に 5〜6 分の悪寒または戦慄を起こすことがあるが，通常発熱することはない　**根拠** これは分娩時の筋労作によって生じた新陳代謝物の蓄積と，身体の露出や発汗による熱量損失のためと考えられる
		➲ 分娩当日から産褥 1 日に 37.5℃ 前後の微熱をみることがある　**根拠** これは分娩時に生じた創傷治癒機転によるものと考えられる
		➲ 体温の変化は，上昇しても 37.2〜37.5℃ までであり，38.0℃ 以上は産褥感染症を疑う. 分娩中に発熱があった場合や前期破水など感染リスクが高い状態にあった場合は注意が必要である
	● 心拍数	➲ 妊娠中に増加していた心拍数は非妊娠時の正常レベルに戻る. 健康な褥婦では，通常 60〜80 回/分である
		➲ 産褥期の脈拍は不安定で，少しの運動や感動で変動しやすい[3]
		➲ 一過性に 40〜50 回/分の徐脈をみることがあるが，安静

バイタルサイン(つづき)		臥床，食物摂取の不足，多量の分泌によると考えられる[3]ので，褥婦の基本的な生活環境を含めて観察する ➲100回/分以上の頻脈が持続する場合は，出血，感染，心疾患などを疑う
	●呼吸数	➲呼吸数は非妊娠時と変わらない **根拠** 子宮の急激な収縮に伴い挙上されていた横隔膜が下降することで，肺の容積は大きく影響を受ける．呼吸数の変化はみられないが，残気量および機能的残気量は増加する
	●血圧	➲分娩中上昇した血圧も速やかに下降して正常に戻る[4,5] ➲異常な血圧低下は大量出血，ショックを疑う ➲産褥48〜72時間は産褥子癇発症のリスクが高い時期である．とくに妊娠高血圧症候群重症の褥婦では，24時間までは1〜2時間ごとに血圧を測定し，変動の把握に努める ➲産褥4日頃，収縮期，拡張期血圧ともに一過性に10〜20 mmHg上昇をきたすことがある **根拠** 妊娠時の細動脈拡張状態からの回復過程として一過性の血管収縮が起こるためといわれる[6] →「39 子癇」「8 妊娠高血圧症候群」参照
血液検査	●血液検査所見 貧血の有無 炎症所見の有無	➲産褥期の血液検査の目的は，母体の健康状態が正常であることの確認と異常の早期発見にある．貧血の有無と炎症所見の検索が主である ➲正常な分娩経過には一定量の出血があり，平均して全血のおよそ16%が失われるといわれる[3]．しかし，分娩後は血液の濃縮が起こり，ヘモグロビン濃度，ヘマトクリット値は低下しないのが一般的である ➲産褥期の貧血は，分娩時出血量に大きく影響される．出血量の多かった者は，血球数，ヘモグロビン濃度は分娩前の値より大きく低下し，回復も遅れる(図37-3) ➲産褥早期には白血球増加がみられるが，発熱，CRP値の上昇など，他に明確な炎症所見がなければ治療対象にはならない ➲産褥入院期間中は，少なくとも血液検査が1回行われる．検査結果だけでなく，自覚症状，他覚症状の観察を十分に行い，異常徴候の早期発見，早期治療，重症化の予防が大切である
	産褥期の血液所見の変化 分娩時出血によって赤血球およびヘモグロビン量の総量が低下するが，一方で妊娠中に増加した血漿成分が利尿亢進によって急速に排出され，血液濃縮が起こる．血球数，ヘモグロビン濃度は分娩時に上昇するが，その後産褥5日頃まで低く，産褥7日頃から回復する．しかし，正常分娩後では変動の幅は小さい(図37-4)． 血小板は分娩後に増加する． 白血球数は妊娠中から増加がみられ，分娩第2期にさらに著明に増加した後，産褥期に漸減する．産褥3〜7日では10,000〜15,000/μLで，健康な非妊娠時のレベルより高い．この増加は主に好中球の増加による[7]．	
尿検査	●尿蛋白 ●尿糖	➲産褥3日頃に尿一般検査を行う ➲**根拠** 正常な褥婦では，産褥2日くらいで尿蛋白，白血球，赤血球は検出されなくなる ➲尿糖は産後1週間の間に検出されることがあるが，これは

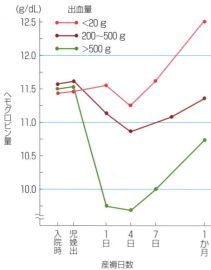

■図 37-3　分娩時出血と産褥におけるヘモグロビン量の変化

（古谷博, 他：血液成分, 水, 電解質, 糖代謝の変化, 坂元正一, 他編：産婦人科 MOOK 7 産褥, p.46, 金原出版, 1979）

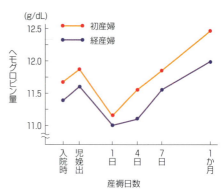

■図 37-4　産褥におけるヘモグロビンの変化

（古谷博, 他：血液成分, 水, 電解質, 糖代謝の変化, 坂元正一, 他編：産婦人科 MOOK 7 産褥, p.46, 金原出版, 1979）

尿検査 （つづき）		乳糖が乳腺から再吸収され血中に移行したものである[6] ⊃妊娠高血圧症候群, 妊娠糖尿病などの合併症がある褥婦では, 24 時間尿を用いて検査を行う ⊃妊娠高血圧症候群を合併した妊婦では, 分娩後, 蛋白尿は改善するが, 正常化までは 2〜6 週間を要するといわれる. 定期的な観察が必要である
排泄機能	●膀胱機能に分娩による影響はないか ●排尿困難, 尿閉, 頻尿などの異常はないか ●尿量 ●排尿回数 ●残尿感 ●排尿時痛 ●水分摂取量 ●発汗の程度	⊃ 根拠 分娩直後には, 児頭による産道や産道括約筋の圧迫による影響や, 創部痛による膀胱感覚の低下がみられ, 利尿亢進による膀胱の過伸展を起こしやすい. また, 難産や分娩所要時間が長い事例では, 排尿困難や尿閉, 尿失禁などの膀胱機能障害を起こすことがあるので, 初回の自然排尿までの時間, 尿量の観察は重要である ⊃尿貯留は子宮収縮を妨げるので, 分娩の 2 時間後に排尿を促し, 尿量を確認する ⊃自然排尿がないときは腹壁上から膀胱の部位を触診し, 尿の貯留の有無を確認する. 必要があれば導尿を行う ⊃ 6 時間を経過しても自然排尿がみられないときは導尿を行う. 多くは数日以内に改善する ⊃尿量は分娩直後から急増し, 分娩当日は 1,500〜2,000 mL に達する 根拠 これは妊娠期の水分貯留作用の反作用であり, 産褥 2〜5 日まで尿量の増加した状態が続く ⊃正常な経過をとる褥婦では正確な尿量の計測は行わない 根拠 尿回数と褥婦の自覚を参考に判断するのが一般的である. 尿量が減少したと思われるときは知らせるよう,

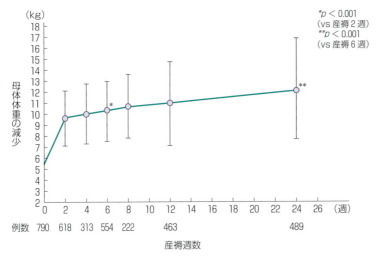

■図 37-5　産褥期における母体体重減少の推移
(Schauberger CW, et al：Factors that influence weight loss in the puerperium. Obstet Gynecol 79：424-429, 1992)

排泄機能 (つづき)	●浮腫の有無	褥婦に指導しておく必要がある ⇒排尿回数，残尿感，排尿時痛，頻尿の有無を観察する 　根拠 産褥期は尿路感染症を起こしやすいので，感染徴候に留意する ⇒尿量が少ないときは水分摂取量，発汗の程度，乳汁分泌の程度，出血量を観察し，併せて浮腫の存在を疑う ⇒尿量が多いときは腎疾患を疑う
	●排便の有無 ●腹部膨満感の有無 ●便秘を誘発する因子はないか ●痔疾など排便を障害する因子はないか	⇒根拠 妊娠後期からの腸蠕動低下と分娩時の食物摂取量の減少，運動不足などによって，産褥期は便秘傾向になりやすい ⇒根拠 会陰部創傷痛や脱肛痛による便意抑制や，腹壁の弛緩，発汗量の増加や乳汁分泌による水分量損失が加わり，いっそう便秘に傾く ⇒産褥2日を過ぎても排便がないときは，直腸充満による不快感や痔疾の悪化が生じるので，便通を促進するほうがよい
体重	●非妊娠時体重と肥満度 ●妊娠中の体重増加量 ●分娩終了後の体重 ●産褥の健診時の体重および妊娠後期からの減少量	⇒体重減少は分娩後の生理的変化の1つである ⇒分娩前に比べ，分娩直後に5〜6kgの体重減少がみられる　根拠 これは胎児およびその付属物の重量，羊水量，分娩時出血量，尿・発汗などで喪失する水分量の総和に相当する ⇒体重減少は産褥期の最初の2週間は顕著であるが，その後の減少度は次第に小さくなり(図37-5)[8]，およそ5〜6週間から数か月で妊娠前の体重に復帰する．しかし，個人差が大きく，一部の褥婦は体重が増加したまま安定する　根拠 産褥期の体重減少は，子宮縮小，悪露量，乳汁分泌量，食事摂取量，水分摂取量，尿量，発汗の程

第3章　産褥期　　1. 産褥の正常経過とアセスメント

■表37-3　産褥期の感染症

感染起源	分類	疾患名
骨盤内性器	産褥熱	子宮腔内の悪露感染 子宮内膜炎，子宮筋層炎 産褥付属器炎 骨盤腹膜炎，汎発生腹膜炎 子宮傍結合組織炎 血栓性静脈炎 敗血症
骨盤外	乳腺炎	化膿性乳腺炎 乳腺膿瘍
	泌尿器感染症	膀胱炎 腎盂腎炎
	呼吸器感染症	感冒 気管支炎，肺炎

産褥期の偶発合併症としてあげられる感染症には，骨盤内性器の感染とそれに起源をもつ感染症（いわゆる産褥熱）と，乳腺炎，泌尿器系感染症，呼吸器感染症などの骨盤外を感染起源とする感染症がある．

退院時の目標として，①感染症状がみられない，②健康感が表現される，③育児が再開され，愛着・きずな形成がみられることがあげられる．

体重 （つづき）		度，浮腫の有無，ADL に伴う消費エネルギーなどが関与する．もし，体重増加があるときは，浮腫や摂取エネルギーの過剰を疑う ●母体の体重は妊娠前の体重に戻るとは限らない　根拠 妊娠前の体重に復帰する例は 68% といわれ，4 人に 1 人が妊娠・分娩を繰り返すことで体重増加をきたしている[9]．分娩後 6 か月で非妊娠時より平均 1.4 kg の体重増加を維持しているといわれる[8]
	産後の肥満 　産後の肥満は，プロポーションの悩みだけでなく，排卵障害，静脈血栓症のリスクファクターであり，さらに長期的には子宮体癌・乳癌，生活習慣病への影響が心配される． 　肥満防止には褥婦自身の自覚を高めることが必要で定期的な体重測定と記録をさせるとよい．	
感染徴候	●感染徴候の有無 ●感染症の早期発見 ●治療および回復の経過 ●児への感染防止策 ●褥婦の心理への配慮	● 根拠 産褥期は分娩により生じた変化が回復する過程にあるが，組織の損傷や出血，疲労，ストレスなどによる体力・抵抗力の低下により感染が起こりやすい状態にある ●産褥管理上問題となる感染症には，生殖器や乳腺などへの細菌感染を主とする偶発合併症としての感染症（表37-3）と，母子感染（垂直感染）が問題となるウイルス感染症がある ●産褥期の偶発感染症に対する管理では，早期発見のために初期症状の観察を怠らないことと，適切なケアによって症状の改善を図り，重症化を予防することが重要となる．バイタルサイン，自覚症状を注意深く観察し，感染徴候を見逃さないことが基本である ●母体血中白血球数や CRP 値の炎症所見を示す検査結果，分泌物培養検査の結果などを検討し，感染源の特定，重症度の判断，原因や誘因，増悪因子の検索を進める　根拠 これらの情報はケア方針の決定に示唆を与えるものとなる ●児への感染を防止するために母児分離も必要となる ●他の患者，医療従事者への感染防止策がとられているか確認し，院内感染を防ぐ　→「40 産褥熱・産褥感染症」参照

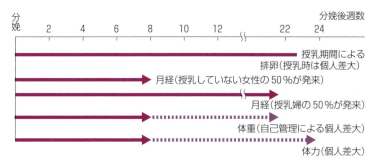

■図 37-6　産褥復古に要する期間（卵巣機能）
（江守陽子：褥婦の観察，前原澄子編：新看護観察のキーポイントシリーズ　母性Ⅱ，p.3，中央法規出版，2011 より一部改変）

皮膚	●腹壁の状態の変化	⮕弛緩した腹壁の回復は緩徐であり，未産婦の状態に復することはない
	●妊娠線	⮕妊娠線は瘢痕化し白い光沢のある旧妊娠線へと変化する
	●発汗の程度	⮕汗腺の働きは活発であり，発汗量が多くなる．とくに睡眠中は著明である
卵巣機能	●月経の再開	⮕妊娠中に抑制されていた卵巣系の機能が次第に回復し，排卵や月経が再開する（図 37-6）
		⮕産褥の無月経期間は，授乳していない女性でおよそ 60 日間，授乳中の女性では約 3 か月以上に及ぶ
		⮕初回の月経は無排卵性のことが多く，月経の再開だけでは卵巣機能の回復を判断するのは難しい
		⮕初回月経周期に先行して排卵がみられるのは約 30％，第 2 周期で 50％ といわれる[10]．しかし，初回月経周期から排卵がみられることもあるので，家族計画指導は大切である

1　母体の全身状態　　2　退行性変化

子宮の復古

情報収集	アセスメントの視点	留意点・根拠
子宮体部	●子宮底の位置 ●子宮底長 ●子宮の硬さ	⮕産褥日数に応じた位置，硬さであるか観察する ⮕分娩後 12 時間までは 2〜3 時間ごとに観察し，異常がなければ 1 日 1 回観察する ⮕子宮底の位置は，胎盤娩出直後は臍下 2〜3 横指（恥骨結合上 11〜12 cm）にあるが，およそ 12 時間後には臍高または臍上 1 横指まで上昇し，右に傾く．その後，子宮の縮小に伴って次第に下降し，産褥 4 日には臍と恥骨結合上縁の中央，産褥 7〜10 日には恥骨結合上わずかに触れる程度となり，2 週間で腹壁上から触れなくなる（表 37-4，図 37-7） ⮕産後 6〜8 週でほぼ非妊娠時の大きさとなる ⮕子宮底の位置が標準を逸脱して高いときや子宮底が柔らかいときは子宮復古不全を疑う．子宮底の輪状マッサー

第3章 産褥期　1. 産褥の正常経過とアセスメント

■表37-4　子宮の復古

時期	子宮底高	子宮底長 （恥骨結合上 cm）	子宮腔長 （cm）	重量 （g）	その他
胎盤娩出直後	臍下2〜3横指	11〜12	15	1,000	
分娩12時間後	臍高〜臍上1横指	15			位置は最も高い
産褥1〜2日	臍下1〜2横指	12〜13	15〜16		
3日	臍下2〜3横指（分娩直後と同高）	10〜12	14		
4日	臍と恥骨結合上縁の中央	9〜10	13		
5日	恥骨結合上縁上3横指	8〜10	12		
6日	恥骨結合上縁上2横指	7〜8		500	
7〜10日	恥骨結合上縁にわずかに触れる	6〜9	11		
11〜14日	腹壁上から触知不可		10	300〜350	
3週			8〜9		
4週					
5週				200	
6週			7		ほぼ非妊娠時の大きさ
8週				60	

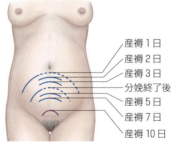

分娩12時間後の子宮底の位置の上昇は，分娩時に下垂した子宮の位置の改善，骨盤底諸筋群や腟の緊張回復，膀胱充満などの影響による．

■図37-7　分娩後の子宮底の位置の変化

子宮体部 （つづき）	●子宮復古を妨げる因子はないか	ジや冷罨法で子宮収縮を誘発し，反応をみる ●子宮復古を妨げる因子はないか確認する　根拠 膀胱・直腸の充満は子宮収縮を妨げる因子となる．子宮復古不全の原因は，胎盤片，卵膜などの遺残によるものが最も多く，次いで子宮内感染である．子宮筋の過度伸展，遷延分娩などによる子宮筋の疲労，全身状態の不良（貧血，疲労），過度の安静などが影響するので，分娩経過，産褥期の全身状態の回復に注意をはらう ●子宮復古不全のある褥婦は子宮収縮が弱いので，後陣痛の訴えは少ない．しかし後陣痛が非常に強い場合は子宮内に胎盤や卵膜の遺残をみることがある →「38 子宮復古不全」参照
子宮頸管	●子宮頸管の回復の程度	●内診によって子宮頸管の回復の程度を確認する ●分娩直後の子宮頸管は，厚さ1 cm，長さ6〜7 cm程度

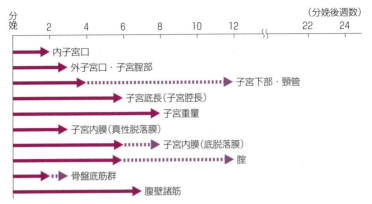

■図37-8　産褥復古に要する期間（生殖器）
（江守陽子：褥婦の観察，前原澄子編：新看護観察のキーポイントシリーズ　母性Ⅱ，p.3，中央法規出版，2011 より一部改変）

子宮頸管 （つづき）		の柔らかい襞(ひだ)状で，内診によって形状を認識することは難しい ⮕およそ8時間後には原形に戻り，産褥3日には2指，産褥12日にはかろうじて1指が通じる程度となり，4週間後には閉鎖する[3]
腟	●腟壁の回復状態	⮕腟壁の回復状態を観察する ⮕分娩直後の腟壁は伸展して皺襞を失い，腟腔は広い ⮕腟腔は1週間後には分娩前の広さに戻り，4週間後には皺が復元するが，回復にはおよそ6週間が必要である ⮕腟入口部，陰唇は哆開(しかい)が残り，未産婦の状態には戻らない
	●リビド着色の消退	⮕腟粘膜の着色は徐々に消退するが，消失するまで7～8週間を要する[3]．外陰部は軽度の着色が残る
悪露	●悪露の量の変化	⮕悪露の量，色の変化を観察する（図37-9） ⮕悪露とは，産褥期の性器から排出される分泌物をいい，胎盤や卵膜の剝離面からの出血や組織液，リンパ液，脱落膜残片，壊死細胞に頸管・腟からの分泌物が混入したものである ⮕悪露の量は個人差が大きいが，およそ500～1,000gといわれ，産褥4日までに全量の約75％が排出される[11] ⮕授乳時に悪露が増量することがある　根拠これは乳頭刺激によってオキシトシンの分泌が促され，子宮収縮を招くことによって起こる
	●混入物の内容と量	⮕悪露を観察するときは，血液混入の程度とともに，凝血塊や胎盤片・卵膜の混入の有無を確認する．産褥早期に，臥床後に鶏卵大程度の大きな凝血塊をみることがあるが，子宮収縮が良好であれば問題ない
	●悪露の性状の変化	⮕悪露の色は産褥経過とともに変化し，産褥2～3日までは血液成分の比率が高く，血性であるが，次第に赤色調が薄れ，褐色悪露→黄色悪露→白色悪露へ移行し，漿液

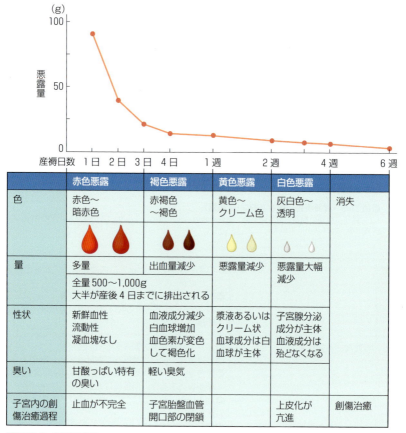

■図37-9 悪露の変化

(岡田弘二:新産科データブック, p.327, 医学の世界社, 1985 よりグラフ転載)

悪露 (つづき)		性に移行する ➲赤色悪露の持続期間は平均4日間である. 産褥7日を過ぎても赤色悪露が続く場合は子宮復古不全と判断する. 産褥日数に比して子宮底が高く, 柔らかい ➲悪臭・腐敗臭はないか確認する
後陣痛	●後陣痛の自覚の有無 ●後陣痛による苦痛の有無	➲後陣痛の有無, 苦痛の程度を観察する ➲後陣痛とは, 胎児・胎盤娩出後にみられる子宮収縮をいい, 子宮の持続性収縮に律動性収縮が加わって復古を促進するものである. 産褥期の生理的現象の1つであり, 適度な収縮は必要であるが, 多くは有痛性で不快な症状として自覚される ➲後陣痛は分娩後数時間以内に始まり, 産褥1~2日に強く, 産褥3日頃には軽減する. 後陣痛を訴えるときは, 発現時期, 部位, 程度, 子宮底の高さ, 悪露の排泄状況, 乳頭刺激との関連を観察する

後陣痛 （つづき）	●後陣痛を増強する因子はないか	●一般に経産婦に強く，多胎妊娠・羊水過多などの子宮の過度伸展があった者も訴えが強い ●子宮収縮薬が投与されているときは，薬効を評価し，収縮が強すぎると判断された場合は薬を減量または中止することを医師と相談する ●産褥3日を超えて強い痛みを訴えるときは胎盤・卵膜の遺残，子宮内感染を疑う ●後陣痛がない場合は子宮収縮不全に注意する
	●授乳との関連はあるか	●授乳時にはオキシトシンの陣痛促進作用によって子宮収縮は増強され，痛みが増す
性器出血	●異常な性器出血がないか	●産褥期の出血は，分娩後24時間以内にみられる産褥早期出血と，24時間以後から産褥6週間までに起こる産褥晩期出血に分けられる ●産褥早期出血は短時間で多量の出血があり，多くは分娩期の出血が改善せずに続いているものである ●産褥晩期出血は，短時間で多量の出血をみるものと少量でも長期にわたって出血が続くものとがある．一般に産褥早期出血より緊急性は低いが，産褥期のQOLを損ねる一因ともなるので，出血の総量に注意する．原因として，卵膜・胎盤遺残，子宮復古不全，血腫などを疑う ●分娩後の止血機転は生物学的結紮とよばれ，子宮壁の血管断裂部が子宮収縮に伴う圧迫・絞扼により止血する．いずれの分娩でも胎盤剝離面からの出血があり，完全な止血には数日を要する．その間，悪露は血性となる
子宮内面	●子宮内面の創傷の回復状態	●子宮内の創傷治癒過程は直接見ることができないので，体温，心拍数，子宮底の高さ，悪露の変化が重要な情報である　根拠これらが正常な状態にあることで，治癒が順調に進んでいると判断できる ●分娩直後の子宮内面は全面にわたって創傷状態を呈しており，この創面の治癒は子宮内膜の再生による．胎盤付着部位以外では，産褥6〜8日には創面が上皮によって覆われはじめ，3〜4週間後には完全な子宮内膜が再生する[12]．胎盤剝離部も新生上皮によって周辺から覆われ，その完成は6週間以後となり，治癒過程が終了する（図37-9参照） ●胎盤付着面の子宮壁は他に比べて薄いが，胎盤が剝離すると収縮して厚くなる．胎盤剝離面の大きさは子宮収縮に伴って縮小し，6週間後には約2.5cmの表面が平滑な隆起となる[11]
軟産道の損傷	●会陰部，腟，子宮頸管の裂傷の有無，程度，処置内容	●外陰部には，会陰裂傷や切開創のような大きい損傷だけでなく，表在性の小さな挫創や擦過傷を生じる．部位，程度を観察し，分娩直後の状態を把握しておく
	●軟産道創傷の回復状態は順調か	●経日的に損傷部・縫合部の状態を観察する．併せて，自覚症状の訴えや歩行時の様子を観察して，褥婦の苦痛を把握する ●創部の安静と感染防止が図られているか判断する ●外陰部の創部は排泄物で汚染しやすい部位である．とくに悪露が付着したパッドは感染源になりやすいので，

第 3 章　産褥期　　1. 産褥の正常経過とアセスメント

軟産道の損傷（つづき）		2～3 時間ごとに交換して，清潔を保持することが必要である．適切なセルフケア行動がとれているか確認する ⮕順調に治癒しているか判断する　根拠適切な処置が行われていれば産褥 4～5 日には癒合し，1～2 週間で治癒する
	●疼痛を増強する因子はないか	⮕会陰部の縫合部の疼痛は，とくに歩行時，座位時，排泄時に強く訴える．創部の治癒が進めば疼痛の訴えも少なくなる
	●対処の効果はあるか	⮕歩行時の疼痛は創部とパッドとの摩擦，座位時は創部の圧迫によって生じる　根拠これらは創部を不要に刺激することになるので，前者はパッドのずれを防げる体型に合った下着の着用，後者は円座の使用などで保護し，疼痛が緩和することを確認する ⮕排尿時は尿が創部を流れるときに滲みるための痛みであり，排便時は腹圧をかけ努責することで増強する
	●腟壁・外陰血腫の治癒過程に問題はないか	⮕血腫形成のある褥婦では，その大きさによって処置が異なる．治療内容を確認しておく ⮕切開・縫合が行われた場合は会陰切開創の観察に準ずる ⮕圧迫止血が必要と判断されたときは，医師の指示に従い，適切に止血できているか観察する

乳汁分泌

情報収集	アセスメントの視点	留意点・根拠
乳房	●乳房の変化	⮕乳汁の産生，分泌に伴う変化を観察する ⮕妊娠中からエストロゲン，プロゲステロン，ヒト胎盤性ラクトーゲン(hPL)，プロラクチンが分泌され，それらの作用によって乳腺が発育し，乳房全体が増大する．分娩後はさらに急速に発育が進み，乳汁の産生が起こる ⮕血管が怒張し，血流量が増して温熱感を伴う　根拠このような状態は乳汁分泌が良好である可能性が高い
	●乳房緊満	⮕乳房緊満とは，急激な乳汁産生による乳房のうっ滞状態をいう．産褥 2～4 日に発生しやすい
	●うつ乳	⮕うつ乳とは，乳汁分泌と排出のアンバランスであり，乳房内に乳汁がうっ滞して乳管を圧迫し，排乳障害を起こしている状態である．乳汁産生が進んでいるので，搾乳して排出を促すことで軽減する ⮕乳房うっ積とうつ乳の鑑別を正しく行うことが必要である →「41 乳腺炎」参照
乳汁の産生	●産褥日数に応じた乳汁分泌が進んでいるか	⮕分娩が終了すると，エストロゲン，プロゲステロンの血中濃度が急速に低下する(図 37-10)．妊娠中は性ホルモンが乳腺レベルでプロラクチン作用を阻害しているため乳汁分泌は起こらないが，分娩終了とともにその抑制がはずれて乳汁の分泌が開始する
	●分泌量は適切か	⮕乳汁分泌は微量ではあるが妊娠中からみられ，産褥 2 日頃から持続的な分泌が始まる．産褥 1 週でほぼ確立する ⮕産褥初期の分泌量のアセスメントには産褥日数を考慮することが大切である．日数に相応した量が分泌されていればよい ⮕乳汁は産褥 3 日で 150 mL，産褥 5 日で 250 mL あれば

666

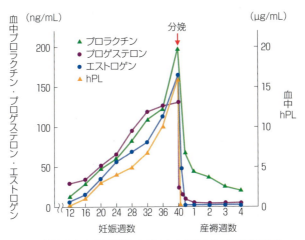

■図 37-10　妊娠中および産褥期における血中各種ホルモン濃度の変動
（青野敏博：乳房の変化と乳汁分泌，武谷雄二総編：産褥，新女性医学大系 32，p.28，中山書店，2001）

乳汁の産生（つづき）		分泌良好と判断できるが，個人差が大きい
		●初産婦では経産婦より乳汁分泌は遅く，産褥 3～4 日頃から急速に亢進する．乳汁の分泌量（1 回分泌量，1 日総量），授乳回数，初乳・移行乳・成乳の別，乳汁の性状，味，臭いを観察し，児の必要量と比較を行う
	●乳頭刺激の効果	●乳汁分泌が開始しても，哺乳を続けなければ分泌は停止する．乳頭への吸啜刺激は，肋間神経，脊髄を介して中枢神経系に伝えられ，反射的に下垂体前葉からプロラクチン，後葉からオキシトシンが放出されて血中濃度が上昇する．それぞれのホルモンの働きによって乳汁の産生・分泌，射乳が促進される（図 37-11）．授乳をしていない褥婦では，乳頭刺激が与えられないので，およそ 1 か月でプロラクチンの分泌量は急激に下降するといわれる
	●乳汁成分の変化	●乳汁は，最初の数日間を初乳といい，産褥 5 日頃から成乳への移行が始まり（移行乳），産褥 10～15 日頃に成乳となる
		●乳汁は黄色で粘稠性があり，塩味が強く甘味の少ない初乳から，クリーム色で粘稠性のやや弱い移行乳，乳白色で，脂肪と糖質が増すため甘味の増した成乳に変化する（表 37-5）
		●初乳は免疫グロブリン IgA などが多く含まれる．分泌型 IgA は経口的に摂取された後，腸管内において児を種々の感染から防御する働きをすると考えられる
		→「42 乳汁分泌不全」参照

第3章 産褥期　1. 産褥の正常経過とアセスメント

吸啜刺激が求心神経を経て脊髄後根，間脳，視床下部へと伝わると，下垂体前葉からプロラクチン，下垂体後葉からオキシトシンが放出される．

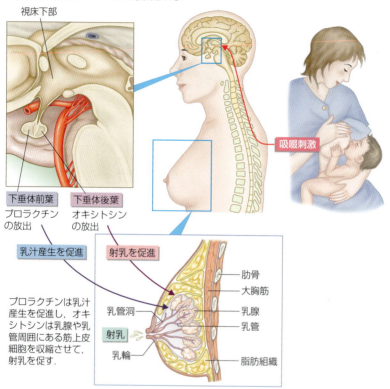

■図37-11　吸啜刺激によるプロラクチンとオキシトシンの反射性分泌

■表37-5　乳汁量と性状の経日的変化

産褥日数	乳汁量(1日総量)	呼称	色	性状	味	臭い	乳房緊満
0～1日	5～20 mL	初乳	透明水様	蜜のようにやや粘稠			(－)
2	50～70						(±)
3	140～250		帯黄色	粘稠性強	甘味薄砂糖の少ないミルクセーキ様	独特の強いかおり	(＋)
4	230～310	移行乳	～				(＋)
5	270～400		クリーム色	粘稠性やや弱	甘味やや薄		(±)
6	290～450		～				(±)
7	320～		薄クリーム色				(－)
8～14	500～	成乳	乳白色	不透明			
15～28	700～		～		甘味少しあり	母乳様のかすかに甘いかおり	
29～	900～		帯青白色	さらさらしている			

(江守陽子：褥婦の観察，前原澄子編：新看護観察のキーポイントシリーズ　母性II，p.37, 中央法規出版, 2011 より一部抜粋)

3. 産褥期の基本的生活行動，心理・社会的状態の診断

【目的】
- 基本的生活行動を確認する．
- 産褥期の心理・社会的変化を観察し，産褥の時期に合った適応行動がとれているかを診断する．
- セルフケア行動を評価する．
- 親役割行動，育児行動を観察する．
- ソーシャルサポート，家族の役割行動を評価する．

【ポイント】
- 問診によって得られる情報が多い．とくに心理的状態はケアの場での会話や褥婦の行動を注意深く観察し，褥婦・家族のニーズを引き出すことが必要である．
- 産褥早期は安楽と健康の回復促進のためのケアが重要であり，徐々に自立に向けたケアにつなげられることが望ましい．褥婦および家族の生活を重視し，セルフケア能力を高める方向で支援する．
- 育児のための身体的・心理的必要物品の準備行動を通して，出産体験・児の受容，親役割の獲得・遂行過程を知ることができる．
- 役割の変化やソーシャルサポートについて，現実と期待が一致しているか判断する．もし乖離が大きければ葛藤が生じてストレスとなる．
- 家族間のきずなを支援し，児を新しい家族の一員として迎え入れる準備が整っているか確認する．
- 新しい自己像やライフスタイルの確立ができているか確認する．

1 基本的生活行動	2 心理的状態	3 出産育児行動	4 社会的生活行動

情報収集	アセスメントの視点	留意点・根拠
栄養摂取・食生活行動	●産褥期の栄養摂取の必要性について理解しているか	○栄養摂取・食生活行動に関する知識レベルを確認する ○産褥期のエネルギーの摂取基準は，年齢と身体活動レベルを基に算出された日本人の食事摂取基準に，授乳婦では 350 kcal を付加する．授乳していない褥婦では付加量は必要ない．褥婦の嗜好，体格，身体活動レベルなどを考慮し，適切な栄養が摂取できているか，摂取量が適切であるか判断する（表 37-6）
	●1 日に必要な栄養素の摂取ができているか	○良質の蛋白質，ミネラル，ビタミン類の摂取が必要である　根拠 褥婦は分娩労作による疲労，分娩時の食事摂取量の不足，出血などで体力を消耗し，蛋白質，ビタミン類が消失している ○母乳分泌のために食事内容を考慮しているか．脂質，糖質の摂取が必要である ○妊娠高血圧症候群，妊娠糖尿病など栄養管理が重要な疾患をもっていた者は，病状の回復に応じた食事内容が指示される．適切な食生活ができているか確認する
	●食事時間・食事回数が規則的であるか	○授乳，育児のために生活時間が不規則になりがちである．規則的な食事時間，食事回数を確保できていることが望ましい．1～2 回の補食をとるようにしてもよい
	●嗜好品が母乳に与える影響を理解できているか	○タバコ，酒，コーヒーなどの嗜好品に含まれるニコチンやアルコール，カフェインが母乳中に移行することを理解できており，影響を最小限にとどめるよう行動していることを確認する ○受動喫煙の害について理解しており，周囲の喫煙者に協力を求めることができることが必要である
	●内分泌攪乱物質が母乳に与える影響を理解できているか	○内分泌攪乱物質のリスクに関する知識レベルを確認する ○不要な摂取を避ける工夫ができているか，過剰な不安をもっていないか，確認する

第3章　産褥期　　1. 産褥の正常経過とアセスメント

栄養摂取・食生活行動（つづき）		⏎ダイオキシン類などの脂溶性物質は母乳中に排出される．しかし，最近の母体の汚染濃度は低下しており，汚染による影響よりも母乳の利点のほうが上回ると考えられている．母乳への影響と必要性を比較して選択できることが望ましい
	●産褥期の体重管理について理解しているか	⏎産褥期の体重管理に関する知識レベルを確認する
	●食事量と運動量のバランスがとれているか	⏎食事量と運動量のバランスが適切であり，非妊娠時の体重に復帰する努力をしていることを確認する
安静・動静	●分娩直後の安静は確保できたか	⏎分娩終了後は2時間安静臥床を保ち，異常がなければ帰室する．十分休養・リラックスできているか観察する
	●早期離床の必要性を理解できているか	⏎正常な分娩経過をたどった褥婦では，およそ2〜6時間で歩行を開始する　　根拠 適度な休養は必要であるが，長時間の臥床は望ましくない
	●適度な休息と身体活動を行っているか	⏎早期離床の利点と欠点を理解し，褥婦の状態に適した動静が確保されていることが必要である（表37-7）⏎静脈瘤があるときは，下肢を締め付けない下着の着用とともに，早期離床，適度な運動によって血流の改善を図ることが必要である
	●日常生活に復帰する目安を理解しているか	⏎産後1週間は褥婦自身と児の世話，2週目は起きている時間を長くしながら褥婦自身と児の世話と食事のしたく程度，3週目は軽い家事，4週目は近所への外出，産後健診で異常がなければ，以後徐々に生活範囲を拡大することを目安に妊娠前の生活に復帰する
姿勢・日常生活動作（ADL）	●産褥期の姿勢の特徴を理解しているか	⏎姿勢の変化に関する知識のレベルを確認する⏎産褥期は，腹部と殿部を突き出し，腰を反らせた妊娠期独特の姿勢が残っている　　根拠 腹筋，背筋，骨盤底筋群が弛緩していることが姿勢を崩す要因の1つである
	●産褥日数に応じたADLを工夫している	⏎腹筋，背筋，骨盤底筋群が弛緩していることによるマイナートラブルが生じやすくなる．予防と軽減のためにADLへの注意が必要である⏎子宮の下垂を招くので，重いものを持つことや過激な動作を避ける工夫をしていることを確認する⏎身体各部の変化を妊娠前の状態に回復させる手段の1つとして，産褥体操を取り入れるとよい⏎家事労働を手伝ってくれる人がいない場合は，過重労働になりやすい．体調に合わせた支援が望ましい
	●疼痛緩和を図る工夫ができているか	⏎会陰の縫合部痛や脱肛のため，座位をとることに苦痛があるときは，円座や産褥いすを用いて，患部が圧迫刺激されないようにするとよい．疼痛を緩和し，ADLがスムーズであるよう工夫できているとよい
運動	●褥婦にとって適度な運動が必要であることを理解しているか	⏎褥婦のための運動に関する知識レベルを確認する⏎産褥体操は褥婦のマイナートラブルを予防，軽減させる．習慣化し，継続できるとよい⏎産後の尿失禁の対策にはケーゲルKegel体操が有効である　　根拠 骨盤底筋群の弛緩による子宮の下垂・脱出は，産褥体操によって予防できる
	●産後のスポーツに必要な知識を	⏎興味ある種目のなかから強化する部位，目的に合わせた

670

■表 37-6　授乳婦の食事摂取基準

エネルギー	推定エネルギー必要量[*1]		
エネルギー（kcal/日）	+350		

栄養素		推定平均必要量[*1]	推奨量[*1]	目安量
蛋白質（g/日）		+15	+20	—
脂質	脂質（% エネルギー）	—	—	—
	飽和脂肪酸（% エネルギー）	—	—	—
	n-6 系脂肪酸（g/日）	—	—	9
	n-3 系脂肪酸（g/日）	—	—	1.8
炭水化物	炭水化物（% エネルギー）	—	—	—
	食物繊維（g/日）	—	—	—
ビタミン	脂溶性 ビタミン A（μgRAE/日）[*2]	+300	+450	—
	ビタミン D（μg/日）	—	—	8.0
	ビタミン E（mg/日）	—	—	7.0
	ビタミン K（μg/日）	—	—	150
	水溶性 ビタミン B₁（mg/日）	+0.2	+0.2	—
	ビタミン B₂（mg/日）	+0.5	+0.6	—
	ナイアシン（mgNE/日）	+3	+3	—
	ビタミン B₆（mg/日）	+0.3	+0.3	—
	ビタミン B₁₂（μg/日）	+0.7	+0.8	—
	葉酸（μg/日）	+80	+100	—
	パントテン酸（mg/日）	—	—	5
	ビオチン（μg/日）	—	—	50
	ビタミン C（mg/日）	+40	+45	—
ミネラル	多量 ナトリウム（mg/日）	—	—	—
	（食塩相当量）（g/日）	—	—	—
	カリウム（mg/日）	—	—	2,200
	カルシウム（mg/日）	—	—	—
	マグネシウム（mg/日）	—	—	—
	リン（mg/日）	—	—	800
	微量 鉄（mg/日）	+2.0	+2.5	—
	亜鉛（mg/日）	+3	+3	—
	銅（mg/日）	+0.5	+0.5	—
	マンガン（mg/日）	—	—	3.5
	ヨウ素（μg/日）	+100	+140	—
	セレン（μg/日）	+15	+20	—
	クロム（μg/日）	—	—	10
	モリブデン（μg/日）	+3	+3	—

*1 摂取基準に示した付加量である
*2 プロビタミン A カロテノイドを含む

■表 37-7　早期離床の利点と欠点

利点

・悪露の排出を促し，子宮復古を促進する
・血液循環を促進し，血栓予防に役立つ
・自然排尿を促進する
・腹筋・背筋・骨盤底筋群・四肢筋の弛緩を防ぎ，筋力の回復を促進する
・褥婦に健康感をもたせる

欠点

・会陰裂傷・切開創の安静が保ちにくく，疼痛を増強させる
・出血を増量させることがある
・子宮の下垂・脱出の一因となることがある
・褥婦の疲労回復が遅れる

■表 37-8　産褥体操の効果

・弛緩した腹筋・背筋・骨盤底筋群などの強化
・子宮収縮の促進
・乳汁分泌の促進
・血液循環を改善し，静脈瘤や血栓を予防
・姿勢の是正と肥満の予防
・気分を爽快にし，ストレスを緩和

■表 37-9　産後のスポーツのための注意点

開始してよい条件

・産後健診で異常がないと診断されてから始める
・会陰縫合部の疼痛がない
・悪露が消失している

スポーツをするときの注意

・運動して出血があれば中止する
・疲れたら休息をとる．楽しむ気持ちで行うことが大切である
・十分な水分摂取と栄養摂取に注意をはらう

第3章　産褥期　　1. 産褥の正常経過とアセスメント

運動 (つづき)	もっているか	種目が選べるとよい ⮑産後のスポーツは，産後1か月健診で異常がないことを確認してから始める(表37-8, 9). ただし，妊娠中に弛緩した関節・靱帯が非妊娠時の状態に回復するまで12週間程度かかるといわれるので，負荷量を考えて種目を選ぶことが必要である
睡眠・休息	●睡眠・休息時間が十分にとれているか	⮑睡眠や休息の必要性に関する知識レベルを確認する ⮑分娩直後は疲労のため眠気を催すことが多い　根拠分娩後は興奮，創部痛や後陣痛などの身体的苦痛で睡眠が障害されやすい ⮑睡眠・休息時間が十分にとれているか，あるいは睡眠不足を補う工夫がされているか確認する　根拠頻回の授乳，育児によって生活のリズムが混乱する．夜間の睡眠が中断されることで，熟睡感がもてなくなる時期である
	●疲労感はとれているか	⮑根拠産後の回復を促進するときは努めて睡眠をとるようにしているとよい．疲労感がないことが望ましい
	●睡眠に適した環境が整えられているか	⮑睡眠に適した環境が整えられているか．室温の調整，遮光，遮音に気を配り，入眠しやすい方法をもっていることを確認する
	●睡眠がとれる工夫をしているか	⮑育児の負担が大きいときは，一時的に児を預かり，休息がとれるように配慮することも必要となる．褥婦の身体的・心理的状態を判断する．退院後であれば育児の協力者を確保し，調整を図ることが必要である
服薬	●子宮収縮薬の効果	⮑分娩後2～3日間，子宮収縮促進と感染防止の目的で内服薬を投与されるのが一般的である．指示どおり服用できているか確認する ⮑子宮収縮薬の効果を確認し，後陣痛が強すぎるときは，医師と相談し，服用量を減らすか中止する
	●抗菌薬の効果	⮑抗菌薬は感染予防の目的で服用するので，感染徴候が出現しないことを確認する
	●副作用の観察と服薬の継続・中止の判断について	⮑薬物の副作用を注意深く観察する．原因の薬物を明らかにし，医師と相談して服用の継続・中止を検討する
排泄	●尿量，排尿回数に問題はないか ●頻尿，残尿感，排尿時痛などの症状はないか	⮑産褥期の排泄パターンの変化の知識レベルを確認する ⮑適度な間隔で自然排尿を促すことが必要である．排尿がないときは導尿が必要かどうか判断する　根拠分娩直後は膀胱充満感や尿意がみられないことがある ⮑尿量は分娩直後から急増し，分娩当日は1,500～2,000 mLに達する　根拠これは妊娠期の水分貯留作用の反作用であり，産褥2～5日まで尿量の増加した状態が続く ⮑尿量には水分摂取量，発汗の程度，乳汁分泌の程度，出血量が影響する．これらの観察結果を併せて判断する ⮑尿量が減少したと思われるときは知らせるよう，褥婦に指導しておくことが必要である ⮑頻尿，残尿感，排尿時痛などの症状がないか確認する
	●排便習慣に問題はないか	⮑妊娠前の排便習慣と変化があるか確認する　根拠妊娠後期からの腸蠕動低下と分娩時の食物摂取量の減少，運動不足などによって，産褥期は排便障害をきたしやすい
	●排泄の変化に関するセルフケア	⮑便通を促進するためにはセルフケア行動が大切である．

672

排泄（つづき）	行動がとれているか	繊維質含有食物と水分摂取を心がけることや，痔疾・脱肛による疼痛は排便を障害するので，症状の改善に向けた工夫をするなどの行動がみられるとよい
清潔	●産褥期の清潔の必要性を理解しているか ●清潔保持に必要な行動がとれているか	➲清潔保持に関する知識レベルを確認する ➲産褥期は発汗が多くなり，とくに夜間に多い．シャワー浴，寝衣交換を毎日行うなどの行動がみられるとよい ➲乳頭，陰部など，感染しやすい部位の清潔が保たれているか観察する ➲外陰部は感染防止のため，悪露がある間は消毒綿での清拭を続けることが必要である．3～4時間ごとに産褥パッドの交換を行う．また，汚染したパッドを適切な方法で処理ができているか確認する ➲授乳の前後は乳頭の清拭を行う．また，乳汁漏出のために下着が汚染しやすいので，母乳パッドの使用などで感染防止に努めている様子がみられているか確認する 根拠 乳房・乳頭の清潔保持は母体の産褥熱予防と新生児への感染防止のために必要である ➲手洗いは清潔の基本であり，食事，排泄，児の世話などの前後に手を洗う習慣が身についているか確認する
衣服・靴	●産褥期の体型の変化に応じた服装をしているか ●産褥期に適した衣類を選択しているか	➲産褥期の体型の変化に応じた衣類を選択できているか確認する ➲乳房が大きくなるので，適したサイズのブラジャーを選んで着用することが必要である ➲腹帯，コルセットを着用し，弛緩した腹壁を締めることも効果がある ➲産褥早期は疲労や創部痛のために身だしなみに関心がはらわれなくなっている．だらしない格好にならないように注意することも必要である
マイナートラブルへの対処行動	●マイナートラブルへの対処行動がとれているか	➲産褥期の変化が生理的な範囲にあるか判断できている ➲ ADL に支障をきたしていないことを確認する ➲さまざまな生理的変化に対して適切な対処行動をとるために必要な知識をもっている →「36 産褥の正常経過」参照
セクシュアリティ	●褥婦であることを意識した性生活ができているか ●家族計画について考えているか	➲産後のセクシュアリティおよび性生活パターンの変化に関する知識レベルを確認する ➲産後の性生活は，1か月健診で異常がないと診断されたら開始してよい ➲褥婦は会陰縫合部痛，乳汁分泌などがあり，性的関心が減退していることがある ➲パートナーと意識のずれがあるときはよく話し合い，相手の気持ちや心身の変化を理解することが必要である ➲分娩後の初回の月経は無排卵のことが多い．しかし，初回月経周期から排卵がみられる者もいるので，家族計画指導は大切である ➲次子妊娠の希望はあるか．次回妊娠の時期は，母体の年齢，希望する子どもの数，家庭の事情を考慮して決めるが，母体の健康回復，育児の負担を考えると1年間は避妊をすることが望ましい

第3章 産褥期　1. 産褥の正常経過とアセスメント

セクシュ アリティ (つづき)	●避妊法について理解しているか	➡産褥期に適した避妊法を選択できることを確認する

| 1 基本的生活行動 | 2 心理的状態 | 3 出産育児行動 | 4 社会的生活行動 |

情報収集	アセスメントの視点	留意点・根拠
出産体験 の受容	●出産体験を受容できているか	➡妊娠・分娩に対する褥婦自身の気持ちを表出できているか観察する ➡看護者とともに分娩の振り返りを行い，出産体験を自分自身の人生のなかでどのように位置づけているか観察する　根拠出産体験の受けとめ方は，その後の女性として，母親としての自己の受容につながる ➡根拠出産に対する肯定的感情は自尊感情を高める．逆に期待と異なるときは自信を喪失させ自尊感情を低くする ➡根拠産褥早期は母体の回復が十分でなく，また，育児技術も未熟なため，褥婦が混乱をきたしやすい．褥婦の感情表出を助け，ありのままを受けとめられるよう支持的態度で接することが必要である
	●褥婦としての自己を受け入れているか	➡根拠出産体験を肯定的にとらえることで，女性として自信をもつことができ，褥婦としての自己を受け入れることができる ➡褥婦として出産に関連した健康課題を認識しており，適切な行動がとれていることを確認する　根拠褥婦として健康回復に努める，受診行動がとれる，育児行動がとれるなどの行動につながる
児の受容 ・愛着形 成	●児を受容できているか	➡児への接し方を観察する　根拠見つめ合い，言葉かけ，タッチ，喜びの感情表出などの児の誕生を喜ぶ態度は，児の受容が進んでいることの表れである ➡期待したイメージと実際のイメージが一致しているか確認する ➡児への感情は直接的な育児行動を通して変化し，徐々に児を受容し，発達していく　根拠育児・授乳などがうまくできるようになるとともに，わが子をかわいいと思う感情が高まっていくことが多い．日々変化することを念頭におき，褥婦の行動を観察する ➡授乳が困難な事例では児の受容が妨げられることがある．焦らずに母児双方が技術を獲得していく過程で児を受け入れる感情が育っていくことを伝えて支援するとよい ➡母児分離の状態にあるときは児の受容が進みにくい．児に関する情報を提供し，関心を向けるように支援していく必要がある．児に関する会話，写真などに対して，褥婦がどのように反応し，変化するか観察する
	●児への愛着行動がみられるか	➡母児双方が相手の発する刺激・反応に呼応しているか観察する　根拠母児の相互作用によって愛着が深められている状態にある ➡児を見つめる，声をかける，触れるなどの行動が適切に行われているか観察する．調子が高い誇張された話し方（マザリーズ）は児が強く反応する刺激である
	●愛着を阻害する因子はないか	➡啼泣している児に対するあやし方に着目する

674

児の受容・愛着形成（つづき）		○愛着を阻害する因子はないか確認する　**根拠** 褥婦側の因子として，健康状態，成育歴，パーソナリティ，価値観，家庭環境，役割モデルの存在など，児側の因子として，健康状態，気質などがある ○低出生体重児や障害がある児などでは，母子分離をやむなくされ，愛着形成が遅れることがある
ボディイメージ	●ボディイメージを変化させているか ●理想とするボディイメージはどのようなものか	○ライフステージの時期に合ったボディイメージに変化させているか観察する　**根拠** 産褥期にある自己のボディイメージを受け入れて，進行性変化，退行性変化をありのままに受け入れることが大切である ○理想とするボディイメージに復帰するために必要な知識をもっており，適切な行動をとっていることを確認する　**根拠** 増大した腹部や体重増加は，妊娠期に必要な変化として肯定的に受けとめられていたが，出産後には否定的なイメージに変化する． ○妊娠前の容姿，体重に戻ることへの期待は高い　**根拠** 理想とするボディイメージとの乖離が大きいときは，自己像や児に対して否定的感情を引き起こすことがある
マタニティブルーズ	●マタニティブルーズの症状はないか	○産褥3～5日頃から10日頃までに生じる，涙もろさ，抑うつ，気分の変化などの一過性の情緒不安定な状態である．その他にも，不安，不眠，疲労，倦怠感，困惑，イライラ，怒り，頭痛，集中力の低下，物忘れ，食欲不振，号泣など，多様な症状がみられる ○一過性であり，およそ半数の褥婦が経験するといわれる．しかし発症頻度は報告によって大きな差があり，マタニティブルーズのとらえ方は個人差があると思われる ○症状，期間，褥婦自身の対処方法を観察し，日常生活や育児に影響が出ていないか確認する ○不安定な感情を表出しやすい環境をつくる ○産褥精神疾患の前駆症状のことがあるので，軽視することなく，症状が軽快していくことを確認する．症状が進行するときは医師による鑑別診断が必要である →「44 マタニティブルーズ」参照
問題への対処行動	●産褥経過に伴う問題があるか ●問題解決のために必要な対処行動がとれるか	○産褥経過に伴う問題をもっているか確認する ○産褥早期は身体的な不全感とともに，新しい役割意識による緊張感が強く，心理的にもさまざまな問題を抱える．とくに慣れない育児に関する不安は大きい ○ストレス対処行動を言語表現できることが望ましい ○ストレス耐性と介入の必要性を判断する ○適切な対処行動を選択できる知識・技術をもっているか確認する
出産した価値	●出産したことに価値を見出しているか	○出産したことに満足感をもち，自分自身を誇らしく感じている状態である ○自分自身や子ども，生命を大切に思う気持ちが表現されることを確認する

第3章　産褥期　　1. 産褥の正常経過とアセスメント

| 1 基本的生活行動 | 2 心理的状態 | **3 出産育児行動** | 4 社会的生活行動 |

情報収集	アセスメントの視点	留意点・根拠
受診行動	●健康診査のための受診行動をとっている・とろうとしているか	○褥婦および乳幼児の健康診査の必要性に関する知識レベルを確認する ○育児担当者として，産後の回復が順調であるか，褥婦自身が健康管理に関心をはらっているか確認する ○児の健康診査の時期を確認し，受診に向けた行動がとれているか確認する　〔根拠〕児の健康診査を受けることは順調な成長発育を願う親の行動の1つと考えられる
	●母子健康手帳の活用ができているか	○〔根拠〕母子健康手帳は胎生期から小学校就学までの子どもの健康の記録である．親が所持することで，子どもの健康に対する関心を高め，責任の自覚が期待できる
育児に対する準備状況	●育児技術を獲得する意欲があるか	○妊娠期間中にどの程度の準備ができているか確認する ○入院中は育児技術を習得する機会でもある．積極的に育児技術を獲得しようとしているか観察する ○経産婦で育児経験がある場合は，知識，手技内容の正確さを観察する．すでに獲得している育児技術を支持し，児の安全に問題が生じると思われることがあれば，褥婦と話し合う機会をもつことが必要である
	●育児に必要な技術を獲得しているか	
	●役割モデルと自己との相違を理解しているか	
母親役割行動	●母親としての役割行動がとれているか	○産褥の時期に応じた役割行動がとれているか観察する．褥婦は指示されて行動する時期から次第に自主的に行動できるようになり，退院後には自分の子どもに適した育児方法を確立していく過程をとる ○疲労感が強いために児のケアを引き受ける能力が発揮できていないこともある．全身状態と併せて，注意深く観察する　〔根拠〕産褥早期は分娩時の疲労が回復していない褥婦も多い
	●育児に価値を見出しているか	○児の世話を楽しんでいるか観察する
	●母性行動の発達過程に沿った適応をしているか	○母性行動の発達過程に沿った課題が達成されているか確認する ○母親のアイデンティティは1〜3か月で確立される
	母親役割行動（Rubin R）[13] 受容期(taking-in phase)：分娩後2〜3日続く．母親は受動的で依存的である．分娩からの回復の時期であり，与えられたものを受け入れ，指示に従って行動する．新生児に対して指で接触する行動がみられる． 保持期(taking-hold phase)：産褥3〜10日頃まで．母親として自立する前の段階で，自分で行動し始めようとする時期である．身体的コントロールができれば育児技術の習得に熱心に取り組むようになる．しかし，気分の変動が激しい時期でもあり，育児行動のささいな失敗で母親は傷つきやすい． 開放期(letting-go phase)：退院後からおよそ1か月まで続く．新しい役割を獲得するためにさまざまなことを経験するが，自分の子に合わせた育児方法を模索し，試行錯誤が続く時期である．この頃には児との分離を受け入れ，子どもがいなかったときの生活を放棄する．	
育児技術の獲得	●育児技術が獲得できているか	○育児に必要な技術を獲得している・しようとしていることを確認する ○育児技術の手技が正しくできていることを確認する（表37-10）

■表37-10　育児行動の観察

1)児を適切に抱き，寝かせることができる	**5)臍の手当てができる**
①頭部を固定して抱くことができる ②抱いた後の児の反応を確認できる ③適切な時期に児を抱くことができる ④殿部から寝かせ，最後に頭部を固定しながら寝かせることができる ⑤授乳後は頭を横に向けて寝かせることができる ⑥頭部の変形予防のために，向きや位置を変えて寝かせることができる	①手指を洗い，必要な物品を準備することができる ②臍の消毒，乾燥ができる ③臍脱の有無，臍の発赤，出血・肉芽などの異常の観察ができる ④おむつや，不潔な衣類が臍に当たらないようにすることができる
2)授乳ができる	**6)保育環境・寝具・衣類の調節ができる**
①児の空腹状況を判断し，ほしがるときに授乳できる ②吸啜しやすい姿勢に児を抱くことができる ③乳房と手指を清潔にできる ④乳頭を含ませることができる ⑤吸啜させている時間が乳頭と児に合った時間内である ⑥児に合った哺乳量を飲ませることができる ⑦いつ乳を予防するための排気ができる ⑧母乳が足りているかどうかの判断ができる ⑨授乳を通して，児にほほえみかけたり，語りかけなどができる	①児の状態に応じて，室温・湿度・換気・寝具・衣類の調節ができる ②通風，日当たり，安全性を考えて児を寝かせる場所を選択できる ③季節に応じた冷暖房法を考え，退院後の具体的な方法を計画することができる
	7)児の健康状態の観察ができる
3)おむつ交換ができる	①体重測定ができ，その増減が順調かどうか判断できる ②体温測定ができ，体温が正常か異常か判断できる ③四肢の冷感，チアノーゼの有無を観察できる ④便および尿の回数・量・色・柔らかさ・混入物の観察ができる ⑤声の調子，四肢の活動性，皮膚のつや，表情などを観察できる ⑥睡眠，哺乳力，泣き方などの生活リズムの好調・不調の観察ができる
①適切な時期(授乳前後，啼泣時)におむつを替えることができる ②殿部の便，尿を前から後ろへ拭き取り，殿部を乾燥させることができる ③足の運動・股関節の開排，腹部の運動を妨げないような，また，排泄物が漏れないようなおむつの当て方ができる ④排泄物が異常である場合，看護師，助産師に連絡することができる ⑤汚れたおむつの処理ができる	
	8)児の啼泣に対して適切な対応ができる
4)沐浴ができる	①おむつを注意してみることができる ②痛みやかゆみがないかなど，全身状態に気を配ることができる ③背中に手を入れたり，四肢に触れて熱さ，冷たさの観察ができる ④空腹であるかどうかを判断できる ⑤判断した原因・誘因に対処し，児の反応の変化をみて，その判断・対処が妥当であるかどうかの確認ができる
①沐浴を行う前に，児の状態について，また，発熱・下痢などがなく，元気がよいことを確認できる ②すきま風を防ぎ，室温25℃前後に調節できる ③必要物品を確認し，使いやすい位置に配置できる ④母親自身の準備ができる ⑤湯の温度を確認し，調節できる ⑥児を適切に把持して身体を洗うことができる ⑦保温に留意しながら，手早く洗い，着衣することができる ⑧沐浴を通して，児とのスキンシップをもち，ほほえみかけたり，語りかけたりすることができる	**9)児の個別的問題や観察項目**

（松尾邦江：臨床助産婦必携．p.254，医学書院，1999より一部改変）

育児技術の獲得 (つづき)	●児の反応に対する応答性は学習できているか	➡育児技術の習得のためには，児と接する時間を長くし，育児にかかわる機会を多くすることが望ましい　**根拠**入院中は母子同室のほうが技術の習得は早い ➡**根拠**児の不快を示す反応(泣きの意味)を読み取り，欲求を満たす作業が適切にできることは母親の自信につながる．入院中から学習の機会を増やし，応答性，判断力を高めることが必要である

産褥

37

産褥期のアセスメント

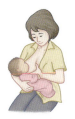 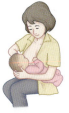 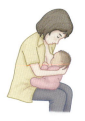 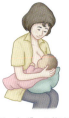 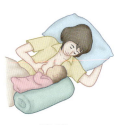

横抱き　　　交差横抱き　　　縦抱き　　　フットボール抱き　　　添い寝

■図37-12　授乳時の抱き方
（江守陽子：褥婦の観察，前原澄子編：新看護観察のキーポイントシリーズ　母性Ⅱ，p.42，中央法規出版，2011）

育児技術の獲得（つづき）	●児の健康状態を観察できる	⊃児の健康状態に関心をもち，異常の徴候に気がつく ⊃体温測定など，家庭でできる観察技術を習得している・しようとしている ⊃児のサインの意味を読み取ろうとしている
	●児の安全を考えた行動ができるか	⊃児の移動，環境，栄養など，児の生活一般に関して安全を考えた行動がとれていることを確認する
	●児の栄養法について考えられるか	⊃児の状態に応じた栄養法が考えられ，授乳行動ができているか観察する ⊃授乳に適した抱き方（図37-12），飲ませ方，児の成長に応じた哺乳量，回数，過不足の判断ができているか観察する
	●母乳育児ができているか	⊃母乳栄養の利点を理解しており，母乳育児に対して意欲があるか確認する ⊃乳房・乳頭のセルフケアができているか確認する　根拠　乳汁分泌促進に向けたケアができているかは母乳育児を成功させる大切な要素である ⊃産褥日数に応じた変化を理解させ，授乳の手技を獲得していく過程を援助しながら，指導の効果を評価するプロセスを繰り返す　根拠　意欲があっても，乳汁分泌が十分でないときや授乳がうまくできないときは，褥婦が自信を喪失して母乳育児をあきらめてしまうことがある
	●人工乳について理解できているか	⊃人工乳について理解しており，必要な児には利用できているか確認する．とくに母乳栄養が禁忌となる事例では，褥婦が納得できていることが大切である ⊃母乳による垂直感染が問題となるヒト成人T細胞白血病ウイルスⅠ型（HTLV-Ⅰ）感染症の褥婦では，母乳栄養を行うか母乳を遮断するか選択を迫られる．それぞれの栄養方法の利点・欠点を理解できているか確認する．いずれの選択であっても褥婦の決定を尊重し，気持ちを受容することが大切である
	●児の清潔を確保できるか	⊃沐浴，おむつ交換，着衣交換などの清潔保持に関する技術ができているか確認する ⊃臍処置ができ，清潔と乾燥を保つ技術を獲得している
	●児の生活環境を整えることができるか	⊃退院後の保育環境について，適切な温度環境，採光，通風を考慮して決めている ⊃育児用品を準備し，児の保育に必要な環境を整えている

| 育児サポート資源 | ●パートナー以外にサポート資源はあるか
●サポート内容 | ➲退院直後は褥婦自身の健康状態の回復が十分ではなく，家事労働と育児を担当するのは負担が大きい　根拠 協力者の存在は身体的負担を軽減するとともに，育児の相談相手になるなど，心理的な支援が受けられる
➲退院後，パートナー以外に育児の協力者はいるか．いれば具体的にどのようなサポートが得られるのか確認する
➲協力者がいない場合，褥婦が育児をどのようにしていこうと考えているか確認する．褥婦の負担を考え，退院後の育児の方法について話し合うことも必要である
➲サポート資源，サポート内容に関する褥婦の受けとめ方を確認する
➲地域の子育て支援組織を活用する手段をもっているか確認する　根拠 育児支援に関連する情報を提供したり，入手する方法を知らせたりすることも必要である |

| 1 基本的生活行動 | 2 心理的状態 | 3 出産育児行動 | **4 社会的生活行動** |

情報収集	アセスメントの視点	留意点・根拠
パートナーとの関係	●パートナーは出産を肯定的にとらえているか ●パートナーと親密な関係を保てているか	➲パートナーは褥婦の出産を喜んでいるか．児に関する共通の話題が増えるなど，満足している状態が示されているか観察する ➲パートナーとの関係が親密で不満がない状態にある ➲出産後の褥婦の体調に関心をはらっているか，育児に関心をもっているかを観察する　根拠 パートナーの肯定的姿勢は褥婦の母親役割遂行は大きく影響する ➲互いの役割の変化を認め合う言動がみられる　根拠 とくにこの時期，褥婦は育児のためにパートナーへの気配りが不足しがちになる．パートナーの支持的態度は，より深い信頼関係を築くうえで大切である
家族・役割関係	●父親役割の獲得は進んでいるか ●家族は児の誕生を喜んでいるか	➲パートナーは父親役割を獲得・遂行しようとしているか観察する ➲父親は，生後1週間以内に児との早期接触を行うと，興味を抱き，熱心に反応して積極的にかかわりをもとうとする[14]といわれる　根拠 母親と同様，父親も早期からの接触の機会をつくることが必要である ➲父親としての意識は，胎生期や出生直後は実感が乏しい．児が成長してから具体的になるため，役割取得は母親に比べて遅れがちである．父親役割獲得を促進するために積極的に育児に誘い込むこともよい．褥婦や家族がパートナーに育児参加の機会を提供しているか確認する ➲夫婦のジェンダー意識について確認する　根拠 夫婦が家事・育児をどのように分担しようとしているのか，褥婦の側が過重な負担を負うことのないよう，調整が必要である ➲育児方針について夫婦で話し合っているか確認する ➲家族は新しい家族を受け入れる準備ができ，児の誕生を喜んでいることを確認する．児に関する共通の話題が増えるなど，満足している状態が示されているとよい　根拠 家族の受け入れがよいことは褥婦に自信をもたせる

第3章　産褥期　　1. 産褥の正常経過とアセスメント

家族・役割関係（つづき）	●家族は新しい役割に適応できているか	➡児の誕生によって，カップルの両親は祖父母として，上の子は兄姉としての新しい役割をもつことになる．それぞれの役割を認識し，役割遂行に向けてスムーズに行動できているか観察する
		➡上の子には年齢，きょうだいの数，出生順位，発達段階に合わせた対応が必要である　根拠出生した児への関心が集まるなかで，上の子なりに感情の揺れが推測される．情緒的な安定が保てるように配慮が大切である
	●家族の受け入れ態勢は整っているか	➡根拠未婚，夫がいない，産後の協力者がいない，家族内に優先すべき別の問題がある，人間関係が不調和などは，褥婦の心理的負担を大きくする．必要な支援を考えることが必要となる
経済状態・社会資源	●褥婦が活用できる社会資源や制度を知っているか	➡出産・育児に関する社会資源について知識レベルを確認する
	●経済的状態に問題はないか	➡分娩・入院，産後健診，乳幼児健診，育児にかかる費用を確保できているか確認する
	●地域の保健・医療機関，サービスを知っているか	➡健康保険制度による給付の制度，無料受診券の利用など社会資源・諸制度を知っているか，また，活用しようとしているか確認する
		➡市町村，地域の医療機関・助産所で受けられるサービスについて知っているか確認する　根拠子育て期間中は不安があり，さまざまな支援や情報提供が受けられることは心強い
	●自助グループに関する情報をもっているか	➡特殊な問題をもつ褥婦には自助グループの存在を知っているか確認する　根拠同じ問題をもつ親同士の交流は情報交換の場となり，不安の軽減に役立つ
就労状況	●就労女性の保護規定を知っているか	➡就労女性のための保護規定に関する知識レベルを確認する
	●復職の予定はあるか	➡育児休業制度を利用する予定があるか　根拠休暇を取得する予定があれば，褥婦自身が育児を担当できる期間が長くなる．復職する予定であれば，育児担当者や保育施設の確保が必要となる
出産に関連した届出，制度	●出産に関連する届出や制度，手続きを知っているか ・出生届 ・出生連絡票 ・低出生体重児出生届 ・医療保険制度 ・乳幼児健康診査 ・その他必要な届出，制度	➡出産に関する届出手続きを知っているか確認する ➡各種届出に必要な書類が準備できているか確認し，必要な指導を行う ➡出生届を提出しないと児の戸籍がつくれない．規定の日数以内に提出できるよう準備しているかどうか確認する ➡経済的支援を得るための制度と手続きを知っているかどうか確認する　根拠正常な妊娠・分娩は健康保険の対象とならないが，それに代わる給付が受けられる

・出生届：出生届は生まれた日から14日以内に，父母の本籍地，届出人の住所地（所在地），出産をした場所のいずれかの区市町村役場・支所の戸籍窓口に提出しなければならない（戸籍法）．
・低出生体重児出生届：出生体重が2,500g未満のときは，居住地の保健所に届け出なければならない．養育上必要があると認めるときは，医師，保健師，助産師またはその他の職員が保護者を訪問し，必要な指導を行う（母子保健法）．
・医療保険制度（現金給付）：健康保険において被保険者には，出産育児一時金，出産手当金が支給される（健康保険法）．

4. 産褥期の看護診断

【ウエルネスの視点】

#1　産褥期の身体的変化が生理的範囲にある
#2　産褥期に必要な栄養摂取ができている
#3　産褥感染症の徴候がみられない
#4　日常生活動作が自立しており，産後の回復を妨げる因子を除外できている
#5　育児技術の獲得が進んでいる／育児技術に自信を深めている
#6　褥婦が児のニーズを推測する言動がみられる／児のニーズを把握しようとしている
#7　褥婦としての自己を受け入れている
#8　愛着行動がみられている
#9　新生児を家族のなかに統合し始めている
#10　母乳栄養の確立が始まっている
#11　健康な新生児のケアができている
#12　新生児を家族の一員として受け入れ，家族の再構成が進んでいる

【よくある健康問題】

●正常な経過をたどる褥婦でも，次に示す看護問題があげられる．
#1　排便回数の減少／排便困難感がある
#2　授乳による睡眠の中断がある

ウエルネスの視点

視点	看護診断	看護目標（看護成果）
#1 産褥期の身体的変化が生理的範囲にある	**健康管理促進準備状態** **診断指標** □日々の生活において健康目標に合った選択をしている □危険因子を減らす方法を説明する □疾患の症状の突発的な悪化がない	〈長期目標〉母体の健康状態に問題がなく，産褥期を過ごすことができる 〈短期目標〉1) 母体の身体的変化が生理的範囲を逸脱しない．2) 進行性変化が順調に進む
#2 産褥期に必要な栄養摂取ができている	**栄養促進準備状態** **診断指標** □健康目標に合った飲水行動 □健康目標に合った食事行動 □自分に合った適切な摂取基準量を守る □健康によい食物と飲物の選び方についての知識を示す	〈長期目標〉産褥期に必要な栄養摂取について理解し，適切な食行動を実践できる 〈短期目標〉1) 産褥期に必要な栄養摂取量を確保できる．2) 適切な食品を選んで摂取できる．3) エネルギー不足を起こさない
#3 産褥感染症の徴候がみられない	**免疫能促進準備状態** **診断指標** □感染性疾患を予防するための行動を強化したいと表明する	〈長期目標〉感染性疾患を起こさない 〈短期目標〉1) 悪露のケアが適切にできる．2) 乳房のケアが適切にできる．3) 感染防御のための清潔保持ができる
#4 日常生活動作が自立しており，産後の回復を妨げる因子を除外できている	**セルフケア促進準備状態** **診断指標** □健康の維持に自立性を高めたいと願望を表す □セルフケアを高めたいと願望を	〈長期目標〉産褥期の回復を促進するセルフケア行動がとれる 〈短期目標〉1) セルフケア行動を継続する．2) 産褥期の回復を妨げる因子に対して適切に行動できる

第3章　産褥期　　1．産褥の正常経過とアセスメント

	表す	
#5 育児技術の獲得が進んでいる／育児技術に自信を深めている	**知識獲得促進準備状態** **診断指標** □行動が表明された知識と一致している □学習への興味を示す	〈長期目標〉育児技術の獲得を促進し，育児能力を強化できる 〈短期目標〉1）新生児の授乳方法がわかる．2）新生児の排泄のケアがわかる．3）新生児に適した養育環境がわかる．4）新生児のニーズに合わせた育児技術を用いることができる．5）育児の自信を表明する
#6 褥婦が児のニーズを推測する言動がみられる／児のニーズを把握しようとしている	**コミュニケーション促進準備状態** **診断指標** □コミュニケーションを強化したいと意欲を示す □非言語的サインを適切に解釈する □非言語的サインを適切に使用する	〈長期目標〉非言語的な合図から児のニーズを把握できる 〈短期目標〉1）児の示すサインの意味がわかる．2）児の泣きの意味がわかる．3）児のニーズを把握しようとする言動がみられる
#7 褥婦としての自己を受け入れている	**自己概念促進準備状態** **診断指標** □長所と限界を受け入れる □能力に自信があることを示す □ボディイメージへの満足感を表す □自己同一性への満足感を表す □役割遂行への満足感を表す	〈長期目標〉褥婦としての自己を受け入れ，積極的に役割を遂行できる 〈短期目標〉1）褥婦としての役割を遂行できる．2）乳房の変化を受け入れている．3）産褥期の健康管理のために必要な医学管理を受けることができる
#8 愛着行動がみられている	**ペアレンティング促進準備状態** **診断指標** □愛着の証し □子どもへの現実的な期待を示す	〈長期目標〉愛着形成が促進する 〈短期目標〉1）新生児との相互作用を意識した行動がみられる．2）想像とは異なる現実の子どもを受け入れる
#9 新生児を家族のなかに統合し始めている	**家族機能促進準備状態** **診断指標** □活動が家族構成員の安全と成長を支えている □家族が変化に順応している □家族機能が家族構成員のニーズを満たしている □家族役割が発達課題に適している	〈長期目標〉家族構成員が新生児のケアに参加し，役割を果たすことができる 〈短期目標〉1）夫／パートナーが育児に参加できる．2）家族が育児に参加できる
#10 母乳栄養の確立が始まっている	**母乳栄養促進準備状態** **診断指標** □母親と乳児の間に効果的なコミュニケーションパターンがある □母親が母乳栄養への満足感を言葉で表現する □適切な吸着行動をとれるように，母親が乳児を抱くことができる □オキシトシン分泌を示す症状と	〈長期目標〉母乳栄養を確立できる 〈短期目標〉1）母乳栄養への意欲を表出する．2）適切な乳房ケアの手技がわかる．3）授乳姿勢を適正に保つことができる．4）新生児が満足したサインがわかる．5）オキシトシンによる子宮収縮作用を理解し，必要な対処行動がとれる

	徴候	
#11 健康な新生児のケアができている	**出産育児行動促進準備状態** **診断指標** □授乳方法を適切に行っている □乳房ケアを適切に行っている □基本的な乳児ケア方法を行っている □乳児に安全な環境を提供している □産褥日数に応じた日常生活行動がとれていると報告する □サポート体制を適切に活用している	〈長期目標〉褥婦は新生児に適した育児ができる 〈短期目標〉1)新生児に授乳できる. 2)新生児の排泄のケアができる. 3)新生児の清潔に関するケアができる. 4)新生児の養育環境を整えることができる. 5)育児の協力者を得ることができる
#12 新生児を家族の一員として受け入れ，家族の再構成が進んでいる	**家族コーピング促進準備状態** **診断指標** □同様の状況の経験者との接触に興味を示す □重要他者がライフスタイルを豊かにする方向に向かう	〈長期目標〉家族の再構成と役割機能の変更を受け入れ，適応できる 〈短期目標〉1)役割のモデルを模倣する. 2)新生児を新しい家族として受け入れていることを表現できる

よくある健康問題

看護問題	看護診断	看護目標（看護成果）
#1 排便回数の減少／排便困難感がある	**便秘リスク状態** **危険因子** □腹筋力の低下 □痔疾	〈長期目標〉排便障害を起こさない 〈短期目標〉1)適切な排便回数を維持できる. 2)会陰創傷部の疼痛が緩和し，腹圧がかけられる
#2 授乳による睡眠の中断がある	**睡眠パターン混乱** **関連因子** □体力の回復しない睡眠パターン **診断指標** □睡眠パターンの変化 □睡眠についての不満	〈長期目標〉母児の状態に適した睡眠パターンの確立ができる 〈短期目標〉睡眠時間の不足を補う工夫ができる

●引用文献
1) 岡田喜親，他：Ⅰマイナートラブル，武谷雄二（総編）：産褥，新女性医学大系 32，pp.169-177，中山書店，2001
2) 金岡　剛：産道損傷，武谷雄二（総編）：異常分娩，新女性医学大系 26，p324，中山書店，1999
3) 荒木　勤（編）：最新産科学正常編，改訂第 21 版，pp.305-310，文光堂，2001
4) 下屋浩一郎：産褥期の生理，岡井　崇，他（編）：標準産科婦人科学 第 4 版，pp.533-535，医学書院，2011
5) 牧野康男，他：妊娠に伴う母体循環器系の変化－産褥を含む．周産期医学 41：6-7，2011
6) 北川眞理子，内山和美編：今日の助産－マタニティサイクルの助産診断・実践過程 改訂第 2 版，p.695，南江堂，2004
7) 安岡真奈，他：感染症・炎症マーカー，岡井　崇（編）：臨床医のための周産期検査マニュアル－データの読み方から評価まで，p.14，医学書院，2001
8) Schauberger CW, Rooney BL, Brimer LM：Obstet Gynecol 79：424-429，1992
9) 伊藤博之：日常生活の管理と指導，武谷雄二（総編）：産褥，新女性医学大系 32，pp76-87，中山書店，2001
10) 瓦林達比古：性器の変化，武谷雄二（総編）：産褥，新女性医学大系 32，p.14，中山書店，2001
11) 進　純郎：子宮復古不全，武谷雄二（総編）：産褥，新女性医学大系 32，pp.89-97，中山書店，2001
12) 下屋浩一郎，他：会陰切開，会陰裂傷後．周産期医学 36：643-645，2006

第3章　産褥期　　1. 産褥の正常経過とアセスメント

13）工藤美子：産褥期の心理・社会的変化，系統看護学講座 専門分野Ⅱ　母性看護学各論　母性看護学2　第13版,
　　pp.312-313, 医学書院, 2016
14）河野洋子：父親役割獲得への支援，我部山キヨ子，武谷雄二（編）：助産学講座7, ［2］分娩期・産褥期, 助産診
　　断・技術学Ⅱ　第5版, pp.327-328, 医学書院, 2013

●参考文献
・石村由利子：産褥期のフィジカルアセスメント，我部山キヨ子，武谷雄二（編）：助産学講座7, ［2］分娩期・産褥
　期, 助産診断・技術学Ⅱ　第5版, pp.288-299, 医学書院, 2013
・奥田美加, 他：母乳分泌のメカニズム. 周産期医学 34：1376-1378, 2004
・荒木　勤, 他：異常妊娠, 妊娠合併症褥婦の管理, 荒木　勤（編著）：産褥の管理, pp.105-108, 永井書店, 1997
・ドーンジェス ME, ムーアハウス MF〔柴山森二郎（監訳）〕：看護診断にもとづく母性・新生児看護ケアプラン, 医学
　書院, 1998
・五十嵐正雄, 他：産婦人科最新診断治療指針　第5版, 永井書店, 1996
・ルービン R〔新道幸恵（他訳）〕：ルヴァ・ルービン母性論─母性の主観的体験, 医学書院, 1997
・前原澄子（編）：新看護観察のキーポイント　母性Ⅱ, 中央法規出版, 2011

684

2

産褥期の異常とケア

38 子宮復古不全

佐世　正勝

目でみる疾患

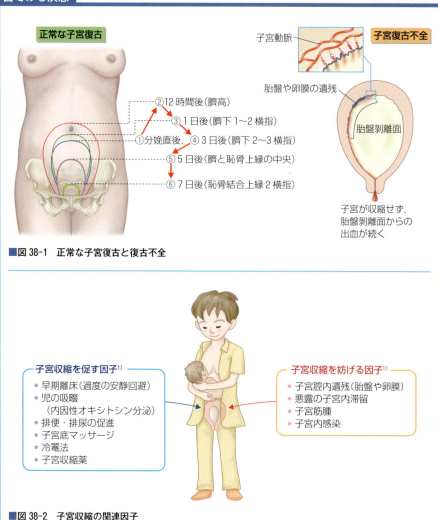

■図 38-1　正常な子宮復古と復古不全

■図 38-2　子宮収縮の関連因子

病態生理

卵膜・胎盤片の遺残，帝王切開分娩などさまざまな原因で子宮収縮が不十分となり，子宮の縮小や内膜の再生が遅れる状態．

● 児と胎盤の娩出により，内容物のなくなった子宮は急速に収縮する．分娩直後は骨盤底筋も弛緩して

いるため子宮は全体に尾側へ下がり，臍下3横指まで子宮底は低下する．骨盤底筋群の回復により分娩12時間後にはいったん臍高まで上昇するが，その後は徐々に下降し，産褥5日後で臍と恥骨上縁の中央，産褥10日後で触知不能となり，産褥4週でほぼ非妊娠時の大きさに戻る（図38-1）．この回復が遅れた状態を子宮復古不全という．

● 悪露は赤色（産褥2～3日）→褐色（産褥3, 4～9日）→黄色（産褥2～3週間）→白色（産褥4週間以降）と変化していき，平均6週間でなくなる（表38-1）．

病因・増悪因子

● 卵膜片や胎盤片の遺残.
● 子宮筋腫の存在.
● 羊水過多や多胎妊娠，巨大児などによる子宮筋の過度の伸展，疲労.

症状

▌ 血性悪露の排出が持続し，産褥日数に比較して子宮底が高い.

● 血性悪露の排出期間が延長し，量も多い.
● 悪露には凝血塊や卵膜，胎盤組織が含まれていることがある.
● 産褥日数に比較して子宮底が高く，子宮は大きく柔らかい.
● 胎盤ポリープが形成されれば，産褥後期以降に大出血をきたすことがある.
● 子宮内感染を起こしていると下腹部痛や発熱をきたす．産褥子宮内膜炎ならば悪臭を伴った悪露となる.

診断・検査値

▌ 産褥日数より高い子宮底と，子宮内の悪露の滞留や胎盤などの遺残を認めれば，子宮復古不全と診断される.

● 排出された悪露が血性で量も多く持続していること，腹部の触診（排尿後に行う）から産褥期の正常な子宮復古に比較して子宮底が高いことを確認する.
● 内診により子宮が異常に大きく，収縮は不良であることを認める.
● 超音波断層法による検査では，大きな子宮や短縮しない子宮腔長を確認でき，子宮内の悪露の滞留，胎盤や卵膜などの遺残，子宮筋腫などを認める.
● 悪露の性状により子宮内膜炎などの子宮内感染の有無を診断する.

合併症

● 子宮内膜炎，産褥熱，貧血，胎盤ポリープなどがある.
● 胎盤ポリープは，遺残した胎盤および絨毛組織が変性・増殖しポリープ状になったもので，しばしば大量の性器出血を起こす原因となるので，注意が必要である.

治療法

▌ 産褥早期では子宮収縮薬により子宮収縮を図るとともに，子宮腔内の遺残を除去する.

■ 表38-1 産褥1か月における
悪露の性状別の頻度[2]

色調	頻度
赤色	11.4%
褐色	29.5%
黄色	27.3%
白色	31.8%

※悪露の性状は産褥経過によって変化するものの，個体差がある.

第3章　産褥期　　2. 産褥期の異常とケア

■表 38-2　子宮復古不全の主な治療薬

分類	一般名	主な商品名	薬の効くメカニズム	主な副作用
子宮収縮薬	メチルエルゴメトリンマレイン酸塩	メテルギン，バルタン M，メチルエルゴメトリン	子宮収縮を促進し，出血量を減少させる	冠動脈攣縮，血圧上昇
	オキシトシン	アトニン-O	子宮筋に作用して子宮の律動的な収縮を引き起こす	血圧低下
プロスタグランジン F$_{2\alpha}$ 製剤	ジノプロスト	プロスタルモン・F	生理的な子宮収縮作用により効果的な子宮収縮を起こす	気管支攣縮
抗菌薬	フロモキセフナトリウム	フルマリン	細菌の細胞壁合成を阻害して抗菌作用を発揮する	過敏症，ショック
	セフカペンピボキシル塩酸塩水和物	フロモックス，セフカペンピボキシル塩酸塩		

●治療方針

1. 産褥早期（分娩～24 時間）
- 子宮収縮を図る：子宮底のマッサージ，子宮収縮薬の投与（静脈内投与）を行う．
- 子宮腔内の遺残を除去する：胎盤や卵膜の遺残があれば，胎盤鉗子などで慎重に除去する（子宮内容除去術）．出血や感染に注意する．
- 感染対策を行う：子宮内感染が疑われるときや遺残の器械的除去をした場合には，抗菌薬を投与する．

2. 産褥晩期（5 日～）
- 産褥早期の出血に比べ，生命に対する危険が少ないため，数日間経過観察を行う．この時期の子宮内容除去術はむしろ危険なことがあり，子宮収縮薬の投与（経口投与）により子宮収縮を図る．また，感染対策として抗菌薬を投与する．

●薬物療法

Px 処方例 産褥早期の場合，1)～3)のいずれか，あるいは 4)を併用する
1) メチルエルゴメトリンマレイン酸塩注　0.2 mg/1A　静脈内投与　←子宮収縮薬
2) アトニン-O　5 単位/1A と 5% ブドウ糖 500 mL　120 mL/時　←子宮収縮薬
3) プロスタルモン F（1,000 µg/1A）3A と 5% ブドウ糖 500 mL　250 mL/時　←子宮収縮薬
4) フルマリン静注用 1 g と生食 100 mL　3 回/日　点滴静注　←抗菌薬

Px 処方例 産褥晩期の場合
1) メチルエルゴメトリンマレイン酸塩錠（0.125 mg）　1 回 1 錠　1 日 3 回　←子宮収縮薬
2) フロモックス錠（100 mg）　1 回 1 錠　1 日 3 回　←抗菌薬

●文献
1) 日本産科婦人科学会編：DIC および DIC の処置．産婦人科研修の必修知識 2016-2018．p.304-305，日本産科婦人科学会，2016
2) 藤本征一郎，他：28. 産褥．望月眞人，桑原慶紀編．標準産科学．医学書院，p.332-346，1994
3) 安田仁介：子宮復古不全．日野原重明，井村裕夫監，看護のための最新医学講座 15 巻 産科疾患．中山書店，p.309-314，2001

子宮復古不全の病期・病態・重症度別にみた治療フローチャート

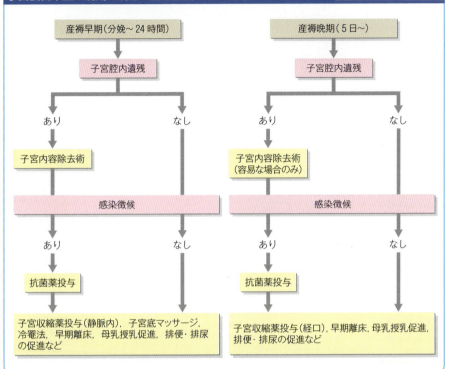

第3章 産褥期　2. 産褥期の異常とケア

子宮復古不全の看護

永澤　規子

看護過程のフローチャート

観察項目（OP）	看護問題（看護診断）	看護目標（看護成果）	看護活動（看護介入）

病因
- 子宮の器質的要因
  子宮筋腫
  子宮収縮の阻害因子：胎盤，卵膜の遺残
- 子宮の機能的要因
  子宮過伸展：多胎，巨大児，羊水過多症
  子宮筋の疲労：微弱陣痛，母体疲労

身体的問題
- 症状
  子宮の収縮の状態（硬度・子宮底高）
  後陣痛の程度
  悪露の量・性状
- 随伴症状
  貧血症状：めまい，ふらつき，倦怠感
  ショック症状：血圧低下，頻脈，冷汗，悪心・嘔吐，不穏，意識障害

心理・社会的問題
子宮復古不全による母体ウエルネス低下への不安
母体ウエルネス低下による育児の遅れへの不安

#病因の悪化により子宮復古不全が悪化する

RC：出血性ショック，DIC*，貧血

#子宮復古不全による感染のリスクがある

#子宮復古不全に対する処置や収縮痛により疼痛，身体的苦痛がある

#子宮復古不全に伴う身体症状が日常生活に支障をきたす可能性がある

#自己のウエルネス低下で，育児が遅れることに不安がある

子宮復古不全が悪化しない

出血性ショック，貧血が起こらない

感染が起こらない

疼痛，身体の苦痛が緩和される

日常生活に支障を生じない

自己のウエルネス状態の情報を正確に得ることで不安が起こらない

適切な育児支援を受けることで，育児行動が遅れない

OP 経過観察項目
病因の状態
症状
随伴症状
褥婦・家族の不安

TP 看護治療項目
異常の早期発見，早期介入

子宮収縮促進への援助

身体的不快感の緩和

感染予防の援助

セルフケア不足への援助

褥婦・家族の不安緩和への援助

EP 患者教育項目
子宮底マッサージの指導

子宮復古不全の病態についての情報の提供

育児指導

＊DIC：播種性血管内凝固

基本的な考え方

- 子宮復古不全の病態を把握する．子宮の過伸展を引き起こしていた病態（多胎，巨大児，羊水過多症）や，分娩期の微弱陣痛，母体疲労などによる子宮収縮の機能的障害，子宮筋腫，胎児付属物の遺残などの子宮の器質的障害などを把握する．
- 子宮復古不全から二次的に発生する病態の観察をする．子宮復古不全が生じると，その原因によって血性悪露の増量・持続，貧血，感染のリスクが高まる．病態によっては，産科ショックなどを起こす場合がある．異常の早期発見・早期介入を行う．
- 子宮復古を促進するための援助を行う．子宮収縮薬の投与や胎児付属物遺残を除去するための子宮内容清掃術を援助し，その際に起こる疼痛，身体的苦痛の緩和援助も行う．
- 子宮復古不全の二次的症状によって褥婦の不安が高まるため，その緩和支援も求められる．

Step1 アセスメント	Step2 看護問題の明確化	Step3 計画	Step4 実施	Step5 評価

情報収集	アセスメントの視点と根拠・起こりうる看護問題
全身状態の把握	**子宮復古不全の状態と褥婦の身体的問題を把握する．母体のウエルネスが低下している状態では，育児への二次的な問題も生じてくる．** ● 子宮復古不全の状態と発症時期を把握する． ● 分娩直後に胎盤計測を行い，欠損部分がないか把握する．欠損部が存在する場合は，子宮内の遺残が考えられ，そのため子宮復古不全が起こる場合がある． ● 子宮復古不全で最も問題となるのは大量の出血と，感染リスクの上昇であり，出血量の把握と感染徴候の出現に注意する． ※全身状態の具体的な把握については以下の項目に詳細を記載． 🔍 **共同問題：** 出血性ショック，DIC，貧血 🔍 **起こりうる看護問題：** 出血持続による身体の不快感と子宮収縮促進処置や収縮痛による身体的疼痛／身体的疼痛が日常生活に支障をきたす可能性／感染のリスク／母体のウエルネス低下に対する不安
子宮復古不全を起こす病態の把握	**子宮復古不全の病態には，子宮の器質的要因と機能的要因がある．器質的要因として，子宮そのものに収縮を阻害する病因，機能的要因としては，子宮の正常な収縮機能を阻害する病因が考えられる．誘因としては，子宮の過伸展，子宮内容の遺残がある．その病態に応じた診療支援・ケアを行う．** ● 子宮復古不全を起こしている病態を把握する． ● 子宮筋腫では筋層内筋腫や内膜下筋腫が問題となる． ● 子宮の過伸展が起こっている状態では，子宮筋の過伸展が生じ子宮の正常な収縮機能が働かない場合がある．過伸展の要因には，多胎，巨大児，羊水過多症がある． ● 子宮内容物遺残は，子宮収縮を阻害する．胎盤および卵膜の遺残があると，収縮不全を起こしやすい．また他の要因よって収縮不全が起こり，子宮内に悪露滞留が起こると，さらに二次的に子宮収縮不全を引き起こす場合がある． ● 分娩状況について把握する．微弱陣痛，遷延分娩などがあると，子宮筋の疲労により収縮不全が起こる場合がある． 🔍 **共同問題：** 出血性ショック，貧血 🔍 **起こりうる看護問題：** 出血持続による身体の不快感／母体のウエルネス低下に対する不安
褥婦の観察	**子宮復古不全により生じている自覚症状と徴候（客観的所見）を観察する．子宮復古不全で問題となるのは，性器出血の増加と感染リスクが高まることである．症状を観察し，子宮収縮促進と同時に身体の不快感，疼痛の緩和に向けた援助を行う．** ● 子宮収縮状態を観察する．子宮の硬度，子宮底高が産褥日数に合っているかなどを把握する． ● 後陣痛の状態を観察する．子宮復古不全の場合は，後陣痛がないか，あるいは子宮

産褥

38

子宮復古不全

691

第3章　産褥期　　2. 産褥期の異常とケア

	内容を排泄するために収縮痛が強いか，両極端に分かれる傾向がある. ●性器出血量を把握する. 子宮収縮不全により胎盤剝離面の止血不全が起こり，大量出血となることがある. ●出血性ショックの症状の有無と程度を把握する. 大量性器出血を起こすと出血性ショックを起こす. その症状を観察する. 出血性ショックの症状は，血圧低下，頻脈，冷汗，蒼白，不穏，意識障害などである. ●性器出血が少量でも持続すると貧血となる. めまい，ふらつき，顔面蒼白，倦怠感，頻脈などの症状が出現する. ●感染徴候を把握する. 発熱，下腹部痛，腰痛の出現は子宮内感染を疑わせる. ●検査データを把握する. ヘモグロビン値，ヘマトクリット値，血液凝固系のデータ，白血球数，CRP値などの把握を特に行う. 🔍 **共同問題：出血性ショック，貧血** 🔍 **起こりうる看護問題：出血持続による身体の不快感と子宮収縮促進の処置や収縮痛による身体的疼痛／身体的疼痛が日常生活に支障をきたす可能性／感染のリスク／母体のウエルネス低下に対する不安**
処置内容の把握	❚ 子宮収縮を促進させるために行われる処置を把握する. 処置によっては，褥婦の身体的苦痛が著しいこともある. 身体的苦痛，疼痛を緩和しながら，処置がスムーズに進むように援助する. ●子宮に胎盤，卵膜の遺残や悪露滞留がある場合は，排泄を促すための処置が行われる. 子宮内容清掃術の実施後，排泄された内容物を確認するとともに，医師が子宮内容遺残物確認のために行う超音波検査の情報を把握する. ●子宮収縮促進薬が投与される場合は，医師の指示による用量・用法を遵守する. 通常使用されるメチルエルゴメトリンマレイン酸塩(メテルギン)は，血管，気管支の収縮も促すので，高血圧，喘息の既往のある褥婦には，慎重に投与する必要がある. ●感染予防のための抗菌薬が投与される場合は，アレルギー反応や胃粘膜障害による胃痛，悪心・嘔吐などがみられないか把握する. 🔍 **起こりうる看護問題：子宮収縮促進の処置や収縮痛による身体的疼痛／身体的疼痛が日常生活に支障をきたす可能性／感染のリスク／母体のウエルネス低下に対する不安**
褥婦・家族の心理・社会的側面の把握	❚ 緊急処置や身体的苦痛などに対して，褥婦の不安は強い. また，それを見守る家族の不安も同様に強い. ●不安の内容を具体的に把握する. 🔍 **起こりうる看護問題：母体ウエルネスに対する不安**

Step1 アセスメント　**Step2 看護問題の明確化**　**Step3 計画**　**Step4 実施**　**Step5 評価**

看護問題の明確化

RC：出血性ショック，DIC，貧血
#1　子宮復古不全による感染のリスクがある(栄養-代謝パターン)
#2　子宮復古不全に対する処置や収縮痛により疼痛，身体的苦痛がある(認知-知覚パターン)
#3　子宮復古不全に伴う身体症状が日常生活に支障をきたす可能性がある(活動-運動パターン)
#4　自己のウエルネス低下で，育児が遅れることに不安がある(自己知覚パターン)

看護問題の優先度の指針

●子宮復古不全の病態や程度を把握する. その状況によって変化する診療方針を把握し，診療支援・ケアを行う. 母体のウエルネス低下によりセルフケア不足が起きている場合には，その援助を行う. また，子宮復古不全に対する処置による身体的苦痛がある場合には，その緩和に向けた援助も行う. さらには，退行性変化が順調でないことに対する不安も強い. その不安を緩和する支援も求められる.

| Step1 アセスメント | Step2 看護問題の明確化 | Step3 計画 | Step4 実施 | Step5 評価 |

共同問題	看護目標（看護成果）
RC：出血性ショック，DIC，貧血	〈長期目標〉循環不全，DIC，貧血を起こさせない 〈短期目標〉1）異常出血を早期診断する．2）異常出血に対する治療の早期介入ができる．3）身体的疼痛，不快感を把握できる

看護計画	介入のポイントと根拠
OP 経過観察項目	
●子宮復古不全の病態：器質的要因か機能的要因かを把握する	⮕ 根拠 原因により治療やケアの指針が異なる
●出血増加の時期	⮕子宮復古不全の発症時期によって出血増加の時期が異なる 根拠 弛緩出血は産褥早期に起こる場合が多いが，胎盤・卵膜遺残や悪露滞留などでは，産褥がある程度過ぎてから大出血を起こす場合がある
●出血量：性器出血量を正確に把握する	⮕ 根拠 出血量が多いとショック，DIC を起こす．ショックへと移行する危険のある出血量を把握する 例：体重 60 kg の場合，60×1/13×1/3 ≒ 1.5 で，1 g ≒ 1 mL として 1,500 mL 以上の出血がある場合は注意する
●ショック症状：その変化と程度を把握する	⮕ショック症状は，血圧低下，頻脈，蒼白，冷汗，不穏，意識障害，呼吸障害などがある 根拠 ショック症状と出血量は関連する
●貧血症状：めまい，ふらつき，倦怠感などの症状を把握する	⮕ 根拠 少量の出血が長期間持続している場合はショックではなく，貧血の症状を示す
●検査データ：貧血，血液凝固系，血液ガス分析，胸部 X 線検査，腹部超音波検査の結果を把握する	⮕ 根拠 出血性ショック，DIC，貧血の状態と検査データの結果は関連する
・貧血を示す検査値：ヘモグロビン値，ヘマトクリット値の変化を把握する	⮕ 根拠 出血量が多くなると値が低下する
・血液凝固系検査値：変化をみる	⮕ 根拠 DIC の徴候を早期に把握する
・血液ガス分析：動脈血酸素分圧を把握する	⮕ 根拠 酸素化の低下状態をみる
TP 看護治療項目	
●検査を介助する	⮕病態を把握するために血液検査，超音波検査，腟鏡診，内診などが行われる 根拠 病態の早期診断が治療の早期介入につながる
●子宮復古を促進するための処置を介助する	⮕ 根拠 子宮内容物が滞留している場合には，その排泄のための子宮内容清掃術が行われる．その介助を行う
●医師の指示どおり薬物投与の介助を正確に行う	⮕ 根拠 循環不全の改善のために行う ⮕補液を急激に行うと心不全を起こす場合もあるので，指示された注入速度で正確に投与する．また，循環動態保持・改善のために使用されるカテコールアミン系薬物は微量で薬理効果を示すため，輸液ポンプやシリンジポンプなどを使用する ⮕輸血を行う場合は，患者氏名，血液型，輸血内容，輸血番号を確認し，異型輸血や血液製剤の間

産褥

38

子宮復古不全

第3章　産褥期　　2. 産褥期の異常とケア

違いが起こらないように注意する

⮕輸血開始時は，医師同席のもとに行い，アレルギー反応出現時に即座に対応できるようにする．輸血開始後10〜15分間はゆっくり（1 mL/分程度）投与し，5分程度は褥婦のそばを離れない

⮕アレルギー反応が生じた場合の原因検索ができるように，複数の輸血製剤を同時に投与しない

⮕子宮収縮促進薬であるメチルエルゴメトリンマレイン酸塩（メテルギン）は，血管，気管支の収縮も促すので，高血圧，喘息の既往のある褥婦に使用するときは，慎重に投与する．高血圧，喘息の既往があり，疾患のコントロールが悪い場合は，オキシトシン（アトニン-O）が使用される

● 医師の指示どおり酸素療法を正確に行う

⮕ 根拠 酸素療法の効果を把握するため指示どおり正確に行う．評価は血液ガス分析，経皮的酸素分圧モニタで行う

● 子宮収縮促進のための援助を行う

⮕子宮底マッサージや子宮の冷罨法を行う　根拠 子宮底マッサージや下腹部（子宮部位）の冷罨法は，子宮筋の収縮を促す

● 転倒・転落を防止する援助を行う

⮕ベッド周囲に危険物を置かない．貧血の状態を把握し，自力歩行が可能かどうかを評価する．褥婦に歩行時の転倒・転落に注意する（自力歩行が不安な場合は，ナースコールを押す）ことを指導する　根拠 貧血によるめまい，ふらつきなどで転倒・転落のリスクが高まる

● 処置を説明することで不安を緩和する

⮕理解の程度を把握しながら行う　根拠 処置を理解することで，不要な不安が除去される．また安心は，褥婦の治療への参加を促進する

● 家族に処置や褥婦の状態について説明する

⮕具体的にわかりやすく説明する　根拠 家族も褥婦の状態に不安をもっている

EP 患者教育項目

● 身体の不快感の程度を褥婦が表現できるように指導する

⮕表現方法を指導する　根拠 苦痛を正しく伝えることで，適切な介入が受けられる

● 褥婦に子宮底マッサージの方法を指導する

⮕具体的な方法を指導する　根拠 自ら子宮収縮を促進できる

1 看護問題	看護診断	看護目標（看護成果）
#1 子宮復古不全による感染のリスクがある	感染リスク状態 危険因子：体液のうっ滞	〈長期目標〉感染が起こらない 〈短期目標〉1）子宮復古促進の援助が受けられる．2）感染予防のための服薬行動が守られる．3）感染徴候の報告ができる

看護計画	介入のポイントと根拠
OP 経過観察項目（手術後） ● 子宮復古不全の病態：卵膜や胎盤の遺残，悪露滞留がないかを把握する ● 体温：変化をみる ● 感染指標：検査データの変化をみる	⮕ 根拠 子宮内容物の滞留が子宮復古不全の原因である場合は，とくに感染リスクが高まる ⮕ 根拠 発熱は感染の徴候である ⮕ 根拠 白血球数やCRP値は感染で変化する（感染で白血球増加，CRP上昇）

694

- ●下腹部痛，腰痛：変化をみる

⊃ 根拠 子宮内感染症が発症した場合，下腹部痛，腰痛の増強がみられることが多い

TP 看護治療項目

- ●処置が無菌的に行われるように介助する

⊃無菌操作を遵守する　根拠 子宮収縮を促進するために子宮内容清掃術が行われる．処置が病原菌曝露の機会となるので，無菌的に行うことが重要である

- ●抗菌薬を静脈内投与する場合は，医師の指示どおり正確に行う

⊃注入速度の指示を守る　根拠 血中濃度が保たれないと感染予防の効果が低くなる．また，注入開始直後はアレルギー反応の有無を確認するため，ゆっくり投与し，5分間は褥婦のそばを離れない

EP 患者教育項目

- ●処置後に抗菌薬の服薬指導を行う

⊃服薬の必要性とその方法を具体的に説明する
根拠 正確に服薬されないと感染予防の効果が低くなる

- ●感染徴候について説明する

⊃感染症の自覚症状について説明する　根拠 異常時の報告を適切に行うことで，感染症治療の早期介入を受けられる

産褥

38

子宮復古不全

---

2 看護問題	**看護診断**	**看護目標（看護成果）**
#2 子宮復古不全に対する処置や収縮痛により疼痛，身体的苦痛がある	**急性疼痛** **関連因子**：生物学的損傷要因，身体損傷要因 **診断指標** □生理学的反応の変化 □標準疼痛スケールによる痛みの程度の自己報告 □標準疼痛ツールによる痛みの性質の自己報告 □痛みの顔貌 □痛みを和らげる体位調整 □防御行動	〈長期目標〉苦痛，不快感が緩和される 〈短期目標〉1) 苦痛，不快感の緩和に向けた援助が受けられる．2) 苦痛，不快感を正確に伝えることができる

看護計画	**介入のポイントと根拠**
OP 経過観察項目 ●処置，子宮収縮促進の内容	⊃子宮内容清掃術や子宮収縮促進薬の投与などが行われる　根拠 子宮内容清掃術は処置そのものに疼痛が伴う．また子宮収縮促進薬は後陣痛を強くする
●疼痛の程度	⊃がまんできる程度の痛みか，どのようなレベルの痛みかを把握する　根拠 鎮痛薬，鎮静薬の使用の客観的指標となる
TP 看護治療項目 ●医師の指示により鎮痛薬，鎮静薬を正確に投与する	⊃根拠 鎮痛薬の種類により呼吸抑制が起こる場合がある．また，薬理効果を評価する ⊃鎮痛薬としてよく使用されるジクロフェナクナトリウム（ボルタレン），インドメタシンナトリウム（インダシン）は，子宮収縮抑制作用があるので，使用時は子宮収縮状態や性器出血の増加に注

第3章　産褥期　　2. 産褥期の異常とケア

●苦痛，不快感を緩和させるための体位を工夫する	意する ⇨セミファウラー位や側臥位が好まれる　根拠腹部緊張の緩和が疼痛を和らげる
EP 患者教育項目	
●苦痛，不快感の程度や部位を褥婦が表現できるように指導する	⇨表現方法を指導する　根拠苦痛，不快感を正しく伝えることで，適切な対処介入を受けられる

3 看護問題　　看護診断　　看護目標（看護成果）

看護問題	看護診断	看護目標（看護成果）
#3 子宮復古不全に伴う身体症状が日常生活に支障をきたす可能性がある	活動耐性低下リスク状態 危険因子：体調不良	〈長期目標〉日常生活に支障を生じない 〈短期目標〉1)身体的疼痛，不快感を緩和する．2)セルフケア不足を明確にし，援助を受けることによって日常生活が支障なく送れる．3)自己のセルフケア不足を正確に伝えることができる

看護計画　　介入のポイントと根拠

看護計画	介入のポイントと根拠
OP 経過観察項目	
●身体的疼痛，苦痛：日常生活に支障を及ぼしているかどうか把握する	⇨根拠日常生活に支障を及ぼす場合は鎮痛薬，鎮静薬使用の目安となる．薬物の投与により身体的疼痛，苦痛をコントロールし，日常生活に支障が生じないようにする
●セルフケア不足：不足しているセルフケアの内容を明確にする	⇨根拠セルフケア不足を明確にすることにより，援助内容を明らかにできる
TP 看護治療項目	
●医師の指示どおり鎮痛薬，鎮静薬を投与する	⇨指示量・用法を守って正確に投与する　根拠疼痛をコントロールすることによってセルフケア不足を起こさない
●セルフケア不足を援助する	⇨褥婦のニーズに適した日常生活の援助を行う 根拠適切な援助を行うことにより，日常生活を円滑に送ることができる
EP 患者教育項目	
●子宮収縮薬，抗菌薬の副作用について指導する	⇨出現しやすい副作用やすぐに報告すべき副作用について指導する　根拠副作用の正しい知識を得ることによって，不安を軽減し，必要以上にセルフケア不足を起こさない
●褥婦が不足しているセルフケアの内容を伝えることができるようにアドバイスする	⇨具体的な表現方法を指導する　根拠状況を適切に伝えることによって，適切な援助を受けられる

4 看護問題　　看護診断　　看護目標（看護成果）

看護問題	看護診断	看護目標（看護成果）
#4 自己のウエルネス低下で，育児が遅れることに不安がある	不安 関連因子：ストレッサー，満たされていないニーズ 診断指標 □苦悩 □心配する □不確かさ	〈長期目標〉不安が緩和される 〈短期目標〉不安の内容を伝えることができる

696

看護計画	介入のポイントと根拠
OP 経過観察項目 ●不安の内容：具体的に把握する ●母体のウエルネス状況：ウエルネスの低下状況を把握する ●育児行動：遅れている育児行動を把握する	➡ **根拠** 適切な介入ができる ➡ **根拠** ウエルネスの低下は不安を増強する ➡ **根拠** 育児行動の遅れは不安を増強する
TP 看護治療項目 ●褥婦のウエルネスについての情報を具体的に提供する ●育児技術の習得に遅れがある場合は援助する	➡ **根拠** 自分の身体の状態を正しく把握することで，不要な不安をもたない ➡身体的状況に合わせて育児技術が習得できるよう支援する．また褥婦が行えないものはその介助をする **根拠** 育児技術の習得支援や育児の援助が受けられることで，不要な不安をもたない
EP 患者教育項目 ●褥婦が不安を表現できるようにアドバイスする ●不安をもつ褥婦の支援者になるよう家族にアドバイスする	➡表現方法を指導する **根拠** 不安を正しく伝えることで，適切な支援を受けることができる ➡キーパーソンを正しく選択する **根拠** 褥婦が最も不安を表現でき，褥婦の気持ちを受容してくれる家族の存在は，不安を緩和する

産褥

38

子宮復古不全

| Step1 アセスメント | Step2 看護問題の明確化 | Step3 計画 | **Step4 実施** | Step5 評価 |

病期・病態・重症度に応じたケアのポイント

●子宮復古不全で問題となるのは，性器出血の増加と感染リスクが高まることである．急激で大量の出血を認めるときは，出血性ショックや播種性血管内凝固（DIC）を引き起こす場合がある．また少量でも持続する出血は貧血となるので，注意が必要である．
●出血性ショックや DIC，貧血，子宮復古を促進するための診療支援・ケアを行う．感染徴候が出現している場合は，その原因が子宮復古不全であるかどうかを評価し，原因の除去と感染に対する診療支援・ケアを行う．これらの病態により母体ウエルネスが低下していると，身体的苦痛やそれに伴うセルフケア不足も生じる．それらの緩和，支援に対する援助も求められる．自己のウエルネス低下に対する褥婦や家族の不安も強まる．病態や治療の説明を行い，不安の緩和に向けた援助も必要である．

看護活動（看護介入）のポイント

診察・治療の介助
●子宮復古の病態を把握するための検査を介助する．
●悪露の状態（出血量），子宮収縮状態を観察し，子宮復古不全に関する情報を医師に提供する．
●大量出血で循環動態に変化が生じている場合は，循環動態維持・改善のために行われる薬物投与を医師の指示どおり正確に行う．
●子宮収縮促進薬が投与される場合は，医師の指示どおりに正確に投与する．
●子宮内容清掃術が行われる場合は，介助する．

疼痛緩和の援助
●医師の指示により鎮痛薬，鎮静薬が投与される場合は正確に行う．
●後陣痛の緩和のための体位の工夫を指導する．

セルフケア不足への援助
●身体的苦痛，疼痛，不快感によりセルフケア不足が生じている場合，不足しているケアを援助する．

子宮収縮促進への援助
●子宮底輪状マッサージと，下腹部（子宮）の冷罨法を施行する．
●褥婦自身に子宮底の輪状マッサージ方法を指導する．

褥婦・家族の不安緩和への援助
●検査・処置に対する褥婦・家族の不安が緩和されるように援助する．

第3章 産褥期　2. 産褥期の異常とケア

退院指導・療養指導

● 退院後の生活は正期産に準じて指導する. 退院後も継続して内服が必要な場合は, 服薬指導を行う.
● 受診の必要な症状を説明し, 異常時はすぐ受診するように指導する.
● とくに問題がなくても, 退院1か月後に健診を受けるように指導する.

| Step1 アセスメント | Step2 看護問題の明確化 | Step3 計画 | Step4 実施 | Step5 評価 |

評価のポイント

看護目標に対する達成度

● 子宮復古不全が改善したか.
● 大量出血によるショックは起こらなかったか. 感染は起こらなかったか.
● セルフケア不足は起こらなかったか.
● 褥婦の身体的苦痛, 不快感が緩和されたか.
● 褥婦・家族が検査, 処置の必要性について理解でき, 不安が緩和されたか.

子宮復古不全における褥婦の病態関連図と看護問題

病因・増悪因子

子宮の器質的要因
子宮筋腫

子宮の機能的要因

子宮の過伸展
多胎, 巨大児, 羊水過多症

子宮内容物の停滞
胎児付属物の遺残

子宮筋の疲労
微弱陣痛, 遷延分娩, 母体疲労

病態

子宮筋の物理的障害

子宮筋の過伸展による収縮不全

子宮内容物による子宮収縮の阻害

子宮筋の疲労による収縮不全

症状

子宮復古不全

性器出血の増量
血圧低下, 頻脈, 冷汗, 悪心・嘔吐, 不穏, 意識障害, めまい, ふらつき, 倦怠感

身体的疼痛
子宮収縮痛の増強（後陣痛の増強）

感染徴候
発熱, 下腹部痛, 腰痛

RC：出血性ショック, DIC, 貧血
#1 感染リスク状態　#2 急性疼痛　#3 活動耐性低下リスク状態

診断・検査

血液検査（血液一般検査, 生化学検査, 凝固系検査）
血液ガス分析

内診, 腟鏡診
超音波検査
CT, MRI 検査

子宮収縮の状態
子宮底高, 硬度の観察

治療・看護

薬物療法
強心薬や昇圧薬
子宮収縮薬
抗菌薬
輸血, 血液製剤

子宮内容清掃術

子宮底輪状マッサージ
冷罨法

RC：出血性ショック, DIC, 貧血
#1 感染リスク状態
#2 急性疼痛
#3 活動耐性低下リスク状態
#4 不安

39 子癇

佐世 正勝

目でみる疾患

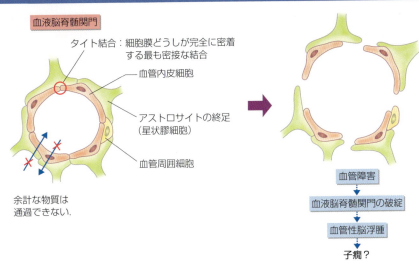

■図 39-1　子癇の病態
脳や脊髄の毛細血管は，他の毛細血管と異なり，タイト結合や周囲をアストロサイトなどに覆われた特殊な構造をしている．これは脳脊髄の恒常性を保つため，余計な物質の通過を妨げ，必要なものだけを取り入れるためである．

病態生理

妊娠高血圧症候群によって起こる痙攣発作である．
- 子癇患者の大部分に認められる脳浮腫の関与が考えられている．脳浮腫の形成には，2つの病態が提唱されているが，脳血流増加に起因する浮腫という考えが有力である．
  ① 脳血管の拡張・血流増加による血管性浮腫：血管障害に加えて血圧の上昇により血液脳脊髄関門（BBB：blood brain barrier）が破綻し，脳血圧の自己調節機能が喪失した結果，脳血管が拡張・血流過剰となり血管性脳浮腫が引き起こされる（図 39-1）．
  ② 脳血管の攣縮・脳虚血による脳浮腫：急激に脳血圧が上昇することにより，脳血管の過剰収縮が起こり，脳血管攣縮に引き続く脳虚血により脳浮腫が引き起こされる．

病因・増悪因子[1]

- 危険因子として，初産婦，10代での妊娠，子癇既往の妊婦，妊娠高血圧症候群，HELLP症候群，妊娠蛋白尿，双胎などがある．

疫学・予後[1]

- 全妊娠の 0.03～0.05% に発症する．痙攣発現時期別の割合は，妊娠子癇 17%，分娩子癇 40%，産褥子癇 43% との報告がある．
- 子癇発作前に高血圧を認めたのは 44～47% であった．

目でみる疾患

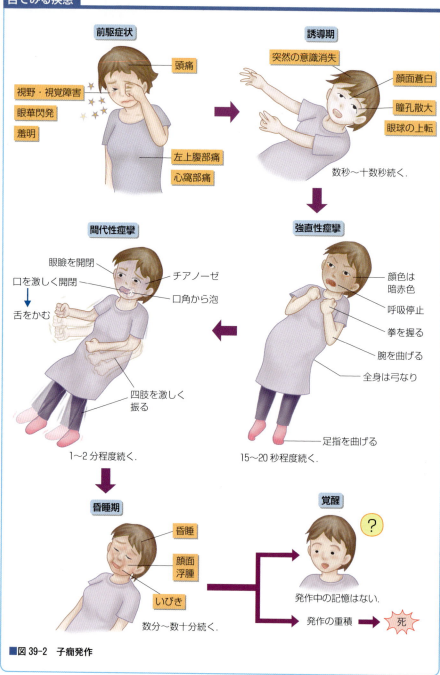

■図39-2 子癇発作

症状

■ **前駆症状の頭痛，誘導期の意識消失などに続き，強直性痙攣，間代性痙攣，昏睡が続く**（図 39-2）.
- 子癇の典型的な経過を示す.
  - ①前駆症状：頭痛（80% 以上），視野・視覚障害・眼華閃発・羞明（40～50%），左上腹部痛・心窩部痛（20%），悪心・嘔吐，急激な血圧上昇.
  - ②誘導期：突然の意識消失，瞳孔散大，対光反射消失，眼筋痙攣，顔面痙攣が数秒～十数秒続く.
  - ③強直性痙攣：痙攣が全身に広がる，後弓反射，呼吸停止が 15～20 秒程度続く.
  - ④間代性痙攣：間欠的痙攣，瞳孔散大，チアノーゼが 1 分程度続く.
  - ⑤昏睡期：痙攣発作やチアノーゼはおさまるが，顔面浮腫，いびきを伴う昏睡状態が，数分～数十分続く.
  - ⑥重症例では昏睡のまま発作が重積し，致死的転帰をとる.

診断・検査値

- ●**鑑別診断**
- ●痙攣や意識消失をきたす疾患を鑑別（表 39-1）する必要がある．また痙攣や意識消失発作をきたした状況（表 39-2）から，子癇以外の疾患が疑われる場合がある.
- ●**検査値**
- ●呼吸停止や痙攣により，酸素分圧の低下，アシドーシス，高乳酸血症，高尿酸血症をきたす．また，続発症として凝固異常，肺水腫，腎不全をきたす.
- ●痙攣の原因検索・鑑別のための頭部検査を行うほか，母体が低酸素状態になるため，妊娠中であれば胎児状態の評価が必要である.
  - ①血液検査：血球計算，血液凝固線溶系〔フィブリノゲン分解産物（FDP），D ダイマー，アンチトロンビン（AT Ⅲ）など〕，生化学検査（AST，ALT，LDH など），血液ガス分析.
  - ②生理的検査：X 線検査，酸素飽和度.
  - ③頭部画像検査：CT，MRI.
  - ④胎児評価（妊娠中）：胎児心拍数モニタリング，胎児超音波検査.

合併症

- ●子癇を発症した妊婦は，妊娠高血圧症候群に続発しやすい病態や意識消失に続発する疾患（表 39-3）をしばしば合併する.

治療法

- ●**発作への緊急対応：痙攣発作に対する緊急処置**
- ●バイタルサインの確認.
- ●気道確保，酸素投与.
- ●心肺停止への対処.
- ●血管確保.
- ●外傷の予防.
- ●**薬物療法：発作再発の予防**
- ●抗痙攣薬の投与.
1. 硫酸マグネシウム
   - ・初回量として 40 mL（4 g）をシリンジポンプで 20 分以上かけて静脈投与する.
   - ・以後，1～2 g/時で持続静脈内投与．発作から分娩終了後 24 時間（10 mL/時で持続）.
   - ・硫酸マグネシウムを投与した場合には，副作用に対する注意が必要である（表 39-4）.
2. 他の抗痙攣薬

Px処方例
1）セルシン注（10 mg/A）　1/2～1A　筋注もしくは緩徐に静注　←**抗不安薬**
2）ラボナール注（500 mg/A）　蒸溜水 20 mL に溶解し 2～4 mL を緩徐に静注　←**麻酔薬**
3）フェノバール注（100 mg/A）　1/2～1A　筋注　←**抗てんかん薬**
4）コントミン注（25 mg/A）　1～2A　筋注　←**抗精神病薬**

第3章　産褥期　2. 産褥期の異常とケア

■表 39-1　子癇と鑑別すべき疾患

分類	疾患
脳血管障害	脳出血，脳梗塞
高血圧性疾患	褐色細胞腫
頭蓋内占拠病変	脳腫瘍，脳膿瘍
代謝性疾患	低血糖，尿毒症，抗利尿ホルモン分泌異常
感染	髄膜炎，脳炎
血小板減少症	血栓性血小板減少性紫斑病
遺伝性凝固障害	von Willebrand 病
中枢神経障害	てんかん，脳血管炎
薬物中毒	コカイン，覚醒剤
硬膜穿刺後症候群	脊椎麻酔後症候群

（松田秀雄，川上裕一，芝崎智子，古谷健一：子癇の診断．特集　妊娠高血圧症候群の管理．周産期医学 37：1153，2007 より一部改変）

■表 39-3　子癇症例の予後

転帰	頻度
早産	50%
常位胎盤早期剝離	7〜10%
播種性血管内凝固（DIC）	7〜11%
肺水腫	3〜5%
急性腎不全	5〜9%
誤嚥性肺炎	2〜3%
心肺停止	2〜5%
肝血腫	1%
HELLP 症候群	10〜15%
周産期死亡	5.6〜11.8%

（Sibai BM：Diagnosis, prevention, and management of eclampsia. Obstet Gynecol 105：402-410, 2005）

■表 39-2　子癇以外の疾患を疑うべき状況

正常血圧または低血圧
妊娠 20 週以前または分娩後 48 時間以降の発症
なんら前駆症状を呈さない
持続する神経学的局所症状 　筋力低下，筋緊張増強，顔貌の変容，発語困難， 　眼球運動異常，瞳孔径異常，めまい，嚥下困難
神経学的所見の左右差
神経学的症候の経時的増悪
意識消失の長時間持続
きわめて強い頭痛
発作後の発熱
十分な硫酸マグネシウム療法にもかかわらず，発作が反復

（牧原夏子，山崎峰夫：子癇の管理・治療．特集　妊娠高血圧症候群の管理．周産期医学 37：1175，2007 より一部改変）

■表 39-4　硫酸マグネシウム投与の留意点

血中 Mg 濃度：4〜8 mEq/L に維持 （投与後 6 時間目頃に測定）
過剰投与時のベッドサイド所見 　深部腱反射が著しく減弱または消失 　呼吸数が著明に減少（10 回/分以下） 　尿量減少（20 mL/時以下）
過剰投与時の対策 　8.5% グルコン酸カルシウム（カルチコール） 　10 mL を 5 分以上かけてゆっくり静注 　呼吸停止であれば心肺蘇生を行う

（青木　類：子癇．ペリネイタルケア 2006 新春増刊：191，2006）

●降圧薬の投与：収縮期圧 160 mmHg 以上，あるいは拡張期圧 110 mmHg 以上ある場合．血圧コントロールの目標は，収縮期圧 140〜159 mmHg，あるいは拡張期圧 90〜109 mmHg．

Px 処方例

1）アプレゾリン注（20 mg/A）　5 mg　静注　10〜30 分で追加投与あるいは 20〜80 μg/分で持続点滴静注　←血管拡張薬

2）ペルジピン注　0.5〜6 μg/kg/分　持続点滴静注　← Ca 拮抗薬

3）アダラート錠・カプセル　10 mg　内服　← Ca 拮抗薬

※ 30 分以内に降圧できなければ同量を追加．

●硫酸マグネシウム（マグセント）以外の抗痙攣薬：硫酸マグネシウム投与下，適正血圧でも痙攣発作を反復する場合，呼吸抑制作用があるため呼吸状態の厳重な監視が必要である．

●妊娠の終了

●妊娠子癇，分娩子癇の場合，症状が落ち着いたら急速遂娩を行う．

■表 39-5　子癇の主な治療薬

分類	一般名	主な商品名	薬の効くメカニズム	主な副作用
切迫早産治療薬 (抗痙攣薬)	硫酸マグネシウム・ブドウ糖配合	マグネゾール，マグセント	Mg^{2+} が Ca^{2+} を競合阻害し，筋弛緩作用が起こる	筋緊張低下 心電図異常 呼吸抑制
血管拡張薬	ヒドララジン塩酸塩	アプレゾリン	末梢細動脈の血管平滑筋に作用して血管を拡張し，脳と腎の血流量を増加させる	動悸，頻脈，頭痛，顔の潮紅
Ca 拮抗薬	ニカルジピン塩酸塩	ペルジピン	血管平滑筋細胞への Ca^{2+} 流入を抑制して筋肉の収縮を妨げ，血管を拡張させる	潮紅，頭痛，動悸，肝障害，血液障害
	ニフェジピン	アダラート，エマベリン，セパミット		
抗てんかん薬	フェノバルビタール	フェノバール，フェノバルビタール	①大脳皮質の興奮性の減弱，閾値電位の上昇 ②シナプスにおける伝達抑制作用	呼吸抑制，運動失調，肝機能障害
抗不安薬	ジアゼパム	セルシン	筋弛緩作用	傾眠，昏睡
抗精神病薬	クロルプロマジン	コントミン，ウインタミン	ドパミン遮断効果による鎮静作用	パーキンソン症候群
全身麻酔薬	チオペンタールナトリウム	ラボナール	脳幹の網様体賦活系を抑制し，麻酔作用を現す	呼吸抑制，意識消失

●文献
1) 日本産科婦人科学会，日本産婦人科医会(編・監)：産婦人科診療ガイドライン一産科編 2014．p.173-177，日本産科婦人科学会，2014

子癇の病期・病態・重症度別にみた治療フローチャート

痙攣発作

→

バイタルサインの確認
外傷予防
気道確保
血管確保

→

CT・MRI 検査
血液検査
前駆症状・臨床症状
てんかん既往

中枢神経系異常
・脳出血
・くも膜下出血
・脳梗塞
・脳静脈血栓
・脳腫瘍

てんかん
血液凝固異常
・羊水塞栓症
・血栓性血小板減少性紫斑病(TTP)

↓

子癇

↓

硫酸マグネシウム
降圧薬
その他の抗痙攣薬
(分娩)

産褥

39

子癇

第3章 産褥期　2. 産褥期の異常とケア

子癇発作の看護

永澤　規子

子癇発作は，妊娠期・分娩期・産褥期のいずれの時期にも発症する．よって，産褥期の項に分類したが，内容は，すべての時期について記載している．

看護過程のフローチャート

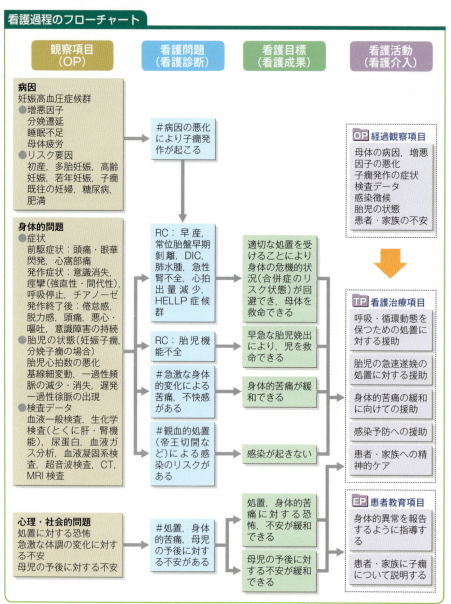

基本的な考え方

● 子癇は妊娠高血圧症候群の合併症として現れる痙攣発作である．発症時期で妊娠子癇，分娩子癇，産褥子癇に分類される．妊娠・分娩子癇は，胎児が母体内に存在するため胎児機能不全も引き起こす．急激な血圧上昇，蛋白尿の増加などで，妊娠高血圧症候群が急激に悪化した時に発症しやすい．妊娠高血圧症候群の管理中に急激な血圧上昇を認め，痙攣発作が起きた場合には，本疾患の発症を疑う．

● 子癇発作の前駆症状がないかを観察する．妊娠高血圧症候群の患者が頭痛，眼華閃発(がんかせんぱつ)，悪心・嘔吐，心窩部痛などの自覚症状を訴えているときは注意する．

● 子癇発作の状況を正確に観察し，発作の持続時間，痙攣の状況，意識消失の時間などを把握する．また，子癇発作以外で同様の症状を起こす他の疾患の存在がないか(てんかん発作，脳血管障害，脳腫瘍，尿毒症，ヒステリーなど)も把握する．とくにてんかんやヒステリー発作は過去の症状発現の情報収集も行う．

● 子癇発作時，呼吸・循環の維持・改善の診療支援をする．気道確保，医師の指示する薬物を正確かつ迅速に投与する．また，痙攣により転倒・転落しないようにするなど，安全を確保する．

● 急激な身体的変化に妊産褥婦も家族も不安を強く感じている．不安の緩和も支援する．

産褥

39

子癇

| Step1 アセスメント | Step2 看護問題の明確化 | Step3 計画 | Step4 実施 | Step5 評価 |

情報収集	アセスメントの視点と根拠・起こりうる看護問題
全身状態の把握	妊娠高血圧症候群に伴う子癇発作は意識障害と痙攣を主症状とし，妊娠高血圧症候群が急激に増悪した場合に発症しやすい．血圧の上昇，蛋白尿の増加がみられる場合は注意する．痙攣が起きている間は呼吸が停止しているので，その期間が長期になると各臓器に低酸素による障害を起こす．子癇発作後の二次的障害が生じていないかを把握する． ● 妊娠高血圧症候群の程度と経過を把握する．急激な重症化は子癇発作のリスクを高める． ● 子癇発作のリスク因子として，初産婦，若年妊娠，多胎妊娠，高齢妊娠などがある．リスク因子を把握する． ● 母体のウエルネスが低下するような状況がなかったか把握する．分娩子癇では，遷延分娩で母体疲労が強くなるとリスクが高まる．また産褥子癇では，産後の疲労，睡眠不足などで発作を起こすことがある． ● 子癇発作と鑑別すべき疾患の既往がないかを把握する．てんかん発作やヒステリー発作，心疾患(不整脈)，糖尿病(高血糖・低血糖発作)などの既往がないか情報収集する．また，高血圧が原因で起こる脳血管障害や，脳腫瘍，脳炎など他の疾患と鑑別する必要がある． ● 全身状態の具体的な把握については，以下の項目に詳細を記載する． 🔍 共同問題：早産，常位胎盤早期剝離，播種性血管内凝固(DIC)，肺水腫，急性腎不全，心拍出量減少，HELLP症候群 🔍 起こりうる看護問題：急激な発症による身体的苦痛，不快感／身体的苦痛，不快感により日常生活に支障が生じる可能性／母児のウエルネスに対する不安
症状の出現状況，程度の観察	子癇発作は，前駆症状がある場合と突然起こる場合がある．前駆症状がみられれば発作を予測して対応できるが，突然の発作は，いつどこで起こるかわからないので非常に危険である．妊娠高血圧症候群の妊産婦で，高血圧，蛋白尿などの急性悪化がみられる場合は，発作を起こすリスクが高いので注意する． ● 子癇発作の前駆症状を観察する．前駆症状には，頭痛，眼華閃発，悪心・嘔吐，心窩部痛などの自覚症状がある． ● 発作と持続時間を観察する．発作を繰り返す(重積)場合は，予後が不良となる場合がある． 🔍 共同問題：早産，常位胎盤早期剝離，DIC，肺水腫，急性腎不全，心拍出量減少，HELLP症候群

705

第3章　産褥期　2. 産褥期の異常とケア

	🔍 **起こりうる看護問題**：急激な発症による身体的苦痛，不快感／身体的苦痛，不快感により日常生活に支障が生じる可能性／母児のウェルネスに対する不安
母体の観察	子癇発作後の母体の状態を観察する．発作が長引くと，各臓器に低酸素状態が起こり，二次的損傷を起こす．また発作に伴う外傷も起こる可能性がある．妊娠・分娩期では，常位胎盤早期剥離が起こることもあり，母児の生命は危機的状況となる場合もある． ●子癇発作直後の母体にショック症状や子宮収縮，下腹部（子宮）に疼痛などが起きていないか観察する．妊娠・分娩期に胎盤早期剥離が起こっている状況では，子宮の持続的疼痛・収縮を訴え，母体の出血性ショックを招くこともある．このような状態では，母児の救命のための緊急帝王切開を迅速に行う必要がある． ●母体のショック症状の有無と程度を観察する．ショック症状には，血圧低下，頻脈，冷汗，悪心・嘔吐，不穏，意識障害などがある．出血性ショックから播種性血管内凝固（DIC）となることもあるので，出血傾向に注意する． ●検査データを把握する．ヘモグロビン値，ヘマトクリット値，血液凝固系因子，肝機能，腎機能などを示す検査値を把握する． ●子癇発作に伴う身体外傷がないかを観察する．突然の発作の場合の転倒による外傷や，痙攣時の口腔内損傷などがないかを把握する． ●チアノーゼ，呼吸回復状態を観察する．子癇発作が治まった後も，発作時の誤嚥や妊娠高血圧症候群による全身の血管攣縮で，肺の血管も攣縮することにより，肺高血圧から肺水腫を起こし，呼吸状態が回復せず，肺の換気不全によりチアノーゼが持続する場合がある．正確な換気状態の把握は，動脈血ガス分析値の評価で行われる． ●意識状態を観察する．子癇発作が引き金となり，脳出血，脳梗塞を起こすと意識が回復しない．発作が治まっても意識回復がみられない場合は，CT・MRI検査などにより，脳疾患の存在を確認する．脳梗塞の画像所見は梗塞発症直後には確認されず，発症数日後に壊死組織が軟化して画像上陰影として写るので注意する． ●子癇発作を起こすような妊娠高血圧症候群では，全身の血管に急激な攣縮がみられる場合が多く，肝臓の血管も例外ではない．肝臓の血管攣縮により肝虚血状態に陥り，肝細胞の破壊を招き，肝機能の代謝が低下し，凝固因子生成の低下から血液凝固機能の異常を引き起こす． ●腎臓の血管攣縮が急激に起こっていることがある．腎細胞が破壊され，急性腎不全を起こす場合がある．急性腎不全では，老廃物の排泄機能の低下，尿量の減少，それらに関連する血圧上昇があり，妊娠高血圧症候群を悪化させ，さらに合併症の発症リスクを高める． 🔍 **共同問題**：早産，常位胎盤早期剥離，DIC，肺水腫，急性腎不全，心拍出量減少，HELLP症候群 🔍 **起こりうる看護問題**：急激な発症による身体的苦痛，不快感／身体的苦痛，不快感により日常生活に支障が生じる可能性／転倒・転落による外傷リスク／母児のウェルネスに対する不安
胎児の観察	子癇発作が起こった時期を把握する．妊娠・分娩期の子癇では，母体とともに胎児にも生命の危機的状況を引き起こす．胎児救命のために帝王切開による急速遂娩が必要な場合もあるので，迅速な対応を行う．分娩の進行状況により，分娩第2期で胎児娩出が経腟的に可能であると判断された場合には，吸引分娩術，鉗子分娩術が行われる． ●子癇発作が起こったときの妊娠週数を把握する．妊娠週数が早い状況では，胎児の母体外生活が不可能な場合もあり，新生児ウェルネスに大きく影響する． ●子癇発作時は，母体の呼吸が停止しており，酸素化が急激に低下するため，胎児への酸素供給も低下し，胎児機能不全が起こる． ●発作に引き続き常位胎盤早期剥離を生じた場合は，子宮，胎盤，胎児の血液循環が

	低下・停止するため，急激な胎児機能不全をまねき，最悪の場合，子宮内胎児死亡を起こす．
	●胎児機能不全の重要な徴候は胎児心音の変化である．胎児心拍数の基線細変動，一過性頻脈の減少・停止や遅発一過性徐脈の出現がみられるが，急激に生じた胎児機能不全では，高度徐脈が急激に出現する．
	🔍 **共同問題：胎児機能不全，子宮内胎児死亡，新生児仮死**
	🔍 **起こりうる看護問題：胎児ウエルネスに対する不安**
患者・家族の心理・社会的側面の把握	**急激な身体的変化や苦痛，緊急処置などに対する患者の不安は強い．また，それを見守る家族の不安も同様に強い．**
	●不安の内容を具体的に把握する．
	●児を強く望む家庭環境では，とくに不安が強くなる傾向にある．
	🔍 **起こりうる看護問題：母体ウエルネスに対する不安**

産褥

39
子癇

| Step1 アセスメント | **Step2 看護問題の明確化** | Step3 計画 | Step4 実施 | Step5 評価 |

看護問題の明確化

RC：早産，常位胎盤早期剝離，DIC，肺水腫，急性腎不全，心拍出量減少，HELLP症候群／胎児機能不全

#1 急激な身体的変化による苦痛，不快感がある（認知-知覚パターン）
#2 観血的処置による感染のリスクがある（栄養-代謝パターン）
#3 処置，身体的苦痛，母児の予後に対する不安がある（自己知覚パターン）

看護問題の優先度の指針

●母児の救命が最優先される妊娠・分娩期は，胎児を急速遂娩するための帝王切開，吸引分娩術，鉗子分娩術を迅速に行う．母体の気道確保，人工換気，循環動態の維持のための処置介助，医師の指示による薬物の投与を迅速かつ正確に行う．身体的苦痛，不快感も強い．その緩和に向けた支援もする．患者・家族も急激な身体的変化に対する不安が強い．病態や行われる処置に対する説明をわかりやすく行い，不安の緩和に向けた支援をする．

| Step1 アセスメント | Step2 看護問題の明確化 | **Step3 計画** | Step4 実施 | Step5 評価 |

共同問題	看護目標（看護成果）
RC：早産，常位胎盤早期剝離，DIC，肺水腫，急性腎不全，心拍出量減少，HELLP症候群	〈**長期目標**〉病態を悪化させない 〈**短期目標**〉1）異常の早期診断する．2）異常に対する治療の早期介入をする．3）身体的疼痛，不快感を把握する

看護計画	介入のポイントと根拠
OP 経過観察項目	
●子癇発作の状態：意識障害，痙攣の持続時間を観察し，重積発作の有無を把握する	➡ **根拠** 重症化すると合併症のリスクが高まる
●バイタルサイン：変化をみる	➡ **根拠** 発作時は血圧の著明な上昇，呼吸停止，頻脈，徐脈などバイタルサインの急激な変化をみる ➡発作が治まった後でも血圧が高い状態にあると，再発作を起こす危険が高い
●呼吸状態：呼吸数，努力呼吸，肺雑音の有無と程度，チアノーゼの状態などを観察する	➡ **根拠** 子癇発作後に誤嚥や肺水腫を起こしていると呼吸状態が悪化する ➡肺の客観的評価には，胸部X線検査が行われ

707

第3章　産褥期　2. 産褥期の異常とケア

る．肺水腫が起きていると，肺の透過性が低下する．また誤嚥による肺炎を起こしている場合は，炎症部分の透過性が低下する

⮫酸素化が低下している状態ではチアノーゼが出現するので，チアノーゼの部位・程度の観察も行う

●ショック症状：変化と程度を把握する

⮫ショック症状には，血圧低下，頻脈，蒼白，冷汗，不穏，意識障害，呼吸障害，悪心・嘔吐などがある　根拠 子癇発作と同時に常位胎盤早期剥離を認める場合は，出血性ショックを起こすことがある

●出血傾向：採血時の止血困難，皮下出血の出現，血尿の有無などを観察する

⮫HELLP症候群やDICを起こしていると，血液凝固系異常により，出血傾向が出現する　根拠 HELLP症候群では肝臓の血管攣縮により肝細胞が破壊され，肝機能が低下している．肝臓の重要な機能として代謝があるが，その中の血漿蛋白質合成が阻害されると，凝固因子が産生されなくなり，血液凝固機能に異常をきたす．またDICは，大量出血により凝固因子や血小板が大量に消費されることで凝固因子が不足し，凝固機能に異常をきたす

●尿量：発作後の尿量の変化を把握する

⮫根拠 子癇発作を起こすような病態では，腎血管の攣縮も起こり急性腎不全に至ることがある．急性腎不全では尿量が減少する

●検査データ：貧血，肝・腎機能，血液凝固系を示すデータ，血液ガス分析，胸部X線検査，腹部超音波検査の結果を把握する

⮫根拠 出血性ショック，DIC，貧血の状態と検査データは関連する

・貧血を示すデータ

⮫ヘモグロビン値，ヘマトクリット値の変化を把握する　根拠 出血量が多くなると値が低下する

・肝機能を示すデータ

⮫AST（GOT）とALT（GPT）の値を把握する　根拠 肝細胞が破壊されると細胞内の酵素が血中に逸脱し，これらの値が上昇する

・腎機能を示すデータ

⮫BUN，クレアチニンクリアランス，尿蛋白の変化をみる

・血液凝固系データ

⮫変化をみる　根拠 HELLP症候群，DICの徴候を早期に把握する

・血液ガス分析のデータ

⮫動脈血酸素分圧を把握する　根拠 酸素化の低下状態をみる

TP 看護治療項目

●検査を介助する

⮫病態を把握するために血液検査，超音波検査，CT・MRI検査，腔鏡診，内診などが行われる　根拠 病態の早期診断が治療の早期介入につながる

●処置を介助する

⮫気道確保，人工換気，胸骨圧迫（心臓マッサージ）などの呼吸・循環動態の維持が必要な場合には介助を迅速に行う　根拠 発作により心肺停止状態となった場合，心肺蘇生を行い救命を図り，救命後の後遺症のリスクを低減させる

●医師の指示どおり薬物投与の介助を正確に行う

⮫根拠 子癇発作や循環不全の改善のため，痙攣発作を抑える抗痙攣薬（硫酸マグネシウムの合剤）やジアゼパム，フェノバルビタールなどが投与され

708

る．これらの薬物は呼吸抑制を起こすことがあるので，呼吸状態を観察しながら，慎重に投与する．微量で投与調整が行われるので，シリンジポンプなどを使用して正確に投与する．補液を急激に行うと心不全を起こす場合もあり，指示された注入速度で正確に行う

⮕循環動態維持・改善のカテコールアミン系薬物は微量で薬理効果を示すため輸液ポンプやシリンジポンプなどを使用して正確に投与する

⮕輸血時は，患者氏名，血液型，輸血内容，輸血番号を確認し，異型輸血や血液製剤を間違えないよう注意する

⮕輸血開始時は，医師同席のもとに行い，アレルギー反応出現時に即座に対応できるようにする．輸血開始後10〜15分間はゆっくり（1 mL/分程度）投与し，最初の5分間程度は患者のそばを離れないようにする

⮕アレルギーがみられた場合に原因が検索できるよう複数の輸血製剤を同時に投与しない

⮕降圧薬使用時で，胎児が存在する場合は，血圧を急激に低下させると胎児機能不全が起こることがあるので注意する．とくに経静脈的投与では，胎児心拍数モニタを装着し，胎児心拍数を監視しながら行う

●医師の指示どおり酸素療法を正確に行う

⮕**根拠**酸素療法の効果を把握するための指示を正確に行う．評価は，血液ガス分析，パルスオキシメータで行う

●転落防止のための援助を行う

⮕痙攣時はベッドからの転落防止を図るため保護帯などで患者を保護する．使用時は家族に必要性を説明し，同意を得る

⮕保護帯使用時は身体外傷を起こさないよう必要最低限で，効果的に使用する

●処置や病態を説明し不安を緩和する

⮕患者・家族の理解の程度を把握しながら行う
根拠処置を理解することで，不要な不安が除去される．また安心は，患者の治療への参加を促進する．患者の意識がない場合は，家族に十分に説明する

EP 患者教育項目

●身体的不快感の程度を患者が表現できるように指導する

⮕表現方法を指導する　**根拠**苦痛を正しく伝えることで，適切な介入が受けられる

※早産・常位胎盤早期剝離，HELLP症候群，DICは，「9切迫早産・早産」「13常位胎盤早期剝離」「32産科出血・産科ショック・DIC」参照

共同問題	看護目標（看護成果）
RC：胎児機能不全	〈**長期目標**〉胎児機能不全を起こさせず，良好な状態で娩出できる 〈**短期目標**〉1）急速遂娩術（帝王切開，吸引分娩

第3章 産褥期 2. 産褥期の異常とケア

術，鉗子分娩術）を迅速に行う．2）検査・治療の必要性を説明し，協力を得る

看護計画	介入のポイントと根拠
OP 経過観察項目 ●胎児の心拍数：変化をみる	➲ **根拠** 子癇発作時の胎児心拍数は急激に悪化する．常位胎盤早期剥離を合併した場合は，著しい高度徐脈を起こす
●妊娠週数：症状の出現した時点の妊娠週数を把握する	➲ **根拠** 妊娠週数により，胎児が出生した場合の危険の程度が異なる
TP 看護治療項目 ●胎児を娩出させるための処置を介助する	➲迅速に行う **根拠** 胎児循環不全，低酸素状態を回復させるには，胎児を母体外に娩出させ，直接蘇生を行う必要がある．基本的には帝王切開が選択されるが，分娩第2期で経腟的に短時間で胎児娩出が可能であれば，吸引分娩術，鉗子分娩術が行われる
●処置や検査を説明し不安を緩和する	➲患者・家族の理解の程度を把握しながら行う **根拠** 検査・処置を理解することで，不要な不安が除去される．また安心は，患者の治療への参加を促進する．とくに患者の意識がない場合には，家族に十分に説明する
EP 患者教育項目 ●患者・家族に胎児の状態について説明する	➲具体的にわかりやすく説明する **根拠** 胎児の状態を正確に知ることで処置の緊急性を理解し，治療に協力できる

1 看護問題	看護診断	看護目標（看護成果）
#1 急激な身体的変化による苦痛，不快感がある	**急性疼痛** **関連因子**：生物学的損傷要因，身体損傷要因 **診断指標** □生理学的反応の変化 □標準疼痛スケールによる痛みの程度の自己報告 □標準疼痛ツールによる痛みの性質の自己報告 □痛みの顔貌 □痛みを和らげる体位調整 □防御行動	〈長期目標〉苦痛，不快感が緩和できる 〈短期目標〉1）苦痛，不快感を緩和するための援助が受けられる．2）苦痛，不快感を正確に伝えることができる

看護計画	介入のポイントと根拠
OP 経過観察項目 ●苦痛，不快感の内容	➲頭痛や悪心・嘔吐，呼吸困難などは子癇発作から起きているのか，発作による二次的な身体損傷か（口腔内損傷，打撲など），処置により生じたのかを観察する **根拠** 内容により，苦痛，不快感の対処方法が異なる

710

- 苦痛，不快感の程度：自分で対処できる程度かを把握する
- 処置の内容：処置内容を把握する

⮕ 根拠 鎮痛薬，鎮静薬，制吐薬などを使用する客観的指標となる
⮕ 疼痛を伴う処置に帝王切開，吸引分娩術，鉗子分娩術がある 根拠 処置内容を把握することで，疼痛の程度が予測される

TP 看護治療項目
- 医師の指示どおり鎮痛薬，鎮静薬，制吐薬を投与する

⮕ とくに鎮痛薬，鎮静薬使用時は，用法・用量を守り，正確に投与する 根拠 鎮痛薬の種類により呼吸抑制を起こす場合がある．また，薬理効果を評価するためにも必要である

- 医師の指示どおり酸素療法を正確に行う

⮕ 根拠 酸素を投与することで酸素化が保たれ，呼吸困難が緩和される

- 嘔吐時の不快感の緩和を援助する

⮕ 嘔吐物は速やかに片づける．意識レベルがよければ含嗽を促す 根拠 嘔吐臭が二次的な吐き気を誘発する

- 苦痛，不快感を緩和する体位を工夫する

⮕ セミファウラー位や側臥位が好まれる 根拠 腹部緊張の緩和が疼痛を和らげる．また，横隔膜が低下するような体位は呼吸を楽にさせる

- 処置を説明する

⮕ わかりやすく説明し，苦痛，不快感への対処が十分にできることを伝える 根拠 処置の内容を知ることで不要な不安をもたない

EP 患者教育項目
- 苦痛，不快感の程度や部位を患者が表現できるように指導する

⮕ 表現方法を指導する 根拠 苦痛，不快感を正しく伝えることで，適切な対処介入を受けられる

2 看護問題	看護診断	看護目標（看護成果）
#2 観血的処置による感染のリスクがある	**感染リスク状態** **危険因子**：観血的処置	〈**長期目標**〉感染が起こらない 〈**短期目標**〉1）子宮復古を促進する援助が受けられる．2）感染予防のための服薬行動が守れる．3）感染徴候の報告ができる

看護計画	介入のポイントと根拠
OP 経過観察項目（手術後） ● 体温：変化をみる ● 感染指標：変化をみる ● 下腹部痛，腰痛：変化をみる	⮕ 根拠 発熱は感染の徴候である ⮕ 根拠 白血球増加や CRP 上昇は感染で出現する ⮕ 根拠 産褥子宮内感染症が発症した場合，下腹部痛，腰痛の増強がみられることが多い
TP 看護治療項目 ● 処置が無菌的に行われるように介助する ● 抗菌薬を静脈内投与する場合は，医師の指示どおり正確に行う	⮕ 無菌操作を遵守する 根拠 緊急で行われる帝王切開，吸引分娩術，鉗子分娩術などの処置が病原菌曝露の機会となるので，無菌的に行うことが重要である ⮕ 注入速度と指示量を守る 根拠 血中濃度が保たれないと感染予防の効果が低下する ⮕ 注入開始直後はアレルギー反応の有無を確認するため，ゆっくりと投与し，5 分間は患者のそばを離れない

産褥

39

子癇

第3章 産褥期 2. 産褥期の異常とケア

EP 患者教育項目	
●処置後に抗菌薬の服薬指導を行う	●服薬の必要性とその具体的方法について説明する **根拠**正確に用いないと予防効果が低下する
●感染徴候について説明する	●感染症の自覚症状について説明する **根拠**異常時の報告を適切に行うことで，感染症治療の早期介入を受けられる

3 看護問題 / 看護診断 / 看護目標（看護成果）

看護問題	看護診断	看護目標（看護成果）
#3 処置，身体的苦痛，母児の予後に対する不安がある	**不安** **関連因子**：死への脅威，現状への脅威 **診断指標** □緊張した表情 □手の震え □声の震え □震え	〈長期目標〉不安が緩和する 〈短期目標〉不安の内容を伝えることができる

看護計画	介入のポイントと根拠
OP 経過観察項目	
●不安の内容：具体的に把握する	● **根拠**適切な介入ができる
●母児のウエルネス状況：ウエルネスの低下状況を把握する	● **根拠**ウエルネスの低下は不安を増強する
TP 看護治療項目	
●患者と児のウエルネスについて情報を提供する	●具体的に正しい情報を提供する **根拠**患者や児の身体情報を正しく把握することで不要な不安をもたない
EP 患者教育項目	
●患者が不安を表現できるようにアドバイスする	●表現方法を指導する **根拠**不安を正しく伝えることで，適切な支援を受けることができる
●家族に患者の支援者になるようにアドバイスする	●キーパーソンを正しく選択する **根拠**患者が最も不安を表現でき，気持ちを受容してくれる家族の存在は，不安を緩和する

Step1 アセスメント 〉 Step2 看護問題の明確化 〉 Step3 計画 〉 **Step4 実施** 〉 Step5 評価

病期・病態・重症度に応じたケアのポイント

【妊娠・分娩期】子癇発作の状態により，早急に妊娠を中断する必要がある．妊娠週数が早い場合は，胎児が母体外生活が可能かどうかも加味されて判断されるが，胎盤の早期剝離を合併した場合は，胎児娩出は必至となり，全体的に評価して妊娠中断の診断が行われる．診断が的確に行われるため母児ウエルネスを観察し，医師に情報を提供する．また，子癇発作のコントロールや合併症予防のための診療支援・ケアも行う．さらに，子癇発作や合併症の身体的苦痛，不快感も著しいため，緩和に向けた援助も行う．急激な身体的変化により患者・家族の不安も強く，その軽減支援も求められる．

【産褥期】妊娠・分娩期と異なるのは，胎児が母体内に存在していないことである．その違いにより，子癇発作および合併症の防止に治療の焦点が絞られる．母体ウエルネスの観察，子癇発作コントロール，合併症予防，不安の緩和に向けた援助は，妊娠・分娩期同様に行う．

712

看護活動（看護介入）のポイント

診察・治療の介助
● 子癇発作の前駆症状があった場合は観察し，医師に情報を提供し，発作を予防する．
● 発作時の呼吸・循環維持の診療介助を迅速に行う．
● 胎児を急速遂娩するための診療支援・ケアを迅速に行う．
● 医師の指示どおり薬物を正確に投与する．
● 発作により外傷が発生した場合の治療介助を行う．
● 合併症の発症を調べる検査・処置の介助を行う．

疼痛の緩和援助
● 医師の指示により鎮痛薬，鎮静薬が投与される場合は正確に行う．
● 疼痛，苦痛，不快感の緩和のための体位の工夫を指導する．

セルフケア不足への援助
● 身体的苦痛，疼痛，不快感によりセルフケア不足が生じている場合は，不足しているケアを援助する．

患者・家族の不安緩和への援助
● 検査・処置に対する患者・家族の不安が緩和されるように援助する．

退院指導・療養指導

● 退院後の生活は正期産に準じて指導する．
● 退院後も継続して内服が必要な場合は，服薬指導を行う．
● 受診の必要な症状を説明し，異常時はすぐ受診するように指導する．
● とくに問題がなくても，退院1か月後に健診を受けるように指導する．

| Step1 アセスメント | Step2 看護問題の明確化 | Step3 計画 | Step4 実施 | Step5 評価 |

評価のポイント

看護目標に対する達成度
● 母体を救命できたか．
● 子癇発作時に早急の発作コントロール介入を受けることができたか．
● 合併症が発症しなかったか．
● 合併症発症時には，異常の早期発見・早期介入を受けることができたか．
● 胎児・新生児の救命はできたか．
● 感染は起こらなかったか．
● セルフケア不足は起こらなかったか．
● 患者の身体的苦痛，不快感が緩和されたか．
● 患者・家族が検査，処置の必要性について理解でき，不安が緩和されたか．

産褥

39

子癇

子癇発作における患者の病態関連図と看護問題

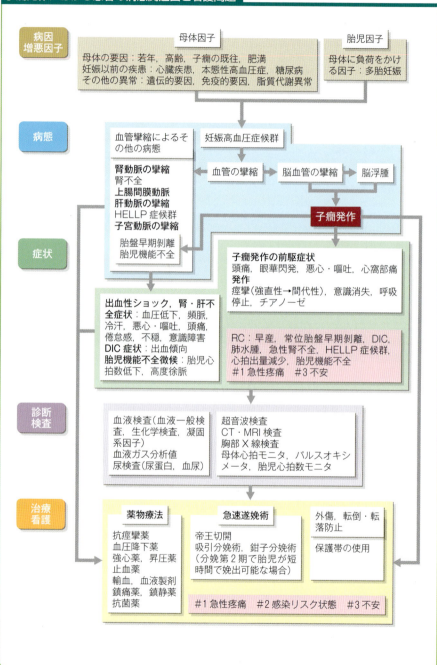

40 産褥熱・産褥感染症

古谷 信三

目でみる疾患

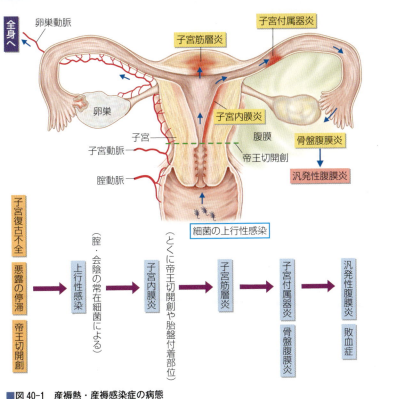

■図 40-1　産褥熱・産褥感染症の病態

病態生理

分娩時に生じた生殖器（子宮や産道）の損傷部位に起こった細菌感染と，それに続発する感染症を産褥感染症という．産褥感染症のうち，分娩終了後の 24 時間以降，産褥 10 日以内に，38℃ 以上の発熱が 2 日間以上続く重症型の感染症を産褥熱という．

- 産後，子宮復古不全などがあると，悪露の排出が滞り，細菌感染を起こしやすい状態となる．腟および会陰の常在菌などが子宮内腔に入り込み，創傷部位より子宮内膜に侵入すると考えられている．経腟分娩では胎盤の付着部位が好発部位であり，炎症が脱落膜から筋層へと波及する．帝王切開ではバリアとなるべき子宮内膜の基底層が手術により破壊されているため，容易に子宮筋層炎を起こす．感染が進展すると，子宮筋層深部や卵管（子宮付属器炎）→骨盤腹膜炎→腹腔全域へと上行性に拡大し，汎発性腹膜炎となる．また，血行性，リンパ行性に進展すれば敗血症をきたす（図 40-1）．
- 産道や子宮の損傷と直接関係のない感染症（腎盂炎や乳腺炎など）は，産褥感染症から除外される．

第3章　産褥期　　2. 産褥期の異常とケア

■表40-1　産褥熱の誘因

分娩前	前期破水 産科的処置(ラミナリア桿, メトロイリンテルなどの挿入) 頻回の内診 母体感染(細菌性腟症, 絨毛膜羊膜炎, クラミジア感染, クラミジア頸管炎) 抗菌薬の長期投与
分娩中	産科手術(とくに緊急帝王切開, 鉗子分娩, 吸引分娩, 胎盤用手剝離) 軟産道裂傷, 血腫 遷延分娩 分娩時異常出血
産褥期	卵膜遺残, 胎盤遺残, ガーゼ遺残 軟産道縫合不全 子宮復古不全による悪露滞留 低栄養状態
母体の合併症	糖尿病 副腎皮質ホルモン製剤(ステロイド薬)内服 自己免疫疾患 貧血 子宮筋腫(悪露排出の障害)

■表40-2　産褥熱, 子宮内膜炎の起因菌

好気性菌	グラム陽性菌	黄色ブドウ球菌(*Staphylococcus aureus*) 溶血性連鎖球菌(*Streptococcus*) 腸球菌(*Enterococcus*)
	グラム陰性菌	大腸菌(*Escherichia coli*)：桿菌 肺炎桿菌(*Klebsiella pneumoniae*)：桿菌 緑膿菌(*Pseudomonas aeruginosa*)：桿菌
嫌気性菌	グラム陽性菌	クロストリジウム(*Clostridium*)：桿菌
	グラム陰性菌	バクテロイデス(*Bacteroides*)：桿菌 セラチア(*Serratia*)：桿菌
その他		クラミジア(*Chlamydia trachomatis*) マイコプラズマ(*Mycoplasma hominis*) 淋菌(*Neisseria gonorrhoeae*)：グラム陰性球菌, 微好気性 ガードネレラ(*Gardnerella vaginalis*)：グラム陰性〜不定多形性桿菌, 好気性 放線菌(*Mobiluncus*)：糸状, 嫌気性 フゾバクテリウム(*Fusobacterium*)：糸状, 嫌気性

病因・増悪因子

- 産褥期の主たる感染部位である子宮内膜については, 帝王切開が最も重要なリスク因子であり, 感染症の発生は経腟分娩の約7〜13倍である. 分娩産褥経過の異常や母体合併症が産褥熱の誘因となる(表40-1).
- 産褥熱の起因菌：以前は強毒性のグラム陽性球菌が主流であった. 抗菌薬が治療や感染予防に頻繁に用いられるようになったことで, グラム陰性桿菌や嫌気性菌などの弱毒菌, クラミジア, マイコプラズマによる感染が増加し, さらに混合感染も多くなった(表40-2). 黄色ブドウ球菌の10%にはメチシリン耐性黄色ブドウ球菌(methicillin-resistant *Staphyloccocus aureus*：MRSA)が含まれており, ペニシリン系抗菌薬やセフェム系抗菌薬に抵抗性を示す. また, まれであるが, 黄色ブドウ球菌の外毒素(exotoxin)による毒素性ショック症候群(toxic shock syndrome：TSS)(表40-3)や, A群溶血性連鎖球菌の内毒素(endotoxin)による敗血症性ショック(streptococcal toxic shock syndrome：STSS)は重篤な臨床経過を示す(表40-4).

716

■表 40-3　毒素性ショック症候群（TSS）の診断基準

1. 発熱：39℃ 以上
2. 発疹：びまん性斑状性紅皮症（手掌，足蹠，1〜2 週間後に落屑）
3. 低血圧：収縮期血圧＜90 mmHg，拡張期血圧低下が 15 mmHg 以上の起立性低血圧あるいは起立性失神
4. 多臓器障害（以下のうち 3 つ以上の項目に該当する） 　　消化管：嘔吐または下痢 　　筋：激しい筋肉痛または血清クレアチンキナーゼ（CK）が正常上限の 2 倍以上の値 　　粘膜：腟，口腔咽頭，眼瞼結膜の充血 　　腎：血清 BUN またはクレアチニン（Cr）が正常上限の 2 倍以上の値 　　肝：総ビリルビン，AST あるいは ALT が正常上限の 2 倍以上の値 　　末梢血：血小板数＜10 万/μL 　　中枢神経：見当識障害，意識障害

■表 40-4　敗血症性ショック（STSS）の診断基準

Ⅰ．A 群連鎖球菌の分離検出 　　A．元来が無菌の部位より 　　B．常在菌が存在している部位より
Ⅱ．臨床所見 　　A．低血圧：収縮期血圧＜90 mmHg 　　B．下記の 2 項目以上の症状 　　　　1．腎機能障害：血清 Cr 値＞2 mg/dL 　　　　2．凝固系：血小板数＜10 万/μL あるいは DIC 所見（凝固時間延長，フィブリノゲン低下，FDP 陽性） 　　　　3．肝機能障害：ALT，AST，総ビリルビン値が正常上限の 2 倍以上の値 　　　　4．成人呼吸窮迫症候群（ARDS）の存在 　　　　5．全身性紅斑様皮疹 　　　　6．壊死性筋膜炎や筋炎を伴う軟部組織壊死
Ⅰ A およびⅡ（A と B）を満たすときは確診．Ⅰ B およびⅡ（A と B）を満たすときは疑診．

参考：A 群連鎖球菌は，咽頭炎や伝染性膿痂疹（とびひ）の原因菌

疫学・予後

● 予防的抗菌薬投与が行われるわが国でも 1〜3% に認められる．まれに敗血症に進展することがあり，最重症例では全身炎症性反応症候群（systemic inflammatory response syndrome：SIRS）を生じ，敗血症性ショックから死亡する場合もある．

症状

● 初期では，発熱や腹痛，内診時の圧痛を認め，膿性帯下や悪露の悪臭などを認める（限局性産褥熱）．
● 産褥子宮筋層炎に進展すると，高熱に加え，悪寒，頻脈を伴うことが多くなる．
● 産褥付属器炎では，発症後より数日後に高熱を呈することが多い．この場合は片側もしくは両側付属器の圧痛，牽引痛が子宮内感染の所見とともに認められる．
● さらに，炎症が骨盤内に及ぶ産褥骨盤内腹膜炎では，悪心・嘔吐といった消化器症状を認め，悪寒戦慄を伴う高熱がある場合には敗血症に移行していることがある．
● 発熱と同時に皮膚にびまん性の紅斑を認める場合には，黄色ブドウ球菌による毒素性ショック症候群を考える必要がある．
● 筋肉痛を認める場合には，壊死性筋炎を伴った敗血症性ショックや毒素性ショック症候群などの重篤な病態を考える必要がある．

診断・検査値

● 発熱の原因となる疾患（乳腺炎，尿路感染症，分娩に起因する血腫形成，血栓性静脈炎，ウイルス感染，膠原病など）を除外診断する．
● 悪臭を伴った血性膿性悪露（しばしばピンク色）や，子宮内・腟内分泌物培養で細菌感染が認められれ

第3章　産褥期　2. 産褥期の異常とケア

ば診断となる．しかし，予防的抗菌薬投与が行われている場合には，細菌が検出されないこともある．
●分娩時の羊水培養，新生児からの培養検体の結果も参考となる．
●抗菌薬の開始や変更を行う場合には，必ず細菌培養検査を行っておく．
●産褥感染から引き起こされるショック症状（表40-3, 4）に注意する．
●超音波診断装置を用いて，子宮内に感染源となっている卵膜や胎盤の遺残がないか調べる．

合併症

●卵管周囲炎，骨盤腹膜炎，敗血症など．

治療法

●治療方針
●感染源の除去と薬物療法（抗菌薬の全身投与）を行う．

●感染源の除去
●エコーなどで子宮内に胎盤，卵膜などの遺残を認めれば胎盤鉗子で除去し，子宮復古を促す．
●子宮内膜が感染源となっている場合には，子宮内腔の洗浄を行うこともある．
●骨盤内膿瘍を形成した場合には，抗菌薬の膿瘍内移行が不良のため，膿瘍の切開排膿・ドレナージが必要となる．

●薬物療法
●解熱薬のみの対症療法で，3日以上経過観察すべきでない．経過観察は感染を重症化させる原因にもなりうる．
●治療開始時には起炎菌が不明のことが多いので，初期治療としては広域抗菌薬の投与を行う．
●起炎菌と感受性が判明した後は，必要なら有効なものに変更する．
●治療期間は症例によって異なるが，5～10日，最大でも14日を1つの目安とし治療継続の是非を検討する必要がある．

Px 処方例 軽症例（初回治療）
●ペントシリン注　1回2g　1日2回　点滴静注　5日間（単剤で開始）　←ペニシリン系抗菌薬（広域ペニシリン）
●セフメタゾン注　1回1g　1日2回　点滴静注　5日間（単剤で開始）　←セフェム系抗菌薬
　※いずれも3日間の使用後効果を判定し，無効であれば変更する．

Px 処方例 重症や難治症例
●ゾシン注　1回4.5g　1日2～3回　点滴静注（3時間で）　5日間（単剤あるいはしばしばダラシンS と併用）　←ペニシリン系抗菌薬（βラクタマーゼ阻害薬配合広域ペニシリン）
●チエナム注　1回1g　1日2回　点滴静注　5日間（単剤で使用）　←カルバペネム系抗菌薬
●ダラシンS注　1回600mg　1日2回　点滴静注　5日間（他剤に併用）　←リンコマイシン系抗菌薬
●ゲンタシン注　1回40mg　1日2回　点滴静注　5日間（他剤に併用）　←アミノグリコシド系抗菌薬
●アザクタム　1回1g　1日2回　点滴静注　5日間（他剤に併用）　←モノバクタム系抗菌薬

Px 処方例 MRSA に対しては以下のいずれかを用いる．
●塩酸バンコマイシン注　1回500mg　1日2回　点滴静注　←グリコペプチド系抗菌薬
●ハベカシン注　1回75～100mg　1日2回　点滴静注　←アミグリコシド系抗菌薬
●タゴシッド注（200mg）　初日　1回200～400mg　1日2回　以後同量を1日1回　点滴静注　←グリコペプチド系抗菌薬
注：血中濃度モニタリングを行い，バンコマイシンでは投与前血中濃度（トラフ値）は5～10μg/mLに，最高濃度（ピーク値）は25～40μg/mLに保つ．腎毒性が主な副作用なので他の腎毒性をもつ薬物との併用は慎重に行う．

Px 処方例 A 群溶血性連鎖球菌による敗血症性ショック症候群（STSS）に対しては，以下の併用療法を行う．きわめて予後不良であり，集中治療を必要とする．
●ビクシリン注　1回2g　1日6回　点滴静注　←ペニシリン系抗菌薬
●ダラシンS注　1回600mg　1日2回　点滴静注　←リンコマイシン系抗菌薬
●献血ベニロン-I注　1回5g　1日1回　点滴静注　3日間　←人免疫グロブリン製剤
　※初期より投与することが望ましい．

718

■表 40-5　産褥熱，産褥感染症の主な治療薬（抗菌薬）

分類	一般名	主な商品名	薬の効くメカニズム	主な副作用
ペニシリン系抗菌薬（広域ペニシリン）	ピペラシリンナトリウム	ペントシリン	細菌の細胞壁の合成阻害により，強力な殺菌作用を有する	ショック，アナフィラキシー様症状
	タゾバクタムナトリウム・ピペラシリンナトリウム水和物配合	ゾシン		
セフェム系抗菌薬	セフメタゾールナトリウム	セフメタゾン		
カルバペネム系抗菌薬	イミペネム・シラスタチンナトリウム配合	チエナム		
リンコマイシン系抗菌薬	クリンダマイシンリン酸エステル	ダラシンS	ペプチド転移酵素反応を阻止し，蛋白合成を阻害	
アミノグリコシド系抗菌薬	ゲンタマイシン硫酸塩	ゲンタシン	蛋白合成系を阻害	ショック
	アルベカシン硫酸塩	ハベカシン		
モノバクタム系抗菌薬	アズトレオナム	アザクタム	細胞壁合成阻害により強い殺菌作用を示す	ショック，アナフィラキシー様症状
グリコペプチド系抗菌薬	バンコマイシン塩酸塩	塩酸バンコマイシン		
	テイコプラニン	タゴシッド		

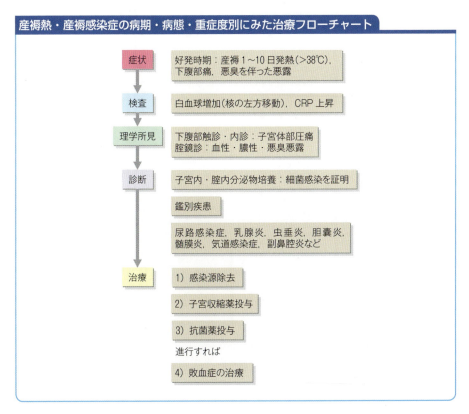

産褥熱・産褥感染症の病期・病態・重症度別にみた治療フローチャート

症状 → 好発時期：産褥1～10日発熱（>38℃），下腹部痛，悪臭を伴った悪露

検査 → 白血球増加（核の左方移動），CRP上昇

理学所見 → 下腹部触診・内診：子宮体部圧痛　腟鏡診：血性・膿性・悪臭悪露

診断 → 子宮内・腟内分泌物培養：細菌感染を証明

鑑別疾患：尿路感染症，乳腺炎，虫垂炎，胆嚢炎，髄膜炎，気道感染症，副鼻腔炎など

治療：
1) 感染源除去
2) 子宮収縮薬投与
3) 抗菌薬投与
進行すれば
4) 敗血症の治療

産褥熱・産褥感染症の看護

永澤　規子

看護過程のフローチャート

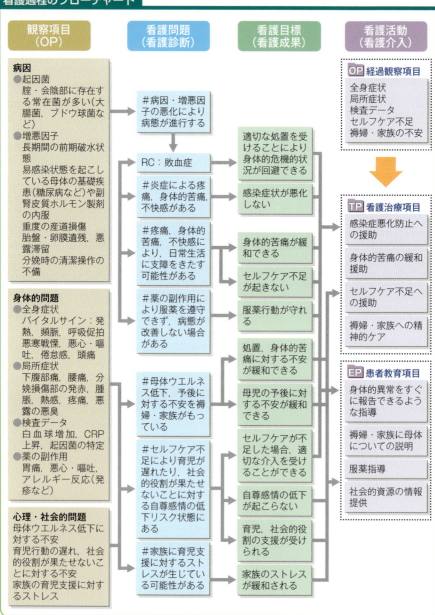

基本的な考え方

- 感染部位を把握し，病態に適した診療・ケアを行う．なお，乳腺炎に伴う発熱は産褥熱ではない．
- 治療は抗菌薬の投与が中心となる．医師の指示どおり薬物を正確に投与し，薬理効果を正確に評価するために症状を観察する．
- 身体的苦痛，不快感のために育児行動が遅れる場合がある．セルフケア不足が生じた場合は，不足部分を介助し，新生児のケアに影響が出ないようにする．また同時に褥婦の体調に合わせた育児支援計画を立てて育児行動を支援する．
- 体調の不良に対して褥婦・家族の不安は強い．また産後の回復が遅れることで，社会的役割を果たせないこともある．褥婦・家族の心理，社会的状況を把握した不安の緩和，役割支援も求められる．

| Step1 アセスメント | Step2 看護問題の明確化 | Step3 計画 | Step4 実施 | Step5 評価 |

情報収集	アセスメントの視点と根拠・起こりうる看護問題
全身状態の把握	**産褥感染症の病態，感染部位と程度を把握する．感染症の治療は抗菌薬が主であり，合併症の予防対策やケアは病態により異なる．そのため，感染部位の評価は重要である．また，母体に易感染状態を起こす基礎疾患の有無を把握することも必要である．さらに，分娩状況，感染症発症を予測させる病態の観察も大切である．** ● 産褥熱を発症していないか把握する． ● 母体の易感染状態をまねく基礎疾患を把握する．糖尿病や自己免疫疾患，また副腎皮質ホルモン製剤（ステロイド薬）の内服などがある． ● 妊娠期の腟炎，絨毛膜羊膜炎などの感染症疾患の有無を把握する．妊娠期の感染症の治療が不十分であると，産褥期に拡大する場合がある． ● 分娩状況を把握する．前期破水が長期間続いていると子宮内感染症を起こすリスクが高まる．また，帝王切開は観血的処置のため感染リスクが高まる．吸引遂娩術，鉗子遂娩術では，急速遂娩のため分娩損傷の程度が大きくなることがあり，これも感染リスクを高める原因となる． ● 胎盤，卵膜の遺残がないかを把握する．胎盤娩出直後に胎盤計測によって胎盤実質や卵膜の欠損の有無を確認する．わずかな欠損部位だと見落とす可能性もあるため，医師は胎盤娩出後に子宮内に胎盤・卵膜の遺残がないかを用手的に確認する．癒着胎盤などで胎盤が一部遺残する場合は，感染リスクが高まる． ● 子宮復古不全などで悪露が子宮内に滞留すると感染リスクが高まる． ● 全身状態の具体的な把握については，以下の項目に詳細を記載する． 🔍 **共同問題：敗血症** 🔍 **起こりうる看護問題：発熱，疼痛などによる身体的苦痛，不快感／日常生活に対する支障が生じる可能性／母体ウエルネスに対する不安／育児行動の遅れに対する不安／社会的役割が果たせないことに対する不安**
症状の部位，出現状況，程度の観察	**共通症状は発熱，頭痛，悪寒戦慄であるが，感染部位によって症状が異なるため部位を特定する．また出現状況・程度を把握することにより，重症度を予測できる．** ● 主な産褥感染症としては，子宮内感染症，骨盤腹膜炎，分娩損傷部の感染などがある．子宮内感染症，骨盤腹膜炎では，下腹部痛，腰痛，腹膜刺激による悪心・嘔吐などの症状を起こす．また，分娩損傷部位（とくに腟壁裂傷，会陰裂傷）の感染では，創部の発赤，腫脹，熱感，疼痛（炎症4大症状）が観察される． ● 子宮内感染症は悪露が悪臭を放つ．その臭気を把握する． ● 感染が全身に拡大し敗血症になるとショック症状を示す．血圧低下，頻脈，不穏，意識障害などの症状の出現に注意する． 🔍 **共同問題：敗血症** 🔍 **起こりうる看護問題：発熱，疼痛などの身体的苦痛，不快感／日常生活に支障が生じる可能性／母体ウエルネスに対する不安／育児行動の遅れに対する不安／社会的役割が果たせないことに対する不安**

産褥

40

産褥熱・産褥感染症

第3章　産褥期　2. 産褥期の異常とケア

検査データの把握	■ 感染症状態を客観的に評価するために検査データを把握する.
	● 感染症の共通検査データとして，白血球増加，CRP 値上昇を認める.
	● 超音波検査により，子宮内に胎盤・卵膜の遺残，悪露の滞留がないか把握する.
	● 内診・双合診の結果を把握する. 内診・双合診で炎症部位が圧迫されると，褥婦は疼痛を訴える.
	● 悪露・血液培養結果を把握する. 起因菌が特定される.
	🔍 共同問題：肺血症
セルフケア不足の内容と程度の把握	発熱，疼痛などの身体的苦痛によるセルフケア不足を把握する. 新生児のケアが困難な場合は，入院中であれば，看護者が育児支援をする. 遅れた育児行動の習得は，回復後に指導の再開を計画する. 退院後であれば，新生児ケアの指導を家族に指導したり，社会資源の活用についてアドバイスしたりする.
	● セルフケア不足の内容を把握する. 褥婦自身の体動，清潔，排泄，食事が困難な場合は，介助する.
	● 母体の身体的回復の促進には，薬物療法以外に安静が必要である. 育児によって安静が保たれない場合は，看護者や家族が新生児のケアを行う.
	🔍 起こりうる看護問題：身体的苦痛，不快感によるセルフケア不足／育児行動習得が遅れるリスク／育児行動が遅れるなど社会的役割が果たせない可能性／家族に育児支援に対するストレスが生じている可能性
薬の副作用出現状況の把握	産褥感染症の治療の中心は抗菌薬の投与である. 看護者が経静脈的に投与する場合には，ノンコンプライアンスは起こらないが，褥婦が自己管理する服薬では，副作用からノンコンプライアンスが生じる場合がある.
	● 副作用を観察する. 抗菌薬の副作用には，胃炎・腸炎が多くみられる. 胃痛，下腹部痛，悪心・嘔吐，下痢などの症状の有無と程度を観察する.
	🔍 起こりうる看護問題：副作用による身体的不快感／服薬ノンコンプライアンス
褥婦・家族の心理・社会的側面の把握	産後の身体回復が順調でないことに対する不安が褥婦・家族にある. また褥婦には，母親役割が果たせないことに対する自尊感情の低下が起こるリスクもある. 家族には，褥婦に代わって行う新生児のケアに対する負担がかかる.
	● 不安の内容を具体的に把握する.
	● 褥婦に自己否定の感情がないか把握する. 自己否定の感情は自尊感情の低下につながる可能性がある.
	● 育児支援者がいるか把握する. 育児支援者の不在は褥婦のストレスを助長する.
	● 育児支援者がいる場合は，支援者の健康状態，社会的役割を把握する. 支援者の健康状態が不良であったり社会的役割があると，育児支援がストレスとなり，それが褥婦のストレスにつながる.
	🔍 起こりうる看護問題：母体ウエルネスに対する不安／育児行動が遅れるなど社会的役割が果たせない可能性／家族に育児支援に対するストレスが生じている可能性

Step 1 アセスメント　**Step 2** 看護問題の明確化　**Step 3** 計画　**Step 4** 実施　**Step 5** 評価

看護問題の明確化

RC：敗血症
#1　炎症による疼痛，身体的苦痛，不快感がある（認知-知覚パターン）
#2　疼痛，身体的苦痛，不快感により，日常生活に支障をきたす可能性がある（活動-運動パターン）
#3　薬の副作用により服薬を遵守できず，病態が改善しない場合がある（健康知覚-健康管理パターン）
#4　セルフケア不足により育児行動が遅れたり，社会的役割が果たせないことに対する自尊感情の低下リスク状態にある（自己知覚パターン）

722

#5　母体ウエルネス低下，予後に対する不安を褥婦・家族がもっている（自己知覚パターン）
#6　家族に育児支援に対するストレスが生じている可能性がある（コーピング-ストレス耐性パターン）

看護問題の優先度の指針

●産褥感染症の病態を把握し，病態に合った診療支援・ケアを行う．褥婦には産後回復が順調でないことによる身体的不快感があり，そのためセルフケア不足も起こりうる．身体的不快感の緩和やセルフケア援助を行う．産後の回復が順調でないことに対する褥婦・家族の不安も強い．その緩和支援も行う．また新生児のケアに対する不安もあるので，看護者は育児支援を行うとともに，家族への育児指導，社会的資源の情報提供を行い，褥婦が治療に専念できる環境を整え，家族介護者のストレス軽減が図れるように援助する．

| Step1 アセスメント | Step2 看護問題の明確化 | Step3 計画 | Step4 実施 | Step5 評価 |

産褥
40
産褥熱・産褥感染症

共同問題	看護目標（看護成果）
RC：敗血症	〈長期目標〉病態を悪化させず敗血症を起こさない 〈短期目標〉1）異常を早期に診断する．2）異常に対する治療の早期介入ができる．3）身体的苦痛，不快感を把握できる

看護計画	介入のポイントと根拠
OP 経過観察項目 ●バイタルサイン：変化をみる	➡ 根拠 敗血症を発症すると高熱が持続的にみられ，頻脈，呼吸促拍も観察される
●ショック症状を把握する	➡ 敗血症ではショック症状を起こすことがある 根拠 ショック症状として，血圧低下，頻脈，蒼白，冷汗，不穏，意識障害，呼吸障害，悪心・嘔吐などがみられる
●尿量：変化をみる	➡ 根拠 ショックを起こすと尿量が減少し，乏尿，無尿となる
●検査データ：敗血症を示す検査データを把握する 　・白血球，CRP 値の変化をみる 　・血液培養検査：血液培養で細菌を確認する	➡ 根拠 産褥感染症から敗血症発症の有無は，検査データで行われる ➡ 根拠 敗血症では高値を示す ➡ 根拠 敗血症では，血液中に細菌が検出される菌血症となっている場合が多い．ただし，敗血症の定義は，感染症に起因する SIRS（systemic inflammatory response syndrome，全身性炎症反応症候群）の病態とされており，必ずしも血液培養で細菌が検索されない場合もある
・肝機能，腎機能，血液凝固系：肝機能・腎機能の悪化，血液凝固因子の異常の有無と程度をみる 　・血液ガス分析：動脈血酸素分圧（PaO_2）を把握する	➡ 根拠 敗血症で多臓器不全となると，これらが異常を示す ➡ 根拠 敗血症では，肺の換気障害による酸素化の低下状態をみる
●敗血症を引き起こす病態：母体の基礎疾患（下記参照）や産褥感染症の病態を把握する ●母体の基礎疾患：易感染状態をまねく母体の基礎疾患の有無と内容を把握する	➡ 根拠 敗血症を起こす前段階の病態を把握することで，早期に治療を開始し，敗血症を予防する ➡ 自己免疫疾患（妊娠期に多い自己免疫疾患は，「23 自己免疫疾患合併妊娠」参照）や糖尿病合併妊娠，副腎皮質ホルモン製剤服用などがある 根拠 易感染状態にあると，軽度の母体損傷などで

723

第3章　産褥期　2. 産褥期の異常とケア

　　　　　　　　　　　　　　　　　　　　　　　も敗血症を起こす可能性が高くなる
　　　　　　　　　　　　　　　　　　　　　　　●副腎皮質ホルモン製剤の副作用には免疫反応の
　　　　　　　　　　　　　　　　　　　　　　　抑制作用があるため，抗原抗体反応が抑制され，
　　　　　　　　　　　　　　　　　　　　　　　細菌に対する抗体産生が遅れ易感染状態となる
　　　　　　　　　　　　　　　　　　　　　　　●糖尿病では血糖コントロールが不良だと，白血
　　　　　　　　　　　　　　　　　　　　　　　球の殺菌力などの免疫機能低下が起こるため，体
　　　　　　　　　　　　　　　　　　　　　　　内に入り込んだ細菌が繁殖し，感染症にかかりや
　　　　　　　　　　　　　　　　　　　　　　　すくなる

● 妊娠・分娩の経過：絨毛膜羊膜炎，前期破水，　　●根拠 妊娠・分娩前期に感染していると，産後に
　腟炎などがなかったか把握する　　　　　　　　　感染が増悪することがある
● 分娩損傷の程度を把握する　　　　　　　　　　　●とくに吸引分娩術，鉗子分娩術などの急速遂娩
　　　　　　　　　　　　　　　　　　　　　　　が行われた場合は，軟産道伸展が不十分な状態で
　　　　　　　　　　　　　　　　　　　　　　　の分娩となり，分娩損傷が重度となることがあ
　　　　　　　　　　　　　　　　　　　　　　　り，感染リスクが高まる
● 胎盤・卵膜遺残：有無と程度を把握する　　　　　●とくに癒着胎盤では胎盤全体や一部が子宮内に
　　　　　　　　　　　　　　　　　　　　　　　残り，感染すると子宮内感染症を起こす 根拠 胎
　　　　　　　　　　　　　　　　　　　　　　　盤・卵膜遺残が起こると子宮復古不全をまねき，
　　　　　　　　　　　　　　　　　　　　　　　悪露の滞留などにより子宮内に血液培地が存在
　　　　　　　　　　　　　　　　　　　　　　　し，細菌感染を容易にする状態となる

TP 看護治療項目

● 検査を介助する　　　　　　　　　　　　　　　　●病態を把握するために血液検査，超音波検査，
　　　　　　　　　　　　　　　　　　　　　　　CT・MRI 検査，悪露・血液培養検査，腟鏡診，
　　　　　　　　　　　　　　　　　　　　　　　内診などが行われる 根拠 病態の早期診断が治療
　　　　　　　　　　　　　　　　　　　　　　　の早期介入につながる

● 処置を介助する　　　　　　　　　　　　　　　　●病態に応じた処置が行われる 根拠 病態に合っ
　　　　　　　　　　　　　　　　　　　　　　　た処置を行うことで，病態の悪化を防止する
　・ショック，心肺停止時　　　　　　　　　　　　●気道確保，人工換気，胸骨圧迫(心マッサージ)
　　　　　　　　　　　　　　　　　　　　　　　など呼吸・循環動態の維持が必要な場合は介助を
　　　　　　　　　　　　　　　　　　　　　　　迅速に行う 根拠 敗血症ショックにより心肺停止
　　　　　　　　　　　　　　　　　　　　　　　となった場合，迅速に心肺蘇生を行うことで救命
　　　　　　　　　　　　　　　　　　　　　　　を図り，救命後の後遺症発症リスクを低減させる
　・子宮内容物の排出介助　　　　　　　　　　　　●子宮内容物が原因で感染が起こっている場合，
　　　　　　　　　　　　　　　　　　　　　　　その排出(子宮内容清掃術，悪露誘導)の介助をす
　　　　　　　　　　　　　　　　　　　　　　　る 根拠 子宮内の遺残物を排出することによって
　　　　　　　　　　　　　　　　　　　　　　　感染の培地を排除する．処置そのものが細菌曝露
　　　　　　　　　　　　　　　　　　　　　　　の機会となることがあるので清潔操作を遵守する
　・分娩損傷部の再縫合　　　　　　　　　　　　　●分娩損傷部の感染では壊死組織を除去し，再縫
　　　　　　　　　　　　　　　　　　　　　　　合，あるいはドレーンの挿入などが行われる
　　　　　　　　　　　　　　　　　　　　　　　根拠 壊死組織をそのままにしておいては損傷部の
　　　　　　　　　　　　　　　　　　　　　　　癒合が進まない
　　　　　　　　　　　　　　　　　　　　　　　●子宮内容清掃術同様，処置が細菌曝露の機会と
　　　　　　　　　　　　　　　　　　　　　　　なることがあるので，清潔操作を遵守する
● 医師の指示どおり薬物投与を介助する　　　　　　●用量・用法，注入速度を遵守する 根拠 補液を
　　　　　　　　　　　　　　　　　　　　　　　急激に行うと心不全を起こす場合がある．循環動
　　　　　　　　　　　　　　　　　　　　　　　態の保持・改善を目的に投与するカテコールアミ
　　　　　　　　　　　　　　　　　　　　　　　ン系薬物は微量で薬理効果を示すため，輸液ポン
　　　　　　　　　　　　　　　　　　　　　　　プやシリンジポンプなどを使用する
　・輸血時　　　　　　　　　　　　　　　　　　　●患者氏名，血液型，輸血内容，輸血番号を確認
　　　　　　　　　　　　　　　　　　　　　　　し，異型輸血や血液製剤を間違えないよう注意す
　　　　　　　　　　　　　　　　　　　　　　　る．輸血開始時は，医師同席のもとに行い，アレ
　　　　　　　　　　　　　　　　　　　　　　　ルギー反応出現時に即座に対応できるようにする

◯輸血は最初の10～15分間はゆっくり（1 mL/分程度）投与し，最初の5分間程度は褥婦のそばを離れない

◯アレルギーが発生した場合の原因がすぐに検索できるように複数の輸血製剤を同時に投与しない

・抗菌薬

◯本来，菌を特定し，抗菌スペクトル（有効な菌種の範囲）に沿った薬物が使用されるが，感染症発症時は即座に菌の特定が困難な（菌の特定は培養検査で行われ最低でも数日かかる）ため，抗菌スペクトルが広範囲の抗菌薬が使用されることが多い．薬物を正確に投与するとともにアレルギー反応に注意する

※以前は，抗菌薬のアレルギー判定のため皮内テストをしていたが，現在はテスト結果が必ずしもアレルギーを否定するものではないという観点から行われないことが多い．その代わりに抗菌薬の初回投与時，投与前，投与後3分，5分，15分後にバイタルサインをチェックし変化がないか観察する．また，初回投与に問題がなくてもそのときの褥婦の体調によってアレルギー反応が起こる場合があるので，投与後5分間はそばを離れない

●医師の指示どおり酸素療法を行う

◯ 根拠 酸素療法の効果を把握する．評価は，血液ガス分析，経皮的酸素分圧モニタで行う

●安静が保たれるよう環境を整える

◯褥婦の好む空調，照度，静けさを調整する 根拠 環境を整えて安静を促すことが必要である．母体ウエルネスが低下している状況では，安静が消費エネルギーを抑え，苦痛の緩和につながる

●体温を下げるために冷罨法を行う

◯悪寒戦慄時は避け，褥婦が熱感を訴え，冷罨法を希望する場合に行う 根拠 頭部の冷罨法が好まれる．不快感がなければ，鼠径部や腋窩など動脈が表在している部位を冷却すると効果がある

●水分摂取の必要性を褥婦に説明する

◯褥婦の好む温度・内容（白湯，茶，スポーツドリンクなど）の水分を家族の協力を得て準備し，摂取を促す 根拠 発熱を伴う消耗性疾患では，不感蒸泄が多くなるため，水分を十分に補給して脱水防止を図る

●処置や病態を説明し不安を緩和する

◯褥婦・家族の理解の程度を把握しながら行う 根拠 処置を理解することで，不要な不安が除去される．また安心は，褥婦の治療への参加を促進する．本人の意識がない場合は，とくに家族に十分に説明する

EP 患者教育項目

●身体的不快感の程度を褥婦が表現できるように指導する

◯表現方法を指導する 根拠 不快感を正しく伝えることで，適切な介入が受けられる

1 看護問題	看護診断	看護目標（看護成果）
#1 炎症による疼痛，身体的苦痛，不快感がある	**急性疼痛** **関連因子**：生物学的損傷要因，身体損傷要因	〈**長期目標**〉疼痛，苦痛，不快感が緩和される 〈**短期目標**〉1）疼痛，苦痛，不快感の緩和

産褥

40

産褥熱・産褥感染症

725

第3章 産褥期 　2. 産褥期の異常とケア

診断指標
☐生理学的反応の変化
☐標準疼痛スケールによる痛みの程度の自己報告
☐標準疼痛ツールによる痛みの性質の自己報告
☐痛みの顔貌
☐痛みを和らげる体位調整
☐防御行動

援助が受けられる．2)疼痛，苦痛，不快感を正確に伝えることができる

看護計画	介入のポイントと根拠
OP 経過観察項目	
●疼痛，苦痛，不快感の内容	⮕全身の苦痛，不快感として，発熱による倦怠感，関節痛，頭痛がある．局所症状には，下腹部痛，腰痛，創部痛がある．骨盤腹膜炎を起こしている場合は，腹膜刺激症状として悪心・嘔吐が出現する場合もある　**根拠** 病態により疼痛，苦痛，不快感の内容が異なる
●苦痛，不快感の程度を把握する	⮕ **根拠** 鎮痛薬，鎮静薬，制吐薬などを使用する客観的指標となる
TP 看護治療項目	
●医師の指示どおり鎮痛薬，鎮静薬，制吐薬を投与する	⮕とくに鎮痛薬，鎮静薬使用時は，用法・用量を守り正確に投与する　**根拠** 鎮痛薬，鎮静薬の種類により呼吸抑制を起こす場合がある．また，薬理効果を評価するためにも正確に投与する
●医師の指示どおり酸素療法を行う	⮕指示量・投与方法を遵守する　**根拠** 酸素投与により酸素化が保たれ，呼吸困難が緩和される
●嘔吐時の不快感の緩和に向けた援助をする	⮕嘔吐物は速やかに片づける．意識レベルがよければ含嗽を促す　**根拠** 嘔吐臭が二次的な悪心を誘発する
●苦痛，不快感を緩和させるための体位を工夫する	⮕セミファウラー位や側臥位が好まれる　**根拠** 腹部緊張の緩和が疼痛を和らげる．また，横隔膜が低下する体位は呼吸を楽にさせる
●処置を説明する	⮕わかりやすく説明し，苦痛，不快感への対処が十分にできることも伝える　**根拠** 処置の内容，また，それに伴う苦痛・不快感に対するケアの内容を知ることで不要な不安をもたない
EP 患者教育項目	
●苦痛，不快感の程度や部位を褥婦が表現できるように指導する	⮕表現方法を指導する　**根拠** 苦痛，不快感を正しく伝えることで，適切な対処を受けられる

2 看護問題	看護診断	看護目標（看護成果）
#2 疼痛，身体的苦痛，不快感により，日常生活に支障をきたす可能性がある	**活動耐性低下リスク状態** 危険因子：体調不良	〈長期目標〉日常生活に支障をきたさない 〈短期目標〉1)身体的疼痛，不快感を緩和する．2)セルフケア不足を明確にし，援助を受けることによって日常生活が支障なく送れる．3)セルフケア不足を正確に伝えることができる

看護計画	介入のポイントと根拠
OP 経過観察項目 ●疼痛，身体的苦痛が日常生活に支障をきたしているかどうか把握する ●セルフケア不足の観察：不足しているセルフケアの内容を明確にする	➡**根拠**日常生活に支障をきたす場合は鎮痛薬，鎮静薬使用の目安となる．薬物により疼痛，苦痛をコントロールする ➡**根拠**適切な援助を提供できる
TP 看護治療項目 ●医師の指示どおり鎮痛薬，鎮静薬を正確に投与する ●セルフケア不足を援助する	➡**根拠**疼痛をコントロールすることによって，セルフケア不足を起こさない ➡褥婦のニーズに適した日常生活援助を行う **根拠**適切な援助により，日常生活を円滑に送ることができる
EP 患者教育項目 ●不足しているセルフケアの内容を伝えるようにアドバイスする	➡具体的な表現方法を説明する　**根拠**状況を適切に伝えることによって，適切な援助を受けられる

3 看護問題	看護診断	看護目標（看護成果）
#3 薬の副作用により服薬を遵守できず，病態が改善しない場合がある	**ノンコンプライアンス** **関連因子**：医療提供者の指導能力の不足，治療の強さ（激しさ），治療計画についての知識不足 **診断指標** □症状の増悪 □期待するアウトカムに到達できない	〈**長期目標**〉正しく服薬でき，症状の悪化防止，回復ができる 〈**短期目標**〉1) 抗菌薬投与の必要性を理解できる．2) 服薬による不快感を表現でき，適切な介入を受けられる．3) 服薬ノンコンプライアンスの理由を述べられる

看護計画	介入のポイントと根拠
OP 経過観察項目 ●感染症症状の改善が認められるかを把握する ●産褥感染症に対する知識：正しい知識をもっているかを把握する	➡**根拠**抗菌薬を内服しているにもかかわらず，全く効果がない場合は，内服を自己判断で中止している可能性がある ➡**根拠**知識が正しくないと抗菌薬内服による治療の必要性を認識できない．とくに子宮・骨盤内感染は，正しく服薬しないと後遺症として，卵管が癒着し，不妊症の原因となることがある
TP 看護治療項目 ●副作用の緩和を図る ●服薬が守れない理由を表現できるように環境を整える	➡副作用を明確にし，その緩和を図る　**根拠**副作用に対する苦痛から服薬を自己判断で中止している場合がある ➡プライバシーを保護できるようにする　**根拠**周囲に気兼ねなく理由が述べられる
EP 患者教育項目 ●服薬の必要性について指導する	➡産褥感染症治療における抗菌薬服薬の重要性について説明する　**根拠**産褥感染症に対する知識が正しくないと治療の必要性を認識できず，服薬を自己判断で中止している場合がある

産褥

40

産褥熱・産褥感染症

727

第3章　産褥期　　2. 産褥期の異常とケア

4 看護問題	看護診断	看護目標（看護成果）
#4 セルフケア不足により，育児行動が遅れたり，社会的役割が果たせないことに対する自尊感情の低下リスク状態にある	自尊感情状況的低下リスク状態 **危険因子**：価値観に合わない行動，身体疾患，非現実的な自己期待	〈長期目標〉自尊感情が低下しない 〈短期目標〉1）育児支援が受けられる．2）社会的役割の支援が受けられる．3）自尊感情が低下しないための介入を受けられる

看護計画	介入のポイントと根拠
OP 経過観察項目 ●褥婦の感情を知る	➲とくに自己否定の感情が起こっていないかを観察する　根拠 自己否定は自尊感情低下につながる
TP 看護治療項目 ●褥婦の気持ちを傾聴する	➲褥婦が気持ちを表現しやすいように言葉かけをする　根拠 語ることによって気持ちが整理でき，コーピングを促進することにつながる場合がある
●感情を表現しやすい環境を整える	➲プライバシーが守られる環境を整える　根拠 周囲に遠慮することなく，感情を表現できる
●心理的援助ができるキーパーソンを把握し，キーパーソンに，褥婦を支援するようアドバイスする	➲求める心理的援助の内容によってキーパーソンが異なる場合がある．褥婦の心理状態を評価して適切なキーパーソンを把握する　根拠 適切なキーパーソンの存在は，褥婦のストレスコーピングを促進し，自尊感情低下を防止する
●育児支援を行い，褥婦が治療に専念できるように支援する	➲入院中の新生児ケアは看護師・助産師が行い，褥婦が新生児ケアに不安をもたないようにする．また遅れた育児技術の習得は体調に合わせて行うことを説明し，安心を促す　根拠 回復後の育児指導の予定を説明することや，新生児ケアの支援を受けることで，育児に対する不要な不安をもたないようにする
EP 患者教育項目 ●家族に育児指導を行う	➲褥婦が退院後に産褥感染症を発症した場合，新生児が先に退院する．そのため，自宅で家族が新生児ケアを行えるように家族へ育児支援を行う　根拠 家庭で新生児が適切なケアを受けられることを褥婦が実感できることで治療に専念できる
●家族の介護ストレスが緩和されるよう社会資源の情報を提供する	➲褥婦の治療が長引くと家族の育児負担が増すため，負担を軽減できるような社会資源の情報を提供する　根拠 家族の育児ストレスは褥婦のストレスにつながる．家族の育児負担を軽減することで，褥婦が社会的役割（母親役割）を果たせない焦燥感を間接的に緩和する

5 看護問題	看護診断	看護目標（看護成果）
#5 母体ウエルネス低下，予後に対する不安を褥婦・	不安 **関連因子**：ストレッサー，現状への脅威，満たされていないニーズ	〈長期目標〉不安が緩和する 〈短期目標〉不安の内容を伝えることができる

家族がもっている	診断指標	
	□緊張した表情 □手の震え □声の震え □震え	

看護計画 / 介入のポイントと根拠

OP 経過観察項目
- 不安の内容：具体的に把握する
- 母児のウエルネス状況：ウエルネスの低下状況を把握する

→ 根拠 適切な介入ができる
→ 根拠 ウエルネスの低下に伴い不安は大きくなる

TP 看護治療項目
- 褥婦のウエルネスについて情報を得る

→ 具体的に正しい情報を得る 根拠 身体情報を正しく把握することで不要な不安をもたない

EP 患者教育項目
- 不安を褥婦が表現できるようにアドバイスする

- 家族に褥婦の支援者になるようにアドバイスする

→ 表現方法を指導する 根拠 不安を正しく伝えることで、適切な支援を受けることができる
→ キーパーソンを正しく選択する 根拠 褥婦が最も不安を表現でき、気持ちを受容してくれる家族の存在は、不安を緩和する

---

6 看護問題	看護診断	看護目標（看護成果）
#6 家族に育児支援に対するストレスが生じている可能性がある	**介護者役割緊張リスク状態** **危険因子**：被介護者の病気の重症度、介護に不慣れ、ストレッサー、予測できない病気の経過	〈長期目標〉ストレスが緩和し、介護者役割を遂行できる 〈短期目標〉1）家族が、産褥感染症、産褥熱の正しい知識を得る．2）褥婦の病態を正しく理解する．3）ストレスの内容を表現し、役割サポートを受けられる

看護計画 / 介入のポイントと根拠

OP 経過観察項目
- 褥婦の病態：病態の内容、程度を把握する

- 褥婦の社会的役割：役割における責任の重要性を知る

- 家族の疾患への理解：産褥感染症に対する理解状況を把握する

→ 根拠 病態が重く治療が長引く可能性がある場合は、家族のストレスも強くなる
→ 根拠 褥婦の役割責任の重要性（主に母親役割）は、その役割を代わりに担う家族のストレスの増大にもなる
→ 根拠 疾患に対する正しい理解は、治療に対する協力体制を家族で調整しあうことにつながり、介護者一人ひとりの負担を軽減する

TP 看護治療項目
- 家族のストレスの内容を傾聴する

→ アドバイスできる内容を把握する 根拠 適切なアドバイスによって不要なストレスを除去する．また、傾聴することで家族のストレスコーピングを促す

EP 患者教育項目
- 利用できる社会資源の情報を提供する

→ 家族の必要としている社会資源を把握する
根拠 社会資源の活用によって家族の負担が軽減される

産褥

40

産褥熱・産褥感染症

第3章　産褥期　　2. 産褥期の異常とケア

| Step1 アセスメント | Step2 看護問題の明確化 | Step3 計画 | **Step4 実施** | Step5 評価 |

病期・病態・重症度に応じたケアのポイント

【感染が限局している時期】産褥感染症の病態を把握し，原因に応じた診療支援・ケアを行う．感染を拡大しないために，全身・局所状態を観察し，異常の早期発見，早期介入に努める．身体的苦痛を緩和する．また身体的問題により，セルフケア不足，育児の遅れが生じるため，それを支援する．産褥期の身体回復が順調に進まないことに対する褥婦・家族の不安も強く，緩和を図る．

【感染が全身に及んだ時期】産褥感染症が全身に及ぶと敗血症となり，全身状態が重症化する．敗血症性ショックを引き起こしたり，母体の生命に危機的状況を及ぼすこともある．全身状態を管理し，診療が円滑に進むための診療支援を行う．さらに，増大している母体の身体的苦痛の緩和とセルフケア不足への援助を積極的に行い，母体の体力消耗を最小限にし，身体機能の回復が進むように支援する．状態の悪化により褥婦・家族の不安はより一層強くなっている．それを緩和する援助もより求められる．

看護活動（看護介入）のポイント

診察・治療の介助
● 産褥感染症の病態を把握するための検査を介助する．
● 産褥感染症の治療・処置を介助する．
● 医師の指示どおり薬物の投与を正確に行う．

疼痛・不快感の緩和援助
● 医師の指示により鎮痛薬，鎮静薬が投与される場合は正確に行う．
● 医師の指示により制吐薬が投与される場合は正確に行う．
● 疼痛，苦痛，不快感の緩和のため体位の工夫を指導する．
● 発熱による頭痛や体温を下げるために頭部，腋窩，鼠径部に冷罨法を行う．
● 発汗時の身体の不快感を軽減するため清潔ケアを援助する．
● 嘔吐時の不快感を緩和するため含嗽を介助する．

セルフケア不足への援助
● 疼痛，身体的苦痛，不快感によりセルフケア不足が生じている場合は，セルフケアを援助する．
● 育児行動ができない場合は支援する．

褥婦・家族の不安緩和への援助
● 検査・処置に対する褥婦・家族の不安が緩和されるように援助する．
● 退院後に産褥感染症が発症した場合は，家族に育児指導を行う．
● 家族が必要としている社会資源の情報提供を行う．

退院指導・療養指導

● 退院後の生活は正期産に準じて指導を行う．
● 退院後も継続して内服が必要な場合は服薬指導を行う．
● 受診の必要な症状を説明し，異常時はすぐ受診するように指導する．
● とくに問題がなくても，退院1か月後に健診を受けるように指導する．

| Step1 アセスメント | Step2 看護問題の明確化 | Step3 計画 | Step4 実施 | **Step5 評価** |

評価のポイント

看護目標に対する達成度
● 感染症は悪化しなかったか．
● 合併症が発症しなかったか．
● 合併症発症時には，異常の早期発見・早期介入を受けることができたか．
● 疼痛・不快感を緩和できたか．
● セルフケア不足は起こらなかったか．セルフケア不足が起こった場合は適切な介入が受けられたか．
● 褥婦・家族が検査・処置の必要性について理解でき，不安が緩和されたか．

- 褥婦の自尊感情は低下しなかったか.
- 家族の育児指導は適切に行えたか.
- 家族の育児支援によるストレスを緩和できたか.

産褥感染症における褥婦の病態関連図と看護問題

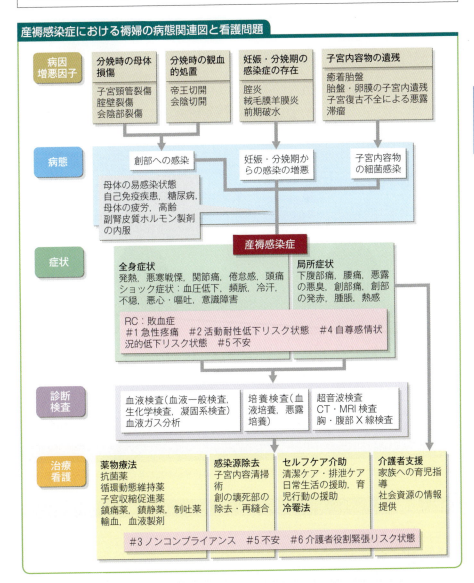

41 乳腺炎

讃井　裕美

目でみる疾患

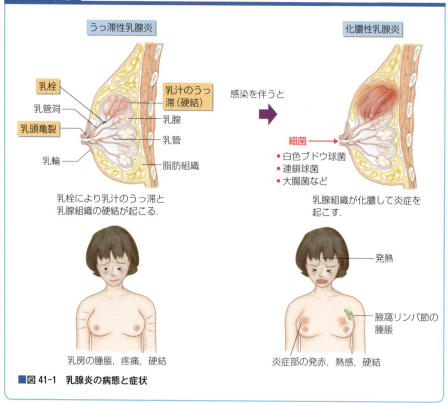

■図 41-1　乳腺炎の病態と症状

病態生理
- 乳管の一部が詰まり，乳汁が滞るとうっ滞性乳腺炎，これに感染が加わると化膿性乳腺炎となる（図41-1）．

病因・増悪因子
- 乳汁分泌過多．
- 児の哺乳量低下（離乳食や断乳）．
- 乳管の開孔不全．
- 乳頭損傷．

疫学・予後
- 乳房マッサージによる減圧や冷罨法，抗菌薬内服により改善する場合が多いが，まれに切開排膿を要する．

症状

- 硬結，発赤，痛み，発熱が主症状である.
- 軽熱の後，突然の悪寒で発熱する. 乳房の疼痛は炎症部でとくに激しい.

診断・検査値

▌ 授乳中の女性に発熱，乳房痛を認める.

- うっ滞性乳腺炎では乳房緊満，疼痛.
- 無菌性乳腺炎では硬結と痛み.
- 急性化膿性乳腺炎になると発熱，発赤，疼痛.
- 乳腺膿瘍を形成すると発熱，発赤，波動.
- 末梢血白血球数増多，CRP 上昇.
- エコー検査にて乳腺内のエコーフリースペースをみる（膿瘍形成）.

治療法

- 乳頭の清潔を保つこと，乳管の開通を促すこと. 乳汁を長いこと滞らせないことが予防になる. 具体的には以下に注意する.
- 授乳前後に乳頭を清拭する.
- 授乳後の搾乳を行い，乳汁を排出する（分泌過多がある場合は片乳ずつの授乳にしてもよい）.
- 哺乳前に先搾りを行い，児が哺乳しやすい柔らかい乳輪部を保つ.
- 授乳は膿乳でなければ可である. その際，①乳が滞らないよう，児の飲み方，抱き方を工夫する，②冷罨法を行う，③炎症を増悪させないようにマッサージを行う（乳管の開通を中心に），④膿乳の場合は授乳を中止する.
- まれに乳癌を合併していることがあるため，改善しない場合には外科に紹介する.
- **●薬物療法**
- 抗炎症薬，漢方薬，抗菌薬を用いる. 分泌過多があり，改善しにくい場合は少量の乳汁分泌抑制薬を用いる.

Px 処方例 初期のうっ滞乳腺炎の場合
- 葛根湯　1回1包　1日3回　毎食後　←漢方薬
  ※産褥早期のうっ滞に使用する.

Px 処方例 化膿性乳腺炎の場合
- フロモックス錠(100 mg)　1回1錠　1日3回　毎食後　←セフェム系抗菌薬

Px 処方例 発熱時
- カロナール錠(200 mg)　2錠　頓服　←非ピリン系解熱鎮痛薬

Px 処方例 乳汁過剰産生時
- パーロデル錠(2.5 mg)　1回1錠　1日1回　←ドパミン作動薬

産褥

41

乳腺炎

■ **表 41-1　乳腺炎の主な治療薬**

分類	一般名	主な商品名	薬の効くメカニズム	主な副作用
漢方薬	葛根湯(カッコントウ)		乳汁のうっ滞を改善	低カリウム血症
セフェム系抗菌薬	セフカペンピボキシル塩酸塩水和物	フロモックス	抗菌作用	下痢
	セフジニル	セフゾン		胃腸障害
非ピリン系解熱鎮痛薬(抗炎症薬)	アセトアミノフェン(パラセタモール)	カロナール，アンヒバ，アルピニー	熱さまし	ショック
	ジクロフェナクナトリウム	ボルタレン	下熱	
ドパミン作動薬	ブロモクリプチンメシル酸塩	パーロデル	プロラクチン分泌抑制	血圧低下，めまい

733

- **乳房マッサージ**
- うっ滞性乳腺炎のときはよいが，炎症が強いときは乳管の開通手技のみであまり炎症のあるところを触らない．
- **外科的治療**
- 乳腺膿瘍になると切開排膿が必要となる．

乳腺炎の病期・病態・重症度別にみた治療フローチャート

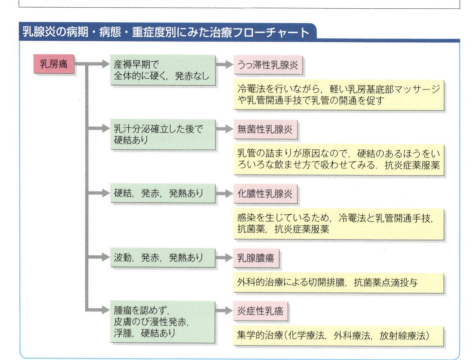

乳腺炎の看護

永澤　規子

看護過程のフローチャート

観察項目（OP）	看護問題（看護診断）	看護目標（看護成果）	看護活動（看護介入）

病因
乳汁うっ滞
乳頭損傷
●増悪因子
乳頭の形態異常：
扁平乳頭，陥没乳頭，小乳頭
乳汁分泌過多
新生児の哺乳障害
母児分離による直接授乳の阻害

身体的問題
●全身症状
発熱，悪寒戦慄
●局所症状
乳房痛，乳房緊満，乳房発赤，乳房熱感，排乳不全
●新生児の状況
体重増加不良，活気がない，便秘，脱水徴候
●検査データ
血液検査：白血球増加，CRP値上昇
乳汁培養検査
●薬の副作用
胃痛，悪心・嘔吐，下痢

心理・社会的問題
母乳育児が順調に進まないことに対する不安

RC：膿瘍

#乳腺炎による疼痛，不快感がある

#全身状態の悪化により，乳房をセルフケアできない

#薬の副作用により服薬が正確に行えず，病態が改善しない場合がある

#新生児の必要エネルギー量が摂取不足で，体重の増加不良が起こる可能性がある

#母乳育児が順調に進まないため，自尊感情が低下する可能性がある

合併症を起こさない

疼痛，不快感が緩和できる

乳房のセルフケア不足が起こらない

乳房のセルフケア不足が生じた場合，適切な援助が受けられる

服薬が守れる

新生児のウエルネスが低下しない

自尊感情の低下が起こらない

OP 経過観察項目
全身症状
局所症状
新生児の状況
検査データ
薬の副作用・効果
褥婦の乳房のセルフケア不足
褥婦・家族の不安

TP 看護治療項目
異常の早期発見
疼痛，不快感の緩和
セルフケア不足への援助
新生児の体重増加のための援助
褥婦・家族の不安緩和への援助

EP 患者教育項目
褥婦への乳房管理指導
服薬指導
新生児の観察方法の指導

産褥

41

乳腺炎

735

第 3 章　産褥期　　2. 産褥期の異常とケア

基本的な考え方

- 乳腺炎の原因を把握する．原因には，乳頭の形態異常により新生児が吸啜（きゅうてつ）を適切に行えないことによる乳頭部の損傷から感染を起こす場合や，分泌過多や乳管の詰まり（乳栓）により乳汁のうっ滞が生じ，そこが培地となって乳腺を上行性に細菌が感染する場合がある．
- 乳房の状態を観察し病態を把握する．うっ滞性乳腺炎と化膿性乳腺炎では，治療・ケア方針が異なる．病態を正確に評価して，的確な介入ができるように援助する．
- 新生児が何らかの疾患で入院した場合や哺乳障害が存在した場合は，必要な吸啜ができない．その際の母親の未熟な搾乳技術により生じた乳頭損傷や乳房内に残った乳汁が原因となって乳腺炎となる場合もある．直接授乳できない理由を把握する．
- 褥婦の疼痛，不快感を把握し，緩和に向けた援助を行う．
- 乳房トラブルによって生じる母乳育児の遅れへの不安が存在する．その緩和を支援する．

Step1 アセスメント	Step2 看護問題の明確化	Step3 計画	Step4 実施	Step5 評価

情報収集	アセスメントの視点と根拠・起こりうる看護問題
全身状態の把握	**乳腺炎の病態を把握する．乳腺炎にはうっ滞性乳腺炎と化膿性乳腺炎がある．うっ滞性乳腺炎は，乳汁が乳房にうっ滞することにより，乳房痛などを起こす．化膿性乳腺炎は，乳頭の形態異常により直接授乳が円滑に行えず乳頭損傷が起こり，その部位から上行性に細菌感染した場合や，うっ滞性乳腺炎が先行して存在し，感染培地となる乳汁へ細菌が感染するなど，細菌感染が起こっているものである．全身状態としては，化膿性乳腺炎のほうが重症度が高い．** ● 検査データを把握する．感染を示すデータには白血球増加，CRP 値の上昇があり，検査値を把握する． ● 易感染状態となっている母体の基礎疾患の有無を把握する．副腎皮質ホルモン製剤（ステロイド薬）内服中の褥婦や糖尿病の褥婦は感染を起こしやすい． ● 乳頭の形態異常を把握する．乳頭の形態異常には，扁平乳頭，陥没乳頭，小乳頭がある．乳頭の形態異常があると，直接授乳が困難となる場合が多く，乳汁はうっ滞しやすい．また新生児が正しく乳首を吸啜できないことで浅飲み*になるなど，乳頭に余分な物理的刺激が加わることにより，乳頭損傷を引き起こす． * 新生児は母乳の吸啜を，口蓋と舌の間に乳首を吸い込んで行う．この際，乳首が口蓋と舌の間に深く入らず，舌や口唇だけで吸啜しているような状態を浅のみという． ● 新生児のウエルネスを把握する．新生児への直接授乳が困難な状態だと乳汁が乳房内に残り，その後の搾乳を十分に行わないとうっ滞性乳腺炎となるリスクが高まる． ● 乳腺炎では直接授乳が困難なことが多い．そのため搾乳介助・指導が必要となる．搾乳により母乳を確保する．うっ滞性乳腺炎の乳汁は新生児に授乳できるが，化膿性乳腺炎は乳汁そのものが細菌感染を起こしているため，新生児への授乳は避ける． ● 乳腺炎になると，発熱，乳房痛などが起こり，育児に支障をきたす場合がある． 🔍 **共同問題：膿瘍** 🔍 **起こりうる看護問題：乳房痛や不快感がある／全身状態の悪化による日常生活に対する支障が生じる可能性／新生児ウエルネスの低下リスク／母児のウエルネスに対する不安**
症状出現時期の把握	**乳腺炎の発症時期を把握する．乳腺炎が起こりやすい時期は，長期的には 3 回ある．第 1 の時期は乳汁分泌が増加する出産後 2 週間頃，第 2 は乳児に歯が生える時期，第 3 は断乳期である．** ● 乳汁は，出産後 2 週以後に本格的に分泌される．そのときに新生児が直接授乳しきれなかった母乳を搾乳せずにそのままにしておくと，徐々に乳房に乳汁が滞留しうっ滞性乳腺炎を，それに引き続き，化膿性乳腺炎を起こすことがある． ● 乳児の歯が生え始める頃（平均生後 6〜8 か月）に乳頭を乳児が歯で咬むことにより乳頭損傷が起こり，細菌感染を起こし乳腺炎となることがある．

736

	●断乳(おおむね生後1年)は,断乳ケアが不適切であると,乳汁が乳房に滞留し,うっ滞性乳腺炎,化膿性乳腺炎となる場合がある.
	🔍 共同問題:膿瘍
	🔍 起こりうる看護問題:乳房痛や不快感がある/全身状態の悪化による日常生活に対する支障が生じる可能性/母児のウエルネスに対する不安
乳房の観察	乳房の状態を観察する.観察は,発赤,腫脹,熱感,疼痛が中心となる.うっ滞性乳腺炎と化膿性乳腺炎の視覚的病態は類似しているが,褥婦の自覚症状は化膿性乳腺炎のほうが重度である.また,うっ滞性乳腺炎と化膿性乳腺炎の対処方法は異なるので,その鑑別が重要となる.
	●炎症の4大症状である発赤,腫脹,熱感,疼痛の程度を観察する.うっ滞性乳腺炎よりも化膿性乳腺炎のほうが症状が強い.
	●うっ滞性乳腺炎では,乳房マッサージを積極的に行い排乳することが重要となるが,化膿性乳腺炎では,乳房マッサージは禁忌である.
	●うっ滞性乳腺炎と化膿性乳腺炎の鑑別は,乳汁の培養検査結果により評価される.
	●乳腺炎が両側か片側かを把握する.両側の場合,全身状態の重症度にも影響する.
	🔍 共同問題:膿瘍
	🔍 起こりうる看護問題:乳房痛や不快感がある/全身状態の悪化による日常生活に対する支障が生じる可能性/母児のウエルネスに対する不安
褥婦の随伴症状の観察	乳腺炎の随伴症状を観察する.発熱により,頭痛,関節痛,倦怠感などが生じる.その程度を把握する.
	●発熱状態を観察し,熱型,上昇度を把握する.発熱が続くと,体力の消耗が進む.
	●随伴症状に伴うセルフケア不足の内容を把握する.適切な介入を行い,褥婦が不快感・ストレスを低減できるように援助する.
	🔍 共同問題:膿瘍
	🔍 起こりうる看護問題:乳房痛や不快感がある/全身状態の悪化による日常生活に対する支障が生じる可能性/母児のウエルネスに対する不安
新生児のウエルネスの状態の把握	乳腺炎が直接新生児ウエルネスに影響を与えることは少ないが,うっ滞性乳腺炎で直接授乳を行っている場合は,炎症による乳房組織の浮腫により乳腺が圧迫され,乳汁分泌不全を起こすことがある.そのことに母親が気づかず,母乳のみで栄養補給を行っていると,新生児ウエルネスに影響を及ぼす.
	●乳腺炎を発症してから新生児の体重の増加状態を観察する.乳汁分泌不全が起きていると,新生児の体重は増加不良,あるいは減少を示す.
	●直接授乳を行った後,新生児がすぐに泣いたり,排便・排尿が減少したりしている場合は,乳汁分泌不全が考えられる.
	●乳腺炎があると新生児は直接吸啜を嫌がることが多い.乳汁の質が低下しているため新生児が好まなかったり,分泌不全により欲求が満たされないこと,または乳首そのものが乳腺炎の影響で吸啜しにくい状態となっていることなどが考えられる.
	🔍 起こりうる看護問題:新生児の体重増加不良/新生児のウエルネス低下/新生児ウエルネス低下に対する褥婦・家族の不安
褥婦・家族の心理・社会的側面の把握	乳腺炎による母児のウエルネス低下に対する不安や,育児が順調に進まないことに対して,褥婦の自尊感情が低下する可能性がある.また,褥婦が育児を行えないため,家族が育児を支援することにストレスが生じる可能性もある.
	●褥婦の社会的役割が大きいほど,褥婦のストレスは大きくなる.
	●褥婦の社会的役割が大きいほど,それを代行する家族のストレスも増大する.
	●社会的役割(主に母親役割)が果たせず褥婦に自己否定の感情が起こる可能性がある.
	●経産婦より初産婦のほうが体調不良により,育児技術が習得できないことに強いストレスが生じる傾向にある.

産褥

41

乳腺炎

第3章　産褥期　2. 産褥期の異常とケア

> 🔍 **起こりうる看護問題：母児のウエルネス低下に対する不安／母乳育児が順調に進まないため自尊感情が低下する可能性**

Step1 アセスメント　Step2 看護問題の明確化　Step3 計画　Step4 実施　Step5 評価

看護問題リスト

RC：膿瘍
- #1　乳腺炎による疼痛，不快感がある（認知−知覚パターン）
- #2　全身状態の悪化により，乳房をセルフケアできない（活動−運動パターン）
- #3　薬の副作用により服薬が正確に行えず，病態が改善しない場合がある（健康知覚−健康管理パターン）
- #4　新生児の必要エネルギー量が摂取不足で，体重の増加不良が起こる可能性がある（栄養−代謝パターン）
- #5　母乳育児が順調に進まないため，自尊感情が低下する可能性がある（自己知覚パターン）

看護問題の優先度の指針

- ●乳腺炎の病態を把握し，的確な治療によって乳腺炎が改善し，合併症予防のためのケアを行うことが優先される．とくに化膿性乳腺炎は，母親の全身状態が急激に悪化する場合があるので，乳房の局所症状と全身状態を観察し，異常の早期発見に努める．母親の体調不良から，新生児ケアができない場合は，家族とともにケアを援助し，新生児のウエルネスが低下しないようにすることも重要である．母乳栄養が円滑に進まないことで母親の自尊感情が低下することも予測される．褥婦・家族の心理・社会的状況を把握し，心理的支援と不安の緩和に向けた援助も行っていく．

Step1 アセスメント　Step2 看護問題の明確化　Step3 計画　Step4 実施　Step5 評価

共同問題	看護目標（看護成果）
RC：膿瘍	〈長期目標〉膿瘍を起こさせない 〈短期目標〉1）異常を早期発見する．2）異常時に早期介入が受けられる

看護計画	介入のポイントと根拠

OP 経過観察項目

- ●乳房の状態：炎症所見の4大症状である発赤，腫脹，熱感，疼痛の状態をみる．また，乳房内の腫瘍形成の有無を確認する

➡ **根拠** 膿瘍の炎症所見は顕著である．また膿瘍を形成していると，乳房内にしこりを触知できる．その形態（大きさ，硬度，部位）を把握する．触知状態によって重症度の把握につながる

- ●乳房内の硬結：存在の有無と程度をみる

➡ **根拠** 膿瘍が存在すると，乳房内に硬結が触知される

- ●乳房皮膚の状態：皮膚の発赤に潰瘍や壊死部がないかを把握する

➡ **根拠** 膿瘍が存在し病態が進行すると，自壊現象が起こる．皮膚表面が変性し，次第に壊死を起こし，壊死部に瘻孔ができ，膿汁を流出する

- ●乳頭部からの膿汁の排泄

➡ 乳頭からの膿汁流出の有無と程度をみる **根拠** 膿瘍があると，乳管口からの膿汁流出が起こる場合もある

TP 看護治療項目

- ●検査（超音波検査，X線検査，血液検査など）の介助を行う

➡ 検査が円滑に行われるよう準備する **根拠** 乳房の膿瘍の状態を把握するための検査が行われる．検査の準備を整え，褥婦にかかる負担を最小限にする

EP 患者教育項目	
●褥婦に検査を説明する	●目的・方法について説明する　根拠 検査の必要性を理解することによって，検査が円滑に進むように褥婦の協力を得る

1 看護問題	看護診断	看護目標（看護成果）
#1 乳腺炎による疼痛，不快感がある	**急性疼痛** **関連因子**：生物学的損傷要因，身体損傷要因 **診断指標** □生理学的反応の変化 □標準疼痛スケールによる痛みの程度の自己報告 □標準疼痛ツールによる痛みの性質の自己報告 □痛みの顔貌 □痛みを和らげる体位調整 □防御行動	〈**長期目標**〉疼痛が緩和する 〈**短期目標**〉1)疼痛を緩和する援助が受けられる．2)疼痛，不快感を正確に伝えることができる

看護計画	介入のポイントと根拠
OP 経過観察項目	
●乳房痛：程度と変化をみる	●根拠 乳房痛が局所から全体に移行し，疼痛が増している状況では，乳腺炎の悪化が推測される
●発熱による不快感（倦怠感，関節痛，頭痛）：随伴症状を把握する	●根拠 発熱に伴い，乳房の症状だけでなく，倦怠感，関節痛，頭痛などを引き起こす
TP 看護治療項目	
●乳房の冷罨法を行う	●乳房の局所痛を緩和するために疼痛部の冷罨法を行う　根拠 冷罨法により，炎症部位の血管拡張による充血を緩和し，疼痛緩和が図れる．また，乳汁分泌も抑制することとなり，乳汁うっ滞による緊満感の緩和につながる
●医師の指示どおり解熱薬，抗菌薬の投与を行う	●正確な用量・用法で投与する　根拠 発熱の対処療法として解熱薬が処方される．また感染症の治療として抗菌薬が投与される．指示量を正確に投与し，治療が効果的に進むようにする．また効果が得られない場合には治療方針の変更も考慮されるため，その評価のためにも正確な実施が必要となる
●解熱のため冷罨法を行う	●腋窩，鼠径部など動脈触知部位を冷却する　根拠 表在動脈を冷却し，解熱効果を促進する．ただし，褥婦が不快感を感じる場合には行わない
●頭部の冷罨法を行う	●発熱による頭痛を緩和する　根拠 発熱により頭部の血管が拡張し，頭痛が生じている．冷罨法により血管を収縮させ，頭痛を緩和させる
●身体の清潔ケアを行う	●全身清拭を介助する　根拠 発熱により発汗が生じ，身体的不快感が生じている．倦怠感などでセルフケア能力も低下しているので，清拭介助を行い，不快感の緩和を図る

産褥

41

乳腺炎

第3章　産褥期　　2. 産褥期の異常とケア

EP 患者教育項目

● 褥婦が不快感を伝えられるように指導する　　➡ 具体的な表現方法を指導する　**根拠** 不快感を正確に伝えることにより，適切な介入を受けられる

2 看護問題	看護診断	看護目標（看護成果）
#2 全身状態の悪化により，乳房をセルフケアできない	**活動耐性低下** **関連因子**：不動状態 **診断指標** □労作時の不快感 □消耗性疲労	〈長期目標〉乳房のセルフケア不足により乳腺炎が悪化しない 〈短期目標〉1) セルフケア不足に対する適切な援助を受けることができる．2) セルフケア不足を正確に伝えることができる

看護計画	介入のポイントと根拠
OP 経過観察項目 ● 乳房のセルフケア不足の観察：不足内容を明確にする	➡ **根拠** 援助内容を明らかにできる
TP 看護治療項目 ● セルフケア不足を援助する	➡ 褥婦のニーズに適した乳房管理を援助する **根拠** 適切な援助を行い，乳腺炎を悪化させない
● 予測できるセルフケア不足内容 ・乳腺炎側の乳房の排乳援助を行う	➡ 乳房マッサージを行い，乳房内に貯留している乳汁を排出する **根拠** 乳房マッサージにより，乳房内に貯留している乳汁を少しずつ排出させることで，乳房緊満の緩和を図り乳房痛を緩和する．また，排乳後は，冷罨法を行うと炎症症状が治まり，さらに乳房痛を緩和できる．ただし，化膿性乳腺炎の場合には，炎症症状の悪化につながるため，乳房マッサージは禁忌であるので注意する
・健側の直接授乳を援助する	➡ 褥婦の体調が直接授乳に耐えられる状況であれば健側乳房の直接授乳を勧める．その際，正しく授乳ができているかを観察し，必要があれば再指導する **根拠** 健側乳房の乳汁分泌を保つ．直接授乳の方法が正しくないと，健側乳房も乳腺炎を起こすことがあるので，評価を行い，指導が必要な場合には，再指導を行う
・健側の乳房の搾乳介助を行う	➡ 褥婦の体調が直接授乳に耐えられない場合，健側乳房より搾乳し，看護師・助産師が新生児に母乳を与える **根拠** 褥婦が体調不良の場合に，直接授乳を行わせると，体調悪化や新生児転落などのリスクがある．その場合は，搾乳介助を行い，その授乳を看護師・助産師が代行する ➡ 退院後に乳腺炎を発症した場合は，家族に新生児のケア代行を指導する．また，褥婦のケアは，外来通院で可能であれば，看護師・助産師が搾乳介助を行う．ただし，搾乳は1日に何度も行う必要があるので，搾乳器のレンタルを勧める
EP 患者教育項目 ● 褥婦がセルフケア不足の内容を正しく伝えるよう指導する	➡ 具体的な表現方法を指導する **根拠** セルフケア不足の内容を正しく伝えることによって，適切な介入を受けることができる

740

3 看護問題	看護診断	看護目標（看護成果）
#3 薬の副作用により服薬が正確に行えず，病態が改善しない場合がある	**ノンコンプライアンス** **関連因子**：医療提供者の指導能力の不足，治療の強さ（激しさ），治療計画についての知識不足 **診断指標** □症状の増悪 □期待するアウトカムに到達できない	〈**長期目標**〉正しく服薬でき，乳腺炎が改善する 〈**短期目標**〉1)乳腺炎の治療を理解できる．2)服薬による不快感を表現でき，適切な介入を受けられる．3)ノンコンプライアンスの理由が述べられる

看護計画	介入のポイントと根拠
OP 経過観察項目 ●乳腺炎の症状：全身症状も含めて軽快方向に向かっているかを観察する ●副作用の症状 ●内服の必要性に関する理解	●**根拠** 薬物を服用しているにもかかわらず炎症症状が軽快していない場合は，正しく服用していないことがある ●乳腺炎には抗菌薬が用いられる．抗菌薬の副作用として，消化器症状がみられることがあり，それらの有無を観察する **根拠** 副作用が著しいために服薬ができていない場合がある ●乳腺炎の治療に抗菌薬の内服が必要であることを理解しているか把握する **根拠** 内服の必要性を正しく理解していないと自己判断で中止することがある
TP 看護治療項目 ●副作用の緩和を図る ●服薬が守られない理由を述べられるように環境を整える	●副作用症状を明確にし，その緩和を図る **根拠** 副作用の緩和により服薬を継続できる ●プライバシーを保護できるようにする **根拠** 周囲に気兼ねなく理由が述べられる
EP 患者教育項目 ●服薬の必要性について指導する	●乳腺炎の治療における服薬の重要性を説明する **根拠** 乳腺炎の間違った情報により，治療の必要性を認識できないと，自己判断で内服を中止することがある．とくに健側の母乳を新生児に与えている場合は，母乳を介して薬物が新生児に影響する不安から正しく服用していないこともあるので，薬物の効果，新生児への影響などについて，正しい知識を伝えることが重要である

4 看護問題	看護診断	看護目標（看護成果）
#4 新生児の必要エネルギー量が摂取不足で，体重増加不良が起こる可能性がある	**栄養摂取消費バランス異常：必要量以下** **関連因子**：食事摂取量の不足 **診断指標** □食物摂取量が1日あたりの推奨量よりも少ない	〈**長期目標**〉必要エネルギーが確保され，体重が増加する 〈**短期目標**〉必要な哺乳量が与えられ，エネルギー量不足による体重増加不良が起こらない

第3章　産褥期　　2. 産褥期の異常とケア

看護計画	介入のポイントと根拠
OP 経過観察項目 ●新生児の体重：増加状態を把握する ●母乳分泌量：褥婦の1回母乳分泌量を把握する **TP** 看護治療項目 ●母乳，人工乳摂取を援助する **EP** 患者教育項目 ●哺乳量不足の状態を褥婦・家族に説明する	⮕**根拠**体重増加不良の程度を知る．エネルギー不足が大きいほど，増加不良の程度が大きくなる ⮕**根拠**健側乳房のみの授乳となるので，母乳量が不足している可能性がある．その場合は，必要により人工乳を与える必要がある ⮕1日に必要な母乳量，人工乳量を把握し，不足している場合は効果的な授乳方法を選択する **根拠**必要エネルギー量を確保することで体重増加を図る ⮕授乳後すぐに母乳をほしがる，排便が少ない，泣いてばかりいるなど具体的な症状を説明する **根拠**新生児のケアをする褥婦・家族に哺乳量不足の状態を説明することで，早期に哺乳量不足に気づける

5 看護問題	看護診断	看護目標（看護成果）
#5 母乳育児が順調に進まないため，自尊感情が低下する可能性がある	**自尊感情状況的低下リスク状態** **危険因子**：価値観に合わない行動，身体疾患，非現実的な自己期待	〈長期目標〉自尊感情が低下しない 〈短期目標〉1)児に対する感情を伝えることができる．2)自尊感情が低下しないための介入を受けられる

看護計画	介入のポイントと根拠
OP 経過観察項目 ●褥婦の児に対する感情を知る **TP** 看護治療項目 ●褥婦の気持ちを傾聴する ●感情が表出しやすい環境を整える ●心理的援助ができるキーパーソンを把握し，キーパーソンに，褥婦を支援するようにアドバイスする **EP** 患者教育項目 ●キーパーソンに褥婦の心理的支援をするようアドバイスする	⮕とくに自己否定の感情が起こっていないか観察する　**根拠**自己否定から自尊感情低下につながる ⮕褥婦が気持ちを表出しやすいように言葉をかける　**根拠**語ることによって気持ちが整理でき，コーピングを促進することにつながる場合がある ⮕プライバシーが守られる環境を整える　**根拠**周囲に遠慮することなく，感情を表現できる ⮕キーパーソンを正確に把握する．心理的援助の求める内容によってキーパーソンが異なる場合がある．褥婦の心理状態を評価して適切なキーパーソンを把握する　**根拠**適切なキーパーソンの存在は，褥婦のストレスコーピングを促進し，自尊感情低下を防止する ⮕褥婦のニーズに合わせて行う　**根拠**適切なキーパーソンを把握しないと，反対に褥婦のストレスとなる

| Step1 アセスメント | Step2 看護問題の明確化 | Step3 計画 | **Step4 実施** | Step5 評価 |

病期・病態・重症度に応じたケアのポイント

【うっ滞性乳腺炎】不十分な搾乳によって乳汁が乳房内に滞留するとうっ滞性乳腺炎となり, 乳房痛, 乳房の発赤, 腫脹, 熱感がみられる. ケアには, 乳房マッサージ, 搾乳による排乳の促進や冷罨法, 抗菌薬(化膿性乳腺炎の予防), 消炎薬の投与がある. 新生児への直接授乳が可能であり, 効果的な授乳方法を指導する.

【化膿性乳腺炎】うっ滞性乳腺炎に細菌感染が加わると化膿性乳腺炎となり, 母体の全身状態は悪化する. 化膿性乳腺炎では, 乳房マッサージは禁忌であり, 患側の乳汁には細菌が混入しているため, 新生児への授乳は避けるよう指導する. 積極的な冷罨法, 抗菌薬, 消炎薬の投与はうっ滞性乳腺炎と同様に行われる. 健側の乳房管理は, 母体の全身状態が不良でセルフケアが困難な場合が多いため, 健側の乳房管理を介助(乳房マッサージ, 搾乳)する. 新生児ケアも困難な場合は, 看護師・助産師がケアを代行する. 褥婦が退院後に発症した場合は, 家族に新生児ケアの指導を行う. また, 家族が必要としている社会資源の情報も提供する.

看護活動(看護介入)のポイント

診察・治療の介助
● バイタルサインを観察する. とくに体温の変化に注意する.
● 医師の指示により薬物治療(抗菌薬)が行われる場合は, 指示された用量・用法を正確に行う.
● 検査が行われる場合は介助する.
● 処置が行われる場合は介助する.

疼痛緩和に対する援助
● 医師の指示により鎮痛薬が投与される場合には, 指示された用量・用法を正確に行う.
● 乳腺炎を起こしている乳房の冷罨法を行う.

セルフケア不足に対する援助
● 乳腺炎を起こしている乳房の排乳ケアを援助する.
● 健側乳房の搾乳ケアを援助する.
● 新生児のケアができない場合は, 家族に新生児ケアを指導するとともにケアの代行を看護師・助産師も行う.

褥婦・家族の心理・社会的問題への援助
● 母乳育児が円滑に進まないことに対する褥婦・家族の不安を解消するように援助する.

退院指導・療養指導

● 乳腺炎防止のための指導を行う(正しい直接授乳の方法, 残乳処理の方法など).
● 褥婦に乳房・乳首マッサージ, 搾乳方法を指導する.
● 薬物を正しく服用するように指導する.
● 乳房に異常が生じた場合には, 受診するように指導する.

| Step1 アセスメント | Step2 看護問題の明確化 | Step3 計画 | Step4 実施 | **Step5 評価** |

評価のポイント

看護目標に対する達成度
● 乳腺炎が改善し, 合併症を予防できたか.
● 新生児に必要な栄養が与えられ, ウエルネス低下が起こらなかったか.
● 異常時は早期介入ができたか.
● 母乳栄養が継続できたか.
● 家族の不安やストレスが緩和し, 介護者役割が果たせたか.

産褥

41

乳腺炎

743

第3章　産褥期　　2. 産褥期の異常とケア

乳腺炎における褥婦の病態関連図と看護問題

病因増悪因子

乳房の問題
- 機能的問題 分泌過多
- 器質的問題 乳房Ⅲ型

乳頭の問題
- 扁平乳頭
- 陥没乳頭
- 小乳頭
- 乳頭の伸展不良

母親の授乳技術の不慣れ

新生児の問題
- 哺乳力の問題
- 低出生体重児
- 早産児
- 哺乳力微弱（ダウン症候群など）
- 口腔の器質的異常（口唇口蓋裂）

乳腺が長く排乳しにくい

吸啜時の乳頭損傷

病態

不十分な残乳処理

乳頭損傷部の感染

直接授乳量が少ない

乳頭の感染部から乳汁うっ滞部に上行性感染

不十分な乳頭の清潔保持

症状

うっ滞性乳腺炎 ──→ **化膿性乳腺炎**

乳房の状態：乳房痛，発赤，腫脹，熱感
全身状態：発熱，悪寒，関節痛，頭痛，倦怠感

RC：膿瘍
#1 急性疼痛　　#2 活動耐性低下

新生児への母乳不足，ケア不足

#4 栄養摂取消費バランス異常：必要量以下　　#5 自尊感情状況的低下リスク状態

診断検査

血液検査（白血球増加，CRP値の上昇，血液培養検査）
肝・腎機能検査
凝固系機能検査
血液ガス分析

乳汁培養検査
乳房超音波検査

治療看護

薬物療法
抗菌薬
鎮痛薬

乳房管理
排乳・搾乳ケア
乳房の冷罨法

新生児の授乳介助
家族への新生児ケア指導

#3 ノンコンプライアンス　　#5 自尊感情状況的低下リスク状態　　#不安
#介護者役割緊張リスク状態

42 乳汁分泌不全

讃井 裕美

目でみる疾患

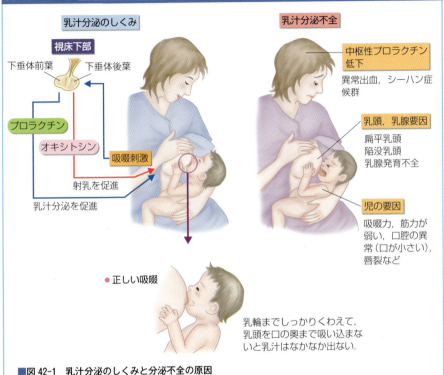

■図 42-1　乳汁分泌のしくみと分泌不全の原因

病態生理

- 分娩により胎盤より大量に産生されていたエストロゲン，プロゲステロンが消失すると，今までエストロゲン，プロゲステロンにより抑制されていたプロラクチン受容体がプロラクチンに反応するようになり，乳汁分泌が始まる（図 42-1）．プロラクチンは胎盤娩出後次第に分泌が減少するが，児が吸う刺激で分泌が一時的に増加する（図 42-2）．
- 産後 1 週間の母乳分泌量は個人差があり一定しない（表 42-1）．
- 授乳は母と児の初めての共同作業であるので，いろいろな理由で分泌は不全となる（図 42-1）．

病因・増悪因子

- 中枢性乳汁分泌不全〔下垂体機能障害（異常出血，精神的ストレス，シーハン Sheehan 症候群*），などによるプロラクチン値低下〕．
  　＊出産，分娩に伴う大量出血によって引き起こされる下垂体機能低下．
- 末梢性乳汁分泌障害（乳腺組織の発育不全，陥没乳頭，扁平乳頭による乳汁排出障害）．
- 児性乳汁分泌不全（児の吸啜力の不全や口腔の異常による哺乳障害）．
- 社会性乳汁分泌不全（仕事の都合などによる母乳保育意欲の低下）．

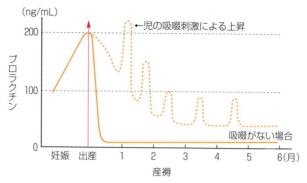

■図 42-2 出産後の血中プロラクチン濃度の変動
〔Riordan J, Auerbach K：Anatomy and physiology. Breast feeding and human lactation. Jones and Bartlett Publishers, Sudbury, pp.93-119,1998 より一部改変．杉本充弘：乳汁分泌機序．周産期医学36(増刊)：周産期医学必修知識 第6版, 257, 2006〕

■表 42-1 産褥初期の母乳分泌量（1,165 例）

産褥日数	例数	平均分泌量(mL)
1 日目	1,165	7.4
2	1,165	51.0
3	1,160	137.9
4	1,129	226.3
5	947	271.7
6	524	292.2
7	252	321.8
8	142	361.8

※注：分娩翌日を第1日目とする．哺乳量と搾乳量の合計量

（橋口精範, 1983）

疫学・予後

- 産褥1か月の時点で完全母乳栄養である人は 42%，混合栄養 53%，完全に人工乳である人 5%[1]．
- 真の母乳分泌不全は 1〜2% であるとされる[2]．

症状

分泌量の不足と児の体重増加不良がみられる．また，乳房緊満なし，長い授乳時間，短い授乳間隔などが特徴的．

- 産褥4日目になっても乳房緊満がなく，乳汁分泌が開始しない．
- 授乳後3時間しても乳房緊満が得られない．
- 20分以上哺乳しても児が泣いたり，乳頭を離さない．
- 乳汁分泌量が4日目以降も1日 100 mL 以下．
- 授乳間隔が短い(2時間以下)．
- 混合栄養で人工乳の割合が多い．

■表42-1　乳汁分泌不全の主な治療薬*

分類	一般名	主な商品名	薬の効くメカニズム	主な副作用
抗精神病薬	スルピリド	ドグマチール	プロラクチン分泌増加作用	長期使用で錐体外路症状
胃腸機能調整薬	ドンペリドン	ナウゼリン		錐体外路症状(ふるえ，こわばり，つっぱり)，ショック，アナフィラキシー様症状(まれ，頻度不明)
	メトクロプラミド	プリンペラン		
漢方薬	葛根湯(カッコントウ)		乳汁のうっ滞を改善	低カリウム血症
	十全大補湯(ジュウゼンタイホトウ)		乳汁分泌増加	

＊一般に，母乳分泌目的の使用は勧められない．いずれの薬剤も保険適用外．

診断・検査値

▌児体重増加不良や母の疲れ具合をみる．
- 児体重が産褥4日目になっても増加傾向がない場合，乳汁分泌不全の疑いで人工乳(ミルク)を考慮する．
- 特定の検査はなく，児や母親の状態をみながら育児援助を行う．

合併症

- 児体重の増加不良，母親の精神的疲れ．

治療法

● 妊娠中から乳頭を吸いやすく整える(予防)
- 妊娠中から乳頭の状態をよくしておくと予防になる．
- 扁平乳頭や陥没乳頭の人はホフマン法(用手的に乳頭を押し出す方法)を行ったり，乳頭の揉みずらしを行うが，切迫早産傾向のあるときは子宮収縮の刺激になるので行ってはならない．

● 早期授乳，頻回授乳とマッサージ
- 分娩後は初回哺乳を30分以内に行い，児の要求するままに頻回の授乳を行う．30分間の哺乳によりプロラクチンの分泌が2時間程度上昇する．
- 授乳前に乳房の基底部マッサージを行ったり，少量の搾乳を行って児が吸いやすい状態に整える．
- 哺乳時に乳頭を深くくわえさせる．
- 哺乳終了後に搾乳を行い，乳管内圧を低下させる．乳汁がうっ滞した状態で放置すると数日で乳汁分泌が停止することもある．

● 睡眠と精神的安静
- 睡眠をとることで夜間のプロラクチン分泌が促される．精神的安静は下垂体後葉からのオキシトシン反射性分泌に不可欠である．

● 薬物療法
- プロラクチン分泌増加作用のある薬剤が用いられる．

Px 処方例
- ドグマチール錠(50 mg)　1回1錠　1日3回　食間　←抗精神病薬
　※プロラクチン分泌促進作用と軽い抗うつ作用がある．
- ナウゼリン錠(10 mg)　1回1錠　1日3回　食前　←胃腸機能調整薬
- プリンペラン錠(5 mg)　1回1錠　1日3回　食前　←胃腸機能調整薬
- 十全大補湯(2.5 g)　1回1包　1日3回　食前　←漢方薬

● 乳房マッサージ
- いろいろな手技があるが，要は血流改善と乳管開通，母親のリラックス，吸わせ方の指導である．
- 母乳にこだわるあまり，児の育児に自信をなくさせたり，児の元気がなくなったりしては本末転倒である．
- 桶谷方式(助産師によるマッサージ)．

産褥

42

乳汁分泌不全

- SMC(self mamma control)方式(自分でマッサージする方法)などがある。
- **母親への指導**
- 生後2週間頃で,2~3時間毎の授乳で1回60~80mLくらいあれば十分である(1日の体重増加が30~50g)[3]。
- 初産の人,分娩時出血量の多い人は母乳分泌開始が遅くなりやすいため,神経質にならずに指導していく。
- 人工乳を足すかどうかは施設や指導者,褥婦の希望によりタイミングが異なる(WHOでは,母乳栄養の確立のために人工乳を足さないように指導されている)。
- 母乳不足の状態において人工乳を足すことは,母体の睡眠と精神安静を保ちホルモン分泌を促すことと,児の健全な発育を促すこと,黄疸を軽減することの利点がある。また,頻回授乳は必要であるが,分泌開始前に30分以上も吸わせると乳頭亀裂の原因になるので,分泌開始前の不足分は人工乳を適宜使用すべきであると考えられている。要は子どもが健康に育って,1年後に立ってしゃべれるようにすることが大切である。

● 引用文献
1) 2007年厚生労働省乳児栄養調査報告
2) Hoover K : Insufficient milk supply. In : Walker M ed : Core curriculum for lactation consultant practice, Jones and Bartlett Pub, Boston, pp.219-229, 2002
3) 周産期編集委員編:周産期相談300 お母さんへの回答マニュアル,周産期医学 Vol.28 増刊号:558-560, 1998

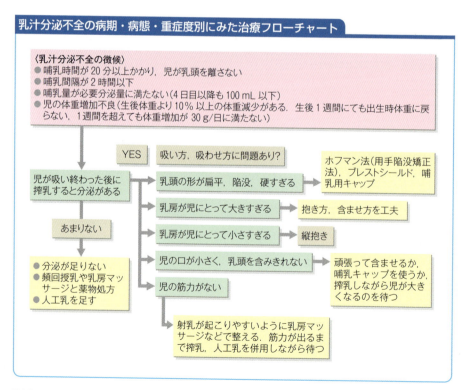

乳汁分泌不全の看護

永澤 規子

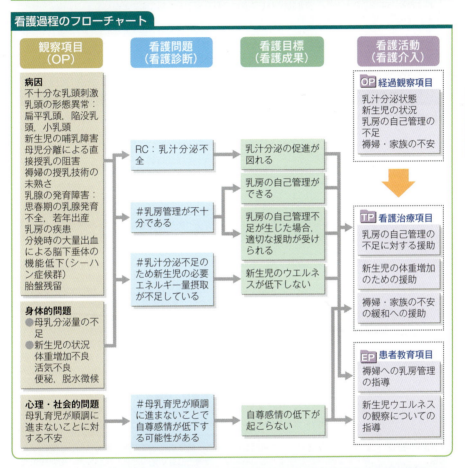

基本的な考え方

- 乳汁分泌不全の原因を把握する．原因には，乳腺の発育不全や機能不全，不十分な乳頭刺激によるプロラクチン分泌不足，プロラクチン分泌不足を起こす下垂体疾患，癒着胎盤による胎盤残留などがある．
- 乳腺の発育不全には思春期での栄養障害（摂食障害），若年出産，機能不全には乳癌の手術による乳腺切除や乳腺炎既往による乳腺癒着が要因となる．
- 乳頭刺激が不十分となる要因には，乳頭形態異常のため新生児が吸啜（きゅうてつ）を適切に行えない，新生児の問題による吸啜力の不足（低出生体重児，早産児，口唇口蓋裂，ダウン症候群など），褥婦の授乳技術の未熟さなどがある．原因を把握することで，適切な治療援助，ケアが行える．
- プロラクチン分泌不全を起こす下垂体疾患には，シーハン症候群がある．
- 胎盤残留により胎盤性プロゲステロン分泌が持続し，プロラクチン分泌不全を起こすことがある．

第3章　産褥期　　2. 産褥期の異常とケア

- 新生児ウエルネスを把握する．乳汁分泌不全状態が持続しているにもかかわらず適切な介入が行われないと，新生児の体重の増加不良や減少，低血糖，低体温などのウエルネス低下を引き起こす．
- 新生児が何らかの疾患で入院した場合や哺乳障害が存在した場合は，必要な吸啜ができないため，褥婦は搾乳をすることとなる．搾乳技術の未熟さにより分泌不全を起こすことがある．
- 乳汁分泌不全によって褥婦が母親役割を行えていないと感じると，自尊感情が低下する場合がある．また，マタニティブルーズとなることもある．褥婦・家族介護者の心理・社会的状況を把握して，自尊感情の低下防止や不安緩和のための援助を行う．

| Step1 アセスメント | Step2 看護問題の明確化 | Step3 計画 | Step4 実施 | Step5 評価 |

情報収集	アセスメントの視点と根拠・起こりうる看護問題
全身状態の把握	■ 乳汁分泌不全を引き起こす褥婦の背景，全身状態の悪化がないかを把握する． ● 分娩時の異常出血(弛緩出血，分娩損傷など)がないか把握する．分娩時の大量出血や出血性ショックにより脳下垂体で血流不全が生じ，下垂体機能が低下するシーハン症候群などを起こし，乳汁分泌不全の原因となる． ● 癒着胎盤による胎盤残留がないかを把握する．胎盤残留があると，胎盤性プロゲステロンが低下せず，そのためにプロラクチンの作用が抑制されて乳汁分泌不全を起こす． ● 褥婦の栄養状態を把握する．栄養状態が悪く低蛋白血症などがあると乳汁産生までのエネルギー量を確保できず，乳汁分泌不良となる場合がある．栄養状態の悪化には，食生活の問題(偏食)や疾患(摂食障害，消化管，肝・腎疾患など)の存在が考えられる． ● 褥婦の年齢を把握する．若年出産(15歳以下)では身体機能が発達過程にあり，乳腺の発達も不十分な場合があり，乳汁分泌不全を起こす可能性がある． ● 乳腺疾患の既往歴を把握する．乳癌の手術後や経産婦が前回の出産時に乳腺炎(とくに化膿性乳腺炎)を起こしている場合は，乳腺癒着，組織破壊が起こっていることがあり，乳汁分泌不良となる可能性が高い． ● 精神状態の不安定さから乳汁分泌が不良となる場合もある．産褥期に精神状態が不安定となる要素には，母児分離，新生児ウエルネスの低下，身体的苦痛の持続，授乳が円滑に進まないことによる睡眠不足，焦躁感などさまざまであり，これらが相互に影響して，マタニティブルーズや産後うつ病となることもある．このようなメンタル問題が身体に影響し，乳汁分泌不全を起こす原因となる． 🔍 共同問題：乳汁分泌不全，シーハン症候群，産褥うつ 🔍 起こりうる看護問題：必要栄養量摂取不足による新生児ウエルネスの低下／母乳栄養が円滑に進まないことによる褥婦の自尊感情の低下，不安
症状出現時期の把握	■ 乳汁分泌不全となった時期を把握する．時期によって原因が異なりケアも変化する． ● 授乳開始時から分泌不足の場合は，褥婦の全身状態の悪化や乳腺疾患，胎盤残留などによるプロラクチン抑制などが原因であることが多い． ● 乳房の機能的問題では，産後より乳汁分泌が少なく増加がみられないことが多い． ● 産後乳房の緊満が起こり，乳汁分泌の増加傾向がみられた後に分泌不足となった場合は，乳房の管理が不十分なことが多い． ● 乳房管理が不十分な要因として，母児分離，乳頭の形態異常(扁平乳頭，陥没乳頭，小乳頭)，乳汁分泌過多，褥婦の手技の不慣れなどがある． 🔍 起こりうる看護問題：乳房管理の不足／褥婦の自尊感情の低下，不安
乳房の状態の把握	■ 乳房，とくに乳頭を観察する．乳頭が扁平乳頭，陥没乳頭，小乳頭であると，直接授乳が困難なことが多く，乳頭刺激不足による乳汁分泌不足となる．また，そのような乳頭は，乳頭損傷も起こしやすく，損傷部から感染し乳腺炎が起こり，乳汁分泌不全となる場合もある．

750

	●乳頭の扁平乳頭, 陥没乳頭が真性か仮性か観察する. 仮性では乳頭刺激で乳頭が突出し, 直接授乳が可能となる場合がある. 一方真性では直接授乳は困難な場合が多い. ●乳房の緊満度を観察する. 産後2〜3日目に乳房の生理的緊満が観察される. 🔍 **共同問題：乳頭炎, 乳腺炎** 🔍 **起こりうる看護問題：直接授乳困難, 母乳栄養が円滑に進まないことによる褥婦の自尊感情の低下／乳房管理の不足**
新生児のウエルネスの状態の把握	**乳汁分泌不全により, 新生児の必要栄養量が不足し, 体重の増加不良や低血糖, 低体温などのウエルネス低下を起こすリスクが高まる.** ●新生児の体重の増加状況を把握する. 新生児の生理的体重減少は, 生後5日目をピークとするが, その範囲は生下時体重の10%以内と定義されている. それ以上の体重減少や体重減少のピークを過ぎてからも増加傾向がみられない場合は, 乳汁分泌不足が考えられる. ●乳汁分泌不足による体重減少は, 新生児の低血糖, 低体温を続発させるので, 十分に観察する. ●直接授乳時に, 30分以上かかる, 授乳後も新生児がすぐ泣く, 排便・排尿が少ないなどがみられる場合, 乳汁分泌不全が推測される. 🔍 **起こりうる看護問題：新生児の体重増加不良／新生児のウエルネス低下／新生児ウエルネス低下に対する褥婦・家族の不安**
褥婦・家族の心理・社会的側面の把握	**乳汁分泌不全による母児のウエルネス低下に対する不安や, 授乳行動が順調に進まないことに, 褥婦の自尊感情が低下する可能性がある.** ●初産婦は育児技術が不慣れなために, 経産婦よりも自尊感情低下のリスクが高い. ●不妊治療歴などがあると, 育児が順調に進まないことにより自尊感情低下のリスクが高い. ●家族が新生児に対して期待が大きい場合は, 授乳行動が順調に進まないと褥婦の負担が強まる可能性があり, 精神的ストレスも増大するおそれがある. 🔍 **起こりうる看護問題：母乳育児が順調に進まないことによる自尊感情低下のおそれ**

産褥 42 乳汁分泌不全

Step1 アセスメント ▶ Step2 看護問題の明確化 ▶ Step3 計画 ▶ Step4 実施 ▶ Step5 評価

看護問題リスト

RC：乳汁分泌不全
#1 乳房管理が不十分である（栄養-代謝パターン）
#2 乳汁分泌不足のため新生児の必要エネルギー量摂取が不足している（栄養-代謝パターン）
#3 母乳育児が順調に進まないことで, 自尊感情が低下する可能性がある（自己知覚パターン）

看護問題の優先度の指針

●乳汁分泌不全の原因を把握する. 原因の把握により, 的確な介入を行うことができる. 原因に合った診療支援・ケアを行う. また, 母親の乳汁分泌不全による新生児ウエルネスの低下が起こらないように新生児の状態を十分に観察する. さらに, 乳汁分泌不全より母乳育児が円滑に進まないことで褥婦の心理的な不安も強い. その緩和に向けた援助も行う.

Step1 アセスメント ▶ Step2 看護問題の明確化 ▶ Step3 計画 ▶ Step4 実施 ▶ Step5 評価

共同問題	看護目標（看護成果）
RC：乳汁分泌不全	〈長期目標〉新生児の栄養に必要な乳汁分泌量とする

第3章 産褥期　2. 産褥期の異常とケア

〈短期目標〉1)乳汁分泌不全の原因を把握する.
2)乳汁分泌不足に対して適切に介入する

看護計画	介入のポイントと根拠
OP 経過観察項目	
●出産時の妊娠週数：早産で母子分離がないかを把握する	➡ 根拠 妊娠 37 週未満は早産となるため，新生児科に入院となることが多い．母子分離となると新生児の直接授乳による乳頭刺激が少ないためプロラクチンが十分に分泌されず，乳汁分泌不全の原因となることがある
●新生児の出生体重：出生体重が 2,500 g 未満かを把握する	➡ 根拠 満期産であっても低出生体重児は哺乳力が弱く，乳頭刺激が不十分なためにプロラクチンが十分に分泌されず，乳汁分泌不全の原因となることがある
●新生児の口腔の障害：新生児に口唇口蓋裂がないかを把握する	➡ 根拠 口唇口蓋裂があり，哺乳に問題があると，直接授乳ができず，乳頭刺激が不十分なためにプロラクチンが十分に分泌されず，乳汁分泌不全の原因となることがある
●哺乳力低下を起こす新生児疾患の存在：ダウン症候群がないかを把握する	➡ 根拠 ダウン症候群の患児は，筋緊張が弱く哺乳力も弱い．そのような場合，直接授乳が十分にできず乳頭刺激が不十分になるため，プロラクチンが十分に分泌されずに乳汁分泌不全の原因となることがある
	➡ ほかに哺乳力の低下を起こす疾患としては，心疾患やほかの染色体異常などがあるが，産科領域ではダウン症候群（心疾患の合併のない新生児）までの管理が多い
●母親の年齢：若年出産か否かを把握する	➡ 根拠 近年，初経や女性の成熟化が早まる傾向にあるが，若年出産（とくに 15 歳以下）では乳腺の発育が不十分で，乳汁分泌不全となることがある
●乳房の疾患：乳房の手術歴がないかを把握する	➡ 根拠 乳癌，その他の良性腫瘍で乳房の手術の既往があると，癒着や乳腺切除などで，乳汁分泌不全となることがある
●乳腺の発育不全	➡ 思春期に栄養障害（摂食障害）などがなかったかを把握する　根拠 乳腺の発育が著しくなる思春期に摂食障害などがあると，乳腺の発育が障害され，乳汁分泌不全となる場合がある
●乳頭の異常：扁平乳頭，陥没乳頭，小乳頭，乳頭の伸展不良がないかを把握する	➡ 根拠 乳頭に異常があると，新生児の吸啜がうまくいかず，十分な乳汁を哺乳できないことが多い．また，乳頭損傷を起こす場合も多いため，直接授乳ができず乳頭刺激が少なくなることにより，プロラクチンが十分に分泌されずに乳汁分泌不全の原因となることがある
●分娩時の異常出血：分娩時に大量出血があり，出血性ショックを起こさなかったかを把握する	➡ 根拠 分娩時に大量出血や出血性ショックを起こすと，脳下垂体の血流が減少し，機能低下をきたし，プロラクチン分泌の低下が起こる場合がある ※シーハン症候群は，ほかに倦怠感，食欲不振，寒さに弱くなる，低血圧などの症状があるので，これらも含めて観察する
●胎盤残留：癒着胎盤などによる胎盤残留がないかを把握する	➡ 根拠 胎盤残留があると，胎盤性プロゲステロンの分泌が持続し，プロラクチン分泌が抑制される

752

- 乳汁の分泌量：産褥日数に準じた乳汁分泌があるか把握する

➡産後日数相当の乳汁分泌量よりも少ない場合は，乳汁分泌不全が疑われる　根拠明確な乳汁分泌不全を示す量の定義はないが，乳汁分泌量は，出産後2～3日目から急激に増加し，産褥5日目頃には約500 mL/日程度まで増加する．その後は緩徐に増加していくが（出産後3～4か月で750 mL/日，6か月で800 mL/日程度），目安量よりも少ない場合は，乳汁分泌不全を疑う

TP 看護治療項目

- 直接授乳が円滑にできるため母子同室にする

➡頻回の直接授乳を促す　根拠乳頭刺激により脳下垂体から乳汁分泌ホルモンのプロラクチンが分泌され乳汁産生を促進する

- 母子同室に対する母親の不安を軽減するために育児ケアの指導を行う

➡母子同室時の新生児ケア（抱き方，おむつ交換，授乳方法，観察方法など）を指導する　根拠母親が育児ケアの基本的知識をもつことにより，母子同室に対する不安が緩和する．母子が離れることなく，直接授乳の機会を多くもてるため，乳汁分泌を促進する

➡出産後から育児ケアのすべてをオリエンテーションすることは，時間的に困難なため，妊娠期から母親学級，両親学級，助産師外来などでの個別指導を行っておくと，産後の母子同室がスムーズにいく

- 新生児の直接授乳が困難な場合は，搾乳介助を行う

➡新生児が新生児科に入院して母子分離となっている場合や，口腔の問題（口唇口蓋裂）などで，直接授乳ができない場合は，乳頭刺激を行うため，また乳房に残乳状態を起こさないために搾乳を介助する　根拠母子分離あるいは直接授乳が困難な状況で乳汁分泌を維持・促進するには，1日5回以上の搾乳が必要とされている．褥婦が必要回数の搾乳を継続するには，手技の問題や疲労，腱鞘炎の発症などから困難な場合がある．また，搾乳が十分に行われていないと，残乳の存在により乳汁産生の刺激が減り，乳汁産生が減少していくとされる．これらの理由から，搾乳は重要で，褥婦が継続できるように看護師・助産師の介助が必要となる

➡短期的な搾乳は，用手的な介助で可能だが，長期的な搾乳は用手のみでは困難なため，搾乳器の適切な使用を指導する

EP 患者教育項目

- 褥婦に直接授乳の必要性を説明する

➡直接授乳が乳汁分泌に効果的な理由を説明する根拠知識を得ることにより，直接授乳を積極的に行うことの動機づけとなる

- 搾乳が必要な場合は，必要性を説明する

➡搾乳が乳汁分泌に効果的な理由を説明する根拠知識を得ることにより，搾乳を積極的に行うことの動機づけとなる

産褥

42

乳汁分泌不全

第3章　産褥期　　2. 産褥期の異常とケア

1 看護問題	看護診断	看護目標（看護成果）
#1 乳房管理が不十分である	**非効果的母乳栄養** **関連因子**：不十分な母乳の分泌，母乳栄養の方法についての親の知識不足，母親の乳房の形態異常 **診断指標** □新生児に十分な排便がない □授乳後1時間もしないうちに乳児が泣く □授乳後1時間もしないうちに乳児がぐずる □乳児の体重増加が足りない	〈**長期目標**〉乳房の自己管理ができ，乳汁分泌不全が悪化しない 〈**短期目標**〉1)乳房の自己管理に必要な知識と行動を獲得できる．2)授乳に必要な技術を獲得できる

看護計画	介入のポイントと根拠
OP 経過観察項目 ●乳房・乳頭の形態 ●母乳の分泌状態 ●前回の母乳栄養の状態：経産婦の場合には，前回の母乳栄養の状態を把握する ●褥婦の母乳育児に対する意欲を確認する **TP 看護治療項目** ●乳房の自己管理方法の指導・援助を行う 　・乳房マッサージ 　・乳頭マッサージ 　・搾乳方法	➡乳房の形態（Ⅰ型・Ⅱa型・Ⅱb型・Ⅲ型に分類される），乳頭の形態（扁平乳頭，陥没乳頭，小乳頭などの有無と程度），乳頭の伸展度をみる **根拠** 乳房・乳頭の形態が授乳を困難にする原因であると，褥婦自身による乳房管理が難しくなる ➡**根拠** 母乳の分泌量や乳房緊満度を把握することで，母乳の過不足がないかを把握する ➡**根拠** 前回の母乳栄養がうまくいかなかった場合には，その記憶が影響し，乳房の自己管理能力を低下させていることがある ➡**根拠** 母乳育児に対する意欲は，乳房の自己管理の行動に影響する ➡看護師・助産師が手を添えて視覚的・具体的に行う **根拠** 口頭での説明だけでなく，直接的に看護師・助産師が援助することで，褥婦が理解しやすく乳房の自己管理方法をより習得しやすくなる ➡乳房の基底部の可動性が良好となるように，基底部を動かすマッサージ方法を指導する ➡乳房そのものをマッサージすると乳腺損傷を起こしたり，乳房痛の原因となったりするので，行わないよう指導する ➡とくに扁平乳頭，陥没乳頭，小乳頭は十分にマッサージを行わないと，新生児が十分に吸啜できなかったり，乳頭損傷の原因となったりするので，授乳直前に毎回十分にマッサージするよう指導する ➡新生児の哺乳が困難な場合には，その代わりに乳頭を刺激し，乳汁分泌を促進するために頻回の搾乳が必要である．褥婦が自分で毎回搾乳すると，手首の腱鞘炎や肩こりなどにより，搾乳の回数が減少することが予測される．搾乳量を観察し，少ないようであれば，介助したり，搾乳が継続できるよう搾乳器の使用を勧めたりする ➡哺乳が順調な場合でも，退院後に乳児の病気に

754

- 授乳方法の指導・援助を行う
  指導・援助項目：
  ・新生児の授乳時の抱き方
  ・哺乳のタイミング・適切な吸啜継続時間
  ・授乳補助用具の説明

よる直接授乳が困難になったり，母乳分泌過多に対処するために搾乳が必要となる場合があるので，搾乳方法の指導は大切である

⮕褥婦の乳房・乳頭に合った方法を指導する
根拠 乳房・乳頭の状態に合った授乳方法を知ることで新生児の吸啜による乳頭刺激が適切に行われ，母乳分泌の促進につながる

⮕とくに小乳頭・陥没乳頭の場合には，乳頭損傷を予防し，新生児が吸啜を効果的に行えるように，乳頭保護用品（ニップルシールド）の選択方法を指導する

EP 患者教育項目

- 母乳育児の必要性について説明する

- 乳房の自己管理のうえで不安なことなどを伝えるように指導する

⮕母乳栄養の利点について説明する **根拠** 母乳育児の必要性を褥婦が理解することで，乳房の自己管理を行う動機づけとなる

⮕乳房の管理技術で不安なことや不得手なことを看護師・助産師に正しく，具体的に伝えることができるよう指導する **根拠** 看護師・助産師の観察だけでなく，褥婦からの訴えによってより正確に把握でき，ニーズに合った適切な指導を行うことができる

産褥

42

乳汁分泌不全

2 看護問題	看護診断	看護目標（看護成果）
#2 乳汁分泌不足のため新生児の必要エネルギー量摂取が不足している	栄養摂取消費バランス異常：必要量以下 **関連因子**：食事摂取量の不足 **診断指標** □食物摂取量が1日あたりの推奨量よりも少ない	〈長期目標〉必要エネルギーが確保され，体重が増加する 〈短期目標〉1）乳汁分泌不足によって起こる新生児の変化を観察できる．2）乳汁分泌不足への対処方法がわかる

看護計画	介入のポイントと根拠
OP 経過観察項目 ● 新生児の体重：増加状態を把握する ● 乳汁分泌量：褥婦の1回乳汁分泌量を把握する	⮕**根拠** 体重の増加不良の程度を知る．エネルギー不足が大きいほど，体重の増加不良の程度が大きくなる ⮕**根拠** 乳汁の分泌不足により，新生児の栄養摂取量が不足している可能性がある．必要な場合は，人工乳を与える ⮕直接授乳量の測定は，授乳前後の新生児の体重を測定し，その差がおおむねの授乳量である
TP 看護治療項目 ● 母乳，人工乳摂取を援助する	⮕1日に必要な母乳量，人工乳量を把握し，効果的な授乳方法を選択する **根拠** 必要エネルギー量を確保し体重増加を図る ⮕正常新生児の1回授乳量は，人工乳負荷の場合，通常以下の計算式で計算する． 1回授乳量＝（生後日数 +1）×10 mL 生後1週間程度はこの計算式で，おおむねの1回授乳量を計算する．その後2週間程度は80 mL，

第3章　産褥期　2. 産褥期の異常とケア

		1か月で80~120 mL, 生後3か月程度で約200 mLとなるが, それ以降の1回量も, 約200 mLとする

EP 患者教育項目
- 哺乳量不足の状態を褥婦・家族に説明する

⬢授乳後すぐに母乳をほしがる, 排便が少ない, 泣いてばかりいるなど具体的な症状を説明する
根拠 新生児のケアをする褥婦・家族に状態を説明することで, 早期に哺乳量の不足に気づける

3 看護問題	看護診断	看護目標（看護成果）
#3 母乳育児が順調に進まないことで, 自尊感情が低下する可能性がある	**自尊感情状況的低下リスク状態** **危険因子**：価値観に合わない行動, 身体疾患, 非現実的な自己期待	〈長期目標〉自尊感情が低下しない 〈短期目標〉1）児に対する感情を伝えることができる. 2）自尊感情が低下しないための介入を受けられる

看護計画	介入のポイントと根拠

OP 経過観察項目
- 褥婦の児に対する感情を知る

⬢とくに自己否定の感情が起こっていないか観察する　根拠 自己否定は自尊感情低下につながる

TP 看護治療項目
- 褥婦の気持ちを傾聴する

⬢褥婦が気持ちを表現しやすいように言葉をかける　根拠 語ることによって気持ちを整理でき, コーピングを促進することにつながる場合がある

- 感情を表現しやすい環境を整える

⬢プライバシーが守られる環境を整える　根拠 周囲に遠慮することなく, 感情を表現できる

- 褥婦に援助ができるキーパーソンを把握し, 褥婦を支援するようにアドバイスする

⬢援助の内容によってキーパーソンが異なる場合がある. 褥婦の心理状態を評価して適切なキーパーソンを把握する　根拠 適切なキーパーソンの存在は, 褥婦のストレスコーピングを促進し, 自尊感情低下を防止する

EP 患者教育項目
- 褥婦の心理的援助ができるキーパーソンを把握し, 褥婦の支援をするようにアドバイスする

⬢求める心理的援助の内容によってキーパーソンは異なるので, 褥婦の心理状態を評価して適切なキーパーソンを把握する　根拠 適切なキーパーソンの存在は, 褥婦のストレスコーピングを促進し, 自尊感情の低下を防止する

Step**1** アセスメント　Step**2** 看護問題の明確化　Step**3** 計画　Step**4** 実施　Step**5** 評価

病期・病態・重症度に応じたケアのポイント
- 乳汁分泌不全を引き起こしている病態を把握する. 乳房の機能的問題や疾患によるもの（発育不全, 乳癌による乳腺切除, 乳腺炎の既往による癒着など）では, 乳房ケアによる分泌量増加の期待は難しいことが多い. その場合は新生児に適した栄養補給方法を指導する必要がある. また, 原因が乳房管理の不足や不適切な授乳行動による場合には, 改善のためのケア・指導が必要となる. いずれの場合も, 乳汁分泌不全が起こることにより育児行動が円滑に進まず, 褥婦が精神的不安定になる場合があるので, 心理・社会的状況を把握して支援することも求められる.

756

看護活動（看護介入）のポイント

診察・治療の介助
- 乳汁分泌不全の原因を検索するための検査を介助する.
- 原因に対する治療（胎盤娩出など）が行われる場合は，介助する.

乳房管理不足に対する援助
- 乳房の自己管理の方法を指導し，援助する.

褥婦・家族の心理・社会的問題への援助
- 母乳育児が円滑に進まないことに対する褥婦・家族の不安を解消するように援助する.

新生児ウエルネス低下予防のための援助
- 乳汁不足の場合は，適切な栄養補給方法を援助する.

退院指導・療養指導

- 褥婦に乳房・乳首マッサージ，搾乳方法（乳房の自己管理）を指導する.
- 乳汁分泌量不足がある場合，新生児の適切な栄養補給方法を指導する.
- 乳房に異常が生じた場合は，受診するように指導する.

Step1 アセスメント ▶ Step2 看護問題の明確化 ▶ Step3 計画 ▶ Step4 実施 ▶ Step5 評価

評価のポイント

看護目標に対する達成度
- 乳房の自己管理ができたか.
- 新生児に必要な栄養が与えられ，ウエルネス低下が起こらなかったか.
- 異常時は早期介入ができたか.
- 母乳栄養が継続できたか.
- 褥婦の自尊感情の低下は起こらなかったか.

産褥

42

乳汁分泌不全

第3章　産褥期　　2. 産褥期の異常とケア

乳汁分泌不全における褥婦の病態関連図と看護問題

病因 増悪因子

母体の全身状態不良
分娩時の大量出血
↓
シーハン症候群

癒着胎盤などによる胎盤の残留

乳房・乳頭の問題
乳腺の発育不全，機能不全（若年，乳癌，乳腺炎の既往による癒着）

扁平乳頭，陥没乳頭
小乳頭，乳頭の伸展不良

母親の不慣れな授乳技術

母児分離（褥婦・新生児ウエルネス低下）

新生児の問題
低出生体重児
早産児
哺乳力微弱（ダウン症候群など）
口腔の器質的異常（口唇口蓋裂）

病態

胎盤性プロゲステロン分泌持続

吸啜時の乳頭損傷
↓
直接授乳困難

吸啜刺激不足

乳腺の機能不全

プロラクチンの分泌不足

乳汁分泌不全

症状

乳汁分泌量不足，乳房緊満の低下
乳汁分泌量不足による新生児の体重増加不良

RC：乳汁分泌不全
#2 栄養摂取消費バランス異常：必要量以下

診断 検査

血液検査（血中プロラクチン値）
搾乳量の測定
新生児の体重測定（1回/日）

治療 看護

薬物療法
プロラクチン分泌増加作用のある薬

乳房管理
排乳・搾乳ケア

新生児の授乳介助
直接授乳の指導
家族への新生児ケアの指導

#ノンコンプライアンス

#1 非効果的母乳栄養
#3 自尊感情状況的低下リスク状態
#不安
#介護者役割緊張リスク状態

758

43 妊娠高血圧症候群（産褥期）

讃井 裕美

目でみる疾患

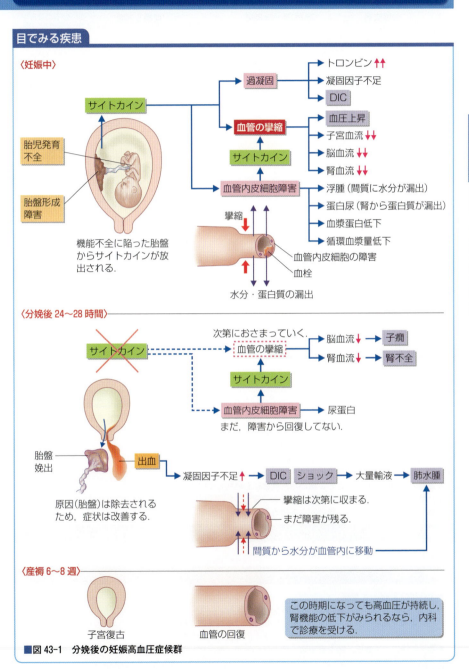

■図43-1　分娩後の妊娠高血圧症候群

目でみる疾患

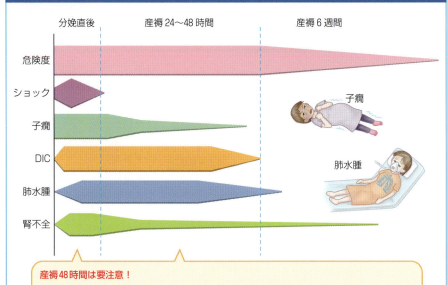

図 43-2 妊娠高血圧後遺症の出現時期

病態生理

> 妊娠20週から分娩後12週までの期間に，高血圧または高血圧に蛋白尿を伴うものを妊娠高血圧という．分娩後12週以降も続いた場合，妊娠高血圧ではなくなる．

- 血管内皮細胞障害をもとにした血管攣縮が主体である．
- 妊娠高血圧症の妊婦では，分娩が終了すると間質内に蓄積された細胞外液が血管内に戻ってくるため，血圧は一時的に上昇する．
- 血管内皮細胞の修復とともに蛋白尿，高血圧も軽快していく．
- 一時的な血圧上昇は通常1週間以内におさまり，6週間以内に正常値に戻るものが多いが，一部で高血圧，蛋白尿が残存し，継続的な加療を要する．

病因・増悪因子

- 胎盤形成障害．循環血漿量の増加．

疫学・予後

- 全妊婦の3〜4%に発症．
- 次回妊娠における再発率は5.9%という報告がある[2]．
- 初回妊娠で重症であった人では，次回妊娠における再発率が高い．
- 早期発症型では，以後の妊娠で再発しやすく，母児の予後が悪い．
- 数十年後に，高血圧，脳血管障害，虚血性心疾患，糖尿病，脂質代謝異常，腎疾患などを発症しやす

い[3].

症状

- 軽症のものは分娩後改善するが，重症のものは24時間で症状が悪化することがある.
- 分娩後，循環血漿量は低下し，胎盤からのホルモン分泌がなくなり，子宮血流も少なくなるため血圧は低下傾向となる．血圧が急激に低下してショックに陥ることもある.
- 高度の浮腫がある場合，分娩後に血管内に水が戻り，肺水腫になることがある.

診断・検査値

▌血圧，尿量などのバイタルサインのチェック

- 重症妊娠高血圧の分娩24時間以内は頻回のバイタルサインのチェックを要する（ショック，肺水腫による呼吸困難，利尿の有無）.
- 拡張期血圧110 mmHg以上は重症のため降圧薬内服．尿蛋白5g/日以上は重症.

合併症

- ショック，播種性血管内凝固（DIC），肺水腫，子癇，腎不全.

治療法

- ●治療方針
- 軽症は塩分制限，安静にて経過を観察する.
- 血圧上昇が160/110 mmHg以上あれば降圧薬を内服する.
- 重症例では硫酸マグネシウム，降圧薬，抗DIC薬（抗血栓剤），利尿薬を使用しながら厳重に管理する.
- 産褥1か月を超えて高血圧が持続すれば内科を紹介する.
- ●薬物療法
- 胎児がいないため内服の制限はなくなる.
- 重症例には降圧薬，利尿薬などを症状に合わせて処方する.

Px 処方例 子癇発作予防
- マグネゾール注（20 mL/A）　10 mL/時　←抗痙攣薬

Px 処方例 肺水腫に対して
- ラシックス注（20 mg/A）　1/4アンプル　静脈注射にて1日1〜2回（妊娠中は禁忌）　←ループ利尿薬
※アルブミン製剤の点滴も行う（血漿アルブミン値<2.0 g/dL のときに考慮）.

■表43-1　妊娠高血圧症候群（産褥期）の主な治療薬

分類	一般名	主な商品名	薬の効くメカニズム	主な副作用
抗痙攣薬	硫酸マグネシウム・ブドウ糖合剤	マグネゾール，マグセント	筋弛緩，中枢神経（副交感神経）抑制	呼吸困難，筋緊張低下
ループ利尿薬	フロセミド	ラシックス，オイテンシン	利尿作用	低カリウム血症，ショック
降圧薬	ヒドララジン塩酸塩	アプレゾリン	血管拡張	心不全
	メチルドパ水和物	アルドメット	交感神経抑制	肝障害，めまい
αβブロッカー	ラベタロール塩酸塩	トランデート	交感神経β受容体遮断末梢血管収縮抑制（αブロッカー作用）	気管支喘息，房室ブロック
Ca拮抗薬	ニフェジピン	アダラート	血管拡張作用	めまい，ほてり
	ニカルジピン塩酸塩	ペルジピン，ニコデール		
漢方薬	柴苓湯（サイレイトウ）		抗炎症作用，利尿作用	低カリウム血症
	当帰芍薬散（トウキシャクヤクサン）			胃部不快感

産褥
43
妊娠高血圧症候群（産褥期）

761

第3章　産褥期　2．産褥期の異常とケア

> **Px 処方例** 高血圧に対して，1）〜3）を選択あるいは併用
> 1) アプレゾリン　40〜120 mg/日　←降圧薬
> 2) アルドメット　250〜2000 mg/日　←降圧薬
> 3) アダラートCR　20〜80 mg/日　←Ca拮抗薬
>
> **Px 処方例** 軽症例
> ●当帰芍薬散　1回1包　1日3回　食前　←漢方薬

●引用文献
1) 日本産科婦人科編：産婦人科研修の必修知識2016〜2018，p.150，日本産科婦人科学会，2016
2) 日本妊娠高血圧学会編：妊娠高血圧症候群の診療指針2015，p.239，メジカルビュー社，2015
3) 前掲書2），p.241

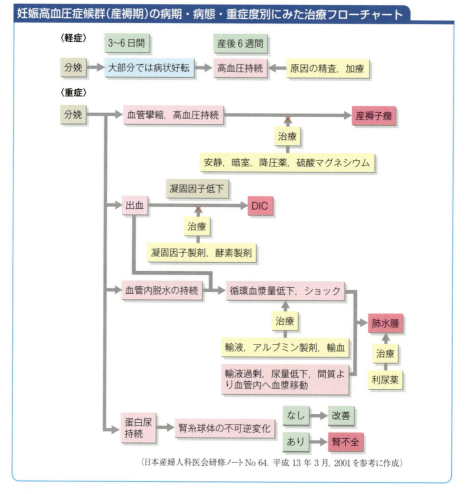

(日本産婦人科医会研修ノートNo 64．平成13年3月，2001を参考に作成)

妊娠高血圧症候群（産褥期）の看護

永澤　規子

看護過程のフローチャート

観察項目 （OP）	看護問題 （看護診断）	看護目標 （看護成果）	看護活動 （看護介入）

病因
- ●母体因子
  高齢，肥満，妊娠以前の循環器疾患，腎疾患，遺伝的要因，免疫的要因，脂質代謝異常
- ●胎児因子
  多胎妊娠
- ●胎児付属物因子
  胎盤形成不全

身体的問題
- ●症状
  高血圧，蛋白尿
- ●随伴症状
  頭痛，眼華閃発，めまい，視力の低下，悪心・嘔吐，上腹部痛，肝機能障害，痙攣，意識障害，睡眠障害
- ●薬の効果
  血圧の低下
  蛋白尿の減少
- ●薬の副作用
  めまい，倦怠感，悪心・嘔吐

心理・社会的問題
疾患予後に対する不安
治療により社会的役割遂行ができないことに対する不安
活動制限に対するストレス
食事制限に対するストレス
妊娠高血圧症候群に対する知識不足
家族の介護ストレス

RC：ショック，DIC
RC：肺水腫

RC：子癇
RC：腎不全

#高血圧に伴う頭痛，眼華閃発，めまい，悪心・嘔吐などの疼痛，不快感がある

#高血圧，肝機能障害に伴う悪心・嘔吐がある

#浮腫による不快感がある

#頭痛，悪心・嘔吐などにより睡眠がとれない

#薬の副作用による不快感があり，日常生活に支障をきたしている

#薬の副作用により重篤な呼吸・循環不全状態に陥る可能性がある

#正しく服薬できないため効果が現れない

#妊娠高血圧症候群の予後に対する不安がある

#安静による行動制限に対してストレスがある

#社会的役割が果たせないことに対するストレスがある

#治療が長期にわたることにより，家族にストレスがある

妊娠高血圧症候群が軽快する

脳虚血を起こさない

身体的苦痛が緩和する

全身性の浮腫の徴候がみられない

良好な睡眠がとれる

薬の副作用が緩和する

正しい服薬により症状が緩和する

褥婦・家族の不安が軽減し，安心して治療に専念できる

妊娠高血圧症候群の正しい知識を得る

OP 経過観察項目
症状
随伴症状
薬の効果・副作用
睡眠状態
褥婦・家族の不安
妊娠高血圧症候群の知識

TP 看護治療項目
身体的苦痛の緩和

日常生活動作（ADL）の援助

褥婦・家族のストレスコーピングに対する援助

EP 患者教育項目
褥婦・家族に妊娠高血圧症候群と治療の知識の指導

服薬指導

社会資源活用の援助

産褥

43

妊娠高血圧症候群（産褥期）

763

第 3 章　産褥期　　2. 産褥期の異常とケア

基本的な考え方

●治療の基本である安静，食事療法，薬物療法が守られるようにする．また，治療が円滑に進むように，薬の副作用や食事療法に対するストレスなどが緩和されるように援助する．
●疼痛，不快感，妊娠高血圧症候群に対する不安，予後への不安，症状の不安を緩和し，褥婦のストレスコーピングを促すための援助をする．
●褥婦のおかれている社会的役割を理解し，治療環境が整えられるように家族や周囲の人々に働きかけ，褥婦が安心して治療に専念できるように支援していく必要がある．

| Step1 アセスメント | Step2 看護問題の明確化 | Step3 計画 | Step4 実施 | Step5 評価 |

情報収集	アセスメントの視点と根拠・起こりうる看護問題
全身状態の把握	■ **褥婦をフィジカルアセスメントし，妊娠高血圧症候群の症状，程度を観察する．** ●妊娠期の妊娠高血圧症候群の程度を把握する．重症度が高いほど，産褥期にも症状が残るリスクが高くなる．分娩後 24～48 時間が最もリスクが高いとされている． ●妊娠高血圧症候群の病型分類（「8 妊娠高血圧症候群」参照）を把握する．加重型妊娠高血圧腎症では，妊娠以前に腎疾患や本態性高血圧が存在していることが多く，その場合は，分娩後も症状が残ることが多い． ●合併症を把握する．ショック，DIC（播種性血管内凝固），子癇，肺水腫，腎不全などの合併症があると，生命の危機的状況に陥るリスクが高まる．また，危機から離脱しても後遺症を発症するリスクが高くなる． 🔍 **共同問題：ショック，DIC／子癇／肺水腫／腎不全** 🔍 **起こりうる看護問題：妊娠高血圧症候群の症状による身体的苦痛，不快感／浮腫による不快感／頭痛，悪心・嘔吐により睡眠がとれない／褥婦・家族の不安**
症状の内容と程度の把握	■ **症状は，高血圧，蛋白尿である．症状の程度とともに合併症も把握する．** ●症状を観察する．主症状である高血圧，蛋白尿の程度が妊娠期に比べ，軽快傾向にあるか悪化傾向にあるかを把握する．悪化傾向にある場合は合併症を発症するリスクが高まる． （合併症） ●ショック：妊娠期に妊娠高血圧症候群による常位胎盤早期剝離，HELLP 症候群があると，胎盤剝離による大量出血，血液凝固系異常による異常出血など，出血量が多くなり，そのための出血性ショックを起こすリスクが高い． ●ショック症状には，血圧低下，頻脈，悪心・嘔吐，冷汗，呼吸困難，不穏，意識障害などがある． ●DIC：ショックと同様の原因で起こる．症状としては，血液凝固系異常による出血傾向，それに起因する大量出血，ショック症状がある． ●肺水腫：妊娠期の浮腫が重症な場合，出産後に細胞内に貯留していた水分が血管内に戻る．そのバランスがとれないと，血管内に水分貯留が起こり，肺水腫となることがある．症状としては，呼吸困難，咳嗽，喀痰増加，酸素化の低下などがある． ●子癇：子癇前症として，頭痛，眼華閃発（がんかせんぱつ），血圧の急激な上昇，悪心・嘔吐などがあり，痙攣（強直性痙攣，間代性痙攣），意識障害（昏睡）が出現する． ●腎不全：血圧上昇による頭痛，悪心・嘔吐，倦怠感，尿量減少が起こる． ●検査データを把握する．血液一般検査，生化学検査，血液凝固機能の検査，胸部 X 線検査など検査結果を把握する．検査データの悪化と臨床症状は一致する． 🔍 **共同問題：ショック，DIC／子癇／肺水腫／腎不全** 🔍 **起こりうる看護問題：妊娠高血圧症候群の症状による身体的苦痛，不快感／浮腫による不快感／頭痛，悪心・嘔吐により睡眠がとれない／褥婦・家族の不安** ※妊娠高血圧症候群，産科ショック，出血，DIC，子癇については，「8 妊娠高血圧症候群」「32 産科ショック・産科出血・DIC」「39 子癇」を参照されたい．

薬の効果と副作用の把握	使用薬物である降圧薬の副作用として，血圧の急激な低下によるめまい，倦怠感，口渇，眠気などがある．
	●血圧のコントロール状態や蛋白尿の状態，自覚症状の改善状態を把握する．適切に服薬しているにもかかわらず，効果が上がらない場合は薬物が変更となる．薬理効果を正確に把握することは，治療が適切に行われているかどうかを判断するために重要である．
	●副作用の程度と内容を把握する．副作用が強いと，服薬ノンコンプライアンスの原因となり，そのために治療が進まなくなる．
	🔍 起こりうる看護問題：薬理効果が上がらないことによる症状の悪化／薬の副作用による身体的苦痛，不快感／浮腫による不快感／頭痛，悪心・嘔吐により睡眠がとれない／正しく服薬できない／褥婦・家族の不安
健康管理行動の把握	食生活や睡眠，嗜好品（喫煙・飲酒など）などの生活習慣は，褥婦の体調に大きく影響する．不規則な生活習慣や嗜好品の過剰摂取は，体調の乱れにつながり，妊娠高血圧症候群の悪化の原因になることもある．また，体調不良時の受診行動は，異常を早期に発見するために重要である．
	●治療を困難にする生活習慣を把握する．
	●症状の出現，悪化時期から治療開始（受診行動）までの時間的経過を知ることで，褥婦の健康管理行動の把握と疾患の知識レベルを知ることができる．妊娠期に十分な健康管理行動がとれなかった褥婦は，産褥期も行えないことが多い．
	●頭痛や眼華閃発，めまいなど強い症状が出現しているにもかかわらず，受診行動を起こさない褥婦は，妊娠高血圧症候群に関する知識の欠如や経済的問題，社会的役割遂行に対する過度な責任感や家族の無理解など，理由が多岐にわたることが多い．褥婦の全体像を正確に把握することが重要である．
	🔍 起こりうる看護問題：正しく服薬できない／妊娠高血圧症候群の知識不足
褥婦・家族の心理・社会的側面の把握	心理状態や社会的背景の把握は，妊娠高血圧症候群の治療に関する理解状況や家族の協力体制の把握につながる．また治療に対するノンコンプライアンスの原因を探ることもできる．褥婦・家族の心理・社会的側面を把握し療養環境を整えることは，妊娠高血圧症候群の治療に重要である．
	●妊娠高血圧症候群の知識不足は，褥婦・家族の治療に対するノンコンプライアンスの原因となる．
	●褥婦の社会的役割遂行に対する過度な責任感は，治療の妨げとなる．
	●経済的な問題は，治療に対するノンコンプライアンスの原因となる．
	●褥婦の長期にわたる入院加療は，家族の肉体的・精神的疲労につながり，介護役割の低下につながる．
	🔍 起こりうる看護問題：正しく服薬できない／社会的役割が果たせない／妊娠高血圧症候群の知識不足／褥婦・家族のストレス／予後への不安

産褥

43

妊娠高血圧症候群（産褥期）

Step1 アセスメント	Step2 看護問題の明確化	Step3 計画	Step4 実施	Step5 評価

看護問題リスト

RC：ショック，DIC／子癇／肺水腫／腎不全
#1　高血圧に伴う頭痛，眼華閃発，めまい，悪心・嘔吐などの疼痛，不快感がある（認知-知覚パターン）
#2　浮腫による不快感がある（栄養-代謝パターン）
#3　頭痛，悪心・嘔吐などにより睡眠がとれない（睡眠-休息パターン）
#4　薬の副作用による不快感があり，日常生活に支障をきたしている（活動-運動パターン）
#5　薬の副作用により重篤な呼吸・循環不全状態に陥る可能性がある（健康知覚-健康管理パターン）
#6　正しく服薬できないため効果が現れない（健康知覚-健康管理パターン）

第3章　産褥期　2. 産褥期の異常とケア

#7　妊娠高血圧症候群の予後に対する不安がある（自己知覚パターン）
#8　社会的役割が果たせないことに対するストレスがある（コーピング-ストレス耐性パターン）
#9　治療が長期にわたることにより，家族にストレスがある（コーピング-ストレス耐性パターン）

看護問題の優先度の指針

● 妊娠高血圧症候群は，妊娠期の重症度が高いものほど，産褥期にも症状が強く残ることが多い．重症度によって治療方針も変わるので，看護ケアは異常の早期発見が重要である．加えて，褥婦の身体的苦痛の緩和とともに治療効果を上げるための支援や，治療によって引き起こされる二次的な弊害を予防するための援助が求められる．
● 治療指示が守られるように褥婦への指導も大切である．褥婦の健康管理行動や心理・社会的側面を把握し，治療の阻害因子を明確にする．
● 家族も疾患，治療管理を理解するように支援し，褥婦の安寧な治療環境を整えることが必要となってくる．

| Step1 アセスメント | Step2 看護問題の明確化 | Step3 計画 | Step4 実施 | Step5 評価 |

共同問題	看護目標（看護成果）
RC：ショック，DIC	〈**長期目標**〉循環不全を起こさせない 〈**短期目標**〉1) ショック，DIC を早期診断する． 2) 病態に適した治療の早期介入をする．3) 疼痛，不快感を把握する

看護計画	介入のポイントと根拠
OP 経過観察項目	
● ショック，DIC の病態を具体的に把握する	➡ 根拠 病態により，治療・ケアの方針が変化する．妊娠期に起こる常位胎盤早期剥離による大量出血や，HELLP 症候群により血液凝固系に異常を起こし胎盤剥離面からの出血の持続や分娩時の損傷（経腟分娩では，会陰裂傷，腟壁裂傷，会陰切開部，帝王切開の場合は手術創）による出血の持続から，ショックを起こす．大量出血は血液凝固系の異常を促進し，DIC となる
● 出血を起こしている病態：出血源を把握する	➡ 根拠 出血源によって止血方法が異なる ・軟産道損傷：子宮頸管裂傷，会陰裂傷などの軟産道裂傷では，出血源である損傷部位の迅速な縫合と創部の圧迫止血が行われる ・胎盤剥離面：子宮収縮の促進を促す．子宮収縮により剥離面の血管を圧迫し，止血を図る
● 出血量を正確に把握する	➡ 根拠 出血量が多いとショック，DIC を起こす．褥婦では妊娠中に増加した循環血液量がまだ非妊娠時に戻っていないことや，潜在的・顕在的浮腫が存在するため，出血量だけでなく，バイタルサイン，尿量，酸素飽和度もあわせて把握する．分娩後 2 時間までの出血量が 500 mL を超える場合，中等量の出血が持続する場合にはすぐに医師に連絡する
● ショック症状を把握する（バイタルサインを含む）	➡ 血圧低下，頻脈，蒼白，冷汗，不穏，意識障害，悪心・嘔吐などがある．その変化と程度を把握する 根拠 ショック症状と病態は関連する
● 検査データ：貧血，血液凝固系，血液ガス分析	➡ 根拠 ショック，DIC の徴候を早期に把握する

766

の結果を把握する
- ・貧血を示す検査値：ヘモグロビン値，ヘマトクリット値の変化を把握する
- ・血液凝固系検査：データの変化をみる
- ・血液ガス分析：動脈血酸素分圧を把握する
- ・超音波検査，Ｘ線検査：子宮内，腹腔内の出血状態を把握する

⮕ **根拠** 出血量が多くなると値が低下する

⮕ **根拠** DIC の徴候を早期に把握する
⮕ **根拠** 酸素化の低下状態をみる
⮕ **根拠** 胎盤剝離面から出血が持続していると，子宮内に凝血塊が確認される．また，帝王切開では子宮の切開創から出血し，腹腔内に出血が確認される

TP 看護治療項目

● 検査・処置を介助する

⮕ 目的・方法を説明し検査がスムーズに行われるよう準備する **根拠** 検査の内容を理解をすることや，検査が円滑に行われることで不要な不安をもつことなく，検査に協力できる

● 医師の指示どおり薬物を正確に投与する

⮕ **根拠** 循環不全の改善のために行う補液は急激に行うと心不全を起こす場合もあるので，指示された注入速度で正確に行う
⮕ 循環動態保持・改善のために使用されるカテコールアミン系薬物は微量で薬理効果を示すため，輸液ポンプやシリンジポンプなどを使用して正確に投与する
⮕ 輸血時は，患者氏名，血液型，輸血内容，輸血番号を確認し，異型輸血や血液製剤を間違えないように注意する
⮕ 輸血開始時は，医師同席のもとに行い，アレルギー反応出現時に即座に対応できるようにする．輸血開始後10〜15分間はゆっくり(1 mL/分程度)投与し，最初の5分程度は褥婦のそばを離れないようにする
⮕ アレルギーが生じた場合の原因検索ができるように複数の輸血製剤を同時に投与しない

● 医師の指示どおり酸素療法を行う

⮕ 指示量，投与方法を正確に行う **根拠** 酸素療法の効果を把握するため指示どおり正確に行う．評価は血液ガス分析・経皮的酸素分圧モニタで行う

● 処置を説明し不安を緩和する

⮕ 理解の程度を把握しながら行う **根拠** 処置を理解することで，不要な不安が除去される．また安心は，褥婦の治療への参加を促進する

● 家族に処置や褥婦の状態を説明する

⮕ 具体的にわかりやすく説明する **根拠** 家族も褥婦の状態に不安をもっている．状態を説明することで，不安の緩和を図る

EP 患者教育項目

● 身体の不快感の程度を褥婦が表現できるように指導する

⮕ 表現方法を指導する **根拠** 苦痛や不快感を正しく伝えることで，適切な介入が受けられる

共同問題	看護目標（看護成果）
RC：子癇	〈長期目標〉子癇を起こさせない 〈短期目標〉1)身体の異常を正確に把握し，異常時はすぐに対処する．2)子癇の症状を説明し，異常時は，すぐに報告できるように指導する

産褥

43

妊娠高血圧症候群（産褥期）

第3章　産褥期　2. 産褥期の異常とケア

看護計画	介入のポイントと根拠
OP 経過観察項目 ●子癇の前駆症状（頭痛，眼華閃発，血圧の急激な上昇など）：変化をみる ●痙攣，意識障害（子癇）：痙攣の種類，意識レベルの程度と持続時間をみる	➡**根拠** 前駆症状の把握により早期に痙攣防止の介入が開始できる ➡**根拠** 痙攣の重積や意識障害の持続時間は，母体の予後に関与する
TP 看護治療項目 ●痙攣，意識障害時の気道確保を介助する ●検査・治療を介助する ●医師の指示どおり薬物の投与を介助する ●療養環境を整える	➡迅速に行う　**根拠** 全身の酸素化の低下を最小限にする ➡迅速に行う　**根拠** 診断の正確性，治療の早期開始は予後に関与する ➡指示された用量・用法を正確に行う　**根拠** 治療薬として，降圧薬や抗痙攣薬が使用される．薬物は，薬理効果が的確に評価されるよう正確に行う ➡光，音刺激を少なくする　**根拠** 痙攣を誘発させる因子（光，音）を取り除き，安静が保てるようにする
EP 患者教育項目 ●子癇前駆症状を説明する ●安静を指導する	➡わかりやすく具体的に説明する　**根拠** 自覚症状の訴えから診断・治療の早期介入ができる場合がある ➡安静の必要性を理解できるようにする　**根拠** 安静による行動制限によりストレスが生じ，褥婦によっては安静が守れない場合もある．必要性が理解できるように説明し，安静が守られるようにする

共同問題	看護目標（看護成果）
RC：肺水腫	**〈長期目標〉** 肺水腫を起こさせない **〈短期目標〉** 1）異常を早期発見し，早期介入する．2）肺水腫の症状を説明し，異常時は，すぐに報告するように指導する

看護計画	介入のポイントと根拠
OP 経過観察項目 ●呼吸困難の程度を把握する ●咳嗽，喀痰の出現の程度，変化をみる ●チアノーゼの出現の程度と変化をみる ●経皮的動脈血酸素飽和度（SpO₂）：SpO₂を把握し変化をみる ●検査データ ・血液ガス分析 ・胸部 X 線検査	➡**根拠** 肺水腫では肺の酸素交換が円滑にできず，酸素化低下のために呼吸困難が増強する ➡**根拠** 肺水腫では，肺胞からの分泌物が増加するため痰が増え，それを排泄するための咳嗽も顕著となる ➡**根拠** 全身の酸素化が低下すると，チアノーゼは末梢部位（爪床，口唇）から始まり全身性に現れる ➡**根拠** 酸素化のモニタリングとして SpO₂ が使用される ➡動脈血酸素分圧を把握する　**根拠** 酸素化の低下状態をみる ➡肺の透過性をみる　**根拠** 肺水腫が起こると，肺

の透過性が低下する

TP 看護治療項目

● 検査・処置を介助する
➡目的・方法を説明し，検査がスムーズに行われるよう準備する　根拠 検査の内容を理解し，検査が円滑に行われることで，不要な不安をもつことなく，検査に協力できる

● 医師の指示どおり薬物を投与する
➡医師の指示による用量・用法を守り，正確に行う　根拠 主な使用薬物に，降圧薬，利尿薬がある．薬物の効果が的確に評価できるようにするため指示を遵守する．また，これらの薬物は，微量で効果や副作用が出現するため，輸液ポンプを使用して正確に投与する

● 医師の指示どおり酸素療法を行う
➡指示量・投与方法を正確に行う　根拠 酸素療法の効果を把握するため指示どおり正確に行う．評価は血液ガス分析，経皮的酸素分圧モニタで行う

● 処置を説明し不安を緩和する
➡理解の程度を把握しながら行う　根拠 処置を理解することで，不要な不安が除去される．また安心は，褥婦の治療への参加を促進する

● 家族に処置や褥婦の状態を説明する
➡具体的にわかりやすく説明する　根拠 家族も褥婦の状態に不安をもっている．褥婦の状態を説明することで，不安の緩和を図る

EP 患者教育項目

● 身体の不快感の程度を褥婦が表現できるように指導する
➡表現方法を指導する　根拠 苦痛や不安感を正しく伝えることで，適切な介入が受けられる

共同問題	看護目標（看護成果）
RC：腎不全	〈長期目標〉腎不全を起こさせない 〈短期目標〉1）腎機能低下を早期発見する．2）腎不全徴候を早期に発見し，早期介入を行う．3）褥婦・家族が腎不全について理解し，治療管理に参加できるように援助する

看護計画	介入のポイントと根拠

OP 経過観察項目

● 腎機能検査（BUN，クレアチニンクリアランス，尿蛋白，尿量，血圧）：変化をみる
➡根拠 腎機能が低下するとこれらが悪化する

● 浮腫：変化をみる
➡根拠 腎機能が悪化すると尿蛋白値が上昇するため血清蛋白値が低下し，血液膠質浸透圧が低下するため細胞内に組織液が貯留し，浮腫が起こる

● 自覚症状：変化をみる
➡根拠 腎機能が悪化すると血液中に老廃物がたまり，頭痛，悪心，疲労感などの症状が悪化する

TP 看護治療項目

● 検査を介助する
➡目的・方法を説明し，検査がスムーズに行われるよう準備する　根拠 検査の内容を理解し，検査が円滑に行われることで，不要な不安をもつことなく，検査に協力できる

● 医師の指示どおり薬物を投与する
➡医師の指示による用量・用法を守り，正確に行う　根拠 主な使用薬物に，降圧薬，利尿薬があ

産褥

43

妊娠高血圧症候群（産褥期）

第3章　産褥期　　2. 産褥期の異常とケア

る．薬物の効果が的確に評価できるようにするため指示を遵守する．また，これらの薬物は，微量で効果や副作用が出現するため，輸液ポンプを使用して正確に投与する

EP 患者教育項目

● 悪化を示す症状について指導する

　➡症状が悪化した場合，すぐに報告するように指導する　根拠 腎不全の悪化が褥婦の自覚症状の訴えから発見されることがある

● 食事指導を行う

　➡医師の指示する食事療法を具体的に指導する　根拠 腎機能の低下レベルにより熱量（エネルギー），塩分，蛋白質の指示量が決まる

● 服薬指導をする

　➡処方される降圧薬や利尿薬の用法・用量を正確に守るように指導する　根拠 降圧薬や利尿薬は，循環器系に作用するので，適切に内服しないと薬理効果を得られない

---

1 看護問題	看護診断	看護目標（看護成果）
#1 高血圧に伴う頭痛，眼華閃発，めまい，悪心・嘔吐などの疼痛，不快感がある	急性疼痛 関連因子：生物学的損傷要因 診断指標 □生理学的反応の変化 □標準疼痛スケールによる痛みの程度の自己報告 □標準疼痛ツールによる痛みの性質の自己報告 □痛みの顔貌 □痛みを和らげる体位調整 □防御行動	〈長期目標〉血圧がコントロールされ，疼痛・不快感が緩和される 〈短期目標〉1）血圧が下がる．2）不快感が緩和する．3）不快感を正しく伝えることができる

看護計画	介入のポイントと根拠
OP 経過観察項目 ● 血圧の変化をみる ● 頭痛，眼華閃発，めまいなどの程度，出現頻度の把握：症状の強さ，出現頻度の変化をみる ● 悪心・嘔吐の程度，出現頻度の状況：症状の強さ，出現頻度の変化をみる TP 看護治療項目 ● 頭痛などの不快感を緩和させるため体位を工夫する ● 医師の指示どおり薬物を投与する ● 頭部の冷罨法を行う	➡根拠 血圧の急激な上昇は症状を悪化させる．また，降圧薬によるコントロールの指標となる ➡根拠 鎮痛薬などの薬剤を使用する目安となる．また，これらの増強は子癇の前駆症状の場合があるので，注意する ➡根拠 制吐薬などの薬剤を使用する目安となる ➡褥婦の好む体位を工夫する　根拠 褥婦によって安静を保てる体位が異なるので，好みの体位で安楽を図る ➡用量・用法を指示どおり正確に行う　根拠 薬物の効果が評価できる ➡褥婦の希望に応じて行う　根拠 血圧上昇に伴い，血管が拡張し頭痛が生じている場合は，頭部を冷やし，血管を収縮させることで症状が緩和する場合がある

- 二次的な嘔吐を誘発しない
  - ➡嘔吐物を手早く片づけ，含嗽を勧める **根拠** 嘔吐物の臭気により，二次的に嘔吐を誘発させることがある．嘔吐後に含嗽をすると不快感を緩和できる
- 療養環境を整える
  - ➡光，音，空調（室温）などを褥婦の好みに合わせる **根拠** 療養環境を整えることで心身のストレスを緩和する

EP 患者教育項目
- 安静指導を行う
  - ➡安静の必要性を理解できるようにする **根拠** 安静は血圧を安定させる
- 安楽な体位を指導する
  - ➡不快感を緩和する方法を自ら実践できるように指導する **根拠** 褥婦自身で安楽な体位を調整し，安静，疼痛・不快感の緩和が図れる
- 不快感を褥婦が表現できるように指導する
  - ➡表現方法を指導する **根拠** 不快感を正しく伝えることで，適切な対処行動が起こせる
- 食事指導を行う
  - ➡食事療法の必要性について説明する **根拠** 理解することで，食事療法を守れる

2 看護問題	**看護診断**	**看護目標（看護成果）**
#2 浮腫による不快感がある	**体液量過剰** **関連因子**：調節機構の悪化 **診断指標** □血圧の変化 □全身浮腫 □浮腫	〈長期目標〉全身性の浮腫の増強がなく，不快感が緩和する 〈短期目標〉1）自己の身体状況を正しく把握できる．2）不快感を適切に表現できる

看護計画	**介入のポイントと根拠**

OP 経過観察項目
- 尿中蛋白，血清蛋白の変化をみる
  - ➡**根拠** 尿中蛋白の増加・血清蛋白の低下は，浮腫を増強させる
- 体重の変化をみる
  - ➡**根拠** 体重の急激な増加は体内に水分の貯留が生じていることを示す
- 表在する浮腫の程度，部位，消失の程度：変化をみる
  - ➡**根拠** 浮腫の急激な悪化は，不快感を増悪させる
  - ➡全身の浮腫の急激な増大は，肺水腫や消化管浮腫，脳浮腫なども伴うことがあるので，注意する．また，下肢の浮腫は，長時間の立位などによる下肢静脈血の還流不全によるものもあるので，部位により，病的か生理的か見分ける．さらに安静によっても軽減されない浮腫は注意する
- 浮腫に伴う不快感：不快感の内容と変化をみる
  - ➡**根拠** 浮腫の程度が強くなるに伴い，頭痛，悪心・嘔吐などが強まる場合は，脳浮腫や消化管浮腫を生じている場合がある

TP 看護治療項目
- 不快感を緩和させるため体位を工夫する
  - ➡褥婦の好む体位を工夫する **根拠** 褥婦によって安静を保てる体位が異なるので，好みの体位で安楽を図る
  - ➡下肢の浮腫で下肢静脈血の還流不全による場合は，下肢挙上が浮腫の軽減に効果的である
- 療養環境を整える
  - ➡褥婦の好む光，音，空調（室温）などにする

産褥

43

妊娠高血圧症候群（産褥期）

第3章　産褥期　　2. 産褥期の異常とケア

	根拠 療養環境を整えることで心身のストレスを緩和し，安静をとりやすくする
●医師の指示どおり薬物を投与する	➡用量・用法を指示どおり正確に行う　根拠 薬物の効果が評価できる

EP 患者教育項目

●安静指導を行う	➡安静の必要性の理解を促す　根拠 安静は腎臓の血流量を保ち，負荷を軽減する
●安楽な体位を指導する	➡不快感を緩和する方法を自ら実践できるように指導する　根拠 褥婦自身が安楽な体位を調整し安静が図れる
●不快感を褥婦が表現できるように指導する	➡表現方法を指導する　根拠 不快感を正しく伝えることで，適切な対処行動が起こせる
●食事指導を行う	➡治療食の必要性について説明する　根拠 必要性を理解することで，食事療法を守れる

3 看護問題	**看護診断**	**看護目標（看護成果）**
#3 頭痛，悪心・嘔吐などにより睡眠がとれない	**睡眠剥奪** **関連因子**：長期にわたる不快感 **診断指標** □痛みに対する感受性の亢進 □全身倦怠感	〈**長期目標**〉良好な睡眠が獲得でき，心身の不快感がない 〈**短期目標**〉1）睡眠を障害している不快感が緩和できる．2）不快感を適切に表現して，睡眠獲得のため適切な介入が受けられる

看護計画	**介入のポイントと根拠**
OP 経過観察項目	
●頭痛，悪心・嘔吐などの症状：程度と変化をみる	➡根拠 睡眠障害の原因となっている不快感の程度や変化を知ることで，間接的に睡眠障害の程度を把握することができる
●睡眠障害に伴う不快感の内容と程度：変化をみる	➡睡眠障害による不快感には，倦怠感，疲労感，頭痛，めまい，食欲不振などがある　根拠 睡眠状態の悪化を知ることができる
●睡眠の状態：睡眠時間や褥婦の感じる熟睡感などの変化をみる	➡根拠 睡眠状態が悪化している場合は適切な介入ができるようにする
TP 看護治療項目	
●睡眠環境を整える	➡褥婦の好む環境を整える（音，光，空調など）根拠 睡眠を障害する因子を除く
●医師の指示どおり睡眠薬を投与する	➡睡眠薬投与のタイミングを褥婦と相談する　根拠 褥婦の睡眠パターンに適した投与方法を選択し，睡眠効果を上げる ➡母乳を新生児に与えている場合，睡眠薬の影響を心配する褥婦も多いが，薬物の必要性や新生児への影響を説明して不安を軽減する　根拠 医師は母乳への影響も考慮して睡眠薬を処方している．また，影響が心配される場合は，母乳に薬物が移行していると思われる時間帯に授乳を避けるように指示が出る
EP 患者教育項目	
●睡眠障害の程度や不快感を褥婦が表現できるように指導する	➡表現方法を指導する　根拠 不快感を正しく伝えることで，適切な対処行動が起こせる

772

4 看護問題	看護診断	看護目標（看護成果）
#4 薬の副作用による不快感があり，日常生活に支障をきたしている	**活動耐性低下** **関連因子**：不動状態 **診断指標** □活動時の異常な血圧反応 □活動時の異常な心拍反応 □労作時の不快感 □労作時呼吸困難	〈長期目標〉薬の副作用が軽減され，日常生活に支障がない 〈短期目標〉1）セルフケア不足を明確にし，援助を受けることで日常生活が支障なく送れる．2）副作用を知ることで不安が軽減される．3）不快感を正しく表現できる

看護計画	介入のポイントと根拠
OP 経過観察項目 ●副作用の症状と程度，出現時期：症状の強さ，出現時期に注意する ●不足しているセルフケアの内容を明確にする **TP** 看護治療項目 ●副作用を緩和させるため体位を工夫する ●セルフケア不足への援助を行う **EP** 患者教育項目 ●薬の副作用について指導する	⇨降圧薬の副作用には，急激な血圧低下によるめまい，ふらつき，倦怠感，悪心・嘔吐などがある 根拠副作用の程度によって薬物の変更や用量が調整される ⇨ 根拠セルフケア不足を明確にすることにより，援助内容を具体的にできる ⇨起座位やセミファウラー位が好まれる 根拠横隔膜が下がることによって胸腔内圧が下がり呼吸が楽になる ⇨必要な日常生活の援助を適切に行う 根拠適切な援助を行うことで日常生活が円滑に送れる ⇨出現しやすい副作用やすぐに報告すべき副作用について指導する 根拠副作用の正しい知識を得ることで，不安が軽減され，必要以上にセルフケア不足を起こさない

5 看護問題	看護診断	看護目標（看護成果）
#5 薬の副作用により重篤な呼吸・循環不全状態に陥る可能性がある	**中毒リスク状態** **危険因子**：中毒への安全予防策が不十分	〈長期目標〉重篤な副作用を起こさない 〈短期目標〉1）降圧作用と痙攣防止が効果的に現れる最少の用量にコントロールする．2）薬の副作用を理解し，自分の身体的変化を把握できる．3）身体的異常を正確に把握し，異常時はすぐに報告できる

看護計画	介入のポイントと根拠
OP 経過観察項目 ●呼吸・循環状態：呼吸困難，酸素化の低下に注意する **TP** 看護治療項目 ●解毒薬を準備する	⇨ 根拠降圧薬による急激な血圧低下は，循環不全を起こす場合がある．また，子癇発作時に使用される硫酸マグネシウム製剤（マグネゾール）は呼吸抑制という重篤な副作用がある ⇨硫酸マグネシウム製剤に対する解毒薬としてグルコン酸カルシウムを準備する 根拠グルコン酸カルシウムは硫酸マグネシウム製剤の拮抗薬である

産褥

43

妊娠高血圧症候群（産褥期）

773

第3章 産褥期　2. 産褥期の異常とケア

EP 患者教育項目	
●重篤な副作用について指導する	●呼吸困難感が強まったらすぐ知らせるよう指導する　根拠 呼吸・循環不全で褥婦が自覚する最も重要な指標である

6 看護問題	看護診断	看護目標（看護成果）
#6 正しく服薬できないため効果が現れない	ノンコンプライアンス **関連因子**：医療提供者の指導能力の不足，治療の強さ（激しさ），治療計画についての知識不足 **診断指標** □症状の増悪 □期待するアウトカムに到達できない	〈**長期目標**〉正しく服薬でき，血圧のコントロール，痙攣防止ができる 〈**短期目標**〉1)妊娠高血圧症候群の治療を理解できる．2)服薬による不快感を表現でき，適切な介入を受けることができる．3)ノンコンプライアンスの理由を述べられる

看護計画	介入のポイントと根拠
OP 経過観察項目 ●血圧が改善しているか確認する ●妊娠高血圧症候群に対する知識：疾患を引き起こすリスクを認識しているか確認する ●服薬を守れない理由の有無：疾患に関する知識不足以外に，服薬行動に影響を与えている因子がないか把握する **TP** 看護治療項目 ●副作用の緩和を図る ●ノンコンプライアンスの理由が述べられるよう環境を調整する **EP** 患者教育項目 ●内服の必要性を指導する	●根拠 降圧薬を内服しているにもかかわらず，全く効果がない場合は，正しく服薬していない可能性がある ●根拠 妊娠高血圧症候群の知識が誤っており，間違った情報により内服治療の必要性を認識できない ●根拠 経済的問題や褥婦のパーソナリティ（たとえば無頓着な性格など），社会的役割の多忙さからくる健康管理行動への認識の低さなどがその他の因子として考えられる ●出現している副作用を明確にし，その緩和を図る　根拠 自己判断で内服を中断している場合は，副作用による苦痛が原因となっていることがある ●プライバシーが守られる環境を整える　根拠 理由が経済的問題などである場合，プライバシーに配慮しないと，褥婦が理由を話せない場合がある ●治療における内服の重要性について説明する 根拠 妊娠高血圧症候群の知識が誤っていると，間違った情報により，治療の必要性を認識できず自己判断で内服を中断している場合がある

7 看護問題	看護診断	看護目標（看護成果）
#7 妊娠高血圧症候群の予後に対する不安がある	不安 **関連因子**：人生の目標に対する矛盾，満たされていないニーズ **診断指標** □苦悩 □心配する	〈**長期目標**〉不安が緩和する 〈**短期目標**〉1)不安の内容を表現できる．2)妊娠高血圧症候群の正しい知識を得る

774

□不確かさ

看護計画	介入のポイントと根拠
OP 経過観察項目 ● 不安の内容と変化を把握する	➡ 根拠 不安の内容に適した介入をする
TP 看護治療項目 ● 不安を緩和するため，治療や現在の褥婦の状態について説明する	➡ わかりやすく具体的に説明する　根拠 知識を得ることで不要な不安をもたない
EP 患者教育項目 ● 不安の内容を褥婦が表現できるように指導する ● 妊娠高血圧症候群の正しい知識を指導する	➡ 表現方法を指導する　根拠 不安を正しく伝えることで，適切な対処行動を起こせる ➡ 褥婦の妊娠高血圧症候群に対する理解の程度を知り，間違った知識の修正や不足を補えるよう情報を提供する　根拠 正しい知識を得ることで不要な不安が除去される

8 看護問題	看護診断	看護目標（看護成果）
#8 社会的役割が果たせないことに対するストレスがある	**非効果的コーピング** **関連因子**：状況に対処する能力に十分な自信がない，ストレッサー（ストレス要因）に備える十分な機会がない **診断指標** □基本的ニーズを満たせない □期待役割に応えられない	〈**長期目標**〉現在の自己役割を認識し，ストレスコーピングができる 〈**短期目標**〉1）ストレスの内容を表現できる．2）妊娠高血圧症候群の正しい知識を得る．3）自己の状況が理解できる

看護計画	介入のポイントと根拠
OP 経過観察項目 ● 褥婦の社会的役割：役割における責任の重要性を知る	➡ 根拠 責任の重要性が高まるほどストレスは大きくなる
TP 看護治療項目 ● 褥婦が感じているストレスを述べられるよう環境を調整する ● ストレスの内容を傾聴する ● 家族・周囲の人々に褥婦のストレスを伝え，緩和の協力が得られるように援助する	➡ プライバシーが守られる環境を整える　根拠 プライバシーに配慮しないと，褥婦が理由を話せない ➡ 内容を把握し，アドバイスする　根拠 適切なアドバイスによって不要なストレスを除去する．また，傾聴することで褥婦のコーピング促進を図る ➡ 家族・周囲の人々の妊娠高血圧症候群の治療に対する理解の程度を知る　根拠 理解の程度は，褥婦のストレスの程度に影響する
EP 患者教育項目 ● 褥婦・家族に妊娠高血圧症候群に関する正しい知識を指導する	➡ 褥婦・家族の妊娠高血圧症候群に対する理解の程度を知り，間違った知識の修正や不足を補うように情報を提供する　根拠 正しい知識を得ることで褥婦がいま果たすべき役割について認識できる

産褥

43

妊娠高血圧症候群（産褥期）

第3章 産褥期 2. 産褥期の異常とケア

9 看護問題 / 看護診断 / 看護目標（看護成果）

看護問題	看護診断	看護目標（看護成果）
#9 治療が長期にわたることにより，家族にストレスがある	介護者役割緊張リスク状態 **危険因子**：被介護者の病気の重症度，介護に不慣れ，ストレッサー，予測できない病気の経過	〈**長期目標**〉ストレスが緩和し，家族が役割を遂行できる 〈**短期目標**〉1）妊娠高血圧症候群の正しい知識を得る．2）褥婦の状況を正しく理解する．3）ストレスの内容を表現し，役割サポートを受けられる

看護計画 / 介入のポイントと根拠

OP 経過観察項目
- 褥婦の社会的役割：役割における責任の重要性を知る

➡ **根拠** 褥婦の責任の重要性は，代わりに役割を担うことになる家族のストレスに比例する

TP 看護治療項目
- 家族が感じているストレスを述べられるよう環境を調整する

➡ プライバシーが守られる環境を整える **根拠** プライバシーに配慮しないと，家族が理由を話せない

- 家族のストレスの内容を傾聴する

➡ 内容を把握し，アドバイスする **根拠** 適切なアドバイスによって不要なストレスを除去する．また，傾聴することで家族のコーピングを図る

EP 患者教育項目
- 利用できる社会資源の情報を提供する

➡ 家族が必要な社会資源を把握する **根拠** 社会資源の活用によって家族の負担が減る

| Step1 アセスメント | Step2 看護問題の明確化 | Step3 計画 | **Step4 実施** | Step5 評価 |

病期・病態・重症度に応じたケアのポイント

【出産後48時間以内】妊娠高血圧症候群は，出産後48時間以内（とくに24時間以内）に悪化しやすい．とくに妊娠期の病型が加重型妊娠高血圧腎症では，妊娠期の重症度も高く，産褥期も症状の改善がみられず合併症〔ショック，DIC（播種性血管内凝固），肺水腫，子癇，腎不全〕が発症することも多い．妊娠期の病態，病型を把握して，産後の症状が悪化していないかを観察することが重要である．また，症状の悪化がみられた場合は，治療の早期介入に向けた支援も必要である．産後の病態の悪化は，褥婦・家族の不安も強い．心理・社会的状況を把握し，緩和に向けた援助も行う．

【出産後48時間以降～産褥期6週間】産後48時間内に悪化がみられない場合は，その後に妊娠高血圧症候群は回復することが多い．しかし退院後に治療が守られないことや，不十分な健康管理行動，育児による疲労，ストレスなどから，再び症状が悪化する場合がある．退院時には，治療の遵守や生活指導，症状出現時の受診行動を指導することが重要となる．また，家族の協力も大切である．家族も含めて指導すると効果的である．

看護活動（看護介入）のポイント

診察・治療の介助
- 妊娠高血圧症候群の評価のための血液検査，尿検査などを介助する．
- 医師の指示どおり降圧薬，鎮痙・鎮静薬（子癇発作予防）などの投薬を正確に行う．
- バイタルサイン，自覚症状などを観察し，医師に情報を提供する（治療の効果，異常の早期発見）．
- 褥婦に薬理作用（降圧作用，副作用など）について説明し，服薬指導をする．

身体の不快感を緩和する援助
- 身体の不快感を緩和するため，体位を工夫する．
- 医師の指示どおり不快感に対する投薬を正確に行う．
- 安静が保てる療養環境を提供する．

セルフケアへの援助
- セルフケア不足を評価する.
- セルフケア不足がある場合は, その援助を行う.

生活指導
- 妊娠高血圧症候群の治療食の食事指導をする.
- 休息・睡眠が十分にとれるようにし, 疲労が蓄積されないようにする.
- 規則正しい生活を送るように指導する. 規則正しい生活により体内リズムが整い, 血圧を良好にコントロールする.

褥婦・家族の心理・社会的問題への援助
- 褥婦・家族に妊娠高血圧症候群の正しい知識を提供し, 治療への参加を促す.
- 妊娠高血圧症候群に対する褥婦・家族の不安を解消するように援助する.
- 家族の介護ストレスが緩和されるよう社会資源の情報を提供する.

退院指導・療養指導
- 退院後も自宅で安静が保てるように褥婦・家族を指導する.
- 食事療法が自宅でも守られるように, 褥婦・家族に食事指導する.
- 降圧薬の内服が継続される場合は, 正しく服薬ができるように指導する.
- 妊娠高血圧症候群の症状が再発または悪化した場合は, すぐ受診するように指導する.
- 指示された健診をきちんと受けるように指導する.

| Step1 アセスメント | Step2 看護問題の明確化 | Step3 計画 | Step4 実施 | Step5 評価 |

評価のポイント

看護成果に対する達成度
- 身体の不快感が緩和され, 日常生活に支障をきたさなかったか.
- 身体の不快感が緩和され, 良好な睡眠がとれたか.
- 内服の必要性を理解し, 正しい服薬行動がとれ, 血圧がコントロールされたか.
- 合併症を発症しなかったか.
- 褥婦の不安やストレスが緩和し, 安寧な心理状態が保てたか.
- 家族の不安やストレスが緩和し, 介護者役割が果たせたか.

産褥

43

妊娠高血圧症候群（産褥期）

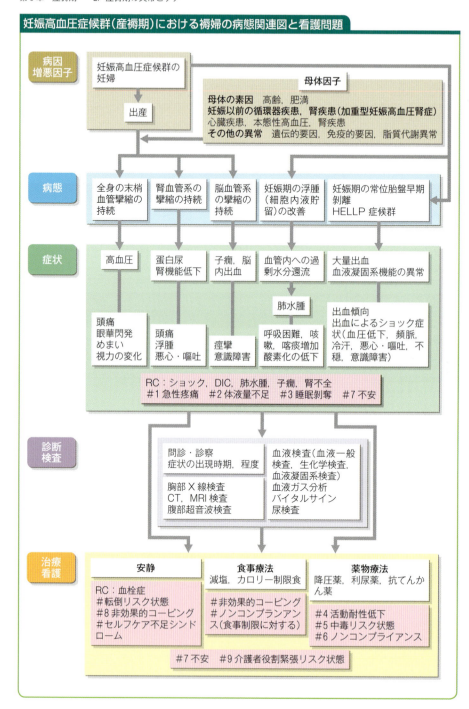

44 マタニティブルーズ

讃井 裕美

目でみる疾患

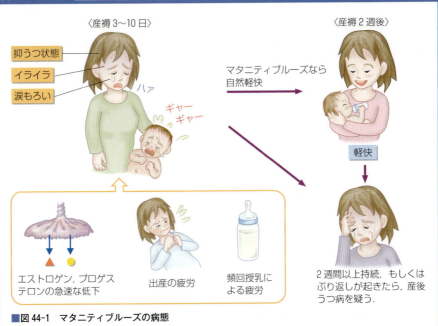

■図 44-1 マタニティブルーズの病態

病態生理

ホルモンの変化と体調の変化，育児の負担などの要因で生じる一過性のうつ状態である．
- 大量のホルモンを分泌していた胎盤がなくなることにより，エストロゲン，プロゲステロンは急速に低下する．これにより，気分は不安定になる．加えて，出産の疲れ，体調の変化，授乳による不眠状態が加わり，うつ状態になりやすくなる．
- 産褥3〜10日目に始まり，2週間以内におさまる一過性のうつ状態をマタニティブルーズという（2週間以上続いたら産後うつ病である）．

病因・増悪因子

マタニティブルーズのリスク因子には，本人の性格，家族背景，月経前緊張症，産科的要因などがあげられる．
- 性格：分娩に対する不安のある人，神経質な人，不安や抑うつの強い人はマタニティブルーズになりやすい．
- 家族背景：家族の抱えている問題などはマタニティブルーズには関係しないが[1-3]，産後うつ病は夫（パートナー）との関係が不安定で，彼らからの精神的支援がないと起こしやすい．
- 月経前緊張症のある人はマタニティブルーズを起こしやすい．
- 産科的要因（妊娠合併症，帝王切開，分娩時間）とマタニティブルーズとの関係については意見が分かれているが，初産，分娩時大量出血はマタニティブルーズになりやすいとの報告がある[4]．

第3章 産褥期　2. 産褥期の異常とケア

●マタニティブルーズから産後うつ病に移行する例もあり，パートナーの精神的支えがない人，産科合併症のある人などは産後うつ病になりやすい．

疫学・予後

● 褥婦の 25〜30% に生じる（欧米では 50〜80%）[5,6]．
● マタニティブルーズの 5% が産褥うつ病へ移行するとされる．
● 産後うつ病の罹患率は 10〜20%[7]，産褥精神病の罹患率は 0.1〜0.2% である．

症状

▌一過性の軽い抑うつ感と涙もろさが特徴である．
● ちょっとしたことで涙が出る．
● 頻回授乳などの負担感，集中力低下がみられる．

診断・検査値

▌産褥 3〜10 日目から始まり，2 週間以内におさまることが診断の基準である．
● マタニティブルーズは支持的にかかわること，安静にすることで自然に改善するが，それでも改善しない場合や重症の場合は産褥精神病との鑑別が必要である．
● 甲状腺機能低下症，シーハン症候群（出血による下垂体機能低下症）との鑑別も必要である．
● 質問票によるスクリーニング，厚生省研究班の診断基準（表 44-1）やマタニティブルーズの自己質問票（表 44-2）を用いる．甲状腺機能低下症や下垂体機能低下症との鑑別のためのホルモン検査などが行われる．

合併症

● 持続時間が長い場合，または強い抑うつ症状がある場合は，産後うつ病の可能性がある．
● 産後うつ病は産後 3 か月頃までに始まり，2 週間以上持続する抑うつ症状で，エジンバラ産後うつ病質問票（表 44-3）でスクリーニングを行う．睡眠障害，疲労感，活動レベルの低下，思考力や集中力の低下，自責感などが生じ，育児放棄や嬰児殺し，自殺につながることもあるため注意を要する．
● 産後うつ病の鑑別として，神経症様状態，非定型精神病を見極める．両者とも精神科へのいち早い相談が必要である．

■表 44-1　マタニティブルーズの診断基準

マタニティブルーズの診断のためには以下の A から D までのすべての項目を満たす．
A. 以下の 2 項目の両方を呈する状態が，出産後でかつ 5 日までに発症し，産後 2 週間未満で消失する．
　　1)特別な状況との関連なく泣きたくなったり，実際に（数分間）泣くなどの涙もろさ
　　2)抑うつ感
B. 以下の症状のうち少なくとも 2 項目を満たす．
　　1)不安(過度の心配)
　　2)緊張感
　　3)落ちつきのなさ
　　4)疲労感
　　5)食欲不振
　　6)集中困難
C. RDC(research diagnosis criteria)の定型うつ病，準定型うつ病，循環気質型人格，気分易変型人格，断続うつ病，双極性障害，恐慌性不安障害，全般性不安障害，強迫症，恐怖症，身体化障害，統合失調症，分裂感情障害，分類不能の機能性精神病，のいずれの基準をも満たさない．
D. RDC(research diagonosis criteria)の器質的疾患，精神活性物質常用障害，パーソナリティ障害のいずれからも説明できない．

（山下　洋：厚生省心身障害研究報告書. 1994）

■表44-2　マタニティブルーズの自己質問票

【産後】　　　　　日目　【日時】　　　　　　　　【名前】

今日のあなたの状態についてあてはまるものに○をつけてください．2つ以上あてはまる場合には，番号の大きなほうに○をつけてください．また質問票のはじめには名前と日時をお忘れなくご記入ください．

【質問】
A.　0.　気分はふさいでいない．
　　　1.　少し気分がふさぐ．
　　　2.　気分がふさぐ．
　　　3.　非常に気分がふさぐ．
B.　0.　泣きたいとは思わない．
　　　1.　泣きたい気分になるが，実際には泣かない．
　　　2.　少し泣けてきた．
　　　3.　数分間泣けてしまった．
　　　4.　半時間以上泣けてしまった．
C.　0.　不安や心配事はない．
　　　1.　ときどき不安になる．
　　　2.　かなり不安で心配になる．
　　　3.　不安でじっとしていられない．
D.　0.　リラックスしている．
　　　1.　少し緊張している．
　　　2.　非常に緊張している．
E.　0.　落ち着いている．
　　　1.　少し落ち着きがない．
　　　2.　非常に落ち着かず，どうしていいのかわからない．
F.　0.　疲れていない．
　　　1.　少し元気がない．
　　　2.　1日中疲れている．
G.　0.　昨晩は夢を見なかった．
　　　1.　昨晩は夢を見た．
　　　2.　昨晩は夢で目覚めた．
H.　0.　ふだんと同じように食欲がある．
　　　1.　ふだんに比べてやや食欲がない．
　　　2.　食欲がない．
　　　3.　1日中全く食欲がない．
次の質問については，"はい"または"いいえ"で答えてください．
　　I.　頭痛がある．　　　　　　　　　　　　　はい　いいえ
　　J.　イライラする．　　　　　　　　　　　　はい　いいえ
　　K.　集中しにくい．　　　　　　　　　　　　はい　いいえ
　　L.　物忘れしやすい．　　　　　　　　　　　はい　いいえ
　　M.　どうしていいのかわからない．　　　　　はい　いいえ

配点方法：A〜Hの症状に対する得点は各番号の数字に該当し，I〜Mの症状に対する得点は「はい」と答えた場合に1点とする．

診断：少なくとも，どこかの1日に合計点が8点以上あった場合，マタニティブルーズと診断する．

(Stein G, et al：J Psychosom Res, 1980)

第3章　産褥期　　2. 産褥期の異常とケア

■表44-3　エジンバラ産後うつ病質問票

ご出産おめでとうございます．ご出産から今までの間どのようにお感じになったかをおしらせください．
今日だけでなく，過去7日間にあなたが感じられたことにもっとも近い答えにアンダーラインを引いてください．必ず10項目に答えてください．
例）私は幸せである．…　・たいていそうです．
　　　　　　　　　　　　　　　・いつもそうではない．
　　　　　　　　　　　　　　　・全く幸せではない．
"たいていそうです" と答えた場合は過去7日間のことを言います．このような方法で質問にお答えください．

[質問]

1. 笑うことができるし，物事のおもしろい面も
わかった．
　(0) いつもと同様にできた．
　(1) あまりできなかった．
　(2) 明らかにできなかった．
　(3) 全くできなかった．

2. 物事を楽しみにして待った．
　(0) いつもと同様にできた．
　(1) あまりできなかった．
　(2) 明らかにできなかった．
　(3) ほとんどできなかった．

3. 物事がうまくいかない時，自分を不必要に責
めた．
　(3) はい，たいていそうだった．
　(2) はい，ときどきそうだった．
　(1) いいえ，あまりたびたびではない．
　(0) いいえ，そうではなかった．

4. はっきりした理由もないのに不安になった
り，心配した．
　(0) いいえ，そうではなかった．
　(1) ほとんどそうではなかった．
　(2) はい，ときどきあった．
　(3) はい，しょっちゅうあった．

5. はっきりした理由もないのに恐怖に襲われ
た．
　(3) はい，しょっちゅうあった．
　(2) はい，ときどきあった．
　(1) いいえ，めったになかった．
　(0) いいえ全くなかった．

6. することがたくさんあって大変だった．
　(3) はい，たいてい対処できなかった．
　(2) はい，いつものようにはうまく対処しな
かった．
　(1) いいえ，たいていうまく対処した．
　(0) いいえ，ふだんどおり対処した．

7. 不幸せなので，眠りにくかった．
　(3) はい，ほとんどそうだった．
　(2) はい，ときどきそうだった．
　(1) いいえ，あまりたびたびではなかった．
　(0) いいえ，全くなかった．

8. 悲しくなったり，惨めになった．
　(3) はい，たいていそうだった．
　(2) はい，かなりしばしばそうだった．
　(1) いいえ，あまりたびたびではなかった．
　(0) いいえ，全くそうではなかった．

9. 不幸せで，泣けてきた．
　(3) はい，たいていそうだった．
　(2) はい，かなりしばしばそうだった．
　(1) ほんのときどきあった．
　(0) いいえ，全くそうではなかった．

10. 自分自身を傷つけるのではないかという考え
が浮かんできた．
　(3) はい，かなりしばしばそうだった．
　(2) ときどきそうだった．
　(1) めったになかった．
　(0) 全くなかった．

（　）の数字は配点を示す．
診断：9点以上を産後うつ病の疑いとして取り扱う．

（Cox JL, et al：Br J Psychiatry, 1987）

治療法

- ●治療方針
  - ●予防のために，妊娠中からマタニティブルーズの存在を教えておく．また，マタニティブルーズの質問票を活用し早期発見をする．
  - ●頻回授乳で疲れきっている場合などには育児支援が必要である．母親の訴えを傾聴し，パートナーや家族に支援を指導する．
  - ●産後2週間（退院後1週間）健診：エジンバラ産後うつ病質問票を用いて，母体の精神状態をスクリーニングする．
- ●薬物療法
  - ●マタニティブルーズは自然軽快するため，原則として薬物療法を要さない．ただし，産後うつ病に移行した場合は抗うつ薬の処方や精神療法を要する．
  - ●産褥精神病の場合は精神科疾患の内服処方となる．

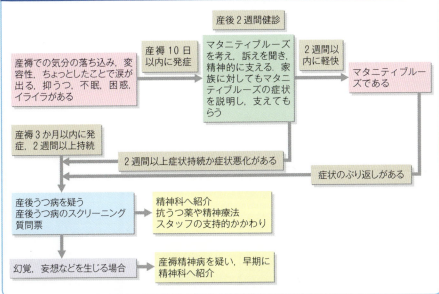

マタニティブルーズの病期・病態・重症度別にみた治療フローチャート

●引用文献
1) Kendell RE, Mackenzie WE, West C, et al：Day-to-day mood changes after childbirth：Further data. Br J Psychiatry 155：620-625, 1984
2) Stein G：The Pattern of mental change and body weight change in the first postpartum week. J Psychosom Res 24：165-171, 1980
3) Pitt B："Maternity blues". Br J Psychiatry 122：431-433, 1973
4) Yalom ID, Lunde DT, Moos RH, et al："Postpartum blues" syndrome. A description and related variables. Arch Gen Psychiatry 18：16-27, 1968
5) 山下 洋：マタニティブルーズの診断と，自己評価スケールによるスクリーニングについて，厚生省心身障害研究（妊産婦をとりまく諸要因と母子の健康に関する研究）平成5年度研究報告書，pp.169-173, 1994
6) 中野仁雄：妊産婦の精神支援とその効果に関する研究，平成6年度厚生省心身障害研究報告書，p.7, 1994
7) Yoshida K, Marks MN, Kibe N, et al：Postnatal depression in Japanese women who have given birth in England. J Affect Disord 43：69-77, 1997

第3章 産褥期 2. 産褥期の異常とケア

マタニティブルーズの看護

永澤 規子

看護過程のフローチャート

観察項目（OP）	看護問題（看護診断）	看護目標（看護成果）	看護活動（看護介入）

増悪因子
- 母体因子
  分娩時の身体的侵襲の悪化
  退行性変化の回復遅延
  乳汁分泌不全, 乳腺炎
  睡眠不足
  パーソナリティの問題
- 新生児因子
  ウエルネスの低下
- その他
  母児分離, 家族背景
  経済的問題, 家族のサポート体制

身体的問題
- 自覚症状
  抑うつ気分
  食欲低下
  意欲低下
  睡眠不足
  疲労, 倦怠感
- 他覚症状
  顔色不良
  乳汁分泌量低下
  活動性の低下
  食事の残食の増加
- 新生児のウエルネス
  体重増加不良
  低血糖, 低体温

心理・社会的問題
育児行動がうまくいかないことに対する不安
新生児ウエルネスに対する不安
家族の不安

#産後の身体的回復が進まないことにより, 日常生活に支障をきたしている

#睡眠不足による疲労がある

#身体的疲労や抑うつなどにより, 母親役割が果たせない可能性がある

#授乳を主とする育児が円滑に進まないことで, 新生児ウエルネスが低下するリスクがある

#育児が円滑に進まないことで, 褥婦の自尊感情低下リスクがある

#産後の身体的回復の遅れ, 育児技術の習得に対する不安がある

#家族に褥婦ウエルネス, 新生児ウエルネスに対する不安がある

産後の退行性変化, 進行性変化が順調に進む

睡眠不足が起こらない

母親の役割が果たせる

母乳育児が円滑に進み, 新生児ウエルネス低下が起こらない

自尊感情の低下が起こらない

褥婦の不安が緩和する

家族の不安が緩和する

OP 経過観察項目
産後の身体的回復状況：子宮復古状態, 創部の回復状態
乳汁分泌の状態
新生児のウエルネス
褥婦・家族の心理状況

TP 看護治療項目
身体的苦痛の緩和
感染予防への援助
日常生活行動への援助
身体機能回復促進への援助
褥婦・家族のストレスコーピングに対する援助

EP 患者教育項目
産後の生活指導
社会資源活用のための援助

基本的な考え方

● マタニティブルーズは，産後のホルモンバランスの急激な変化にさまざまなストレスが加わって起こる一過性のうつ状態をいう．産後2〜3日目頃から症状が現れ，2週間以内には改善する．それ以上続く場合は，産後うつ病を発症している可能性があるので，抑うつ，涙もろい，気分の変調などの精神的変化を把握する．

● マタニティブルーズを引き起こすストレス要因を把握する．産後の身体的苦痛，身体的回復の遅れ，新生児ウエルネス低下による母児分離，母乳育児が円滑に進まない，不十分な家族サポート，経済的問題，褥婦自身のパーソナリティの問題など，予測されるストレスは多様である．

● 妊娠・分娩期の言動（妊婦健診時の言動，受診行動状態）や家族背景，医療費の支払い状況，保険の種類などの情報を収集し，予測される問題があるかを判断する．

● 出産後の睡眠状態を把握する．マタニティブルーズでは睡眠不足がみられるが，睡眠不足が原因となることもある．睡眠不足は褥婦の熟睡感の低下，疲労，倦怠感，顔色などで判断する．

● マタニティブルーズが疑われる場合は，そのストレス要因を除去する支援を行う．

Step1 アセスメント	Step2 看護問題の明確化	Step3 計画	Step4 実施	Step5 評価

情報収集	アセスメントの視点と根拠・起こりうる看護問題
全身状態の把握	**マタニティブルーズのリスク因子を把握する．リスク因子には，産後の母体の回復を遅延させるもの，新生児のウエルネスの低下，母乳育児がうまく進まないことなどから二次的に作用し，睡眠不足，疲労の蓄積などがマタニティブルーズを発症させる．** ● 母体の基礎疾患，妊娠合併症の存在と程度を把握する．妊娠前・中に疾患をコントロールできていないと，産後の状態は悪くなる． ● 異常分娩がなかったか把握する．弛緩出血や分娩損傷による大量出血，遷延分娩による母体疲労，急速遂娩による重度の母体損傷などがないか把握する． ● 新生児ウエルネスを把握する．低出生体重児や早産児，先天疾患などにより新生児が入院し，母子分離になっていないか把握する． ● 母乳育児が円滑に進んでいるか把握する． ※全身状態の具体的な把握については以下の項目に詳細を記載． 🔍 **共同問題**：基礎疾患の増悪 🔍 **起こりうる看護問題**：疼痛，不快感により日常生活に支障をきたす可能性／睡眠不足／母乳育児が進まない可能性／褥婦・家族の不安／母親役割の獲得が阻害されるリスク／褥婦の自尊感情が低下するリスク
母体の状態の把握	**褥婦のウエルネスを把握する．分娩時の異常出血による貧血，子宮復古の状態，分娩損傷部の疼痛などの有無と程度を把握する．またウエルネス低下から起こる二次的な問題がないかも把握する．** ● 基礎疾患の状態を把握する．影響の大きい疾患に，呼吸器・循環器系疾患，腎疾患，自己免疫疾患などがある． ● 産科合併症で産後に問題となるものに，妊娠高血圧症候群がある． ● 分娩時の出血量を把握する．500 mL 以上は異常出血とされる．とくに1,000 mL 以上の出血は母体への影響が大きいので，注意する． ● 分娩損傷の内容と程度を把握する．重度の分娩損傷は異常出血に結びつくほか，疼痛を強くするため，状態の把握は重要である． ● 子宮復古の状態を把握する．子宮収縮が悪いと異常出血につながる．また，過度の子宮収縮で強い後陣痛による苦痛が生じている場合もある． ● 母体の睡眠阻害因子と睡眠状態を把握する．睡眠阻害因子には，身体的苦痛，母乳育児困難，精神的ストレスなどがある．これらによって睡眠が十分にとれないと，疲労，倦怠感，抑うつなどの症状が出現しやすくなる． ● 褥婦の心理状態を把握する．ストレスや不安の内容を把握し，介入の必要性を評価

産褥

44

マタニティブルーズ

785

第3章 産褥期　2. 産褥期の異常とケア

	する. 🔍 **共同問題**：基礎疾患の増悪 🔍 **起こりうる看護問題**：疼痛，不快感により日常生活に支障をきたす可能性／睡眠不足／母乳育児が進まない可能性／褥婦・家族の不安／母親役割の獲得が阻害されるリスク／褥婦の自尊感情が低下するリスク
新生児の状態の把握	**新生児ウエルネスを把握する. 新生児ウエルネスの状況によっては母子分離となる. 出生時のウエルネスが良好であっても，その後の養育が円滑に進まないとウエルネスが低下する. 新生児ウエルネスの低下は，マタニティブルーズの要因となる.** ● 出生時の妊娠週数を把握する. 妊娠36週未満では新生児の低血糖，低体温，呼吸状態が不安定であることが多いので，小児科に入院となり，母児分離となる. ● 出生時の体重が2,300g以上，妊娠週数が36週以降の新生児は産科管理となることが多い. しかし，早産・低出生体重児は哺乳力が弱く，母乳育児が円滑に進まない可能性が高い. ● 新生児に口腔の問題（口唇口蓋裂）やダウン症候群などの先天疾患がないか把握する. 口唇口蓋裂では直接授乳が困難である. また，ダウン症候群では筋緊張の低下による哺乳力の低下があり，ともに母乳育児が円滑に進まない原因となる. ● 新生児に体重増加不良がないか把握する. 母乳育児が進まず栄養摂取量が不足すると体重が増加しない. それにより，水分不足や低血糖，低体温などになる場合があるので，新生児の全身状態を把握する. ● 新生児の排泄状態を把握する. 母乳不足が起こると排泄回数・量も減少する. 🔍 **起こりうる看護問題**：新生児の体重増加不良／低血糖のリスク／低体温のリスク／母乳育児が進まない可能性／褥婦・家族の不安／母親役割の獲得が阻害されるリスク／褥婦の自尊感情が低下するリスク
母乳育児の状態の把握	**母乳育児の状態を観察する. 直接授乳が円滑に進んでいない場合は原因を把握する. 母乳育児が円滑に進まないとマタニティブルーズの要因となる.** ● 褥婦の乳頭の状態を把握する. 扁平乳頭，陥没乳頭，小乳頭では，直接授乳が困難となることが多い. ● 乳汁分泌不全がないか把握する. 乳汁分泌不全があると母乳育児が円滑に進まない. ● 新生児に口腔の問題（口唇口蓋裂）やダウン症候群がないか把握する. 口唇口蓋裂は直接授乳が困難である. また，ダウン症候群では筋緊張の低下による哺乳力の低下があり，ともに母乳育児が円滑に進まない原因となる. 🔍 **起こりうる看護問題**：新生児の体重増加不良／低血糖のリスク／低体温のリスク／母乳育児が進まない可能性／褥婦・家族の不安／母親役割の獲得が阻害されるリスク／褥婦の自尊感情が低下するリスク
褥婦・家族の心理・社会的側面の把握	**褥婦・家族の心理・社会的状況を把握して，起こりうる不安を把握する.** ● マタニティブルーズの知識不足があると，褥婦・家族の協力が得られない場合がある. ● 褥婦・家族の児に対する過度の期待は，育児などに対する不安を増強させ，マタニティブルーズの要因となる. ● 褥婦のパーソナリティ（マイナス思考，完璧主義，融通がきかないなど）が，マタニティブルーズの要因となることがある. ● 母乳育児が円滑に進まないと褥婦の自尊感情低下リスクが高まる. 🔍 **起こりうる看護問題**：母乳育児が進まない可能性／褥婦・家族の不安／母親役割の獲得が阻害されるリスク／褥婦の自尊感情が低下するリスク／マタニティブルーズに対する知識不足

786

| Step1 アセスメント | Step2 看護問題の明確化 | Step3 計画 | Step4 実施 | Step5 評価 |

看護問題リスト

#1　産後の身体的回復が進まないことにより，日常生活に支障をきたしている(活動-運動パターン)

#2　睡眠不足による疲労がある(睡眠-休息パターン)

#3　身体的疲労や抑うつなどにより，母親役割が果たせない可能性がある(役割-関係パターン)

#4　授乳を主とする育児が円滑に進まないことで，新生児ウエルネスが低下するリスクがある(栄養-代謝パターン)

#5　育児が円滑に進まないことで，褥婦の自尊感情が低下する可能性がある(自己知覚パターン)

#6　産後の身体的回復の遅れ，育児技術の習得に対する不安がある(自己知覚パターン)

#7　家族に褥婦ウエルネス，新生児ウエルネスに対する不安がある(コーピング-ストレス耐性パターン)

看護問題の優先度の指針

●マタニティブルーズのリスク因子を把握し，緩和を図る．リスク因子を把握することでマタニティブルーズの予防，回復の促進につながる．また，マタニティブルーズが観察された場合は，早期に身体的・心理的援助を行い，産後うつ病に移行しないようにする．

| Step1 アセスメント | Step2 看護問題の明確化 | Step3 計画 | Step4 実施 | Step5 評価 |

1 看護問題	看護診断	看護目標(看護成果)
#1 産後の身体的回復が進まないことにより，日常生活に支障をきたしている	**活動耐性低下** **関連因子**：不動状態 **診断指標** □労作時の不快感 □労作時呼吸困難	〈長期目標〉身体的回復が順調に進み，日常生活に支障をきたさない 〈短期目標〉1)身体的回復に異常がある場合は，早期に介入を受けられ，状態が悪化しない．2)身体的苦痛を正しく伝えることができる

看護計画

OP 経過観察項目

●分娩時の状態：異常分娩でなかったか把握する

●分娩時の損傷：子宮頸管裂傷，腟壁裂傷，会陰裂傷などの程度を把握する

●子宮復古の状態：子宮収縮状態，悪露の性状を把握する

●感染：分娩損傷部や子宮内の感染による症状がないか把握する

●不足しているセルフケアの内容を明確にする

●検査データ：貧血，感染の有無を把握する

介入のポイントと根拠

●根拠 遷延分娩では，分娩時間が長期にわたるため母体疲労を起こす．また，吸引分娩，鉗子分娩や帝王切開などの急速遂娩が行われると，異常出血や分娩損傷のリスクが高くなり，産後の身体の回復が遅延しやすい

●根拠 分娩時の母体損傷が大きいと身体的苦痛が強くなり，母体の活動性低下につながる

●根拠 子宮収縮状態が悪いと悪露が多くなり，貧血のリスクが高まり，身体機能の回復が遅延しやすい．また，反対に子宮内容物の遺残により過度の子宮収縮が起こると後陣痛が強く，身体的苦痛のため日常生活動作に影響を及ぼす場合もある

●根拠 感染の全身症状には，発熱，頭痛，関節痛，倦怠感，悪心・嘔吐などがある．局所症状には，創部痛の増悪，熱感，発赤，腫脹，下腹部痛，悪露の悪臭などがある　根拠 感染症による身体の不快感のために日常生活に支障をきたす

●根拠 内容を明確にすることで，援助内容を具体的にできる

●根拠 産後の身体回復と，日常生活に影響の大き

産褥

44

マタニティブルーズ

787

第3章 産褥期　2. 産褥期の異常とケア

い，貧血（ヘモグロビン値，ヘマトクリット値の低下），感染（白血球数，CRP 値の上昇）の検査データを把握する．検査データにより，身体的状態を客観的に把握できる

TP　看護治療項目

●医師の指示どおり薬物を投与する

➡子宮復古を促進する子宮収縮促進薬，疼痛緩和に対する鎮痛薬，感染症に対する抗菌薬などが使用される．指示された用量・用法を遵守する　**根拠**正確に投与することによって薬物の効果が上がる．また，薬理効果を正しく評価するには正確に投与することが重要で，効果が上がらない場合は，薬物を変更する指標となる

●検査を介助する

➡使用物品を不足なく準備し，血液検査，超音波検査などの介助を行う．褥婦に目的・方法を説明する　**根拠**目的・方法を知ることで，検査の不安が軽減され，検査に協力できる．また，準備を整えることで，検査を円滑に進め，褥婦の負担を軽減する

●セルフケア不足を援助する

➡褥婦のニーズに適した日常生活援助を行う　**根拠**適切な援助により，日常生活を円滑に送ることができる

EP　患者教育項目

●褥婦が身体的苦痛を伝えられるよう指導する

➡具体的な表現方法を指導する　**根拠**身体的苦痛を的確に伝えることで，適切な介入を受けることができる

●セルフケア不足の内容を伝えられるよう指導する

➡具体的な表現方法を指導する　**根拠**セルフケア不足を的確に伝えることで，適切な介入を受けることができる

2　看護問題	**看護診断**	**看護目標（看護成果）**
#2 睡眠不足による疲労がある	**睡眠剥奪** **関連因子**：体力の回復しない睡眠パターン，長期にわたる不快感 **診断指標** □集中力の変化 □不安 □眠気 □消耗性疲労 □嗜眠傾向 □全身倦怠感	〈長期目標〉良好な睡眠が獲得でき，心身の不快感がない 〈短期目標〉1) 睡眠を障害している身体的苦痛，母乳育児の状態，精神的ストレスを把握し，緩和の援助・支援を行う．2) 不快感を適切に表現して，睡眠獲得のための適切な介入が受けられる

看護計画	**介入のポイントと根拠**

OP　経過観察項目

●睡眠不足を起こす要因を把握する

➡分娩損傷による身体的苦痛，母乳育児が順調に進まず授乳に時間が取られる，さまざまな不安からくる精神的な不安定さ，などの要因がある　**根拠**原因を知ることで，適切な介入を行うことができる

　・身体的苦痛

➡産後の身体的苦痛には，子宮収縮痛，分娩時の

	母体損傷，感染の合併による炎症などがある．その他，母体の基礎疾患や産科合併症がないかも把握する（母体の損傷は「32 産科出血・産科ショック・DIC」「33 分娩損傷」を参照）
・母乳育児遅延の原因	➡母乳育児が順調に進まない原因には，褥婦の要因と新生児の要因がある．褥婦の要因には，乳首の形態異常（扁平乳頭，陥没乳頭，小乳頭），乳汁分泌不全，乳腺炎，育児の不慣れなどがある．新生児の要因には，吸啜力の弱さ（低出生体重児，早産児，ダウン症候群児），新生児の口腔の問題（口唇口蓋裂）などがある（詳細については「41 乳腺炎」「42 乳汁分泌不全」「49 低出生体重児」「51 哺乳障害」「55 口唇口蓋裂・ダウン症候群」を参照）
・産後の不安の内容	➡睡眠障害をまねく不安の内容を把握する **根拠** 不安の内容を明らかにし，緩和の援助を行うことで，睡眠の促進を図る
●睡眠状態を把握する	➡睡眠状態は，睡眠時に直接観察して，熟睡しているかどうか，実際の睡眠時間はどれくらいか，褥婦が感じる熟睡感などを把握する **根拠** 適切な介入ができるようにする
●睡眠障害による身体的不快感の内容と程度	➡不快感の症状には，頭痛，倦怠感，眠気，食欲不振などがある **根拠** 睡眠状態の悪化を把握できる

TP 看護治療項目

●睡眠環境を整える	➡褥婦の好む環境を整える **根拠** 睡眠を障害する因子を除く
●医師の指示どおり睡眠薬を投与する	➡睡眠薬投与のタイミングを褥婦と相談する **根拠** 褥婦の睡眠パターンに適した投与方法を選択し，睡眠効果を上げる ➡母乳を新生児に与えていると睡眠薬の影響を心配する褥婦も多いが，薬物の必要性や新生児への影響を説明して不安を軽減する **根拠** 医師は母乳への影響も考慮して睡眠薬を処方する．また，影響が心配される場合は，母乳に薬物が移行していると思われる時間帯の母乳を与えないように指示が出される
●授乳を介助する	➡直接授乳が短時間で行えるように介助する．また，睡眠不足により疲労感が増強している場合は，褥婦と相談して睡眠確保のために直接授乳を一時中止し，看護師・助産師が新生児の授乳を行う **根拠** 睡眠不足は授乳パターンが確立していない産後直後に起こる場合が多い．過度になると授乳がますます困難になり，褥婦のストレスとなりマタニティブルーズを起こしやすくなる．悪循環を断つように一時的に授乳を看護師・助産師が行うことも必要である

EP 患者教育項目

●睡眠障害の程度や不快感を褥婦が表現できるように指導する	➡表現方法を指導する **根拠** 不快感を正しく伝えることで，適切な対処行動が起こせる

789

第3章　産褥期　2. 産褥期の異常とケア

3 看護問題	看護診断	看護目標（看護成果）
#3 身体的疲労や抑うつなどにより，母親役割が果たせない可能性がある	**ペアレンティング障害リスク状態** **危険因子**：身体疾患，抑うつ，睡眠剝奪	〈**長期目標**〉母親役割が果たせる 〈**短期目標**〉1)身体的疲労，抑うつを緩和する援助を受けられる．2)心身の不快感，不安を正しく伝えることができる

看護計画	介入のポイントと根拠
OP 経過観察項目 ●身体的疲労：産後の身体的回復遅延や睡眠不足など疲労の要因を把握する ●精神的ストレス，抑うつの状態：褥婦の精神的ストレス，抑うつ状態と変化を把握する	➡ **根拠** 身体的疲労は，育児行動を阻害し，母親役割を果たせないという心理的状態に褥婦を陥りやすくさせる．身体的回復遅延や睡眠不足については，「看護問題#1，2」を参照 ●精神的ストレスは，身体的ストレスに影響されるもの，褥婦のパーソナリティの問題，育児習得が円滑に進まないことによるもの，家族の問題，経済的問題など多肢にわたる．精神的ストレスが過度になると，褥婦は抑うつが強くなる **根拠** 精神的ストレスや抑うつ状態は，母親役割を果たせないという心理状態にさせる
TP 看護治療項目 ●精神的ストレスを表現できる環境を整える ●褥婦に寄り添い，ストレスを表現できるようにし，その内容を受容する ●身体的疲労を引き起こす要因を把握し，その介助を行う	➡ プライバシーに配慮した環境（個室など）を整える **根拠** 周囲に気兼ねなく，ストレスを表現できる ➡ 傾聴する **根拠** 褥婦が自分の言葉でさまざまなストレスに関する感情を表現することで，自分で解決方法を見つけ出し回復過程を促すことができる ➡ 援助を行い，疲労の悪化を防止する **根拠** 身体的疲労の悪化は，育児行動を阻害し，母親役割を果たせないという感情を増強させる
EP 患者教育項目 ●ストレスに対する感情を褥婦が表現できるようにアドバイスする ●家族に褥婦の支援者になるようにアドバイスする ●褥婦に授乳技術を指導する	➡ 表現方法を指導する **根拠** 感情を正しく伝えることで，適切な支援を受けることができる ➡ キーパーソンを正しく選択する **根拠** 最も感情を表現でき，気持ちを受容してくれる家族は，褥婦の効果的な心理支援者となる ➡ 授乳時の新生児の抱き方，効果的な授乳時間，乳房・乳首のマッサージ方法などを具体的に指導する **根拠** 褥婦が育児技術に少しずつ自信をもつことにより，母親役割を果たすことができるようになる

4 看護問題	看護診断	看護目標（看護成果）
#4 授乳を主とする育児が円滑に進まないことで，新生児ウエルネスが	**栄養摂取消費バランス異常：必要量以下** **関連因子**：食事摂取量の不足 **診断指標**	〈**長期目標**〉必要エネルギー量が確保され，体重が増加する 〈**短期目標**〉1)エネルギー量不足による低血糖，低体温が起こらない．2)異常を早期

790

低下するリスクがある	□食物摂取量が1日あたりの推奨量よりも少ない	発見して，早期介入が受けられる

看護計画	介入のポイントと根拠

OP 経過観察項目

● 出生時の妊娠週数を把握する

⮕ **根拠** 妊娠週数が早いほど身体調節機能が未熟で哺乳力が弱く，母乳育児が円滑に進まない場合が多く，新生児ウエルネス低下につながる

● 出生時の体重を把握する

⮕ **根拠** 出生体重が少ないほど身体調節機能が未熟で哺乳力が弱く，母乳育児が円滑に進まない場合が多く，新生児ウエルネス低下につながる

● 出生後の体重：増加状態を把握する

⮕ **根拠** 体重増加不良の程度を知る．エネルギー不足が大きいほど，体重増加不良の程度が大きくなる

● 乳汁分泌量：褥婦の1回乳汁分泌量を把握する

⮕ **根拠** 乳汁分泌の不足から必要量が摂取できていない場合は，授乳回数を増やしたり，人工乳を足したりする

● 新生児の哺乳力を観察する

⮕ **根拠** 哺乳力が弱いと必要母乳量が摂取できない場合がある

● 低血糖に関すること：活気の有無をみる

⮕ **根拠** 新生児の低血糖は明確な症状が現れないことが多い．活気がない，弱々しいなどの状態を指標とする

● 低体温に関すること
　・体温

⮕ 低体温の有無をみる．直腸体温が 36.0℃ 以下は低体温であるので注意する

　・呼吸状態，脈拍数

⮕ 変化や異常の有無をみる　**根拠** 低体温は無呼吸や脈拍の低下（徐脈）を誘発する

　・四肢末梢の冷感，チアノーゼ

⮕ 有無と程度をみる　**根拠** 低体温になると四肢末梢の冷感やチアノーゼが出現する

TP 看護治療項目

● 母乳，人工乳摂取を援助する

⮕ 1日に必要な母乳量，人工乳量を把握し，効果的な授乳方法を選択する　**根拠** 必要エネルギー量を確保することで体重の増加を図る

● 新生児を保温する

⮕ 低体温が起こらないように保温する．保温方法は，冷感の起こりやすい手足を手袋，靴下などで保護する，頭部に帽子をかぶせる，体全体をバスタオルでくるむ，掛け物できちんと体を覆うなどがある．それでも低体温が続く場合は，体温管理の目的で保育器に収容することもある　**根拠** 新生児の体表面をきちんと覆うことで体表面からの放散熱や輻射熱，対流熱による体温の喪失を防止する

● 環境温度を調整する

⮕ 新生児室は，24～26℃，湿度 50～60% に保つ　**根拠** 新生児は環境温度に影響されやすいので，一定に保つようにする．環境温度調節により体温保持のためのエネルギー消費を低下させる

● 授乳介助を行う

⮕ 褥婦の疲労が強く，授乳が円滑に進まない場合は，疲労回復のため看護師・助産師が授乳介助を行う　**根拠** 母乳育児は基本であるが，母体疲労が強いときに勧めると，マタニティブルーズを引き

産褥

44

マタニティブルーズ

第3章 産褥期 2. 産褥期の異常とケア

起こしやすくなり，新生児ウエルネスの低下リスクも高まる．リスクが高い場合は，育児を看護師・助産師が代理で行い，褥婦・新生児のウエルネス低下防止を図る

EP 患者教育項目

● 褥婦に授乳技術を指導する

⤷具体的な内容を指導する．たとえば，授乳時の新生児の抱き方，効果的な授乳時間，乳房・乳首のマッサージ方法などを指導する 根拠褥婦の育児技術の不慣れから必要な母乳量を摂取できない場合がある

● 褥婦に新生児の体温を保つ方法を指導する

⤷新生児の保温の必要性を説明し，具体的な方法を指導する 根拠褥婦も新生児の保温の必要性を理解することで低体温のリスクを下げる

● 褥婦に新生児の低血糖，低体温の症状を説明する

⤷具体的に説明し，発見したらすぐに知らせるように指導する 根拠ケアを行う褥婦に異常症状を指導することで，異常を早期発見できる

● 褥婦に哺乳量不足の症状を指導する

⤷授乳後すぐに母乳をほしがる，排便が少ない，泣いてばかりいるなど具体的な状態を指導する 根拠新生児のケアをする褥婦に指導することで，早期に哺乳量不足に気づける

5 看護問題	**看護診断**	**看護目標（看護成果）**
#5 育児が円滑に進まないことで，褥婦の自尊感情が低下する可能性がある	**自尊感情状況的低下リスク状態** **危険因子**：価値観に合わない行動，非現実的な自己期待	〈長期目標〉自尊感情が低下しない 〈短期目標〉1) 自尊感情が低下しないための介入を受けられる．2) 感情を正確に伝えることができる

看護計画	**介入のポイントと根拠**
OP 経過観察項目 ● 育児技術習得不足の内容：不足している内容を把握し，それらを重点的に指導する ● 褥婦の児に対する感情を知る	⤷根拠育児技術の向上により，褥婦が自信をもち自分を肯定できるようになる ⤷とくに自己否定の感情が起こっていないか観察する 根拠自己否定の感情から自尊感情低下につながる
TP 看護治療項目 ● 褥婦の気持ちを傾聴する ● 感情を表現しやすいよう環境を整える	⤷褥婦が気持ちを表現しやすいように言葉かけをする 根拠語ることによって気持ちが整理でき，コーピングの促進につながる場合がある ⤷プライバシーが守られる環境を整える 根拠周囲に遠慮することなく，感情を表現できる
EP 患者教育項目 ● 育児に対する感情を褥婦が表現できるようにアドバイスする ● 褥婦に援助ができるキーパーソンを把握し，褥婦を支援するようにアドバイスする	⤷表現方法を指導する 根拠感情を正しく伝えることで，適切な支援を受けることができる ⤷援助の内容によってキーパーソンが異なる場合がある．褥婦の心理状態を評価して適切なキーパーソンを把握する 根拠適切なキーパーソンの存在は，褥婦のストレスコーピングを促進し，自尊感情低下を防止する

6 看護問題	看護診断	看護目標(看護成果)
#6 産後の身体的回復の遅れ，育児技術の習得に対する不安がある	不安 関連因子：大きな変化，ストレッサー，満たされていないニーズ 診断指標 □苦悩 □心配する □不確かさ	〈長期目標〉不安が緩和する 〈短期目標〉1)不安の内容を明らかにできる．2)不安の内容を正しく伝えることができる

看護計画 / 介入のポイントと根拠

OP 経過観察項目
- 不安の内容：できるだけ具体的に把握する
  - ➡ 根拠 ニーズに合った適切なアドバイスができる

TP 看護治療項目
- 不安が軽減できるようアドバイスする
  - ➡ 具体的にアドバイスしたり情報提供をする 根拠 アドバイスや情報によって気持ちが整理され，不安が軽減される
- 不安を表現できる環境を整える
  - ➡ プライバシーが保護できる環境を整える 根拠 不安を我慢することなく，表現できる

EP 患者教育項目
- 不安を褥婦が表現できるようアドバイスする
  - ➡ 表現方法を指導する 根拠 不安を正しく伝えることで，適切な支援を受けることができる
- 家族に褥婦の支援者になるようにアドバイスする
  - ➡ 適切なキーパーソンを選択する 根拠 褥婦が最も不安を表現でき，気持ちを受容してくれる家族の存在は，不安を緩和する

7 看護問題	看護診断	看護目標(看護成果)
#7 家族に褥婦ウエルネス，新生児ウエルネスに対する不安がある	介護者役割緊張リスク状態 危険因子：予測できない病気の経過，被介護者の健康状態が不安定，ストレッサー	〈長期目標〉不安が緩和し，家族が役割を遂行できる 〈短期目標〉1)家族が，褥婦と新生児のウエルネスに対する正しい知識・情報を得る．2)ストレスの内容を表現し，役割サポートを受けられる．3)褥婦の状況を正しく理解する

看護計画 / 介入のポイントと根拠

OP 経過観察項目
- 家族の不安の内容：家族が感じている不安の内容を把握する
- 家族が把握している褥婦・新生児ウエルネスに対する情報
- 褥婦の社会的役割を知る
  - ➡ 根拠 不安の内容を的確に把握することで，緩和のための適切な情報を提供できる
  - ➡ 情報を正確に把握しているかどうか観察する 根拠 情報が誤っていると，家族の不安が増強する
  - ➡ 役割における責任の重要性を知る 根拠 褥婦の責任の重要性が高ければ，代わりに役割を担う家族のストレスも大きくなり，不安を増大させる

TP 看護治療項目
- 家族の不安の内容を傾聴する
  - ➡ アドバイスできる内容を把握する 根拠 適切なアドバイスによって不要なストレスを除去する．また，傾聴することで，家族のストレスコーピングを促す

産褥

44 マタニティブルーズ

第3章　産褥期　2. 産褥期の異常とケア

EP 患者教育項目
- ●褥婦・新生児の情報を正確に家族に提供する
- ●家族の必要としている情報を把握する　根拠 情報を的確に提供し，不安を緩和する
- ●利用できる社会資源の情報を提供する
- ●家族が必要な社会資源を把握する　根拠 社会資源の活用によって家族の負担が減る

| Step1 アセスメント | Step2 看護問題の明確化 | Step3 計画 | Step4 実施 | Step5 評価 |

病期・病態・重症度に応じたケアのポイント

●マタニティブルーズのリスク因子を把握し，リスク因子を解消するための援助と症状の出現に注意する．因子としては，母体ウエルネス，新生児のウエルネス低下，母乳育児が円滑に進まない，睡眠不足，褥婦のパーソナリティの問題などがある．褥婦・新生児のウエルネスを回復する援助を行う．母乳育児に関しては，直接授乳の状況などを十分に観察し，円滑に進んでいるかどうかを評価し，適切な援助が行えるようにする．介入を行ったうえで，褥婦の抑うつ，睡眠不足の進行，感情失禁などがみられた場合はマタニティブルーズを疑い，褥婦の休息を促す．その間の新生児ケアは，看護師・助産師や家族が協力して，褥婦の代理を行い，新生児ウエルネスが低下しないようにする．このような援助にもかかわらず，2週間以上，褥婦の抑うつ，日常生活動作の低下などが継続する場合は，産後うつ病発症の可能性があるため，専門医の診察を受けられるように支援する．

看護活動（看護介入）のポイント

診察・治療の介助
- ●母体の疼痛を緩和するために医師の指示どおり薬物の投与を正確に行う．
- ●母体の全身状態を診断するための検査（血液検査，超音波検査，X線検査）を介助する．

母乳育児に対する支援
- ●褥婦の乳頭・乳房の状態を観察し，適切な授乳ができるように介助する．
- ●褥婦の乳房の状態，新生児ウエルネスの状態に応じた授乳方法を指導する．

睡眠不足に対する援助
- ●質・量ともに十分な睡眠が得られるよう環境を整える．
- ●必要時，医師の指示どおり睡眠薬を褥婦に投与する．

セルフケア不足への援助
- ●身体的疼痛，不快感などでセルフケア不足がある場合は援助する．
- ●セルフケア不足を正しく相手に伝えられるように支援する．

褥婦・家族の心理・社会的問題への援助
- ●処置・手術や出産後の身体状態の情報を提供し，不安の緩和を図る．
- ●褥婦の社会的背景（不妊治療歴，家族など）を把握し，必要としている援助を行う．

退院指導・療養指導

- ●退院後の褥婦の生活指導は一般の褥婦と同様に行う．
- ●退院後も継続して薬物療法が実施される場合は，服薬指導する．
- ●受診の必要な症状を説明し，異常時はすぐ受診するように指導する．
- ●とくに問題がなくても，退院1か月後に健診を受けるように指導する．
- ●褥婦の疾患が持続している場合は，引き続き自己管理と治療を継続するように指導する．
- ●家族には，とくに育児ケアのサポートを指導し，褥婦の負担を軽減するようにする．
- ●睡眠不足は，マタニティブルーズに大きく影響するので，十分な睡眠がとれるよう褥婦・家族に指導する．
- ●褥婦に涙もろい，授乳に時間がかかる，疲労・倦怠感が強いなどの症状がみられた場合は，受診を勧めるよう家族に指導する．

| Step1 アセスメント | Step2 看護問題の明確化 | Step3 計画 | Step4 実施 | **Step5 評価** |

評価のポイント

看護目標に対する達成度
- 母体の身体的回復の遅れ，授乳技術習得の遅れ，睡眠不足など，マタニティブルーズのリスク因子がなかったか．
- マタニティブルーズのリスク因子がみられた場合は，早期介入し，防止できたか．
- マタニティブルーズと思われる症状がみられた場合に，悪化防止の援助ができ，回復したか．
- 褥婦の育児技術の習得が円滑に進まないことによる自尊感情の低下は起こらなかったか．
- 褥婦・家族がマタニティブルーズの正しい知識を得ることができたか．
- 家族の不安やストレスが緩和し，介護者役割が果たせたか．

産褥
44
マタニティブルーズ

第3章 産褥期　　2. 産褥期の異常とケア

マタニティブルーズにおける褥婦の病態関連図と看護問題

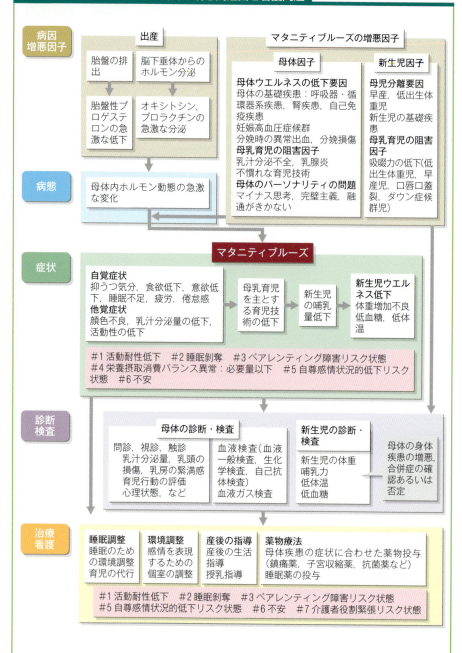

45 死産

古谷 信三

目でみる疾患

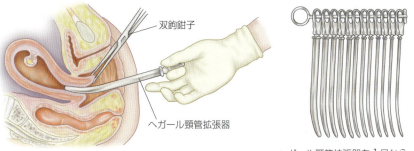

■図 45-1 妊娠 12 週未満の死産児の娩出方法

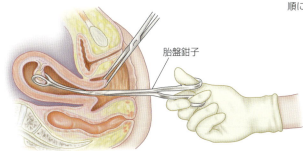

ヘガール頸管拡張器を1号から順々に次々と挿入していく．

胎盤鉗子を挿入して子宮内容を除去する．

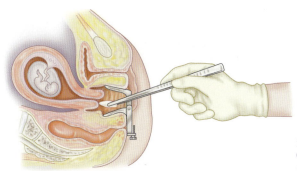

■図 45-2 妊娠 12 週以降の死産児の娩出方法

頸管を拡張し，ゲメプロスト（プレグランディン）腟坐薬を後腟円蓋に挿入する．3時間ごとに，1日5錠まで．

第 3 章　産褥期　　2. 産褥期の異常とケア

病態生理

死産とは，妊娠期間にかかわりなく，母体から胎児が完全に排出または娩出される前に死亡した場合をいう.

- 大部分は流・早産として母体外に排出（死産）される．しかし，長く体内にとどまることがあり，その場合は以下のような経過とる.
  - ①融解と吸収：妊娠 7 週頃（2 か月）までの妊娠初期．胎児は死後数日で自己融解を起こして完全に吸収される.
  - ②浸軟：妊娠 8〜15 週（3〜4 か月）以後．完全に融解されることは困難で，浸軟児となる．浸軟とは反対に，死亡胎児の水分が失われて乾燥・萎縮した状態をミイラ化という．妊娠中期に双胎の一児が死亡したときに起こりやすく，健康児の圧迫により紙様児を形成することがある.
- 死産は，死産の時期により分娩前の胎児死亡と分娩中の胎児死亡，あるいは死産の原因により人工死産と自然死産に分類される（表 45-1）.

病因・増悪因子

- 胎児死亡の病因は，妊娠初期には発生段階の障害によるものが大半を占める．妊娠中期以降の胎児死亡の病因は表 45-2 に示す.

疫学・予後

- 自然死産率は一貫して減少傾向にあり（平成 27 年人口動態統計），2015 年の自然死産率は出産 1,000 対 10.6 である.

■表 45-1　死産の分類

時期による分類		分娩前の胎児死亡
		分娩中の胎児死亡
原因による分類	人工死産	母体で生存している胎児に対して，人工的処置を加えたことにより死産に至った場合
	自然死産	人工的処置（薬物的処置のみの場合を含む）を加えていない死産をいう．人工的処置を加えた場合でも，以下のものは自然死産とする ①胎児を出生させることを目的とし，人工的処置を加えたにもかかわらず死亡に至った場合 ②母体内の胎児が生死不明かあるいは死亡しているときに，人工的処置を加えて死産した場合

■表 45-2　妊娠中期以降の胎児死亡の病因

母体側	妊娠高血圧症候群 血液型不適合 内科合併症：糖尿病，腎疾患，感染症，自己免疫疾患（SLE，抗リン脂質抗体症候群） 母体侵襲：手術，放射線被曝，交通事故など
胎児側	染色体異常 形態異常 胎児水腫 多胎に伴うもの：双胎間輸血症候群，無心体双胎など
胎児付属物	胎盤機能不全 常位胎盤早期剝離 前置胎盤による出血 臍帯過捻転，巻絡，絞扼 臍帯真結節
原因不明	

798

症状

▌妊娠中期以降の最も重要な自覚症状は胎動の消失である.

- 自覚症状:妊娠初期には妊娠性変化の消失(基礎体温の低下,つわりの消失),下腹部痛,性器出血などの症状を伴うこともあるが,とくに自覚症状もなく外来を受診して初めて診断されることも多い.妊娠中期以降の最も重要な自覚所見は胎動の消失で,その他,性器出血,下腹部冷感・異物感,腹部増大の停止・縮小,乳房の緊張低下などをみる.
- 他覚的症状:胎児心拍(心音)の消失,子宮の増大の停止または縮小,などがある.

診断・検査値

- 超音波検査:ドプラ法で胎児心拍の検出不能の確認.超音波断層法では胎児心拍動消失,児頭輪郭の不整化,二重輪郭像,浮腫像などをみる.
- 他覚的触診法:腹部膨隆増大傾向の停止(子宮底長・腹計測値),胎動の消失.
- **検査値**
- 感染徴候:死亡胎児は細菌感染を起こしやすい,もしくはすでに感染していることがある.
- 止血・凝固系異常:死児が長く子宮内にとどまると,胎児や胎盤の融解産物から組織トロンボプラスチンが母体血中に移行し,播種性血管内凝固(DIC)を引き起こす危険性がある.
  - 注:超音波が普及する以前は,ヒト絨毛性ゴナドトロピン(hCG)や尿中エストリオール値,胎児のX線所見などを参考に診断していたが,現在では行われなくなった.

合併症

- 死産児症候群:胎児が子宮内で死亡した後,長期間稽留し,その結果,血液凝固障害を起こして母体に出血傾向を示すもの.一般に胎児死亡後5週間以上を経過してから発症するといわれているが,実際にはまれである.

治療法

- 妊娠中・後期における常位胎盤早期剝離の場合を除き,医学的に急速娩出することは少ないが,母体の精神的な負担を考え,子宮内胎児死亡の診断がつき次第,子宮内容物を速やかに娩出することが多い.妊娠12週以降の胎児を死産(流産,中絶も含む)した場合は,分娩した日から7日以内に死産届を市区町村の役所に提出しなければならない.
- **死産児の娩出方法**(図45-1, 2)
  - ①妊娠初期(妊娠12週未満):子宮内容除去術を行う.ラミナリア桿(もしくはラミケン)*[1] やヘガールで頸管拡張した後に,子宮内を搔爬する.この時期まで死産届の提出*[2] は不要である.
    - *1 ラミナリア桿は海草の一種で,桿状構造を呈し,水分を吸収して徐々に膨張し,12~24時間で2~3倍の太さになる.この性質を利用し,頸管を徐々に拡張する.
    - *2 わが国では妊娠12週以降の死産は届け出なければならない.
  - ②妊娠中期(妊娠12週~21週6日):ラミナリア桿により頸管拡張を十分に行ったうえで,プロスタグランジン製剤であるゲメプロスト(プレグランディン)腟坐薬による陣痛誘発を行う.ゲメプロストには重篤な副作用として子宮破裂,子宮頸管裂傷,子宮出血,胎盤遺残があり,ときには生命に危険を招来するため,投与時の観察を十分に行う.
  - ③妊娠後期(妊娠22週以降):ラミナリア桿やメトロイリンテルなどで頸管拡張後,ジノプロスト(プロスタルモン・F)の点滴による陣痛誘発を行う.ゲメプロスト腟坐薬を使用する場合もある.
- **Px 処方例 妊娠中期**
- プレグランディン腟坐薬(1 mg) 1回1錠 3時間ごとに腟円蓋部に挿入 1日最大5錠まで ←プロスタグランジン製剤
  - ※プレグランディン腟坐薬は母体保護法指定医が使用する.
- **Px 処方例 妊娠後期**
- プロスタルモン・F注 3アンプル 点滴静注(使用量は分娩誘発法と同じ) ←プロスタグランジン製剤

■表 45-3　死産児娩出時の主な子宮収縮薬

分類	一般名	主な商品名	薬の効くメカニズム	主な副作用
プロスタグランジン製剤	プロスタグランジンE_1誘導体	ゲメプロスト	プレグランディン	子宮収縮作用と子宮頸管開大作用	子宮破裂, 子宮頸管裂傷, 子宮出血
	プロスタグランジン$F_{2\alpha}$	ジノプロスト	プロスタルモン・F	子宮収縮作用	心室細動, 心停止, ショック

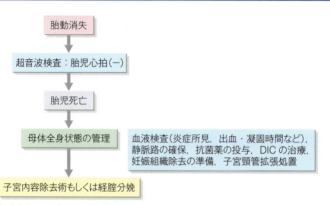

(山本稔彦:子宮内胎児死亡の管理, 産科・婦人科臨床マニュアル第2版, p.254, 金原出版, 1991 より一部改変)

死産の看護

永澤　規子

看護過程のフローチャート

観察項目 （OP）	看護問題 （看護診断）	看護目標 （看護成果）	看護活動 （看護介入）

病因
- ●母体因子
  - 母体基礎疾患：呼吸器・循環器疾患，腎疾患，自己免疫疾患など
  - 妊娠高血圧症候群，腹部外傷
- ●胎児因子
  - 一卵性多胎妊娠（双胎間輸血症候群），染色体異常，奇形（心奇形，無脳児）
- ●胎児付属物因子
  - 胎盤早期剝離（前置・常位），臍帯過捻転，臍帯巻絡，臍帯の卵膜付着，臍帯断裂
- ●母体・胎児相互作用による因子
  - 血液型不適合

身体的問題
妊娠期の胎児死亡
- ●自覚症状
  - つわりの軽快，胎動の消失，下腹部疼痛，陣痛発来，性器出血
- ●検査
  - 超音波検査（胎児の変形，心拍の消失），血液検査（白血球数，CRP の上昇，血液凝固系の異常）
分娩進行期の胎児死亡
- ●自覚症状
  - 過強陣痛，異常出血，腹部の持続的疼痛，ショック症状（血圧低下，頻脈，悪心・嘔吐，不穏，意識障害）
- ●検査
  - 超音波検査（胎盤剝離，子宮破裂，胎児心拍消失），胸部X線検査，血液検査（貧血，血液凝固系異常）
  - 薬の効果・副作用
    - 子宮収縮，感染予防，血圧上昇，喘息発作

心理・社会的問題
褥婦・家族の悲嘆，死産後の身体的異常，次回の妊娠に対する不安

#母体の基礎疾患が増悪する → 母体の基礎疾患が増悪しない

RC：ショック，DIC，子宮復古不全

#観血的処置による感染のリスクがある → 合併症が起こらない

#産後の子宮収縮，創傷による身体的疼痛・苦痛がある → 感染が起こらない

→ 身体的苦痛が緩和する

#自己判断による服薬調整で効果が現れない → 正しい服薬行動ができる

#薬の作用により血圧上昇，喘息発作を起こす可能性がある → 薬物の重篤な副作用に早期に対応できる

#胎児を失ったことに対する褥婦・家族の悲しみがある

#死産となったことで褥婦の自尊感情が低下する可能性がある → 褥婦・家族の悲しみを緩和できる

→ 自尊感情が低下しない

#褥婦・家族に産後の身体的異常，次回妊娠に対する不安がある → 不安が緩和する

OP 経過観察項目
母体の基礎疾患の症状
産後の身体的回復状況：子宮復古状態，創部の回復状態
乳汁分泌の停止
褥婦・家族の心理状況

TP 看護治療項目
身体的苦痛の緩和
感染予防の援助
日常生活行動の援助
身体機能の回復促進の援助
褥婦・家族のストレスコーピングに対する援助

EP 患者教育項目
産後の生活指導
服薬指導
社会資源活用のための援助

産褥

45

死産

第3章　産褥期　　2. 産褥期の異常とケア

基本的な考え方

- 死産は，妊娠期に母体内で胎児が死亡したものと，分娩進行中に胎児が死亡したものに分けられる．原因は，母体因子，胎児因子，胎児付属物因子に分けられる．原因によっては，母体の生命に危機を及ぼす場合もあるので把握する．
- 胎児の致死的異常が妊娠22週未満に羊水検査や胎児超音波検査などで発見され，妊娠継続を中断する場合がある．その場合は流産期に胎児を娩出させるため，娩出進行中・直後に胎児が死亡する．これは人工的処置による死産である．
- 妊娠期に母体内で胎児が死亡した場合，妊娠週数によって胎児娩出方法が異なる．妊娠週数を把握し，胎児娩出が安全に行われるように援助する．
- 死産後は，母体の身体の回復を促進するとともに，進行性変化を抑制するケアを行う．
- 胎児が死亡したことに対する褥婦・家族の悲しみは大きい．それは，胎児に異常があり人工的処置を行った場合も同様である．心理・社会的状況を把握し，悲嘆の緩和に向けた援助，自尊感情低下の防止に向けた援助を図る．

Step1 アセスメント ▸ Step2 看護問題の明確化 ▸ Step3 計画 ▸ Step4 実施 ▸ Step5 評価

情報収集	アセスメントの視点と根拠・起こりうる看護問題
全身状態の把握	**死産による母体の症状の変化を把握する．自覚症状が全くないものからショック状態に陥るものまでさまざまである．症状の内容と程度により診療方針が決定され，ケアの内容も異なるため，症状は重要な情報である．原因不明の死産も多いが，できる限り原因を把握する．原因によって母体の身体的管理や次回妊娠への注意点などが異なる．** - 死産の原因は，大きく分けて母体因子，胎児因子，胎児付属物因子がある．母体因子には，妊娠に影響の大きい母体の基礎疾患(呼吸器・循環器疾患，腎疾患，自己免疫疾患など)の存在や妊娠高血圧症候群がある．また，突発的な事故での腹部外傷も原因となる．胎児因子には，染色体異常，胎児奇形，一卵性多胎妊娠での双胎間輸血症候群などがある．胎児付属物因子では，胎盤早期剝離，臍帯巻絡，臍帯過捻転，臍帯断裂などがある． - 妊娠週数の早い死産では，胎児因子が原因のことが多い． - 妊娠以前の母体の基礎疾患のコントロールが不良だと，死産のリスクが高まる． - 母体に基礎疾患がある場合は，次回妊娠時までのコントロールの重要性を褥婦・家族が認識するための支援が必要となる． - 早期の死産(流産)を繰り返す場合は，胎児の染色体異常の可能性や隠れた疾患の存在が強く疑われるので，検査の必要性を褥婦・家族に説明する(習慣性流産は3回以上流産を繰り返すものをいう)． - 胎児付属物因子が原因の場合は，妊娠週数が経過した時期での死産が多い． ※全身状態の具体的な把握については以下の項目に詳細を記載． 🔍 **共同問題：ショック，DIC，子宮復古不全** 🔍 **起こりうる看護問題：胎児を失ったことに対する褥婦・家族の強い悲しみ／褥婦の自尊感情の低下リスク／疼痛，身体的苦痛／次回の妊娠に対する不安**
症状の出現時期と内容の把握	**死産の起こった時期を把握する．妊娠期か分娩期かによって，また原因によって母体への影響と処置が異なる．** - 妊娠期の死産処置は，母体への侵襲を最低限とする方法が選択される．妊娠時期により以下の方法がとられる． 　・妊娠12週以内の死産では，子宮内容物の容量が小さいため，子宮内容清掃術が行われる． 　・妊娠12週以降22週未満ではプレグランディン(ゲメプロスト)腟坐薬を使用して，人工的に陣痛を起こし子宮内容物を排出させる．プレグランディン腟坐薬は，3時間ごとに1日5個まで使用される．

802

	・妊娠 22 週以降は通常の分娩形式をとる．そのために陣痛促進薬を使用して陣痛発来を人工的に誘発し分娩する．
	●分娩進行期の胎児死亡は胎児付属物因子が多い．なかでも胎盤因子が多く，胎盤早期剝離が大半を占める．胎盤早期剝離では，母体も生命危機に陥るリスクが高まるので急速遂娩と止血術が必要となり，帝王切開が選択される．
	●胎児が生存していても妊娠 22 以前に胎児に致死的な疾患が確実となった場合は，人工的に胎児娩出を図ることがある．致死的な疾患の診断は，羊水検査による染色体異常の判定や胎児超音波検査での致死的胎児奇形の観察によって行われる．
	🔍 **共同問題：ショック，DIC，子宮復古不全**
	🔍 **起こりうる看護問題：観血的処置による感染リスク／産後の子宮収縮不全／産後の疼痛による身体的不快感／身体的苦痛による日常生活への影響／胎児を失ったことに対する褥婦・家族の強い悲しみ／褥婦の自尊感情の低下リスク／疼痛，身体的苦痛／次回の妊娠に対する不安**
母体の状態の把握	▎**死産による母体の身体的状態の変化を把握する．無症状からショック状態に陥るまで，原因によって症状は異なる．**
	●胎盤早期剝離は急激な大量出血により母体もショック状態に陥ることが多い．ショック症状には，血圧低下，頻脈，悪心・嘔吐，冷汗，不穏，意識障害などがある．
	●検査データを把握する．死産児症候群や胎盤早期剝離では，DIC（播種性血管内凝固）を示す血液凝固系異常のデータが確認される．また，死胎児症候群では，感染症のデータも悪化することが多い．
	●母体に基礎疾患がある場合は，症状が悪化してないかを把握する．
	※妊娠に影響する基礎疾患の症状については，「第 1 章」の「19 心疾患合併妊娠」「20 腎疾患合併妊娠」「21 糖尿病合併妊娠」「22 喘息合併妊娠」「23 自己免疫疾患合併妊娠」を参照されたい．
	🔍 **共同問題：ショック，DIC，子宮復古不全**
	🔍 **起こりうる看護問題：観血的処置による感染リスク／産後の子宮収縮不全／産後の疼痛による身体的不快感／身体的苦痛による日常生活への影響／薬の自己調整により効果がない／薬の副作用の出現／胎児を失ったことに対する褥婦・家族の強い悲しみ／褥婦の自尊感情の低下リスク／次回の妊娠に対する不安**
褥婦・家族の心理・社会的側面の把握	▎**褥婦・家族の心理・社会的状況を把握して，起こりうる不安を把握する．**
	●不妊治療による妊娠では，褥婦・家族の悲嘆はより強い傾向にある．
	●死産の原因によっては，次回妊娠への不安が強くなる．
	●死産の原因によっては，褥婦の自尊感情低下のリスクが高まる．
	🔍 **起こりうる看護問題：胎児を失ったことに対する褥婦・家族の強い悲しみ／褥婦の自尊感情の低下リスク／次回の妊娠に対する不安**

Step1 アセスメント ▶ **Step2 看護問題の明確化** ▶ **Step3 計画** ▶ **Step4 実施** ▶ **Step5 評価**

看護問題リスト

RC：ショック，DIC，子宮復古不全
#1　観血的処置による感染のリスクがある（栄養-代謝パターン）
#2　産後の子宮収縮，創痛による疼痛，身体的苦痛がある（認知-知覚パターン）
#3　自己判断による服薬調整で効果が現れない（健康知覚-健康管理パターン）
#4　薬の副作用により血圧上昇，喘息発作を起こす可能性がある（健康知覚-健康管理パターン）
#5　胎児を失ったことに対する褥婦・家族の悲しみがある（役割-関係パターン）
#6　死産となったことで褥婦の自尊感情が低下する可能性がある（自己知覚パターン）
#7　褥婦・家族に産後の身体的異常，次回妊娠などに対する不安がある（自己知覚パターン）

第3章 産褥期　2. 産褥期の異常とケア

看護問題の優先度の指針

● 死産により母体の生命が危機的状況にある場合は，救命のための治療支援を行う．また，死産処置が安全に行われるように介助する．死産後は，身体的回復促進が順調に進むための治療援助・ケアを行う．児を失ったことに対する褥婦・家族の悲しみも強い．心理・社会的状況を把握して，緩和の援助を行う．

| Step1 アセスメント | Step2 看護問題の明確化 | Step3 計画 | Step4 実施 | Step5 評価 |

共同問題	看護目標（看護成果）
RC：ショック，DIC，子宮復古不全	〈**長期目標**〉合併症を起こさせない 〈**短期目標**〉1) 身体的異常を早期に発見し，治療・ケアの早期介入をする．2) 身体的疼痛，不快感を把握し対処する

看護計画	介入のポイントと根拠
OP 経過観察項目	
● ショックの病態を具体的に把握する	➡ **根拠** ショックの病態により，治療・ケアの方針が異なる．死産でショックを起こす原因には，出血と感染がある
● 出血の原因を把握する	➡ **根拠** 出血の原因によって止血方法が異なる
・弛緩出血	➡ 弛緩出血時の対応は子宮収縮促進である．医師の指示どおり子宮収縮薬を正確に投与する．また，子宮底輪状マッサージの施行，子宮の冷罨法を行う．止血困難な場合は子宮摘出術が行われる．死産の原因となった常位胎盤早期剝離，子宮破裂などでは，子宮筋が損傷され，収縮機能不全となり弛緩出血となることがある．この場合は子宮摘出術が行われる可能性が高まる
・軟産道損傷	➡ 子宮頸管裂傷，会陰裂傷などの軟産道裂傷は，出血源である損傷部位の迅速な縫合，創部の圧迫止血が行われる
・癒着胎盤	➡ 癒着胎盤の一部剝離が起きて出血している場合は，子宮収縮薬の使用とともに子宮バルーンタンポナーデが行われる．それでも出血が持続する場合は，子宮摘出術が行われる．癒着胎盤の根本的止血は，胎盤娩出後の子宮収縮であるが，病態を評価せず無理な胎盤用手剝離術や臍帯牽引を行うと，大出血につながるので注意する
● 出血量：性器出血量を正確に把握する	➡ **根拠** 出血量が多いとショック，DIC を起こす．褥婦では妊娠中に増加した循環血液量がまだ非妊娠時に戻っていないことや，潜在的・顕在的浮腫が存在するため，出血量だけでなく，バイタルサイン，尿量，酸素飽和度もあわせて把握する．分娩後 2 時間までの出血量が 500 mL を超える場合，中等量の出血が持続する場合にはすぐに医師に連絡する
	➡ 常位胎盤早期剝離の場合には，外出血よりも内出血の方が多いので，視覚的に観察される出血量よりも失血量が多いことを念頭に置く
● 感染の原因を把握する	➡ 死産児は感染源となる **根拠** 胎児が死亡する

と，胎児と付属物の融解が起きる．とくに卵膜が脆弱になると，細菌防御機能の低下や破水などにより腟から上行性に細菌感染が起こる．死産児は蛋白質が豊富なため，容易に細菌の培地となる

● 死産処置の内容を把握する

→観血的処置を受けると，創部が感染源となるリスクが高まる　根拠創部は細菌防御機能が低下しているため，感染を起こしやすい

● 感染症の重症度：局所性が全身性かを把握する

→根拠全身性の感染症では重症度が高く，敗血症となり，免疫システムでつくられるサイトカインや細菌がつくるエンドトキシンによって生体機能に影響を及ぼしショックを起こす

● DIC の原因を把握する：出血から起きているか，羊水塞栓症や HELLP 症候群，死産児症候群から起きているかを把握する

→死産児症候群とは，妊娠後期の胎児が死亡後，母体内に長期間（数週間以上）残っていた場合に起こる感染症や DIC を起こした病態をいう　根拠羊水塞栓症や HELLP 症候群，死産児症候群では，呼吸困難や肝機能障害，高熱などの症状も生じている．病態によって治療方針が変化するので，病態の把握は重要である

→妊婦健診を定期的に受診していれば，死産児症候群にならないが，健診を受けていない場合に起こる可能性がある（臨床では，数日のうちに死産児症候群となることもしばしば観察される）

● 出血と DIC の間係

→大量出血は血液凝固因子を大量消費し，凝固機能系の異常を起こし DIC となる．一方，HELLP症候群では肝臓での凝固因子生成機能低下が起こり，羊水塞栓症では羊水が血管内に混入することにより，凝固因子が大量消費され異常を起こしてDIC となる．血液凝固機能が低下すると止血困難となり，胎盤剥離部や分娩時損傷部位から出血を起こす．このように大量出血から DIC となる場合と，DIC から大量出血になる場合があり，出血と DIC は相互に関連している

● 子宮復古不全の原因を把握する：胎盤の早期剥離や子宮破裂がないかを把握する
　・子宮収縮状態

→根拠胎盤早期剥離や子宮破裂による子宮筋の損傷は収縮機能不全の原因となることがある

→子宮底高（長），硬度を把握する　根拠子宮の収縮状態は，子宮底高（長），硬度から評価される

　・性器出血量を把握する

→根拠子宮収縮不全が起こると，胎盤剥離面からの止血が困難となり，出血量が増加する

● ショック症状の変化と程度を把握する

→ショック症状には，血圧低下，頻脈，蒼白，冷汗，不穏，意識障害などがある

● 検査データを把握する

→貧血や血液凝固系の血液検査，血液ガス分析，胸部 X 線検査，腹部超音波検査の結果を把握する

　・貧血

→ヘモグロビン値，ヘマトクリット値の変化を把握する　根拠出血量が多くなると数値が低下する

　・血液凝固系

→変化をみる　根拠DIC の徴候を早期に把握する

　・血液ガス分析

→動脈血酸素分圧を把握する　根拠酸素化の低下状態をみる

　・胸部 X 線所見

→肺の透過性をみる　根拠急激な循環不全により，肺水腫となることがある．その場合は，肺の

産褥

45
死産

805

第3章　産褥期　　2. 産褥期の異常とケア

	透過性が低下する
・超音波検査	❷子宮内の凝血塊貯留の状態や腹腔内出血の有無・程度などをみる　根拠出血状態を簡便に判断する方法として超音波診断装置が使用される．正確な診断には，CT・MRI検査が必要だが，褥婦の状態が不良である場合，検査に搬送することが難しいことがあり，超音波診断装置が活用される

TP 看護治療項目

●検査・処置介助を行う	❷病態を把握するために血液検査，超音波検査，胸部X線検査などが行われる．その準備と検査を円滑に進めるため関係各所との連携・調整をとる　根拠早期診断が治療の早期介入につながる．また，検査が円滑に進むことは患者に心理的・身体的負担をかけない
●医師の指示どおり薬物を正確に投与する	❷根拠循環不全の改善のために行われる．補液を急激に行うと心不全を起こす場合があるので，指示された注入速度で正確に行う
	❷循環動態保持・改善のために使用されるカテコールアミン系薬物は微量で薬理効果を示すため，輸液ポンプやシリンジポンプなどを使用して正確に投与する
	❷輸血時には，患者氏名，血液型，輸血内容，輸血番号を確認し，異型輸血や血液製剤を間違えないように注意する．輸血開始時は，医師同席のもとに行い，アレルギー反応出現時に即座に対応できるようにする．輸血開始後10~15分間はゆっくり（1mL／分程度）投与し，最初の5分間程度は褥婦のそばを離れない
	❷アレルギーが生じた場合に原因検索ができるように，複数の輸血製剤を同時に投与しない
	❷感染症治療として抗菌薬が投与される場合は，薬物アレルギーを防止するために投与前後のバイタルサインを観察し，変化をみる．また，開始後しばらくはゆっくりと投与し，5分程度は褥婦のそばを離れない（薬物アレルギーの既往歴を把握することも重要である）
	❷子宮収縮促進薬で通常使用されるメチルエルゴメトリンマレイン酸塩（メテルギン）は，血管，気管支の収縮を促すので，高血圧，喘息の既往がある褥婦には慎重に投与する必要がある．高血圧，喘息の既往がある褥婦で，疾患のコントロールが悪い場合は，オキシトシン（アトニン-O）が使用される
●医師の指示どおり酸素療法を行う	❷指示量・投与方法を指示どおり正確に行う　根拠酸素療法の効果を把握する．評価は血液ガス分析・経皮的酸素分圧モニタで行う
●子宮収縮促進のための援助を行う	❷子宮底輪状マッサージや子宮底部の冷罨法を行う　根拠子宮筋の収縮を促す
●処置を説明することで不安を緩和する	❷理解の程度を把握しながら行う　根拠処置の内容を理解することで，不要な不安が除去される．また安心は，褥婦の治療への参加を促進する

806

●家族に処置や褥婦の状態について説明する	⤴具体的にわかりやすく説明する 根拠 家族も褥婦の状態に不安をもっている．情報を提供することで不安の緩和を図る
EP 患者教育項目 ●身体的不快感の程度を褥婦が表現できるように指導する ●褥婦に子宮底輪状マッサージの方法を指導する	⤴表現方法を指導する 根拠 苦痛を正しく伝えることで，適切な介入が受けられる ⤴具体的方法を指導する 根拠 自分で子宮収縮を促進できる

1 看護問題	看護診断	看護目標（看護成果）
#1 観血的処置による感染のリスクがある	感染リスク状態 危険因子：観血的処置	〈長期目標〉感染が起こらない 〈短期目標〉1) 無菌処置を受けられる．2) 感染予防のための手術後の服薬行動が守れる．3) 感染徴候の報告ができる

産褥
45
死産

看護計画	介入のポイントと根拠
OP 経過観察項目 ●体温の変化をみる	⤴根拠 発熱は感染の徴候である．手術直後は，手術時の出血の吸収や脱水などによって軽度の発熱をみることがあるが，一度解熱した体温が再び上昇する場合は，感染が強く疑われる
●感染指標の変化をみる	⤴根拠 白血球数やCRP値は感染で変化する（白血球増加，CRP上昇が感染で起こる）
●下腹部痛，腰痛の変化をみる	⤴根拠 子宮内感染症を発症した場合は下腹部痛，腰痛の増強がみられることが多い
TP 看護治療項目 ●手術や処置に伴う操作が無菌的に行われるように介助する	⤴処置時は滅菌された物品を使用し，無菌操作を遵守する 根拠 観血的処置時は細菌曝露の機会となる．死産となった時期，原因によって処置や手術が異なるので，その内容に沿った介助を行う
妊娠期に胎児死亡が起きた場合 ●妊娠12週未満	⤴子宮内容清掃術が行われる 根拠 排出させる内容物の量が少ないため，子宮内容清掃術が行われる ⤴前日に子宮頸管に挿入したラミナリア桿（かん）を翌日除去し，静脈麻酔下で子宮内容物を排出する（妊娠週数が早い場合や経産婦などは，ラミナリア桿を挿入せずに，ヘガール頸管拡張器を使用する場合もある） 根拠 ラミナリア桿やヘガール頸管拡張器の使用目的は，子宮内容清掃術を行いやすくするためと，頸管を事前に拡張し処置施行時に頸管損傷を防止するためである
●妊娠12～22週未満	⤴プレグランディン腟坐薬を3時間ごとに挿入し，子宮収縮を起こして胎児娩出を図る．坐薬は，1日5個まで使用できる 根拠 子宮内容物がやや多くなり，子宮内容清掃術では完全な排出が困難である．腟坐薬は陣痛促進薬の点滴投与に比べ，子宮収縮が急激に起こる場合が多いが，子宮内容清掃術の次に早く，子宮内容物を排出するこ

第3章 産褥期　2. 産褥期の異常とケア

とができる．副作用として，発熱，子宮破裂，子宮頸管裂傷を起こすことがあるので注意する
❏子宮内容清掃術と同様に前日にラミナリア桿が挿入される

●妊娠 22 週以降

❏子宮収縮促進薬で誘発分娩を行い，分娩と同様に内容物の排出を図る　根拠 子宮内容物の量が大きいため，分娩方式で内容物の完全な排出を図る
❏内容物が大きい状態で急激な子宮収縮を起こすと，子宮破裂，子宮頸管裂傷のリスクが高まるので，陣痛状態と子宮口開大を観察しながら，子宮収縮促進薬を徐々に増量する

分娩進行中に胎児が死亡した場合

●帝王切開

❏胎児の死亡原因によって処置内容が異なる．死亡原因が子宮破裂や常位胎盤早期剥離，臍帯断裂では，出血性ショックを起こすため，母体救命のために帝王切開が行われる　根拠 帝王切開で，直視下による止血術を行う必要がある

●経腟分娩

❏分娩進行中に胎児が死亡し，超音波検査により，胎盤早期剥離や子宮破裂，子宮内出血がなく，母体にショック症状がみられない場合は，そのまま経腟分娩とする　根拠 母体の生命に危機的状態がない場合で胎児死亡が起こったときは，できる限り母体に分娩損傷(子宮頸管裂傷，腟壁裂傷，会陰裂傷)が起こらないように娩出させ，感染リスクを低減させる

●抗菌薬を静脈内投与する場合は，医師の指示どおり正確に行う

❏注入速度と指示量を守る　根拠 血中濃度が保たれないと感染の予防効果が低くなる．また，注入直後はアレルギー反応の有無を確認するため，ゆっくり注入し，5 分間は褥婦のそばを離れない

EP 患者教育項目

●処置・手術後に抗菌薬の服薬指導を行う

❏服薬の必要性と服薬方法を説明する　根拠 正確に服用されないと感染の予防効果が低くなる

●感染徴候について説明する

❏感染症の自覚症状を説明する　根拠 異常時の報告を適切に行うことで，感染症の治療を早期に受けられる

2	看護問題	看護診断	看護目標(看護成果)
	#2 産後の子宮収縮，創痛による疼痛，身体的苦痛がある	**急性疼痛** **関連因子**：生物学的損傷要因，身体損傷要因 **診断指標** □生理学的反応の変化 □標準疼痛スケールによる痛みの程度の自己報告 □標準疼痛ツールによる痛みの性質の自己報告 □痛みの顔貌 □痛みを和らげる体位調整	〈長期目標〉後陣痛，創部痛が消失・軽減できる 〈短期目標〉1)後陣痛，創部痛を緩和する援助が受けられる．2)身体的疼痛，不快感を正確に伝えることができる

808

□防御行動

看護計画	介入のポイントと根拠
OP 経過観察項目	
●創部の損傷程度を把握する	●会陰の損傷は，第1度から第4度の4段階に分類（「33 分娩損傷」表33-2参照）される **根拠** 分類の度数が高いほど創部痛は強くなる
●後陣痛，創部痛の程度：変化をみる	●**根拠** 通常は産褥経過とともに軽快するが，増強してきた場合は，子宮内の胎盤，卵膜遺残や感染症の可能性がある．また，疼痛の程度は鎮痛薬を使用する目安となる
●分娩歴の有無をみる	●**根拠** 後陣痛は，経産婦に強く出現する傾向にある
TP 看護治療項目	
●疼痛を緩和させるための体位を工夫する	●セミファウラー位や側臥位が好まれる．会陰部に創がある場合は円座などを使用して，創部を圧迫しないよう工夫する **根拠** 緊張を和らげる体位が筋肉の弛緩や精神的リラックスを促し疼痛を和らげる．また創部の圧迫刺激は，疼痛を悪化させる
●医師の指示どおり鎮痛薬や鎮静薬を投与する	●鎮痛薬，鎮静薬の使用時は，指示量を正確に投与し，薬理効果をみる **根拠** 鎮痛薬，鎮静薬の過剰投与は，血圧低下や呼吸抑制が生じる場合がある ●乳房の緊満による疼痛を防ぐには，乳汁分泌を抑制する薬物を投与する
EP 患者教育項目	
●疼痛の程度を褥婦が表現できるように指導する	●表現方法を指導する **根拠** 苦痛を正しく伝えることで，適切な対処行動が起こせる

3 看護問題	看護診断	看護目標（看護成果）
#3 自己判断による調整で効果が現れない	**ノンコンプライアンス** **関連因子**：医療提供者の指導能力の不足，治療の強さ（激しさ），治療計画についての知識不足 **診断指標** □症状の増悪 □期待するアウトカムに到達できない	〈**長期目標**〉正しく服薬でき，子宮復古不全や感染症を起こさない 〈**短期目標**〉1）死産後の服薬の必要性について理解できる．2）服薬による不快感を表現でき，適切な介入を受けられる．3）服薬ノンコンプライアンスの理由を述べられる

看護計画	介入のポイントと根拠
OP 経過観察項目	
●副作用の症状：がまんできない強い下腹部痛（後陣痛），消化器症状の出現を観察する	●**根拠** 薬剤により過度の子宮収縮が起こり，強い後陣痛，苦痛が出現する場合がある．抗菌薬は，悪心・嘔吐，胃痛，食欲不振などの消化器症状を起こすことがある
●子宮復古の状態：子宮底高・硬度を観察し，子宮復古が正常経過をたどっているか把握する	●**根拠** 子宮復古不全がみられる場合は，自己判断で内服を中断している可能性がある

産褥

45

死産

第3章　産褥期　　2. 産褥期の異常とケア

●感染徴候：感染を示す自覚症状や検査データを把握する	➡**根拠**自己判断で内服を中断している可能性がある
TP 看護治療項目	
●副作用の緩和を図る	➡副作用を明確にし，緩和を図る　**根拠**副作用の苦痛から，自己判断で服薬を中断している場合がある
●副作用を緩和する薬物を投与する	➡医師の指示どおり用量・用法を正確に守るように指導する　**根拠**抗菌薬の副作用緩和のために胃粘膜保護薬が処方される ➡薬物の効果を正確に評価するために指示された方法で内服するように指導する
●服薬が守れない理由を述べられるように支援する	➡表現しやすいよう環境を整える　**根拠**理由がわかると，適切な介入ができる
EP 患者教育項目	
●服薬の必要性について指導する	➡身体機能の回復のために服薬が必要であることを説明する　**根拠**間違った情報により，死産後の治療に対する正しい知識が得られていないと服薬の必要性を認識できず，服薬を中断している場合がある

4 看護問題	看護診断	看護目標（看護成果）
#4 薬の副作用により血圧上昇，喘息発作を起こす可能性がある	**中毒リスク状態** **危険因子**：中毒への安全予防策が不十分	〈長期目標〉生理的範囲を超える血圧上昇や喘息発作を起こさない 〈短期目標〉血圧上昇，喘息発作の徴候を自覚し，異常時の早期介入が受けられる

看護計画	介入のポイントと根拠
OP 経過観察項目	
●服薬後の症状の変化をみる	➡**根拠**通常使用されることの多い子宮収縮促進薬のメチルエルゴメトリンマレイン酸塩（メテルギン）は，血管，気管支の収縮を促すので，高血圧，喘息の既往のある褥婦には，慎重に投与する必要がある
●高血圧，喘息の既往歴	➡病状の程度や喘息の最終発作歴などを把握する　**根拠**血圧上昇や喘息発作の誘因となるリスク因子を把握できる
●血圧	➡変化をみる　**根拠**薬の副作用により，血圧が上昇する場合がある
●呼吸困難，喘鳴	➡有無と程度をみる　**根拠**喘息の徴候をみる
TP 看護治療項目	
●血圧上昇，喘息の徴候が出現したら，医師に報告する	➡迅速に報告する　**根拠**早期に対処することで，症状を悪化させない
EP 患者教育項目	
●血圧上昇や喘息の徴候の自覚症状について説明する	➡具体的にわかりやすく説明する　**根拠**褥婦が自覚症状を把握し，早期に報告することで悪化を防ぐことができる

5 看護問題	看護診断	看護目標（看護成果）
#5 胎児を失った ことに対する褥婦・家族の悲しみがある	**悲嘆複雑化リスク状態** **危険因子**：重要他者の死	〈長期目標〉褥婦・家族の悲しみが緩和する 〈短期目標〉死産に対する感情を他者に正確に伝えることによって，適切な援助を受けることができる

看護計画	介入のポイントと根拠
OP 経過観察項目 ●死産の状況：妊娠期の胎児死亡か分娩進行中の胎児死亡かを把握する	➲ **根拠** ともに死産に対する悲嘆は強いが，分娩進行中の胎児死亡は，経過途中まで，挙児に対する期待が強いため，妊娠期の母体内胎児死亡よりも悲嘆がより強くなる傾向にある
●死産時の妊娠週数を把握する	➲ **根拠** 妊娠週数が経過しているほど，挙児への期待が強くなっている．また，腹部が大きくなり胎動を感じ，胎児の存在をより実感しているため，死産時の悲嘆が強い傾向にある
●褥婦の妊娠，分娩歴：不妊治療歴やきょうだいの存在の有無を把握する	➲ **根拠** 不妊治療後の妊娠やきょうだいがいないことは，悲しみが強くなる要因となる
●家族背景：子どもを強く望んでいる家族環境かどうかを把握する	➲ **根拠** 家族の妊娠に対する過度の期待は，褥婦のストレスになる
●褥婦の性格	➲ ストレスコーピングができる性格か（プラス思考，明るいなどのほかにストレス対処方法をもっている）　**根拠** 悲しみの受容に影響する
TP 看護治療項目 ●褥婦に寄り添い，死産に対する感情が表現できるようにし，それを受容する	➲ 傾聴する　**根拠** 褥婦が自分の言葉で死産に対する感情を表現することで，解決方法を見つけ出していく回復過程を促す
●感情を表現できるよう環境を整える	➲ プライバシーが保護できる環境を整える　**根拠** 感情を我慢することなく表現できる
●家族の悲しみも傾聴する	➲ 家族の悲しみも褥婦同様に強い．家族の感情も表出できるように援助する　**根拠** 感情を表出して支援を受け，コーピング過程を促進できる
EP 患者教育項目 ●死産に対する感情を褥婦が表現できるようにアドバイスする	➲ 表現方法を指導する　**根拠** 感情を正しく伝えることで，適切な支援を受けることができる

6 看護問題	看護診断	看護目標（看護成果）
#6 死産となったことで褥婦の自尊感情が低下する可能性がある	**自尊感情状況的低下リスク状態** **危険因子**：喪失の経験	〈長期目標〉死産の事実が受容でき，自己否定の感情をもたない 〈短期目標〉死産に対する感情を他者に正確に伝えることによって，適切な援助を受けることができる

看護計画	介入のポイントと根拠
OP 経過観察項目 ●褥婦の感情を知る	➲ とくに自己否定の感情が起こっていないかを観察する　**根拠** 自己否定の感情から自尊感情低下に

産褥

45
死産

第3章　産褥期　　2. 産褥期の異常とケア

	つながる
●褥婦の妊娠，分娩歴：不妊治療歴やきょうだいの存在の有無を把握する	⮕ 根拠 不妊治療後の妊娠や，きょうだいがいないことは，自己否定の感情が強くなる要因となる
●家族背景：子どもを強く望んでいる家族環境かどうかを把握する	⮕ 根拠 家族の妊娠に対する過度の期待は，褥婦のストレスになる
●褥婦の性格	⮕ストレスコーピングができる性格か（プラス思考，明るいなどのほかにストレス対処方法をもっている）　根拠 悲しみの受容に影響する

TP 看護治療項目

●褥婦に寄り添い，死産に対する感情が表現できるようにし，それを受容する	⮕傾聴する　根拠 褥婦が自分の言葉で死産に対する感情を表現することで，解決方法を見つけ出していく回復過程を促す
●感情を表現できるよう環境を整える	⮕プライバシーが保護できる環境を整える　根拠 感情を我慢することなく表現できる

EP 患者教育項目

●死産に対する感情を褥婦が表現できるようにアドバイスする	⮕表現方法を指導する　根拠 感情を正しく伝えることで，適切な支援を受けることができる
●家族に褥婦の精神的支援者になるようにアドバイスする	⮕キーパーソンを正しく選択する　根拠 最も感情を表現でき，気持ちを受容してくれる家族の存在は，褥婦の悲しみの受容過程を促進する

7 看護問題	看護診断	看護目標（看護成果）
#7 褥婦・家族に産後の身体的異常，次回妊娠などに対する不安がある	**不安** **関連因子**：人生の目標に対する矛盾，ストレッサー，満たされていないニーズ **診断指標** □苦悩 □心配する □不確かさ	〈**長期目標**〉不安が緩和する 〈**短期目標**〉不安の内容を表現できる

看護計画	介入のポイントと根拠
OP 経過観察項目	
●不安の内容と変化を知る	⮕身体的異常，次回の妊娠への影響，産後の生活　根拠 不安の内容に適した介入をする
TP 看護治療項目	
●死産後の身体的変化に関する情報を提供する	⮕褥婦・家族が理解できるようにわかりやすく説明する　根拠 身体的変化に関する情報を正しく得ることで不要な不安をもたない
●不安を表現しやすいよう環境を整える	⮕プライバシーに配慮した環境を調整する　根拠 プライバシーが守られることで，さまざまな不安を表現しやすい
EP 患者教育項目	
●不安の内容を褥婦が表現できるように指導する	⮕表現方法を指導する　根拠 不安を正しく伝えることで，適切な対処行動が起こせる

812

| Step1 アセスメント | Step2 看護問題の明確化 | Step3 計画 | **Step4 実施** | Step5 評価 |

病期・病態・重症度に応じたケアのポイント

【妊娠期の死産】 死産の原因は，母体因子，胎児因子，胎児付属物因子のいずれも考えられる．原因によって母体への影響が異なるため，原因の把握が重要である．また，死産時の妊娠週数によって行われる処置が異なるため，妊娠週数の把握も必要である．いずれの時点においても褥婦・家族の悲嘆は強く，緩和の援助も大切である．

【分娩進行中の死産】 分娩進行中は，胎児付属物因子が死産の原因であることが多い．とくに胎盤因子は，母体への侵襲が大きい場合が多いので，母体救命のため原因把握は重要となる．また，褥婦・家族の悲嘆は挙児に対する期待が大きいため，妊娠期以上に強くなり，心理的支援もさらに重要となる．

看護活動（看護介入）のポイント

診察・治療の介助
- 胎児の状態を診断するための検査（超音波検査）を介助する．
- 母体の全身状態を診断するための検査（血液検査，超音波検査，X線検査）を介助する．
- 死産児を娩出させる処置・手術を介助する．
- 医師の指示により薬物が投与される場合は正確に投与する．
- 経腟的に胎児を娩出する場合，分娩の進行状態を継続的に観察（分娩監視装置の装着）する．

身体的疼痛の緩和
- 胎児娩出方式による身体的苦痛を緩和する．
- 薬物の副作用による不快感が出現したときは，緩和の援助を行う．

セルフケア不足への援助
- 身体的疼痛，不快感などでセルフケア不足が起きている場合は援助を行う．
- セルフケア不足を正しく伝えられるように援助する．

褥婦・家族の心理・社会的問題への援助
- 処置・手術や出産後の身体の状態に対する情報提供を行い，不安の緩和を図る．
- 褥婦の社会的背景（不妊治療歴，家族背景など）を把握し，悲嘆の緩和を行う．

退院指導・療養指導

- 退院後の褥婦の生活指導は死産した妊娠週数に応じて指導する．
- 退院後も継続して薬物を内服する場合は指導する．
- 受診が必要な症状を説明し，異常時はすぐ受診するように指導する．
- とくに問題がなくても，退院1か月後に健診を受けるように指導する．
- 褥婦の疾患が持続している場合は，引き続き管理・治療を継続するよう指導する．

| Step1 アセスメント | Step2 看護問題の明確化 | Step3 計画 | Step4 実施 | **Step5 評価** |

評価のポイント

看護目標に対する達成度
- 褥婦の全身状態の異常を早期発見でき，合併症を防止できたか．
- 適切な分娩方式を選択できたか．
- 感染が起こらなかったか．
- 褥婦・家族の悲嘆の緩和はできたか．
- 褥婦の自尊感情の低下は起こらなかったか．
- 褥婦・家族の身体的問題や今後の妊娠に関する不安の緩和ができたか．
- 家族は不安やストレスが緩和し，介護者の役割が果たせたか．

産褥

45

死産

第3章 産褥期 2. 産褥期の異常とケア

死産における妊産褥婦の病態関連図と看護問題

病因・増悪因子

妊娠期の母体内胎児死亡

母体因子
母体の基礎疾患（呼吸器・循環器疾患, 腎疾患, 自己免疫疾患）
妊娠高血圧症候群, 腹部外傷

母児相互因子
血液型不適合

胎児因子
染色体異常
胎児奇形
双胎間輸血症候群
子宮内感染症

胎盤・臍帯因子
胎盤の早期剝離（前置・常位）
臍帯過捻転, 臍帯巻絡, 臍帯の卵膜付着, 臍帯断裂

分娩進行期の母体内胎児死亡
過強陣痛, 子宮破裂（陣痛促進薬使用による）
胎盤の早期剝離
臍帯断裂

病態

子宮・胎盤血流障害

胎児ウエルネスの低下

胎盤・臍帯血流障害

胎児発育の環境障害

胎児自身の発育問題

胎児の栄養, 酸素供給の物理的障害

妊娠22週未満で致死的な胎児疾患が診断された場合, 胎児が生存していても人工的に死産とする場合がある

症状

子宮内胎児死亡

妊娠期の母体内胎児死亡
つわりの消失
胎動の減少
下腹痛, 陣痛発来, 性器出血

分娩進行期の胎児死亡
ショック症状
血圧低下, 頻脈, 悪心・嘔吐, 不穏, 冷汗, 意識障害

出血傾向, 強い下腹部痛

RC：ショック, DIC
#5 悲嘆複雑化リスク状態 #6 自尊感情状況低下リスク状態 #7 不安

診断・検査

問診・視診
胎動消失
腹部の持続痛
性器出血

血液検査（血液一般, 血液凝固系）
血液ガス分析
超音波検査（胎児奇形, 胎盤剝離, 胎児心拍数）
胸部X線検査

治療・看護

環境調整
感情を表現するための個室の調整

産後の指導
産後の生活指導
受診指導
異常時の受診指導

薬物療法
子宮収縮促進薬（分娩誘発, 産後の子宮復古）
抗菌薬
産後の疼痛に対する鎮痛薬
乳汁分泌抑制薬

処置, 外科的治療
子宮内容清掃術
中期中絶術
誘発分娩
帝王切開

RC：子宮復古不全
#1 感染リスク状態 #2 急性疼痛 #3 ノンコンプライアンス #4 中毒リスク状態

814

第**4**章

新生児期

1

新生児の生理とアセスメント

46 新生児の生理

長谷川恵子

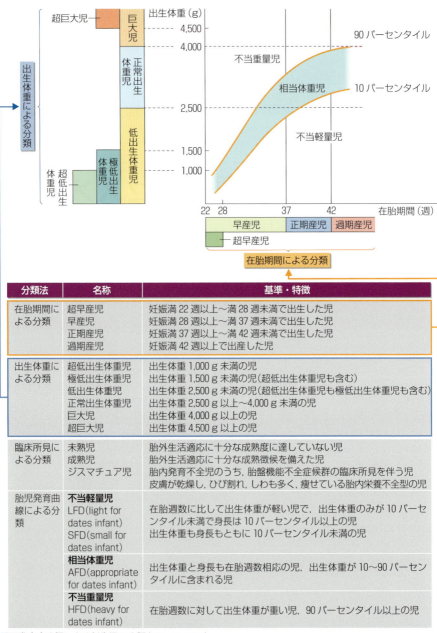

分類法	名称	基準・特徴
在胎期間による分類	超早産児 早産児 正期産児 過期産児	妊娠満22週以上～満28週未満で出生した児 妊娠満28週以上～満37週未満で出生した児 妊娠満37週以上～満42週未満で出生した児 妊娠満42週以上で出産した児
出生体重による分類	超低出生体重児 極低出生体重児 低出生体重児 正常出生体重児 巨大児 超巨大児	出生体重1,000g未満の児 出生体重1,500g未満の児（超低出生体重児も含む） 出生体重2,500g未満の児（超低出生体重児も極低出生体重児も含む） 出生体重2,500g以上～4,000g未満の児 出生体重4,000g以上の児 出生体重4,500g以上の児
臨床所見による分類	未熟児 成熟児 ジスマチュア児	胎外生活適応に十分な成熟度に達していない児 胎外生活適応に十分な成熟徴候を備えた児 胎内発育不全児のうち，胎盤機能不全症候群の臨床所見を伴う児 皮膚が乾燥し，ひび割れ，しわも多く，痩せている胎内栄養不全型の児
胎児発育曲線による分類	**不当軽量児** LFD (light for dates infant) SFD (small for dates infant)	在胎週数に比して出生体重が軽い児で，出生体重のみが10パーセンタイル未満で身長は10パーセンタイル以上の児 出生体重も身長もともに10パーセンタイル未満の児
	相当体重児 AFD (appropriate for dates infant)	出生体重と身長も在胎週数相応の児，出生体重が10～90パーセンタイルに含まれる児
	不当重量児 HFD (heavy for dates infant)	在胎週数に対して出生体重が重い児，90パーセンタイル以上の児

■国際疾病分類による新生児の分類 (ICD-10, 1995)

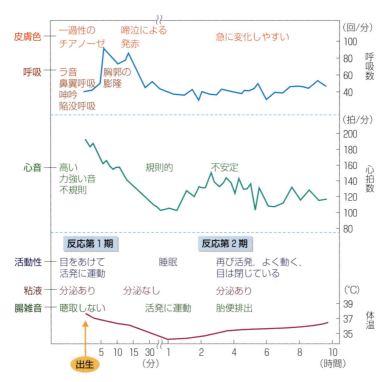

■正常新生児にみられる子宮外生活適応過程(Desmond MM, et al, 1996)

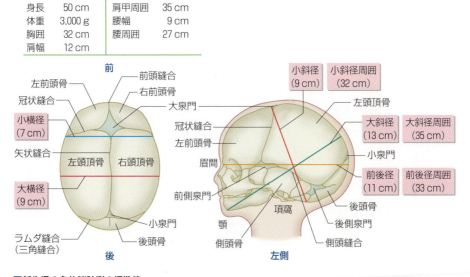

■新生児の身体諸計測の標準値

第4章 新生児期　1. 新生児の生理とアセスメント

新生児の生理学的特徴

- 新生児とは日齢28日未満の乳児をいうが，新生児はさまざまな面において機能的に未熟であるため，小児・成人とは異なった注意深いケアが必要とされる．

1. 体温

1) 体温調節機構
- 熱産生は主に血管と交感神経に富んだ褐色脂肪とよばれる脂肪組織で行われる．褐色脂肪は肩，脊柱，腎臓の周囲に多く分布しており，寒冷刺激により熱産生が促される．
- 熱喪失は，①輻射，②対流，③伝導，④蒸散という4つのルートがあり，とくに新生児では成人に比べて体重あたりの体表面積が3倍もあることから，輻射による熱喪失が最も重要である（図46-1）．

2) 中性温度環境
- 体温を保つためのエネルギー消費が最小である温度環境を指す．新生児は体温調節可能温度域が狭いため，温度環境を適切に維持しないと容易に低体温や高体温に陥る．図46-2のAがこの中性温度環境にあたる．

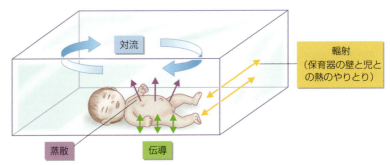

■図46-1　保育器に収容された新生児の熱喪失ルート

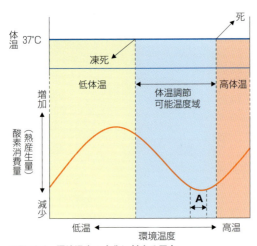

■図46-2　環境温度の変化に対する反応
(Merenstein G, Blackmon L, 1971)

3）保温方法

●新生児の中性温度環境を維持するために保育器が開発され，現在では厳密な体温管理が必要な児に対しては積極的に用いられている．保育器内は設定された温度の温風が循環しており，一定の空気温が維持できる．この管理温度は児の成熟度，日齢によって異なるが，保育器外での養育が可能であるのは，保育器内温度が 28〜29℃ のとき，着衣をした状態で体温が 36.5〜37.5℃ を維持できるという条件を満たしたときである．

2. 呼吸

1）ガス交換能力は成人の約 1/6

●新生児の代謝は成人の約 3 倍であるにもかかわらず，代謝の上昇に対応するためのガス交換能力が低いため，運動や発熱などで代謝亢進が起こると容易に呼吸不全に陥る．

2）気道が細い

●気道が細いため，分泌物や気道粘膜の炎症によって容易に無気肺や肺気腫を起こす．このため肺胞が破れ，気胸になるリスクが高い．

3）気管支やそれを支える組織が脆弱

●気道そのものがやわらかく，それを支える組織もまた脆弱であることから，気道が圧迫されやすく，つぶれやすいため，無気肺や肺気腫を起こしやすい．

4）胸郭がやわらかく，呼吸筋の筋力が弱い

●胸郭がやわらかいと，吸気時の陰圧により引き込まれて陥没呼吸を起こしやすくなるため，有効な呼吸運動となりにくい．また呼吸筋の筋力が弱いと吸気時に十分な陰圧をつくり出せず，換気が不十分となるため，呼吸不全に陥りやすくなる．

5）呼吸調節機能が未熟

●通常，成人や小児では低酸素血症の際，それによる反射刺激によって呼吸中枢が活発化し，呼吸が促進されるが，新生児では逆に呼吸抑制が起こり，無呼吸に陥ってしまう傾向がある．そのため些細な原因で無呼吸や低酸素血症に陥ると，そのまま呼吸が止まり死に至ることがある．

6）横隔膜呼吸（腹式呼吸）

●成人は通常，胸式呼吸であるが，新生児は横隔膜が上下することで換気を行う横隔膜優位の腹式呼吸を行っている．そのため，空気を飲み込んでしまう呑気症のような軽症疾患でも，腹部膨満が強くなると横隔膜が挙上されて呼吸状態が悪化しやすい．

7）強制的鼻呼吸

●新生児は口で呼吸をするのは啼泣時のみであり，基本的には鼻腔のみを介し呼吸を行っている．そのため，分泌物貯留や鼻腔粘膜の腫脹などで鼻腔が狭窄あるいは閉塞するような原因があると，容易に呼吸不全に陥る．

8）胎児ヘモグロビン（HbF）が多い

●成人型ヘモグロビン（HbA）に比べて，胎児ヘモグロビンは酸素を離しにくい性質をもっており，組織に対し十分な酸素を供給する能力が低い．この胎児ヘモグロビンは低体温や，アシドーシスの存在下ではよりその傾向が強くなり，組織の低酸素血症を助長する原因となる．

3. 循環

1）胎児循環（図 46-3）

●胎児期は胎盤を介して母体から酸素，栄養などの供給を受け，また二酸化炭素や老廃物の排泄を行っている．これは 1 本の臍帯静脈を介して動脈血が胎盤から胎児へ，2 本の臍帯動脈を介して静脈血が胎児から胎盤へ流れることで行われている．

●胎児-胎盤間におけるこの血液の流れと，胎児期には肺による換気が行われないことから，胎児循環とよばれる非常に特殊な血液循環が存在する．胎盤から臍帯静脈を介して供給された血液は，静脈管を介して門脈から下大静脈へと合流し，酸素を多く含んだ血液が右房内へ入ることになる．その血液は右房と左房の間の卵円孔を介して左房へ入り，大動脈へと流れていく．

●肺自体は胎内では不必要な臓器であるため，肺へは必要最低限の血流しか維持されていない．

新生児

46

新生児の生理

821

第4章 新生児期　1. 新生児の生理とアセスメント

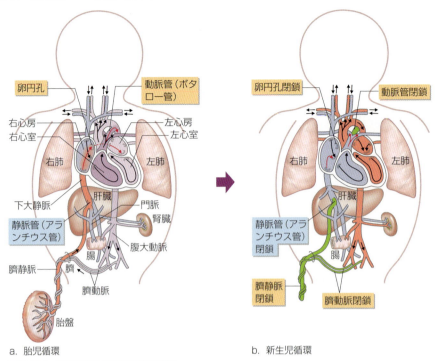

a. 胎児循環　　　　　　　　　　　　　　　　b. 新生児循環

■図46-3　胎児循環と新生児循環の違い

これは肺血管を収縮させ肺高血圧の状態にすることで行われている．このため，肺動脈への血液の流れは肺へは行かず，ほとんどの血液が大動脈と肺動脈をつなぐ動脈管を介して大動脈への血流に合流することになる．

2）**新生児循環**（図46-3）
- 胎盤から切り離された瞬間から，新生児は肺呼吸によって自力で酸素の取り込み，および二酸化炭素の排泄を行わなければならない．そのため，胎内で維持されていた肺高血圧の状態は急激に解除され，肺へ流れる血流量が増加し，肺での換気が可能となる．この流れのなかで，役目を終えた臍帯動脈，臍帯静脈とそれにつながる静脈管，そして動脈管は速やかに閉鎖するしくみとなっている．右房と左房の間にある卵円孔も自然閉鎖する．

3）**心機能**
- 新生児期は右室優位である．
- 未熟心筋の特徴として，代償機能が十分に働かず，心臓に負荷がかかった場合に1回拍出量を増やすことができない．そのため容易に心不全に陥りやすい．

4. 消化管

1）**吸啜**
- 吸啜反射は在胎週数22週前後の児にもみられるが，実際に吸啜し，哺乳できるようになるためには在胎週数が35週前後になってからである．

2）**嚥下**
- 在胎週数16週頃から羊水を飲む嚥下運動が観察される．新生児は喉頭が鼻咽頭と接していて高い位置にあるため，鼻呼吸をしながらミルクを飲むことが可能である．

3) 蠕動運動
- 消化管の動きは自律神経によってコントロールされているが，早産児では腸管の動きは不十分である．はっきりとした蠕動運動がみられるのは在胎週数16週以降である．

5. 腎臓と電解質バランス

1) 新生児の体液組成（図46-4）
- 体液組成は細胞内の水分である細胞内液と血液や間質液などの細胞外液に分けられるが，成人に比べ新生児は細胞外液量が多く，出生直後の新生児がみずみずしいのはそのためである．

2) 新生児の電解質バランス
- 人体内にある主な電解質は，陽イオンとしてナトリウムイオン，カリウムイオン，陰イオンとしてクロールイオン，リンイオンなどである．このなかで細胞外にあるナトリウムイオンは生後数日は供給がほとんどなく，尿とともに排泄される一方だが，水分も一緒に尿および皮膚からの不感蒸泄によって失われるため，低ナトリウム血症になることはない．カリウムイオンは細胞内にほとんどが存在しているため，腎不全などがなければ大きく変動することは通常ない．

3) 新生児の腎機能
- 在胎12週頃から尿排泄はみられるが，新生児の腎糸球体機能は未発達である．糸球体濾過率は生後2～3週間で2～3倍になるが，成人と同じ値になるまでには約1年かかる．このため，新生児は不用意な水分負荷や電解質負荷により，容易に電解質異常をきたしたり，脱水・浮腫などを起こしうる．

6. 血液

1) 造血
- 胎児期には肝臓で造血が行われているが，徐々に骨髄に移行し，出生時にはほとんどが骨髄で造血されている．

2) 循環血液量
- 新生児の循環血液量は体重1kgあたり85mLといわれている．体重3kgであればその循環血液量は約250mLである．

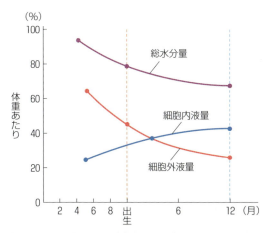

■図46-4 体液成分の出生前および出生後の月齢による変化
（Avery GB：Neonatology：Pathophysiology and management of the newborn, 2nd ed, JB Lippincott, Philadelphia, 1981）

3)生理的多血症
- 出生時のヘマトクリット値は60〜70%であることが多く,生理的多血症といわれる.これは胎児期に,胎外環境に比べて低酸素の状態にさらされていたため,末梢組織への酸素運搬効率を上げる必要があったことによる.赤血球数を増やすため造血が盛んとなったためである.

4)白血球
- 造血機能が盛んであることから,白血球数は出生当日の基準範囲は1万〜3万/μLと多く,また,分画も好中球優位で幼弱細胞が多いのが特徴である.新生児と知らなければ白血病と間違えてもおかしくない所見となる.

5)凝固系
- 成人に比べて血液が凝固しにくい.また,ビタミンK依存性の凝固因子は,腸内細菌がつくり出すビタミンKにより,その活性が発揮される特徴があるが,新生児は無菌状態で生まれてくるため,ビタミンK不足の状態である.このため,これが原因で生後数日に消化管出血で発症する新生児メレナとよばれる病態が起こりうる(現在は新生児に対しビタミンK製剤を予防的に投与するため,ほとんどみられない).

6)胎児ヘモグロビン
- 「2. 呼吸」の項(p.821)を参照.

7. 黄疸
- 血液中のビリルビン値が上昇するため皮膚が黄染して見えることを黄疸という.

1)新生児生理的黄疸
- ビリルビンは直接ビリルビンと間接ビリルビンが存在するが,新生児黄疸では間接ビリルビンが上昇する.黄色人種はとくに生理的黄疸が起こりやすく,日本人の約95%以上の新生児に黄疸がみられるといわれている.通常,日齢2〜3日から出現し,日齢4〜5日をピークとして日齢7日以降に徐々に減退していく.

2)ビリルビン代謝の機序
- 赤血球中に含まれるヘモグロビンが脾臓などの網内系で処理され,最終段階で生じるのがビリルビンである.このビリルビンは間接ビリルビンとよばれ,疎水性(水に溶けにくい)である.そのため,間接ビリルビンは肝臓細胞内で酵素(グルクロン酸抱合酵素)により処理されて直接ビリルビンに変化する.直接ビリルビンは親水性(水に溶けやすい)であるため,胆汁となり胆道を経て腸管へ運ばれると,腸内細菌によりウロビリン,ウロビリノゲンなどに形を変え,便中または尿中に排泄される.

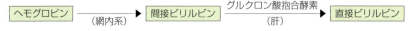

3)新生児黄疸が起こりやすい理由
①生理的多血症状態にある.
- もともと生理的多血症のため,壊れる赤血球が多い.また,新生児赤血球は寿命が約90日間(成人は約120日間)と短いため,壊れるサイクルが早い.

②腸肝循環が盛ん.
- 腸管からビリルビンが再吸収され,再度血液中に戻っていく「腸肝循環」が盛んである(胎児期には合理的なシステム).

③肝臓が未熟である.
- 間接ビリルビンを直接ビリルビンに変換する肝臓のグルクロン酸抱合酵素の機能が低い.また,肝臓での髄外造血機能が残っているため,適切な肝機能が阻害されている.

④母親からの女性ホルモンの影響.
- 胎盤を通して児に移行した女性ホルモンのエストロゲンがグルクロン酸抱合酵素機能を低下させる.

⑤間接ビリルビンを肝細胞内に取り込む能力が不十分.

8. 免疫
- 新生児は免疫不全に近い状態で出生するため，感染症にかかりやすく，重症化しやすい．

1) 液性免疫
- 母体からの受動免疫によるIgGを保有しているが，胎盤通過性のないIgA，IgMはもっていない（図46-5）．
  - IgA：腸管や気管支粘膜からの感染予防
  - IgM：大腸菌などのグラム陰性桿菌に対する感染予防

2) 細胞免疫
- 好中球，マクロファージなどの免疫応答をつかさどる細胞も未熟なため，成人に比べ機能が劣る．

3) 母乳免疫
- 母乳には分泌型IgAやラクトフェリンなどの液性免疫物質だけではなく，細菌貪食機能をもつ好中球も含まれているため，母乳栄養を行うことで腸管免疫を強化し，さまざまな感染症から児を守ることができる．

9. 生理的体重減少
- 新生児には生後数日の間に3～10％前後の生理的な体重減少が起こる．これは，「5．腎臓と電解質バランス」の項（p.823）で説明したように，新生児では細胞外液が多いため，細胞外液が体外に排泄されるのに伴って起こる現象である．通常は脱水になることはほとんどなく，母乳栄養が順調に進んでいれば日齢3～5日の間に体重が増加してくることが多い．

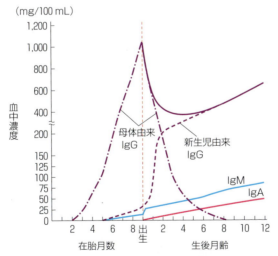

図46-5　免疫グロブリン血中濃度の出生前後の変化
生後1歳で，IgG，IgM，IgAはそれぞれ成人の60％，75％，20％となる．

47 新生児のアセスメント

石村由利子

1. 健康診査

【目的】
- 新生児の形態的・生理的・機能的特徴を把握し，在胎週数に応じた発育を遂げているかを診断する．
- 日齢に応じた発育を遂げているかを診断する．
- 新生児の健康状態の把握と予後を推定する．
- 胎外生活への適応過程がスムーズであるかを判断する．
- ハイリスク因子を発見する．

【ポイント】
- 出生後 28 日までの児を新生児という．胎外生活への適応のために大きな変化が起きる時期である．
- 新生児は日齢による変化が大きい．日齢を考慮しながら所見を評価することが必要である．
- 新生児個人の情報と同時に，母親の育児行動を一緒にアセスメントする．

【観察時の注意】
- 診察時は見落としがないよう手順を決め，頭部から体幹，下肢，末梢へと系統的に進める．
- 観察者が触れることで児の運動や啼泣を誘発することがある．児に触れないで観察できる項目から進める．同様にバイタルサインの測定も安静時の観察が必要なものから行う．
- 着衣のまま観察できる頭部から進め，着脱を何度も繰り返さなくて済むよう手順を決めておくとよい．衣服を脱がせるときはラジアントウォーマーのもとで行うなど，保温に配慮する．
- 感染予防のため，前後の手洗い，診察に使用する機器の消毒を行い，排泄物に触れる可能性のある部位は最後に行う．
- 授乳前後は避ける．授乳後 1〜2 時間がよい．

1	記録類からの情報	2	外診	3	臨床検査

目的	● 胎内環境を把握し，胎生期の経過を把握する． ● 新生児の健康状態を予測するための情報を収集する． ● ハイリスク因子を把握し，予測される異常に対して必要なケアの準備を行う．
ポイント	● ほとんどの場合，分娩管理を行った施設で新生児管理が行われる．したがって，すでに母体情報や妊娠・分娩経過は把握できているのが一般的である．情報の確認が主たる作業となる．

情報収集	アセスメントの視点	留意点・根拠
母体情報	● 年齢 ● 体格 ● 生活習慣 ● 遺伝的な問題はないか	➡ 母体の年齢，体格，栄養状態，喫煙などの母体の生活習慣，物理的環境，社会的環境について情報を収集し，健康を阻害する因子の有無を判断する　**根拠** 胎内環境は母体の健康状態や環境因子によって大きな影響を受ける ➡ 問題となる遺伝的素因はないか確認する
妊娠経過	● 妊娠経過に問題はないか ● 胎児期の発育に問題はないか ● 母体合併症，感染の有無	➡ 妊娠経過に異常はないか ➡ 在胎週数に応じた発育を遂げているか ➡ 胎内環境を悪化させる母体合併症，母体疾患，感染などの有無について情報を得る
分娩経過	● 分娩年月日時分 ● 分娩日の在胎週数 ● 分娩経過に問題はないか．	➡ 出生の日時を確認する ➡ 出生時の妊娠週数を確認する　**根拠** 在胎週数に応じた発育を遂げていないと思われるときは，健康状態に応じたケアが必要になる ➡ 分娩経過に問題はないか確認する

1 記録類からの情報	**2 外診**	3 臨床検査

目的	●対象である新生児の形態的・生理的・機能的特徴を把握し，生理的範囲にあるか判断する．
	●新生児期の異常の発見と予後を推測する資料を得る．
	●対象である新生児のリスク因子を発見する．
ポイント	●視診，触診，計測診，聴診の所見と臨床検査の成績を合わせて，総合的に判断する．
	●視診は触診，計測診，聴診と同時に進める．初めに全体を観察し，次いで系統的に頭部から下へ，体幹から末梢へ観察を進める．
	●新生児期は日齢による変化が大きい．生後日数を考慮してアセスメントする．
	●出生時の身体計測値は，継続的に児の健康状態，発育状況を評価する基準となる．正しく測定できるように技術を獲得することが必要である．

視診

情報収集	アセスメントの視点	留意点・根拠
全身	●体格・バランス	●新生児は頭が大きく，およそ4頭身である
		●新生児は四肢が体幹に比べて短く，また，腹囲は胸囲に比べて大きいなどの特徴があるが，成長に応じて身体各部のバランスが変わる
	●姿勢	●在胎週数に沿った屈曲位をとる
		→次節「2. 成熟度の診断」(p.841)参照
		●脊柱は，新生児期はまっすぐであるが，首がすわる頃から頸椎の彎曲がみられるようになる
	●筋緊張・動き	●筋緊張は，覚醒し，啼泣していないときに観察する．観察時には，①姿勢の観察，②安静時筋緊張の観察，③活動時筋緊張の観察の順に進める
		●筋緊張が低下しているとき(フロッピーインファント)は，四肢が外転・外旋してすべて床に着いた蛙足肢位(かえるあしいい)をとる．亢進しているときは，下肢が伸展し背が反り返った後弓反張位になる
		●麻痺あるいは刺激に対する過敏な反応がないことを確認する
		●痙攣，振戦がないことを確認する
	●皮膚の色	●正常な新生児の皮膚の色は淡紅色である
		●赤黒いときは多血症や高体温，蒼白のときは新生児仮死や貧血などを疑い，バイタルサインの観察や必要な血液検査を行う(図47-1)
	・チアノーゼ	●四肢末梢，口唇周囲のチアノーゼは生後数日間認められることがあり，必ずしも病的ではない．バイタルサインに異常がないことを確認しながら様子をみる
		●中心性チアノーゼ(顔面・体幹)は異常所見であり，原因疾患の検索が必要である
	・黄疸	●黄疸が肉眼的に観察されるとき，血清総ビリルビン値は8 mg/dL 以上といわれる[1]．また，15 mg/dL 以上では下肢まで黄染が広がる
		●肉眼的に黄疸が観察されるときは光学的測定機器を用いたスクリーニングや，血清ビリルビン値を測定する
		●新生児の黄疸は，顔面から体幹，下肢へと広がる．手掌や足底に黄染が観察されるときは要注意である
	●皮膚の状態	●成熟児では，皮膚は皮下脂肪に富み，しわや浮腫がない

新生児

47

新生児のアセスメント

827

第4章 新生児期 1. 新生児の生理とアセスメント

全身 (つづき)		
	・発疹	⮞新生児期特有の生理的特徴を示す所見と，治療を要する皮膚疾患との鑑別が必要である（表47-1, 2） ⮞汗疹，おむつ皮膚炎は比較的よくみられる．清潔にして乾燥させる ⮞他の部位，他児へ伝播する可能性のあるものは正しい診断を行い，取り扱いに十分注意する必要がある ⮞新生児の皮膚疾患は鑑別が難しいものが多い
	・紅斑 ・母斑 ・血管腫	⮞紅斑，母斑，血管腫があれば鑑別診断を行い，治療の要否を確認する ⮞自然消退が望めないもの，将来悪性化する可能性のあるものがある．医師の治療方針を家族がどのように受けとめているか知っておくことも必要である
	●浮腫	⮞生後数日間，顔，手背，足背，外陰部などに局所性の浮腫がみられることがあるが，異常ではない ⮞低出生体重児では未熟の程度に応じて浮腫が強く現れる ⮞全身に浮腫がある場合は異常である

■表47-1 新生児によくみられる皮膚の非病的変化

皮膚の変化	発症時期	消失時期	症状
落屑			皮膚が乾燥して，角質層が剥奪する状態
中毒性紅斑	0〜3日	2〜3日間	中央部に白〜黄色の丘疹があり，周囲に紅斑があるもの，紅斑だけのものなどがある 成熟児の約半数にみられる．原因は不明．皮膚の成熟徴候の1つとされている
中心性紅斑	0日	2〜3日間	血管拡張性母斑の一種であり，不定型で鮮紅色の扁平な紅斑である．後発部位はうなじ（ウンナ Unna の母斑），額（火炎斑），眼瞼・眉間や上口唇（サーモンパッチ）で，頭部，仙骨部にもみられる
鼻皮脂	出生時	1週間	成熟徴候の1つ．皮脂腺の肥大したもので黄白色点状丘疹である
稗粒腫		数週間	白色または黄色の数 mm の丘疹
蒙古斑	胎生期	小児期	黄色人種にみられる青いあざ．通常は殿部にみられる
イチゴ状血管腫	数週間〜数か月	1年	毛細血管性の血管腫．最初は点状で，数週間〜数か月で皮膚から盛り上がってくる
脂漏性湿疹	1〜3か月	洗髪や日常の手入れで軽快	生後1〜3か月は生理的に脂腺機能が亢進し，頭部・前額部・眉毛部・鼻翼部に黄色の痂皮と周囲の小丘疹ができる
汗疹		数日	いわゆる「あせも」．首，わきの下などが好発部位
おむつ皮膚炎	数日		いわゆる「おむつかぶれ」．尿，便などが刺激になって起こる

■表47-2 新生児にみられる治療が必要な皮膚病変の一例

皮膚の変化	症状
太田母斑	蒙古斑に似ているが，色素細胞が真皮にあり，主として三叉神経第1, 2枝支配域の片側性にみられる．自然消失しない
巨大有毛色素性母斑	色素性母斑は正常の所見であるが，これは毛の生えた大きな色の濃い母斑で，将来悪性化の可能性がある
脂腺母斑	頭皮や前額部に好発する上皮細胞性母斑．やや黄色の境界鮮明で，扁平かやや隆起した顆粒状の表面を呈する．将来悪性化する可能性があるため，学童期に外科的切除を勧める
ポートワイン血管腫	真皮の毛細血管の局所異常で，通常，皮膚の膨隆を伴わず明瞭な境界線があり，均一の紅斑を呈する．自然消退はなく，増殖・隆起することが多い

全身 (つづき)	●意識状態	○睡眠と覚醒の状態を観察する ○外的刺激に対する反応が最も高いのは，ブラゼルトン Brazelton の分類で State 4 である(表 47-3)
頭部	●頭の大きさは適当か． ●頭部の形	○頭部の高さは，およそ身長の 1/4 である ○頭蓋と顔面の比はおよそ 8：1 で，新生児は頭が大きく，顔が小さい ○頭が大きい，あるいは小さいと思われるときは頭囲を計測して判断する ○上体を少し起こして，全体の形を観察する ○前方後頭位分娩では，児頭は小斜径が短縮し，大斜径が延長した長頭蓋となる．生後数日をかけて元に復する →「25 分娩期のアセスメント」の「児頭の応形機能」の項(p.438)参照 ○骨盤位分娩では頭位に比べ，後頭部が突出して丸い 根拠 産道通過に時間がかからないので，児頭の変形はない

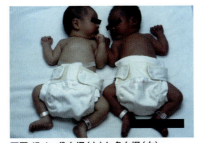

■図 47-1 貧血児(左)と多血児(右)

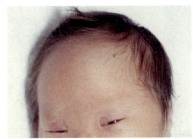

■図 47-2 21 トリソミー
ダウン症候群様顔貌(短頭，扁平な顔，瞼裂斜上，内眼角贅皮など)

■表 47-3 新生児の意識レベル(State)とその特徴(ブラゼルトン新生児行動評価法)

特徴	State 1 深睡眠	State 2 浅睡眠	State 3 まどろみ	State 4 静覚醒	State 5 活動覚醒	State 6 啼泣
活動性	体動なし，ときに「びっくり」反射	体動はわずか，からだを少し動かす	変化する	体動少ない	活発，ときに泣きたてる	活発，号泣
呼吸	ゆるやか，規則的	規則的	不規則	規則的	不規則	乱れる
眼	なし	急速眼球運動(REM)	まぶたが重い，目は開くか閉じている	ばっちり目をあけ，注視する	開眼，あまりはっきりとあけていない	開眼，またはかたく閉じている
顔	ときに吸啜，その他の運動なし	ときに微笑，ぐずり泣き	ときどき動く	明るく，目ざめた状態	活発な顔面の運動あり	しかめっつら
反応性	強い刺激にのみ反応，目ざめさせることが困難	外的・内的刺激に対する反応性亢進	反応が遅い	環境内の刺激に注意を向ける	刺激(空腹，疲労，不快など)に敏感	不快な刺激に敏感

〔竹内 徹：新生児期における母子相互作用—その意義と臨床現場でのケア．教育と医学 50(6)：17，2002 より一部改変〕

第4章　新生児期　　1. 新生児の生理とアセスメント

頭部 (つづき)		
		⮑骨盤腔への下降がみられない時点で帝王切開した児では，骨盤位同様，児頭の変形はない
		⮑産瘤・頭血腫による変形があれば，触診によって鑑別を行う
		⮑大泉門の膨隆の有無を観察する．啼泣時や側臥位での観察は行わない
	●表皮欠損	⮑表皮の欠損，外傷の有無を観察する
	●外傷	⮑吸引分娩，鉗子分娩のときは器械の装着された部位の観察を丁寧に行う　根拠 吸引分娩では頭血腫を生じやすく，帽状腱膜下出血にも注意する．鉗子分娩では匙部による皮膚の落屑，挫傷，顔面の神経麻痺がないことを確認する
顔面	●顔貌	⮑元気があるか，顔つきに気になることはないか
		⮑何となくおかしいと感じるときは小奇形を合併していることがあるので注意する
		⮑先天異常児では，疾患によって特徴的な顔貌を示すことが知られている．18トリソミー，21トリソミー(図47-2)など，診断の手がかりとなる
		⮑過期産児ではしわの多い老人様顔貌を呈する
		→「55 口唇口蓋裂・ダウン症候群」参照
	●眼	
	・眼の位置は適切か	⮑眼の位置，眼瞼裂の大きさを確認する．
		⮑眼窩間の広さは適切か　根拠 通常，内眼角幅は外眼角幅の1/3である
		⮑21トリソミーでは内眼角と外眼角を結んだ線が，5度以上，外眼角側が上昇するなど特徴的な顔貌を示す(図47-2)
	・眼球の白濁，混濁	⮑眼球の白濁，混濁はないか観察する．ただし，先天性白内障は完全に白濁していない限り，眼科医以外では判断は難しい
	・運動	⮑眼球の動きに異常はないか．眼振は正常新生児でもみられるので，異常とは決められない
	・落陽現象はないか	⮑落陽現象はないか　根拠 落陽現象があるときは頭蓋内圧亢進を疑う．しかし，2～3か月頃までの児にも生理的眼球運動としてみられることがある[2]
	・対光反射はあるか	⮑ペンライトで光を当てると眼瞼を閉じる瞬目反射，瞳孔が縮小する瞳孔反射があることを確認する
	・眼球結膜下出血	⮑眼球結膜下出血は比較的よくみられる．2週間程度で消失する
	・眼脂は出ていないか	⮑眼脂がある代表的な疾患に，新生児結膜炎と新生児涙囊炎がある．新生児結膜炎は，クラミジア，ヘルペス，大腸菌などによる感染症で，出生後数日以内に大量の眼脂を認める疾患であり，新生児涙囊炎は先天性鼻涙管閉塞・狭窄による炎症である
	●耳	
	・耳の位置は適切か	⮑耳の位置を確認する　根拠 耳介上端は，両眼を結んだ線の延長上にあるのが正常である
	・耳介の発達，形に問題はないか	⮑成熟児では，耳介軟骨は厚く，硬い
		⮑副耳はないか　根拠 副耳は耳前部にみられる正常皮膚に覆われた腫瘤で比較的多い小奇形である．根元が細いも

顔面 (つづき)		のは結紮して脱落させる
		➲耳介低位は小奇形の1つであり，種々の症候群に合併することが多い　[根拠]耳介低位があることで他の奇形に気づくこともある
		➲耳介の形に異常はないか観察する　[根拠]成熟児では耳介上部全体が十分に巻き込んでいる
	●口 ・口唇に異常はないか	➲口唇に断裂がないか確認する　[根拠]口唇裂は頻度が高く，比較的よく遭遇する奇形である．顔面の奇形であり，表情に変化を与えるので，母親・家族の心配は大きい
		➲口唇裂は，多くは左右いずれかに偏っている．顔面正中の口唇裂は全前脳胞症でみられ，特異な顔貌となる
	・口蓋に異常はないか	➲口蓋裂はないか確認する　[根拠]口蓋裂があると哺乳を障害するので，小さい断裂を見落とさないように気をつける
	●顎	➲顎の大きさに異常はないか観察する　[根拠]小顎症は呼吸障害の原因となる
	●唾液の性状	➲泡沫状の唾液があるときは食道閉鎖症を疑う <div align="right">→「55 口唇口蓋裂・ダウン症候群」参照</div>
	●鼻 ・鼻の位置は適切か ・鼻閉はないか	➲鼻の位置は適切か確認する
	●キュストナー徴候	➲成熟児では，鼻尖に限局した黄白色の面皰(めんぽう)がある
頸部	●首の動き	➲正常児では腹臥位にすると頭を少しもち上げる
		➲いずれの方向にも動かしていることを確認する
	●斜頸	➲斜頸の有無を観察する
	●形	➲頸部皮膚の肥厚があるときは21トリソミーを，翼状頸(よくじょうけい)はターナー症候群を疑う
胸部	●胸郭の形 ●左右の均衡	➲新生児は左右径，前後径がほぼ等しい．発育に伴って左右径が大きくなる
	●呼吸運動	➲呼吸運動が正常かどうか観察する　[根拠]シーソー呼吸，陥没呼吸などの確認には，着衣を広げて胸郭の動きの観察が必須である
	●乳房・乳輪の大きさ	➲成熟児では完全な乳輪がある
腹部	●大きさ，形，膨隆・陥没	➲大きさ，形を観察し，膨隆・陥没がないか観察する　[根拠]腹壁の皮膚が緊張して光沢があるのは異常である
		➲腹部膨満があれば嘔吐との関係を観察する
	●腹壁の欠損	➲腹壁破裂，臍帯ヘルニアがないことを確認する　[根拠]これら腹壁の欠損は胎生期に超音波検査で診断されているものが多く，出生時に肉眼的に明らかである．緊急手術を要する疾患である
	●臍 ・出血	➲臍部からの出血の有無を観察する．出血があれば結紮は完全にできているか確認する
	・乾燥 ・脱落 ・炎症	➲臍の乾燥の程度を観察する．臍帯は通常1週間程度で自然に脱落する．臍脱落後は臍輪部の乾燥が進み，炎症を起こしていないことを確認する

新生児

47

新生児のアセスメント

831

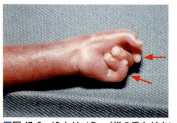

■図47-3 18トリソミー（指の重なりあい）

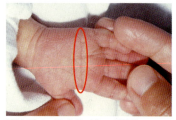

■図47-4 21トリソミー（猿線）

腹部 (つづき)	・肉芽形成 ・臍ヘルニア	⇒肉芽形成をみるときは硝酸銀で灼くことで治癒する ⇒臍ヘルニアが観察されても1年以内に80〜95%が自然治癒するので，そのまま様子をみる．比較的頻度が高い所見である
背部	●脊柱の形 ●毳毛(ぜいもう)	⇒児を腹臥位にしてゆがみがないか観察する　根拠 脊柱はまっすぐで，新生児はまだ彎曲はない ⇒二分脊椎がないことを確認する ⇒成熟児では毳毛はほとんど消失している．肩甲部，上腕外側に残るのみになる
四肢	●四肢の形，屈曲度 ●内反足，外反足 ●運動 ●指の数・形 ●手掌のしわ ●爪の形，伸び方	⇒四肢は軽度に屈曲し，上肢はW字型，下肢はM字型をとる ⇒だらりとしている，緊張が強いなどの異常所見がないことを確認する ⇒内反足，外反足はないか観察する ⇒四肢の動きは活発か観察する ⇒四肢の動きは対称性か観察する ⇒腕神経叢麻痺は，肩甲難産で頭部を強く牽引したときに腕神経叢が過伸展となって生じる．上腕神経麻痺(エルブ麻痺)がよく知られており，患側の上肢は伸展し，挙上することができないことでわかる．モロー反射で確認できる ⇒手足の指が5本ずつあることを確認する ⇒指の形，配列を観察する ⇒手の母指は他の4指に相対する位置に動く ⇒足の第1趾は他の4趾と並列する位置にある ⇒多指症，合指症，欠損がないことを確認する．足の指は小さいので見落としやすい．丁寧に観察する ⇒指の屈曲・拘縮と指の重なりあい(オーバーラッピング：第2指が第3指へ，第5指が第4指へ)は，18トリソミーでは特徴的所見である(図47-3) ⇒手掌を横断するしわが1本のものを猿線といい，21トリソミーにみられる(図47-4)．しかし，健常児でも観察されるので，これだけでは21トリソミーの判断はできない　→「55 口唇口蓋裂・ダウン症候群」参照 ⇒成熟児では，爪は指(趾)頭を越えて伸び，硬い
生殖器・肛門部	●形	⇒形は個人差があることをふまえて判断する ⇒児の性別は，通常，出生時に外性器の形で判断する．性

生殖器・ 肛門部 (つづき)		別不明の外性器をもつときは慎重な対応が必要であり，専門医の指示に従う
	●男児	⮞成熟児では陰茎の長さはおよそ3cmである
		⮞陰嚢の形，しわ，左右差を観察する
	・陰嚢水腫	⮞陰嚢水腫は新生児のおよそ6%にみられるが，ほとんどが自然消失する
		⮞陰嚢水腫が疑われるときは，後ろ側からライトで照らして光の透過性を見る試験が行われ，ヘルニアと鑑別する
	・停留精巣	⮞停留精巣が疑われるときは触診で確認する
	●女児	⮞成熟児では，大陰唇が小陰唇を覆う
	・新生児月経	⮞女児では性器出血をみることがある 根拠多くは母のエストロゲンの作用による消退性出血（新生児月経）であり，自然に消失する
	・帯下	⮞白色の分泌物をみることがある 根拠母のホルモンの影響であり，自然に消失する
	●鎖肛	⮞肛門があるか観察する
		⮞鎖肛の病態は多様であり，外見は正常にみえるものもある．排便が確認されるまでは注意が必要である

触診

情報収集	アセスメントの視点	留意点・根拠
頭部	●頭骨の硬さ	⮞頭骨の硬さを確認する．経腟分娩した児では問題になることはほとんどない
	●骨縫合の状態	⮞骨縫合の離開がないか観察する．矢状縫合の離開は1cm以内なら生理的範囲と判断する
	●骨重積	⮞骨重積の有無を確認する 根拠骨重積は生後1日までに大部分は消失する
		⮞根拠頭骨を構成する各骨の重なる順から胎向，先進部がわかる．また，骨重積の強さで産道通過の難易度がわかる
	●泉門の状態	⮞泉門の大きさを観察する
		⮞大泉門は菱形で2cm径程度の大きさである．小泉門は人字縫合（ラムダ縫合）の骨重積を触れる
		⮞小泉門は生後3～6か月，大泉門は生後1～1歳6か月で閉鎖する
		⮞安静時に上体を挙上しても大泉門の緊張・膨隆があるときは頭蓋内圧の亢進，水頭症，脳浮腫などを疑う
		⮞陥没・狭小があるときは脱水，小頭症，早期縫合閉鎖症などを疑う
	●産瘤	⮞産瘤，頭血腫，帽状腱膜下血腫の有無，鑑別を行う
		⮞産瘤は産道の圧迫によってできた先進部の皮膚の浮腫とうっ血である．軟らかい餅様に触れる（表47-4）
	●頭血腫	⮞頭血腫は産道での圧迫によって骨膜が剝離し，頭蓋骨と骨膜の間に生じた血腫である 根拠高ビリルビン血症発症・遷延の原因となることがある（表47-4）
	●帽状腱膜下血腫	⮞帽状腱膜下血腫は帽状腱膜と頭蓋骨の間に生じた血腫である．多くは吸引分娩に合併して起こり，出生後12～24時間過ぎてから発症する 根拠重篤な症状に至ることがあるので注意が必要である．血腫が限局することな

新生児

47

新生児のアセスメント

第 4 章　新生児期　　1. 新生児の生理とアセスメント

■表 47-4　産瘤と頭血腫の比較

	産瘤	頭血腫
出現時期	分娩直後	生後 2〜3 日
出現部位	児頭先進部	児頭先進部が多いが，限定されない 複数個のこともある
骨縫合との関係	骨縫合線を越えうる	骨縫合線を越えない
波動	触れない	触れる
消失時期	生後 2 日頃まで	時間がかかる．生後 1 か月以上消失しないことが多い
治療	なし	なし（通常吸収されるため）

頭部 （つづき）		く頭蓋全体に及ぶことで頭血腫と鑑別できる
頸部	●胸鎖乳突筋の緊張・腫瘤 ●鎖骨骨折	➲胸鎖乳突筋に沿って腫瘤の有無を確認する　根拠腫瘤があれば生後 1 週間頃から触知できる（筋性斜頸） ➲腫瘤があるとき，児は腫瘤の側と反対を向くようになり，腫瘤側を向けても抵抗があることが多い ➲鎖骨に沿って指を滑らせるようにして診察する　根拠骨折があると段があり，押すとグズグズした感触がある ➲鎖骨骨折は肩甲難産に合併することが多いが，肩甲娩出の難易度にかかわらず発生することがある．通常，児は無症状である
胸部	●乳房	➲乳腺組織は男女とも 1 cm である ➲生後数日間，少量の乳汁分泌をみることがある
腹部	●緊張，硬さ	➲温かい手でゆっくり触れて，腹筋の緊張，腹部の硬さを観察する
四肢	●冷感の有無 ●骨折 ●股関節脱臼	➲四肢に冷感はないか確認する ➲根拠まれに肩甲難産や骨盤位分娩での上肢解出時に上腕骨骨折を起こすことがある．児は疼痛があり，自発運動をしないことが骨折を疑う所見である ➲正常股は屈曲外転外旋位をとるが，脱臼股では内転内旋している．両足を伸展させると脱臼側の大腿部のしわが増加し深くなる．膝の後ろの皮膚の線に左右差が出るのも重要な所見である ➲股関節脱臼は，出生時から認められることはまれである ➲亜脱臼は開排制限よりクリックサインで気づく
生殖器	●停留精巣	➲陰嚢内に精巣が下降しているか観察する　根拠片側の場合は 1 年以内に下降する確率が高いので様子をみるが，両側の場合は治療が必要となる

神経系検査

情報収集	アセスメントの視点	留意点・根拠
全身	●原始反射はみられるか	➲原始反射は，特殊な刺激によって誘発される自発運動の一部と考えられている（表 47-5）

全身 (つづき)		● 新生児期に当然みられる原始反射があるか　根拠 減弱・ 消失している場合は何らかの脳機能障害を疑う ● 根拠 左右差は大脳皮質，脳幹，神経叢または末梢神経の いずれかの部位に異常があることを示唆する所見である ● 神経発達は反射の消長に比例する．消失すべき時期にみ られなくなることが必要である　根拠 多くは新生児期を 超え，6〜7か月には完全に消失する
聴力	● 聴力に異常はないか	● 新生児は生後 24 時間でも音刺激に反応する ● 先天性聴覚障害を発見するため，全新生児を対象にマ ス・スクリーニング(後述)が行われている

計測診

情報収集	アセスメントの視点	留意点・根拠
全身	● 体温	● 正常な新生児の深部体温は 36.5〜37.5℃ である ● 日常の体温測定は深部体温とよい相関があり，非侵襲的 な測定方法が用いられる．どの部位で測定したものかを 考慮して評価することが必要である(表 47-6) ● 出生直後の体温測定は直腸温を測定する ● 低体温とは，WHO(1993)の定義によると，深部体温で 32〜36℃ を中程度，32℃ 未満を重度とされている．軽 度の低体温であれば，温度環境を整え，熱喪失ルートを 極力抑えること，中等度以上の場合は積極的な加温が必 要である(表 47-7) ● 高体温の定義は明確にされていないが，およそ深部体温 で 38℃ 以上とされる．環境因子による場合は，それら を適切に調整することが必要であり，感染症などの疾患 が疑われる場合は原因の検索が行われる(表 47-7)

■表 47-5　新生児にみられる原始反射

名称	誘発方法・反応	消失時期	異常所見
自動歩行	新生児の両脇を支えて足底を床に着けると，下肢を交互に動かし，あたかも歩行しているような動作をする	4〜5 か月	脳障害，脊髄障害，末梢神経障害で消失する
口唇追いかけ(ルーティング)反射	口唇や口角を刺激すると，刺激の方向に顔を向け，口を開いて刺激物をくわえようとする	4〜6 か月	反射がみられない・弱い場合は脳幹障害や先天性筋疾患を疑う
吸啜反射	口の中に指や乳首を入れると強く吸いつく	6 か月	反射がみられないときは脳障害や上部脊髄障害を疑う．6 か月以降もみられるときは前頭葉障害を疑う
手掌把握反射	新生児の手掌に検査者の指を置くと，児は指を屈曲させて握るような動作をする	4 か月	
足底把握反射	児の母趾球を圧迫すると，児の全趾が屈曲する	9 か月	脳障害，二分脊椎などの脊髄，末梢神経障害では消失する
モロー反射	児の頭部をもち上げて急に落とすような動作をしたとき，あるいは大きな音の刺激を与えたとき，まず両上肢を対称的に外転・伸展し，次いで内転・屈曲して，抱きつくような動作をする	4〜6 か月	反射がみられない場合には中枢神経の機能低下や末梢神経障害が，非対称性のときは分娩麻痺や骨折を疑う
緊張性頸反射	仰臥位で新生児の頭を一方に向けると，向いた側の上下肢は伸展し反対側の上下肢は屈曲する	4〜5 か月	

第4章　新生児期　　1.　新生児の生理とアセスメント

全身 (つづき)		
		➲直腸温の測定は，両足を屈曲位で固定し，体温計の感温部側2cmの部分を持ち，肛門に挿入する．そのままの姿勢で測定値が安定するまで，およそ3分間待つ
	●心拍数	➲正常児では成人の約2倍で，生後24時間ごろは120～140回/分である
		➲聴診器を心尖部上に当てて，1分間測定する
		➲心拍数が100回/分以下，200回/分以上，リズム不整のあるときは正常からの逸脱と判断する
	●呼吸数	➲正常児では40～50回/分である
		➲新生児は腹式呼吸が主なので，測定時には着衣を広げ，胸部と腹部が観察できるようにして行う
		➲多呼吸，徐呼吸，無呼吸，シーソー呼吸，陥没呼吸，鼻翼呼吸，呻吟などの有無を確認する
		➲多呼吸は60回/分以上をいう
		➲20秒以上の呼吸停止は無呼吸と判断する．10秒以内は正常である
	●血圧	➲**根拠**出生直後の新生児の血圧は，収縮期血圧50～80mmHg，拡張期血圧30～50mmHgである．以後次第に上昇する[3]．通常，正常な経過をたどる新生児は測定していない
	●身長	➲満期の新生児では48～50cmである
		➲新生児は仰臥位にして，身長計の固定板側に頭頂部を固定し，体幹をまっすぐ伸ばす．両足をそろえて膝関節を伸展させ，足板を足底まで移動させ，その位置の目盛りを読む．誤差があるので測定は5mm単位でよい
		➲新生児の下肢は屈曲しているので，無理に引っ張らな

■表47-6　新生児における体温測定部位の特徴

部位	特徴	測定のポイント
鼓膜温	内頸動脈温を反映するといわれる．ラジアントウォーマーなどの熱源の影響や，マットレス側の耳は温められていることなどに留意すれば，信頼できる測定値が得られる	耳介を後上方に引っ張り上げ，外耳道を一直線にする(ear tug法)
腋窩温 頸部温	腋窩あるいは頸部を密着させて外気の影響を除き，密閉した状態で測定すれば指標として使用できる．腋窩温は深部体温より0.5～1.0℃低く，直腸温より0.4℃低い値を示す	測定時は腋窩あるいは頸部を密着した状態に維持する．発汗していても測定値に影響しない．側臥位のときは上側で測定する．測定が簡単であり，安全なため，日常頻用される
直腸温	骨盤内臓器の温度を反映するといわれる．他の部位より高い温度を示す．比較的短時間で深部温に近い値が得られる	体温計を挿入する深さによって測定値に誤差があること，直腸穿孔の危険があることに注意が必要である
体表面温	深部体温との差は末梢循環状態を反映する	表面型プローブを用いて測定する．皮膚の汚れや汗を拭き取り，環境温の影響を受けないようにする

■表47-7　低体温，高体温の原因

低体温	低温度環境への曝露，熱の喪失を増加させる因子の存在 低出生体重児(早産児)，重症感染症，新生児仮死，中枢神経系異常，頭蓋内出血，先天性心奇形，甲状腺機能低下症，など
高体温	高温度環境への曝露，産着の着せすぎ サーボコントロールの異常・温度プローブの不適切な装着，など 感染症，分娩時母体発熱，脱水，新生児仮死，甲状腺機能亢進症，など

全身 (つづき)	●体重	い．また，片足だけを伸ばして測定するのでは正しい値が得られない ⇨満期の新生児では 2,900～3,100 g である ⇨体重計にタオルを敷き，目盛りを 0 に合わせた後，全裸にした児を静かに載せ，静止した数値を読む ⇨多くのデジタル式ベビースケールでは最小表示は 2 g であり，新生児の体重の評価にはこの精度で十分である ⇨根拠 体重測定は体内水分量の変動を確実に把握できる方法である．授乳前後を避け，毎日 1 回，なるべく定刻に測定を行う
頭部	●頭の大きさ（図 47-5，表 47-8）	⇨頭部の各径線の長さの測定には児頭計測器を用いる ⇨頭囲とは前後径周囲をいう ⇨出生時の在胎週数に対して適切な大きさか判断する ⇨頭囲は生後 2～3 日の間に骨重積がとれて，一時的に拡大することがある．この変化は真の拡大ではないことを考慮して判断する ⇨小頭症は平均値 －2 SD 以下のものをいう．在胎別出生時頭囲基準値と比較する

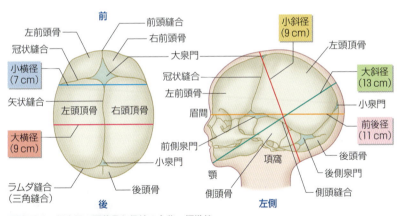

■図 47-5　新生児の頭蓋骨と径線の名称・標準値

■表 47-8　新生児頭部の計測部位と標準値

名称	測定部位	標準値(cm)
小横径	左右冠状縫合の最大距離	7
大横径	左右頭頂骨結節間の最大距離	9
前後径	眉間から後頭までの最大距離	11
前後径周囲	前後径測定部を通る周囲径（頭囲）	33～34
小斜径	大泉門中央から後窩（後頭結節直下のくぼみ）までの距離	9
小斜径周囲	小斜径測定部を通る周囲径	32
大斜径	顎部先端から後頭までの最大距離	13
大斜径周囲	大斜径測定部を通る周囲径	35

第4章　新生児期　　1. 新生児の生理とアセスメント

■表 47-9　新生児体幹の計測部位と標準値

名称	測定部位	標準値(cm)
胸囲	両肩甲骨下縁と左右の乳頭を通る周囲径	32
腰囲	両側の大転子を通る周囲径	27
腰幅	大転子間の距離	9
肩囲	両側肩甲の三角筋中央間の距離	35
肩幅	両側の肩峰間の距離	11〜12

頭部 (つづき)	●泉門 ●頭髪	➲大泉門の測定は向かい合う2枚の骨の間を測定する．およそ2cmである．ノギスを使うと計りやすい ➲頭髪は毛根から毛端までの長さを測る　**根拠** 成熟児は2cm程度であるが，発毛密度，長さとも個体差が大きい
体幹	●胸囲 ●腰囲，腰幅 ●肩囲，肩幅	➲体幹の計測(表47-9)は児を仰臥位にして行う．測定時は不必要な露出を避け，保温に努める ➲メジャーは皮膚に密着させる．きつく締めすぎない ➲胸囲は自然な呼吸をしているときに目盛りを読む

聴診

情報収集	アセスメントの視点	留意点・根拠
泣き声	●泣き声に問題はないか	➲**根拠** かん高い泣き声は中枢神経系の異常と関係が深い
胸部	●呼吸音 ●心音	➲聴診器を用いて聴取する ➲左右差や呼吸雑音の有無を確認する．しかし，新生児では聞きにくい場合が多い ➲断続性ラ音は，正常児でも生後しばらく聞こえることがあるので，ただちに異常と判断せず，他の所見と併せて評価する ➲聴診器を乳頭と胸骨間に当てて聴取する ➲規則的な澄んだ音が聴取できる ➲心雑音が観察されるときは，新生児期にみられる機能性心雑音と病的なものとを鑑別する．その際，チアノーゼ，呼吸異常，末梢循環不全などの理学的所見の把握が必要である．症状がなければすぐに重篤な疾患と考える必要はない
腹部	●腸雑音	➲腸雑音が聞こえることを確認する ➲生後30〜60分経つと聴取できる

1　記録類からの情報　　2　外診　　**3　臨床検査**

目的	●新生児の病的変化の有無，重症度を客観的に判断するために，生化学的・生理学的手法を用いて情報を得る． ●治療方針の決定や効果を判定するための情報を得る．
ポイント	●検査成績は日齢を考慮して評価する． ●スクリーニング検査は新生児の発育で最適な時期がある．検査目的に適した日齢で行う．

> ●必要な臨床検査項目を決定するのは医師の業務である．検査結果に異常が認められれば医師との共同問題としてケアプランを立案する．

血液検査

情報収集	アセスメントの視点	留意点・根拠
貧血	●末梢血血算値	● **根拠** 新生児の末梢血血算値は水分出納，哺乳状態の影響を受け，日齢に沿って変化する ●ヘモグロビン値やヘマトクリット値は，足底の毛細血管からの採血（図 47-6）による検査値のほうが静脈血による成績より高値を示す．採血部位，方法を考慮して結果を判読することが大切である ●白血球数は生後 12〜24 時間まで上昇し，その後漸減する．15,000/μL 以上は異常と判断する →本項目「3. 新生児期の経過診断」(p.847)参照
血糖値	●血糖値	●成熟児では，生後 72 時間以内は 30 mg/dL 以下，72 時間以降は 40 mg/dL 以下を低血糖と判断する
黄疸	●血清総ビリルビン値	●視診で黄染が認められるとき，スクリーニングには経皮的黄疸計が用いられる．測定は前額部，胸部で行う．最近の経皮的黄疸計の測定値は血清総ビリルビン値に近似した値を示す ●病的黄疸を疑うときは血清総ビリルビン値を測定する →本項目「3. 新生児期の経過診断」(p.847)参照
血液ガス	●臍帯血ガス分析	●新生児の健康状態を客観的に評価し，神経学的予後を推定する検査の 1 つとして臍帯血のガス分析が行われる ●胎盤娩出後，臍帯を 10〜20 cm 以上離れた 2 か所をクランプしておき，迅速に臍帯動脈血を採取する ●アシドーシスのカットオフ値は pH 7.0 未満とする報告が多い
	●新生児の血液ガス値	●新生児の呼吸管理で目標とする血液ガス値は，PaO_2 50〜70 mmHg，$PaCO_2$ 40〜60 mmHg，pH 7.25〜7.45 とされる

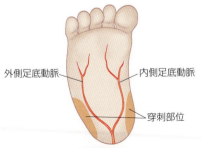

■図 47-6　足底の採血部位

足底採血法（ヒールカット採血法）
ほとんどの血液検査に用いられ，1 mL 程度までの採血に対応できる．手技が簡単で失敗が少ない．
足底の踵から土踏まずにかけて外側部あるいは内側部を穿刺する．強く絞ると溶血してしまうので注意する．

第4章 新生児期 1. 新生児の生理とアセスメント

尿検査

情報収集	アセスメントの視点	留意点・根拠
尿	●尿量測定 ●尿蛋白，尿糖などの一般検査 ●細菌検査	●採尿バッグを用いて採尿する．成熟児用，低出生体重児用，男児用，女児用がある ●細菌検査を行うときは導尿が必要になる ●正常な新生児では，入院中に尿検査を行うことはほとんどない

マス・スクリーニング

情報収集	アセスメントの視点	留意点・根拠
先天性代謝異常	●ガスリー法	●血液による新生児マス・スクリーニング事業として，公費で検査が行われる．対象疾患は，フェニルケトン尿症，メープルシロップ尿症，ホモシスチン尿症，ガラクトース血症，先天性甲状腺機能低下症，先天性副腎過形成症の6疾患である ●保護者が検査の趣旨を理解しているか確認する 根拠 検査は保護者の申請によって行われるものであり，検査結果に異常があった場合でも，ただちに「病気が確定した」のではないことを説明されているか確認する ●採血は生後4〜6日に足蹠部から穿刺し，末梢血を濾紙に吸収させる方法で行われる 根拠 母乳や人工乳を飲み始め消化吸収が始まると，代謝異常の疾患がある児では代謝されない物質が体内に蓄積し血中濃度が高くなる．新生児の乳汁摂取量が安定していることが必要である ●哺乳量100 mL以下，抗菌薬投与後3日以内の場合は検査日を遅らせる
	●タンデムマス(TMS)法	●新しい新生児マス・スクリーニング法として，2011年に厚生労働省より都道府県に対して積極的に導入するよう通知が出された検査法である．2014年には全国に導入された 根拠 アミノ酸代謝異常，有機酸代謝異常，および脂肪酸代謝異常の早期発見が可能となり，特に16疾病については見逃し例が極めて少なく，早期治療の効果が期待できるとされている ●ガスリー法による対象疾患のうちアミノ酸代謝異常症3疾患はタンデムマス法の対象となった．対象とならないガラクトース血症，先天性甲状腺機能低下症，先天性副腎過形成症については，ガスリー法による検査を実施する必要がある
聴力	●聴覚	●現在行われている検査は，主に自動聴性脳幹反応検査(AABR)または耳音響放射検査(OAE)である ●生後2〜4日に，自然睡眠下で実施する ●自動聴性脳幹反応(AABR)によるスクリーニング検査での発見率は両側障害，片側障害のいずれも0.07%と報告されている ● AARBによる結果が「パス」の時は，検査時点での聴力に異常がないと判断してよい．しかしその後の障害発生を考慮して，子どもの聴力に注意を払う必要がある

840

2. 成熟度の診断

【目的】
- 成熟徴候を確認する。
- 新生児が在胎週数に相応する生理的・機能的・形態的発育を遂げているかを診断する。

【ポイント】
- 成熟度を身体各部の計測値，身体外表所見，神経学的所見を総合して評価する。
- 新生児成熟度と在胎週数は相関が高いので，成熟度の評価は在胎週数の推定に用いられる。
- 成熟度の評価法には身体計測値，理学的検査，生理学的検査法，生化学的検査法があるが，理学的検査法による評価以外はばらつきが大きい。臨床では体重・身長・頭囲などの身体計測値，理学的検査法を用いた評価法が使われる。他の3方法はベッドサイドで用いるには煩雑であり，日常は使われない。

1 在胎週数と出生体重による分類　2 成熟度の評価

情報収集	アセスメントの視点	留意点・根拠
新生児の分類と名称	●在胎週数による分類 ●成熟度による分類 ●胎児発育曲線による分類	➡新生児には在胎週数や成熟度によって特有の疾患やリスクがあり，児の健康状態，予後に違いが生じる ➡出生した児は，各分類でどの範疇に入るか確認する（図47-7，表47-10）

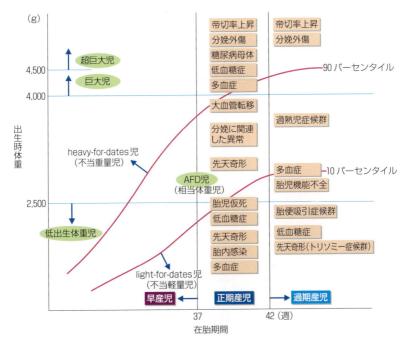

■図47-7　在胎期間・出生体重別にみたリスク因子・新生児疾患
（山﨑千佳：light-for-dates および heavy-for-dates 児，産期医学37(1)：73，2007）

第 4 章　新生児期　　1. 新生児の生理とアセスメント

■表 47-10　新生児の分類と名称

在胎週数別分類	超早産児	在胎 28 週未満で出生した新生児(ICD-10)
	早産児	在胎 37 週未満で出生した新生児
	正期産児	在胎 37〜41 週で出生した新生児
	過期産児	在胎 42 週以上で出生した新生児
出生体重別分類	超低出生体重児	1,000 g 未満で出生した新生児
	極低出生体重児	1,500 g 未満で出生した新生児
	低出生体重児	2,500 g 未満で出生した新生児
	巨大児	4,000 g 以上で出生した新生児(国際的な定義はない)
	超巨大児	4,500 g 以上で出生した新生児(ICD-10)
成熟度別分類	未熟児	胎外生活に適応するための成熟徴候を備えていない新生児
	成熟児	胎外生活に適応しうる成熟徴候を備えた新生児
	ジスマチュア児	胎盤機能不全症候群に伴う臨床所見をもつ新生児
胎児発育曲線による分類	不当軽量児	出生体重が在胎週数に比べて小さい新生児 (light for dates infant)
		出生体重および身長が在胎週数に比べて小さい新生児 (small for dates infant：SFD 児)
	相当体重児	出生体重が在胎週数相応の新生児 (appropriate for dates infant：AFD 児)
	不当重量児	出生体重が在胎週数に比べて大きい新生児 (heavy for dates infant：HFD 児)
		出生体重および身長が在胎週数に比べて大きい新生児 (large for dates infant：LFD 児)

1 在胎週数と出生体重による分類　2 成熟度の評価

情報収集	アセスメントの視点	留意点・根拠
身体計測による評価	●体重，身長，頭囲は在胎何週に相当するか ●在胎週数に比較して適切な発育を遂げているか	●**根拠**児の成熟度を判断するために正確な在胎週数を知ることが必要である ●妊娠期間中に分娩予定日の確認・補正がされているとき，身体計測値を在胎週数基準値に当てはめて，該当する週数相応の発育を遂げているか確認する(図 47-8, 9) →「49 低出生体重児」参照
理学的検査による評価	●在胎週数は正確か ●神経学的所見による評価 ●身体外表所見による評価	●予想されていた在胎週数は正しいか，新生児の所見から評価する ●正期産前後の児では簡便な方法としてアッシャーUsher 法が用いられる(表 47-11) ●神経学的所見による評価法は安静時に行う ●神経学的所見，身体外表所見それぞれを単独で使用するより，両者を組み合わせた方法が高い精度で在胎週数が推定できる ●デュボヴィッツ Dubowitz 法，バラード Ballard 法，ニューバラード New Ballard 法がよく用いられる ●デュボヴィッツ法は出生後 30〜42 時間に検査した場合に在胎週数との相関が最も高いとされている(図 47-10) ●デュボヴィッツ法は在胎 27 週未満の児では精度が低く

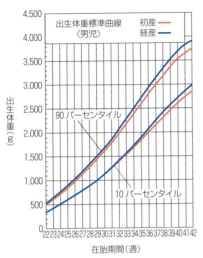
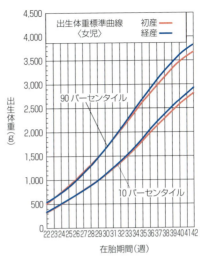

■図 47-8　在胎期間別出生時体重標準曲線

（厚生労働科学研究班，2010）

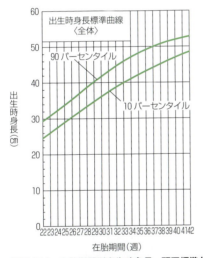
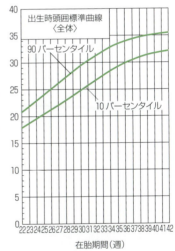

■図 47-9　在胎期間別出生時身長・頭囲標準曲線

（厚生労働科学研究班，2010）

■表 47-11　出生時の迅速な在胎週数の評価（アッシャー法）

	36 週以前	37〜38 週	39 週以降
足底のしわ	足底後 3/4 に 1〜2 本	足底前 2/3	足底全体〜踵
乳腺組織の大きさ	2 mm	4 mm	7 mm
頭髪	細かくふさふさ，縮れている	細かくふさふさ，縮れている	粗くしなやか，まっすぐ
耳介	軟骨なし	中程度の軟骨	厚い軟骨で硬い
精巣（睾丸）	小さくしわの少ない陰嚢に精巣部分下降	—	正常大でしわの深い陰嚢に精巣完全下降

第4章　新生児期　　1. 新生児の生理とアセスメント

項目	0点	1点	2点	3点	4点	5点
1. 姿勢　posture 仰臥位, 安静	腕と脚を伸展	股関節, 膝関節でわずかに屈曲, 腕は伸展	脚がより強く屈曲, 腕は伸展	腕はわずかに屈曲, 脚は屈曲外転	腕と脚が完全に屈曲	
2. 角窓　square window 検者の母指と示指で, 児の手を前腕の方向へ十分屈曲させるように圧力を加える	90° 前腕と小指球の角度90°	60°	45°	30°	0°	
3. 足指の背屈　ankle dorsiflexion 検者の母指を児の足底に, 他の指を児の脚の背面におき足を脚の前面に向けて屈曲させる	90°	75°	45°	20°	0°	
4. 腕の戻り反応　arm recoil 仰臥位. 児の腕を5秒間屈曲させたのち, 手を引っぱって十分に伸展させ, それから手をはなす	180° 伸展, または無目的の運動	90〜180° 屈曲不完全または反跳ゆっくり	<90° 迅速, 完全に屈曲			
5. 脚の戻り反応　leg recoil 仰臥位. 股関節と膝関節を完全に屈曲(5秒間), ついで足をひっぱって脚を伸展したのち, 手をはなす	180° 屈曲(−), またはわずか	90〜180° 不完全な屈曲	<90° 股関節および膝関節で完全に屈曲			
6. 膝窩角　popliteal angle 検者の左の母指と示指で, 児の上腿を胸壁につけたのち(膝胸位), 右の示指で足関節の後部を圧して, 脚を伸展させる	180° 膝窩角180°	160°	130°	110°	90°	<90°
7. 踵-耳　heel to ear maneuver 児の足をもって, 頭部に近づける. 足と頭の距離, 膝の伸展の度合いを観察						
8. スカーフ徴候　scarf sign 仰臥位. 児の手をもって, 頸部の前を通過して他側の肩へ, そして後方へ向けて, できるだけ引っぱる	肘が他側の腋窩線に達する	肘が正中線と腋窩線との間	肘が正中線の位置	肘が正中線に達しない		
9. 頭部の遅れ　head lag 仰臥位. 児の両手(小さな児では腕)を握り, ゆっくりと座位に引き起こす. 頭部と体幹の位置関係を観察	頭部が完全に後方に垂れる	頭部が不完全ながら体幹の動きについていく	頭部を体幹の線に保つことができる	頭部を体幹より前に出す		
10. 腹位水平宙づり ventral suspension 腹臥位. 検者の手を児の胸の下において, 児をもち上げる. 背部の伸展度, 腕と足の屈曲, 頭部と体幹の位置関係を観察						

a. 神経学的所見による成熟度の採点基準

■**図47-10　デュボヴィッツ法**(つづく)

(荒木　勤：最新産科学・正常編, 改訂第21版, pp.338-339, 2001, 文光堂)

神経学的評価得点と身体外表得点の総合計(x)から在胎週数(y)を次式で計算する. 誤差は±2週といわれる. 計算式 [y = 0.2642x + 24.595]

項目1, 2, 4, 6, 7, 8はニューバラード法と共通の項目. ただし, 一部, 採点基準が異なる.

（図47-10　デュボヴィッツ法のつづき）

項目　　　点数	0点	1点	2点	3点	4点
浮腫	手足に明らかな浮腫頸骨部圧痕（＋）	手足に明らかな浮腫なし頸骨部圧痕（＋）	なし		
皮膚の構造	非常に薄くゼラチン様（gelatinous）の感じ	薄くて滑らか	滑らか，厚さは中等度，発疹または表皮剝離	わずかに厚い，表在の亀裂と剝脱（とくに手足）	厚く羊皮紙様，表在性または深い亀裂
皮膚の色	暗赤色	一様にピンク	うすいピンク，体の部分により変化あり	蒼白：耳，唇，手掌，足底のみピンク	
皮膚の（不）透明度（体幹）	多数の静脈，細静脈がはっきりと見える（とくに体幹で）	静脈とその支流が見える	腹壁で，数本の大きい血管がはっきりと見える	腹壁で，数本の大きな血管が不明瞭に見える	血管が見えない
うぶ毛（背部）	なし	多数：背中全体に多数，密生	まばら（とくに背面下部で）	少ない，うぶ毛のない部分あり	背中の少なくとも1/2はうぶ毛なし
足底のしわplantar crease	なし	足底の前半分にかすかな赤い線	前半分より広い領域にはっきりした赤い線，前1/3より狭い領域にはっきりした陥没線	前1/3より広い領域に陥没した線	前1/3より広い領域にはっきりと深く陥没した線
乳頭の形成	乳頭がほとんどみえない，乳輪なし	乳頭がはっきりみえる，乳輪：平坦で滑らか直径<0.75 cm	乳輪：点刻状（つぶつぶ），辺縁隆起せず直径<0.75 cm	乳輪：点刻状（つぶつぶ），辺縁隆起直径>0.75 cm	
乳房の大きさ	乳腺組織を触れない	一側または両側に乳腺組織を触れる直径<0.5 cm	両側に乳腺組織，一側または両側の直径0.5〜1.0 cm	両側に乳腺組織，一側または両側の直径>1.0 cm	
耳の形	耳介が平坦で，形の形成不十分，辺縁の巻き込み（内彎曲）は（−）またはわずか	耳介辺縁の一部分巻き込み	耳介は上部全体が不完全ながら巻き込み	耳介上部全体が十分に巻き込み	
耳の硬さ	耳介は軟らかく容易に折り曲げることができる，反跳的に元の形に戻ることがない	耳介は軟らかく容易に折り曲げることができる，ゆっくり反跳して元の形に戻る	耳介の辺縁まで軟骨（＋），しか し軟らかい，反跳的に元の形に戻る	耳介は硬く辺縁まで軟骨（＋），瞬間的，反跳的に元の形に戻る	
性器　男児	両側とも，精巣下降を認めず	少なくとも1個の精巣が陰嚢内にある（ただし高位）	少なくとも1個の精巣が完全に下降		
女児（股関節で半分外転）	大陰唇が広く離解，小陰唇が突出	大陰唇は小陰唇をほとんど覆う	大陰唇が小陰唇を完全に覆う		

b. 身体外表所見による成熟度の採点基準

身体所見は日齢によって大きく変化する．とくに皮膚の所見は，出生3日以降は不正確になる．

理学的検査による評価（つづき）		なる．さらに低体重児の評価には，在胎20週まで判定可能な評価法としてニューバラードNew Ballard法（図47-11）が提唱されている ●ニューバラード法は在胎26週以降の児では生後96時間以内，在胎26週未満の児では生後12時間以内に判定すると精度が高い

845

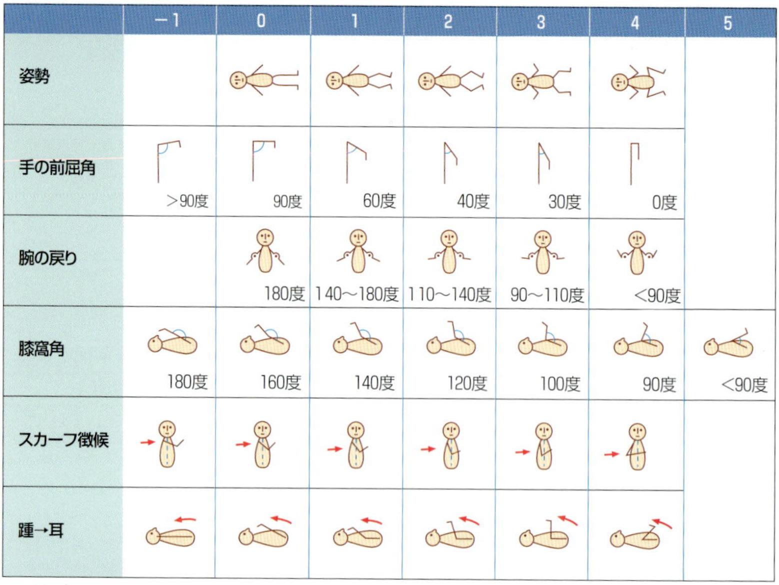

第4章 新生児期　　1. 新生児の生理とアセスメント

	−1	0	1	2	3	4	5
姿勢							
手の前屈角		>90度	90度	60度	40度	30度	0度
腕の戻り			180度	140〜180度	110〜140度	90〜110度	<90度
膝窩角	180度	160度	140度	120度	100度	90度	<90度
スカーフ徴候							
踵→耳							

a. 神経学的所見

	−1	0	1	2	3	4	5
皮膚	湿潤しているもろく、透けて見える	ゼラチン様紅色で半透明	滑らかで、一様にピンク 静脈が透けて見える	表皮の剥離または発疹 静脈はわずかに見える	表皮の亀裂 体の一部は蒼白 静脈はほとんど見えない	厚く、羊皮紙様 深い亀裂 血管は見えない	なめし革様 亀裂 しわが多い
うぶ毛	なし	まばら	多数密生	うすくまばら	少ない うぶ毛のない部分あり	ほとんどない	
足底表面	足底長 40〜50mm：−1 <40mm：−2	足底長 >50mm					
足底部のしわ		なし	かすかな赤い線	前1/3にのみ	前に2/3にあり	全体にしわ	
乳房	わからない	かろうじてわかる	乳輪は平坦 乳腺組織は触れない	乳輪は点刻状 乳腺組織は1〜2mm	乳輪は突起 乳腺組織は3〜4mm	完全な乳輪 乳腺組織は5〜10mm	
眼/耳	眼裂は融合している ゆるく：−1 固く：−2	眼裂開口している 耳介は平坦で折り重なったまま	耳介にわずかに巻き込みあり 軟らかく折り曲げるとゆっくり元に戻る	耳介に十分な巻き込みあり 軟らかいが折り曲げるとすぐに元に戻る	耳介に十分な巻き込みあり 硬く、折り曲げると瞬時に元に戻る	耳介軟骨は厚く 耳介は十分な硬さあり	
性器（男児）	陰嚢部は平坦で表面はなめらか	陰嚢内は空虚 陰嚢のしわはわずかにあり	睾丸は上部鼠径管内 陰嚢のしわはわずかにあり	睾丸は下降 陰嚢のしわは少ない	睾丸は完全に下降 陰嚢のしわは多い	睾丸は完全に下降し、ぶら下がる、陰嚢のしわは深い	
性器（女児）	陰核は突出 陰唇は平坦	陰核は突出 小陰唇は小さい	陰核は突出 小陰唇はより大きい	大陰唇と小陰唇が同程度に突出	大陰唇は大きく 小陰唇は小さい	大陰唇が陰核と小陰唇を完全に覆う	

b. 外表所見

スコア	−10	−5	0	5	10	15	20	25	30	35	40	45	50
週数	20	22	24	26	28	30	32	34	36	38	40	42	44

評点

Ballard JL, et al : New Ballard score, expanded to include extremely premature infants. J Pediatr 119(3) : 417-423, 1991

■図47-11　ニューバラード法（Ballard ら，1991）

3. 新生児期の経過診断

【目的】
- 日齢に応じた生理的変化をとっているかを診断する.
- 新生児の健康状態を診断し,正常からの逸脱がないかを判断する.
- 子宮外生活への適応過程を評価する.

【ポイント】
- 新生児の健康状態は変化が大きい.日齢を考慮して所見を評価することが必要である.
- 新生児は胎生期の影響を受け,在胎週数によって成熟度が異なる.出生時からの個体差を考慮して評価する.
- 子どもの発育・発達は秩序正しく,合目的的に一定の順序で進む.「頭部から尾部へ」「中枢から末梢へ」「全体的な運動から分化した運動へ」の原則がある.

---

1 新生児の健康状態 / **2 哺乳力の発達**

情報収集	アセスメントの視点	留意点・根拠
出生時の健康状態	● 在胎週数 ● 出生体重 ● アプガースコア	➡ 出生時の健康状態を把握する ➡ 在胎週数にみあった機能の発育,成熟を遂げているか観察する ➡ 胎外環境へ適応できているか,即時の介入が必要か評価する ➡ アプガースコア7〜10点であれば,胎外生活への適応能力・適応過程に問題がないことを示している(表47-12) ➡ アプガースコアは5分値が中枢神経系の予後と密接な関連をもっている.アプガースコアが低いときは7点になるまでの時間を観察する →「48 新生児仮死」「49 低出生体重児」参照
バイタルサイン	● 体温	➡ 出生直後は,直腸温で37.7〜38.2℃であるが,30分から3時間後までに36℃程度に下降する(図47-12) ➡ 出生時の観察を行うときは温めたタオルの使用,乾燥した布での清拭,ラジアントウォーマーでの保温を行い,体温低下を最小にしながら行う 根拠 出生直後の新生児は体温の喪失が大きい.濡れたままの状態にしておくと直腸温は35℃台に下降する.低体温になると呼吸数の変化など,他のバイタルサインに影響する ➡ 新生児期は体温調節可能温度域が狭く,環境温の影響を受けやすい.熱産生と熱放散のバランスがとれた状態(中性温度環境:新生児では32〜34℃)にあると酸素消

■表47-12 アプガースコア(Apgar score)

	0点	1点	2点
心拍数	なし	100/分未満	100/分以上
呼吸	なし	緩徐,不規則	良好,啼泣
筋緊張	なし	四肢をわずかに屈曲	活発に運動
反射	なし	顔をしかめる	咳,くしゃみ
皮膚色	蒼白,全身チアノーゼ	四肢のみチアノーゼ,体幹ピンク色	全身ピンク色

7点以上:正常　　4〜6点:軽症の仮死　　3点以下:重症の仮死

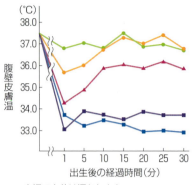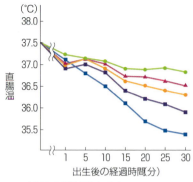

■図47-12 生後30分間における新生児の体温の変化
(Dahm LS, James LS : Newborn temperature and calcultated heart loss in the delivery room. Pediatrics 49 : 504, 1972)

バイタルサイン(つづき)		費量は最低となり，余分なエネルギーを使用しなくてよい 根拠 バランスが崩れると疾患の罹患率の上昇や体重増加不良などの影響が現れる ⮕皮膚温で 36.5〜37.5℃の範囲に維持されていることを確認する．体温が保てるように保育環境が調整されていることを確認する ⮕出生直後にスキン to スキンケア(カンガルーケア)を行う 根拠 児の体温変動を小さく保ち，呼吸が安定し，心拍変化も少なくなり，児の静睡眠を誘う効果がある
	●心拍数	⮕正常な新生児では成人の約2倍で，平均心拍数は 120〜140回/分である(図47-13) ⮕ 根拠 正常新生児でも，出生後数日は 100回/分を下回る時もある．また，啼泣時や体動時には 170回/分以上に増加することもある[4]
	●呼吸	⮕正常な新生児では 40〜50回/分である(図47-13) ⮕出生後数時間は多呼吸，鼻翼呼吸をみることがある 根拠 新生児の呼吸はリズムも深さも不規則である ⮕産道通過中に胸部は圧迫されて，分娩時に 80〜110 mL の肺胞液を排出する．児の呼吸は吸気から始まり，適度なサーファクタントレベルにあれば，十分に肺胞を広げることができる ⮕ 根拠 胎便吸引症候群(MAS)による呼吸障害は出生直後から，呼吸窮迫症候群(RDS)や一過性多呼吸は生後24時間以内に呼吸障害がみられるなど，発症までの経過は鑑別のために役に立つ →「48 新生児仮死」参照
体重	●出生体重は何gか	⮕出生体重を把握する 根拠 出生時の計測値がその後の発育・健康状態を評価する基準となる

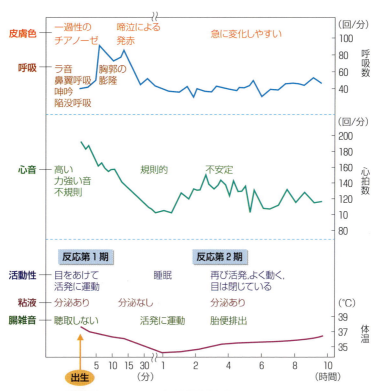

■図 47-13 正常新生児にみられる子宮外生活適応過程

(Desmond MM, et al, 1996)

体重 (つづき)	●体重の増減はどのくらいか ●体重減少はどの程度か	⇨1日1回体重を測定し，出生体重からの増減を把握する ⇨根拠 出生後，新生児は生理的浮腫の消失，不感蒸泄，栄養・水分摂取の不十分，排尿，胎便の排出などによって体重が減少する ⇨減少率が出生体重の 5〜10% 以内のときを生理的体重減少といい，10% を超えるときは病的と考える．哺乳が順調のときは 3〜5 日に最低値をとり，通常 7〜10 日で出生体重に戻る
	●1日の体重増加量は適切か	⇨1日の体重増加量が正常範囲にあるか確認する．新生児期は 25〜35 g/日である．20 g 以下は増加不良，40 g 以上は増加過剰と判断する
排泄機能 ―排尿	●初回排尿はいつか ●尿の色	⇨初回排尿はいつか．24 時間以内に排尿があったか確認する ⇨尿の色，量，排尿回数に異常はないか観察する ⇨尿の色は，初日は無色透明で弱酸性，その後次第に黄色となる．ときに生後 2〜3 日に赤褐色の尿をみるが，尿酸塩の結晶であり，異常ではない
	●尿量	⇨尿量は，初日は 20 mL 程度，生後 6 日に 100 mL になる

第4章　新生児期　　1. 新生児の生理とアセスメント

排泄機能 一排尿 (つづき)	●排尿回数	●排尿回数は，初日1～2回，ときに3～4回である ●第1回排尿後48時間以上排尿がないのは異常である ●哺乳量が増加すると排尿回数が増え，生後7日頃には10～15回/日となる
	●水分摂取量	●哺乳量，水分摂取量，発汗の程度を観察する　**根拠**尿量の多寡は水分出納に影響を受ける
	●発汗の程度，不感蒸泄	●経皮的な水分の喪失(不感蒸泄)は，日齢，在胎週数に反比例して増大する
排泄機能 一排便	●初回排便はいつか	●分娩経過中および出生時に胎便漏出がないとき，通常生後24～48時間以内に初回排便が観察される
	●便の性状に問題はないか	●便の性状の変化を観察する　**根拠**生後2～3日は暗緑黒色，粘稠性の胎便を排出する．全量はおよそ70～90gである．その後3～4日まで，哺乳量の増加に伴って黄色が加わった移行便に変わる ●授乳により便は黄色の軟便となり，母乳栄養児では甘味臭がある．緑色を帯びることがあるが病的ではない．人工栄養児では淡黄色で比較的硬い ●下痢便がみられるときは，発症時期，回数，性状，血便の有無，哺乳状態，体重の変化，腹部所見を観察して，病的なものか判断する ●血便，白色便などの異常な便の排泄がないことを確認する　**根拠**血便は新生児メレナ，急性胃粘膜病変，消化管アレルギーなどによる．上部消化管からの出血ではタール便，結腸以下では鮮血便になる[5]
	●排便回数	●個人差や栄養法による違いがみられる．母乳栄養児では生後1か月くらいまでは数回から十数回/日であるが，人工栄養児では回数は少ない
血液	●血液量	●正常新生児の循環血液量は80～100mL/kg，血漿量は45～50mL/kgである ●出生後血液量は漸減し，4時間で20%減少し，24時間で出生時に回復する．この変化がヘモグロビン濃度に影響を与える
	●末梢血血算値	●ヘモグロビン値は出生直後に一時増加し，その後2か月ごろまで徐々に下降する(表47-13)．成熟児では，生後1週までは静脈血ヘモグロビン値13g/dL以下，生後1～4週までは10g/dL以下を貧血と考える ●出生直後のヘモグロビン濃度は出生時の臍帯結紮の影響を受ける　**根拠**経腟分娩では，出生直後の1分間で，胎盤中の血液量の約半量が児へ輸血されるといわれる ●胎盤胎児間輸血を促進させるには，臍帯結紮前の児を胎盤より低い位置に置くこと，子宮収縮の程度，臍帯結紮を遅らせることが関与する．帝王切開児では輸血量が少なくなるので，ヘモグロビン値は低値となりやすい ●児への輸血量を増やすことは貧血の予防には効果があるが，黄疸の発症リスクとなる ●ヘモグロビン濃度は生後数時間は上昇し，1週間程度で出生時の値に戻る
黄疸	●黄疸	●経日的，経時的に，皮膚，眼瞼結膜の黄染を観察する

850

■表 47-13　生後 2 週間の赤血球値（正期産児）

	臍帯血	生後日数			
		1	3	7	14
RBC：赤血球（×10⁴μL³）	525	580	560	520	510
Hb：ヘモグロビン（g/dL）	16.8	18.4	17.8	17.0	16.8
Ht：ヘマトクリット（%）	53.0	58.0	55.0	54.0	52.0
MCV：平均赤血球容積（fL）	107.0	108.0	99.0	98.0	96.0
MCH：平均赤血球ヘモグロビン量（pg）	34.0	35.0	33.0	32.5	31.5
MCHC：平均赤血球ヘモグロビン濃度（g/dL）	31.7	32.5	33.0	33.0	33.0

〔Brugnara C, Platt OS：The neonatal erythrocyte and its disorders. In：Nathan DG, Orkin SH, Ginsburg D（eds）：Nathan and Oski's hematology of infancy and childhood, 6th ed, pp.19-55, Saunders, Philadelphia, 2003〕

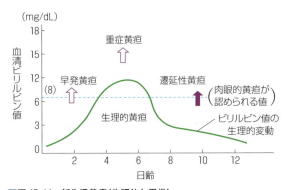

■図 47-14　新生児黄疸（生理的と異常）
（仁志田博司：新生児学入門 第 4 版, p.307, 医学書院, 2012）

黄疸 （つづき）		根拠 生理的黄疸は生後 2～3 日に出現し，3～5 日にピークをとり，10～14 日までに消失する（表 47-13） ⮕病的黄疸には，生後 24 時間以内に肉眼的黄疸が認められる早発黄疸，ビリルビン値が正常域を超えて高い重症黄疸，黄疸が長引く遷延性黄疸の 3 つの型がある（図 47-14） ⮕黄疸を増強させる因子には，人種，遺伝または家族因子（きょうだいの黄疸歴），吸引遂娩，低出生体重児，早産，哺乳量の不足，母乳栄養児，臍帯結紮遅延，胎便排泄遅延などがある ⮕溶血性疾患，感染症，低血糖，低蛋白血症などの存在は増悪因子となるので，注意して観察する ⮕嗜眠，筋緊張低下・亢進，哺乳力低下，発熱などの症状はビリルビン脳症を疑う所見である ⮕治療の要否は血清総ビリルビン値，アンバウンドビリルビン値を基に，出生後の経過時間を考慮して決定する（表 47-14）　→53 黄疸 参照
臍	●臍帯の乾燥，臍脱落までの経過に問題はないか	⮕乾燥，脱落が遅れていないか確認する　根拠 通常，臍帯は 24～48 時間で乾燥するので，止血が確認されればク

第4章 新生児期　1. 新生児の生理とアセスメント

■表 47-14　光線療法と交換輸血の適応基準（中村の基準）
●TB：総ビリルビン値（mg/dL）による基準　　　　　　　　　　　　　（光線治療/交換輸血）

出生体重(g)	<24 時間	<48 時間	<72 時間	<96 時間	<120 時間	120 時間<
<1,000	5/8	6/10	6/12	8/12	8/15	10/15
<1,500	6/10	8/12	8/15	10/15	10/18	12/18
<2,500	8/10	10/15	12/18	15/20	15/20	15/20
2,500≦	10/12	12/18	15/20	18/22	18/25	18/25

●UB：アンバウンドビリルビン*値（μg/dL）による基準

出生体重(g)	光線治療	交換輸血
<1,500	0.3	0.8
1,500≦	0.6	1.0

＊アルブミンと結合していない遊離ビリルビ
ンで，神経組織に結合して毒性を示す．核
黄疸に関与すると考えられている．

注：総ビリルビン値，アンバウンド値のいずれかが基準を超えると治療を開始する．
〔神戸大学医学部小児科編：未熟児新生児の管理，新版大改訂（第4版），p.233, 日本小児医事出版社，2000〕

臍 （つづき）		リップを除去する．通常1週間程度で臍脱する ●臍処置の目的は臍部からの感染防止にある．この点から も乾燥が遅れるのは好ましくない ●根拠おむつの上端が臍に触れることで不潔になりやすい

1 新生児の健康状態　2 哺乳力の発達

情報収集	アセスメントの視点	留意点・根拠
胃の機能	●胃容量 ●胃の形	●新生児の胃容量は30〜60 mL で，日齢とともに容量を増す ●成人に比べ縦型で，噴門部の下部食道括約筋の緊張が緩く，排気が起こりやすい構造である ●空気嚥下が多い児では排気の確認が大切である ●右側臥位，腹臥位のほうが胃内の通過時間は早い →「50 初期嘔吐」参照
哺乳行動	●効果的な乳汁摂取ができているか ●呼吸と嚥下の協調 ●吸啜，嚥下運動，蠕動運動の協調	●効果的に乳汁を摂取するためには，口唇で乳房の周囲を閉鎖し，舌が口蓋と乳首とともに閉鎖した空間をつくる必要がある．この密閉された空間の圧（吸啜圧）は−150 mmHg に達するといわれる．舌と口蓋で乳首を圧迫する圧出圧は吸啜圧の半分から 1/3 程度である ●日齢の早い時期では吸啜圧はなく，圧出圧は不規則であるが，成熟に伴って次第に吸啜圧，圧出圧ともに規則的になり，圧も高くなり，哺乳行動が確立する ●正期産児でも生後48時間以内は呼吸と嚥下の関係が一定しない．生後4〜5日で安定したパターンになる ●吸啜と嚥下の安定した協調運動ができるようになるには正期産児でも数日を要する ●乳汁を嚥下すると食道に蠕動が起こり，胃へ運ばれる．この嚥下運動と蠕動運動が協調できるようになるまで数日を要する ●早産児の哺乳力の発達は成熟に伴って得られる

852

4. 新生児期の養護・環境の診断

【目的】
- 新生児の発育に必要な養護がされているかを判断する.
- 新生児の生活に適切な環境が提供されているかを診断する.
- 母親,家族の反応を観察し,新しい家族を迎えるための準備状態を評価する.

【ポイント】
- 新生児の発育には周囲の環境の影響が大きい.
- 褥婦の育児行動の観察と併せてアセスメントする.
- 家族間の絆を支援し,児を新しい家族の一員として迎え入れる準備が整っているか確認する.

| 1 養護 | 2 入院環境 | 3 退院後の生活環境 | 4 母子関係 | 5 家族関係 |

情報収集	アセスメントの視点	留意点・根拠
栄養	● 初回授乳はいつか	⊃ 初回授乳開始はいつか確認する
		⊃ 出生後 30 分以内に乳頭をくわえる機会をもつよう援助されているか **根拠** 新生児は出生直後覚醒状態にあり,この時期に授乳を開始することによって母子関係によい影響を与えること,児の母乳摂取量の増加が認められることなどが指摘されており,その重要性が強調されている.しかし,このときは栄養面より母子関係の樹立に与える効果が大きい
		⊃ 児の睡眠-覚醒のサイクルを大切にしながら授乳を試みる **根拠** 新生児は出生後,反応第 1 期に続く数時間は休息・睡眠の時間であり,その時期に授乳を試みても成功しない.再び活動を始める反応第 2 期に授乳を始める
	● 哺乳量は適切か	⊃ 1 日に必要なエネルギー量(基礎代謝,体温調節,発育,活動など)は 120 kcal/kg/日といわれる(米国小児科学会,表 47-15) **根拠** 新生児に必要な 1 日のエネルギー量は日齢,運動量,環境の影響を受けて変化する
		⊃ 成乳のエネルギー量をおよそ 60～70 kcal/dL とすると,3,000 g の児では 500 mL/日以上の哺乳量が必要となる **根拠** 日本人の食事摂取基準(2015 年)では,母乳のエネルギー量を 66.3 kcal/dL としている[6]
		⊃ 消化能力,胃容量から,6～8 回以上に分けて哺乳する.自律哺乳の児では 10～12 回になることがある
		⊃ 規則的授乳・人工乳の児では,生後 1 週間は,1 回授乳量＝日齢×10 mL で 1 日 7～8 回,あるいは 1 回授乳量＝(日齢＋1)×10 mL で 1 日 6 回を目安にする.2 週間で 80 mL/回,1 か月頃では 100～120 mL/回(1 日量 600～700 mL)とする
		⊃ 基本的に,出生後 2～3 日は母乳が出なくても糖水や人工乳を与える必要はないが,まれに水分の補給が必要な児がいるので全身状態の観察が必要である(表 47-16) **根拠** 正常新生児では,出生後 2～3 日は蓄積された水分や栄養素を消費することで生活は可能である
		⊃ 溢乳(いつにゅう),吐乳はないか観察する
	● 児に適した乳汁の種類が選択されているか	⊃ 児に適した乳汁が選択されているか **根拠** 母乳が最も優れており,母乳が禁忌になる例は少ない
		⊃ 人工乳を選択する必要がある児には目的に合ったミルク

47
新生児のアセスメント

853

第4章　新生児期　　1. 新生児の生理とアセスメント

■表47-15　新生児に必要なエネルギー量
　　　　　（米国小児科学会）

基礎代謝	50
身体運動	15
体温調節	10
特異動的作用	8
（specific dynamic action）	
便・尿中喪失	12
発育	25
合計	120 kcal/kg/日

■表47-16　母乳不足の見分け方

・授乳時間が30分以上かかり，なかなか乳頭を離さない
・授乳後1時間程度でほしがって泣き出す
・体重増加不良
・尿量，尿回数の減少
・便秘が続く
・不機嫌

栄養 （つづき）		を利用する．アレルギー用ミルクなど，特殊に調整されたものが必要な児には適したものを選択する
		❏母乳による垂直感染が問題となるヒトT細胞白血病ウイルスⅠ型（HTLV-Ⅰ）感染症では，母乳栄養を行うか人工乳にするか，家族の意向に沿って決定されることが大切である．母乳を選択する場合は，影響を最小にするために授乳期間の短縮，あるいは搾乳後凍結・解凍して与えるなどの方法がとられる
	●哺乳方法は適切か	❏児が苦しくない姿勢で抱かれ，授乳されているか　**根拠**児は乳頭をうまく口に含み，吸啜運動ができていることが必要である．生後1～2日は3～5分程度，乳汁分泌が良好になれば15～20分程度で終了できる
		❏片方の乳房で哺乳量は足りているか　**根拠**最初の1週間は左右乳房で与える交互哺乳でもよいが，その後は1回に片方の乳房を十分に吸わせるようにする．1回の哺乳中の成分は，初めの40 kcal/dLから終わり頃の100 kcal/dLに変化するので，左右の最初だけを与えると，量は十分でも栄養は不十分になる[7]
		❏自律哺乳が行われているか　**根拠**児に授乳のリズムができるまで2か月くらい要するといわれる
		❏母子同室にすることで，欲しがるときに授乳することができ，母乳栄養確立につながる
	●母親は母乳哺育に意欲をもっているか	❏母親は授乳に意欲をもっているか確認する
	●母親は母乳哺育に必要な育児技術をもっているか	❏母親は授乳に必要な技術を獲得しているか →「37 産褥期のアセスメント」の「育児技術の獲得」の項（p.676）参照
与薬	●点眼	❏クラミジアなどによる結膜炎を予防するため，抗菌薬の点眼を生後1時間前後に行う
	●ビタミンK₂シロップは確実に服用したか	❏ビタミンK欠乏性出血を予防するため，ビタミンK製剤の経口投与が行われる．出生後24時間以内と生後1週間，生後1か月にビタミンK₂シロップ1 mgを投与する．確実に服用されていることを確認する　**根拠**新生児はビタミンKのレベルが低く，頭蓋内出血や消化管出血を起こすと後遺症を残すことが多い
		❏嘔吐することなく，確実に服用されたことを確認する
保温	●適切な温度環境が保たれているか	❏新生児室，病室は適切な温度に保たれているか
		❏児の衣服を脱がせて観察をするときはラジアントウォー

854

保温 (つづき)		マーを使用するなどの配慮が必要である ⮕温度環境を整え，対流，伝導，輻射，蒸散という熱喪失 ルートを極力抑える対策がとられているか観察する
	●適切な寝具が用いられているか	⮕寝具の素材は適切か　根拠 季節に合わせ吸湿性に富み， 保温効果があるものが選ばれているか確認する ⮕寝具の枚数は適切か　根拠 新生児に触れて，四肢末端に 冷感があるようなら掛けものを1枚追加し，背部に汗を かいているようなら1枚減らして様子をみる
	●湯たんぽの使用方法は適切か	⮕湯たんぽを使用するときは寝具を温めることを目的と し，直接児に触れる位置に置かない　根拠 低温やけどを 起こさないように十分な注意が必要である ⮕温湯が漏れないことを確認して使用しているか．看護用 具の点検がなされているか確認する
衣服	●外気温に適した衣類を着用して いるか	⮕外気温に適した素材の衣類を着用しているか．また，適 切な枚数で調整できているか観察する ⮕皮膚温が36.5～37.5℃に維持されるよう，衣服で調整で きているとよい　根拠 新生児の体温は環境の影響を受け やすい ⮕低出生体重児では帽子を着用することも効果がある．
	●新生児の大きさに適した衣類を 着用しているか ●清潔な衣類を着用しているか	⮕衣類は身体を締めつけない，ゆったりしたものを選び， 手足が自由に動かせているか確認する ⮕衣服は清潔なものが使用されているか確認する ⮕最低1日1回交換しているか．また，汚染したときは随 時交換されているか確認する
	●おむつ	⮕おむつ（おむつカバー）が新生児の呼吸や下肢の運動を妨 げていないことを確認する　根拠 おむつ（おむつカバー） の固定用テープは1～2指挿入できる程度の余裕を持た せ，腹部を圧迫しないように調節する
清潔	●身体の清潔は保たれているか	⮕沐浴，全身清拭は適切に行われているか確認する ⮕体温低下を防ぐために，出生直後の沐浴を行わない施設 が多い ⮕近年，入院中は沐浴を行わず，ドライテクニックにする 施設が増えてきている．しかし，頸部，殿部，陰部，皮 膚のくびれた部分は汚れやすいので，丁寧に清拭した り，部分的に洗うなどのケアを追加することも必要であ る ⮕排尿排便があったときは，適宜おむつの交換がされてい るか　根拠 おむつかぶれなどの皮膚炎を起こさない
	●清潔な寝具が使われているか	⮕リネン類は清潔なものが使用されているか確認する

| 1 養護 | 2 入院環境 | 3 退院後の生活環境 | 4 母子関係 | 5 家族関係 |

情報収集	アセスメントの視点	留意点・根拠
新生児室 の環境	●室温 ●湿度 ●音 ●照明 ●付帯設備	⮕室温は24～26℃，湿度50～60％に保たれているか確認 する　根拠 中性温度環境を維持することが必要である ⮕コットは太陽光線，暖房機，光線療法のライトなどの光 源から離して置く　根拠 急速な体温上昇によって無呼吸 発作，脱水を誘発するのを防ぐ

第4章　新生児期　　1. 新生児の生理とアセスメント

新生児室の環境（つづき）		◯新生児の観察には，照明は白色蛍光灯を用い，500 ルクス（lux）以上の明るさが必要である ◯新生児室に付帯して，調乳室，沐浴室，診察室および隔離室が設置されていることが必要である
母子同室・異室	●母子同室・異室の利点，欠点を理解しているか ●母親の希望に沿って選択されているか	◯母子同室の利点を理解して，適切に実施されているか確認する　根拠母子の愛着形成促進，母乳育児の推進，育児技術の獲得促進，育児不安の軽減，感染予防などの利点がある．母親・家族の希望に沿って実施する ◯ニーズに応じて児を新生児室に預かる態勢がとられているか確認する　根拠母親の疲労が強いとき，母から児へ感染の危険があるとき，母親の不安が強いとき，児に医療介入が必要なときなどは，母子同室は適切ではない
感染防止	●感染防止は図られているか	◯新生児室のコットの間隔は 60 cm 以上開ける ◯新生児のケアに使用する機器の消毒が徹底されているか確認する．感染症罹患の有無にかかわらず，他の新生児と医療機器，リネン類，哺乳瓶の共用をしない ◯看護者は「一処置一手洗い」の原則を守る．スタンダードプリコーションに沿って感染対策・予防処置が行われているか判断する ◯感染症をもつ人との接触を避ける配慮がされているか確認する．職員の健康管理，面会者の制限など，必要に応じて予防対策を講じる ◯室内の清掃は専用モップでの拭き掃除とし，ほこりが舞い上がらないように注意する
事故防止	●取り違え事故が起こらない配慮がされているか ●事故防止に対する配慮がされているか ●誤飲・窒息に対する配慮がされているか	◯母子標識は第1識別を臍帯切断前に装着するのが原則である ◯母子標識は複数個つけ，身体から外れないものが用いられているか確認する ◯同姓の褥婦がいるときはフルネームを確認するなどの配慮がされているか確認する ◯転落防止の配慮がされているか．児の移動には移送用コットを使用する，処置台，体重計などに載せたときは目を離さない，などの注意がはらわれているか観察する ◯看護者，母親などの転倒による転落事故がないよう，床が滑らない，つまずきやすいものがない，などの注意がはらわれているか，環境を観察する ◯コットや処置台の近くに，落下する可能性のあるものはないか，環境整備に注意をはらうことが必要である ◯授乳後，十分な排気ができているか．不十分と思われるときは顔を横に向けて寝かせ，吐乳しても誤飲しないように配慮する ◯寝具は適度な硬さのものが用意されているか確認する　根拠窒息の原因となるような枕や毛布は避ける ◯腹臥位をとる場合はモニタリングや監視できる環境で行う　根拠腹臥位は乳幼児突然死症候群（SIDS）のリスク因子でもあり，原則として行わない

856

| 事故発生時の対応 | ●事故発生時の対応のしかたは周知されているか | ⮕事故発生時の報告に関するルールは確立しているか **根拠**家族への説明担当者を1人決めておくなど，情報を錯綜させないことが大切である
⮕火災，その他の災害発生時の避難誘導，新生児の搬出に関するマニュアルが作成されているか．また，職員に周知徹底されているか確認する |

| 1 養護 | 2 入院環境 | **3 退院後の生活環境** | 4 母子関係 | 5 家族関係 |

情報収集	アセスメントの視点	留意点・根拠
生活環境	●ベッドの位置は適切か	⮕ベッドは直射日光，風の当たるところに置かない **根拠** 児は環境の影響を受けやすいので，高体温・低体温を招く環境にベッドを置かないことが原則である ⮕寝具，衣類を調節して，望ましい体温が維持できるように注意する **根拠**温度，湿度は入院中ほどコントロールできない．寝具の中にある手足が冷たくない，汗をかいていないことを目安にするとよい ⮕家族の目の届くところで，話しかけられたり，触れられたりすることができる場所にあるとよい
育児用品	●育児用品の準備はできているか	⮕衣類，寝具，沐浴用品，その他新生児の生活に必要な物品は準備されているか確認する **根拠**妊娠期に育児用品の準備を進めることで愛着を強め，母親としての意識が育つ
事故防止	●家庭内での事故防止に配慮されているか	⮕ベッドは落下しやすいものがある位置に置かない ⮕ベビーベッド，ソファーなどから転落することがないよう配慮されていることを確認する

| 1 養護 | 2 入院環境 | 3 退院後の生活環境 | **4 母子関係** | 5 家族関係 |

情報収集	アセスメントの視点	留意点・根拠
出生直後の面会	●対面時の母親の反応はどうか	⮕出生後30分間は，児は覚醒状態にあり，母子の対面はこの時期に行う ⮕対面時，母親は新生児に対してどのような行動を示したか．見つめる，触れる，声かけなどの動作を観察する ⮕対面時の感想を言語でどのように表現しているか．児の誕生を喜ぶ言葉や態度が表明されているか観察する
	●新生児の反応はどうか	⮕新生児の反応はどうか．見つめる，表情の変化はあるか観察する
愛着行動	●母親の愛着行動がみられるか	⮕出生後すぐにスキン to スキンケア（カンガルーケア）を行うことが母子関係の確立に及ぼす影響は大きい **根拠** 母子間の愛着形成に与える皮膚接触の重要性が知られている ⮕母子双方が相手の発する刺激・反応に呼応しているか観察する．母が児の泣きの意味をとらえられるようになるまで数週間が必要である →「37 産褥期のアセスメント」の「児の受容・愛着形成」の項(p.674) 参照

新生児

47

新生児のアセスメント

857

第4章　新生児期　　1. 新生児の生理とアセスメント

| 1 養護 | 2 入院環境 | 3 退院後の生活環境 | 4 母子関係 | 5 家族関係 |

情報収集	アセスメントの視点	留意点・根拠
父親役割	●父親としての自己をどのように認識しているか	➡父親としての肯定的自己概念をもっているか確認する ➡父親は父親役割を獲得・遂行しようとしているか観察する
	●初回対面時の父親の反応はどうか	➡対面時，父親は新生児に対してどのような行動を示したか，見つめる，触れる，声かけなどの動作を観察する ➡対面時の感想を言語でどのように表現しているか，児の誕生を喜ぶ言葉や態度が表明されているか観察する
	●父親の養育行動	➡児のケアに積極的に参加しているか観察する．参加できていないときは障害になっている因子を探る
	●新生児の反応はどうか	➡新生児は父親からの働きかけに対してどのような反応を示しているか観察する．母親と同様に，見つめる，表情の変化などを観察する
家族・役割関係	●家族は児の誕生を喜んでいるか	➡家族は新しい家族を受け入れる準備ができ，児の誕生を喜んでいることを確認する
	●児の人的資源に問題はないか	➡ **根拠** 新生児の成長・発達には周囲の環境の影響が大きく，適切な刺激を与えられることが必要である．丁寧に扱われ，話しかけられたり，適切な養護を受けていると感じられる環境が提供されなければならない． →「37 産褥期のアセスメント」の「家族・役割関係」の項(p.679)参照

858

5. 新生児期の看護診断

【ウエルネスの視点】
#1　新生児が日齢に応じた発育を遂げている
#2　胎外生活への適応が進んでいる／順調である
#3　適切な方法で栄養摂取ができている
#4　家族の育児行動が適切である

ウエルネスの視点

視点	看護診断	看護目標（看護成果）
#1 日齢に応じた発育を遂げている	**乳児行動統合促進準備状態** **診断指標** □刺激に対する反応 □安定した生理学的測定値	〈長期目標〉健康状態に問題がなく，日齢相応の発育を遂げる 〈短期目標〉発育状態が正常範囲を逸脱しない
#2 胎外生活への適応が進んでいる／順調である	**乳児行動統合促進準備状態** **診断指標** □明確な睡眠・覚醒状態 □刺激に対する反応 □安定した生理学的測定値	〈長期目標〉胎外生活への適応に問題がない 〈短期目標〉1)バイタルサインに異常がみられない．2)適切な養護環境が提供される．3)胎外生活への適応を阻害する因子が発生しない
#3 適切な方法で栄養摂取ができている	**母乳栄養促進準備状態** **診断指標** □乳児の月齢に応じた適切な排泄パターン □乳児の月齢に応じた適切な体重パターン □乳児が母乳を飲みたがる □母親と乳児の間に効果的なコミュニケーションパターンがある □授乳後，乳児が満足している □乳児が規則的で持続的な吸啜/嚥下を行っている	〈長期目標〉母乳栄養が確立する 〈短期目標〉1)必要な哺乳量を摂取できる．2)適切な授乳方法が提供されている．3)適切な排泄パターンが維持されている．4)体重増加が正常範囲内で推移する
#4 家族の育児行動が適切である	**家族機能促進準備状態** **診断指標** □家族のエネルギーレベルが日常生活活動を支えている □家族機能が家族構成員のニーズを満たしている □家族役割が発達課題に適している	〈長期目標〉家族から適切な養護を受けられる 〈短期目標〉1)家族にニーズを伝えることができる．2)家族の養育行動を引き出すことができる．3)養育者(多くは母親)との呼応が進む

新生児

47 新生児のアセスメント

●引用文献
1) 仁志田博司：新生児学入門 第4版，p.306，医学書院，2012
2) 住田　裕：その他の神経症状，周産期医学37(増刊号)：418-420，2007
3) 武谷雄二(総編)：正常分娩，新女性医学大系25，p.251，中山書店，1998
4) 塚本桂子：心拍呼吸モニター，周産期医学38(増刊号)：425-427，東京医学社，2008
5) 菅沼広樹，他：胎児・新生児の消化管の発達—新生児の便—，周産期医学41(増刊号)：492-494，2012

第 4 章　新生児期　　1. 新生児の生理とアセスメント

6）菱田明，他監：日本人の食事摂取基準：厚生労働省「日本人の食事摂取基準（2015 年版）」策定検討会報告書，p.72，第一出版，2015
7）玉井浩：母乳栄養の実際，五十嵐隆（編），小児科学 改訂第 10 版，pp.226-227，文光堂，2011

●参考文献
・武谷雄二（総編）：新生児とその異常，新女性医学大系 31，中山書店，2000
・近藤昌敏：新生児成熟度の評価，周産期医学 36 増刊号：401-405，東京医学社，2006
・日本産科婦人科学会（編）：産科婦人科用語解説集 第 2 版，金原出版，1997
・我部山キヨ子，武谷雄二（編）：助産学講座 8，[3] 新生児期・乳幼児期，助産診断・技術学Ⅱ，第 4 版，医学書院，2008
・周産期医学編集委員会編：周産期医学必修知識 第 7 版．周産期医学 41（増刊号），2011
・日本産科婦人科学会，日本産婦人科医会（編・監）：産婦人科診療ガイドライン―産科編 2014．日本産科婦人科学会，2014
・河野由美：新生児の聴覚スクリーニング．周産期医学 41（増刊号）：1024-1025，2011
・村山圭：先天性代謝異常のマス・スクリーニング．周産期医学 41（増刊号）：1021，2011
・山口清次：タンデムマス．周産期医学 46（6）：800-801，2016
・先天性代謝異常の新しい検査法（タンデムマス法）について．厚生労働省母子保健通達（0331 第 1 号），2011

2

新生児の異常とケア

48 新生児仮死

長谷川恵子

目でみる疾患

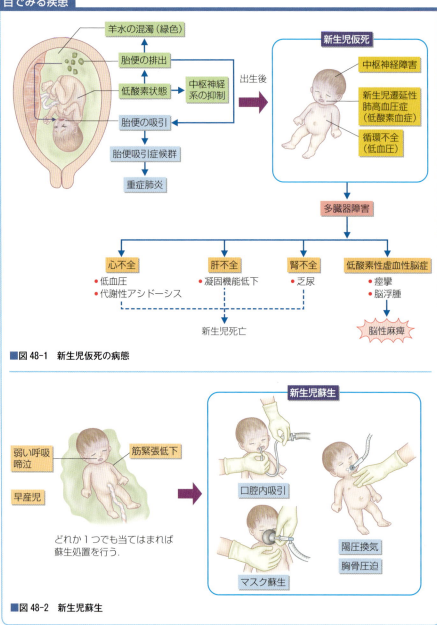

■図 48-1 新生児仮死の病態

■図 48-2 新生児蘇生

病態生理

新生児仮死は「原因のいかんを問わず，出生児にみられる呼吸循環不全を主徴とする多臓器障害を伴う症候群」である．呼吸循環不全のため低酸素血症，高炭酸ガス血症，代謝性アシドーシスが混在している．

- 新生児遷延性肺高血圧症(persistent pulmonary hypertension of newborn：PPHN)：新生児仮死に伴うアシドーシスや胎便吸引症候群などによる肺拡張不全や酸素不足が出生時に起こると，肺血管は拡張せず，持続的な収縮を起こす．このため，肺血管抵抗は下がらず血流が増加しないため，左心房に還流した血液の酸素分圧は上昇しない．全身への酸素供給は非常に不良となり，吸入酸素濃度を上昇させて肺胞内が酸素で満たされても，肺の血流量の増加が得られず，肺血管の弛緩に至らないため，チアノーゼは改善しない．この悪循環が断ち切られなければ死に至る．
- 新生児仮死による循環不全は各臓器の血流低下の原因となる．そのため重症新生児仮死では腎不全，肝不全などの多臓器不全やそれに伴う播種性血管内凝固(DIC)などを起こすが，一番問題になるのは脳への循環血液量低下によって起こる脳細胞障害である．この脳細胞障害を低酸素性虚血性脳症といい，新生児仮死児の予後を決定する因子となる(図48-1)．

病因・増悪因子

- 分娩前の慢性的な低酸素血症や分娩前・分娩中に繰り返しさらされる低酸素血症，および児自身の状態が悪く出生時にしっかりと啼泣せず呼吸が確立されなかった場合に新生児仮死となる．
- 胎盤機能低下(妊娠高血圧，臍帯辺縁付着など)．
- 前置胎盤，常位胎盤早期剝離．
- 臍帯脱出，臍帯過捻転，臍帯真結節，臍帯巻絡．
- 早産．
- 子宮内感染症．
- 胎児先天異常，胎児染色体異常．
- 肺低形成，胎便吸引症候群，気胸などによる重度の呼吸不全，など．

疫学・予後

- 出生した新生児の約10%には新生児仮死を認め，蘇生処置が必要といわれている．
- 日本では新生児死亡原因の約7%が新生児仮死であり，救命された児のうち，年間300人前後が，その後に脳性麻痺と診断されている．

診断・検査値

●アプガースコア
- 心拍数，呼吸，筋緊張，反射，皮膚の色の5項目について全身状態を評価する(表48-1)．
- 出生後1分，5分で評価を行うが，1分値は出生時の状態を反映し，5分値は児の神経学的予後を反映するといわれている．
- アプガースコアは主観的であり採点者により異なる可能性があること，また，早産児では筋緊張がもともと弱く過小評価になりやすいため，絶対的なものではないことに注意を要する．

●臍帯動脈血pH
- 臍帯動脈は胎児から胎盤へ向かう血管であり，その血液ガスの値は児の状態を直接反映する．そのため臍帯動脈血pHが胎児低酸素血症の評価にも用いられている．
- pH 7.00未満であると，神経学的な予後が不良であると考えられている．

●胎便による羊水の混濁
- 哺乳動物は低酸素血症に陥ると脳の血流を維持するため腸管，腎臓，皮膚などの生命維持に不必要な臓器の血液を一時的に低下させ，その血液を脳に送る性質がある．そのため低酸素血症に陥った胎児は腸管血流が低下し，肛門括約筋が緩んで子宮内で排便する．この排泄された胎便で羊水は緑色に混濁するため，新生児仮死として出生した際，羊水が混濁していることが多い．
- 低酸素血症によりあえぎ呼吸となった胎児が排泄された胎便を気道内に吸引すると，胎便吸引症候群とよばれる重症肺炎を引き起こす原因となり，出生後も重症換気不全を伴う．

新生児

48
新生児仮死

第4章　新生児期　　2. 新生児の異常とケア

■表48-1　アプガースコア

	0	1	2
心拍数	ない	100回/分以下	100回/分以上
呼吸	ない	弱い泣き声／不規則な浅い呼吸	強く泣く／規則的な呼吸
筋緊張	だらんとしている	いくらか四肢を曲げる	四肢を活発に動かす
反射	反応しない	顔をしかめる	泣く／咳嗽・嘔吐反射
皮膚の色	全身蒼白または暗紫色	体幹ピンク／四肢チアノーゼ	全身ピンク

5項目の総合計点をアプガースコアとする（満点10点）.
　　8点以上…正常　　　4〜7点 …中等度仮死　　　3点以下…重症仮死

治療法

● 治療方針
● 新生児仮死の蘇生を適切に行い，できるだけ早く呼吸循環を再確立させることが児の予後改善につながる．そして，低酸素性虚血性脳症による重篤な神経学的後遺症（脳性麻痺）を回避することが治療を行ううえでの最重要ポイントである．

● 新生児蘇生（図48-2）
● 米国循環器学会／米国小児科学会が推奨する新生児蘇生プログラム（Neonatal Resuscitation Program：NRP）に沿った日本版新生児蘇生法（Neonatal Cardio-Pulmonary Resuscitation：NCPR）の講習会による受講認定が全国で盛んに行われている．医師以外の医療従事者や学生も受講でき，2016年6月現在，認定者数は6万人を超えている（www.ncpr.jp参照）.
● 蘇生の手順は以下のとおりである．
　①蘇生に必要な物品の確認（酸素供給源，吸引装置，蘇生用マスクと換気バッグ，挿管セットなど），必要な人員の確保（重症仮死が予想される場合，2人以上は必要である）.
　②満期産でない，啼泣していない，筋緊張がない，の3項目のいずれかに当てはまる場合，何らかの蘇生処置が必要である．児の状態を概ね30秒ごとに再評価をしながら酸素投与，口腔内吸引，陽圧換気などの必要な処置を行う．
　③吸引，酸素投与でチアノーゼ，徐脈が続く場合，マスクバッグまたは気管挿管での陽圧換気を行う．
　④陽圧換気で改善がない場合，胸骨圧迫（心マッサージ）を行う．陽圧換気と胸骨圧迫は2秒間に3対1の割合で行う．
　⑤さらに改善がない場合は，カテコールアミン系薬剤であるアドレナリン（ボスミン）の静注または気管内投与を行う．

● 薬物療法
〈新生児仮死に対する治療〉
Px 処方例 心停止のとき
● 10倍に希釈したボスミン〔ボスミン注　1A（1 mg/mL）＋生理食塩液9 mL〕を0.1〜0.3 mL/kg　臍静脈あるいは末梢静脈に投与　←カテコールアミン系薬剤
　※投与後，生食1 mLでフラッシュする．

Px 処方例 アドレナリン（ボスミン）に反応不良で循環血液量の低下が疑われるとき
● 生理食塩液10 mL/kg　5〜10分かけて静注

Px 処方例 代謝性アシドーシスが疑われるとき
● 2倍希釈メイロン（メイロン注10 mL＋注射用蒸留水10 mL）を2 mL/kg　ゆっくりと静注　←アシドーシス治療薬
〈新生児遷延性肺高血圧症に対する治療〉
● 高い呼吸器設定を要する場合，高頻度振動換気（HFOV：high frequency oscillatory ventilation）が使用されることがある．
● 肺動脈を拡張させ肺血管抵抗を低下させるために，一酸化窒素吸入療法が行われる．
● 血管拡張薬〔プロスタグランジン（PG）製剤，ホスホジエステラーゼ（PDE）Ⅲ阻害薬〕が使用される．

864

■表 48-2　新生児仮死の主な治療薬

分類	一般名	主な商品名	薬の効くメカニズム	主な副作用
カテコールアミン系薬剤	アドレナリン	ボスミン，アドレナリン注 0.1% シリンジ	心筋に作用して心拍再開，収縮力増強，心拍数増加を起こす	血圧異常上昇，肺水腫，心停止，不整脈
アシドーシス治療薬	炭酸水素ナトリウム	メイロン，重曹	アシドーシスに用いて体液を正常な pH に戻す	高ナトリウム血症，高浸透圧による脳出血
抗てんかん薬	フェノバルビタール	フェノバール，フェノバルビタール	シナプス伝達抑制による抗痙攣作用	傾眠傾向
	ジアゼパム	セルシン	GAB 受容体の機能を亢進して抗痙攣作用を示す	呼吸抑制
催眠・鎮静薬	ミダゾラム	ドルミカム		
利尿薬	合剤	グリセオール	高浸透圧にすることで水分を血管内に引き込む	アシドーシス
プロスタグランジン(PG)製剤	アルプロスタジル(PGE₁)	注射用プロスタンディン，リプル，パルクス	血管拡張作用，動脈管拡張作用	症候性未熟児動脈管開存症(PDA)
ホスホジエステラーゼ(PDE) Ⅲ阻害薬	ミルリノン	ミルリーラ	強心作用，血管拡張作用	体血圧の低下

新生児

48
新生児仮死

Px 処方例
●注射用プロスタンディン　10〜20 ng/kg/分　←PG 製剤
●ミルリーラ注　0.25〜0.75 μg/kg/分　←PDE Ⅲ阻害薬

〈低酸素性虚血性脳症に対する治療〉
1)抗てんかん薬，催眠・鎮静薬

Px 処方例
●フェノバール注　初回 10〜20 mg/kg　維持量 5 mg/kg/日　←バルビツール酸系抗てんかん薬
●セルシン注　0.2〜0.5 mg/kg/日　←ベンゾジアゼピン系抗てんかん薬
●ドルミカム注(10 mg/2 mL/A)　0.1〜0.3 mg/kg/日　←ベンゾジアゼピン系催眠・鎮静薬
　※その他，ペントバルビタールカルシウム，リドカインなども用いる.
2)脳低体温療法
●頭部を冷却し脳温を 34〜35℃ とすることで，炎症による脳細胞障害の進行を抑制する.
3)脳浮腫治療薬

Px 処方例
●グリセオール注　10 mL/kg/回を 1 日 2〜3 回　約 3 日間投与　←利尿薬(脳浮腫治療薬)
　※利尿薬も用いる.

〈循環不全に対する治療〉
　・強心薬(ドパミン塩酸塩，ドブタミン塩酸塩など).
〈呼吸不全に対する治療〉
　・人工呼吸管理，酸素投与.
〈播種性血管内凝固(DIC)に対する治療〉
　1)新鮮凍結血漿.
　2)アンチトロンビンⅢ.
　3)蛋白分解酵素阻害薬.
〈胎便吸引症候群に対する治療〉
　1)人工肺サーファクタントによる気管内洗浄を行い気道内の胎便を除去する.
　2)肺高血圧を合併した場合は，血管拡張薬や一酸化窒素吸入療法を行う.
　3)肺炎に対し抗菌薬を投与する.

第4章　新生児期　　2. 新生児の異常とケア

新生児仮死の病期・病態・重症度別にみた治療フローチャート

■ **新生児蘇生法（NCPR）アルゴリズム**（日本蘇生協議会，2015）

**出生直後の
チェックポイント**
● 早産児
● 弱い呼吸・啼泣
● 筋緊張低下

すべて認めない

**ルーチンケア
（母親のそばで）**
● 保温
● 気道開通
● 皮膚乾燥
さらなる評価

いずれかを認める

**保温，体位保持，気道開通（胎便除去を含む）
皮膚乾燥と刺激**

自発呼吸なし
あるいは
心拍100/分未満

自発呼吸あり
かつ
心拍100/分以上

**呼吸と心拍を確認
（SpO₂モニタの
装着を検討）**

目標 SpO₂ 値	
経過時間	SpO₂ 値
1分	60% 以上
3分	70% 以上
5分	80% 以上
10分	90% 以上

人工呼吸[*1]
SpO₂ モニタ装着
ECG モニタ装着を検討

**努力呼吸と
チアノーゼの
確認**

なし

ともにあり

**SpO₂ モニタ装着
CPAP（持続的気道陽圧法）
または酸素投与**

60〜100/分未満　　100/分以上

心拍数確認

換気が適切か必ず
確認
気管挿管を検討[*2]

60/分未満

人工呼吸と胸骨圧迫（1：3）[*3]

**努力呼吸と
チアノーゼの
確認**

なし

ともにあり

人工呼吸を開始する

**蘇生後
のケア**

60/分以上

心拍数確認

換気が適切か必ず
確認
気管挿管を検討[*2]

60/分未満

**人工呼吸と胸骨圧迫に加えて，
以下の実施を検討する**
● アドレナリン
● 生理食塩水（出血が疑われる場合）
● 原因検索

心拍 60/分以上に回復したら
人工呼吸へ戻る[*1]

● 注意深く呼吸観察を継続
● 努力呼吸のみ続く場合は，原因検索と CPAP
　を検討
● 中心性チアノーゼのみ続く場合は，チアノーゼ
　性心疾患を鑑別する

出生

60
秒
以
内

体
温
維
持

*1　新生児仮死では，90% 以上はバッグマスク換気だけ
　　で改善するので急いで挿管しなくてよい．はじめ空気
　　で開始し皮膚色，または SpO₂ 値の改善がなければ酸
　　素を追加．
*2　適切に換気ができていない場合は，胸骨圧迫にステッ
　　プを進める前に，換気の確保・実施に専念する．
*3　1 分間では，人工呼吸 30 回：胸骨圧迫 90 回となる．

（一般社団法人日本蘇生協議会監：JRC 蘇生ガイドライン 2015，新生児の蘇生法，p.247，2015）

新生児仮死における新生児の看護

永澤 規子

看護過程のフローチャート

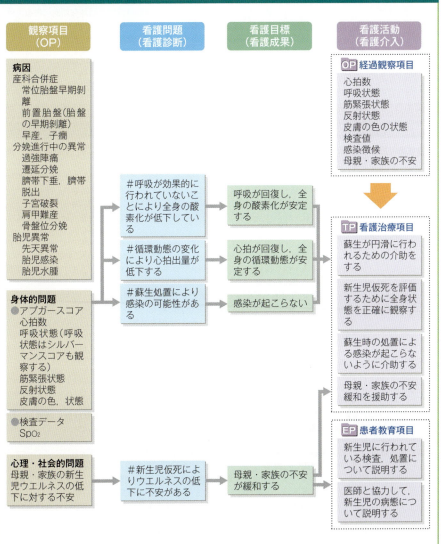

第4章　新生児期　2. 新生児の異常とケア

基本的な考え方

- 呼吸状態，循環動態の改善を図るための蘇生援助を行う．緊急性があり，迅速で正確な介助が求められる．
- 新生児仮死はアプガースコアによって評価される．正しい評価のために新生児の正確な観察が必要となる．
- 新生児仮死の病因を把握する．先天異常など新生児に問題がある場合は蘇生が困難な傾向にある．その場合は，病態に適した治療が行われ，その援助をする．
- 新生児ウエルネスの低下に対する母親・家族の不安がある．その緩和を図るための援助をする．
- ※新生児仮死の蘇生術後の管理は基本的には小児科となるので，本項目では産科領域として出生時の蘇生管理について記載した．また，新生児の蘇生開始は，アプガースコアによるものではないので注意する（アプガースコアの評価後の蘇生開始では遅い）[1]

| Step1 アセスメント | Step2 看護問題の明確化 | Step3 計画 | Step4 実施 | Step5 評価 |

情報収集	アセスメントの視点と根拠・起こりうる看護問題
全身状態の把握	**新生児仮死の程度を把握する．仮死の程度は通常アプガースコアで評価する．また，蘇生に対する児の反応も観察する．** ※アプガースコアは，心拍数，呼吸，筋緊張，反射，皮膚の色の5つの視点から新生児の全身状態を評価するものである．それぞれ，0〜2点で評価され，その点数を合計したもので評価をする．点数が低いほど全身状態は悪い（表48-1）． ● 出生時の在胎週数が短いほど，新生児の肺の成熟度は低く，新生児仮死の重症度は高くなる． ● アプガースコアは通常1分後と5分後に評価するが，新生児仮死では，蘇生に対する反応を詳細に把握するために1分後，3分後，5分後，10分後に観察する． ● 蘇生による予後を評価するために，アプガースコアが8点になるまでに要した時間を把握する場合もある． ● 新生児仮死の原因を把握する．原因が新生児にある場合（奇形，染色体異常などの先天異常），蘇生による回復が困難な傾向にある． ● 羊水の混濁度を把握する．胎児機能不全（低酸素状態）が起こると，胎児は子宮内で胎便を排泄する．その混濁度が著しく悪臭を放つほど，胎便の排泄が多いことや排泄からの時間が経過していることを示し，低酸素状態が重症であり胎児機能不全の発生から時間が経過していることを示す． ● 胎児機能不全の徴候が出現してから娩出させ，新生児蘇生開始までに要した時間は予後に影響する． ※呼吸・循環状態などの詳細については以下に記載． 🔍 **起こりうる看護問題：呼吸が開始されないことによる低酸素状態／循環不全状態／母親・家族の不安**
呼吸状態の観察	**自発呼吸の状態を把握する．また，呼吸障害の状態を表す指標としてシルバーマンスコアが用いられる．** ※シルバーマンスコアは，①胸壁と腹壁の動き，②肋間の陥没，③剣状突起下の陥没，④鼻翼呼吸，⑤呻吟（しんぎん）の5つの視点で呼吸を観察・評価する．それぞれ0〜2点で評価し，その点数を合計したもので呼吸状態を評価する．合計点数が高いほど呼吸状態は悪い． ● シルバーマンスコアで5点以上は呼吸状態が重症と評価される． ● 自発呼吸の状態は新生児の啼泣の状態で評価される． ● 全身のチアノーゼの状態を把握する．動脈血酸素飽和度が低いとチアノーゼは増強する． ● パルスオキシメータ（SpO_2）で身体の酸素化を評価する．SpO_2は，動脈血の酸素化の状態を把握する目安となる．

868

	●SpO₂値でアシドーシスの状態を把握する．アシドーシスが強い場合は，強い低酸素状態にあったことを示す．
	🔍 起こりうる看護問題：呼吸が開始されないことによる低酸素状態
循環状態の観察	**▌心拍数を把握する．新生児仮死では心拍数は徐脈となる．** ●出生直後に，迅速に聴診器で心拍数を確認する．高度徐脈(60/分未満)は胸骨圧迫（心マッサージ）開始の指標となる[2]． ●心拍モニタを装着し，心拍数の経過をみる． **🔍 起こりうる看護問題：循環不全状態**
母親・家族の不安	**▌母親・家族の新生児ウエルネスの低下に対する不安を把握する．** ●母親・家族に新生児の状態を説明し，その理解状況を把握する． ●家族の背景に子どもに対する過度の期待があると，母親・家族の不安は増強する． **🔍 起こりうる看護問題：不安**

Step1 アセスメント　Step2 看護問題の明確化　Step3 計画　Step4 実施　Step5 評価

看護問題リスト

#1　呼吸が効果的に行われていないことにより全身の酸素化が低下している(活動–運動パターン)
#2　循環動態の変化により心拍出量が低下する(活動–運動パターン)
#3　蘇生処置により感染の可能性がある(栄養–代謝パターン)
#4　新生児仮死によりウエルネスの低下に不安がある(自己知覚パターン)

看護問題の優先度の指針

●呼吸・循環状態の改善を図るための蘇生援助が最優先となる．また，蘇生の効果を評価するための観察も同時に正確に行う．母親・家族の不安が強いので，医師に確認のうえ，新生児に行われている検査や処置について，できる限り情報を提供し不安の緩和に努める．

Step1 アセスメント　Step2 看護問題の明確化　Step3 計画　Step4 実施　Step5 評価

1　看護問題	**看護診断**	**看護目標（看護成果）**
#1 呼吸が効果的に行われていないことにより全身の酸素化が低下している	**ガス交換障害** **関連因子**：換気血流不均衡 **診断指標** □動脈血ガス分圧値の異常 □呼吸パターンの異常 □皮膚の色の異常（チアノーゼ） □呼吸困難	〈長期目標〉呼吸が安定する 〈短期目標〉1)気道が確保される．2)換気の介助を受け，酸素化が保てる

看護計画	**介入のポイントと根拠**
OP 経過観察項目 ●在胎週数：出生時の在胎週数を把握する ●自発呼吸：有無と啼泣の強弱をみる ●呼吸状態：自発呼吸の状態をシルバーマンスコアに沿って評価する ●皮膚の色：チアノーゼや蒼白の有無と程度をみ	➡ **根拠** 在胎週数が短いと肺の成熟度が低く，新生児仮死となりやすい ➡ **根拠** 低酸素状態では呼吸が停止または困難な状態にある．自発呼吸の状態は新生児仮死の指標となる ➡ **根拠** シルバーマンスコアは，呼吸障害の評価に用いられる ➡ **根拠** 全身の酸素化が低下するとチアノーゼが強

る	くなる．また，皮膚色は新生児仮死の指標となる
●筋緊張：四肢の屈曲の程度でみる	➲**根拠**酸素化の低下により意識レベルが低下していると，筋緊張は低下する．また，筋緊張の程度は新生児仮死の指標となる
●刺激に対する反応：足底刺激や口腔，鼻腔の吸引刺激に対する反応をみる	➲**根拠**低酸素で意識レベルが低下していると，刺激に対して反応しない．刺激に対する反応は新生児仮死の指標となる
●動脈血ガス分析値：動脈血中の酸素分圧と pH を知る	➲**根拠**新生児仮死の客観的指標となる．酸素分圧が低く，アシドーシスであるほど仮死の重症度は高い
TP 看護治療項目	
●気道を確保する	➲鼻腔，口腔の順に吸引する　**根拠**新生児の呼吸は鼻呼吸である．鼻腔の吸引を優先して行い，気道を確保する．また，口腔内の吸引を行い，誤嚥による気道閉塞を防ぐ
●自発呼吸を誘発させるための刺激を与える	➲足底や背中を刺激する．足底はかかとから指の付け根に向けてこすり上げるように刺激する．背中は殿部から頭に向かって背骨をこすり上げるように刺激する　**根拠**新生児の皮膚刺激は，呼吸誘発に有効である
●マスク加圧で換気補助を行う	➲自発呼吸がない，あるいは心拍数が 100/分未満の場合はマスク加圧を行う　**根拠**マスク加圧により人工換気を行い，酸素化の低下を防止する[1)]
●気管挿管の介助を迅速かつ正確に行う	➲体重により喉頭鏡のブレードや気管チューブの太さが異なるので，体重に適したものを準備する ➲マスク加圧で酸素化の改善がみられない，あるいは，心拍数が 60/分未満の場合には，気管内挿管が検討される[2)]
●酸素を投与する	➲マスク加圧や気管挿管と同時に行う．投与量は医師の指示に従う　**根拠**全身の酸素化を改善する
●医師の指示により血管確保と投薬の準備をする	➲血管確保は医師が行うので，その準備をする　**根拠**重症仮死では，低酸素状態によるアシドーシス改善のために投薬（炭酸水素ナトリウム）が行われる
●パルスオキシメータを装着する	➲右手に装着する　**根拠**右手は動脈管の影響を受けない[2)]
●動脈血ガス分析の介助を迅速かつ正確に行う	➲**根拠** SpO_2 値は，新生児仮死の客観的指標となる
●保温する	➲新生児を蘇生するスペースを暖めておく．また，ウォーマーを使用しながら蘇生する　**根拠**低体温は呼吸・循環状態を悪化させる
EP 患者教育項目	
●母親・家族へ新生児に行われている検査，処置について説明する	➲緊急性があるため処置中は概略を説明し，落ち着いたところで詳しく説明する　**根拠**新生児仮死の説明を受け，新生児の状態を正しく理解することによって，不要な不安を排除できる

2 看護問題	看護診断	看護目標（看護成果）
#2 循環動態の変化により心拍出量が低下する	**心拍出量減少** **関連因子**：心拍数の変化，心拍リズムの変化 **診断指標** □徐脈	〈長期目標〉循環動態が安定する 〈短期目標〉心拍数が改善して循環血液量が保たれる

看護計画	介入のポイントと根拠
OP 経過観察項目 ● 心拍数：徐脈の程度を把握する ● 皮膚の色：チアノーゼや蒼白の状態をみる	● **根拠** 新生児仮死では，循環不全から徐脈が起こる．重症では心拍停止状態となる ● **根拠** 循環状態が不良であると皮膚色がチアノーゼや蒼白となる
TP 看護治療項目 ● 胸骨圧迫（心マッサージ）を行う ● 医師の指示により血管確保と投薬の準備をする ● 心拍モニタを装着する	● 高度徐脈（60/分未満）の場合は胸骨圧迫を行う **根拠** 用手的に循環を保つ ● 「看護問題#1」参照 **根拠** 循環を保つための投薬（アドレナリン）が行われる ● 出生直後より装着する **根拠** 心拍数の変化を継続的にみることができる
EP 患者教育項目 ※「看護問題#1」参照	

3 看護問題	看護診断	看護目標（看護成果）
#3 蘇生処置により感染の可能性がある	**感染リスク状態** **危険因子**：観血的処置（侵襲的処置）	〈長期目標〉感染が起こらない 〈短期目標〉1)蘇生による傷ができない．2)観血的処置が無菌操作で受けられる．3)滅菌した蘇生用具で蘇生が受けられる

看護計画	介入のポイントと根拠
OP 経過観察項目 ● 体温：変化をみる ● 感染指標の検査データ：変化をみる	● **根拠** 発熱は感染の徴候である ● **根拠** 白血球数やCRP値は感染で変化する（感染で白血球増加，CRP上昇）
TP 看護治療項目 ● 蘇生術で身体に刺激を与えるときは，皮膚を傷つけないように注意する ● 血管確保などの観血的処置を介助する ● 滅菌した挿管セットを準備する	● 足底や背中をこするときに強くこすりすぎない **根拠** 皮膚の損傷は感染リスクとなる．とくに早産児は皮膚が脆弱なので注意が必要である ● 無菌操作を遵守する **根拠** 血管確保の操作が病原菌曝露の機会となるので，無菌的に行うことが重要である ● 日常的に蘇生物品は滅菌管理である．滅菌物の使用期限にも注意する **根拠** 気管挿管時に気道を喉頭鏡のブレードで傷つける場合がある．そのとき器材から細菌に曝露されないように，ブレードは滅菌されていなければならない
EP 患者教育項目 ● 仮死状態が改善して母親が一緒にケアを行って	● 感染の具体的な徴候について説明する **根拠** 母

新生児

48 新生児仮死

第4章 新生児期 2. 新生児の異常とケア

いる場合には，体温変化などに注意するように母親に指導する | 親に指導することで，異常の早期発見につながる

4 看護問題 ／ 看護診断 ／ 看護目標（看護成果）

看護問題	看護診断	看護目標（看護成果）
#4 新生児仮死によりウエルネスの低下に不安がある	**不安** **関連因子**：満たされていないニーズ，状況的危機，現状への脅威 **診断指標** □苦悩 □心配する □不確かさ	〈長期目標〉不安が緩和する 〈短期目標〉1）不安の内容を表現できる. 2）新生児仮死の病態に関する正しい情報を得る

看護計画 ／ 介入のポイントと根拠

OP 経過観察項目
● 新生児仮死の程度：その回復状況も把握する

➡ **根拠** 新生児仮死の重症度が高いほど，あるいは回復が遅いほど母親・家族の不安は大きくなる

● 不安の内容：具体的内容と変化を把握する

➡ **根拠** 不安の内容に適した介入を行う

TP 看護治療項目
● 検査，処置，新生児のウエルネス状態について説明する

➡ 母親・家族が理解できるようにわかりやすく説明する **根拠** 情報を得ることで不必要な不安をもたない

● 不安を表現できるよう環境を調整する

➡ プライバシーが守られるように配慮する **根拠** 周囲に気兼ねして不安の表現をためらわないようにする

EP 患者教育項目
● 不安の内容や知りたい情報を自分で表現できるように指導する

➡ 表現方法を指導する **根拠** 不安，ニーズを正しく伝えることで，適切な介入を受けられる

Step1 アセスメント ▶ Step2 看護問題の明確化 ▶ Step3 計画 ▶ **Step4 実施** ▶ Step5 評価

病期・病態・重症度に応じたケアのポイント

【中等度仮死（出生1分後のアプガースコア4〜7点）】弱い自発呼吸や循環は保たれており，新生児の足底刺激や吸引刺激で回復することが多い．呼吸・循環動態が早急に回復するための援助を行う．また，回復が比較的早いため，産科の新生児室で管理されることもあるが，その場合でも，少なくとも生後24時間は，呼吸・循環動態の変化に注意して観察し，異常の早期発見，早期介入ができるようにする．母親・家族の不安を把握し，その緩和に向けた援助を行う．

【重症仮死（出生1分後のアプガースコアが0〜3点）】自発呼吸の欠如や循環不全状態が強く，蘇生への反応が遅い傾向にある．マスク加圧，気管挿管，胸骨圧迫などの積極的蘇生術が行われるので，その介助を行う．また，蘇生の評価を正確に行うため，モニタの装着，検査の介助などを迅速に行う．母親・家族の不安は非常に強いので，適切な情報の提供など，不安の緩和を図るように努める．重症新生児仮死の場合は，その後の回復過程の評価を継続的に行う必要があるので，新生児集中治療室（NICU）での管理となる．

看護活動（看護介入）のポイント

診察・治療の介助
● 鼻腔，口腔の吸引介助を行い，気道を確保する.
● 足底，背中などを刺激し，自発呼吸の開始を促す.
● 刺激で呼吸が回復しない場合は，マスク加圧を介助する.

- 気管挿管を行う場合は，その介助を行う.
- 血管確保を行う医師の介助を行う.
- 医師の指示により投薬が行われる場合は，その準備を行う.
- パルスオキシメーター，呼吸心拍モニタを装着し，蘇生の効果が観察できるようにする.
- 保温する.

母親・家族の心理・社会的問題への援助
- 新生児ウエルネスの低下に対する母親・家族の不安が緩和するように援助する.

Step1 アセスメント **Step2 看護問題の明確化** **Step3 計画** **Step4 実施** **Step5 評価**

評価のポイント

看護目標に対する達成度
- 蘇生により，呼吸状態および循環状態は改善されたか.
- 蘇生術によるその後の感染は起こらなかったか.
- 母親・家族の不安が緩和できたか.

- 参考文献
  1) 日本蘇生協議会(監)：第4章新生児の蘇生，JRC 蘇生ガイドライン 2015. p.243-289, 医学書院，2016
  2) 日本蘇生協議会(監)：図1 2015 版 NCPR アルゴリズム，JRC 蘇生ガイドライン 2015. p.247, 医学書院，2016

新生児

48
新生児仮死

第4章 新生児期　2. 新生児の異常とケア

新生児仮死における新生児の病態関連図と看護問題

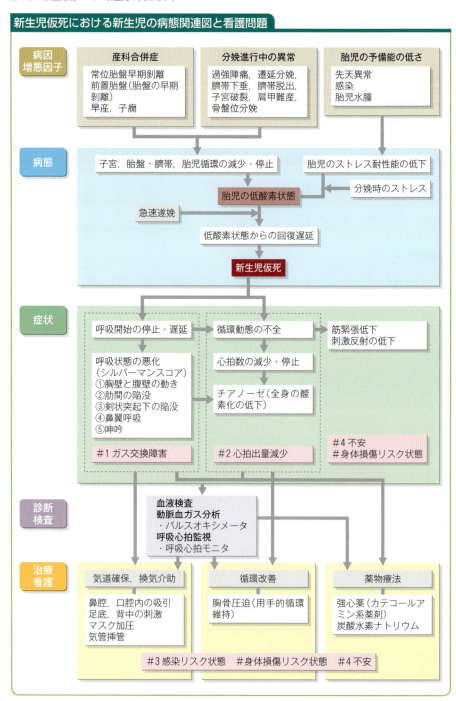

874

49 低出生体重児

長谷川恵子

目でみる疾患

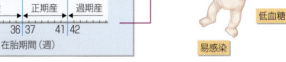

■図 49-1　低出生体重児の定義と生じやすい合併症

病態生理

低出生体重児とは，出生体重が 2,500 g 未満の新生児を指す．しかし，胎内での発育状況によって同じ出生体重でも出生後に起こる病態が異なってくるため，出生体重，在胎週数によって 3 種類の分類方法がある．

- ●出生体重による分類
  - ①低出生体重児：出生体重が 2,500 g 未満の新生児(超低出生体重児も極低出生体重児も含む)．
  - ②極低出生体重児：出生体重が 1,500 g 未満の新生児(超低出生体重児も含む)．
  - ③超低出生体重児：出生体重が 1,000 g 未満の新生児．
- ●在胎週数による分類
  - ①超早産児：在胎週数が 22 週以上 28 週未満の新生児．
  - ②早産児：在胎週数が 28 週以上 37 週未満の新生児．
  - ③正期産児：在胎週数が 37 週以上 42 週未満の新生児．
  - ④過期産児：在胎週数が 42 週以上の新生児．
- ●出生体重と在胎週数による分類
  - ①相当体重児(出生体重と身長も在胎週数相応の児)
    - ・AFD(appropriate for dates infant)……体重が基準値の 10〜90 パーセンタイルの児．
  - ②不当軽量児(在胎週数に比して出生体重が軽い児)
    - ・SFD(small for dates infant)……体重，身長ともに基準値の 10 パーセンタイルを下回る児．
    - ・LFD(light for dates infant)……体重のみが基準値の 10 パーセンタイルを下回る児．
  - ③不当重量児(在胎週数に対して出生体重が重い児)
    - ・HFD(heavy for dates infant)……体重が基準値の 90 パーセンタイルを上回る児．

第4章 新生児期　2. 新生児の異常とケア

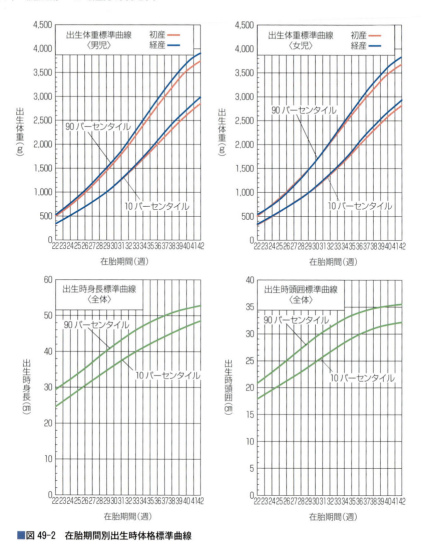

■図49-2　在胎期間別出生時体格標準曲線

（厚生労働科学研究班，2010）

病因・増悪因子

- 母体因子：早産，胎盤機能低下，喫煙，飲酒，若年・高齢妊娠など．
- 児因子：先天性感染症（サイトメガロウイルス，風疹，トキソプラズマなど），染色体異常（18トリソミーなど）．

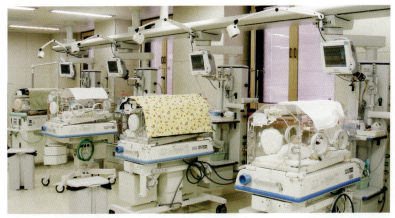
■図 49-3　NICU（新生児集中治療室）

症状

- 不当軽量児（いわゆる胎児発育不全）は低血糖，低体温，多血症，呼吸障害などを起こしやすい．
- 低血糖：低出生体重児はグリコーゲンの貯蓄が少ないため低血糖になりやすい．低血糖を早期に補正しなければ，その後に神経学的後遺症（脳性麻痺，てんかんなど）を残す危険性が高いため，低出生体重児は出生後血糖をチェックする．低血糖の症状は痙攣，無呼吸などである．
- 低体温：新生児は頭が大きく体重あたりの表面積が成人に比べて大きいため熱を失いやすい．とくに低出生体重児は皮下脂肪が少なくさらに熱を失うリスクが高く低体温となりやすい．
- 多血症：胎盤機能が低下し，胎児が低酸素血症になると赤血球数が増え多血症となる．赤血球数が増加すると血液が粘稠となり流れにくくなるため，血栓を起こすリスクが高い．SFD 児でみられ，痙攣，無呼吸，チアノーゼ，多呼吸，嘔吐などの症状がみられる．
- 電解質異常：カルシウムの貯蓄が少なく低カルシウム血症を起こしやすい．痙攣，易刺激性，無呼吸などがみられる．
- 呼吸障害：多呼吸，陥没呼吸，チアノーゼがみられることがある．

診断・検査値

- 出生体重 2,500 g 未満．
- 低血糖の臨床的診断基準：血糖値 40 mg/dL 未満．
- 多血症の臨床的診断基準：ヘモグロビン 22 g/dL 以上またはヘマトクリット 70% 以上．
- 電解質異常の臨床的診断基準：血中カルシウム 8.5 mg/dL 未満．

治療法

- 低出生体重児は 24 時間の継続的なモニタリングを行い，点滴や呼吸管理などの高度治療および看護が必要である．そのような病的新生児を収容し高度医療を行う病室を NICU（neonatal intensive care unit，新生児集中治療室）という（図 49-3）．
- 低体温：着衣やアンカなどによる保温，または保育器内での保温．
- 多血症：補液で改善しなければ部分的交換輸血（循環血液の一部を脱血し，同量の生理食塩液を点滴する）．
- 電解質異常：カルシウム製剤の点滴静注または内服．
- ●管理方法
- 保温：皮下脂肪が少なく容易に低体温に陥るため，閉鎖式保育器に収容し体温調節を行う（図 49-4）．
- 点滴：低血糖に対し補液（10% グルコース）を行う．
- 経管栄養：ミルクまたは母乳を，誤嚥を起こさずに吸啜・嚥下できるのは，在胎週数 35 週前後であ

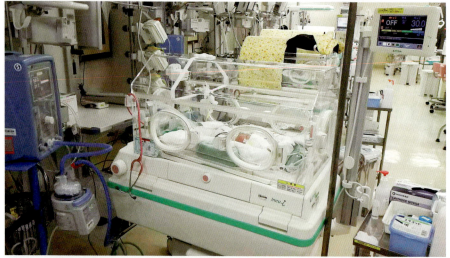
■図 49-4　閉鎖式保育器

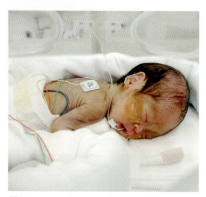
■図 49-5　胃管チューブによる経管栄養

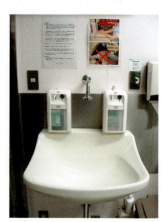
■図 49-6　手洗い設備

　　る．そのため，それ以前の早産児に対しては胃管チューブを挿入しミルク注入を行う．また，呼吸障害を認める児では，正期産児でも胃管チューブによる経管栄養を行う（図 49-5）．
- 感染予防：新生児，とくに低出生体重児は皮膚からの免疫防御機構が未熟なため，容易に敗血症を起こす．感染症の原因として，医療スタッフの手を介した水平感染がきっかけとなることも多い．感染予防のため，児の処置の前後は必ず消毒石けんによる手洗い，および速乾性アルコールの擦り込みによる手指消毒を行う（図 49-6）．
- ディベロップメンタルケア（発達ケア）：バイタルチェック，ミルク注入，おむつ交換などの頻回の処置や保育器の手窓の開け閉めによる音，NICU 内の照明などによる絶え間ない刺激が続くと，児の生理的睡眠が妨げられ，その後の精神発達に影響を及ぼすといわれている．そのため，「ミニマルハンドリング」とよばれる，必要以上に児に触らない治療・ケアを心がけることが重要である．また，子

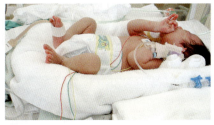

■図 49-7　巣ごもり

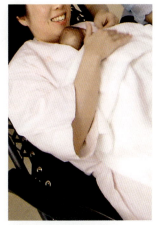

■図 49-8　カンガルーケア

宮内環境に近づけるために，室内の照度を落として暗くしたり，鳥の巣状にしたタオルなどの中に児を寝かせたり（巣ごもり），母（父）の素肌に直接児を寝かせるカンガルーケアなどが盛んに行われるようになっている（図49-7, 8）．

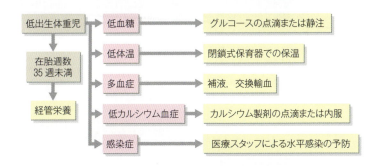

低出生体重児の病期・病態・重症度別にみた治療フローチャート

第4章 新生児期　2. 新生児の異常とケア

低出生体重児の看護

永澤　規子

看護過程のフローチャート

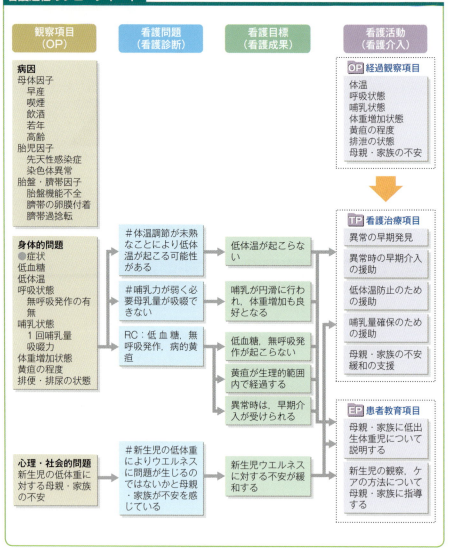

基本的な考え方

- ●低出生体重児に起こりうる問題として，無呼吸発作，低血糖，低体温，黄疸の増強，不十分な哺乳力とそれに伴う体重増加不良などがある．看護ケアでは，それらの状態を把握するための観察と早期介入に向けた援助を行う．
- ●新生児の体重が少ないことで，ウエルネス低下が生じるのではないかという不安を母親・家族はもつ場合が多い．それを緩和する支援を行う．
- ●母親・家族に低出生体重児の観察とケアの方法を指導する．

※低出生体重児とは出生体重が 2,500 g 未満を示すが，ここで記載する低出生体重児は，産科で管理する対象児とし，在胎 36 週以降，2,300 g 以上 2,500 g 未満の新生児で，他の疾患を合併していない児の看護ケアを示した．

| Step1 アセスメント | Step2 看護問題の明確化 | Step3 計画 | Step4 実施 | Step5 評価 |

情報収集	アセスメントの視点と根拠・起こりうる看護問題
全身状態の把握	**出生時体重の程度により全身状態への影響は異なる．当然，体重が少ないほど，身体機能の未熟性が強く，予備能も低い傾向にある．低出生体重児となった原因を把握し，低体重以外のリスク因子がないかを把握する．** ●低出生体重児となった原因を把握する．とくに，母体に基礎疾患があり，妊娠中にその管理のために投薬が行われていた場合は，新生児も薬物の影響を受けている場合があるので注意する． ※母体の基礎疾患による新生児への影響は，「第 1 章」の「19 心疾患合併妊娠」「20 腎疾患合併妊娠」「21 糖尿病合併妊娠」「22 喘息合併妊娠」「23 自己免疫疾患合併妊娠」を参照されたい． ●低体重の程度を把握する．産科の新生児室で管理する低出生体重児は，おおむね 2,300 g 以上の新生児であり，それ以下は，小児科で入院管理する．その理由は，2,300 g 以下の新生児では呼吸管理が必要であったり，低体温，低血糖などのリスクが高く，継続的なモニタ管理の必要性が高いためである． ●出生時の在胎週数を把握する．低体重であっても在胎週数が満期である場合は，身体機能が保たれている場合が多い． ●低出生体重児の頭部と体幹の成長度を比較する．頭部の成長が保たれており，体幹がやせている場合(不均衡型発育不全)は，胎盤機能の低下や母体の産科合併症(妊娠高血圧症候群など)によるものが多い．頭部と体幹ともに小さく低体重である場合(均衡型発育不全)は，新生児に原因がある場合が多い． ●新生児の顔貌や外表奇形などがないかを把握する(染色体異常の場合は，特有の顔貌を示す)． ●先天性心疾患がないかを把握する．チアノーゼの有無や程度，心拍の観察や医師の行う心臓エコーの検査結果などの情報を収集する． 🔍 **共同問題：低血糖** 🔍 **起こりうる看護問題：低体温のリスク状態／哺乳力不良による体重増加不良／母親・家族の不安**
低体温の状態の観察	**体温の変化を把握する．新生児は体温調整機能が未熟で，低出生体重児はその傾向が強い．** ●体温の正確な把握は，直腸温の測定によって行われる． ●直腸温で 36℃ 以下の場合は，低体温である． ●新生児の体温は，環境温度によって変化しやすい． ●低体温では，呼吸状態の悪化や循環動態の変化が起こりやすい． 🔍 **起こりうる看護問題：低体温のリスク状態／循環動態，呼吸状態の悪化のリスク状態**

新生児

49

低出生体重児

881

第 4 章　新生児期　　2. 新生児の異常とケア

呼吸状態の観察	**新生児では，生後数時間は速い呼吸とゆっくりの呼吸が繰り返される（周期性呼吸）．この呼吸状態が低出生体重児では長引くことがある．** ●ゆっくりの呼吸で無呼吸状態が続くと，酸素化の低下やチアノーゼが起こる場合があるので，呼吸の状態とともに皮膚の色にも注意して観察する． ●低出生体重児では，呼吸状態を把握するために，生後 2〜3 時間程度，パルスオキシメータを装着することがある． ●呼吸状態が安定しない場合は，小児科管理となる． 🔍 **共同問題：無呼吸発作** 🔍 **起こりうる看護問題：呼吸状態悪化のリスク状態**
循環状態の観察	**低出生体重児は呼吸が浅くなったり，低体温になったりすると徐脈となることがある．呼吸や低体温の管理，観察とともに心拍数の把握も行う．** ●新生児の心拍数の基準値は，120〜140 回/分程度である．100 以下の徐脈や 160 以上の頻脈が続くときは，医師に報告する． ●末梢のチアノーゼの状態を観察する．末梢チアノーゼは循環不良を示すが，低体温でも起こるので，その判別に注意する．低体温の場合には，末梢の冷感がある． 🔍 **起こりうる看護問題：循環状態悪化のリスク状態**
血糖値の観察	**出生後約 1 時間は，母親から供給された糖により血糖値を維持できるが，その後は，新生児の肝臓のグルコース貯蔵状態により血糖値が変化する．** ●低出生体重児では，貯蔵グルコースが少なく低血糖となりやすい．そのため，生後 1 時間で低血糖スクリーニングのための血糖測定が行われる．看護師が行う血糖スクリーニングは，足底の皮膚を注射針などで極めて浅く穿刺し，採血する．この場合は血糖値が低く出る傾向にある．血糖値がスクリーニングラインで低血糖の評価が難しい場合には医師に報告し，静脈血を採血して正しく血糖値を評価する． ●生後 1 時間での血糖が 40 mg/dL 以下は低血糖である． 🔍 **共同問題：低血糖** 🔍 **起こりうる看護問題：低血糖のリスク状態**
哺乳状態の観察	**低出生体重児は哺乳力が弱いことが多い．哺乳力の弱さは必要栄養量摂取不足につながり，体重増加不良や低血糖，脱水状態を招く．** ●哺乳時の吸啜（きゅうてつ）力，1 回哺乳量を把握する． ●体重の変化を把握する．体重が生理的範囲を超えて減少したり，増加不良である場合は，哺乳量が不足している． ●哺乳量不足は水分摂取量の不足につながるので，脱水症状の有無を把握する． ●尿・便の排泄状況を把握する．哺乳量が少ないと，排泄量が減少する． ●新生児の活気状態を観察する．哺乳が不足し，必要栄養量が摂取できないと，活気が低下する． 🔍 **起こりうる看護問題：体重増加不良／脱水のリスク状態**
黄疸の状態の観察	**低出生体重児では，皮下脂肪が少ないことや肝機能が未熟なことからビリルビンが低値で核黄疸を起こすことがある．そのため，視覚的な黄疸の確認や黄疸計によるスクリーニングを行い，必要時は血液検査でのビリルビン値を把握する．** ●ビリルビン値が 13〜15 mg/dL となると核黄疸のリスクがある（正常新生児では，18〜20 mg/dL である）． ●随伴症状としての痙攣，嗜眠（しみん）傾向，筋緊張・反射の状態に注意する． 🔍 **共同問題：病的黄疸** 🔍 **起こりうる看護問題：核黄疸のリスク状態**
母親・家族の心理・社会的側面	**母親・家族の新生児ウエルネスの低下に対する不安を把握する．** ●初産婦では新生児のケアに不慣れなため，低体重に対する不安が経産婦より強まる

の把握	傾向にある.
	●家族背景に子どもの出生に対する過度の期待があると，低出生体重児に対する不安が強まる傾向にある.
	🔍 **起こりうる看護問題：不安**

Step1 アセスメント **Step2 看護問題の明確化** **Step3** 計画 **Step4** 実施 **Step5** 評価

看護問題リスト

RC：低血糖，無呼吸発作，病的黄疸
#1　体温調節が未熟なことにより低体温が起こる可能性がある（栄養−代謝パターン）
#2　哺乳力が弱く必要母乳量が吸啜できない（栄養−代謝パターン）
#3　新生児の低体重によりウエルネスに問題が生じるのではないかと母親・家族が不安を感じている（自己知覚パターン）

看護問題の優先度の指針

●低出生体重児は，低体温，低血糖，病的黄疸，哺乳力不良，体重増加不良など，さまざまなリスクをもっている．このような起こりうるリスクを予測して，看護ケアを行う．同時に母親にも観察，ケアの指導を行い，異常の早期発見ができるように援助する．また，母親・家族の新生児ウエルネスに対する不安も予測されるので，心理・社会的状況を把握して，それを緩和する支援を行う.

Step1 アセスメント **Step2** 看護問題の明確化 **Step3 計画** **Step4** 実施 **Step5** 評価

共同問題	看護目標（看護成果）
RC：低血糖，無呼吸発作，病的黄疸	〈長期目標〉ウエルネスを低下させない 〈短期目標〉1）異常を早期発見する．2）異常時に早期介入できる

看護計画	介入のポイントと根拠
OP 経過観察項目	
●出生時の在胎週数	➡低出生体重の原因が早産によるものか，胎児発育不全によるものかを把握する　**根拠** 低出生体重児のなかでも在胎週数が経過している児（胎児発育不全）より，早産児のほうが身体機能の未熟性が高く，低血糖，無呼吸発作，病的黄疸のリスクが高まる
●血糖値：出生1時間後の血糖値を把握する	➡**根拠** 低出生体重児では，正常新生児に比較して肝臓にグルコース貯蔵量が少ない．生後約1時間は，母体から供給された糖で血糖値を維持できるが，それ以後は低血糖となることがある．そのため，低出生体重児では，生後1時間で血糖検査が行われる．検査結果を把握し，低血糖（40 mg/dL以下）の場合は，医師に報告する
●呼吸状態：無呼吸の状態を把握する	➡**根拠** 低出生体重児は周期性呼吸の期間が長引くことがある．ゆっくりの呼吸が続く場合，すなわち無呼吸の時間が長引くと，酸素化の低下が起こり，チアノーゼが出現したり，心拍数が低下したり，脳が不可逆的な状態となる場合があるので注意する．無呼吸の観察のために，パルスオキシメーターが装着される場合もある

新生児

49

低出生体重児

883

第4章 新生児期 2. 新生児の異常とケア

● ビリルビン値：変化をみる

➲ **根拠** 低出生体重児は皮下脂肪が少ないため，ビリルビンが低値でも核黄疸となるリスクがある．そのため，黄疸計でスクリーニングを行い，スクリーニングラインにかかる場合には，正確にデータを把握するために血中ビリルビン値の測定が行われる

➲ 通常すべての新生児で1日1回黄疸計での黄疸スクリーニングを行うが，低出生体重児はスクリーニングラインが正常新生児と異なるので注意する

TP 看護治療項目

● 血液検査の介助を行う

➲ 検査が円滑に行われるための準備をする **根拠** 血糖値やビリルビン値などの異常を把握するための検査が行われる．検査の準備を整えることで新生児にかかる負担を最小限にする

● 低血糖時はその改善を行うための処置を行う

➲ 医師の指示による処置を正確に行う **根拠** 低血糖の改善のため5％ブドウ糖液の哺乳や血管内投与が行われる場合があり，その介助を行う

● 高ビリルビン血症に対する処置を行う

➲ 医師の指示による処置を正確に行う．高ビリルビン血症には，光線療法が行われる．光線量の指示量や時間などを正確に行う

● 無呼吸発作がみられる場合は，新生児の身体を刺激する

➲ 足底部や背中をさする **根拠** 刺激で呼吸が回復する

※黄疸，無呼吸発作の増強や血糖値の改善がみられない場合は，小児科入院となる

EP 患者教育項目

● 母親・家族に検査を説明する

➲ 目的，方法について説明し，保護者である母親・家族に検査の同意を得る

➲ 血液検査は，新生児に侵襲のある検査なので，説明して検査の必要性を理解してもらう

1 看護問題	看護診断	看護目標（看護成果）
#1 体温調整が未熟なことにより低体温が起こる可能性がある	**体温平衡異常リスク状態** **危険因子**：極端な年齢，皮下脂肪の不足	〈長期目標〉低体温が起こらない 〈短期目標〉1）体温を保持するための援助が受けられる．2）異常を早期発見して，早期介入が受けられる

看護計画	介入のポイントと根拠
OP 経過観察項目	
● 体温：低体温の有無と程度をみる	➲ 直腸温が36.0℃以下は低体温であるので注意する．通常は，腋窩や頸部で皮膚温を計測するが，その値が低い場合は，正確な体温を測定するため直腸温を計測する
● 呼吸状態，脈拍数：変化や異常の有無をみる	➲ **根拠** 低体温は無呼吸や脈拍数の低下（徐脈）を誘発する
● 四肢末梢の冷感，チアノーゼ：有無と程度をみる	➲ **根拠** 低体温となると四肢末梢の冷感とチアノーゼが出現する
● 出生時の在胎週数を把握する	➲ **根拠** 在胎週数が短いほど体温調節機能が未熟で，低体温が起こりやすい

884

- ●出生時の体重を把握する
  - ➡ 根拠 体重が少ないほど体温調節機能が未熟で，低体温が起こりやすい

TP 看護治療項目
- ●低体温が起こらないように新生児を保温する
  - ➡ 保温方法としては，冷感の起こりやすい手足を手袋，靴下などで保護する，頭部に帽子をかぶせる，身体全体をバスタオルでくるむ，掛けものできちんと身体を覆う，などがある．それでも低体温となる場合は，体温管理の目的で保育器に収容する場合もある　根拠 新生児の体表面を確実に覆うことで，体表面から放射や伝導，対流によって熱が放散されるのを防ぎ，低体温を予防する
- ●環境温度を調整する
  - ➡ 新生児室の環境を温度 24～26℃ で湿度 50～60% に保つ　根拠 新生児は環境に影響されやすいので，温度・湿度を一定に保つ
- ●衣類が汚染されたらすぐに更衣させる
  - ➡ 嘔吐時や授乳時に母乳，人工乳で衣類が汚染されたら，ただちに更衣させる　根拠 衣類を濡れたままにしておくと，汚染された部分が乾燥するときの気化熱で，新生児の体温が低下する

EP 患者教育項目
- ●母親に体温保持の方法を指導する
  - ➡ 根拠 新生児のケアを行う母親も，体温保持の方法を把握し，実践することで，低体温のリスクを下げる
- ●母親に新生児の低体温の症状を説明する
  - ➡ 具体的に説明し，異常を発見したらすぐに知らせるように指導する　根拠 ケアを行う母親に異常の状態を指導することで，異常を早期に発見できる

2

看護問題	看護診断	看護目標（看護成果）
#2 哺乳力が弱く必要母乳量が吸啜できない	**非効果的乳児哺乳パターン** **関連因子**：未熟性 **診断指標** □効果的な吸啜を開始できない □効果的な吸啜を維持できない	〈長期目標〉必要母乳量が吸啜できる 〈短期目標〉1）適切な授乳方法が選択できる．2）体重増加が正常範囲内で推移する

看護計画	介入のポイントと根拠

OP 経過観察項目
- ●哺乳力：直接授乳時や哺乳瓶での母乳・人工乳哺乳時の吸啜力，吸啜持続時間を観察する
  - ➡ 根拠 哺乳力を把握し，新生児に適した授乳方法を選択する
- ●哺乳量：1回の哺乳量を把握する
  - ➡ 根拠 新生児に必要な母乳・人工乳が摂取できているかどうか評価する
- ●排便の状況：排便の有無と量を把握する
  - ➡ 根拠 哺乳量が少ないと排便量も減少する
- ●尿量，排尿回数：変化をみる
  - ➡ 根拠 脱水が起こると尿量，排尿回数が減少する
- ●大泉門の状態：陥没状態をみる
  - ➡ 根拠 脱水が起こると大泉門が陥没する
- ●皮膚の状態：乾燥状態をみる
  - ➡ 根拠 脱水が起こると皮膚が乾燥する．乾燥のため表皮が剝離する場合もある
- ●体重：変化を把握する
  - ➡ 生理的範囲を超えて体重が減少したり，体重増加が緩慢な場合は，必要母乳量の不足や，不適切な授乳方法による哺乳時のエネルギー消費の増大などがあると考えられる

新生児

49

低出生体重児

第4章 新生児期　2. 新生児の異常とケア

- ●出生時の在胎週数を把握する
  - ➡ 根拠 在胎週数が短いほど哺乳力が弱い傾向にある
- ●出生時の体重を把握する
  - ➡ 根拠 体重が少ないほど哺乳力が弱い傾向にある

TP 看護治療項目
- ●新生児に適した授乳方法を選択する
  - ➡ 基本は直接授乳であるが，母親の乳首から母乳を吸啜するには，強い哺乳力を必要とする．そのため長時間の直接授乳は，新生児のエネルギーを消費させる．哺乳力に合わせて，直接授乳時間を調整し，搾乳した母乳を哺乳瓶で必要量与える．また，搾乳が不足していれば，人工乳を与える．さらに，哺乳瓶の乳首も新生児の吸啜力に合わせて選ぶ 根拠 適した授乳方法の選択は，新生児の体重増加を促進する

EP 患者教育項目
- ●新生児に適した授乳方法を母親に指導する
  - ➡ 根拠 新生児のケアを行う母親に適切な授乳方法を指導することで，必要な母乳量を摂取できる
- ●母親に乳房・乳首マッサージ，搾乳方法を指導する
  - ➡ 根拠 マッサージによって，新生児が吸啜しやすい乳首に整える．また，必要量が吸啜できない場合は，母乳を哺乳瓶で授乳できるように母親に搾乳方法を指導する

3 看護問題	看護診断	看護目標（看護成果）
#3 新生児の低体重によりウエルネスに問題が生じるのではないかと母親・家族が不安を感じている	**不安** **関連因子**：満たされていないニーズ，状況的危機，現状への脅威 **診断指標** □苦悩 □心配する □不確かさ	〈**長期目標**〉不安が緩和する 〈**短期目標**〉1)不安の内容を表現できる． 2)低出生体重児の病態の正しい知識を得る

看護計画	介入のポイントと根拠
OP 経過観察項目 ●不安の内容：具体的内容と変化を把握する	➡ 根拠 不安の内容に適した介入を行う
TP 看護治療項目 ●検査，新生児ウエルネスの状態についてわかりやすく説明する ●不安を表現しやすい環境を整える	➡ 母親・家族が理解できるように説明する 根拠 知識を得ることで不要な不安をもたない ➡ プライバシーに配慮した環境を調整する 根拠 プライバシーが守られることで，さまざまな不安を表現しやすい
EP 患者教育項目 ●不安の内容を自分で表現できるように指導する	➡ 表現方法を指導する 根拠 不安を正しく伝えることで，適切な対処行動が起こせる

| Step1 アセスメント | Step2 看護問題の明確化 | Step3 計画 | **Step4 実施** | Step5 評価 |

病期・病態・重症度に応じたケアのポイント

- 児の出生体重によって起こりうるリスクが異なる. 体重を把握し, リスクを予測してケアを行う必要がある.
- 母親・家族も新生児ウエルネスに対する不安をもっているので, 家族背景を把握して不安を緩和する支援を行う.

看護活動(看護介入)のポイント

診察・治療の介助
- バイタルサインを観察する. とくに体温の変化, 呼吸状態に注意する.
- 哺乳状態と体重の変化を把握する.
- 黄疸の程度を把握する.
- 検査や処置が行われる場合は, その介助を行う.

環境調整
- 新生児に適した環境(温度, 湿度)に調整する.

哺乳の援助
- 新生児の哺乳状態に合った哺乳方法を援助する.

母親・家族の心理・社会的問題への援助
- 低出生体重に伴う新生児ウエルネスの低下に対する母親・家族の不安を解消するように援助する.

退院指導・療養指導

- 新生児の観察方法について指導する.
- 新生児に適した授乳方法を母親に指導する.
- 母親に乳房・乳頭マッサージ, 搾乳方法の指導をする.
- 新生児に異常があった場合は, すぐに知らせるように指導する.
- 新生児の定期健診を必ず受診するように指導する.

新生児

49

低出生体重児

| Step1 アセスメント | Step2 看護問題の明確化 | Step3 計画 | Step4 実施 | **Step5 評価** |

評価のポイント

看護目標に対する達成度
- 低体温が起こらなかったか.
- 哺乳量が保たれ, 体重の増加不良が起こらなかったか.
- 低血糖, 無呼吸発作, 病的黄疸などのリスク状態とならなかったか.
- 母親・家族の不安やストレスが緩和され, 介護者役割が果たせたか.

887

第4章 新生児期　2. 新生児の異常とケア

低出生体重児の病態関連図と看護問題

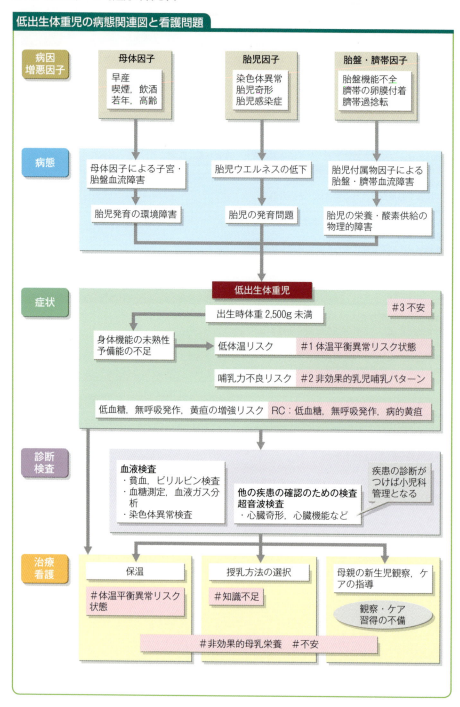

50 初期嘔吐

長谷川恵子

目でみる疾患

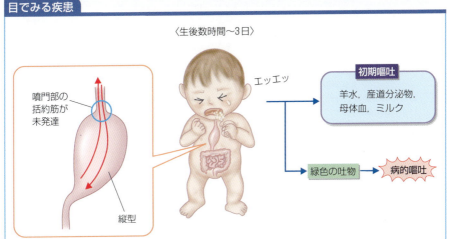

■図 50-1　初期嘔吐

病態生理

新生児は排気がしやすいよう，胃内容が逆流しやすくなっている．嘔吐が生理的なものか病的なものかを見分けることが大切である．

- 新生児は，解剖学的にも機能的にも胃内容が逆流しやすいようになっている．たとえば成人に比べて食道-胃接合部（噴門部）の括約筋が弱く，形も上下に長いので胃から食道への逆流を起こしやすい．これは新生児が母乳（またはミルク）を飲む際に多量の空気を同時に飲み込むので，排気をしやすくするためである．一方でこれが，新生児で嘔吐がよくみられる原因でもある．そのため，嘔吐が生理的なものか病的なものかを見分けることは，新生児看護を行ううえで非常に大事なポイントとなる．
- **生理的嘔吐**
  - 初期嘔吐：生後数時間〜24時間以内に始まり2〜3日間にわたって，羊水（哺乳開始前）あるいは粘液様の吐物を嘔吐する．また，分娩時に母体血を飲み込んだ場合は血性様吐物のこともある．哺乳後はミルク様の吐物を数回，少量吐くことがある．これらは分娩の際に羊水や産道分泌物，母体血を飲み込み，それが刺激になって起こると考えられている．嘔吐以外にその他の消化器症状はなく，全身状態は良好であることが多い．
  - 溢乳：授乳後30分以内や腹圧上昇時にみられ，通常は口角から少量のミルクが流れ出る程度である．
  - 授乳の問題：1回授乳量や授乳回数が多すぎたり，哺乳後の排気が不十分などの手技的な問題で起こる．
- **病的嘔吐**
  - 内科的嘔吐：中枢神経疾患，感染症，先天性代謝異常など．
  - 外科的嘔吐：消化管通過障害．

疫学・予後

- ほとんどの新生児は生後24時間以内に嘔吐がみられるといわれており，その多くが初期嘔吐といわれる生理的なものである．通常は自然軽快する．

症状

- 生後数時間～24時間以内に始まり2～3日間にわたって続く羊水や粘液，あるいは血性様の嘔吐．

診断・検査値

- 下記の項目のいずれかが当てはまる場合は，原疾患による病的嘔吐の可能性が高いため，血液検査，X線検査などを行い原疾患の診断を進める必要がある．とくに緑色吐物は胆汁性嘔吐といわれ，緊急性を伴う外科的疾患であることが多く，適切な施設への搬送などの迅速な対応が必要である．下記に示す症状がなく全身状態が良好で哺乳意欲がある場合は，初期嘔吐と考えてケアを行いつつ，引き続き注意深い観察を行う．
  - ・嘔吐回数が5～6回/日以上．
  - ・嘔吐が数日間以上持続する．
  - ・1回の嘔吐量が多い．
  - ・噴水状の嘔吐をする．
  - ・吐物が緑色である．
  - ・腹部膨満がある．
  - ・胎便が24時間以上排泄されない．
  - ・全身状態が不良である（哺乳力低下，皮膚色不良など）．
- **病的嘔吐の原因となる疾患**
- 消化管通過障害によるもの：食道閉鎖，胃食道逆流，十二指腸閉鎖・狭窄，小腸閉鎖，腸回転異常，鎖肛，胎便性イレウス，肥厚性幽門狭窄，壊死性腸炎，腹膜炎，新生児メレナなど．
- 消化管以外の問題：頭蓋内出血，中枢神経奇形，仮死，髄膜炎，敗血症，先天性代謝異常，副腎皮質過形成，心不全など．

診断・検査値

- 授乳を開始すると嘔吐は消失することが多く，特別な治療を必要とすることは少ない．経過観察を行う．

初期嘔吐の病期・病態・重症度別にみた治療フローチャート

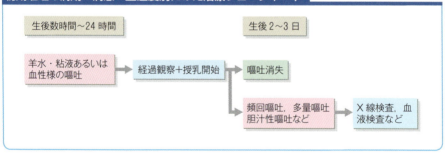

初期嘔吐における新生児の看護

永澤　規子

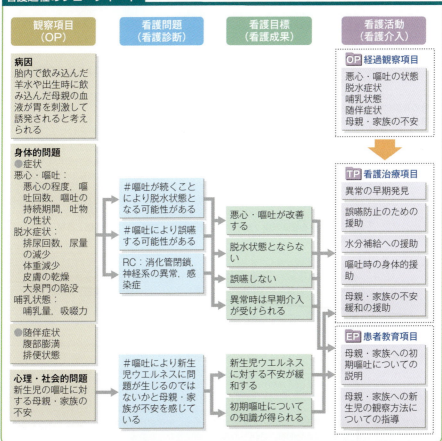

基本的な考え方

- 生後数日間起こる数回の嘔吐は多くの新生児にみられる．悪心・嘔吐の回数，持続期間，吐物の性状などを観察する．なお，新生児の悪心は児が見せる表情のしかめっ面，嘔吐反射からその有無や程度を判断する．
- 哺乳状態を観察し，悪心がある場合は哺乳を無理に勧めない．その場合は，脱水症状なども観察する．また，嘔吐時の誤嚥に注意する．
- 悪心・嘔吐が持続し，吐物に血液や胆汁が混入したり，また，腹部膨満や便通がないなど他の症状を伴う場合は異常を疑う．初期嘔吐と他の疾患の鑑別をするため観察する．
- 新生児の悪心・嘔吐は母親の不安を助長する．母親には初期嘔吐の状態を説明し，不安の緩和と嘔吐時の対応について指導する．

第4章　新生児期　　2. 新生児の異常とケア

| Step1 アセスメント | Step2 看護問題の明確化 | Step3 計画 | Step4 実施 | Step5 評価 |

情報収集	アセスメントの視点と根拠・起こりうる看護問題
全身状態の把握	■ 他の器質的・機能的な疾患が存在しないかを把握する．初期嘔吐は自然軽快するが，嘔吐による誤嚥で呼吸状態が悪化したり，嘔吐の持続により脱水状態や低血糖，低体温となることがあるので，観察を十分に行う． ● 初期嘔吐は生後2〜3日にみられ，自然軽快する． ● 嘔吐を症状とする他の疾患との鑑別を行う． ※全身状態の具体的な把握については以下の項目に詳細を記載． 🔍 共同問題：消化管閉鎖，神経系の異常，感染症 🔍 起こりうる看護問題：嘔吐により脱水となる可能性／嘔吐による誤嚥の可能性／他の疾患が存在するリスク状態／母親・家族の不安
嘔吐の程度と出現状況の観察	■ 嘔吐の出現した時期と程度を把握する． ● 嘔吐回数を把握する．頻回の嘔吐は脱水，誤嚥のリスクを高める． ● 初期嘔吐が生後2〜3日以降も持続する場合は，他の疾患の存在を疑う． ● 哺乳との関係を把握する．初期嘔吐は，哺乳と関係なくみられることが多い．哺乳後に嘔吐反射を伴わず少量の母乳や人工乳を嘔吐することがある．これは成人と比較して新生児の噴門部の括約筋が弱いために起こるもので，溢乳（いつにゅう）とよばれる（p.889参照）．初期嘔吐と溢乳を混同しないようにする． ● 吐物を観察する．初期嘔吐の吐物は飲み込んだ羊水や母体血で，性状は透明で粘稠性（ねんちゅうせい）があったりコーヒー残渣様（ざんさよう）であることが多い． 🔍 起こりうる看護問題：脱水が起こる可能性／誤嚥のリスク状態／母親・家族の不安
脱水状態の観察	■ 脱水状態を把握する． ● 体重の変化をみる．脱水状態となると，体重減少が生理的範囲を超える． ● 排尿回数，尿量を把握する．脱水状態となると排尿回数，尿量ともに減少する． ● 脱水状態となると大泉門が陥没傾向となる． ● 脱水状態では皮膚の乾燥，表皮の剝離が起こる． 🔍 起こりうる看護問題：脱水が起こる可能性
誤嚥の観察	■ 嘔吐時に誤嚥を起こしていないか観察する． ● 誤嚥が起こると気道内に吐物が入り込むため，むせ込み，チアノーゼが出現する． ● 誤嚥による誤嚥性肺炎では，呼吸状態の悪化が認められる． 🔍 起こりうる看護問題：誤嚥のリスク状態
随伴症状の観察	■ 嘔吐を伴う他の疾患との鑑別を行うために随伴症状を把握する．嘔吐を伴う疾患として，消化管閉塞，神経系の疾患，感染症などがある． ● 上部消化管閉塞があると妊娠期に羊水過多症を認める．妊娠期の異常を把握する． ● 下部消化管閉塞では排便の異常が認められる．新生児の初回の排便は，通常生後24時間以内にみられる．24時間以上経過しても排便がみられず，腹部膨満などの症状がある場合は下部消化管閉塞を疑う． ● 感染徴候の有無を把握する．感染徴候として発熱があるが，新生児は感染が存在しても発熱を伴わない場合がある．感染を疑う要因として，母体の分娩期の感染，前期破水，羊水混濁などがあるので，発熱がなくとも，このような情報がある場合には感染の存在に注意する． ● 神経系の症状としての痙攣，傾眠傾向を把握する．また，分娩期の異常として，遷延分娩，胎児機能不全，吸引・鉗子分娩の有無を把握する．これらは，新生児の頭蓋内出血の要因となる． 🔍 共同問題：消化管閉鎖，神経系の異常，感染症

	Q 起こりうる看護問題：疾患の存在による身体的問題／母親・家族の不安
母親・家族の心理・社会的側面の把握	■ 母親・家族の新生児ウエルネス低下に対する不安を把握する. ● 初産婦は新生児のケアに不慣れで嘔吐による不安が経産婦より強まる傾向にある. ● 家族背景に子どもの出生に対する過度の期待があると，初期嘔吐に対する不安が強まる傾向にある. Q 起こりうる看護問題：不安

| Step1 アセスメント | Step2 看護問題の明確化 | Step3 計画 | Step4 実施 | Step5 評価 |

看護問題リスト

RC：消化管閉鎖，神経系の異常，感染症
#1 嘔吐が続くことにより脱水状態となる可能性がある(栄養-代謝パターン)
#2 嘔吐により誤嚥する可能性がある(認知-知覚パターン)
#3 嘔吐により新生児ウエルネスに問題が生じるのではないかと母親・家族が不安を感じている(自己知覚パターン)

看護問題の優先度の指針

● 嘔吐による問題は，脱水状態となることと誤嚥である．看護ケアでは，脱水状態の観察を行い異常の早期発見と，誤嚥防止のための援助を行う．また，異常時に早期介入するための援助も行う.
● 嘔吐を起こす他の疾患との鑑別を行うための観察も重要である．正常範囲を把握し，逸脱した場合には早期対処ができるようにする.
● 母親・家族の嘔吐による新生児ウエルネスの低下に対する不安を緩和する援助も行う.

| Step1 アセスメント | Step2 看護問題の明確化 | Step3 計画 | Step4 実施 | Step5 評価 |

共同問題

RC：消化管閉鎖，神経系の異常，感染症

看護目標(看護成果)

〈長期目標〉他の疾患を早期発見する
〈短期目標〉1) 異常を早期発見する．2) 検査を安全に実施できる

看護計画

OP 経過観察項目
● 悪心・嘔吐の発症時期と頻度：悪心・嘔吐の出現した時期や授乳との関係性をみる
● 悪心・嘔吐の持続期間：持続期間の長さをみる

● 吐物の性状：新鮮血，胆汁が混入していないかをみる

● 排便：有無を把握する

● 随伴症状(発熱，活気不良，腹部膨満，痙攣，チアノーゼなど)：嘔吐に伴う他の症状を観察する
● 妊娠期，分娩期の異常を把握する

介入のポイントと根拠

➡ 根拠 出生直後からの頻回の嘔吐や授乳ごとの嘔吐は食道閉鎖などの上部消化管閉鎖の場合がある
➡ 根拠 初期嘔吐の多くは2～3日で自然に治まる．1週間以上持続する場合は異常を疑う
➡ 初期嘔吐の吐物には，透明で粘稠性のものやコーヒー残渣様のものがある．しかし，新鮮血の大量の混入や胆汁様の吐物がみられる場合は，新生児メレナや下部消化管閉鎖などが疑われるので注意する
➡ 根拠 生後24時間以内に排便がない場合は，下部消化管の閉塞が疑われる
➡ 根拠 嘔吐を伴う疾患には，消化管閉鎖，感染症，神経系の異常がある．予測される疾患の随伴症状があれば，他の疾患を疑う
➡ 児の疾患を疑わせる症状や病態が妊娠期，分娩期になかったかを把握する　根拠 妊娠期の羊水過

新生児

50
初期嘔吐

第4章　新生児期　　2. 新生児の異常とケア

多症は，胎児の消化管閉鎖を疑わせる．また，分娩期の遷延分娩，吸引・鉗子分娩など，新生児頭蓋内出血などの神経系異常を引き起こす病態がなかったかを把握する

TP 看護治療項目
●検査の介助を行う（超音波検査，X線検査，血液検査）

⮕検査が円滑に行われるための準備をする **根拠** 嘔吐が著しい場合には，予測される疾患を診断する検査が行われる．検査の準備を整えることで新生児にかかる負担を最小限にする

EP 患者教育項目
●母親・家族に検査の目的，方法について説明する

⮕保護者である母親・家族に検査の同意を得る．また新生児に侵襲性のある検査も行うので，説明することで検査の必要性を理解してもらう
※疾患の存在が明らかになった場合は，小児科に入院となる

1 看護問題	**看護診断**	**看護目標（看護成果）**
#1 嘔吐が続くことにより脱水状態となる可能性がある	**体液量不足リスク状態** **危険因子**：水分吸収に影響する異常，水分摂取に影響する異常	〈長期目標〉初期嘔吐が改善し，脱水状態とならない 〈短期目標〉1) 水分を必要最低量哺乳できる．2) 異常が早期に発見され，脱水状態を回避できる

看護計画	**介入のポイントと根拠**
OP 経過観察項目 ●悪心・嘔吐：程度をみる ●悪心・嘔吐の持続時間：悪心・嘔吐の持続時間をみる ●哺乳状態：哺乳量を把握する ●体重：出生体重からの減少の程度をみる ●排尿回数，尿量：変化をみる ●大泉門の状態：陥没状態をみる ●皮膚の状態：乾燥状態をみる **TP 看護治療項目** ●嘔吐を軽減させるために胃洗浄が行われる場合は，その介助を行う ●水分補給をする	⮕**根拠** 嘔吐が頻回であると脱水を招くことがある ⮕**根拠** 持続期間が長期になると脱水を起こすリスクが高まる ⮕**根拠** 嘔吐の持続により哺乳できないと，脱水を起こす可能性が高まる ⮕**根拠** 生理的体重減少は出生体重の10％以下で，減少のピークは生後4〜5日目頃である．これより体重減少の速度が速く減少率が高い場合は，脱水となっている可能性がある ⮕**根拠** 脱水を起こすと排尿回数，尿量が減少する ⮕**根拠** 脱水を起こすと大泉門が陥没する ⮕**根拠** 脱水を起こすと皮膚が乾燥する．乾燥のため表皮が剝離する場合もある ⮕医師が体温程度に温めた生理食塩液で胃洗浄を行う場合がある．処置が円滑に行われるように準備と介助を行う **根拠** 胃に貯留して嘔吐を誘発している羊水，血液を排除することで，初期嘔吐の改善を図る ⮕母乳，人工乳の授乳を中止し，水分補給のための5％ブドウ糖液を少量（5〜10 mL）ずつ2〜3時間ごとに与える **根拠** 嘔吐をしているときは，蛋白質の入った母乳，人工乳は消化困難となるので，水分補給目的で5％ブドウ糖液を与える．ま

894

た，少量ずつ与えることで，消化管の蠕動運動が促進され，胃内容物が腸管に送られ，嘔吐の軽減が期待できる

EP 患者教育項目
●母親に新生児の観察(嘔吐，哺乳状態，排尿回数)について指導する

➡具体的内容を指導し，異常時はすぐに報告するように指導する　**根拠**新生児のケアを行う母親に観察方法を説明することで，異常の早期発見につながる

---

2 看護問題	看護診断	看護目標(看護成果)
#2 嘔吐により誤嚥する可能性がある	**誤嚥リスク状態** **危険因子**：消化管運動の低下，胃内容物の排出遅延	〈長期目標〉誤嚥しない 〈短期目標〉嘔吐時に誤嚥防止の援助が受けられる

看護計画	介入のポイントと根拠
OP 経過観察項目 ●嘔吐時の呼吸状態：むせ込み，チアノーゼなどの有無・程度をみる	➡**根拠**誤嚥すると，むせ込みをして呼吸が保てず，チアノーゼが起こる
TP 看護治療項目 ●嘔吐時に誤嚥しないようにするため，体位を工夫する	➡顔を横に向かせて寝かせる．新生児は噴門部が緩く嘔吐しやすいので，上半身をやや挙上した体位(セミファウラー位)にすると嘔吐しにくくなる **根拠**顔を横にすることで吐物が気管内に入らず，口腔外に排出される
●嘔吐時に鼻口腔内を吸引する	➡粘膜を傷つけないようにすばやく行う　**根拠**嘔吐物が気道内に入り込むのを防止する
●哺乳後は排気を十分に行う	➡新生児を縦に抱きかかえて，背中をさすり，排気を行う　**根拠**排気を十分に行わないと，噴門部が緩いために自然排気時に胃内容物も逆流し，嘔吐につながる
●嘔吐時にすぐに対応できる環境を整える	➡哺乳後30分程度は，母親や看護師の目の届く場所に新生児を寝かせ，嘔吐時にすぐ対応できるようにする　**根拠**嘔吐する可能性が最も高まるのは，哺乳後30分程度である
EP 患者教育項目 ●母親に嘔吐時の対応について指導する	➡**根拠**新生児のケアを行う母親に誤嚥の防止方法を指導することで，誤嚥のリスクが低下する

---

3 看護問題	看護診断	看護目標(看護成果)
#3 嘔吐により新生児ウエルネスに問題が生じるのではないかと母親・家族が不安を感じている	**不安** **関連因子**：満たされていないニーズ，状況的危機，現状への脅威 **診断指標** □苦悩 □心配する □不確かさ	〈長期目標〉不安が緩和する 〈短期目標〉1)不安の内容を表現できる． 2)新生児の病態の正しい知識を得る

新生児

50
初期嘔吐

895

第4章 新生児期　2. 新生児の異常とケア

看護計画	介入のポイントと根拠
OP 経過観察項目 ●不安の内容：具体的内容と変化を把握する	⮕ **根拠** 不安の内容に適した介入を行う
TP 看護治療項目 ●行われる検査や新生児ウエルネスの状態について説明する ●不安を表現しやすい環境を整える	⮕ **根拠** 知識を得ることで不要な不安をもたない ⮕ プライバシーに配慮した環境を調整する **根拠** プライバシーが守られることで，さまざまな不安を表現しやすくなる
EP 患者教育項目 ●不安の内容を自分で表現できるように指導する	⮕ 表現方法を指導する **根拠** 自己の不安を正しく伝えることで，適切な対処行動が起こせる

Step1 アセスメント | **Step2 看護問題の明確化** | **Step3 計画** | **Step4 実施** | **Step5 評価**

病期・病態・重症度に応じたケアのポイント

● 生後数日以内に起きる新生児の数回の嘔吐は，よくみられる現象である．初期嘔吐は自然軽快するが，嘔吐時の誤嚥に注意してケアを行う必要がある．
● 嘔吐を症状とする重篤な疾患がないかを把握するために，吐物の性状や回数，排泄の状態など十分に観察する．他の疾患が存在しない場合でも，嘔吐の持続により脱水となったり，低血糖，低体温など，二次的にウエルネス状態が低下することがあり，注意する．
● 新生児の嘔吐に対して，母親や家族が新生児ウエルネス低下への不安をもつ場合がある．それを軽減するための援助も行う．

看護活動（看護介入）のポイント

診察・治療の介助
● 悪心・嘔吐を観察する．
● 嘔吐に伴う脱水状態や誤嚥の有無を観察する．
● 嘔吐を症状とする他の疾患と鑑別するために，嘔吐以外の随伴症状の有無を把握する．
● 嘔吐を軽減させるため胃洗浄が行われる場合は，その介助を行う．
● 他の疾患との鑑別のための検査が行われる場合は，その介助を行う．
● 嘔吐による誤嚥を防止するための体位を工夫する．
● 水分補給のための援助を行う．

母親・家族の心理・社会的問題への援助
● 初期嘔吐に対する母親・家族の不安を解消するように援助する．

退院指導・療養指導

● 母親・家族に誤嚥防止の援助を指導する．
● 新生児の観察方法について，母親・家族に指導する．
● 新生児に異常があった場合は，すぐに知らせるように指導する．
● 新生児の定期健診を必ず受診するように指導する．

Step1 アセスメント | **Step2 看護問題の明確化** | **Step3 計画** | **Step4 実施** | **Step5 評価**

評価のポイント

看護目標に対する達成度
● 初期嘔吐が早期に改善され，脱水状態とならなかったか．
● 嘔吐時に誤嚥が起こらなかったか．

- 他の疾患の存在を早期に発見できたか．
- 母親・家族の不安やストレスが緩和し，介護者役割が果たせたか．

初期嘔吐における新生児の病態関連図と看護問題

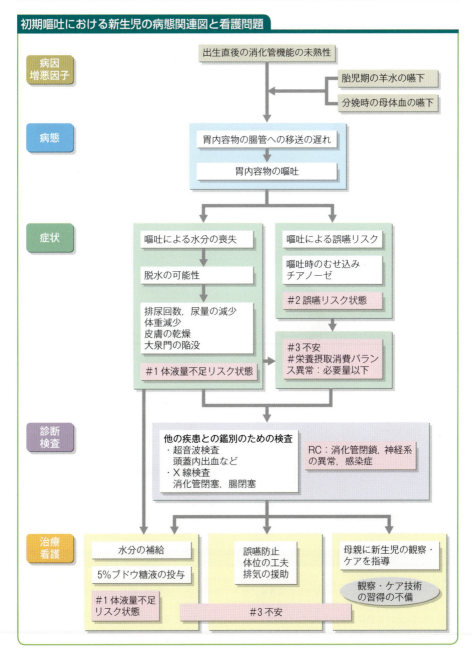

51 哺乳障害

岩本 梨恵

目でみる疾患

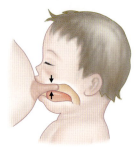

舌と口蓋で乳頭を圧迫．舌と口蓋，乳頭先端とで密閉空間をつくる（乳輪までしっかりくわえさせることが重要）．

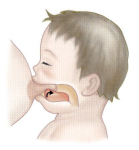

乳輪から乳頭先端へと舌がうねる．

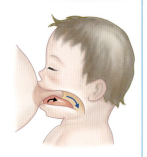

乳頭から乳汁が流出する．

■図 51-1　適切な吸啜

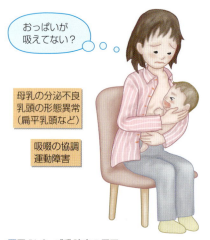

おっぱいが吸えてない？

母乳の分泌不良
乳頭の形態異常
（扁平乳頭など）

吸啜の協調
運動障害

構造的異常
- 巨舌症
- 口唇口蓋裂

吸啜反射の減弱
- 脳の発達障害

吸啜力の減弱
- 筋緊張低下を伴う疾患

■図 51-2　哺乳障害の原因

病態生理

- 哺乳行動は口腔周囲筋・舌・咽頭を支配する脳幹-脳神経系の統合によって営まれる非常に緻密な運動である．在胎32週頃から未熟な吸啜運動に嚥下・呼吸運動が機能的に統合されて完成する．正期産児の哺乳力の発達は，実際に経口哺乳を行うことによって得られる．
- 効果的に乳汁を摂取するためには，口唇が乳首または人工乳首の周囲を閉鎖し，舌が口蓋と乳首とともに密閉空間をつくることが必要である．児の舌は乳輪から乳頭先頭へとうねる「蠕動運動」が認め

られる. その過程で舌は口蓋との間で乳頭を圧迫し, その後に口蓋と乳頭先端と舌で密閉空間をつくる. ここに陰圧空間を形成し, 乳頭から乳汁が流出する.

●正常新生児であっても, 生後48時間以内は嚥下と呼吸の調和がとれておらず, 呼吸を犠牲にして嚥下をしていると考えられる. 生後4〜5日の児では吸気-嚥下-呼気の安定したパターンを呈してくる. 直接授乳では生後48時間以内は本格的に母乳が分泌し始める前の時間であり, 少量の初乳しか分泌されない. 逆に言えば, 嚥下と呼吸の調和がとれていない時期には, 少量の液体を処理すればよいので, 新生児に対する負担は少ない.

●在胎32〜33週の児では圧出圧と吸啜圧の調和は十分でなく, 圧も非常に低く短時間の吸啜を時々行う程度である. 在胎35週以降の児になると吸気-嚥下-呼気というパターンが増え, 吸啜を止めて嚥下する割合は減少する.

●哺乳障害が児の神経学的異常の最初の徴候であることもある. 在胎37週以降の児でも持続して未熟な哺乳パターンを示す場合は, その発達段階で吸啜行動の発達が停止していると考えられる.

病因・増悪因子

●哺乳障害は以下の4つに分類される.
①構造的異常: 物理的原因で吸啜, 嚥下ができない場合
　口唇口蓋裂, 巨舌症, 小顎症, 先天喘鳴など.
②吸啜反射の減弱: 哺乳意欲そのものが減退しているもので, 未熟性による脳の発達遅滞に関連して最も多くみられる. 中枢神経の未熟性, 中枢神経の発達障害(染色体異常など), 周産期の中枢神経障害(仮死, 核黄疸, 薬物の副作用など)などが原因となるが, 病的なものではないこともある.
③吸啜力の減弱: 哺乳意欲はあっても吸啜力が減弱しているもので, 筋緊張低下を伴う疾患(染色体異常など), 神経筋接合部異常(重症筋無力症など), 筋疾患などが原因となる.
④吸啜の協調運動障害: 吸啜反射があって, 末梢神経や筋肉が正常であるが, 舌および顎の運動のタイミングが合わない. 中枢神経発達障害(仮死など)などが考えられる.

●不適切な吸啜の原因としては, 強度の乳房緊満, 授乳開始の遅れなどが考えられる.
●母乳の分泌不良があり吸啜がうまくできていなくても, 他の全身性疾患の可能性を常に念頭におき同時に検査を進めることが大事である.
　・顔面, 口腔, 咽頭の異常: 口唇口蓋裂, 巨舌症, 小顎症, 舌小帯短縮症, 高口蓋.
　・神経, 筋の異常: 筋萎縮症, 脳性麻痺, 早産児, ダウン症候群, 中枢神経感染症.
　・その他: 母体への麻酔・鎮痛薬投与, 母体薬剤, 分娩外傷など.

症状

児が元気でとくに問題ない場合, 哺乳障害の原因の多くは母乳の分泌不良またはうまく吸啜できていないことによる.

●授乳が終わって乳頭を児の口から出したとき, 乳頭が平たくなっていたり, すじができていたりする場合は児がうまく吸啜できていないことが考えられる. また, 授乳中や授乳後に乳頭が痛む場合, 母乳が十分吸い出されていないことが考えられる. 扁平乳頭や乳房が張りすぎる場合も, うまく吸啜できない原因となる.

診断・検査値

●哺乳力を共通の尺度で示して記録することには困難がある. 吸啜の状態, 嚥下の状態は週齢による成長が関与するため, 必ずしも授乳が上手でないことが病的な疾患を疑うものではない. しかし, 状態の変化を記録すること, 一定の哺乳量をどのくらいの時間をかけて授乳できるのか, 吸啜の意欲, 哺乳量について経過を追った記録を残すことは疾患の早期発見の一助となる.
●合併奇形のない哺乳障害では, 特異的な検査異常はない.

治療法

●治療方針
●まずは, 哺乳障害をきたす基礎疾患がないかを検索する. 基礎疾患がなく, いわゆる未熟性による哺乳障害であれば, 母児への哺乳指導を行い経過観察する. 哺乳障害により脱水所見を認めたり全身状

新生児

51
哺乳障害

899

第4章　新生児期　　2. 新生児の異常とケア

態が悪化したりする場合は個々の症例で判断し，場合によっては輸液，経管栄養などを併用する必要もある．この場合も，児の全身状態の改善を待って哺乳指導を継続して行っていく．
●定期的に栄養状態を評価して，徐々に経口哺乳を確立させていく．

哺乳障害の病期・病態・重症度別にみた治療フローチャート

哺乳障害
- 児に基礎疾患がある
  - 早産児 → 経管栄養
  - 先天的な異常 → 原因検索 → 経管栄養　原因ごとの対応
- 児に基礎疾患なし
  - 吸啜ができていない → 乳頭のくわえ方の指導　児の抱き方の指導
  - 乳房の状態が不良 → 過度の緊満に対して吸啜前の軽度搾乳　扁平乳頭に対する乳頭マッサージ

900

哺乳障害のある新生児の看護

永澤　規子

看護過程のフローチャート

観察項目 （OP）	看護問題 （看護診断）	看護目標 （看護成果）	看護活動 （看護介入）

OP 経過観察項目

体重の変化
低血糖，低体温
脱水症状
哺乳状態
随伴症状
母乳分泌状態
母親の乳頭の状態
母親の育児手技
母親のストレス
母親・家族の不安

病因
児の機能的問題
　低出生体重
　早産
　染色体異常
　初期嘔吐
児の器質的問題
　口唇口蓋裂
母親の乳頭の問題
　陥没乳頭，扁平
　乳頭，小乳頭
育児行動の問題
　母親の授乳行動
　の不慣れ

身体的問題
●症状
体重増加不良・減
少
エネルギー不足
　低血糖，低体温
水分不足
　尿量，排尿回数
　の減少
　皮膚の乾燥
　大泉門の陥没
哺乳状態
　哺乳量，吸啜力

●随伴症状
　便秘，活気不良，
　悪心・嘔吐，腹
　部膨満，チアノ
　ーゼ

心理・社会的問題
新生児の哺乳障害
に対する母親・家
族の不安
障害児を出産した
ことにより母親に
自己否定の感情が
存在する可能性が
ある（口唇口蓋裂，
ダウン症候群の場
合）

#哺乳力が弱いこ
とや口唇口蓋裂に
より，必要な母乳
量を摂取できない

#必要エネルギー
量の摂取不足があ
る

#哺乳量の不足に
より脱水状態とな
る可能性がある

#哺乳障害により
新生児ウエルネス
に問題が生じるの
ではないかと母親
・家族が不安を感
じている

#障害児を出産し
たことに対して自
尊感情が低下する
可能性がある

哺乳障害の原因に
合った援助が受け
られる

必要エネルギー量
が確保され体重が
増加する

脱水状態とならな
い

低体温が起こらな
い

低血糖が起こらな
い

哺乳障害に対する
不安が緩和する

自尊感情の低下が
起こらない

TP 看護治療項目

異常の早期発見

体重増加のための
援助

母乳分泌促進への
支援

母親・家族の不安
の緩和

母親のストレスコ
ーピングの援助

EP 患者教育項目

母親への授乳指導

母親への乳頭・乳
房マッサージの指
導

母親・家族への哺
乳障害の原因につ
いての説明

新生児の観察方法
についての指導

新生児

51
哺乳障害

第4章 新生児期　2. 新生児の異常とケア

基本的な考え方

● 哺乳障害とは，新生児の必要栄養量と水分を満たすのに十分な母乳あるいは人工乳の経口摂取ができ
ない状態をいう．原因には機能的問題と器質的問題がある．それにより，体重の増加不良や脱水状態
となることがある．その防止のために必要栄養量，水分を確保するための援助が求められる．

● 機能的な問題として，哺乳力低下が生じる病態の存在がある．低出生体重児や早産児は身体機能の未
熟性から哺乳力が弱く，また，哺乳時に効果的な呼吸が行えず酸素化の低下が起こり，哺乳の継続が
できない．ダウン症候群の児は筋緊張低下から哺乳力が弱い．また，初期嘔吐など消化管機能が十分
に働いていないことにより哺乳ができない場合もある．これらの病態を把握して，看護ケアを行う必
要がある．

● 器質的な問題として，口唇口蓋裂がある．その程度を把握し，程度に合った哺乳方法が選択される．

● 新生児以外に母親の乳頭の問題がある．陥没乳頭，扁平乳頭，小乳頭などは新生児が吸啜しにくく，
哺乳障害の原因となることがある．その程度に合った授乳方法を選択する．また，母親の育児手技の
不慣れにより授乳行動がうまくできず，哺乳に問題が生じる場合もある．

● 哺乳障害に対する母親・家族の不安は強い．とくに，口唇口蓋裂やダウン症候群がある場合は，障害
児を出産してしまったという思いで母親に自尊感情の低下が起こる可能性もある．母親・家族の心
理・社会的状況を把握して精神的支援を行う．

Step1 アセスメント	Step2 看護問題の明確化	Step3 計画	Step4 実施	Step5 評価

情報収集	アセスメントの視点と根拠・起こりうる看護問題
全身状態の把握	**哺乳障害の原因を把握する．新生児に問題がなくても母親の乳頭の形態に問題があり，哺乳ができない場合もある．また，哺乳障害から必要な栄養や水分が摂取できないことにより，体重増加不良や脱水状態となる可能性もあるので注意する．** ● 哺乳障害における機能的問題は新生児の未熟性や筋緊張の低下などから生じることが多く，低出生体重児や早産児，ダウン症候群などの染色体異常のある児で起こる．また，初期嘔吐などの消化機能の低下状態でも哺乳障害が起こる．器質的問題としては口唇口蓋裂がある． ※全身状態の具体的な把握については以下の項目に詳細を記載． 🔍 **起こりうる看護問題：体重増加不良／低血糖のリスク状態／低体温のリスク状態／脱水のリスク状態／母親・家族の不安**
哺乳状態の観察	**新生児の哺乳状態を把握する．哺乳状態は，乳頭のくわえ方，吸啜力，1回の哺乳量，1日の哺乳回数などで評価する．また，新生児の哺乳力に影響を与える因子を把握する．** ● 出生時の低体重は，吸啜力（きゅうせつりょく）の弱さ，乳頭の不十分なくわえ方などを招き，哺乳力不良となりやすい． ● 早産児は，吸啜動作や嚥下反射などの機能の未熟性から哺乳力不良となりやすい． ● 口唇口蓋裂などの口腔の器質的問題は児の吸啜力に影響する． ● 体重増加不良そのものが哺乳状態の悪化を招き，悪循環となることがある． ● 嘔吐などの消化管の機能障害は哺乳障害の原因となる． ● 吸啜力が十分あるにもかかわらず体重の増加不良がある場合は，母親側の問題が疑われる． 🔍 **起こりうる看護問題：体重増加不良／脱水のリスク状態**
エネルギー不足による症状，程度の観察	**哺乳障害により必要エネルギーが不足して，体重増加不良，低血糖や低体温が起こる場合がある．その症状を把握する．** ● 体重の増加状態を把握する．新生児の体重は，生後4〜5日目をピークにして生理的に減少する．新生児では細胞外液が多いが，それが出生後に排泄されるためである．しかし，体重の減少速度が著しく速い場合や，生理的範囲（出生時体重の10%以内）を超えて減少する場合，また体重の増加速度が生理的範囲を下回る場合は，

902

摂取エネルギーの不足が考えられる.
- 低血糖そのものは明らかな症状として現れにくいが，体重の増加不良を認める新生児に活気がない，眠ってばかりいるなどという場合は，低血糖を疑って検査する必要がある.
- 摂取エネルギーの不足により低体温が起こる場合がある.低体温により，無呼吸や徐脈などの呼吸・循環系の障害を起こす可能性があるので注意する.
- 低体温では，末梢の冷感，チアノーゼを生じる場合がある.

🔍 **起こりうる看護問題：低血糖のリスク状態／低体温のリスク状態**

脱水症状の有無,程度の観察	**哺乳障害による哺乳量不足は，必要水分摂取量の不足につながるため，脱水症状を把握する.** ●排尿回数，尿量を把握する.脱水状態となると排尿回数，尿量ともに減少する. ●脱水状態となると大泉門が陥没する. ●脱水状態では，皮膚の乾燥，表皮の剝離が起こる. 🔍 **起こりうる看護問題：脱水のリスク状態**
母親の乳頭の状態の観察	**母親の乳頭の形態を把握する.** ●扁平乳頭，陥没乳頭，小乳頭では，新生児が乳頭をうまく吸啜できず，哺乳障害となることがある. 🔍 **起こりうる看護問題：乳頭の形態異常による哺乳障害のリスク**
母親・家族の心理・社会的側面の把握	**母親・家族の哺乳障害に関連した新生児ウエルネス低下に対する不安を把握する.** ●初産婦は新生児のケアに不慣れなため，哺乳障害による不安が経産婦より強まる傾向にある. ●家族背景として子どもに過度の期待があると，哺乳障害に対する不安が強まる傾向にある. 🔍 **起こりうる看護問題：不安**

新生児
51
哺乳障害

Step1 アセスメント ▶ **Step2 看護問題の明確化** ▶ **Step3 計画** ▶ **Step4 実施** ▶ **Step5 評価**

看護問題リスト

#1　哺乳力が弱いことや口唇口蓋裂により，必要な母乳量を摂取できない（栄養-代謝パターン）
#2　必要エネルギー量の摂取不足がある（栄養-代謝パターン）
#3　哺乳量の不足により脱水状態となる可能性がある（栄養-代謝パターン）
#4　哺乳障害により新生児ウエルネスに問題が生じるのではないかと母親・家族が不安を感じている（自己知覚パターン）
#5　障害児を出産したことに対して自尊感情が低下する可能性がある（自己知覚パターン）

看護問題の優先度の指針

- 哺乳障害によって引き起こされる問題を解決するための援助が重要となる.体重増加不良や低血糖，低体温，脱水が起こる可能性などが主な問題で，それぞれの看護ケアを行う.
- 授乳方法の援助も必要となるが，哺乳障害の原因によって介入方法は異なるので，その原因に合った適切な方法を選択する.
- 母親・家族の不安も予測されるのでその緩和支援も行う.

903

第4章　新生児期　2. 新生児の異常とケア

| Step1 アセスメント | Step2 看護問題の明確化 | Step3 計画 | Step4 実施 | Step5 評価 |

1 看護問題	**看護診断**	**看護目標（看護成果）**
#1 哺乳力が弱いことや口唇口蓋裂により，必要な母乳量を摂取できない	**非効果的乳児哺乳パターン** **関連因子**：口腔咽頭の異常，未熟性 **診断指標** □効果的な吸啜を開始できない □効果的な吸啜を維持できない	〈**長期目標**〉必要母乳量を吸啜できる 〈**短期目標**〉1)適切な授乳方法を選択できる．2)体重減少が正常範囲内で推移する

看護計画	**介入のポイントと根拠**
OP 経過観察項目 ●哺乳力：直接授乳時や哺乳瓶での母乳，人工乳哺乳時の吸啜力，吸啜持続時間を観察する ●哺乳量：1回の哺乳量を把握する ●排便の状況：排便回数や排便量を把握する ●悪心・嘔吐，腹部膨満：有無と程度をみる（悪心は児が見せる表情のしかめっ面，嘔吐反射から判断する） ●出生時の在胎週数を把握する ●出生時の体重を把握する ●ダウン症候群：有無を把握する ●口唇口蓋裂：有無と程度を把握する ●母親の乳頭の状態：扁平乳頭，陥没乳頭，小乳頭の有無と程度を把握する	⮕ 根拠 哺乳力を把握することで，新生児に適した授乳方法を選択する ⮕ 根拠 新生児に必要な母乳や人工乳の量を摂取できているか評価する ⮕ 根拠 哺乳量が不足すると排便回数や排便量が減少する ⮕ 根拠 消化管の機能障害は哺乳力低下の原因となる ⮕ 根拠 在胎週数が短いほど哺乳力が弱い傾向にある ⮕ 根拠 体重が少ないほど哺乳力が弱い傾向にある ⮕ 根拠 ダウン症候群の児は筋緊張が低下しており，哺乳力が弱い ⮕ 根拠 器質的問題があると吸啜力が低下する ⮕ 根拠 乳頭の問題は，哺乳力に影響する
TP 看護治療項目 ●新生児の哺乳力に適した授乳方法を選択する ・哺乳力に合わせて直接授乳時間を調整する ・必要母乳量を摂取させるため，搾乳した母乳を哺乳瓶で与える ・新生児の吸啜力に合わせて哺乳瓶の乳首を選ぶ	⮕基本は直接授乳である　根拠 効果的な授乳方法は新生児の体重増加を促進する ⮕ 根拠 母親の乳頭から母乳を吸啜するには，強い哺乳力を必要とする．そのため長時間の直接授乳は，新生児のエネルギー消費が大きくなる ⮕搾乳量が足りなければ人工乳で補う
EP 患者教育項目 ●新生児に適した授乳方法を母親に指導する ●母親に乳房・乳頭マッサージ，搾乳方法を指導する ●新生児の哺乳状態の観察方法を母親に指導する	⮕ 根拠 母親が適切な方法で授乳でき，児は必要な母乳量を摂取できる ⮕マッサージによって新生児が吸啜しやすい乳頭に整える．また，必要量を吸啜できない場合は，母乳を授乳できるように搾乳方法を母親に指導する ⮕吸啜力，哺乳している時間，哺乳間隔，1回の哺乳量など具体的な観察項目と内容を指導する 根拠 新生児の哺乳力を母親が評価できるようになると，母親自身にも新生児に適した授乳方法の選択ができる

2 看護問題	看護診断	看護目標（看護成果）
#2 必要エネルギー量の摂取不足がある	**栄養摂取消費バランス異常：必要量以下** **関連因子**：生物学的要因，栄養素を吸収できない，栄養素を消化できない，食事摂取量の不足 **診断指標** □食物摂取量が1日あたりの推奨量よりも少ない □咀嚼に使う筋力の低下 □嚥下に使う筋力の低下	〈**長期目標**〉必要エネルギー量が確保され，体重が増加する 〈**短期目標**〉1）エネルギー不足による体重増加不良，低血糖，低体温が起こらない． 2）異常を早期発見して，早期介入が受けられる

看護計画 / 介入のポイントと根拠

OP 経過観察項目

●体重：変化を把握する

➔ 根拠 生理的範囲を超えた体重の減少や，体重増加が緩慢な場合には，必要哺乳量の不足，不適切な授乳方法による授乳時のエネルギー消費の増大などがあると考えられる

●出生時の在胎週数を把握する

➔ 根拠 在胎週数が短いほど身体調節機能が未熟で，エネルギー不足による低血糖，低体温が起こりやすい

●出生時の体重を把握する

➔ 根拠 出生体重が少ないほど身体調節機能が未熟で，エネルギー不足による低血糖，低体温が起こりやすい

低血糖に関すること

●活気：活気の有無をみる

➔ 根拠 新生児の低血糖は特徴的な症状として現れないが，活気がない，弱々しいなどの状態がみられる

低体温に関すること

●体温：低体温の有無をみる

➔ 根拠 直腸温36.0℃以下は，低体温であり注意する

●呼吸状態，脈拍数：変化や異常の有無をみる

➔ 根拠 低体温は無呼吸や脈拍の低下（徐脈）を招く

●四肢末梢の冷感，チアノーゼ：有無と程度をみる

➔ 根拠 低体温になると四肢末梢の冷感，チアノーゼが出現する

TP 看護治療項目

●必要な母乳量，人工乳量を摂取させるための援助を行う

➔ 1日に必要な母乳量，人工乳量を把握し，効果的な授乳方法を選択する（詳細は「看護問題#1」参照）　根拠 必要エネルギー量を確保することで体重増加を図る

●新生児を保温する

➔ 低体温が起こらないように保温する．保温方法は，冷感の起こりやすい手足を手袋，靴下などで保護する，頭部に帽子をかぶせる，身体全体をバスタオルでくるむ，掛けものできちんと身体を覆うなどである．それでも低体温となる場合は，体温管理の目的で保育器に収容する場合もある　根拠 新生児の体表面を確実に覆うことで，体表面から放射や伝導，対流によって熱が放散されるのを防ぎ，低体温を予防する．また，保温により体温保持のために消費されるエネルギー量を減らすことができる

新生児

51 哺乳障害

905

第4章　新生児期　　2. 新生児の異常とケア

●環境温度を調整する

➲新生児室の環境は，温度24～26℃，湿度50～60%に保つ　**根拠** 新生児は環境に影響されやすいので，温度・湿度を一定に保つ．環境温度の調節により，体温保持のためのエネルギー消費を減らすことができる

EP 患者教育項目

●哺乳量不足の状態を母親に説明する

➲授乳後すぐに母乳をほしがる，排便が少ない，泣いてばかりいるなど，具体的な目安を説明する　**根拠** 母親に哺乳量が不足しているときの児の状態を説明することで，早期に哺乳量不足に気づき，対応することができる

●母親に新生児の体温を保持する方法を指導する

➲**根拠** 体温保持の方法を把握し，自ら実践することで，児の低体温のリスクを下げる

●母親に新生児の低血糖，低体温の症状を説明する

➲発見したらすぐに知らせるように指導する　**根拠** ケアを行う母親に異常を示す症状を説明することで，早期発見がしやすくなる

3 看護問題	看護診断	看護目標（看護成果）
#3 哺乳量の不足により脱水状態となる可能性がある	**体液量不足リスク状態**　**危険因子**：水分吸収に影響する異常，水分摂取に影響する異常	〈長期目標〉必要水分量が確保され，脱水状態とならない　〈短期目標〉1) 必要最低量の水分を哺乳できる．2) 異常が早期に発見され，脱水状態を回避できる

看護計画	介入のポイントと根拠

OP 経過観察項目

●体重：出生体重からの減少の程度をみる

➲**根拠** 生理的体重減少は出生体重の10%以下で，減少のピークは生後4～5日目頃である．これよりも体重減少の速度が速く減少率が高い場合は，脱水となっている可能性がある

●排尿回数，尿量：変化をみる
●大泉門の状態：陥没状態をみる
●皮膚の状態：乾燥状態をみる

➲**根拠** 脱水が起きると排尿回数，尿量が減少する
➲**根拠** 脱水が起こると大泉門が陥没する
➲**根拠** 脱水が起こると皮膚が乾燥する．乾燥のため表皮が剝離する場合もある

TP 看護治療項目

●必要な母乳量，人工乳量を摂取させるための援助をする

➲1日に必要な母乳量，人工乳量を把握し，効果的な授乳方法を選択する（詳細は「看護問題#1」参照）　**根拠** 母乳，人工乳を必要量授乳することで水分が確保される

EP 患者教育項目

●「看護問題#1, 2」に準じて，新生児に適した授乳方法を指導する
●母親に新生児の脱水状態の観察方法（排尿回数，皮膚の状態）について指導する

➲**根拠** 必要な母乳量，人工乳量を確保するための援助が水分確保につながる
➲異常時はすぐに報告するように指導する　**根拠** 新生児のケアを行う母親が観察方法を理解することで異常を早期発見できる

4	看護問題	看護診断	看護目標（看護成果）
	#4 哺乳障害により新生児ウエルネスに問題が生じるのではないかと母親・家族が不安を感じている	**不安** **関連因子**：満たされていないニーズ，状況的危機，現状への脅威 **診断指標** □苦悩 □心配する □不確かさ	〈**長期目標**〉不安が緩和する 〈**短期目標**〉1)不安の内容を表現できる. 2)哺乳障害の病態の正しい知識を得る

看護計画	介入のポイントと根拠
OP 経過観察項目 ●不安の内容を把握する：具体的内容と変化を把握する	➡️ 根拠 不安の内容に適した介入を行う
TP 看護治療項目 ●検査や新生児ウエルネスの状態について説明する	➡️ 根拠 知識を得ることで不要な不安をもたない
●不安を表現しやすい環境を整える	➡️ プライバシーに配慮した環境を調整する 根拠 プライバシーが守られることで，さまざまな不安を表現しやすくなる
EP 患者教育項目 ●不安の内容を自分で表現できるように指導する	➡️ 表現方法を指導する 根拠 不安を正しく伝えることで，適切な対処行動が起こせる

新生児

51

哺乳障害

5	看護問題	看護診断	看護目標（看護成果）
	#5 障害児を出産したことに対して自尊感情が低下する可能性がある	**自尊感情状況的低下リスク状態** **危険因子**：十分な認知（評価）がない，身体疾患，非現実的な自己期待	〈**長期目標**〉自尊感情の低下が起こらない 〈**短期目標**〉1)自分の児に対する感情を伝えることができる. 2)自尊感情が低下しないための介入が受けられる

看護計画	介入のポイントと根拠
OP 経過観察項目 ●母親の児に対する感情：どのような感情を抱いているか，とくに自己否定の感情が起こっていないか観察する	➡️ 根拠 自己否定の感情から自尊感情低下につながる
TP 看護治療項目 ●母親の気持ちを傾聴する	➡️ 母親が自分の気持ちを表現しやすいように言葉をかける 根拠 気持ちを表現することによって母親が気持ちを整理でき，ストレスコーピングを促進することにつながる
●感情を表現しやすい環境を整える	➡️ プライバシーが守れる環境を整える 根拠 周囲に遠慮することなく感情を表現できる
●母親の心理的援助ができるキーパーソンを把握し，キーパーソンに母親を支援するようにアドバイスする	➡️ 母親の心理状態を評価して適切なキーパーソンを把握する 根拠 求める心理的援助の内容によってキーパーソンが異なる場合がある. 適切なキーパーソンの存在は母親のストレスコーピングを促進し，自尊感情の低下を防止する
EP 患者教育項目 ●障害者の会などのピアカウンセリング*の情報	➡️ 母親のニーズに合わせて行う 根拠 ニーズに

907

第4章　新生児期　　2. 新生児の異常とケア

を提供する
＊ピアカウンセリングとは，同じような立場にある
　人同士がお互いの精神的なサポートをし合うこと
　をいう．同義語にピアサポート，ピアリスニング
　があるが，ピアカウンセリングは相談に重きを置
　いている．

合っていないと反対に母親のストレスとなる

| Step1 アセスメント | Step2 看護問題の明確化 | Step3 計画 | Step4 実施 | Step5 評価 |

病期・病態・重症度に応じたケアのポイント

● 哺乳障害の原因によってケアの介入方法が異なる．原因を把握して適切な介入ができるように援助する．また，哺乳障害によって生じる二次的問題として体重増加不良，脱水の可能性などがあり，それらに対する観察や早期介入ができるようにする．
● 母親・家族の哺乳障害に対する不安も予測されるので，それを緩和する支援も必要である．

看護活動（看護介入）のポイント

診察・治療の介助
● バイタルサインを観察する．とくに体温の変化，呼吸状態に注意する．
● 哺乳状態や体重の変化を把握する．
● 脱水症状を観察する．
● 検査や処置が行われる場合には，その介助を行う．

環境調整
● 新生児に適した環境（温度，湿度）を調整する．

哺乳の援助
● 新生児の哺乳状態に合った哺乳方法を援助する．

母親・家族の心理・社会的問題への援助
● 哺乳障害に伴う新生児ウエルネスの低下に対する母親・家族の不安を解消するように援助する．
● とくに，口唇口蓋裂の場合は，母親に自尊感情の低下が起こらないように援助する．

退院指導・療養指導

● 新生児の観察方法について指導する．
● 新生児に適した哺乳方法を指導する．
● 母親に乳房・乳頭マッサージ，搾乳方法を指導する．
● 新生児に異常があった場合は，すぐに知らせるように指導する．
● 新生児の定期健診を必ず受診するように指導する．

| Step1 アセスメント | Step2 看護問題の明確化 | Step3 計画 | Step4 実施 | Step5 評価 |

評価のポイント

看護目標に対する達成度
● 適切な授乳方法が選択され，哺乳量が保たれたか．
● 低血糖，低体温，脱水などのリスク状態とならなかったか．
● 異常時は早期介入ができたか．
● 母親・家族の不安やストレスが緩和し，介護者役割が果たせているか．

哺乳障害のある新生児の病態関連図と看護問題

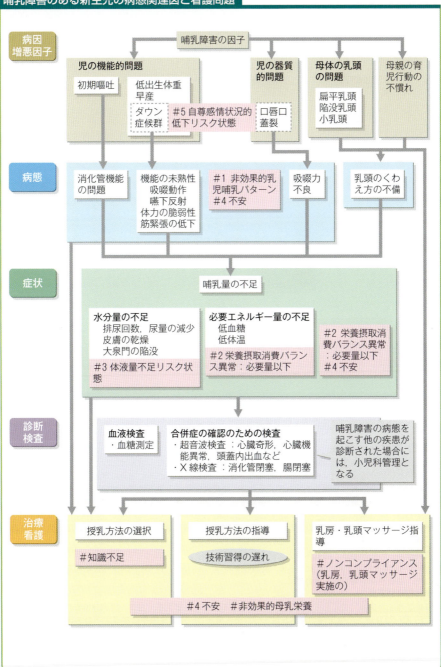

52 体重増加不良

岩本 梨恵

目でみる疾患

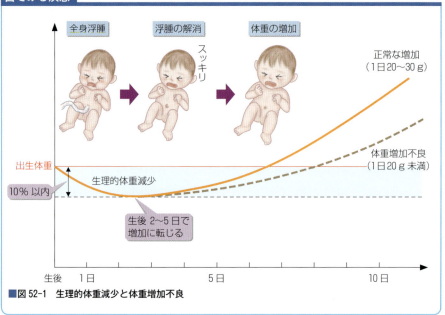

■図 52-1 生理的体重減少と体重増加不良

病態生理

> 生理的体重減少後，新生児の 1 日の体重増加が 20 g 未満の場合をいうが，総合的かつ個別的に判断される．

●新生児期の体重の推移
- 出生後数日間，新生児の体重は必ずいったん減少する．分娩直後の母乳分泌がごくわずかで，新生児が摂取する水分とカロリーが少ないためであるが，新生児はもともと全身に浮腫がある状態，すなわち細胞外液が過剰な状態で生まれてくるため，体重減少はこの細胞外液の減少によるものである．この一過性の体重減少は，胎内生活から胎外生活への適応過程と考えられ，生理的体重減少とよばれている．
- 通常，生後 2～5 日頃に体重減少は止まり増加に転じる．そして，生後 1～2 週にかけて出生体重に復帰する．その後は 1 日あたり 20～30 g，1 週間で 125 g 以上，体重は増加していく．
- 体重減少の平均値は，母乳栄養児で出生体重の 4～7％，人工栄養児で 3～5％ とされている．臨床的には 10％ を目安に児の状態（尿量，皮膚のツルゴール（張り，緊張），口腔粘膜乾燥度など）と合わせ，総合的かつ個別的に判断する．

●体重増加不良
- 体重増加不良は，なんらかの基礎疾患を示す重要なサインである．日本小児科学会新生児委員会は 1 日 20～30 g 以上の体重増加があれば十分な母乳量とし，20 g 未満を体重増加不良の目安としている（表 52-1）．
- 出生時からの体重増加が不良であっても，最近母乳がよく出て哺乳量が増加したなど「体重が遅れて増え始めた児」と推察すれば，実際に授乳が適切かどうかを確認して（必要であれば指導して），1 週

■表 52-1　期待される体重増加

0〜3 か月	25〜30 g/日
3〜6 か月	15〜20 g/日
6〜12 か月	10〜15 g/日

（栄養委員会・新生児委員会による
母乳推進プロジェクト：小児科医と
母乳育児推進．日本小児科学会雑誌
115：1376，2011）

間ほど後に体重増加を確認する．
● 全身状態が良好で理学所見で異常がなければ，まず授乳の評価を行う．すなわち母乳育児かどうか，1 日の授乳回数，授乳量などを具体的に確認する．最も多いのは，母乳分泌不足と授乳方法に問題がある場合である．

病因・増悪因子

● 授乳以外の問題による体重増加不良は，さまざまな疾患の症状であり，耳鼻科疾患や先天性心疾患，先天奇形症候群，中枢神経異常，先天性代謝異常などの検索を行う．
　・哺乳力が不十分な場合：先天性喘鳴などの耳鼻科疾患，先天性心疾患，先天奇形症候群，神経・筋疾患など．
　・嘔吐を伴う場合：幽門狭窄症，腸回転異常症などの消化器疾患．
　・下痢を伴う場合：感染性下痢，吸収不全症候群，食物アレルギーなど．
　・哺乳力が十分でとくに症状がない場合：先天性代謝異常，内分泌疾患，先天奇形症候群，感染症，愛情遮断症候群など．

診断・検査値

❚ 真の体重増加不良かどうかを正しく評価し，全身状態が良好か，母乳分泌不足，授乳方法に問題がないかなどをまず見極めて，指導や原因検索を進める．
● 体重増加を正しく評価するためには，体重増加は出生体重からではなく産院退院時あるいは最低体重からの増加，あるいは最近の体重からの増加を計算して評価する．出生体重から計算すると，出生後の生理的体重減少が多かった児や，体重増加が始まるのが遅かった児では，正確な診察時の体重増加が評価できなくなってしまう．
● 全身状態が良好で，最近の体重増加が 25 g/日であれば問題ない．
● 基礎疾患がなく，生理的体重減少であれば，特異的な異常を示す検査値（血液検査，髄液検査など）はない．

治療法

● **治療方針**
● 児に異常所見が認められず比較的元気な場合には，授乳状態を実際に観察し，哺乳力が十分であるか，哺乳中の呼吸障害やチアノーゼが認められないかなどを判断する．問題が認められない場合は，母親が十分に慣れるまで指導し，体重増加の推移をみる．
● 哺乳量の測定で母乳不足が考えられれば，場合によっては人工栄養を追加する．母親が疲れなければ，1 日 10 回以上の授乳でも問題ない．ただし母乳の分泌が十分でなく，人工栄養を足す場合は，必ず母乳の後に足すようにする．
● 児の哺乳力が弱い，嘔吐・下痢が原因で体重が増えない，呼吸障害や心雑音・チアノーゼがある，脱水症状がある（皮膚の緊張低下，口腔粘膜乾燥，尿量低下など）といった場合には，原疾患をつきとめて治療を行う．

新生児

52
体重増加不良

第4章　新生児期　　2. 新生児の異常とケア

体重増加不良の病期・病態・重症度別にみた治療フローチャート

```
最近2週間の体重増加 ──良好──▶ 授乳指導後1週間後 ──良好──▶ 経過観察
                              体重増加
      │                           │                        ▲
     不良              不良        │                     改善あり
      │        ┌─────────────────┘                        │
      ▼        ▼                                           │
母乳分泌不足 ──あり──▶ 授乳指導 ─────────────────────────────┘
授乳方法の問題          ミルク追加
      │                    │
     なし              改善なし
      │        ┌──────────┘
      ▼        ▼
哺乳量・哺乳力 ──不十分──▶ 哺乳障害 ──▶ 耳鼻科疾患検索
は十分か
                      └──▶ 哺乳力低下 ──▶ 先天性心疾患
      │                                    先天奇形症候群
     十分                                  神経・筋疾患
      │                                    などの検索
      ▼
嘔吐・下痢 ──あり──▶ 嘔吐 ──▶ 消化管疾患の検索

                  └──▶ 下痢 ──▶ 感染性下痢
      │                          吸収不全症候群
     なし                        食物アレルギー
      │                          などの検索
      ▼
先天性代謝異常
内分泌疾患
先天奇形症候群
感染症
愛情遮断症候群
などの検索
```

912

体重増加不良のある新生児の看護

永澤 規子

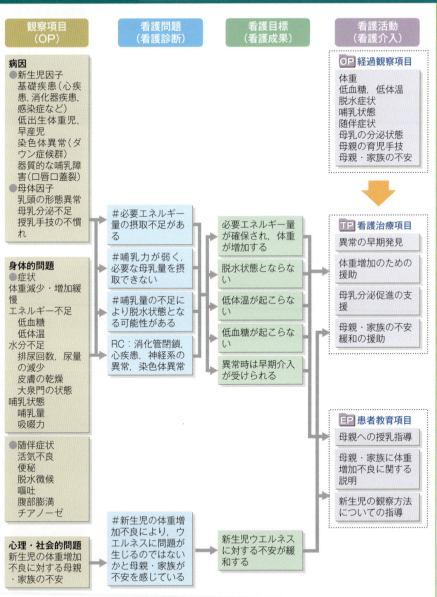

第4章　新生児期　　2. 新生児の異常とケア

基本的な考え方

- 体重増加不良は，母乳や人工乳によって与えられる新生児の必要エネルギー量が不足していることを示している．原因は新生児の哺乳力に関すること，母乳分泌に関すること，または母親の育児手技に関することなど，さまざまである．原因を把握するために母児を観察することが必要である．
- 体重増加不良では新生児に活気がない，便秘がある，脱水徴候があるなどの随伴症状も観察する．これらの症状を観察し，体重増加不良に伴う二次的な問題が発生していないかを把握する必要がある．
- 原因を把握し，その対処方法を援助することで，新生児の体重が増加するようにしていく．
- 体重増加不良に伴い母親・家族の不安を緩和するための支援を行う．
- 疾患の存在を早期に見極めるために，体重増加不良を伴う疾患を視野に入れた観察を行うことも求められる．

Step1 アセスメント	Step2 看護問題の明確化	Step3 計画	Step4 実施	Step5 評価

情報収集	アセスメントの視点と根拠・起こりうる看護問題
全身状態の把握	**体重増加不良の程度と原因を把握する．また体重増加不良に伴う二次的な問題や，体重増加不良を症状とする他の疾患の存在がないか随伴症状の有無も観察する．** ● 体重増加不良の程度を把握する．新生児は生理的体重減少として，出生時体重の5〜10% 程度の減少をみる．このピークは生後4〜5日目頃であるが，減少の程度が著しかったり，ピークを過ぎても体重の増加傾向がみられない場合は注意する． ● 新生児の哺乳力不良は，体重増加不良の原因となる． ● 低出生体重児や早産児は哺乳力が不良となりやすく，体重の増加不良につながる． ● 口腔の器質的問題は，哺乳力不良の原因となる． ● ダウン症候群の児は，筋緊張の低下などにより哺乳力不良となりやすく，体重増加不良につながる． ● 新生児の顔貌や四肢などの身体外表を観察する．軽微な染色体異常では外表からの判断は難しいが，ダウン症候群の児では特有の顔貌を示す．通常，染色体異常のある児は特徴的な顔貌や身体所見，多発奇形を認める． ※全身状態の具体的な把握については以下の項目に詳細を記載． 🔍 **起こりうる看護問題：体重増加不良による新生児ウエルネスの低下／脱水のリスク状態／母親・家族の不安**
哺乳状態の観察	**新生児の哺乳状態を把握する．哺乳状態は，乳頭のくわえ方，吸啜力，1回の哺乳量，1日の哺乳回数などで評価する．また，新生児の哺乳力に影響を与える因子を把握する．** ● 低出生体重児は，吸啜力の弱さ，不十分な乳頭のくわえ方などから，哺乳力不良となりやすい． ● 早産児は，吸啜動作や嚥下反射などの機能の未熟性から哺乳力不良となりやすい． ● 口唇口蓋裂などの口腔の器質的問題は，吸啜力に影響する． ● 体重増加不良そのものが哺乳状態の悪化を招くという悪循環となることがある． ● 吸啜力が十分あるにもかかわらず体重増加不良がある場合には，母親側の因子（乳頭形態の問題，育児行動の問題）が疑われる． 🔍 **起こりうる看護問題：体重増加不良／脱水のリスク状態**
エネルギー不足による症状，程度の観察	**体重増加不良は，必要なエネルギーが不足しているということである．必要エネルギーが不足することにより，二次的に低血糖や低体温が起こる場合がある．その症状を把握する．** ● 低血糖そのものは明らかな症状として現れにくいが，体重増加不良の新生児に活気がない，眠ってばかりいるなどという状態があれば，低血糖を疑って検査する必要がある． ● エネルギーの不足により低体温が起こる場合がある．低体温により，無呼吸や徐脈

914

	などの呼吸・循環器系の障害を起こす可能性がある.
	●低体温では，末梢の冷感，チアノーゼを認める.
	🔍 **起こりうる看護問題：低血糖のリスク状態／低体温のリスク状態**
脱水症状の有無と程度の観察	| 体重増加不良の原因となる哺乳量の不足は，水分摂取量の不足につながる．脱水症状を把握する.
	●排尿回数，尿量を把握する．脱水状態となると排尿回数，尿量ともに減少する.
	●脱水状態となると大泉門が陥没する.
	●脱水状態では，皮膚の乾燥，表皮の剝離が起こる.
	🔍 **起こりうる看護問題：脱水のリスク状態**
随伴症状の観察	| 体重増加不良が起こる原因として，他の疾患の存在，たとえば，心疾患，染色体異常，感染症などがある．明確に診断できる場合は，その疾患に対応できるが，軽微でみつかりにくい心疾患や特異的な症状を示さない感染症，染色体の軽微な欠損などは胎児診断や出生直後の診断がつきにくい場合がある．体重増加不良で明確な原因がみつからない場合は，疾患の存在を疑って対応する必要がある.
	●なんとなく元気がないというシグナルは，疾患の存在を示す場合がある.
	●嘔吐，腹部膨満，便秘などの消化器症状の有無に注意する.
	●哺乳時のチアノーゼに注意する．哺乳時のチアノーゼは，心疾患が存在する可能性がある.
	●感染症では，感染症を示す検査値(白血球，CRP 値など)の変化に注意する.
	●感染症では，痙攣などの症状を起こす場合がある.
	🔍 **共同問題：消化管閉鎖，心疾患，神経系の異常，染色体異常**
	🔍 **起こりうる看護問題：疾患による身体的問題／母親・家族の不安**
母親の母乳分泌と育児技術の観察	| 陥没乳頭，扁平乳頭，小乳頭などの乳頭の形態異常は哺乳障害の原因となり，哺乳力不足による体重減少につながる．また，母親の母乳分泌が不足している場合や育児技術が不慣れなことにより，授乳量が確保されない場合がある.
	●母親に乳頭の形態異常(陥没乳頭，扁平乳頭，小乳頭)がないかを把握する．乳頭の形態異常は，哺乳障害につながり，体重増加不良につながる.
	●母親の乳房緊満感，母乳分泌の状態を観察する．母乳分泌不足は，体重増加不良につながる.
	●母親の育児技術，とくに哺乳に関する技術の習得状況を把握する.
	●母親の出産歴を把握する．初産婦は育児技術が不慣れなことが多い.
	🔍 **起こりうる看護問題：母乳分泌不足による体重増加不良／育児技術の習得不足**
母親・家族の心理・社会的側面の把握	| 母親・家族の体重増加不良に対する不安を把握する.
	●初産婦では新生児のケアに不慣れなため，体重増加不良に対する不安が経産婦より強まる傾向にある.
	●家族背景に子どもの出生に対する過度の期待があると，体重増加不良に対する不安が強まる傾向にある.
	🔍 **起こりうる看護問題：母親・家族の不安**

新生児

52 体重増加不良

Step1 アセスメント ▸ **Step2 看護問題の明確化** ▸ **Step3 計画** ▸ **Step4 実施** ▸ **Step5 評価**

看護問題リスト

RC：消化管閉鎖，心疾患，神経系の異常，染色体異常
#1 必要エネルギー量の摂取不足がある(栄養–代謝パターン)
#2 哺乳力が弱く必要な母乳量を吸啜できない(栄養–代謝パターン)
#3 哺乳量の不足により脱水状態となる可能性がある(栄養–代謝パターン)

915

第 4 章　新生児期　　2. 新生児の異常とケア

#4　新生児の体重増加不良によりウエルネスに問題が生じるのではないかと母親・家族が不安を感じている（自己知覚パターン）

看護問題の優先度の指針

- 体重増加不良となっている原因を把握する．原因の除去が治療管理で優先され，重点的看護ケアとなる．
- 体重増加不良から生じる二次的な身体問題や，体重増加不良を症状とする疾患の存在がないかスクリーニングするため全身状態の観察を行い，異常の早期発見と異常時の早期介入に努める．
- 母親・家族の新生児ウエルネスに対する不安も予測されるので，その緩和援助も行う．

Step1 アセスメント	Step2 看護問題の明確化	Step3 計画	Step4 実施	Step5 評価

共同問題	看護目標（看護成果）
RC：消化管閉鎖，心疾患，神経系の異常，染色体異常	〈長期目標〉疾患を早期発見する．〈短期目標〉1）異常を早期発見する．2）検査を安全に実施できる

看護計画	介入のポイントと根拠

OP 経過観察項目

- 体重増加不良以外の症状：全身状態の観察から随伴症状を観察する

⮕ 根拠 他の疾患が存在すると，体重増加不良以外の症状が存在する

消化管閉鎖疾患の随伴症状

- 妊娠中の異常の有無：羊水過多症の有無と程度を把握する

⮕ 根拠 胎児に上部消化管閉鎖があると，胎児は羊水を嚥下できないため，羊水が吸収されず，羊水過多症状を起こす．なお，肛門閉鎖など下部消化管閉鎖で大腸による水分の吸収ができていると，羊水過多症の症状は起こらない

- 悪心・嘔吐：有無と程度を把握する（悪心は児が見せる表情のしかめっ面，嘔吐反射から判断する）

⮕ 根拠 消化管閉鎖があると摂取した母乳や人工乳が下部消化管に移動できず，上部消化管に貯留して悪心・嘔吐が出現する

- 排泄の有無と程度：排尿・排便の状態を観察する

⮕ 根拠 消化管閉鎖があると，母乳，人工乳が下部消化管に移動できないため，排尿・排便に異常が起こる

⮕ 消化管閉鎖の程度（狭窄・完全閉鎖）により，症状に違いがある．完全閉鎖では排便はみられない．狭窄では少量の排便がみられることもある

⮕ 尿量は消化管閉鎖の部位により異なる．下部消化管（大腸）で水分が吸収されるような状態では，尿排泄の異常が特異的にみられない場合がある

- 腹部膨満：有無と程度をみる

⮕ 根拠 消化管閉鎖があると排泄に異常が起こり，腹部膨満が起こる

- 呼吸状態：酸素化の低下や喘鳴，肺音の異常などを観察する

⮕ 根拠 食道閉鎖があり，食道・気管支瘻がある場合は，呼吸状態が悪化する

心疾患の随伴症状

- 心拍数：心拍数を把握する

⮕ 根拠 新生児の心拍数の正常範囲は 120～140 回/分である．徐脈または頻脈が持続する場合は，心疾患の存在を疑う．器質的問題は出生前の胎児の超音波検査で診断される場合が多いが，機能的問題（刺激伝導系など）は胎児診断が難しい

- 心雑音：有無と程度をみる

⮕ 根拠 先天性の心疾患がある場合（心房中隔欠損

症，心室中隔欠損症，弁膜疾患など）は，心雑音が聴取される．先天性心疾患では胎児期の診断が可能なものと，診断が難しいものがある

● チアノーゼ：有無と程度をみる

➥ 根拠 チアノーゼ性心疾患（ファロー四徴症など）は胎児期に診断されることが多いが，軽微なものは難しい

➥ 心疾患が存在すると，とくに哺乳時など通常よりエネルギーを消費する呼吸の際に，チアノーゼがみられる

神経系の異常
● 分娩時の状況：胎児徐脈の存在や急速遂娩などが行われたかを把握する

➥ 根拠 胎児徐脈が持続した場合，脳の低酸素状態により神経系に異常を起こすことがある．また，吸引・鉗子分娩などでは頭蓋内出血を生じ，神経系に異常を起こす場合がある

➥ 大きな異常の存在は，出生直後に評価されるアプガースコアで重症仮死と判定されるが，軽微なものでは出生直後のアプガースコアは悪くなく，時間的経過のなかで発見されるものもある

● 痙攣，意識障害：有無と程度を把握する

➥ 根拠 神経系に異常がある場合は，痙攣，意識障害などの症状が起こる

染色体異常
● 妊娠中の発育状態：胎児期に発育不全が存在しなかったか把握する

➥ 根拠 染色体異常があると，胎児発育不全を生じる場合がある

● 顔貌：特異な顔貌がないか把握する

➥ 根拠 ダウン症候群など染色体異常のある児は，特有な顔貌を示す

● 筋緊張の低下：筋緊張状態を把握する

➥ 根拠 ダウン症候群などの児では，筋緊張低下を起こす

TP 看護治療項目
● 随伴症状から推測される疾患を診断する検査の介助を行う（超音波検査，X線検査，血液検査など）

➥ 根拠 検査の準備を整えることで，新生児にかかる負担を最小限にする

EP 患者教育項目
● 母親・家族に検査を説明する

➥ 根拠 保護者である母親・家族に検査の同意を得る．また，新生児に侵襲を伴う検査もあるので説明して，検査の必要性を理解してもらう

※他の疾患の存在が明らかになった場合は，小児科に入院となる

新生児

52

体重増加不良

1 看護問題	看護診断	看護目標（看護成果）
#1 必要エネルギー量の摂取不足がある	**栄養摂取消費バランス異常：必要量以下** **関連因子**：生物学的要因，栄養素を吸収できない，栄養素を消化できない，食事摂取量の不足 **診断指標** □食物摂取量が1日あたりの推奨量よりも少ない □咀嚼に使う筋力の以下 □嚥下に使う筋力の低下	〈長期目標〉必要エネルギーが確保され，体重が増加する 〈短期目標〉1）エネルギー量不足による体重増加不良，低血糖，低体温が起こらない．2）異常を早期発見して，早期介入が受けられる

917

第4章　新生児期　　2. 新生児の異常とケア

看護計画	介入のポイントと根拠
OP 経過観察項目 ●出生時の在胎週数を把握する ●出生時の体重を把握する ●体重：増加の状態を把握し，体重増加不良の程度を知る ●母乳分泌量：1回の母乳分泌量を把握する ●新生児の哺乳力：哺乳力の程度を観察する **低血糖に関すること** ●活気：活気の有無をみる **低体温に関すること** ●体温：低体温の有無をみる ●呼吸状態，脈拍数：変化や異常の有無をみる ●四肢末梢の冷感，チアノーゼ：有無と程度をみる **TP 看護治療項目** ●必要な母乳量，人工乳量を摂取させるための援助をする ●新生児を保温する ●環境温度を調整する **EP 患者教育項目** ●母親に授乳技術を指導する ●母親に体温を保持する方法を指導する	⏎ **根拠** 在胎週数が短いほど身体調節機能が未熟で，低血糖，低体温が起こりやすい ⏎ **根拠** 出生時体重が少ないほど身体調節機能が未熟で，低血糖，低体温が起こりやすい ⏎ **根拠** エネルギー不足の程度が大きいほど，体重増加しにくい ⏎ **根拠** 母乳分泌不足から必要な母乳量が摂取できない場合がある．その場合は，必要により授乳回数を増やしたり，人工乳を足したりする ⏎ **根拠** 哺乳力が弱いことで必要な母乳量を摂取できない場合がある(詳細は「看護問題#2」参照) ⏎ **根拠** 新生児の低血糖は明確な症状が現れないことが多いが，活気がない，弱々しいなどの状態がみられる ⏎ **根拠** 直腸温 36.0℃ 以下は低体温であり，注意する ⏎ **根拠** 低体温は無呼吸や脈拍の低下(徐脈)を誘発する ⏎ **根拠** 低体温になると四肢末梢の冷感やチアノーゼが出現する ⏎ 1日に必要な母乳量，人工乳の量を把握し，効果的な授乳方法を選択する(詳細は「看護問題#2」参照)　**根拠** 必要エネルギー量を確保することで体重増加を図る ⏎ 低体温が起こらないように保温する．保温方法は，冷感の起こりやすい手足を手袋，靴下などで保護する，頭部に帽子をかぶせる，身体全体をバスタオルでくるむ，掛けもので十分に身体を覆う，などである．それでも低体温となる場合は，体温管理の目的で保育器に収容する　**根拠** 新生児の体表面を確実に覆うことで，体表面から放射や伝導，対流による熱の放散を防ぎ，低体温を予防する．また，保温により体温保持のために消費されるエネルギー量を減らせる ⏎ 新生児室の環境は，温度 24〜26℃，湿度 50〜60% に保つ　**根拠** 新生児は環境に影響されやすいので，温度・湿度を一定に保つ．環境温度の調節により，体温保持のために消費されるエネルギー量を減らせる ⏎ 授乳時の新生児の抱き方，効果的な授乳時間，乳房・乳頭のマッサージ方法などを指導する　**根拠** 母親の育児技術の不慣れから，必要な母乳量を摂取できていない場合がある ⏎ **根拠** 体温保持の方法を把握することで，児の低

	体温のリスクを下げる
●母親に新生児の低血糖，低体温の症状を説明する	➡発見したらすぐに知らせるように指導する
	根拠 ケアを行う母親が異常症状を理解することで，異常を早期発見しやすくなる
●哺乳量不足の状態を母親に説明する	➡授乳後すぐに母乳をほしがる，排便が少ない，泣いてばかりいるなど，具体的な目安を説明する
	根拠 母親に哺乳量が不足しているときの児の状態を説明することで，早期に哺乳量の不足に気づき，対応することができる

2 看護問題 ／ 看護診断 ／ 看護目標（看護成果）

看護問題	看護診断	看護目標（看護成果）
#2 哺乳力が弱く，必要な母乳量を吸啜できない	非効果的乳児哺乳パターン **関連因子**：口腔咽頭の異常，未熟性 **診断指標** □効果的な吸啜を開始できない □効果的な吸啜を維持できない	〈長期目標〉必要母乳量を吸啜できる 〈短期目標〉1）哺乳状態に合った哺乳方法を選択できる．2）必要な母乳，人工乳を摂取できる

看護計画	介入のポイントと根拠
OP 経過観察項目	
●哺乳力：直接授乳時や哺乳瓶での母乳，人工乳哺乳時の吸啜力，吸啜持続時間を観察する	➡根拠 哺乳力を把握することで，新生児に適した授乳方法を選択する
●哺乳量：1回の哺乳量を把握する	➡根拠 新生児に必要な母乳量，人工乳量が摂取できているか評価する
●体重の変化を把握する	➡根拠 生理的範囲を超えて体重が減少したり，体重増加が緩慢な場合には，必要哺乳量の不足や，不適切な授乳方法による哺乳時のエネルギー消費の増大などがあると考えられる
●出生時の在胎週数を把握する	➡根拠 在胎週数が短いほど哺乳力が弱い傾向にある
●出生時の体重を把握する	➡根拠 体重が少ないほど哺乳力が弱い傾向にある
●口腔の器質的問題：口唇口蓋裂などがないかを把握する	➡根拠 器質的問題は吸啜力に影響する
TP 看護治療項目	
●新生児の哺乳力に適した授乳方法を選択する	➡基本は直接授乳である　根拠 効果的な授乳方法は新生児の体重増加を促進する
・哺乳力に合わせて直接授乳時間を調整する	➡根拠 母親の乳頭から母乳を吸啜するには，強い哺乳力を必要とする．そのため長時間の直接授乳は，新生児のエネルギー消費が大きくなる
・必要哺乳量を摂取させるため，搾乳した母乳を哺乳瓶で与える	
・新生児の吸啜力に合わせて哺乳瓶の乳首を選ぶ	➡搾乳量が足りなければ人工乳で補う
EP 患者教育項目	
●母親に新生児に適した授乳方法を指導する	➡根拠 母親が適切な方法で授乳でき，児は必要な母乳量を摂取できる
●母親に乳房・乳頭マッサージ，搾乳方法を指導する	➡具体的に指導する　根拠 マッサージによって，児が吸啜しやすい乳頭に整える ➡必要量を直接吸啜できない場合は，搾乳により母乳を確保し授乳するため，搾乳ができるように母親に指導する

新生児

52
体重増加不良

第4章　新生児期　　2. 新生児の異常とケア

●母親に新生児の哺乳状態の観察方法を指導する	➡吸啜力，哺乳している時間，哺乳間隔，1回の哺乳量など具体的に観察項目と内容を指導する 根拠 新生児の哺乳力の評価を母親ができるようになると，母親自身にも新生児に適した授乳方法を選択できるようになる

3

看護問題	看護診断	看護目標（看護成果）
#3 哺乳量の不足により脱水状態となる可能性がある	体液量不足リスク状態 危険因子：水分吸収に影響する異常，水分摂取に影響する異常	〈長期目標〉必要水分量が確保され，脱水状態とならない 〈短期目標〉1)必要最低量の水分を哺乳できる．2)異常が早期に発見され，脱水状態を回避できる

看護計画	介入のポイントと根拠
OP 経過観察項目 ●体重：出生体重からの減少の程度をみる	➡根拠 生理的体重減少は，出生体重の10%以下で，減少のピークは生後4〜5日目頃である．これよりも体重減少の速度が速く減少率が高い場合は，脱水となっている可能性がある
●排尿回数，尿量：変化をみる ●大泉門：陥没状態をみる ●皮膚：乾燥状態をみる	➡根拠 脱水が起こると排尿回数，尿量が減少する ➡根拠 脱水が起こると大泉門が陥没する ➡根拠 脱水が起こると皮膚が乾燥する．乾燥のため表皮が剝離する場合もある
TP 看護治療項目 ●必要な哺乳量，人工乳量を摂取させるための援助を行う	➡1日に必要な母乳量，人工乳量を把握し，効果的な授乳方法を選択する(詳細は「看護問題#2」参照)　根拠 必要量を授乳することで水分も確保できる
EP 患者教育項目 ●「看護問題#1，2」に準じて，授乳の技術指導や新生児に適した授乳方法を指導する ●母親に新生児の脱水症状の観察方法(排尿回数，皮膚の状態)について指導する	➡根拠 必要な母乳量，人工乳量を確保することで水分が確保できる ➡異常時はすぐに報告するように指導する　根拠 母親が観察方法を理解し，実践することで，異常を早期発見できる

4

看護問題	看護診断	看護目標（看護成果）
#4 新生児の体重増加不良によりウエルネスに問題が生じるのではないかと母親・家族が不安を感じている	不安 関連因子：満たされていないニーズ，状況的危機，現状への脅威 診断指標 □苦悩 □心配する □不確かさ	〈長期目標〉不安が緩和する 〈短期目標〉1)不安の内容を表現できる．2)体重増加不良の病態の正しい知識を得る

看護計画	介入のポイントと根拠
OP 経過観察項目 ●不安の内容：不安の具体的内容と変化を把握する	➡根拠 不安の内容に適した介入を行う

TP 看護治療項目	
●検査や新生児ウエルネスの状態について説明する	➲ 根拠 知識を得ることで不要な不安をもたない
●不安を表現しやすい環境を整える	➲ プライバシーに配慮した環境を調整する 根拠 プライバシーが守られることで，さまざまな不安を表現しやすい

EP 患者教育項目	
●不安の内容を自分で表現できるように指導する	➲ 表現方法を指導する 根拠 不安を正しく伝えることで，適切な対処行動が起こせる

Step1 アセスメント **Step2 看護問題の明確化** **Step3 計画** **Step4 実施** Step5 評価

病期・病態・重症度に応じたケアのポイント

- 体重増加不良を引き起こしている原因を把握する．その原因や病態に応じて，援助内容が異なる．原因を把握するため検査・処置を行う場合は，その介助を行う．
- 体重増加不良による二次的な問題が発生する場合もあるので，新生児の全身状態の観察を十分に行い，その変化に注意する．
- 哺乳障害が原因の場合には，母親が適切な授乳を行えるための指導を行う．
- 体重増加不良の程度により，母親・家族の不安の程度も異なるので，その状態に合わせた不安緩和のための支援も行う．

看護活動（看護介入）のポイント

診察・治療の介助
- バイタルサインを観察する．とくに体温の変化，呼吸状態に注意する．
- 哺乳状態や体重の変化を把握する．
- 検査や処置が行われる場合は，その介助を行う．

環境調整
- 新生児に適した環境（温度，湿度）に調整する．

授乳の援助
- 新生児の哺乳状態に合った授乳方法を選択し，援助する．

母親・家族の心理・社会的問題への援助
- 体重増加不良に伴う新生児ウエルネスの低下に対する母親・家族の不安を解消する．

退院指導・療養指導

- 新生児の観察方法について指導する．
- 新生児に適した授乳方法を指導する．
- 母親に乳房・乳頭マッサージ，搾乳方法を指導する．
- 新生児に異常があった場合は，すぐに知らせるように指導する．
- 新生児の定期健診を必ず受診するように指導する．

Step1 アセスメント **Step2 看護問題の明確化** **Step3 計画** **Step4 実施** **Step5 評価**

評価のポイント

看護目標に対する達成度
- 低体温が起こらなかったか．
- 授乳量が保たれ，体重増加不良が改善されたか．
- 低血糖，低体温，脱水などのリスク状態とならなかったか．
- 異常時に早期介入ができたか．
- 母親・家族の不安やストレスが緩和し，介護者役割が果たせたか．

新生児

52 体重増加不良

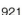

体重増加不良のある新生児の病態関連図と看護問題

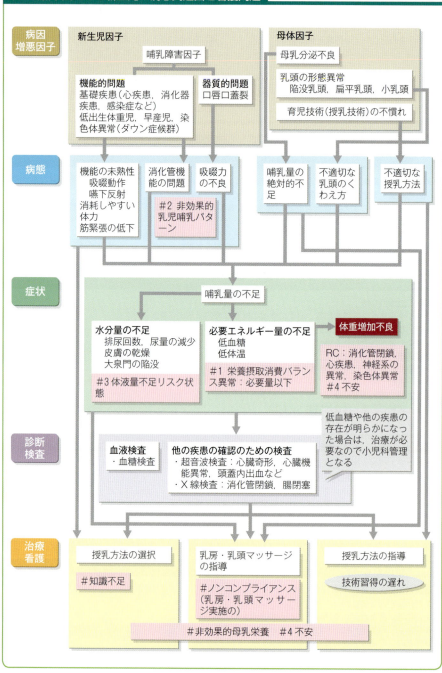

53 黄疸

岩本 梨恵

目でみる疾患

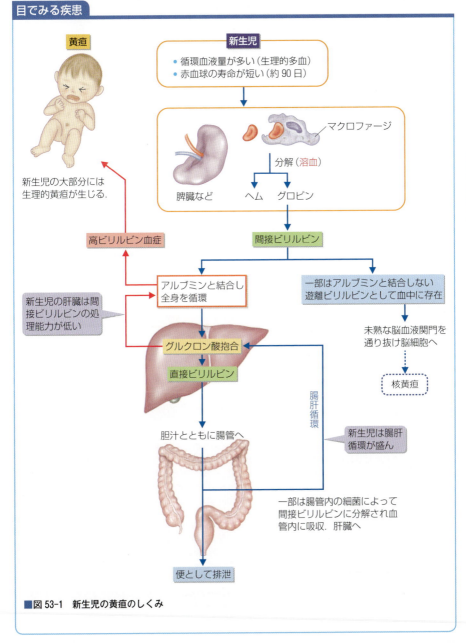

■図 53-1　新生児の黄疸のしくみ

目でみる疾患

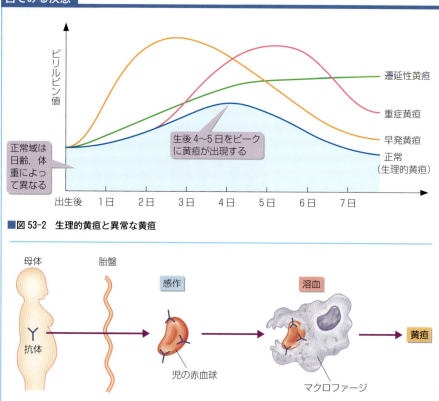

■図53-2　生理的黄疸と異常な黄疸

■図53-3　血液型不適合による溶血性黄疸

病態生理

黄疸とは，ビリルビンによる皮膚の黄染である（図53-1）．
- ビリルビンの大部分は，赤血球が壊れる際にそのヘモグロビンが脾臓などで分解を受けて産生される．産生されたビリルビンは間接ビリルビンとよばれ，肝臓でグルクロン酸抱合を受けると直接ビリルビンとなり大部分は便中に排泄される．ビリルビンのほとんどはアルブミンと結合しており，アルブミンと結合したビリルビンを結合ビリルビン（bound bilirubin），結合していないビリルビンを非結合ビリルビンまたは遊離ビリルビン（unbound bilirubin，アンバウンドビリルビン）とよぶ．
- 胎児赤血球は成人赤血球（約120日）に比べて寿命が短く（約90日），壊れやすい．また，赤血球量も成人に比べて多い（生理的多血）ため，新生児期は生理的に黄疸がみられる．その生理的範囲を超えたときに病的黄疸として，検査や治療が必要となる．また，新生児はグルクロン酸抱合活性が低く，腸肝循環（腸管に排泄されたビリルビンを再び腸管粘膜中に吸収する）が盛んなため，間接ビリルビン優位の高ビリルビン血症となりやすい．
- 血中の過剰なビリルビンは未熟な脳血液関門を通過し，核黄疸を起こす．

病因・増悪因子

- 血液型不適合による溶血性黄疸（図53-3）：ABO不適合とRh不適合が代表的であるが，ほかにもC

型，c型，E型，e型などをはじめ多数ある．
- ・ABO不適合：誤った輸血や妊娠中に胎児の血液が母親に入り込んで母親を感作すると抗体が産生されるが，その抗体はIgG分画に属して胎盤を通過する．胎盤を通過した抗体が児の赤血球と反応し溶血を起こすため，黄疸がみられる．自然感作もあるため，第一子でもABO不適合が起こることがある．
- ・Rh不適合：母親がRh(−)，児がRh(＋)の場合，児の血液が母親を感作して母親の体内で児のRhに対する抗体がつくられ，その抗体が胎盤を通過して児に移行し溶血する(図53-3)．「18 血液型不適合妊娠」の項(p.306)を参照．
- ●溶血性黄疸：血液型不適合による溶血性黄疸のほかに，球状赤血球症，赤血球酵素異常症(グルコース-6-リン酸脱水素酵素欠損症)などがある．
- ●閉塞性黄疸：胆汁の排泄障害による．新生児期を過ぎて黄疸がみられることが多い．直接ビリルビン優位の黄疸を示す．
- ●母乳性黄疸：母乳中の女性ホルモン(プレグナンジオール)がグルクロン酸転移酵素活性を抑制するため，母乳を中止すれば黄疸は急速に軽快する．

疫学・予後

- ●新生児のほとんどが生理的黄疸をきたす．生後2〜3日目から出現し4〜5日頃を頂点として，7日目以降に徐々に軽快する．
- ●重症な核黄疸は，脳性麻痺などの後遺症を残す．

症状

皮膚の黄染が主な症状(図53-2)．

- ●早発黄疸：生後24時間以内に肉眼的黄疸が認められる．急速に溶血が起こるためビリルビン産生速度が速く，早急な治療が必要．
- ●重症黄疸：ビリルビン値が基準範囲を超えて高い．核黄疸を防ぐために早急な治療が必要．また，同時に原因検索も行う．
- ●遷延性黄疸：黄疸が長引く．未熟性によるものや母乳性黄疸などの比較的問題の少ないものもあるが，感染症や代謝性疾患，肝疾患などの全身的な疾患の一部症状としてみられるものもある．

診断・検査値

血液検査により血中のビリルビン濃度を測定する．

- ●検査は血液検査によるビリルビン測定と，経皮的ビリルビン測定がある．経皮的ビリルビン濃度計はスクリーニングとして使用されるもので，ビリルビンが高値となって治療を開始する症例では血液検査が必要である．また，光線療法を行っている症例では，血清ビリルビン値は変わらなくとも皮膚の黄染は軽減する．すると，経皮的ビリルビン測定が血清ビリルビン測定をまったく反映しなくなるので注意が必要である．
- ●クームスCoombs試験：血液型不適合を診断するために行う．児においては直接クームス試験を行い，児の赤血球に抗体が結びついているか(感作されているか)どうかをみる．母親には間接クームス試験を行い，抗体を有しているかをみる．「18 血液型不適合妊娠」の項を参照．
- ●高ビリルビン血症以外の特異的な検査異常は，黄疸の原因疾患を反映する．

合併症

- ●核黄疸：血中の遊離ビリルビンが脳血液関門を通過し，脳細胞に取り込まれて脳細胞障害を起こす．一般に新生児は脳血液関門が未熟なため，核黄疸を起こしやすい．大脳基底核が最も障害を受けやすい(表53-1)．
- ●その他，運動障害，知的障害，難聴などの合併症がある．

治療法

- ●**治療方針**
- ●脳血液関門が未熟な新生児においては，ビリルビンの上昇によって生じる核黄疸を予防することが，

新生児

53
黄疸

925

第4章　新生児期　　2. 新生児の異常とケア

■表 53-1　ブラー Praagh の病期分類（核黄疸）

病期分類		所見
Ⅰ期	発病 2〜3 日	哺乳力低下，嗜眠，筋緊張低下，モロー反射減弱
Ⅱ期	発病 3 日〜1 週間	痙性症状，発熱，後弓反張，かん高い泣き声，痙攣，落陽現象
Ⅲ期	発病 1〜2 週間以降	痙性症状の消退
Ⅳ期	1 年〜1 年以降	錐体外路症状（アテトーゼ，難聴，知的障害など）

■表 53-2　光線療法と交換輸血の適応基準（中村の基準）
●TB：総ビリルビン値（μg/dL）による基準

出生体重(g)	<24 時間		<48 時間		<72 時間		<96 時間		<120 時間		120 時間<	
	光線療法	交換輸血	光線療法	交換輸血	光線療法	交換輸血	光線療法	交換輸血	光線療法	交換輸血	光線療法	交換輸血
<1,000	5	8	6	10	6	12	8	12	8	15	10	15
<1,500	6	10	8	12	8	15	10	15	10	18	12	18
<2,500	8	10	10	15	12	18	15	20	15	20	15	20
2,500≦	10	12	12	18	15	20	18	22	18	25	18	25

●UB：アンバウンドビリルビン値（μg/dL）による基準

出生体重(g)	光線療法	交換輸血
<1,500	0.3	0.8
1,500≦	0.6	1.0

※注：総ビリルビン値，アンバウンド値のいずれかが基準を超えると治療を開始する.
〔神戸大学医学部小児科編：未熟児新生児の管理，新版大改訂（第 4 版），p.233，日本小児医事出版社，2000〕

児の予後を決定する大切な要因である.
●光線療法：ビリルビンが光に分解されやすい物質であるという特性を利用した治療で，光を当てることによりビリルビンを水に溶けやすい形（光学異性体）に変え，肝臓におけるビリルビン排泄を促すことと，皮膚の血流を増加させることを目的に行う（表 53-2）.
●交換輸血：光線療法では対応できないような急速な溶血によるビリルビン上昇に対して行う. 血液を入れ替えることによりビリルビンを取り除く方法である（表 53-2）.
●血液型不適合による溶血性黄疸に対して，交換輸血を回避するため，大量 γ-グロブリン療法が有効であるとの報告がある. 抗体に感作された赤血球の溶血を抑えることが目的である.

黄疸の病期・病態・重症度別にみた治療フローチャート

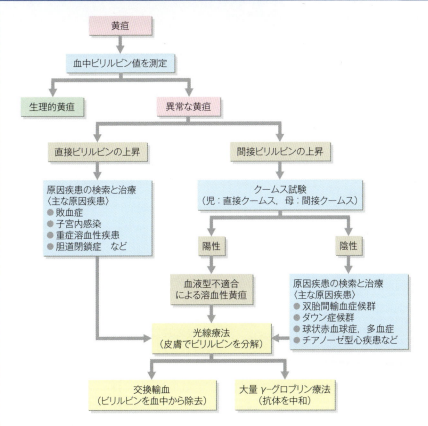

第4章 新生児期　2. 新生児の異常とケア

黄疸のある新生児の看護

永澤　規子

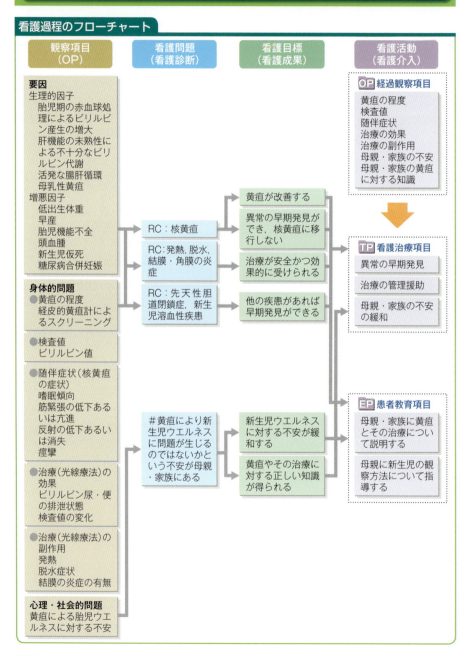

基本的な考え方

● 黄疸の程度が，生理的範囲内かあるいは治療の対象となるかを評価するための観察を行う．
● 黄疸が重篤化するリスクを把握し，異常の早期発見と早期介入ができるように援助する．
● 治療が開始された場合は，効果的に行われるための支援を行う．また，治療の効果も観察する．
● 新生児の黄疸によるウエルネス低下や治療に対する不安を母親・家族がもつと予測される．不安を緩和する支援を行う．
※ 明らかな黄疸増強因子（血液型不適合妊娠，胆道系の閉塞など）の診断がある場合は，小児科管理となる．ここで記載する黄疸は，基礎疾患の診断のついていない産科管理となる新生児である．

| Step1 アセスメント | Step2 看護問題の明確化 | Step3 計画 | Step4 実施 | Step5 評価 |

情報収集	アセスメントの視点と根拠・起こりうる看護問題
全身状態の把握	**黄疸の程度とそれに伴う随伴症状の有無を把握する．また，黄疸を増強させるリスクがないかを把握する．** ● 分娩時の胎児ストレスは黄疸増強のリスク因子となる．胎児機能不全が存在しなかったかを把握する． ● 頭血腫は黄疸増強のリスク因子となる．分娩時に吸引分娩など頭血腫の起こりやすい状況がなかったかを把握する． ● 母体の糖尿病合併は，黄疸増強のリスク因子となる． ● 出生体重や出生時の在胎週数により，治療開始のビリルビン値の基準が異なる． ※ 全身状態の具体的な把握については以下の項目に詳細を記載． 🔍 **共同問題：発熱，脱水，結膜・角膜の炎症** 🔍 **起こりうる看護問題：黄疸が増強するリスク状態／黄疸による身体的問題の発生／治療による副作用の問題／母親・家族の不安／母親・家族の黄疸に対する知識不足**
黄疸の程度，出現状況の観察	**黄疸の程度をみる．黄疸のスクリーニングとして経皮的黄疸計が用いられる．その結果，黄疸の増強が認められた場合は，血液検査でビリルビン値を測定する．また，その出現状況（出現時期，増強の速さ）を把握することで，生理的黄疸か病的な黄疸かを鑑別する．** ● 黄疸の視覚的な観察は自然光の下で行う． ● 経皮的黄疸計による黄疸のスクリーニングは通常，1日1回行われる． ● 生理的黄疸は出生後2〜3日目に出現する． ● 出生後24時間以内の黄疸の出現は，病的な場合が多い． 🔍 **共同問題：核黄疸** 🔍 **起こりうる看護問題：黄疸の増強により身体的問題が発生するリスク状態**
核黄疸の症状の有無，程度の観察	**黄疸が悪化すると核黄疸に移行する場合がある．異常の早期発見，早期介入ができるように症状の有無と程度の把握をする．** ● 低出生体重児は皮下脂肪が少なく，間接ビリルビンが中枢神経に移行しやすいため，正常な新生児に比較して核黄疸となるリスクが高い（間接ビリルビンは脂溶性のため，皮下脂肪に沈着する．血液脳関門が未熟なため，皮下脂肪に沈着しきれないと脳細胞にビリルビンが移行し，中枢神経，とくに大脳基底核にビリルビンが沈着する．これを核黄疸という）． ● 早産児は肝臓のビリルビン代謝機能が未熟であり低体重であることが多いため，正期産児に比較して核黄疸となるリスクが高い． ● 核黄疸の症状を把握する．核黄疸は病期により症状が異なる（表53-1）．早期治療が生命予後，身体機能の予後に影響する． 🔍 **共同問題：核黄疸**

新生児

53
黄疸

929

第4章　新生児期　　2. 新生児の異常とケア

治療効果と副作用の観察	黄疸の治療には光線療法が優先して行われ，光線療法の効果がない場合や黄疸の重症度が高い場合は，交換輸血が行われる．なお，産科領域で管理されるのは，光線療法までである．
	●光線療法の治療効果を知るためにビリルビン値を把握する．なお，光線療法中の経皮的黄疸計の測定は信頼性に欠けるので，黄疸の評価はすべて血液検査によって行う．
	●光線療法の治療効果を知るためビリルビンの排泄状態を把握する．間接ビリルビンが光エネルギーにより分解されると水溶性のビリルビンに変化し，尿・便中に排泄される．そのため，尿・便は緑がかった色調になる．尿・便の性状が緑がかっているということは，ビリルビン分解が行われていることを示す．
	●強い光のために網膜に障害が起こることがある．治療中は眼を十分に保護し，眼の状態も観察する．眼の保護を十分に行わないと，光線の刺激により結膜・角膜の炎症を起こすことがある．
	●男児の場合は，精巣(睾丸)が腹腔外にあるため，光線の熱の影響を受けやすい．精巣は熱に弱いので，光線療法により機能障害を起こす場合がある(ただし，この症状は長期的な観察を行わないとわからない)．
	●光線の熱により新生児の体表面から水分が奪われ，脱水状態となることがある．脱水症状として，体重の減少，尿量，排尿回数の減少，大泉門の陥没，皮膚の乾燥などがみられる．
	●光線の熱により，体温上昇がみられることがある．
	●光線療法でビリルビン値が低下し，病的黄疸が改善しても，再度リバウンドすることがある．光線療法終了後も1〜2日はビリルビン値を測定(血液検査)し，黄疸を評価する．
	🔍 共同問題：発熱，脱水，結膜・角膜の炎症
	🔍 起こりうる看護問題：治療の副作用による身体的問題／母親・家族の不安
随伴症状の観察	黄疸を増強させる疾患が存在していないか把握する．黄疸を増強させる疾患としては，新生児溶血性疾患，肝・胆道系の閉塞がある．
	●排便の性状を把握する．肝・胆道系に閉塞があると胆汁が排泄されないため，便は白くなる．
	●ABO型血液型不適合を把握するために母親と新生児の血液型を把握する．母親がO型で新生児がA型やB型の場合，ABO型血液型不適合の可能性がある．
	※Rh型血液型不適合は妊娠中に管理され，黄疸の増強因子として予測されている．
	🔍 共同問題：先天性胆道閉鎖，新生児溶血性疾患
	🔍 起こりうる看護問題：母親・家族の不安
母親・家族の心理・社会的側面の把握	母親・家族の新生児ウエルネスの低下に対する不安を把握する．
	●母親・家族の黄疸に対する知識の程度を把握する．
	●黄疸に対する治療が開始されると，母親・家族の不安は増強する．
	●家族背景に子どもに対する過度の期待があると，母親・家族の不安は増強する．
	🔍 起こりうる看護問題：不安／黄疸に対する知識不足

Step1 アセスメント ▶ **Step2 看護問題の明確化** ▶ **Step3 計画** ▶ **Step4 実施** ▶ **Step5 評価**

看護問題リスト

RC：核黄疸／発熱，脱水，結膜・角膜の炎症／先天性胆道閉鎖，新生児溶血性疾患
#1　黄疸により新生児ウエルネスに問題が生じるのではないかという不安が母親・家族にある(自己知覚パターン)

看護問題の優先度の指針

- 黄疸の程度や随伴症状を観察し，異常の早期発見と早期介入ができるよう援助することが優先される．また，治療が開始された場合には，治療が効果的に行われ，治療による副作用が起こらないようにするための管理が必要となる．
- 母親・家族の新生児ウエルネスに対する不安も予測されるので，それを緩和する援助も行う．

| Step1 アセスメント | Step2 看護問題の明確化 | Step3 計画 | Step4 実施 | Step5 評価 |

共同問題	看護目標（看護成果）
RC：核黄疸	〈長期目標〉黄疸の増強による合併症を起こさない 〈短期目標〉1)異常を早期発見できる．2)効果的な治療を援助できる

看護計画	介入のポイントと根拠
OP 経過観察項目 ●黄疸の程度	●経皮的黄疸計で黄疸のスクリーニングを行う 根拠 侵襲性のある血液検査を行う前に，黄疸の程度をおおむね把握する
●血清ビリルビン値	●スクリーニングで黄疸の程度が強かった新生児に血液検査を行う　根拠 血液検査で黄疸の客観的指標を把握する
●出生時の体重：低出生体重の有無と程度を把握する	●低出生体重児は，黄疸の治療を開始するビリルビン値の基準が低い　根拠 皮下脂肪が少ないため，間接ビリルビンが容易に中枢神経に沈着し，核黄疸となりやすい．そのため早期に治療を開始する必要があり，体重が少ないほどその傾向にある
●出生時の在胎週数：早産の有無と程度を把握する	●根拠 早産児は，身体機能が未熟で肝臓のビリルビン代謝能が正常新生児に比較して低い．また，低体重でもあるため，核黄疸に移行しやすい
●分娩時の状況：胎児機能不全の存在や吸引分娩などによる頭血腫の有無，感染の有無などを把握する	●根拠 これらは黄疸の増強因子となる
●核黄疸の症状の有無と程度を把握する（表53-1）	●根拠 異常を早期発見して，早期治療介入が受けられるようにする
●光線療法時は以下の観察を行う ・照射中のバイタルサイン	●体位変換時に行う．とくに体温に注意する 根拠 光線の照射によりうつ熱状態となり，体温が上昇する場合がある
・排泄物の性状	●便・尿が緑がかっているかをみる　根拠 分解されたビリルビンは便や尿中に排泄されるため，色を確認する
TP 看護治療項目 ●血液検査の介助を行う	●根拠 黄疸の程度や治療効果をみるために，血液検査が行われる
●光線療法の管理援助をする （産科領域では，光線療法までである） ・医師の指示による光線量を照射する	●光線の本数，照射時間など医師の指示内容を正確に実施する　根拠 黄疸の程度により光線量の指示が異なる

新生児

53

黄疸

第4章 新生児期　2. 新生児の異常とケア

| | ●最近では，黄疸の程度にもよるが，母子分離をできるだけ少なくするという理由から，ビリベッド*による光線療法が行われる場合もある
＊ビリベッド：ベッドと一体型の光線療法ユニット．ブルーライトの光線ユニットが寝台部分に組み込まれ，服を着たまま照射できる．保育器への収容やアイマスク着用の必要がなく，母子同室が可能である |

・体位変換を行う　　●2時間ごとに行う　根拠 新生児の身体にまんべんなく光線があたるようにする

・水分を補給する　　●哺乳間隔の間に5％ブドウ糖液を10〜20 mL程度哺乳させる　根拠 水分補給は，分解したビリルビン排泄を促進する．また，光線照射により新生児の体表面からの水分蒸発(不感蒸泄)が増加して脱水を起こすことを防止する

・照射時は，眼と性器を保護する　　●眼は光線療法用の保護帯で覆い，体位変換ごとに外して眼を観察する．男児は，生殖器をおむつなどで覆う　根拠 強い光刺激は，眼に結膜炎，角膜炎などの障害を起こす可能性がある．また，光線の熱は男児の生殖器である精巣に障害を起こす(女児の卵巣は腹腔内にあるので，熱エネルギーの影響を受けにくい)

●体温のコントロールができるように，保育器内の温度を調整する　　●体重や体温から適正な保育器内の温度を設定する．保育器によっては，体温から器内温度を自動調整する機能もついているので活用するとよい(自動調整する場合は，体温の設定は37℃前後とする場合が多い)　根拠 新生児は，環境温度によって体温が変化しやすい

●医師の指示により授乳方法を変更する　　●医師の指示により母乳が禁止される場合がある　根拠 母乳により黄疸が遷延する場合がある．母乳性の黄疸か否かを判断するために一時的に母乳を中止する場合がある．母乳性の黄疸と判断された場合は，病的黄疸ではないので，母乳は再開されることが多い(母乳性の黄疸はビリルビン値が著しく上昇するというより，黄疸の出現期間が遷延する傾向にある)

EP 患者教育項目

●母親に新生児の観察方法を指導する　　●異常時はすぐに報告するように指導する　根拠 母親が観察することで，異常の早期発見ができる

●母親・家族に検査，治療を説明する　　●保護者である母親・家族に検査，治療の同意を得る．説明することで不要な不安をもたない

●母乳栄養が禁止となった場合，その説明を行う　　●根拠 理由を知ることで，不必要な不安と不満をもたない

●母乳栄養が禁止となった場合の対処法を指導する　　●根拠 搾乳することで乳房トラブルを起こさない　●搾乳した母乳を冷凍しておくと母乳が再開されたときに利用できる

●母親にも新生児の観察方法，ケアの方法を指導する．　　●ビリベッドの利用により新生児と過ごす時間が多くなった母親に，新生児の観察やケアの具体的な方法を指導する　根拠 異常の早期発見ができる

共同問題	看護目標（看護成果）
RC：発熱，脱水，結膜・角膜の炎症	〈長期目標〉治療による副作用を起こさない 〈短期目標〉1) 異常を早期発見する．2) 副作用が起こらないようにケアを行う

看護計画	介入のポイントと根拠
OP 経過観察項目 ●体温：発熱の有無と程度を把握する ●脱水症状 ・体重：光線療法開始時からの体重の変化をみる ・尿量，排尿回数：変化をみる ・大泉門の状態：陥没状態をみる ・皮膚の状態：乾燥状態をみる ●眼の結膜・角膜の状態：炎症の有無と程度を把握する	➡ **根拠** 光線の照射によりうつ熱状態となり，体温が上昇する．また脱水による飢餓熱も起こる可能性がある ➡ **根拠** 哺乳量が減少していないのに体重が減少している場合は，脱水が起こっている可能性がある ➡ **根拠** 脱水が起こると尿量，排尿回数が減少する ➡ **根拠** 脱水が起こると大泉門が陥没する ➡ **根拠** 脱水が起こると皮膚が乾燥する．乾燥のため表皮が剝離する場合もある ➡ **根拠** 眼の保護が十分に行われていないと，強い光による眼の損傷が起こる ※長期的な問題として，光照射による熱の影響で，男児の精巣に機能障害が発生する可能性があるが，新生児期に症状は出現しない
TP 看護治療項目 ●保育器内の温度を調整する ●水分補給をする ●眼や生殖器を光線から保護する ●脱水状態が認められた場合は，医師の指示により補液が行われることがあるので介助する ●眼の異常に対する点眼などの指示があれば，正確に実施する	➡詳細については，「RC：核黄疸」の光線療法の管理援助を参照 ➡同上 ➡同上 ➡新生児の輸液療法は微量で正確に行わなければならないので，シリンジポンプを使用する **根拠** 脱水は，黄疸の改善を阻害したり，発熱を引き起こしたりし，二次的な新生児ウエルネスの低下を招くので，改善する必要がある ※輸液療法が必要となる場合，施設によっては小児科管理となる ➡用法・用量を正確に行う **根拠** 眼の損傷を拡大させない
EP 患者教育項目 ●母親・家族に治療のリスクを説明する ●母親にも新生児の観察方法，ケアの方法を指導する	➡リスクに対する対処法も同時に説明する **根拠** 治療に対する納得と同意を得られるようにする．また，対処法も説明することで，不要な不安をもたせない ➡ビリベッドの利用により新生児と過ごす時間が多くなった母親に，新生児の観察やケアの具体的な方法を指導する **根拠** 異常の早期発見ができる

新生児

53
黄疸

共同問題	看護目標（看護成果）
RC：先天性胆道閉鎖，新生児溶血性疾患	〈長期目標〉疾患を早期発見できる 〈短期目標〉1) 異常を早期発見できる．2) 検査を安全に実施できる

933

第4章　新生児期　2. 新生児の異常とケア

看護計画	介入のポイントと根拠
OP 経過観察項目	
●黄疸の発症時期	➡ **根拠** 発症時期により生理的黄疸か病的黄疸かが推測できる．生理的黄疸は生後2〜3日目に出現する．病的黄疸は，生後24時間以内に出現することが多い
●随伴症状（貧血，出血傾向，淡黄色・白色便の排泄）：病的黄疸を示す疾患の随伴症状の有無・程度を把握する	➡ **根拠** 主な原因として溶血性疾患や肝・胆道系の疾患が疑われる．出生時に診断がついていない場合で，黄疸の増強がある場合は注意する
●血液データ：変化を把握する	➡ **根拠** ビリルビン値以外の異常値の有無から，他の疾患の存在を確認する．溶血性疾患ではヘモグロビン値の低下や血液凝固系のデータに異常，胆道系疾患では肝機能の数値に異常がみられる
●母親と新生児の血液型：ABO式の血液型を把握する	➡ **根拠** 母親がRh（−）の場合は，妊娠中からRh式血液型不適合による胎児の核黄疸発症の予測をしながら管理しているが，ABO式血液型不適合の場合は，出生後早期に認める新生児の病的黄疸でわかることが多い．とくに，母親がO型で児がA型やB型の場合は，その可能性がある
TP 看護治療項目	
●検査を受けるための介助をする（血液検査，超音波検査，X線検査）	➡準備を整えて検査が円滑に行えるようにする **根拠** 円滑に行うことで新生児の検査の負担を最小限にする
EP 患者教育項目	
●母親・家族に検査の必要性を説明する	➡保護者である母親・家族に検査，治療の同意を得る **根拠** 説明することで不要な不安をもたない ※他の疾患の存在が明らかになった場合は，小児科に入院となる

1 看護問題	看護診断	看護目標（看護成果）
#1 黄疸により新生児ウエルネスに問題が生じるのではないかという不安が母親・家族にある	**不安** **関連因子**：満たされていないニーズ，状況的危機，現状への脅威 **診断指標** □苦悩 □心配する □不確かさ	〈長期目標〉不安が緩和する 〈短期目標〉1）不安の内容を表現できる． 2）黄疸の病態の正しい知識を得る

看護計画	介入のポイントと根拠
OP 経過観察項目	
●不安の内容：具体的内容と変化を把握する	➡ **根拠** 不安の内容に適した介入をする
TP 看護治療項目	
●検査や新生児ウエルネスの状態についてわかりやすく説明する	➡ **根拠** 知識を得ることで不要な不安をもたない
●不安を表現しやすい環境を整える	➡プライバシーに配慮した環境を調整する **根拠** プライバシーが守られることで，さまざまな不安を表現しやすい

EP 患者教育項目
- 不安の内容を自分で表現できるように指導する ➡表現方法を指導する **根拠** 不安を正しく伝えることで，適切な対処行動が起こせる

Step1 アセスメント	Step2 看護問題の明確化	Step3 計画	Step4 実施	Step5 評価

病期・病態・重症度に応じたケアのポイント

【生理的黄疸】胎児は，母体から供給される酸素を効果的に全身に循環するために，生理的に多血状態にある．また，胎児赤血球の寿命は短く（成人120日に対し胎児は90日），出生後に多血状態が改善されることや，胎児赤血球が破壊されることにより，間接ビリルビンが多く産生される．また，肝機能が未熟なため，ビリルビンの代謝も不十分であり，胆汁から排泄された直接ビリルビンが腸管から再度吸収される腸肝循環もある．このように新生児は生理的に血中ビリルビン値が高くなるため，すべての新生児に黄疸が起こる．生理的範囲を逸脱した病的黄疸となると，治療介入の必要性を評価するために黄疸のスクリーニングとともに，全身状態の観察を十分に行う．

【光線療法の対象児】児が光線療法の対象となった場合は，治療効果を上げるためと治療による副作用の発生を予防するための援助を行う．また，核黄疸に移行しないようにするための観察と異常時の早期介入の援助を行う．加えて，治療開始に伴う母親・家族の不安を緩和するよう努める．

看護活動（看護介入）のポイント

診察・治療の介助
- 黄疸の程度や随伴症状を観察する．
- 光線療法の管理・援助を行う．
  - 医師の指示による光線量を照射する．
  - 眼や生殖器を十分に保護する．
  - 水分を補給するための援助を行う．
  - 光線をまんべんなく照射するために，定期的に体位変換を行う．
  - 体温を調節するために，保育器内の環境温度を調整する．
- 光線療法の治療の効果や副作用の観察を行う．
- 黄疸の客観的検査のための血液検査を介助する．
- 他の疾患との鑑別のための検査が行われる場合は，その介助を行う．

母親・家族の心理・社会的問題への援助
- 黄疸やその治療に対する母親・家族の不安を解消するように援助する．

退院指導・療養指導

- 新生児の観察方法について，母親・家族に指導する．
- 新生児に異常があった場合には，すぐに知らせるように指導する．
- 母乳栄養が禁止となる指示が出た場合は，その必要性を説明し，搾乳指導を行う．
- 新生児の定期健診を必ず受診するように指導する．

Step1 アセスメント	Step2 看護問題の明確化	Step3 計画	Step4 実施	Step5 評価

評価のポイント

看護目標に対する達成度
- 黄疸が改善されたか．核黄疸を予防できたか．
- 異常がある場合は，早期に発見し，早期に対処できたか．
- 治療による副作用を予防できたか．
- 他の疾患が存在した場合は，早期に発見できたか．
- 母親・家族の不安やストレスが緩和し，介護者役割が果たせたか．

新生児

53
黄疸

第4章 新生児期　2. 新生児の異常とケア

黄疸のある新生児の病態関連図と看護問題

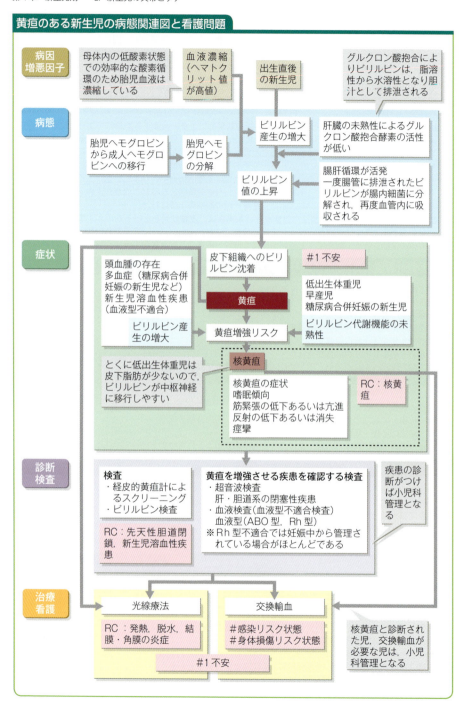

54 分娩外傷

岩本 梨恵

目でみる疾患

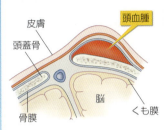
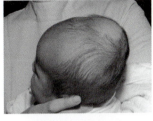

● 頭血腫
骨膜下の出血で，骨縫合部を越えて存在することはない．吸引分娩の児に多い．

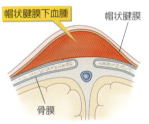
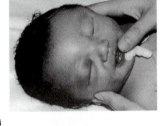

● 帽状腱膜下血腫
帽状腱膜と骨膜の間の出血であり，出血の部位はかなり広範囲に広がる．あたかも頭に帽子をかぶったかのように出血性浮腫を形成する．

■図54-1　頭血腫と帽状腱膜下血腫

（進　純郎：分娩介助学，医学書院，p.276, 2005）

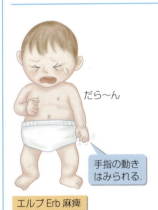
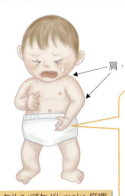
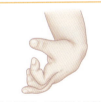

肩・肘関節は正常に動く．

だら〜ん

手指の動きはみられる．

エルプ Erb 麻痺

クルンプケ Klumpke 麻痺

指は鷲手，手関節は尺側変位

■図54-2　腕神経叢麻痺の症状

腕神経叢麻痺は分娩児に児頭と肩甲骨を引き離すような外力が加わったときに生じやすく，その90%はエルプ麻痺で，クルンプケ麻痺はきわめてまれである．

第4章　新生児期　2. 新生児の異常とケア

病態生理

▌**分娩時に加わった機械的外力により，胎児や新生児に生じる外傷性損傷.**
● 分娩外傷はできる限り予防することが求められるが，生じた場合には適切な処置が早期より必要となることがあるため，出生後の注意深い観察も重要である.
● 分娩障害により発症するため，損傷が重複している可能性を常に考慮しておく必要がある.

病因・増悪因子

● 母体側因子：陣痛異常(微弱，過強)，産道の狭窄(狭い骨盤，軟産道強靱，肥満など).
● 児側因子：巨大児，骨盤位，胎児機能不全，先天性骨疾患.
● 医原性因子：分娩介助手技，産科手術手技(吸引分娩，鉗子分娩，クリステレル圧出法)，緊急帝王切開.

頭血腫

● **疫学・予後**
● 全出産児の 0.2~2.5%. 頭血腫の多くは吸引分娩や鉗子分娩を要したときに発生する. 頭血腫が吸収されるときに高度の黄疸をきたすことがある. 1~3 か月で自然吸収され，単独では後遺症を残さないことが多い. まれに頭蓋骨の血腫の周辺部に一致した環状の石灰化をきたすことがある.
● **病態・症状**
● 頭蓋骨骨膜下の血腫. 骨縫合を越えない(図 54-1). 出生直後から徐々に増大する傾向があるが，出血量は限定的で生後 2 週間から 3 か月で吸収される. 血腫が大きいと一過性に石灰化することもある.
● **治療方針**
● 通常，特別な治療を必要としない. 頭血腫の穿刺吸引は重篤な頭蓋内感染症を引き起こすことがあるため，禁忌である.

帽状腱膜下血腫

● **疫学・予後**
● 全出生児の 1% 未満で，まれである. ほとんどが吸引分娩により起こるが，発症自体を予測することは困難である.
● **病態・症状**
● 帽状腱膜と骨膜の間に生じる血腫(図 54-1). 帽状腱膜と頭蓋骨膜の間の血管の破裂により生じる. 骨縫合を越え，境界不鮮明で，頭部全体の大出血となることもある. 重症例では生後数時間で出血性ショック，腎不全，播種性血管内凝固(DIC)となる.
● **治療方針**
● 大量に出血しショックをきたすことが多く，全身管理を要する.

頭蓋内出血

● **病態・症状**
● 硬膜外出血，硬膜下出血，くも膜下出血がある. 硬膜下出血は産道を通過する頭蓋骨に対して急激な応力が働き，血管が断裂して起こる. 脳室内出血の原因は，大部分が分娩損傷とは関連しない. ただし，低出生体重児の経腟分娩では脳室内出血のリスクが高くなることが知られている.
● **治療方針**
● CT により血腫の存在が確認でき，脳を圧迫しているようであれば，脳外科的治療で血腫除去を行う.

皮膚損傷

● **病態・症候**
● 鉗子分娩や吸引分娩により皮膚の挫滅，裂傷をきたすことがある. また，帝王切開時に児の頭皮や顔面皮膚に切開を加えてしまう危険がある. 破水後や羊水過少例の帝王切開の際に子宮筋層を切開するときは，十分な注意が必要である.

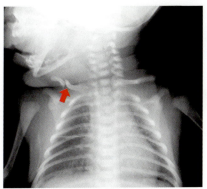
■図54-3 鎖骨骨折

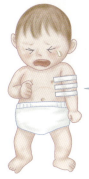
上腕を体幹に添わせてテープで固定する．

■図54-4 上腕骨骨折の体幹固定

● **治療方針**
- 帝王切開でのメスによる線状の浅い切創の場合には，圧迫止血を確認した後，テープで創を固定するだけで治癒可能であるが，大きな創や鈍的な創面では形成外科的治療を要する．

骨折

● **疫学・予後**
- 骨折の頻度は全分娩の0.1%以下である．分娩骨折のなかでは鎖骨骨折が71%と最も多く，上腕骨骨幹部骨折が13%，大腿骨骨幹部骨折が8%と報告されている．
- 新生児骨折の大部分は予後が良好であり，受傷後約1週間で仮骨が形成され，短期間の固定で十分である．また，腕神経叢損傷の大部分も自然軽快が期待できる．しかし，高度な神経根の損傷や下部神経根損傷，全神経根損傷では自然回復が望めない．

● **頭蓋骨骨折**
- 線状骨折と陥没骨折がある．産道を通過する際の圧力により生じる．

● **鎖骨骨折**（図54-3）
- 頭位分娩で肩甲部を娩出させる際に，児の頸部を側方に過伸展させた場合に起こることが多い．上肢におけるモロー反射の非対称性，あるいは疼痛のために上肢を動かさない仮性麻痺によって気づかれることがあるが，明らかな症状がないことも多く，また，短期間に骨癒合が起こるために気づかれないままに自然治癒してしまうこともある．鎖骨骨折は胎児の状態が悪化したために急速遂娩を行わざるをえない状況で発生しやすいことから，真性の分娩麻痺（神経叢麻痺）を合併することもあるため，注意を要する．
- **治療方針**：固定なしでも完全に治癒することが多いが，通常は2週間の固定を行うこととされている．仮骨が形成されてくれば固定は不要である．骨癒合時に変形が残っていても，再修復過程により数か月から1年程度で自然に矯正され，変形は治癒する．固定は体幹固定を行い，固定中は手指の動きや体温，爪の色などを観察し，循環障害や神経麻痺の発現に対して十分な注意を要する．

● **上腕骨骨折**
- 巨大児で肩甲娩出困難があり，腋窩に示指を入れて上肢を誘導した際に起こる．また，骨盤位分娩で上肢解出時の牽引で起こりやすい．疼痛のために仮性麻痺をきたす．橈骨神経麻痺を合併することもあるが，6～8週間で自然回復するといわれている．
- **治療方針**：3週間程度の体幹固定を行う（図54-4）．骨折部の転位の著しいもの，患肢の腫脹や浮腫の強いもの，橈骨神経麻痺の合併やそのおそれがある場合には，入院による2～3週間の垂直牽引が望ましい．

● **大腿骨骨折**（図54-5）
- 骨盤位分娩時に過度の牽引を行った際に発生する．経腟分娩だけでなく，帝王切開時にも発生する．
- **治療方針**：循環障害，神経麻痺に注意しながら3週間程度の牽引や固定を行う．牽引中は足指や足関

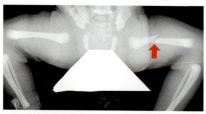

■図 54-5 大腿骨骨折
左大腿骨の骨幹部骨折である.

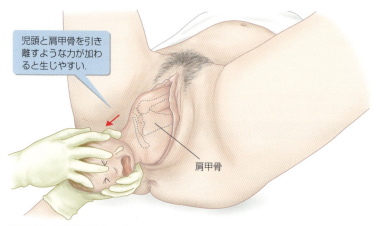

児頭と肩甲骨を引き離すような力が加わると生じやすい.

肩甲骨

■図 54-6 腕神経叢麻痺の原因

節の動き,とくに背屈の可否,足部の冷感の有無,爪床チアノーゼの有無などを細心に観察する必要がある.

神経損傷

- **●疫学・予後**
- 神経損傷は 0.2% 程度にみられる.分娩技術の進歩や帝王切開の増加により減少傾向にある.
- 頸神経叢麻痺は数日以内に症状が固定し,通常 3〜4 か月で自然回復することが多い.
- 新生児期の腕神経叢麻痺の予後は良好で,保存的治療により 4〜12 か月までに約 90% が正常化する.腕神経叢麻痺の 90% はエルブ麻痺(上腕型)である.エルブ麻痺の 5% に横隔神経麻痺を合併する.クルンプケ麻痺(前腕型)の単独発生はきわめてまれであり,腕神経叢全体の麻痺の一部として現れることが多い.クルンプケ麻痺は 2/3 程度がハンディキャップを残し,予後は不良なことが多い(図 54-2).
- **●脊椎損傷**
- 脊椎損傷は全出生児の 0.001% 未満で,きわめてまれな疾患である.脊椎損傷は難産に際して発生するため,新生児仮死の合併が多い.
- 高位鉗子分娩,鉗子による児頭回旋,肩甲難産時の無理な牽引,骨盤位分娩時の後続児頭難産などが原因となる.脊椎頸部($C_5〜C_7$)における横断が多い.骨盤位分娩に多く,児の頸部過伸展によるとされる.予後はきわめて不良である.

● **顔面神経麻痺**
●啼泣時に，患側の口角が動かないことで気づかれる．患側の閉眼が不完全で，鼻唇溝が消失することが多く，哺乳障害をきたすこともある．一般的には 2～3 週間で自然治癒する．

● **頸神経叢麻痺**
●C_1～C_4 の神経根障害．前頸部および後頸部の筋肉，胸鎖乳突筋，僧帽筋の麻痺．また，C_3～C_5 の枝は横隔神経となる横隔膜へ達するため，片側横隔膜挙上を伴う片側上肢の麻痺を呈する．
● **治療方針**：横隔膜の運動負荷を軽減させるために，患側を下にした側臥位をとり，保存的に経過をみる．まれに患側肺の虚脱を防ぐために，横隔膜縫縮術が必要となることがある．

● **腕神経叢麻痺**
●胎児娩出の際に，児頭と肩甲骨が引き離されるような外力が加わったときに発生する（図 54-6）．
●エルブ麻痺（上腕型：頸椎 C_5～C_6 の神経根障害）では，肩や肘関節の運動に関係する肩甲挙筋，三角筋，上腕二頭筋，上腕三頭筋，上腕筋が障害される．上腕は肘関節で伸展・回内し上肢の挙上ができないが，手指の動きはみられる．3～4 か月で回復することが多い．
●クルンプケ麻痺（前腕型：C_7～C_8，胸椎 Th_1 の神経根障害）では，手関節と手指の屈筋群や伸筋群の麻痺をきたす．肩関節，肘関節は正常に動くが，手関節や手指の運動がみられず，把握反射が消失する．指は鷲手の状態で，手関節は尺側変位する．
● **治療方針**：エルブ麻痺では，神経の浮腫が改善する生後 2 週目頃から肩，腕，手首などの他動的関節可動域訓練を主体としたリハビリテーションを行う．重症な損傷例では生後 3～9 か月に神経修復術が行われる．

内臓損傷（肝臓破裂，脾臓破裂，副腎出血）

●巨大児や骨盤位分娩において狭い産道を胎児腹部が急激に通過した場合や，クリステレル圧出法を乱暴に行い胎児腹部に外力が加わった場合に起こる．多量の出血を伴う場合にはショック状態を示す．児は活気に乏しく，皮膚色は蒼白でチアノーゼは軽微であるが，酸素投与を行っても蒼白な皮膚色は改善しない．末梢血検査や超音波検査を行う．
● **治療方針**：臓器損傷，出血が強く疑われる場合には全身管理を行う．

新生児

54

分娩外傷

分娩外傷のある新生児の看護

永澤 規子

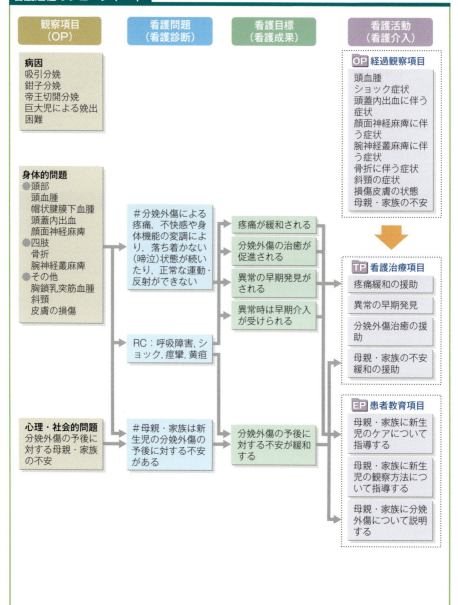

基本的な考え方

- 分娩外傷は，胎児機能不全などによる急速遂娩や巨大児による娩出困難などで生じる．分娩外傷を予測させる分娩であった場合には，出生直後の新生児の全身を観察し，外傷の有無と程度を把握する．分娩外傷は頭部と四肢に多いので，その部位を重点的に観察する．また，経過をみていくなかで発見されることもあるので，その後の観察も十分に行う．
- 分娩外傷の内容に合わせて治療援助を行う．四肢の外傷は保存的に観察するものが多いが，頭部は頭蓋内出血など重篤なものもあるので，治療が早期に開始されるように援助する．
- ケアを行う母親や家族にも新生児の観察やケアの方法について指導する．
- 分娩外傷に対する母親や家族の不安は強い．不安の緩和を図るように努める．

Step1 アセスメント	Step2 看護問題の明確化	Step3 計画	Step4 実施	Step5 評価

情報収集	アセスメントの視点と根拠・起こりうる看護問題
全身状態の把握	▌**分娩外傷の内容を把握する．分娩時の状況で予測されるものもあるので把握する．** ●分娩直後の観察で全身をチェックする際に分娩外傷の有無もみる（頭部と四肢に多い）． ●分娩外傷は，分娩時の胎児機能不全に伴う急速遂娩，また，巨大児や回旋異常などの難産の場合に起こることが多いので，分娩時に分娩外傷を予測させるエピソードがあった場合は注意する． ●分娩外傷は分娩から時間が経過して発見されるものもある．日々の観察，とくに沐浴時は全身観察のよい機会となるので十分に行う． ※分娩外傷については以下の項目に詳細を記載． 🔍 **共同問題：呼吸障害，ショック，痙攣，黄疸** 🔍 **起こりうる看護問題：分娩外傷による新生児の疼痛・不快感／母親・家族の不安**
頭蓋内出血の観察	▌**頭蓋内出血は，分娩外傷のなかで最も注意しなければならない．呼吸・循環動態に影響するため，厳重な管理を必要とする．また，その程度によっては後遺症となるものもあり，脳性麻痺の原因の1つである．** ●出生時の体重や在胎週数を把握する．低出生体重児や早産児と成熟新生児の脳出血の発生機序には違いがある．低出生体重児，早産児は低酸素症によるものが多く，成熟新生児は分娩時の頭部圧迫によるものが多い．また，その発生機序から低出生体重児，早産児は脳室などの中心部が多く，成熟新生児はくも膜下出血，硬膜下出血などの頭部の外側の出血が多い． ●低出生体重児や早産児のほうが，成熟新生児よりもその出血部位の関係から，重症となりやすい． ●分娩時に異常がなかったかを把握する．分娩時の胎児心拍数低下は，胎児の低酸素状態を示す．また，そのために行われた急速遂娩法である吸引分娩や鉗子分娩，クリステレル胎児圧出法は，児頭に外圧がかかり，頭蓋内出血の原因となる． ●頭蓋内出血は外見からではわからない．痙攣や嗜眠傾向，無呼吸発作などの症状から発見されることも多い（NICUに入院するような低出生体重児，早産児では入院時のスクリーニング検査で頭部超音波検査が行われ，そこで発見されることが多い）． 🔍 **共同問題：呼吸障害，ショック，痙攣，黄疸** 🔍 **起こりうる看護問題：予後に対する母親・家族の不安**
帽状腱膜下血腫の観察	▌**帽状腱膜下血腫は頭部全体に出血が及び，出血性ショックとなることがある重篤な疾患である．** ●出血によるショック症状に注意する．頻脈，血圧低下，活気の低下などは新生児のショック症状であるので注意する． ●分娩時に異常がなかったかを把握する．帽状腱膜下血腫は児頭に外圧がかかる吸引

新生児

54

分娩外傷

943

第4章　新生児期　　2. 新生児の異常とケア

	分娩や鉗子分娩，クリステレル胎児圧出法などで起こる. 🔍 **共同問題：ショック** 🔍 **起こりうる看護問題：予後に対する母親・家族の不安**
頭血腫の観察	▎産瘤との違いは頭血腫では骨膜による明瞭な境界があり，波動性があることである. 分娩時の頭部に対する外力により起こる. 吸引分娩，鉗子分娩やクリステレル胎児圧出法による分娩は，頭部に外圧が加わりやすいので注意する. ●吸引分娩や鉗子分娩，クリステレル胎児圧出法などが行われたか確認する. ●頭血腫の程度を把握する. 骨膜で覆われているので数個発生する場合もある. ●頭血腫の吸収には2〜3か月を要する. ●頭血腫内の血液の溶血により黄疸が増強する場合がある. 🔍 **共同問題：黄疸** 🔍 **起こりうる看護問題：頭血腫による新生児の不快感**
骨折の観察	▎骨折は分娩直後より比較的発見しやすい分娩外傷である. 形態の異常，骨折部位の腫脹，可動時の新生児の激しい啼泣などで発見される. ●上肢の骨折は頭位分娩で肩甲部を娩出させるときに発生しやすい. ●下肢の骨折は上肢の骨折に比べて少ないが，骨盤位分娩時に発生しやすい. ●鎖骨骨折は，骨折のなかではわかりにくく，数日を経過して発見される場合もある. 鎖骨部の握雪感（あくせつかん：言葉のとおり，雪を握ったときのような感触）により発見されることが多い. ●分娩時に異常がなかったかを把握する. 肩甲難産は上肢・鎖骨骨折を起こしやすい. 下肢の骨折は頻度は低いが，複殿位，単殿位などで，下肢の娩出介助を行う際に発生しやすい. ●骨折の客観的評価は，X線検査で行われる. 🔍 **起こりうる看護問題：骨折による疼痛／骨折による可動域制限による不快感／新生児のケアに対する母親の不安**
神経麻痺の観察	▎顔面神経麻痺と上肢の神経麻痺がある. ●顔面神経麻痺は，鉗子分娩で鉗子による顔面の圧迫があったときに発生しやすい. 啼泣時に麻痺側の口角が下がったり，完全に閉眼しないことで発見されることが多い. ●上肢の神経麻痺には，上腕神経麻痺と前腕神経麻痺がある. 頻度は上腕のほうが多い. 肩甲部の娩出介助時に頸部の過伸展により起こる. ●上腕神経麻痺はモロー反射時に麻痺側の上肢が上がらないことから発見される. ●前腕神経麻痺は手指に障害が起こり，鷲の手のような形態を示す（図54-2）. ※上腕神経麻痺はエルプ麻痺，前腕神経麻痺はクルンプケ麻痺とよばれる. 🔍 **起こりうる看護問題：神経麻痺による新生児の身体的不快感／新生児の神経麻痺回復に対する母親・家族の不安**
皮膚の状態の観察	▎新生児の皮膚の状態を観察する. 分娩時に外圧がかかり，損傷を受けやすいのは，新生児の表面を覆っている皮膚である. その損傷の状態を把握する. ●吸引分娩・鉗子分娩では，吸引した頭部や鉗子牽引部の皮膚剥離が起こる場合がある. ●帝王切開分娩では子宮切開時にメスを用いる. その際に羊水量が少ないと（破水，胎児機能不全など），胎児をメスで傷つけてしまうことがある. ●新生児蘇生術のために皮膚刺激が行われた場合，その刺激のために皮膚の損傷を引き起こすことがある. 🔍 **起こりうる看護問題：皮膚損傷による新生児の身体の不快感／感染のリスク状態／新生児の皮膚損傷に対する母親・家族の不安**

944

母親・家族の心理・社会的側面の把握	▌母親・家族の分娩外傷に対する不安を把握する.
	●母親・家族に新生児の状態を説明し, どの程度理解できているかを把握する.
	●家族背景に児の出生に対する過度の期待があると母親・家族の不安は増強する.
	●重篤な分娩外傷は母親の自尊感情を低下させるリスクがある.
	🔍 起こりうる看護問題：**不安／母親の自尊感情の低下**

Step1 アセスメント ▶ **Step2 看護問題の明確化** ▶ **Step3 計画** ▶ **Step4 実施** ▶ **Step5 評価**

看護問題リスト

RC：呼吸障害, ショック, 痙攣, 黄疸
#1 新生児は分娩外傷による疼痛, 不快感や身体機能の変調により, 落ち着かない(啼泣)状態が続いたり, 正常な運動・反射ができない(活動-運動パターン)
#2 母親・家族は新生児の分娩外傷の予後に対する不安がある(自己知覚パターン)

看護問題の優先度の指針

●分娩外傷の内容を把握し, 治療が効果的に行われるための援助を行う. 予測された異常の有無を観察し, 異常を認めたときは早期介入できるように援助する. 新生児をケアするときは外傷部位を保護するようにし, 苦痛の緩和を図る. また, 養育環境も整えて新生児に環境ストレスがかからないようにする.
●母親・家族の分娩外傷の予後に対する不安が強いので, それを緩和する支援を行う.

Step1 アセスメント ▶ **Step2 看護問題の明確化** ▶ **Step3 計画** ▶ **Step4 実施** ▶ **Step5 評価**

共同問題	看護目標（看護成果）
RC：**呼吸障害, ショック, 痙攣, 黄疸**	〈**長期目標**〉新生児ウエルネスを低下させない 〈**短期目標**〉1)異常を早期発見する. 2)異常時に早期介入する

看護計画	介入のポイントと根拠
OP 経過観察項目	
●頭蓋内出血, 帽状腱膜下血腫, 頭血腫：程度を把握する	➡ 根拠 これらの病態から起こる二次的な問題を予測する
・頭蓋内出血の症状：痙攣, 嗜眠(しみん)傾向, 無呼吸発作, 哺乳力不良の有無と程度をみる	➡ 根拠 頭蓋内出血がある場合は症状が出現する. また, 頭蓋内出血の程度と症状の強さは比例する
・帽状腱膜下血腫の症状：ショック症状(血圧低下, 頻脈, 徐脈, 意識低下, 全身蒼白, 酸素化の低下)の有無と程度をみる	➡ 根拠 出血が多量になるとショック症状を起こす
・頭血腫に伴う症状：黄疸の程度を把握する	➡ 根拠 頭血腫は貯留した血塊の溶血により黄疸が増強する
●出生時の体重と在胎週数：低出生体重や早産の有無と程度を把握する	➡ 根拠 頭蓋内出血では, 成熟児と低出生体重児, 早産児で発生機序が異なる場合がある. 一般的に, 成熟児は分娩時の頭部の外圧による出血で, 部位は硬膜下出血やくも膜下出血が多く(頭蓋内の外側), 低出生体重児, 早産児は分娩時の低酸素症によるもので, 脳室内出血(頭蓋内中心部)が多い. 低出生体重児や早産児の頭蓋内出血は重症となることが多い
●分娩時の状況：胎児機能不全や吸引分娩, 鉗子分娩の有無を把握する	➡ 根拠 胎児機能不全による低酸素状態やそのための急速遂娩は, 頭蓋内出血や頭血腫の要因となる

新生児

54

分娩外傷

945

第4章　新生児期　　2. 新生児の異常とケア

- 頭部超音波検査，頭部 CT 検査：頭蓋内出血の部位と程度を把握する
- 血液検査：ヘモグロビン，ヘマトクリット，ビリルビンにより貧血や黄疸の程度をみる

TP 看護治療項目
- 検査を介助する
  超音波検査，X 線検査，血液検査など

EP 患者教育項目
- 母親・家族に検査を説明する

➡ 根拠 状態を把握することで，予測される症状に対する観察と治療介入への援助ができる
➡ 根拠 出血による貧血状況を把握し，早期介入してショックを予防するように援助する．また，黄疸の程度を把握することで治療介入の必要性を判断する

➡ 根拠 随伴症状から予測される疾患を診断するための検査が行われる．検査の準備を整えることで新生児にかかる負担を最小限にする

➡ 母親・家族に検査の同意を得る　　根拠 新生児に侵襲のある検査もあるので，説明することで検査の必要性を理解してもらう
※頭蓋内出血や帽状腱膜下出血は重篤な状態となる可能性があるので，診断がついたら小児科管理となる．頭血腫による黄疸で光線療法までは，産科管理となる場合が多い

1

看護問題	看護診断	看護目標（看護成果）
#1 新生児は分娩外傷による疼痛，不快感や身体機能の変調により，落ち着かない（啼泣）状態が続いたり，正常な運動・反射ができない	**乳児行動統合障害** **関連因子**：疼痛 **診断指標** □原始反射の変化 □過剰な驚愕反応 □四肢の過伸展 □運動筋の緊張障害 □非協調性の運動	〈**長期目標**〉疼痛が緩和され，分娩外傷が順調に治癒する 〈**短期目標**〉1）疼痛，不快感の部位を特定するために分娩外傷の存在を把握する．2）分娩外傷の部位が保護される（分娩外傷に対する疼痛緩和はその部位の保護と安静によって行われる）

看護計画	介入のポイントと根拠
OP 経過観察項目 ● 疼痛，不快感を伴う分娩外傷の存在の確認 ・頭血腫：大きさ，部位 ・帽状腱膜下血腫：大きさ，部位 ・骨折：骨折部位の変形，腫脹，握雪感，触診時の激しい啼泣 ・神経損傷 顔面神経麻痺：啼泣時に口角が下がる．閉眼が完全にできない 上腕神経麻痺（エルブ麻痺）：上腕の挙上ができない 前腕神経麻痺（クルンプケ麻痺）：手指の運動障害がある ● 分娩外傷を予測させる因子の把握：分娩様式，難産の有無の情報を得る ・分娩様式：吸引分娩や鉗子分娩など実施の有無を知る	➡ 分娩外傷の内容と程度を知る　　根拠 疼痛，不快感の存在を知る ➡ 根拠 分娩外傷の可能性を予測する．予測に応じて，新生児を観察し，疼痛，不快感の存在を確認できる ➡ 根拠 吸引分娩では，吸引圧による頭血腫が起こりやすい．また，鉗子分娩では，鉗子の顔面圧迫

946

	による顔面神経麻痺の可能性がある
・巨大児などによる肩甲難産：有無の情報を得る	➡ 根拠 分娩時の肩甲娩出が困難で，娩出を介助するために，頸部の過伸展による腕神経叢麻痺が起こったり，鎖骨骨折が起こったりする
● 分娩外傷部位の触診時の啼泣状態：啼泣の有無や強さをみる	➡ 根拠 新生児は，疼痛，不快感を啼泣で表現する
● X線検査：骨折部位の特定とその状態を把握する	➡ 骨折の客観的評価はX線検査で行われる

TP 看護治療項目

● 骨折部位の治療を介助する	➡ 四肢骨折の場合は，その程度により医師の指示によるギプス固定が行われるので，その介助を行う 根拠 骨折部位を動かすと，疼痛，不快感が生じるため，ギプス固定が行われる．ただし，鎖骨骨折は固定せずそのままの状態で管理する ➡ ギプス固定後は，末梢の循環状態の観察（チアノーゼ，冷感などの有無）を十分に行う．ギプスの端の部分が皮膚に当たって褥瘡を形成する場合もあるので，皮膚をガーゼなどで保護して，圧迫を避けるとともに皮膚の発赤状態を観察する
● 検査を介助する	➡ 根拠 検査の準備を整えることで，新生児にかかる負担を最小限にする
● 頭血腫の冷湿布を行う	➡ 頭血腫による疼痛・不快感を緩和するために，アクリノール液による冷湿布を行う 根拠 アクリノール液には消毒効果がある．吸引痕は皮膚の損傷がある場合もあるので，その部位が化膿しないよう，アクリノール液で浸したガーゼで湿布されることが多い
● 新生児ケアを行うときに分娩外傷部位を保護する	➡ 授乳や沐浴などの新生児ケアを行うときに分娩外傷部位の圧迫を避ける．とくに骨折は，医師に可能な可動域を確認し，無理な動きは絶対に避ける 根拠 疼痛，不快感を誘発しない
● 安静を図るための環境を整える	➡ 環境温度を24～26℃，湿度を50～60％とする．また，大きな音をたてないように注意する．過度の光刺激も避ける．必要であればベビーベッドの頭の部分をバスタオルで覆うなどして光を調節する．体位も新生児の良肢位が保てるようにする 根拠 環境ストレスを避けることで，新生児に対する刺激が緩和され，安静が保てる

EP 患者教育項目

● 分娩外傷部を保護する新生児のケアの方法を母親に指導する	➡ どの程度理解できているか確かめながらわかりやすく行う 根拠 新生児のケアを行う母親が正しく方法を理解し，実施することで，新生児の疼痛，不快感が緩和できる
● 母親・家族に検査を説明する	➡ 根拠 母親・家族に検査の同意を得る．説明することで，検査の必要性を理解してもらう

新生児

54

分娩外傷

947

第 4 章　新生児期　　2. 新生児の異常とケア

2 看護問題	看護診断	看護目標（看護成果）
#2 母親・家族は新生児の分娩外傷の予後に対する不安がある	**不安** **関連因子**：満たされていないニーズ，状況的危機，現状への脅威 **診断指標** □苦悩 □心配する □不確かさ	〈**長期目標**〉不安が緩和する 〈**短期目標**〉1)不安の内容を表現できる. 2)分娩外傷の正しい情報を得る

看護計画	介入のポイントと根拠
OP 経過観察項目 ●不安の内容：具体的内容と変化を把握する	➡ 根拠 不安の内容に適した介入をする
TP 看護治療項目 ●検査や処置，新生児の分娩外傷の状態について説明する ●不安を表現しやすい環境を整える	➡ 根拠 情報を得ることで不要な不安をもたない ➡ プライバシーに配慮した環境を調整する　根拠 プライバシーが守られることで，さまざまな不安を表現しやすい
EP 患者教育項目 ●不安や知りたい情報を自分で表現できるように指導する	➡ 表現方法を指導する　根拠 母親が感じている不安，ニーズを正しく伝えることで，適切な説明を受けられる

| Step1 アセスメント | Step2 看護問題の明確化 | Step3 計画 | **Step4 実施** | Step5 評価 |

病期・病態・重症度に応じたケアのポイント

【**帽状腱膜下血腫，頭蓋内出血**】分娩外傷のなかで，呼吸・循環状態に影響を及ぼし，重篤な状態が予測される．分娩直後は，外表面に変化がないのでわかりにくく，数時間経過して，嗜眠，痙攣，呼吸状態の悪化，頻脈，全身蒼白，チアノーゼなどが出現して発見されることが多い．分娩時の胎児機能不全，急速遂娩などがあった場合は，その後の経過に注意して児を観察する．なお，この診断がつけば小児科に入院管理となる．母親・家族の不安は強いので，その緩和を支援する．

【**その他の分娩外傷**】骨折や神経麻痺は，比較的わかりやすい分娩外傷である．形態の異常，反射の非対称性や神経麻痺の特徴的な肢位などで，分娩直後より発見されることが多い．四肢の骨折はギプス固定されるが，その他は自然経過で様子をみていくことが多い．新生児のケアを行ううえで，分娩外傷部位の保護に注意し，母親にも外傷部位のケアの方法を指導する．母親・家族の不安の状態も把握し，その緩和を図る．

看護活動（看護介入）のポイント

診察・治療の介助
●全身状態を観察し，異常時は医師に報告する.
●検査を受ける場合はその介助を行う.
●骨折でギプス固定をする場合は，その援助を行う.

環境調整
●新生児の安静が保てるように環境（室温，湿度，音，光刺激）を整える.

授乳・沐浴介助
●分娩外傷部位に圧迫がかからないように保護して行う.

母親・家族の心理・社会的問題への援助
●分娩外傷に対する母親・家族の不安を解消するように援助する.

948

退院指導・療養指導

- 母親に分娩外傷部位を保護する育児技術を指導する.
- 母親・家族に新生児の異常を早期発見できるような観察方法を指導する.
- 退院後,異常を発見したら,すぐに受診するよう指導する.
- 医師に指示された健診日は,必ず受診するよう指導する.

| Step1 アセスメント | Step2 看護問題の明確化 | Step3 計画 | Step4 実施 | Step5 評価 |

評価のポイント

看護目標に対する達成度
- 異常時に早期発見ができ,早期対処ができたか.
- 新生児のストレスを緩和する環境を提供できたか.
- 母親・家族は,新生児の観察・ケアの方法を習得できたか.
- 母親・家族の不安を緩和できたか.

分娩外傷のある新生児の病態関連図と看護問題

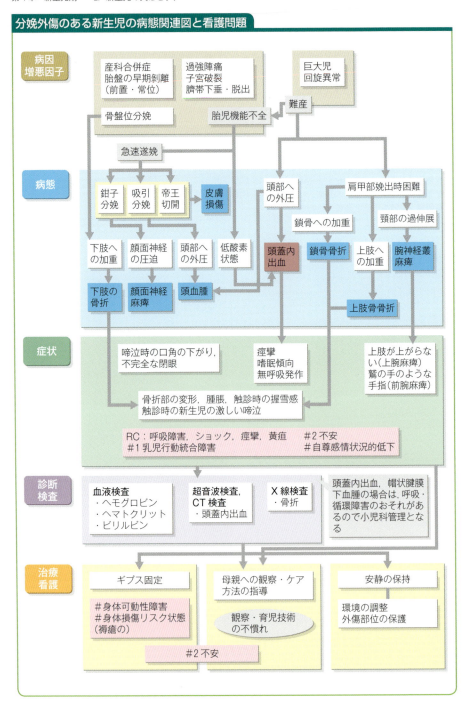

55 口唇口蓋裂・ダウン症候群

岩本 梨恵

A 口唇口蓋裂

目でみる疾患

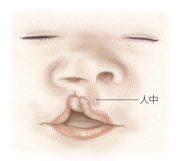
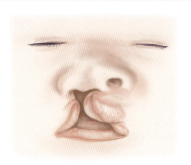

片側不全唇裂　　片側完全唇裂

人中(にんちゅう)の左右どちらが割れるかにより左，右の片側か，両側かに分類される．

■図 55-1　口唇裂の所見

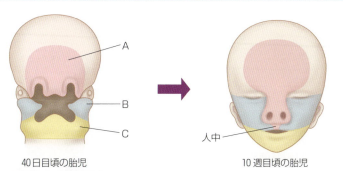

40日目頃の胎児　　10週目頃の胎児

上唇はAとBの隆起が癒合して形成される，口唇裂はその形成不全である．

■図 55-2　顔面の発生

病態生理

- 口唇口蓋裂とは先天的に口唇，口蓋に披裂がある状態をいう．
- 披裂が上口唇のみであれば口唇裂，口蓋のみであれば口蓋裂，両方に及ぶものを口唇口蓋裂という．それぞれ左側，右側，両側に分類される(図 55-1, 4)．
- 口唇裂では，鼻孔まで裂のある完全唇裂，鼻孔には裂のない不全唇裂がある．

病因・増悪因子

- 胎生 4〜12 週で口唇と口蓋がつくられる．口唇・口蓋は左右の隆起が癒合してできるが，そこに障害が起こることで，種々の形態の披裂が生じる(図 55-2, 3)．

目でみる疾患

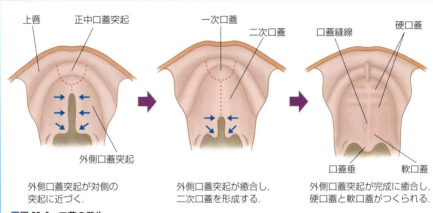

■図55-3 口蓋の発生

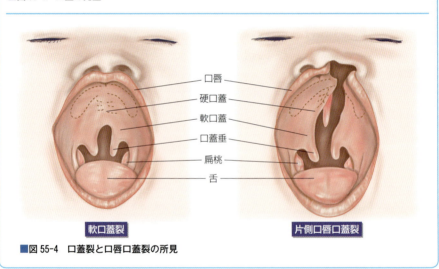

■図55-4 口蓋裂と口唇口蓋裂の所見

- ●病因
  - ・症候性口唇口蓋裂(30%)：ほかにも症状があり，遺伝疾患，染色体異常などの部分症としての口唇口蓋裂．200疾患以上ある．
  - ・非症候性口唇口蓋裂(70%)：口唇口蓋裂以外の症状がないもの．多因子遺伝と考えられる．
- ●多因子遺伝：複数の遺伝子と環境因子が関与．
- ●環境因子として，アルコール，タバコ，ビタミンA，ダイオキシン，薬剤(フェニトイン)などが知られている．

疫学・予後

- ●唇裂，口蓋裂は500〜600人出生に対して1人の割合でみられる．口蓋裂のみでは2,000人に1人といわれている．親や同胞(きょうだい)に同じ疾患がみられれば確率は高くなる(表55-1)．

■表55-1 口唇口蓋裂の再発率

両親	同胞	血族	口唇裂/口蓋裂	口蓋裂
正常	正常	なし	0.1%	0.04%
正常	1人罹患	なし	4.0%	2.0%
正常	1人罹患	1人罹患	2.6〜6.3%	5.0〜7.0%
正常	2人罹患		9.0〜10.0%	8.0%
片親罹患	正常		3.0〜4.0%	2.0〜6.0%
片親罹患	1人罹患		10〜17%	15〜17%
第2度近親			0.6%	
第3度近親			0.3%	

症状

- 病変がきわめて強いか,重度の合併症をもつごくわずかの例外を除けば,経口哺乳は可能である.
- 低出生体重児や合併症がない場合は,口蓋裂用の乳首を使って経口哺乳が可能となる.
- 口蓋裂をもつ新生児の問題点は,主に哺乳障害,言語・構音の問題,容貌の問題である.口唇裂だけの症例では,哺乳,言語・構音の障害は,まず問題にならない.

合併症

- 口唇口蓋裂の約30%は何らかの症候群を伴うとされており,全身の合併症検索を行う必要がある.

治療法

●治療方針
- 口唇口蓋裂をもった子どもが生まれたら,まず行うことは,子どもを家族が受け入れるための援助である.そのためには,適切な時期に口唇口蓋裂についての正しい情報,今後の治療経過などを,専門家より説明する必要がある.
- 理想的には口唇口蓋裂の医療チームがある病院で治療を行うことが望ましい.手術を担当する外科医(歯科,口腔外科,形成外科),小児科,小児歯科,矯正歯科,耳鼻咽喉科,臨床遺伝カウンセリング,言語聴覚士などの協力を得てチームアプローチを行う(図55-5).

●外科的治療
- 口蓋床(ホッツプレート)を装着する施設も増加している.その場合には早期装着が望ましいため,生後1〜2週以内に受診するとよい.口蓋床は口腔内の陰圧を形成するとともに,上顎の成長を促す効果もあり,舌の位置を正しく導いたりする効果もある.
- 口唇裂の手術は生後1〜3か月で行われる.体重は5〜6kgで行う施設が多い.
- 口蓋裂の手術は,生後12〜18か月に硬口蓋,軟口蓋を一期的に閉鎖する手術法が広く行われている.
- 口蓋裂手術終了後は言語聴覚士による構音評価を定期的に行い,必要があれば構音訓練を行う.
- 口唇裂術後の瘢痕や外鼻変形の細部修正を小学校就学前に行うこともある.
- 永久歯萌出とよりよい咬合のために骨移植を行う場合もある.
- 永久歯のみられる時期から,歯科矯正治療を始める.

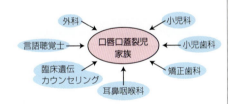

■図55-5 口唇口蓋裂治療のチームアプローチ

B ダウン症候群

目でみる疾患

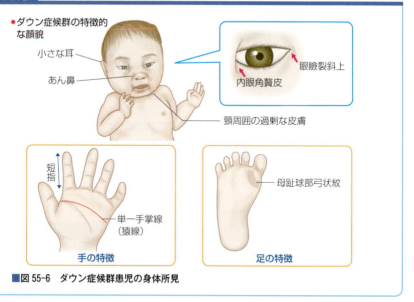

■図 55-6　ダウン症候群患児の身体所見

病態生理

21番染色体が過剰である疾患.
- ヒトは，22対の常染色体と2本の性染色体からなる，46本の染色体をもっている（図55-7）.
- 精子と卵子ができるとき，染色体は半分の23本になるが，このときに分離がうまくいかないと21番染色体が3本ある21トリソミーが生まれる（図55-8）.

病因・増悪因子

- 標準型トリソミー（95％）：精子または卵子の染色体の分離がうまくいかないことによって起こる. 卵子の不分離によるものが8割で，母親の高年齢に伴いやすく，精子の不分離は父親の年齢に関係ないとされる.
- 転座型（3〜4％）：21番染色体の一部が切断され，他の染色体に再結合し位置を変えた状態で，21番染色体が3本ある（ロバートソン Robertson 型転座）. 14番染色体と21番染色体の転座，21番どうしの転座が知られる.
- モザイク型（1〜2％）：21番トリソミーと他の核型が混じっている.

疫学・予後

- わが国での一般出生頻度は約1,000人に1人. 母親の年齢が高いと頻度が高くなる.
- 平均寿命は50歳を超える. 合併する内臓疾患，とくに先天性心疾患の治療成績や健康管理の向上により，以前よりも生命予後は改善した.

症状

特徴的な顔貌がみられる.
- 眼瞼裂斜上，内眼角贅皮，あん鼻などの特徴的な顔貌がみられる. また，頸周囲の過剰な皮膚，短

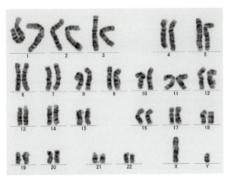
■図 55-7 正常な染色体

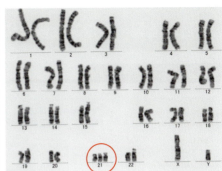
■図 55-8 21 トリソミー

指，単一手掌線，母趾球部弓状紋，筋緊張低下（フロッピーインファント）など，出生直後でも臨床的特徴がみられる（図 55-6）。
- 発達指数は乳幼児期には 50〜70，成人期には 30〜50。頸のすわりは 6 か月頃，おすわりは 1 歳頃，歩行は 2 歳頃と，大まかには正常発達と比べて遅れるが，早期療育により改善し個人差もみられる。
- ことばの発達も遅れるが，2〜3 歳で有意語がみられるようになる。

診断

■ **特異的な顔貌からダウン症を疑えば，染色体検査を行う。**
- 染色体検査：リンパ球を用いて染色体検査を行う。染色体全体の異常をみる G-banding 法と，21 番染色体の一部を特異的に検査する FISH（fluorescent *in situ* hybridization）法がある。
- 出生前診断：次回妊娠時に，正しい知識をもった専門家による遺伝検査前のカウンセリングが必要である*。
  - *妊娠 10〜16 週頃に母体血胎児染色体検査（NIPT：noninvasive prenatal genetic testing 無侵襲的出生前遺伝学的検査）や，妊娠 15〜17 週頃に羊水検査を受けることができる。また，スクリーニング検査として妊娠 11〜13 週頃に組み合わせ検査（コンバインテスト）として母体血清マーカー（PAPP-A，free β-hCG）と超音波検査による胎児 NT（首のむくみ）や，妊娠 15〜18 週に血清マーカーを組み合わせる検査（クアトロテスト：AFP，hCG，エストリオール，インヒビン-A）を行っている施設もある。

合併症

- 先天性心疾患：心室中隔欠損，心内膜床欠損，ファロー四徴症など。
- 消化管奇形：十二指腸閉鎖，鎖肛，ヒルシュスプルング病など。
- 耳鼻科的疾患：難聴，中耳炎など。
- 眼科的疾患：白内障など。
- 血液疾患：白血病，一過性骨髄異常増殖症など。
- 神経疾患：てんかんなど。

治療法

- **治療方針**
- 合併症の治療が最優先である。染色体異常を根本的に治療することは不可能で，発達や発育の遅れは必ずみられるが，早期から療育を行うことにより改善が期待される。
- **カウンセリング**
- 特異的顔貌から，出生直後や染色体検査を行う前にも，ダウン症候群であることはある程度予想できる。母親が分娩直後の疲労から回復したら，できるだけ早期に両親同席で話をする。この際，染色体検査，合併症検査の必要性についての情報提示を行う。
- 診断が確定したら，今後のフォローや家族会の存在についても，両親に情報提示を行う。

第4章 新生児期　2. 新生児の異常とケア

口唇口蓋裂・ダウン症候群における新生児の看護　永澤　規子

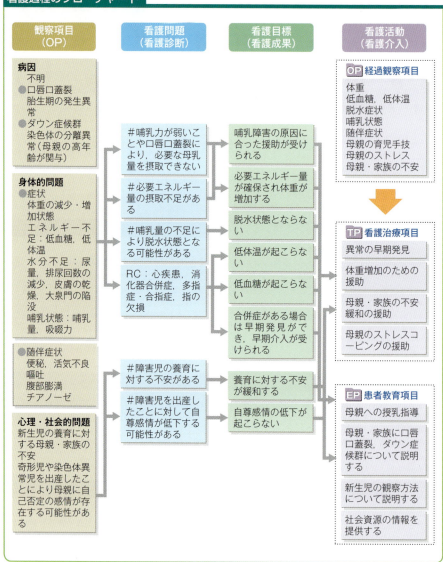

基本的な考え方

- 口唇口蓋裂の児やダウン症候群の児は，哺乳力が弱く哺乳障害となることが多い．そのため体重の増加不良や脱水のリスクなどの二次的問題が発生しやすい．哺乳状態に合った授乳方法を選択し，必要な栄養および水分が摂取できるように援助する．
- ダウン症候群の児は，心疾患などの合併症をもつことも多い．合併症がないか観察して，異常の早期発見と早期介入ができるように援助する．
- 障害児の養育に対して母親・家族の不安は強い．育児技術の指導を中心に養育不安を緩和する支援を行う．
- 障害をもった児を出産したことに対して，母親に自尊感情の低下が起こる可能性もある．母親・家族の心理・社会的状況を把握して精神的支援を行う．

Step1 アセスメント	Step2 看護問題の明確化	Step3 計画	Step4 実施	Step5 評価
情報収集	アセスメントの視点と根拠・起こりうる看護問題			

全身状態の把握	哺乳障害が問題となる．哺乳力の程度を把握し，児に適した授乳方法を選択する．また，哺乳障害から起こる体重増加不良や脱水などの二次的問題も把握する．ダウン症候群の患児では，他の合併症も多い．予測される合併症の観察も重要である．母親・家族には，障害児をもつことに対する悲嘆や不安が強い．その心理・社会的状況も把握する． ● 出生直後に他の外表奇形が存在しないか観察する． ● 胎児期の問題の有無を観察する．胎児発育不全などが存在した児は心疾患の合併が疑われる． ● 妊娠期の合併症の有無を把握する．羊水過多症は消化管の閉塞が疑われる． ● 胎児期の超音波検査の情報を把握する．最近では3D超音波診断装置などの発達により，口唇口蓋裂や心疾患，その他の外表奇形（多指症や合指症，指の欠損など）も，正確に胎児期に診断されることが多くなっている． 🔍 共同問題：心疾患，消化器合併症，多指症・合指症，指の欠損 🔍 起こりうる看護問題：体重増加不良／低血糖のリスク状態／低体温のリスク状態／脱水のリスク状態／母親・家族の不安
哺乳状態の観察	新生児の哺乳状態を把握する．哺乳状態は，乳頭のくわえ方，吸啜力，1回の授乳での哺乳量，1日の哺乳回数などで評価する． ● 口唇口蓋裂の口腔の器質的問題は吸啜力（きゅうてつりょく）に影響する． ● ダウン症候群の児は，筋緊張の低下から哺乳力不良となることが多い． ● 体重の増加状態を把握する．哺乳力不良は体重の増加不良を招きやすい． ● 出生時の低体重は，新生児の吸啜力の弱さ，不十分な乳頭のくわえ方などを招き，哺乳力不良となりやすい． ● 早産児は吸啜動作や嚥下反射などの機能の未熟性から哺乳力不良となりやすい． ● 哺乳障害から体重増加不良を招き，体重増加不良が哺乳状態の悪化を招く悪循環となることがある． ● 嘔吐などの消化管の機能障害も哺乳障害の原因となる． 🔍 起こりうる看護問題：体重増加不良／脱水のリスク状態
エネルギー不足による症状，程度の観察	哺乳障害により必要エネルギーが不足することで，低血糖や低体温を起こす場合がある．その症状を観察する． ● 低血糖そのものは明らかな症状として現れにくいが，体重増加不良の新生児が活気がない，眠ってばかりいる，などという場合は低血糖を疑い検査する必要がある． ● 必要エネルギー不足により低体温が起こる場合がある．低体温により，無呼吸や徐脈などの呼吸・循環器系の障害を起こす場合があるので注意する． ● 低体温では末梢の冷感，チアノーゼを生じる場合がある．

第4章　新生児期　2. 新生児の異常とケア

		🔍 **起こりうる看護問題：低血糖のリスク状態／低体温のリスク状態**
脱水症状の有無と程度の観察		▌哺乳障害による哺乳量不足は，水分摂取量の不足につながる．脱水症状を観察する．
		●排尿回数，尿量を把握する．脱水状態となると排尿回数，尿量ともに減少する．
		●脱水状態となると大泉門が陥没する．
		●脱水状態では皮膚の乾燥，表皮の剝離が起こる．
		🔍 **起こりうる看護問題：脱水のリスク状態**
合併症の有無と状態の観察		▌ダウン症候群の児では，心疾患や消化器疾患など，他の合併症が存在することが多い．疾患の存在を予測した全身状態の観察を行う．
		●心疾患の症状としてチアノーゼ，呼吸数の増加，頻脈，徐脈，不整脈，心雑音などがある．その有無と程度を把握する．
		●消化器症状として，嘔吐，腹部膨満などがある．その有無と程度を把握する．
		●他の外表奇形がないかを把握する．口唇口蓋裂やダウン症候群では多指症・合指症，指の欠損などが存在する場合がある．
		🔍 **共同問題：心疾患，消化器合併症，多指症・合指症，指の欠損**
母親・家族の心理・社会的側面の把握		▌障害児を出産したことに対して母親は自責の念が強い．また，合併症の存在による新生児ウエルネスの低下や育児への不安も強い．その心理・社会的状況を把握する．
		●母親の感情の変化を把握する．自己否定の感情は養育不安を強くする．
		●家族の支援体制を把握する．母親の心理的サポートをしてくれるキーパーソンの存在は，母親の自尊感情の低下を抑制する．
		●家族背景に子どもに対する過度の期待があると，障害児の出産に対する悲嘆，拒否が強くなる傾向にある．
		●口唇口蓋裂やダウン症候群についての知識不足は，養育不安を増大させる．
		●障害児の存在により家族機能に影響を及ぼす可能性がある．すなわち，障害児の出生によって夫婦間や親族(祖父母と両親)間の人間関係が破綻する可能性がある．
		●障害児の存在は，虐待のリスク因子となる．
		●母親・家族の社会資源に対するニーズを把握する．
		🔍 **起こりうる看護問題：悲嘆／養育不安／家族機能に問題が起こる可能性**

Step1 アセスメント ▶ **Step2 看護問題の明確化** ▶ **Step3 計画** ▶ **Step4 実施** ▶ **Step5 評価**

看護問題リスト

RC：心疾患，消化器合併症，多指症・合指症，指の欠損
#1　哺乳力が弱いことや口唇口蓋裂により，必要哺乳量が摂取できない(栄養-代謝パターン)
#2　必要エネルギー量の摂取不足がある(栄養-代謝パターン)
#3　哺乳量の不足により脱水状態となる可能性がある(栄養-代謝パターン)
#4　障害児の養育に対する不安がある(自己知覚パターン)
#5　障害児を出産したことに対して自尊感情が低下する可能性がある(自己知覚パターン)

看護問題の優先度の指針

●口唇口蓋裂やダウン症候群の患児の看護で最も問題となるのは，哺乳がうまくできないことである．そのために体重増加不良，低血糖，低体温などの二次的な問題が起こる．効果的な哺乳方法の援助を行うとともに，哺乳量不足に伴い発生する異常の早期発見に努めることが必要となる．
●他の合併症が存在することも多い．医師の行う検査が円滑に行われるように介助を行うことも求められる．
●障害児を出産したことに対して母親が自己否定の感情をもったり，育児不安が増大することも予測される．心理・社会的状況を把握して，その緩和に向けた支援を行っていく．

Step1 アセスメント	Step2 看護問題の明確化	**Step3 計画**	Step4 実施	Step5 評価

共同問題	看護目標（看護成果）
RC：心疾患，消化器合併症，多指症・合指症，指の欠損	〈長期目標〉合併疾患を早期発見する 〈短期目標〉1）異常を早期発見する．2）検査を安全に実施する

看護計画	介入のポイントと根拠

OP 経過観察項目

- 心疾患症状：チアノーゼ，呼吸数の増加，頻脈，徐脈，不整脈の存在，心雑音などをみる
- 心エコー：医師の行う心エコーの検査結果や情報を把握する

- 消化器症状：嘔吐，腹部膨満，排泄状態などを観察する
- 胸腹部超音波検査：医師の行う胸腹部の超音波検査の情報を把握する
- 胸腹部X線検査：

- 妊娠期の異常：羊水過多症や胎児発育不全が存在しなかったかを把握する

- その他の外表奇形：多指症・合指症，指の欠損などをみる

TP 看護治療項目

- 検査を介助する
  超音波検査，X線検査，血液検査

EP 患者教育項目

- 母親・家族に検査を説明する

- ⟳ **根拠** ダウン症候群の児には，心室中隔欠損，動脈管開存などの心疾患が高率で合併する
- ⟳ **根拠** 心臓の明らかな器質的異常は胎児期に発見されることが多いが，小さな異常は出産後に発見・評価される．ダウン症候群の児では，心疾患を高率に合併するため，新生児にダウン症候群を思わせる特有の顔貌があった場合は心エコーを行い，器質的・機能的評価が行われる
- ⟳ **根拠** ダウン症候群の児には，食道閉鎖，鎖肛などの消化器合併症を認める場合がある
- ⟳ 消化管閉鎖があると，閉塞部以下のガス像がみられない
- ⟳ コイルサイン（食道から胃チューブを挿入してX線撮影をすると，食道の途中から胃チューブがコイルのように丸くなって下部へ進まない）がみられる場合，食道閉鎖を疑う．食道閉鎖で，食道・気管支瘻がある場合は，呼吸状態も悪くなるので注意する
- ⟳ **根拠** 上部消化管閉鎖や口唇口蓋裂などで羊水の嚥下がうまくできなかったりすると，羊水過多症が起こる．また，心疾患の存在は胎児発育不全を引き起こす場合がある
- ⟳ **根拠** 口唇口蓋裂，ダウン症候群では，他の外表奇形を合併することがある

- ⟳ **根拠** 口唇口蓋裂やダウン症候群で合併が予測される疾患を診断する．検査の準備を整えることで，新生児にかかる負担を最小限にする

- ⟳ 母親・家族に検査の同意を得る．また，新生児に侵襲のある検査もあるので，説明することで検査の必要性を理解してもらう
※他の疾患の存在が明らかになった場合は，小児科に入院となる

新生児

55

口唇口蓋裂・ダウン症候群

---

1 看護問題	看護診断	看護目標（看護成果）
#1 哺乳力が弱いことや口唇口蓋裂により，必要母乳量が摂取できない	**非効果的乳児哺乳パターン** **関連因子**：神経系の発達遅滞，口腔咽頭の異常 **診断指標**	〈長期目標〉必要母乳量が摂取できる 〈短期目標〉1）適切な授乳方法が選択できる．2）体重増加が正常範囲内で推移する

959

第4章 新生児期　2. 新生児の異常とケア

□効果的な吸啜を開始できない
□効果的な吸啜を維持できない

看護計画	介入のポイントと根拠
OP 経過観察項目	
●哺乳力：直接授乳時や哺乳瓶での母乳・人工乳哺乳時の吸啜力，吸啜持続時間を観察する	➡ **根拠** 哺乳力を把握することで，新生児に適した授乳方法を選択する
●哺乳量：1回の哺乳量を把握する	➡ **根拠** 新生児に必要な哺乳量，人工乳量が摂取できているか評価する
●排便の状況：便秘の有無を把握する	➡ **根拠** 哺乳量が不足すると便秘となる
●出生時の在胎週数を把握する	➡ **根拠** 在胎週数が短いほど哺乳力が弱い傾向にある
●出生時の体重を把握する	➡ **根拠** 体重が少ないほど哺乳力が弱い傾向にある
TP 看護治療項目	
●新生児の哺乳力に適した授乳方法を選択する	➡ **根拠** 適した授乳方法の選択は新生児の体重増加を促進する
	➡ 基本は直接授乳であるが，母親の乳頭から母乳を吸啜するのは，強い哺乳力を必要とする．そのため長時間の直接授乳は，新生児のエネルギーを消費させる．哺乳力に合わせて直接授乳の時間を調整し，必要哺乳量を摂取させるために搾乳した母乳を哺乳瓶で与える．搾乳が不足していれば人工乳を必要量与える
	➡ 哺乳瓶の乳首も新生児の吸啜力に合わせて選ぶなど，効果的な授乳方法を選択する．また，口唇口蓋裂の場合は，口唇口蓋裂用の特殊乳首があるので活用する
	➡ 新生児の体力や哺乳力などの問題で経口哺乳が困難な場合には，胃チューブを挿入して経管栄養となることもある
EP 患者教育項目	
●母親に新生児に適した授乳方法を指導する	➡ **根拠** 新生児のケアを行う母親に適切な授乳方法を指導することで，必要な哺乳量を摂取できる
●母親に乳房・乳頭マッサージ，搾乳方法を指導する	➡ マッサージによって，新生児が吸啜しやすい乳頭に整える
	➡ 必要量が直接吸啜できない場合は，不足分を哺乳瓶で授乳するため，搾乳ができるように母親を指導する
●母親に新生児の哺乳状態の観察方法を指導する	➡ 吸啜力，哺乳している時間，哺乳間隔，1回哺乳量など具体的な観察内容を指導する　**根拠** 母親が新生児の哺乳力の評価をできるようになると，母親自身で新生児に適した授乳方法を選択できる

2 看護問題	看護診断	看護目標（看護成果）
#2 必要エネルギー量の摂取不足がある	栄養摂取消費バランス異常：必要量以下 **関連因子**：生物学的要因，栄養素を吸収できない，栄養素を消化できない，食事摂取量の不足	〈長期目標〉必要エネルギー量が確保され，体重が増加する 〈短期目標〉1）エネルギー不足による低血糖，低体温が起こらない．2）異常を早期発見して，早期介入が受けられる

診断指標
□食物摂取量が1日あたりの推奨量よりも少ない
□咀嚼に使う筋力の以下
□嚥下に使う筋力の低下

看護計画	介入のポイントと根拠
OP 経過観察項目 ●体重：体重の変化を把握する	➡ 根拠 生理的範囲を超えて体重が減少したり，体重増加が緩慢な場合には必要哺乳量の不足や，不適切な授乳方法による新生児のエネルギー消費が大きいことが推測される
●出生時の在胎週数を把握する	➡ 根拠 在胎週数が短いほど身体調節機能が未熟で，エネルギー不足による低血糖，低体温が起こりやすい
●出生時の体重を把握する	➡ 根拠 出生体重が少ないほど身体調節機能が未熟で，エネルギー不足による低血糖，低体温が起こりやすい
低血糖に関すること ●活気：活気の有無をみる	➡ 根拠 新生児の低血糖は明確な症状として現れないことが多いが，活気がない，弱々しいなどの状態がみられる
低体温に関すること ●体温：低体温になっていないかをみる ●呼吸状態，脈拍数：変化や異常の有無をみる ●四肢末梢の冷感，チアノーゼ：有無と程度をみる	➡ 直腸温 36.0℃ 以下は低体温であり，注意する ➡ 根拠 低体温は無呼吸や脈拍の低下（徐脈）を誘発する ➡ 根拠 低体温になると四肢末梢の冷感，チアノーゼが出現する
TP 看護治療項目 ●必要な母乳量，人工乳量を摂取させるための援助をする ●新生児を保温する ●環境温度を調整する	➡ 1日に必要な母乳量，人工乳量を把握し，効果的な授乳方法を選択する（詳細は「看護問題#1」参照） 根拠 必要エネルギー量を確保することで体重増加を図る ➡ 体温保持のためのエネルギー消費を減らし，低体温を起こさないことを目的に保温する ➡ 保温方法は，冷感の起こりやすい手足を手袋，靴下などで保護する，頭部に帽子をかぶせる，身体全体をバスタオルでくるむ，掛けものできちんと身体を覆うようにする，などである．また，それでも低体温となる場合は，体温管理の目的で保育器に収容する場合もある 根拠 新生児の体表面を確実に覆うことで体表面からの放射や伝導，対流によって熱が放散されるのを防ぎ，低体温を予防する ➡ 新生児室の環境は，温度 24〜26℃，湿度 50〜60% に保つ 根拠 新生児は環境に影響されやすいので，温度・湿度を一定に保つ．環境温度の調節により，児の体温保持のためのエネルギー消費を減らせる

新生児

55

口唇口蓋裂・ダウン症候群

第4章　新生児期　　2. 新生児の異常とケア

EP 患者教育項目
- 哺乳量不足の状態を母親に指導する

　　➡授乳後すぐに母乳をほしがる，排便が少ない，泣いてばかりいるなど，具体的に説明する　**根拠** 新生児のケアをする母親が早期に哺乳量不足に気づける

- 母親に体温を保持する方法を指導する

　　➡**根拠** 新生児のケアを行う母親が児の体温保持の必要性や方法を理解し実施することで，低体温のリスクを下げる

- 母親に新生児の低血糖，低体温の症状を説明する

　　➡発見したらすぐに知らせるように指導する　**根拠** ケアを行う母親が異常を早期に発見しやすくなる

---

3 看護問題	看護診断	看護目標（看護成果）
#3 哺乳量の不足により脱水状態となる可能性がある	**体液量不足リスク状態** **危険因子**：水分吸収に影響する異常，水分摂取に影響する異常	〈長期目標〉必要水分量が確保され，脱水状態とならない 〈短期目標〉1）必要最低量の水分を哺乳できる．2）異常が早期に発見され，脱水状態となることを回避できる

看護計画	介入のポイントと根拠

OP 経過観察項目
- 体重：出生体重からの減少の程度をみる

　　➡**根拠** 生理的体重減少は出生体重の10%以下で，減少のピークは生後4〜5日目頃である．これより体重減少の速度が速く，減少率が高い場合は，脱水となっている可能性がある

- 尿量，排尿回数：変化をみる

　　➡**根拠** 脱水が起こると尿量，排尿回数が減少する

- 大泉門の状態：陥没状態をみる

　　➡**根拠** 脱水が起こると大泉門が陥没する

- 皮膚の状態：乾燥状態をみる

　　➡**根拠** 脱水が起こると皮膚が乾燥する．乾燥のため表皮が剝離する場合もある

TP 看護治療項目
- 必要な母乳量，人工乳量を摂取させるための援助をする

　　➡1日に必要な母乳量，人工乳量を把握し，効果的な授乳方法を選択する（詳細は「看護問題#1」参照）　**根拠** 必要母乳量，人工乳量を確保することで，水分も確保される

EP 患者教育項目
- 「看護問題#1，2」に準じて，新生児に適した授乳方法を指導する

　　➡**根拠** 必要母乳量，人工乳量を確保することは水分確保につながる

- 母親に新生児の脱水症状の観察方法（排尿回数，皮膚の状態）について指導する

　　➡異常時はすぐに報告するように指導する　**根拠** 新生児のケアを行う母親が脱水症状を理解し，適切に観察できることで，異常を早期に発見できる

---

4 看護問題	看護診断	看護目標（看護成果）
#4 障害児の養育に対する不安がある	**不安** **関連因子**：満たされていないニーズ，状況的危機，現状への脅威 **診断指標** □苦悩	〈長期目標〉不安が緩和する 〈短期目標〉1）不安の内容を表現できる．2）障害の程度を把握し正しい知識を得る

| | □心配する |
| | □不確かさ |

看護計画	介入のポイントと根拠
OP 経過観察項目	
●不安の内容：具体的内容と変化を把握する	➡ 根拠 不安の内容に適した介入をする
TP 看護治療項目	
●検査や新生児のウエルネス状態について説明する	➡ 根拠 知識を得ることで不要な不安をもたない
●不安を表現しやすい環境を整える	➡ プライバシーに配慮した環境を調整する　根拠 プライバシーが守られることで，さまざまな不安を表現しやすい
EP 患者教育項目	
●不安の内容を自分で表現できるように指導する	➡ 表現方法を指導する　根拠 不安を正しく伝えることで，適切な対処行動が起こせる

5 看護問題	看護診断	看護目標（看護成果）
#5 障害児を出産したことに対して自尊感情が低下する可能性がある	**自尊感情状況的低下リスク状態** **危険因子**：十分な認知（評価）がない，身体疾患，非現実的な自己期待	〈長期目標〉自尊感情の低下が起こらない 〈短期目標〉1)自分の児に対する感情を伝えることができる．2)自尊感情が低下しないための介入を受けられる

看護計画	介入のポイントと根拠
OP 経過観察項目	
●母親の児に対する感情：どんな感情を抱いているか知る	➡ とくに自己否定の感情が起こっていないか観察する　根拠 自己否定の感情から，自尊感情低下につながる
TP 看護治療項目	
●母親の気持ちを傾聴する	➡ 母親が自分の気持ちを表現しやすいように言葉をかける　根拠 気持ちを語ることによって，母親自らが気持ちを整理でき，ストレスコーピングの促進につながる場合がある
●感情を表現しやすい環境を整える	➡ プライバシーが守られる環境を整える　根拠 周囲に遠慮することなく感情を表現できる
●母親の心理的援助ができるキーパーソンを把握し，キーパーソンに母親を支援するようにアドバイスする	➡ 求める心理的援助の内容によってキーパーソンが異なる場合があるので，キーパーソンを正確に把握する　根拠 適切なキーパーソンの存在は母親のストレスコーピングを促進し，自尊感情低下を防ぐ
EP 患者教育項目	
●障害者の会などのピアカウンセリングの情報を提供する	➡ 母親のニーズに合わせて行う　根拠 ニーズに合っていないと，反対に母親のストレスとなる

第4章　新生児期　　2. 新生児の異常とケア

| Step1 アセスメント | Step2 看護問題の明確化 | Step3 計画 | **Step4 実施** | Step5 評価 |

病期・病態・重症度に応じたケアのポイント

【合併症のない場合】哺乳障害が最も問題になる．新生児の状態に適した授乳方法を選択し，哺乳の援助をする．哺乳障害による体重の増加不良などの二次的な問題についての観察も行い，異常の早期発見と早期介入に努める．母親・家族の育児不安もあるのでその支援も行う．
【合併症のある場合】心疾患や消化器疾患などの重篤な合併症が存在する場合は，治療管理の援助が重要となる．母親・家族の不安もより強まるので支援を行う．
※重篤な合併症のある場合は小児科管理となる．

看護活動(看護介入)のポイント

診察・治療の介助
●バイタルサインを観察する．とくに体温の変化，呼吸状態に注意する．
●哺乳状態や体重の変化を把握する．
●脱水症状を観察する．
●検査や処置が行われる場合は，その介助を行う．
環境調整
●新生児に適した環境(温度，湿度)を調整する．
哺乳の援助
●新生児の哺乳状態に合った授乳方法を援助する．
母親・家族の心理・社会的問題への援助
●哺乳障害に伴う新生児ウエルネスの低下に対する母親・家族の不安を解消するように援助する．
●障害児を出産したことに対する母親の自尊感情の低下が起こらないように援助する．
●口唇口蓋裂やダウン症候群に対する正しい知識を指導する．
●社会資源の情報を提供する．

退院指導・療養指導

●新生児の観察方法について指導する．
●新生児に適した授乳方法を指導する．
●母親に乳房・乳頭マッサージ，搾乳方法を指導する．
●新生児に異常があった場合は，すぐに知らせるように指導する．
●新生児の定期健診を必ず受診するように指導する．

| Step1 アセスメント | Step2 看護問題の明確化 | Step3 計画 | Step4 実施 | **Step5 評価** |

評価のポイント

看護目標に対する達成度
●適切な授乳方法が選択され，哺乳量が保たれたか．
●低血糖，低体温，脱水などのリスク状態とならなかったか．
●異常時には早期介入ができたか．
●母親・家族の不安やストレスが緩和し，介護者役割が果たせたか．
●母親に自尊感情の低下が起こらなかったか．
●母親・家族のニーズに合った社会資源の情報を提供できたか．

口唇口蓋裂・ダウン症候群における新生児の病態関連図と看護問題

病因増悪因子

第21番染色体異常（21トリソミー）

胎生期の発生異常（原因不明）

#4 不安
#5 自尊感情状況的低下リスク状態

ダウン症候群

口唇口蓋裂

病態

機能の未熟性
吸啜動作
嚥下反射
体力の脆弱性

口腔の器質的障害

吸啜力不良

#1 非効果的乳児哺乳パターン

症状

哺乳量の不足

水分量の不足
排尿回数，尿量の減少
皮膚の乾燥
大泉門の陥没

#3 体液量不足リスク状態

必要エネルギー量の不足
低血糖
低体温

#2 栄養摂取消費バランス異常：必要量以下

#成長不均衡リスク状態
#4 不安

診断検査

検査
・血液ガス分析
・血液検査（血糖）

合併症の確認のための検査
・超音波検査：心奇形，心機能異常など
・X線検査：消化管閉鎖，腸閉塞

他の合併症の診断がついた場合は，小児科管理となる

RC：心疾患，消化器合併症，多指症・合指症，指の欠損

治療看護

授乳方法の選択

#知識不足

授乳方法の指導

技術習得の遅れ

#不安　#非効果的母乳栄養

新生児

55

口唇口蓋裂・ダウン症候群

付録

1. 産科に必要な薬の知識
2. 妊娠中の主な禁忌薬
3. 抗菌薬の種類と特徴
4. 抗菌薬略語一覧

付録 1. 産科に必要な薬の知識

佐世　正勝

1. 妊婦・授乳婦の特殊性

- 妊婦・授乳婦に薬剤を投与すると，胎児では胎盤を通過し臍帯血管を介して胎児体内に薬剤が移行し，新生児・乳児では母親に投与された薬剤が母乳を介して移行する．胎児・新生児は発育・発達の途中段階にあり，薬剤の移行は，成人では起こらない異常をもたらす原因になる．
- 妊婦は，胎盤からのホルモン分泌や循環血液量の増加などが起こっており，投与された薬剤の吸収や排泄は非妊娠時とは異なっている．

2. 奇形の発生時期

- **all or none（全か無か）の法則が働く時期**
- 「原始卵胞から受精まで」と「受精から妊娠 3 週 6 日まで」は，妊娠が成立・継続しないか，異常が起こらない時期である．この時期に服用した薬剤は，残留性のあるもの（関節リウマチに用いる金製剤など）を除いては胎芽に対する影響はない．
- **奇形が問題となる時期**（表 1）
- 「妊娠 4 週から 7 週末」は重要臓器の形成時期で，「妊娠 8 週から 15 週末」は外性器の分化，口蓋閉鎖，内耳，レンズなどが形成される．この時期の胎児は薬物などの外的な影響を最も受けやすい．
- **胎児毒性が問題となる時期**（表 1）
- 「妊娠 16 週以降から分娩」は，臓器の発達・成熟が起こる．このため，この時期は胎児に機能的障害が起こる可能性がある．胎児毒性とは，胎児に機能的異常や胎児の発育阻害を引き起こす性質である．初期の正常発生に引き続き，外的要因（血流障害，羊膜索など）による著しい組織の障害（破壊，断裂）や羊水過少症などを起こすことにより，長期にわたり胎児の一部に機械的な力が加わり，変形や肺低形成を引き起こす．

■表 1　奇形の発生時期（Hielscher による）

奇形の型	感受期（月経日齢）
無耳	34～38（日）
指無形成	37～40
上肢欠如	38～43
股関節脱臼	38～48
上肢アザラシ症	38～49
耳介奇形	39～43
手の指放線奇形	39～45
下肢欠如	41～45
下肢アザラシ症	42～47
足の指放線奇形	45～47
母指三指節	46～50
嚢胞腎	33～34
心奇形	38～45
十二指腸閉塞	40～45
直腸狭窄	49～51

（西村秀雄作表）

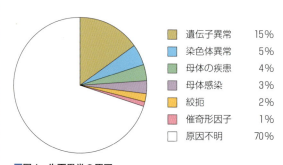

■図 1　先天異常の原因
(Gilstrap LC, Little BB, eds.: Drugs and pregnancy. 2nd ed. New York, Chapman & Hall, 1998)

■表2　催奇形性の確率による分類（疫学研究を基にした）

	薬剤の種類または一般名
高リスク （＞25％）	サリドマイド 男性ホルモン製剤 蛋白同化ステロイド薬
中等度のリスク （10〜25％）	ワルファリンカリウム ビタミンＡ誘導体 Ｄ-ペニシラミン
低リスク （＜10％）	抗てんかん薬：バルプロ酸ナトリウム 　　　　　　　カルバマゼピン 　　　　　　　フェニトイン 　　　　　　　フェノバルビタール 　　　　　　　プリミドン 抗悪性腫瘍薬：メトトレキサート ミソプロストール チアマゾール 炭酸リチウム

（Bánhidy F et al：Risk and benefit of drug use during pregnancy. Int J Med Sci, 2：100-106, 2005 より改変．村島温子：3 妊娠と薬カウンセリングの実際，伊藤真也，村島温子編：薬物治療コンサルテーション　妊娠と授乳 改訂2版，p.120，南山堂，2014）

3. ヒトに異常が起こる確率

● ヒトという種には，約3％の確率で何らかの先天異常をもって出生するリスクがある．また，妊娠が成立しても約10〜15％の確率で自然流産が起こり，その多くに受精卵の先天的な異常が関与している．

● 催奇形因子が胎児の先天異常の原因となる確率

● 薬剤をはじめとした催奇形因子が胎児の先天異常の原因となる確率はわずかである（図1）．

4. 催奇形性のある薬剤

● 催奇形性のリスクがある薬剤の一部を表2に示す．なかでも妊婦あるいは妊娠する可能性のある女性に使用される可能性の高い薬剤で催奇形性のあるものは，抗てんかん薬，リウマチの治療薬であるメトトレキサート，消化性潰瘍治療薬であり，海外では妊娠中絶薬として使用されるミソプロストール，特異な先天異常である MMI（チアマゾール）奇形症候群をきたす抗甲状腺薬のチアマゾール，躁病の治療薬である炭酸リチウムなどに限られる．

5. 胎児毒性のある薬剤

● 初期に正常発生した胎児に対し，器官形成期（妊娠4〜15週）以降の正常な発育や発達を阻害する薬剤がある（表3）．

● 代表的な薬剤である非ステロイド性抗炎症薬（NSAIDs）は，催奇形性はないが，プロスタグランジン産生を阻害することによって動脈管や肺動脈を収縮させ，胎児死亡や新生児死亡の原因となる．とくに，妊娠後期には使用を避ける必要がある．

● アンジオテンシン変換酵素（ACE）阻害薬やアンジオテンシンⅡ受容体拮抗薬（ARB）は降圧薬としてしばしば使用されているが，胎児腎障害を引き起こし，結果的に胎児尿量減少による羊水過少のために胎児肺低形成をきたし，出生後に腎不全や呼吸障害のために死亡することがある．妊娠が判明したら他の降圧薬に変更する必要がある．

6. 健康被害救済制度

● 医薬品により副作用が生じた場合の救済制度がある．この救済制度を受けるためには適切な薬剤使用が前提となっているために，適応に従った薬剤投与が必要である．また，適応外使用を行う場合に

付録 1. 産科に必要な薬の知識

■表3　胎児毒性があると考えられる主な薬剤

分類または一般名	報告されている影響
非ステロイド性抗炎症薬(NSAIDs)	第 3 三半期曝露で胎児動脈管早期閉鎖 後期曝露により，動脈管収縮，胎児循環遺残，羊水過少
アンジオテンシン変換酵素阻害薬 アンジオテンシンⅡ受容体拮抗薬	妊娠中期・後期曝露による胎児腎障害・無尿，羊水過少， 羊水過少による肺低形成・四肢拘縮・頭蓋変形
アルキル化薬 (ブスルファン，シクロホスファミド)	胎児発育不全(FGR)
アミノグリコシド系抗菌薬	非可逆的第 8 脳神経障害
テトラサイクリン系抗菌薬	中期・後期曝露により，歯牙着色，エナメル質形成不全
ヨード	過剰摂取により，可逆的な甲状腺機能低下
抗凝固薬(ワルファリンカリウム)	頭蓋内出血
アルコール	胎児性アルコールスペクトラム障害
喫煙	胎児発育不全

(渡邉央美：1 産科医療の基礎知識，伊藤真也，村島温子編：薬物治療コンサルテーション　妊娠と授乳 改訂 2 版，p.15，南山堂，2014)

は，十分なインフォームド・コンセントが行われるべきである.

〈対象〉
● 病院・診療所で投薬された医薬品，薬局などで購入した医薬品を適切に使用したにもかかわらず発生した副作用による，入院が必要な程度の疾病や障害などの健康被害について救済給付が行われる.

〈医学的・薬学的な判定〉
● 独立行政法人医薬品医療機器総合機構では，給付の請求があった健康被害について，その健康被害が医薬品の副作用によるものかどうか，医薬品が適正に使用されたかどうかなどの医学的・薬学的判断について厚生労働大臣に判定の申し出を行い，厚生労働大臣は，同機構からの判定の申し出に応じ，薬事・食品衛生審議会(副作用被害判定部会)に意見を聴いて判定を行う.

〈救済の対象とならない場合〉
① 法定予防接種を受けたことによるものである場合(予防接種健康被害救済制度が別にあるため，任意予防接種による健康被害は救済対象となる)
② 医薬品の製造販売業者などに損害賠償の責任があることが明らかな場合
③ 救命のためやむを得ず通常の使用量を超えて医薬品を使用したことによる健康被害で，その発生があらかじめ認識されていた，などの場合
④ 癌その他の特殊疾病に使用される医薬品で，厚生労働大臣の指定するもの(対象除外医薬品)などによる場合
⑤ 医薬品の副作用のうち，軽度な健康被害(入院を要するほどではない)や医薬品の不適正な使用によるものなどである場合

付録 2. 妊娠中の主な禁忌薬

佐世　正勝

● 実質的な障害を引き起こさないものも含まれているが，妊婦に対して使用が禁止されている薬剤は把握しておく必要がある．なかには，臨床的に使用される薬剤もあるが，使用に際しては十分なインフォームド・コンセントが求められる．また，有益性投与*となっているが，投与しないことが望ましい薬剤もあるため注意が必要である．

＊有益性投与：薬剤による治療上の有益性が，危険性を上回ると判断される場合にのみ投与することをいう．

1. 抗菌薬

禁忌薬

キノロン系：ピロミド酸，ピペミド酸水和物，シノキサシン，など
● 動物実験で関節障害が報告されている．奇形発生は増加させないと考えられている．

望ましくない薬剤

アミノグリコシド系：ゲンタマイシン硫酸塩，ベカナマイシン硫酸塩，ストレプトマイシン硫酸塩，など
● 腎障害や第 8 脳神経障害といわれる難聴などの胎児毒性が現れることがある．ストレプトマイシン硫酸塩は，聴覚障害の報告がある．

テトラサイクリン系：ミノサイクリン塩酸塩，ドキシサイクリン塩酸塩水和物，など
● 催奇形性はないが，歯牙の着色を引き起こすことがあり，とくに妊娠中期・後期の使用に注意が必要である．

クロラムフェニコール系：クロラムフェニコール，クロラムフェニコールコハク酸エステルナトリウム
● 催奇形性はないが，グレイ症候群，再生不良性貧血を引き起こすことがある．
● クロラムフェニコールのなかで，クロマイ腟錠は使用可である．血中移行量はごくわずかで，母児への影響は非常に低い．

2. 抗インフルエンザウイルス薬

禁忌薬

アマンタジン塩酸塩（シンメトレル）
● 催奇形性が疑われる症例報告があり，また動物実験による催奇形の報告がある．

RNA ポリメラーゼ阻害薬：ファビピラビル（アビガン）
● 動物実験で催奇形性が確認されている．

3. 解熱・鎮痛・抗炎症薬

禁忌薬

ほとんどの非ステロイド性抗炎症薬（NSAIDs）
● アスピリンは抗凝固作用を期待して妊娠 35 週末まで使用されることがある．
● アセトアミノフェンのみ妊娠中に使用可能．
● 乳汁中への移行量はわずかで，授乳は問題ない．

4. 精神疾患治療薬（抗うつ薬，抗躁薬，抗不安薬，睡眠薬，抗精神病薬）

禁忌薬

抗躁薬：炭酸リチウム（リーマス）
抗不安薬：ヒドロキシジン（アタラックス）
● ヒドロキシジン（アタラックス）は口唇口蓋裂などの報告があるため禁忌になっているが，海外の検討では催奇形性は指摘されていない．
● パロキセチン塩酸塩水和物（パキシル）は有益性投与であるが，米国食品医薬局（FDA）のリスクカテゴリーではカテゴリー D（危険性を示す確かな証拠がある）である．心奇形をわずかに増加させる危険があるほか，パキシルをはじめとした選択的セロトニン再取込み阻害薬（SSRI）には，新生児遷延性

付録 2. 妊娠中の主な禁忌薬

■表 1　新生児薬物離脱症候群をきたす薬剤および嗜好品

分類	薬剤名
催眠・鎮静薬	バルビタール系薬剤，フルニトラゼパム，ニトラゼパム，臭化物，ほか
抗てんかん薬	フェノバルビタール，フェニトイン，カルバマゼピン，バルプロ酸ナトリウム，ほか
抗不安薬	SSRI，クロルジアゼポキシド，ジアゼパム，メダゼパム，ほか
抗精神病薬	クロルプロマジン，ハロペリドール，ブロムペリドール，ほか
抗うつ薬	SSRI，ノルトリプチリン塩酸塩，イミプラミン塩酸塩，クロミプラミン塩酸塩，ほか
非麻薬性鎮痛薬	塩酸ペンタゾシン，ほか
気管支拡張薬	テオフィリン
嗜好品	アルコール，カフェイン

（厚生労働省：新生児薬物離脱症候群．重篤副作用疾患別対応マニュアル，平成 22 年 3 月を一部改変）

肺高血圧症（PPHN）をきたす危険が指摘されている．新生児の酸素化が不良な場合には，疑ってみる必要がある．
- 精神疾患治療薬の多くには，新生児薬物離脱症候群*（表 1）や薬物中毒（出生時の sleeping baby）をきたす危険があるため，出生後には新生児の観察を慎重に行わなければならない．症状を認める場合には新生児科医に紹介する必要がある．
- 抗不安薬，睡眠薬は，わが国では有益性投与であるが，FDA の評価はゾルピデム酒石酸塩（マイスリー）を除きカテゴリー D あるいは X（妊娠中は禁忌）である．
  *新生児薬物離脱症候群：長期間，中枢作用性薬物を服用していた妊婦から出生した新生児に，傾眠，興奮，振戦，筋緊張亢進または低下，痙攣，無呼吸発作，下痢，嘔吐，哺乳不良などが生じる．

5.　降圧薬

禁忌薬

アンジオテンシン変換酵素阻害薬：カプトプリル（カプトリル），エナラプリルマレイン酸塩（レニベース）

アンジオテンシンⅡ受容体拮抗薬：ロサルタンカリウム（ニューロタン），カンデサルタン シレキセチル（ブロプレス）

- β遮断薬であるアテノロール（テノーミン）は有益性投与となっているが，胎児発育不全（FGR）や新生児の低血糖，呼吸抑制，高ビリルビン血症，多血症，血小板減少をきたす可能性があり，臨床上は禁忌として取り扱う必要がある．
- 遮断薬が必要な場合には，α，β遮断薬であるラベタロール塩酸塩（トランデート錠）を用いる．

6.　抗不整脈薬

禁忌薬

フレカイニド酢酸塩（タンボコール）
- ヴォーン・ウィリアムズ Vaughan Williams 分類 Ⅰ 群の薬剤（Na チャネル阻害薬）である．催奇形性については報告が少なく不明．ジギタリス無効性の胎児上室性頻拍の治療によく使われている．胎児に対する危険性は少ないと考えられている．

ベラパミル塩酸塩（ワソラン）
- ヴォーン・ウィリアムズ分類 Ⅳ 群の薬剤（Ca 拮抗薬）である．発作性上室性頻脈における第一選択薬の 1 つである．動物実験上では，催奇形性はないとされている．

アミオダロン塩酸塩（アンカロン）
- ヴォーン・ウリアムズ分類 Ⅲ 群の薬剤（K チャネル阻害薬）である．有益性投与となっているが，多量のヨウ素を含み，半減期も長く（40 日），胎児甲状腺抑制をきたす危険があるため，慎重な投与が必要である．上記の理由により，授乳は禁忌である．

7. 抗ヒスタミン薬

禁忌薬

ヒドロキシジン(アタラックス)
- ●口蓋裂等の奇形を有する児を出産したとの報告があるが，疫学研究には奇形増加の報告はない．
- ●妊婦への抗ヒスタミン薬は，クロルフェニラミンマレイン酸塩(ポララミン)が第一選択薬である．

8. 抗アレルギー薬

禁忌薬

第二世代ヒスタミン H_1 受容体拮抗薬：オキサトミド(セルテクト)
ケミカルメディエーター遊離抑制薬：トラニラスト(リザベン)
ケミカルメディエーター遊離抑制薬：ペミロラストカリウム(アレギサール)
- ●抗アレルギー薬の催奇形性のない薬剤として，第二世代ヒスタミン H_1 受容体拮抗薬ではロラタジン(クラリチン)，セチリジン塩酸塩(ジルテック)，ケミカルメディエーター遊離抑制薬ではクロモグリク酸ナトリウム(インタール)，ロイコトリエン受容体拮抗薬ではザフィルルカスト(アコレート)，モンテルカストナトリウム(シングレア，キプレス)が勧められる．

9. 健胃消化薬・胃腸機能調節薬

禁忌薬

ドンペリドン(ナウゼリン)
- ●高用量を用いた動物実験で催奇形性が報告されている．ヒトでの報告はない．
- ●乳汁中への移行は少なく，授乳期には適している．

10. 消化性潰瘍治療薬

禁忌薬

ミソプロストール(サイトテック)
- ●プロスタグランジン E_1 誘導体で，強力な子宮収縮作用があるため妊婦には禁忌である．海外では妊娠中絶薬として使用されている．
- ●妊娠中の消化性潰瘍治療薬の第一選択として，スクラルファート水和物(アルサルミン)，水酸化アルミニウムゲル製剤(マーロックス)，症状が改善しなければ H_2 受容体拮抗薬〔シメチジン(タガメット)，ラニチジン塩酸塩(ザンタック)〕，重症例にはプロトンポンプ阻害薬(PPI)〔オメプラゾール(オメプラゾン)〕が用いられる．

11. 免疫抑制薬

禁忌薬

ミコフェノール酸モフェチル(セルセプト)
- ●細胞の核酸合成を阻害する代謝拮抗薬(プリン拮抗薬)で，免疫を担当するリンパ球の増殖を選択的に抑制する．腎移植をはじめとする各種臓器移植後の拒絶反応の抑制の目的で用いられるほか，ループス腎炎に対する標準的治療薬の1つでもある．ヒトにおける妊娠中の投与で自然流産の増加・奇形が報告されている．服用前，服用中，さらに服用中止後6週間は確実な方法で避妊を行う．

ミゾリビン(ブレディニン)
- ●催奇形性あり．

レフルノミド(アラバ)
- ●催奇形性あり．

アザチオプリン(イムラン，アザニン)
- ●奇形発生率はやや高いが，統計学的有意差はなし．

シクロスポリン(サンディミュン，ネオーラル)
- ●奇形は自然発生率と差がない．

タクロリムス水和物(プログラフ)
- ●奇形発生は自然発生率と差がない．

付録 2. 妊娠中の主な禁忌薬

シクロホスファミド水和物（エンドキサン）
- 有益性投与となっているが，葉酸代謝拮抗薬であり，多発奇形を出産した報告が多数ある．妊娠とわかって使用することは避けたほうがよい．

12. 抗リウマチ薬

禁忌薬

金チオリンゴ酸ナトリウム（シオゾール）
- 経験的に先天異常のリスクを上げるとは考えにくい．

D-ペニシラミン（メタルカプターゼ）
- 児に重症な結合織の異常が報告されているが，妊娠判明まで使用（関節リウマチでは 100〜300 mg/日）したとしても，リスクは非常に低い．ただし，妊婦には使用しない．

メトトレキサート（リウマトレックス）
- 妊娠する可能性のある女性に投与する場合は，投与中および投与終了後少なくとも 1 月経周期は妊娠を避けるよう注意を与える．男性に投与する場合は，投与中および投与終了後少なくとも 3 か月間は配偶者が妊娠を避けるよう注意を与えること．

13. 糖尿病治療薬

禁忌薬

経口血糖降下薬（スルホニルウレア系，速効型食後血糖降下薬，ビグアナイド系，α グルコシダーゼ阻害薬，チアゾリジン誘導体）
- 経口血糖降下薬は胎児に移行し，胎児に低血糖を引き起こす可能性がある．
- 高血糖は明らかな催奇形因子であるため，妊娠前からの厳密な血糖管理が重要である．
- インスリンは胎盤を通過しない．
- 薬物治療が必要な 2 型糖尿病患者が妊娠を希望している場合には，妊娠中の使用としてコンセンサスが得られている薬物がインスリンのみであることから，インスリンによる治療が推奨される．

14. 脂質異常症治療薬

禁忌薬

スタチン（HMG-CoA 還元酵素阻害薬）：プラバスタチンナトリウム（メバロチン），シンバスタチン（リポバス），フルバスタチンナトリウム（ローコール），アトルバスタチンカルシウム水和物（リピトール），ピタバスタチンカルシウム（リバロ），ロスバスタチンカルシウム（クレストール）
フィブラート系薬剤：ベザフィブラート（ベザトール SR），フェノフィブラート（リピディル）
プロブコール（シンレスタール，ロレルコ）
- スタチン系薬剤に曝露した妊婦における奇形率の高さが報告されたが，その後の検討では，催奇形率は非常に低いとされている（Taguchi N, et al. Reprod Toxicol 26 : 175-177, 2008）．
- 妊娠中に脂質異常症の治療を中止しても長期的な影響はないと考えられるため，妊娠中の薬物治療は推奨されない．

15. 痛風・高尿酸血症治療薬

禁忌薬

痛風発作治療薬：コルヒチン（コルヒチン）
- ヒトにおいて先天奇形を有意に増加させる証拠はないが，動物実験で催奇形性がみられるため，妊娠中の使用は慎重に行うべきである．
尿酸排泄促進薬：ベンズブロマロン（ユリノーム）

16. 女性ホルモン薬

禁忌薬

卵胞ホルモン製剤：エストラジオール（ジュリナ），エストリオール（エストリール），結合型エストロゲン（プレマリン），など
黄体ホルモン製剤：プロゲステロン（プロゲホルモン）*，ヒドロキシプロゲステロンカプロン酸エステ

ル(プロゲデポー)＊，ノルエチステロン(ノアルテン)，メドロキシプロゲステロン酢酸エステル(プロベラ)

　　＊流早産の患者に投与する場合を除く．

卵胞・黄体ホルモン配合剤：エチニルエストラジオール(E)・ノルゲストレル(P)配合(プラノバール)，メストラノール(E)・ノルエチステロン(P)配合(ソフィア A)

　　E：卵胞ホルモン(estrogen)，P：黄体ホルモン(progesterone)

経口避妊薬

● 女性ホルモン薬と奇形との関連はないとされている．

17. 甲状腺疾患治療薬

禁忌薬

放射性ヨウ素：ヒトチロトロピン アルファ(タイロゲン)

● 抗甲状腺薬の第一選択薬であるチアマゾール(MMI)(メルカゾール)は MMI 奇形症候群(頭皮欠損，臍帯ヘルニア，臍腸管遺残，気管食道瘻，食道閉鎖症，後鼻孔閉鎖症)という特殊な先天異常を起こす危険がある．妊娠成立前から妊娠 12 週までの MMI 継続曝露例でリスクが高い．

● 妊娠前にプロピルチオウラシル(PTU)(チウラジール，プロパジール)へ変更したうえでの計画妊娠が望ましい．

● 妊娠後半は母体への抗甲状腺薬や無機ヨウ素は胎盤通過により，胎児甲状腺機能低下や胎児甲状腺腫の原因になりうる．

● バセドウ病の原因である抗 TSH レセプター抗体も胎盤を通過し胎児に移行するため，母体の FT$_4$ 値が非妊娠期における基準値の上限付近に維持できるように抗甲状腺薬を投与することで，胎児甲状腺機能をほぼ正常に維持することができる．

18. 骨・カルシウム代謝薬

禁忌薬

ビスホスホネート製剤：リセドロン酸ナトリウム水和物，エチドロン酸二ナトリウム，ゾレドロン酸水和物，ミノドロン酸水和物，など

● 長期間，骨に蓄積されるため，受胎前に投薬が中止されても妊娠中に放出される可能性があり，妊娠希望女性での使用は勧められない．

● 十分なデータはないが，曝露例における奇形発生は報告がなく，動物実験においても催奇形性は示されていないことより，不測の妊娠で妊娠前から妊娠初期に曝露した際の胎児へのリスクはそれほど大きくないと考えられる．

活性型ビタミン D$_3$ 製剤：エルデカルシトール(エディロール)

● 高用量のビタミン D は，動物実験で催奇形性があると示されているが，ヒトにおいて催奇形性を示す報告はない．現時点でビタミン D は直接的には先天異常の発生リスクに関連しないと考えられている．

ラロキシフェン塩酸塩(エビスタ)

● 子宮内膜・乳房組織において，エストロゲンのアンタゴニスト(拮抗薬)として作用する．

● 動物実験で心奇形や発育異常の報告があるが，ヒトでの妊娠中の使用に関する情報はない．

19. 皮膚科用剤

禁忌薬

エトレチナート(チガソン)

● 角化症・乾癬治療薬(レチノイド内服薬)は，レチノイド胎児症〔頭蓋顔面の異常(小耳，無耳，小顎症)，胸腺異常，中枢神経系の異常(水頭症)，心奇形(大血管転位症，ファロー四徴症)など〕の報告がある．添付文書には「重要な注意事項」として，「使用前に妊娠していないことを確認すること，投与中および投与中止後少なくとも 2 年間は避妊させること」が記載されている．

ビタミン A 製剤：レチノールパルミチン酸エステル(チョコラ A)

● 高用量のビタミン A(レチノールまたはレチノイン酸)は，多くの種類の動物実験で催奇形性が認められ，レチノイド胎児症と同様の奇形を起こす．妊娠中は 1 日の推奨摂取量である 5,000 IU 以上の摂

取は避けるべきである．チョコラ A の添付文書には，「妊娠 3 か月以内または妊娠を希望する婦人には，ビタミン A 欠乏症の治療に用いる場合を除いては本剤を投与しないこと」と記載されている．

アダパレン(ディフェリン ゲル)
● 尋常性痤瘡治療薬の外用剤．レチノイド様作用がある．経皮吸収による全身循環への移行はほとんどないことから，妊娠に気づかずに使用した場合の胎児へのリスクは非常に低いと考えられる．妊娠がわかっている場合には，使用しない．

タクロリムス水和物(プロトピック)
● アトピー治療薬として使われる外用の免疫抑制薬である．妊娠中の全身投与(内服，注射)においても奇形率が大きく増加することはないと考えられている．外用の場合，有効血中濃度と比べて非常に低いため，通常の使用量であれば胎児への影響はほとんどないと考えられる．

20. ワクチン

禁忌薬

弱毒生ワクチン(麻疹，風疹，ムンプス，水痘，ポリオ)
● 理論的には妊娠中の接種により，先天性風疹症候群(CRS)や先天性水痘症候群(CVS)が発症するリスクがあるが，実際にはワクチン接種によって CRS や CVS が発症したという報告はない．したがって，接種後に妊娠が判明した状況にあっても，中絶を選択する理由とはならない．
● インフルエンザワクチン(不活化ワクチン)は，妊婦がインフルエンザのハイリスクであるため，積極的な接種が勧められる．

21. 抗悪性腫瘍薬

● 特別な場合を除いて，妊娠中には使用しない．

禁忌薬／男性の避妊も必要な薬剤
サリドマイド(サレド)，レナリドミド(レブラミド)，タミバロテン(アムノレイク)，フルダラビン(フルダラ)，シクロホスファミド(エンドキサン)，メルファラン(アルケラン)

サリドマイド(サレド)
● 本剤は精液中へ移行することから，男性患者に投与する際は，投与開始から投与終了 4 週間後まで，性交渉を行う場合は極めて有効な避妊法の実施を徹底(男性は必ずコンドームを着用)させ，避妊を遵守していることを十分に確認する．また，この期間中は妊婦との性交渉を行わせない．
● 本剤投与開始から投与終了 4 週間後までは，精子・精液の提供をさせない．

レナリドミド(レブラミド)
● 本剤は精液中へ移行することから投与終了 4 週間後まで，性交渉を行う場合は極めて有効な避妊法の実施を徹底(男性患者は必ずコンドームを着用)させ，避妊を遵守していることを十分に確認する．また，この期間中は妊婦との性交渉は行わせない．

シクロホスファミド(エンドキサン)
● 妊婦または妊娠している可能性のある女性には投与しないことが望ましい．また，妊娠する可能性のある女性およびパートナーが妊娠する可能性のある男性には，適切な避妊をするよう指導する．妊娠中に本剤を使用するか，本剤を使用中に妊娠した場合は，胎児に異常が生じる可能性があることを患者に説明する．

メルファラン(アルケラン)
● 妊婦または妊娠している可能性のある女性には，治療上の有益性が危険性を上回ると判断される場合にのみ投与すること．また，妊娠する可能性のある女性およびパートナーが妊娠する可能性のある男性には，適切な避妊をするよう指導する．妊娠中に本剤を使用する場合，または本剤を使用中に妊娠した場合は，胎児に異常が生じる可能性があることを患者に説明する．

22. 抗ウイルス薬

禁忌薬
〈C 型慢性肝炎治療薬〉

リバビリン(レベトール)
● 本剤では催奇形性および精巣・精子の形態変化等が報告されているので，妊娠する可能性のある女性

患者およびパートナーが妊娠する可能性のある男性患者に投与する場合には，避妊をさせる．
- 妊娠する可能性のある女性患者およびパートナーが妊娠する可能性のある男性患者は投与中および投与終了後 6 か月間は信頼できる避妊法を用いるなどして妊娠を避ける．
- 精液中への本剤の移行が否定できないことから，パートナーが妊娠している男性患者には，その危険性を患者に十分理解させ，投与中および投与終了後 6 か月間は本剤が子宮内へ移行しないようにコンドームを使用するよう指導する．

〈抗サイトメガロウイルス薬〉
ガンシクロビル(デノシン)
- 動物実験の結果から，通常用量で不可逆的な精子形成機能障害を起こすこと，また，女性の妊孕性低下が示唆されている．
- 本剤は動物実験で催奇形性および変異原性があることが報告されているので，妊娠の可能性のある女性は投与期間中，また，男性は投与期間中および投与後 90 日間は有効な避妊を行わせる．

バルガンシクロビル(バリキサ)
- 本剤の活性代謝物であるガンシクロビルを用いた動物試験において，通常用量で不可逆的な精子形成機能障害を起こすこと，また，女性の妊孕性低下が示唆されていること，および男性では一時的または不可逆性の精子形成能機能障害を起こすおそれがあるので，それらを患者に説明し慎重に投与する．
- 本剤の活性代謝物であるガンシクロビルを用いた動物試験において，催奇形性および遺伝毒性があることが報告されているので，妊娠の可能性のある女性は投与期間中，男性は投与期間中および投与後 90 日間は有効な避妊を行わせる．

付録 3. 抗菌薬の種類と特徴

佐世　正勝

■抗菌薬の分類

抗菌薬 ┬─ 抗生物質 ：Ⅰ. 細胞壁合成阻害薬，Ⅱ. 蛋白合成阻害薬
　　　 └─ 合成抗菌薬：Ⅲ. 核酸合成阻害薬

Ⅰ. 細胞壁合成阻害薬

1. βラクタム系

作用機序　4員環構造のβラクタム環が細胞壁の酵素(ペニシリン結合蛋白，PBP)と結合し，細胞壁の生合成を阻害する．細菌のもつβラクタマーゼによりβラクタム環を加水分解されると抗菌力を失う．

効果　多くのものは広範囲の微生物に有効であるが，種類によって適応が大きく異なるので注意が必要である．

特徴　現在，最も汎用されている抗菌薬で，副作用が少なく，抗菌力が強い．
PK/PD*：抗菌力は濃度依存性ではなく時間依存性である(T＞MIC)．血中濃度が最小発育阻止濃度(MIC：minimum inhibitory concentration)を上回っている時間(T：time)が長いほど効果がある．
*薬物の体内動態(PK：pharmacokinetics)と薬理作用(PD：pharmacodynamics)を統合して薬効を解析する方法．

A）ペニシリン(PC)系

カビの一種，*Penicillium* 属の産生する抗生物質であり，治療に用いられている抗生物質のうち最も古いものである．βラクタム環に5員環が隣接する隣接環(5員環)に二重結合があるものをペネム系，ないものをペナム系とよぶ．ペニシリンが作用した細菌は，細胞分裂すると細胞壁が薄くなり，増殖が抑制される(静菌作用)．そして，外液との浸透圧の差から細胞内に外液が流入し，最終的には溶菌を起こして死滅する(殺菌作用)．

①狭域ペニシリン(第一世代ペニシリン)

ペニシリンの原型にあたり，青カビの培養液から初めて生成された抗生物質である．ベンジルペニシリンカリウム(PCG；ペニシリンGカリウム)が代表的．ブドウ球菌を代表とするグラム陽性菌，グラム陰性球菌，スピロヘータに対しては強い抗菌作用をもち，これらの感染による肺炎，化膿性疾患，性病などの治療に広く使用されている．毒性も低く，アナフィラキシーショックを除けば安全性の高い抗生物質である．ただし，大腸菌を代表とするグラム陰性桿菌に対しては抗菌作用が弱い．また，耐性菌が多いという弱点があり，臨床的にはあまり使用されない．

②ペニシリナーゼ抵抗性ペニシリン(ペニシリン耐性ブドウ球菌用)

メチシリンが歴史的に有名であるが，副作用のため販売されていない．βラクタマーゼの1つであるペニシリン分解酵素(ペニシリナーゼ)に分解されにくいという特徴がある．ただし，MRSA(methicillin-resistant *Staphylococcus aureus*，メチシリン耐性黄色ブドウ球菌)には無効で，院内感染の原因にならないように注意しなければならない．MRSAに抗菌力のあるクロキサシリンナトリウム水和物が他剤と併用されている(④合剤参照)．

③広域ペニシリン

抗菌スペクトルを拡大してグラム陰性菌や腸球菌にも有効になったものである．PCGにアミノ基をつけた，アンピシリン水和物(ABPC)やアモキシシリン水和物(AMPC)などの，アミノペニシリンが代表的で，グラム陽性菌，梅毒トレポネーマに加えて，グラム陰性球菌(大腸菌，赤痢菌，インフルエンザ菌)にも有効である．ただし，グラム陽性球菌への抗菌力は狭域ペニシリンよりも低く，緑膿菌には無効，βラクタマーゼにより活性を失うなどの弱点がある．もう1つのピペラシリン(PIPC)は緑膿菌にも有効である．

④合剤(複合ペニシリン)

広域ペニシリンとペニシリナーゼ抵抗性ペニシリンを配合したものである．アンピシリン・クロキサシリンナトリウム水和物(ABPC/MCIPC；ビクシリンS)がある．

⑤βラクタマーゼ阻害薬配合ペニシリン

クラブラン酸カリウム(CVA)，スルバクタムナトリウム(SBT)，タゾバクタム(TAZ)などの

βラクタマーゼ阻害薬を配合することにより，βラクタマーゼ産生菌にも効果がある．アモキシシリン水和物・クラブラン酸カリウム（AMPC/CVA；オーグメンチン），アンピシリンナトリウム・スルバクタムナトリウム（ABPC/SBT；ユナシン-S），タゾバクタム・ピペラシリン水和物（TAZ/PIPC；ゾシン）などが販売されている（ゾシンは緑膿菌にも有効）．

B）セフェム系（広義のセファロスポリン系）

イタリアのサルデーニャ島で採取された糸状菌，*Cephalosporium acremonium* の培地から分離された抗生物質である．その後の研究の結果，*Streptomyces* 属から得られたものが，使用されるようになった．細胞壁を構成するペプチドグリカン架橋形成酵素阻害により抗菌作用を示す（殺菌作用）．ペニシリンとよく似た構造をしていて，βラクタム環をもつが，消化管吸収は一般によく，副作用が少ないため頻用される．また，ペニシリンショックのような重篤なアレルギー症状の発現頻度が低い．構造的に以下の3つに分類されるが，便宜的に第一世代～第四世代と分類されることも多い．

［構造による分類］

①セファロスポリン系

βラクタム環にヘテロ6員環がつながった構造をもち，グラム陽性菌と一部グラム陰性菌にも有効な薬剤として開発が始まった．抗菌力・抗菌スペクトルの改善が重ねられ，現在，さまざまなセフェム系抗生物質が販売使用されている．

②セファマイシン系

基本骨格にメトキシ基をもつことで，βラクタマーゼに対してきわめて安定した構造をもつ．バクテロイデス・フラギリスを含む嫌気性菌に有効であるが，緑膿菌には無効である．

③オキサセフェム系

基本骨格の6員環のイオウ原子（S）が酸素原子（O）に置換されたものである．βラクタマーゼに対する安定性，グラム陰性菌に対する抗菌力には優れている．ラタモキセフナトリウム（LMOX）はグラム陰性菌全般に抗菌力をもつ．フロモキセフナトリウム（FMOX）はさらに抗菌スペクトルが広がり，ブドウ球菌などのグラム陽性菌に対しても有効である．

［発売時期による分類］

第一世代：グラム陰性菌には弱いがグラム陽性菌には強い抗菌力をもつ．セファゾリンナトリウム（CEZ）が代表的．βラクタマーゼに分解されやすい．

第二世代：毒性の強いグラム陰性菌（大腸菌，肺炎桿菌など）やグラム陽性菌に抗菌力をもつ．セフォチアム塩酸塩（CTM），セフメタゾールナトリウム（CMZ）などが代表的．βラクタマーゼに対する安定性，グラム陰性菌に対する抗菌力が，第一世代よりも高くなっている．

第三世代：それまで無効であったグラム陰性菌（緑膿菌，セラチアなど）にも抗菌活性をもち，βラクタマーゼに対する安定性は一層高くなっている．ただし，グラム陽性菌に対する抗菌力は，第一，第二世代よりも弱い．セフタジジム水和物（CAZ），ラタモキセフナトリウム（LMOX），セフメノキシム塩酸塩（CMX）などが代表的である．

第四世代：グラム陽性菌（黄色ブドウ球菌）やグラム陰性菌（緑膿菌）にも抗菌力をもつ．セフピロム硫酸塩（CPR），セフォゾプラン塩酸塩（CZOP），セフェピム塩酸塩水和物（CFPM）などが代表的である．

C）カルバペネム系

天然物に由来しない完全合成βラクタム系抗生物質である．ブドウ球菌，肺炎球菌などのグラム陽性菌から，大腸菌，肺炎桿菌，緑膿菌などのグラム陰性菌，嫌気性菌まで広範囲スペクトルと強力な殺菌力をもつ．βラクタマーゼに対する安定性も高いが，メタロβラクタマーゼをもつ細菌（多剤耐性緑膿菌など）には抗菌活性をもたない．また，耐性菌が増加してMRSAへの効力を失い，適応にならないので注意する．

D）モノバクタム系

基本骨格はβラクタム環単環で構成されるアズトレオナム（AZT；アザクタム）が代表的である．

付録 3. 抗菌薬の種類と特徴

I. 細胞壁合成阻害薬（つづき）

グラム陰性菌のみに限定される抗菌スペクトルをもち，βラクタマーゼに対する安定性も高く，またその誘導も少ないのが特徴である．

E）ペネム系

βラクタム環に隣接する5員環部分に二重結合をもち，ペニシリン結合蛋白への親和性が高く，βラクタマーゼに対する安定性も高い．緑膿菌を除くグラム陰性菌，グラム陽性菌に有効で，ファロペネムナトリウム水和物（FRPM；ファロム）がある．

2. ホスホマイシン系

作用機序 ペプチドグリカンの初期反応を阻害する．細胞壁合成の初期段階を抑制することから，βラクタム系抗菌薬との交差耐性はない．

効果 緑膿菌，大腸菌，MRSAにも有効．

特徴 1973年に開発された，放線菌の一種 *Streptomyces fradiae* などが生産する抗生物質である．体内での安定性が高く代謝されない．また，分子量が小さいため血清蛋白との結合率が低く，体内分布濃度が高い．他の併用抗生物質に先行して使用すると併用抗生物質の効力を増強させ，また，腎毒性を軽減することが知られている．MRSAに対して他のβラクタム系抗菌薬と併用することがある．

3. ペプチド系

※ポリペプチド系とグリコペプチド系に大別される．

A）ポリペプチド系

作用機序 細菌の細胞膜リン脂質に作用し，透過性を変化させることによって細胞膜を破壊する．

効果 緑膿菌などグラム陰性菌に強い抗菌力をもつ．

特徴 わが国では，ポリミキシンB硫酸塩（PL-B），コリスチンメタンスルホン酸ナトリウム（CL），バラマイシン（BC）などが使われる．腎臓・神経毒性が強い．2012年5月現在，わが国では注射薬の適応はない．経口では吸収されないため，腸管感染症では経口的に使用する．また，感染創に散布する局所投与薬としての使用も多い．

B）グリコペプチド系

作用機序 細胞壁合成前駆体であるアミノ酸と強く結合し，細胞壁の合成を阻害する．加えて細胞膜の透過性にも変化を与え，RNA合成を阻害する．

効果 MRSAに優れた抗菌力を発揮する．

特徴 MRSA感染症の数少ない治療薬の1つである．バンコマイシン塩酸塩（VCM；塩酸バンコマイシン），テイコプラニン（TEIC；タゴシッド）などが代表的．聴神経毒性，腎毒性が強い．

II. 蛋白合成阻害薬

1. アミノグリコシド（アミノ配糖体）系

作用機序 細菌細胞のリボソームに作用し蛋白質合成を阻害する．

効果 グラム陽性菌，グラム陰性菌に至る広範囲スペクトラムをもつ．βラクタム系抗菌薬が作用しにくい緑膿菌，セラチア属などにも有効である．

特徴 分子のなかにアミノ糖をもつ抗生物質である．抗菌スペクトルが広いが，嫌気性菌には取り込まれないため，無効である．内服しても消化管からほとんど吸収されず，腎糸球体から排泄される．血中の有効域と中毒域の濃度の幅が狭いため血中濃度モニタリングが必要で，安全のためには点滴投与時間は30～60分以上かけて緩徐に行う必要がある．他剤と併用することで相乗効果が得られる（シナジー効果）．とくにβラクタム系抗菌薬との併用が多い．腎毒性，聴神経毒性を起こしやすく，腎障害は用量依存性であり，早期に投与すると可逆的である．また，聴神経障害（第8脳神経障害）は濃度依存で不可逆的である．

分類 以下のように分類される．

①抗結核菌作用をもつもの：ストレプトマイシン硫酸塩（SM），カナマイシン一硫酸塩（KM）

②抗緑膿菌作用の弱いもの：フラジオマイシン硫酸塩（FRM），パロモマイシン硫酸塩（PRM），リボスタマイシン硫酸塩（RSM），アストロマイシン（ASTM）

980

II・蛋白合成阻害薬（つづき）

③抗緑膿菌作用の強いもの：ゲンタマイシン硫酸塩（GM），トブラマイシン（TOB），ジベカシン硫酸塩（DKB），アミカシン硫酸塩（AMK），イセパマイシン硫酸塩（ISP）
④抗 MRSA 作用をもつもの：アルベカシン硫酸塩（ABK）

2. マクロライド系

作用機序　巨大ラクトン環をもち，50S リボソームのサブユニットと結合し，蛋白合成を阻害する．静菌的に作用する．

効果　主にグラム陽性菌に有効だが耐性菌が多い．嫌気性菌，リケッチア，スピロヘータ，クラミジアにも有効である．

特徴　細胞内移行が良好で，血中濃度は低くても効果がある．テトラサイクリン系などに比べて有害作用が少ない．

3. リンコマイシン系

作用機序　リンコマイシン塩酸塩水和物（LCM），クリンダマイシン塩酸塩［経口］，クリンダマイシンリン酸エステル［注・皮］（CLDM）の作用機序はマクロライド系と類似する．また，βラクタマーゼ産生抑制作用を示す場合もある．静菌的に作用する．

効果　CLDM は嫌気性菌に最もよい適応となる．ペニシリン耐性肺炎球菌にも有効である．
特徴　肺組織への移行が良好で，白血球の貪食殺菌能亢進作用もある．

4. テトラサイクリン系

作用機序　30S リボソームのサブユニットに結合し，アミノアシル tRNA が結合するのを阻害する．静菌的に作用する．

効果　抗菌スペクトラムが広範囲で，他の抗生物質が効きにくいリケッチア，クラミジア，マイコプラズマなどにも有効だが，耐性菌が多い．耐性菌の少ないドキシサイクリン塩酸塩水和物（DOXY；ビブラマイシン），ミノサイクリン塩酸塩（MINO；ミノマイシン）の使用頻度が高い．

特徴　歯牙着色のため産科，小児科領域での使用はまれである．経口薬は，乳製品やマグネシウムなどの陽イオンを含む製剤とキレート錯体を形成するため，併用する場合は間隔をあける．

5. クロラムフェニコール系

作用機序　細菌のリボソームと結合し，蛋白結合を阻害することによって静菌的な作用を示す．
効果　髄液への移行が良好で，肺炎球菌，髄膜炎菌による髄膜炎に適応がある．副作用に再生不良性貧血があり，第一選択薬にはならない．
特徴　再生不良性貧血の副作用があるため，適応が限られている．

6. オキサゾリジノン系

作用機序　リネゾリド（LZD）は，リボソームの 50S サブユニットに結合し，70S 開始複合体の形成を阻害して蛋白質合成を抑制し，増殖を抑える．静菌的に作用する．

効果　バンコマイシンに耐性をもつ VRE（バンコマイシン耐性腸球菌）や VRSA（バンコマイシン耐性黄色ブドウ球菌），MRSA（メチシリン耐性黄色ブドウ球菌）などの耐性菌に感染した場合に使用される．

特徴　新しい抗菌薬であるが，すでにリネゾリドに対して耐性をもつ菌が報告されており，今後も耐性菌を増やさないためにも，慎重に薬を使わなければならない．

III・核酸合成阻害薬

1. キノロン系

作用機序　抗生物質と異なり，化学合成によって作り出された抗菌薬である．グラム陰性菌には主に DNA ジャイレース（トポイソメラーゼⅡ）を阻害，グラム陽性菌には主にトポイソメラーゼⅣを阻害することで，細菌の DNA 合成阻害作用をもつ．

効果　抗生物質と全く異なる作用機序をもつため，抗生物質の耐性菌にも効果が期待できる．また，ニューキノロン系は好中球やマクロファージにおける細胞内移行性がきわめて高いので，クラミジアなどの細胞内寄生菌にも優れた有効性が期待できる．

981

Ⅲ. 核酸合成阻害薬（つづき）

特徴 ナリジクス酸(NA)などの初期のキノロン薬はオールドキノロン系とよばれ，主にグラム陰性桿菌による尿路感染症または腸管閉栓症に使用されてきた．その後，キノロン骨格の6位にフッ素が結合したノルフロキサシン以降は，抗菌力の増強，グラム陽性菌へのスペクトル拡張，組織移行性が改善され，ニューキノロン系とよばれる．

経口薬が主流であるが，シプロフロキサシン(CPFX)，パズフロキサシンメシル酸塩(PZFX)，レボフロキサシン水和物(LVFX)の3薬は注射薬が発売されている．

薬剤によっては，光線過敏症や非ステロイド性抗炎薬(NSAIDs)との併用による痙攣の誘発，めまいや四肢のしびれなどの神経症状に注意を要する．経口薬は2価または3価の金属(アルミニウム，マグネシウム，鉄)とキレート錯体を形成するため，併用する場合は間隔をあける．

濃度依存性(Cmax/MIC または AUC/MIC)の薬剤であり，最近は1日1回が主流となっている．
※Cmax：maximum drug concentration，最大血中濃度
AUC：area under the blood concentration time curve，血中濃度時間曲線下面積

分類 ① 1984年以前に発売されたオールドキノロン，② 1984年以降に発売されたニューキノロンに分けられる．

①オールドキノロン系
・ナリジクス酸(NA；ウイントマイロン[経口])：最初に開発されたキノロン系．主にグラム陰性菌に有効で，尿路感染症や感染性腸炎に用いられる．

②ニューキノロン系
・ノルフロキサシン(NFLX；バクシダール[経口])：フルオロキノロン系として最初に開発．グラム陽性菌への抗菌活性が強化され，スペクトルが拡大された．
・塩酸シプロフロキサシン(CPFX；シプロキサン[経口，注射])：緑膿菌に対する活性が強い．痙攣誘発の可能性があるため，消炎・鎮痛・解熱薬であるケトプロフェン(ケトプロフェン坐薬，アネオール坐薬)とは併用禁忌である．
・トスフロキサシントシル酸塩水和物(TFLX；オゼックス[経口])：肺炎球菌，インフルエンザ菌に活性がある．比較的副作用が少なく，近年小児用が発売された．
・レボフロキサシン水和物(LVFX；クラビット[経口，注射])：オフロキサシン(OFLX；タリビッド[経口，外用])の光学異性体．グラム陽性菌からグラム陰性菌まで幅広く用いられる．濃度依存性を考慮され，1日1回製剤が発売された．
・パズフロキサシンメシル酸塩(PZFX；パシル[注射])：バッグ型製剤でそのまま点滴静注可能．配合変化が多く，原則的に単独ルートで用いる．
・モキシフロキサシン塩酸塩(MFLX；アベロックス[経口])：レスピラトリーキノロンで，肺炎球菌など呼吸器感染症に強い．心電図でQT延長のある患者や低カリウム血症のある患者には禁忌．
・メシル酸ガレノキサシン水和物(GRNX；ジェニナック[経口])：レスピラトリーキノロン．モキシフロキサシン塩酸塩同様，呼吸器感染症に強い．ほかに，中耳炎や副鼻腔炎に用いられる．
・シタフロキサシン水和物(STFX；グレースビット[経口])：抗菌スペクトルが広く，緑膿菌や嫌気性にも有効なレスピラトリーキノロン．下痢や軟便などの副作用が比較的多い．

2. サルファ剤

作用機序 核酸合成に補酵素としてはたらく葉酸の合成を阻害し，正常な核酸の合成を阻む．細菌の生育を抑制する静菌作用をもつ．
効果 主にグラム陽性菌に作用するが容易に耐性菌が出現する．
特徴 抗菌力が弱く，耐性菌が増加しているため，現在はほとんど使用されていない．

3. ST合剤

作用機序 細菌の葉酸合成の各段階に作用する．
効果 さまざまなグラム陰性菌とグラム陽性菌に抗菌力をもつ．慢性呼吸器感染症や尿路感染症への少量長期投与で予防的管理が可能である．
特徴 サルファ剤のスルファメトキサゾール(シノミン)とトリメトプリムの5：1の配合剤である．腎，肺への移行が良好．血液障害，葉酸欠乏に注意する．

付録 4. 抗菌薬略語一覧

佐世　正勝

略号	一般名	分類	主な商品名	剤形
ABK	アルベカシン硫酸塩	アミノグリコシド系	ハベカシン	注射
ABPC	アンピシリン水和物	広域ペニシリン系	ビクシリン	経口，注射
ABPC/ MCIPC	アンピシリン・クロキサシリンナトリウム水和物	複合ペニシリン系	ビクシリン S	経口，注射
ABPC/ SBT	アンピシリンナトリウム・スルバクタムナトリウム	βラクタマーゼ阻害薬配合ペニシリン系	ユナシン-S	注射
AMK	アミカシン硫酸塩	アミノグリコシド系	アミカシン硫酸塩	注射
AMPC	アモキシシリン水和物	広域ペニシリン系	パセトシン	経口
			サワシリン	
			アモリン	
AMPC/ CVA	アモキシシリン水和物・クラブラン酸カリウム	βラクタマーゼ阻害薬配合ペニシリン系	オーグメンチン	経口
			クラバモックス	
AZM	アジスロマイシン水和物	マクロライド系	ジスロマック	経口，注射
AZT	アズトレオナム	モノバクタム系	アザクタム	注射
BAPC	バカンピシリン塩酸塩	広域ペニシリン系	ペングッド	経口
BC/ FRM	バシトラシン・フラジオマイシン硫酸塩	ポリペプチド系・アミノグリコシド系	バラマイシン	軟膏
BIPM	ビアペネム	カルバペネム系	オメガシン	注射
CAM	クラリスロマイシン	マクロライド系	クラリス	経口
			クラリシッド	
CAZ	セフタジジム水和物	第三世代セフェム系	モダシン	注射
CCL	セファクロル	第一世代セフェム系	ケフラール	経口
CDTR-PI	セフジトレン ピボキシル	第三世代セフェム系	メイアクト MS	経口
CDZM	セフォジジムナトリウム	第三世代セフェム系	ケニセフ	注射
CET	セファロチンナトリウム	第一世代セフェム系	コアキシン	注射
CETB	セフチブテン水和物	第三世代セフェム系	セフテム	経口
CEX	セファレキシン	第一世代セフェム系	ケフレックス	経口
			センセファリン	
			ラリキシン	
CEZ	セファゾリンナトリウム	第一世代セフェム系	セファメジンα	注射
CFDN	セフジニル	第三世代セフェム系	セフゾン	経口
CFIX	セフィキシム	第三世代セフェム系	セフスパン	経口
CFPM	セフェピム塩酸塩水和物	第三世代セフェム系	マキシピーム	注射
CFPN-PI	セフカペンピボキシル塩酸塩水和物	第三世代セフェム系	フロモックス	経口

付録 4. 抗菌薬略語一覧

略号	一般名	分類	主な商品名	剤形
CFTM-PI	セフテラムピボキシル	第三世代セフェム系	トミロン	経口
CLDM	クリンダマイシン塩酸塩	リンコマイシン系	ダラシン	経口
	クリンダマイシンリン酸エステル	リンコマイシン系	ダラシンS	注射
CMNX	セフミノクスナトリウム水和物	第二世代セフェム（セファマイシン）系	メイセリン	注射
CMX	セフメノキシム塩酸塩	第三世代セフェム系	ベストコール	注射
CMZ	セフメタゾールナトリウム	第二世代セフェム（セファマイシン）系	セフメタゾン	注射
CP	クロラムフェニコール	クロラムフェニコール系	クロロマイセチン	経口，外用（液，軟膏）
	クロラムフェニコールコハク酸エステルナトリウム	クロラムフェニコール系	クロロマイセチンサクシネート	注射
CPDX-PR	セフポドキシムプロキセチル	第三世代セフェム系	バナン	経口
CPFX	シプロフロキサシン	ニューキノロン系	シプロキサン	経口，注射
CPR	セフピロム硫酸塩	第四世代セフェム系	ケイテン	注射
			ブロアクト	
CPZ	セフォペラゾンナトリウム	第三世代セフェム系	セフォペラジン	注射
			セフォビッド	
CTM	セフォチアム塩酸塩	第二世代セフェム系	パンスポリン	注射
CTM-HE	セフォチアムヘキセチル塩酸塩	第二世代セフェム系	パンスポリンT	経口
CTRX	セフトリアキソンナトリウム水和物	第三世代セフェム系	ロセフィン	注射
CTX	セフォタキシムナトリウム	第三世代セフェム系	クラフォラン	注射
CXD	セフロキサジン水和物	第一世代セフェム系	オラスポア	経口
CXM-AX	セフロキシムアキセチル	第二世代セフェム系	オラセフ	経口
CZOP	セフォゾプラン塩酸塩	第四世代セフェム系	ファーストシン	注射
CZX	セフチゾキシムナトリウム	第三世代セフェム系	エポセリン坐剤	坐剤
DAP	ダプトマイシン	リポペプチド系	キュビシン	注射
DBECPCG	ベンジルペニシリンベンザチン水和物	ペニシリン系	バイシリンG	経口
DKB	ジベカシン硫酸塩	アミノグリコシド系	パニマイシン	注射，点眼
DMCTC	デメチルクロルテトラサイクリン塩酸塩	テトラサイクリン系	レダマイシン	経口
DOXY	ドキシサイクリン塩酸塩水和物	テトラサイクリン系	ビブラマイシン	経口
DRPM	ドリペネム水和物	カルバペネム系	フィニバックス	注射

略号	一般名	分類	主な商品名	剤形
EM	エリスロマイシン	マクロライド系	エリスロシン	経口，注射
			エリスロマイシン	経口
FMOX	フロモキセフナトリウム	オキサセフェム系	フルマリン	注射
FOM	ホスホマイシンナトリウム	ホスホマイシン系	ホスミシンS	経口，注射
	ホスホマイシンカルシウム水和物	ホスホマイシン系	ホスミシン	
FRM	フラジオマイシン硫酸塩	アミノグリコシド系	ソフラチュール	外用（貼付）
FRPM	ファロペネムナトリウム水和物	ペネム系	ファロム	経口
GFLX	ガチフロキサシン水和物	ニューキノロン系	ガチフロ	点眼
GM	ゲンタマイシン硫酸塩	アミノグリコシド系	ゲンタシン	注射，外用
GRNX	メシル酸ガレノキサシン水和物	ニューキノロン系	ジェニナック	経口
IPM/CS	イミペネム・シラスタチンナトリウム	カルバペネム系	チエナム	注射
ISP	イセパマイシン硫酸塩	アミノグリコシド系	イセパシン	注射
			エクサシン	
JM	ジョサマイシン	マクロライド系	ジョサマイシン	経口
KM	カナマイシン一硫酸塩	アミノグリコシド系	カナマイシン	経口，注射液
LCM	リンコマイシン塩酸塩水和物	リンコマイシン系	リンコシン	経口，注射
LFLX	ロメフロキサシン塩酸塩	ニューキノロン系	ロメバクト	経口
LMOX	ラタモキセフナトリウム	オキサセフェム系	シオマリン	注射
LVFX	レボフロキサシン水和物	ニューキノロン系	クラビット	経口，注射，点眼
LZD	リネゾリド	オキサゾリジノン系	ザイボックス	経口，注射
MEPM	メロペネム水和物	カルバペネム系	メロペン	注射
MFLX	モキシフロキサシン塩酸塩	ニューキノロン系	アベロックス	経口
MINO	ミノサイクリン塩酸塩	テトラサイクリン系	ミノマイシン	経口，注射
NA	ナリジクス酸	オールドキノロン系	ウイントマイロン	経口
NDFX	ナジフロキサシン	ニューキノロン系	アクアチム	外用
NFLX	ノルフロキサシン	ニューキノロン系	バクシダール	経口，点眼
OFLX	オフロキサシン	ニューキノロン系	タリビッド	経口，外用
OTC	オキシテトラサイクリン塩酸塩・ポリミキシンB硫酸塩	テトラサイクリン系	テラマイシン	軟膏
PAPM/BP	パニペネム・ベタミプロン	カルバペネム系	カルベニン	注射
PCG	ベンジルペニシリンカリウム	ペニシリン系	ペニシリンGカリウム	注射
PIPC	ピペラシリンナトリウム	広域ペニシリン系	ペントシリン	注射
PL-B	ポリミキシンB硫酸塩	ポリペプチド系	硫酸ポリミキシンB	経口

付録 4. 抗菌薬略語一覧

略号	一般名	分類	主な商品名	剤形
PPA	ピペミド酸水和物	オールドキノロン系	ドルコール	経口
PUFX	プルリフロキサシン	ニューキノロン系	スオード	経口
PZFX	パズフロキサシンメシル酸塩	ニューキノロン系	パシル	注射
QPR/ DPR	キヌプリスチン・ダルホプリスチン	ストレプトグラミン系	シナシッド	注射
RSM	リボスタマイシン硫酸塩	アミノグリコシド系	ビスタマイシン	注射
RXM	ロキシスロマイシン	マクロライド系	ルリッド	経口
SBT/ CPZ	スルバクタムナトリウム・セフォペラゾンナトリウム	βラクタマーゼ阻害薬配合第三世代セフェム系	スルペラゾン	注射
SBTPC	スルタミシリントシル酸塩水和物	βラクタマーゼ阻害薬配合ペニシリン系	ユナシン	経口
SM	ストレプトマイシン硫酸塩	アミノグリコシド系	硫酸ストレプトマイシン	注射
SPCM	スペクチノマイシン塩酸塩水和物	アミノグリコシド系	トロビシン	注射
SPM	スピラマイシン酢酸エステル	マクロライド系	アセチルスピラマイシン	経口
ST	スルファメトキサゾール・トリメトプリム	ST 合剤	バクタ	経口
			バクトラミン	経口，注射
STFX	シタフロキサシン水和物	ニューキノロン系	グレースビット	経口
TAZ/ PIPC	タゾバクタム・ピペラシリン水和物	βラクタマーゼ阻害薬配合ペニシリン系	ゾシン	注射
TBPM- PI	テビペネムピボキシル	カルバペネム系	オラペネム	経口
TC	テトラサイクリン塩酸塩	テトラサイクリン系	アクロマイシン	経口，軟膏
TEIC	テイコプラニン	グリコペプチド系	タゴシッド	注射
TFLX	トスフロキサシントシル酸塩水和物	ニューキノロン系	オゼックス	経口
			トスキサシン	
TOB	トブラマイシン	アミノグリコシド系	トブラシン	注射
VCM	バンコマイシン塩酸塩	グリコペプチド系	塩酸バンコマイシン	経口，注射

看護診断名索引

□本書の各疾患の看護過程の解説で取り上げた看護診断名を五十音順に配列した.
□看護診断名は，T. ヘザー・ハードマン，上鶴重美原書編，日本看護診断学会監訳『NANDA-I 看護診断─
　定義と分類 2015-2017』に基づいている.

あ

安楽促進準備状態　459
意思決定促進準備状態　458
栄養摂取消費バランス異常：必要量以下　64, 741,
　755, 790, 905, 917, 960
栄養促進準備状態　51, 457, 681
悪心　63, 141

か

介護者役割緊張リスク状態　66, 123, 147, 167, 198,
　215, 238, 270, 729, 776, 793
ガス交換障害　869
家族機能促進準備状態　52, 458, 682, 859
家族コーピング促進準備状態　53, 459, 683
活動耐性低下　64, 75, 103, 118, 143, 163, 177, 194,
　210, 233, 265, 266, 289, 374, 610, 629, 740, 773, 787
活動耐性低下リスク状態　232, 327, 339, 356, 390,
　696, 726
感染リスク状態　89, 102, 176, 192, 250, 328, 475,
　490, 509, 522, 537, 549, 572, 588, 609, 628, 694, 711,
　807, 871
急性疼痛　88, 101, 117, 140, 162, 175, 193, 231, 249,
　264, 459, 473, 490, 507, 520, 548, 570, 587, 608, 627,
　695, 710, 725, 739, 770, 808
健康管理促進準備状態　51, 457, 681
誤嚥リスク状態　895
コーピング促進準備状態　53, 459
コミュニケーション促進準備状態　682

さ

自己概念促進準備状態　52, 458, 682
自尊感情状況的低下リスク状態　179, 611, 631, 728,
　742, 756, 792, 811, 907, 963
自発換気障害　373
出産育児行動促進準備状態　52, 53, 458, 683
消化管運動機能障害リスク状態　76
消耗性疲労　460, 474, 492, 508, 521
身体損傷リスク状態　74, 549
心拍出量減少　871
睡眠促進準備状態　52
睡眠剥奪　119, 143, 163, 232, 265, 772, 788

睡眠パターン混乱　459, 683
摂食セルフケア不足　459
セルフケア促進準備状態　52, 458, 681

た

体液量過剰　771
体液量不足　65, 142
体液量不足リスク状態　459, 906, 920, 962, 894
体液量平衡促進準備状態　51, 457
体温平衡異常リスク状態　884
知識獲得促進準備状態　52, 458, 682
中毒リスク状態　120, 144, 165, 178, 194, 212, 234,
　267, 357, 773, 810
転倒転落リスク状態　76, 121, 145, 165, 196, 212,
　235, 268

な

乳児行動統合障害　946
乳児行動統合促進準備状態　859
ノンコンプライアンス　77, 103, 120, 144, 164, 178,
　195, 211, 234, 266, 357, 375, 391, 727, 741, 774, 809

は

排尿促進準備状態　52, 457
非効果的コーピング　122, 123, 146, 147, 166, 167,
　197, 214, 236, 237, 269, 270, 775
非効果的乳児哺乳パターン　885, 904, 919, 959
非効果的母乳栄養　176, 754
悲嘆複雑化リスク状態　104, 811
不安　66, 78, 89, 90, 105, 121, 146, 166, 180, 196, 213,
　236, 250, 251, 268, 269, 280, 290, 303, 316, 329, 340,
　358, 375, 391, 460, 476, 492, 510, 523, 537, 551, 572,
　589, 611, 630, 696, 712, 728, 774, 793, 812, 872, 886,
　895, 907, 920, 934, 948, 962
ペアレンティング障害リスク状態　610, 629, 790
ペアレンティング促進準備状態　52, 458, 682
便秘リスク状態　53, 683
母乳栄養促進準備状態　682, 859

ま

免疫能促進準備状態　681

987

索引

記号・数字

Ⅰ型アレルギー　362
Ⅰ型胎児発育不全　294
Ⅱ型胎児発育不全　294
α-フェトプロテイン　184
β受容体刺激薬
　　　　114, 158, 189, 206, 261
βラクタマーゼ阻害薬配合ペニシ
　リン　978
βラクタム系　978
1回授乳量　755
1日摂取総エネルギー量，糖尿病
　合併妊娠における　346
1日の体重増加量　849
1秒率　363
5P，産科ショックの　554
18トリソミー　832
21トリソミー　829, 954, 955
21番染色体　954

欧文

A

ABO不適合　925
AC　12
ACE阻害薬　969
AFD　875
AFI　12, 41, 255, 256, 275, 297, 444
── の基準値　13
AFP　184
all or noneの法則が働く時期　968
Apgar score　847
ARB　969
ART　219

B

Bandl収縮輪　576
BPD　12, 33
BPS　14, 41, 225, 286, 297, 300, 302
BPS検査　225
Brazeltonの分類　829

C

CAM　109

CPD　286, 462, 467, 478
── の簡易検査　462, 463
CRL　33
CRS　976
CST　14, 286, 297
── の判定　15
CTG　297, 441
CVS　976

D

De Leeのステーション　410
DIC　554, 561, 566, 706, 865
── における産婦の病態関連図
　と看護問題　575
── の看護　565
D-ペニシラミン　974

E

EFBW　441

F

FGR　221, 293
── の基準　295
── のリスク因子　296
FHR　441
── の変化に関連する用語　40
FL　12
FLP　222

G

GDM　343
GS　30

H

H_2受容体拮抗薬　973
HbF　821
HELLP症候群　132
HFD　875
HMG-CoA還元酵素阻害薬　974
HTLV-Ⅰ　678

I

ICS　363
IGFBP-1　184
IUGR　293

L

LFD　875

M

MAS　848
MCA-PSV　309
MMI　975
MMI奇形症候群　969, 975
MVP　255, 256, 275, 297

N

NCPRアルゴリズム　866
NICU　877
NLE　381
NRFS　526
NSAIDs　969, 971
NST　41, 286, 302
── の判定　40
NYHAによる心機能分類　320

P

PC系　978
PEF　363
PPHN　863, 972
PPI　973
Praaghの病期分類　926
PTU　975
PUBRAT　555

R

RDS　848
Rh式血液型不適合妊娠　306
Rh不適合　925
RNAポリメラーゼ阻害薬　971

S

Seitz法　463
SFD　875
Sibai基準　132
SIDS　856
SIRS　717
SLE　379
── の診断基準　381
SLE患者の妊娠許可条件　381
SLE疾患活動性判定基準　381

索引

SLE 腎症　380
SSRI　971
ST 合剤　982

T

TORCH 症候群　534
TTTS　221

V

VBAC　577

X

X 線骨盤計測法　421, 463

和文

あ

アールフェルト徴候　447, 541
愛着行動　674, 857
アザチオプリン　973
浅のみ　736
アシデミア　14
アダパレン　976
頭の大きさ，新生児の　837
アッシャー法　843
アッシャーマン症候群　95
アトルバスタチンカルシウム水和
　　物　974
アプガースコア　847, 863, 864
アマンタジン塩酸塩　971
アミオダロン塩酸塩　972
アミノグリコシド系　980
アミノ配糖体系　980
アロマセラピー　474, 491, 508, 521
アンジオテンシンⅡ受容体拮抗薬
　　969, 972
アンジオテンシン変換酵素阻害薬
　　969, 972
アンバウンドビリルビン値
　　851, 852, 926

い

育児行動の観察　677
移行乳　638, 641
異所性妊娠　81, 82
── における受精卵の着床部位
　　81
── における妊婦の看護　85
── における妊婦の病態関連図
　　と看護問題　92

異所性妊娠存続症　83
イチゴ状血管腫　828
一絨毛膜一羊膜双胎　219, 220
一絨毛膜二羊膜双胎　219, 220
胃腸機能調節薬　973
一卵性双胎　219
一過性徐脈　40
── の軽度と高度についての分
　　類基準　443
一過性頻脈　40, 441
溢乳　889
遺伝毒性　977
胃の機能，新生児の　852
衣服，新生児の　855
医療保険制度　680
インスリン療法，糖尿病合併妊娠
　　における　346
インドメタシン　232
インドメタシン系の鎮痛薬　193
インドメタシンナトリウム　587
陰嚢水腫　833
インフルエンザワクチン　976

う

ウェルニッケ脳症　57
うっ滞性乳腺炎　732, 736, 743
うっ乳　666

え

会陰裂傷　579
── の分類　579
腋窩温　836
液性免疫，新生児の　825
エジンバラ産後うつ病質問票　782
エストラジオール　974
エストリオール　286, 974
エチドロン酸二ナトリウム　975
エチニルエストラジオール　975
エトレチナート　975
エナラプリルマレイン酸塩　972
エルデカルシトール　975
エルブ麻痺　937, 941
猿線　832, 954

お

横位　403, 479, 483
── における産婦の病態関連図
　　と看護問題　495
── の看護　484
黄色悪露　639

黄疸　307, 923, 924
── のある新生児の看護　928
── のある新生児の病態関連図
　　と看護問題　936
── のしくみ，新生児の　923
── の状態の観察　882
── の発症時期　934
──，新生児の　850
嘔吐の程度と出現状況の観察　892
太田母斑　828
オキサセフェム系　979
オキサゾリジノン系　981
オキサトミド　973
オキシトシン　498, 550, 642, 668
桶谷方式　747
瘀血　474
オメプラゾール　973
悪露　641, 663
── の性状　687
── の変化　664
悪露量　654

か

外陰血腫　580, 653
外回転術　480, 482
外結合線　27
開口期陣痛　398, 401, 409
外痔核　653
外傷性子宮破裂　577
外側法による陣痛持続時間と陣痛
　　周期　497
解剖学的真結合線　402
開放期，母親役割行動　676
蛙足肢位　827
過期産　283
── における妊婦の看護　285
過期産児　875
過期妊娠　283
── における妊婦の看護　285
── における妊婦の病態関連図
　　と看護問題　292
過強陣痛　497
額位　403
核黄疸　307, 923, 924, 925, 926
── の症状　929
核酸合成阻害薬　981
下降，胎児下降度　437
加重型妊娠高血圧腎症　128, 776
ガスリー法　840
仮性陥没乳頭　651
家族歴　18

989

索引

過長臍帯 449
褐色悪露 638
活性型ビタミン D_3 製剤 975
化膿性乳腺炎 732, 736, 743
下腹部痛 86, 99, 113, 226
下部消化管閉塞 892
カプトプリル 972
カルバペネム系 979
顔位 403
カンガルーケア 857, 879
眼球結膜下出血 830
環境温度の調整 885, 918
間欠期 409
眼脂 830
ガンシクロビル 977
鉗子適位 617
鉗子分娩 618
鉗子分娩術 615
── における産婦の病態関連図
　と看護問題 634
── の看護 621
── の適応 622
冠状縫合 837
間接クームス試験 309, 315, 317
完全子宮破裂 576
感染症 660
完全唇裂 951
完全癒着 545
感染予防 878
完全流産 93, 94
間代性痙攣 700, 701
カンデサルタンシレキセチル 972
嵌入, 胎児下降度 437
嵌入胎盤 540
陥没乳頭 651, 902, 915
顔面神経麻痺 941
顔面の発生 951

き

既往歴 18
器官形成期 4
気管支喘息 362
気管支喘息合併妊婦に投与すべき
　でない薬剤 366
奇形 968, 973, 975
── が問題となる時期 968
── の発生時期 968
基線細変動 40, 441
基線細変動減少例 528
基線細変動消失例 529
基線細変動正常例 528

基線細変動増加例 529
キノロン系 981
吸引カップ 616
吸引(鉗子)適位 617
吸引分娩 618
吸引分娩術 615
── における産婦の病態関連図
　と看護問題 634
── の看護 621
── の適応 622
急性腎不全 706
急速遂娩 943
吸啜 898
── の協調運動障害 899
吸啜刺激 667
吸啜反射 835
── の減弱 899
吸啜力の減弱 899
吸入用ステロイド薬 363
キュストナー徴候 447, 541, 831
狭域ペニシリン 978
仰臥位低血圧症候群 596, 597
仰臥位分娩 452
強制的鼻呼吸 821
強直性痙攣 700, 701
棘間径 27
巨大児 943
巨大有毛色素性母斑 828
均衡型発育不全 881
均衡型発育不全児 293
筋性斜頸 834
金チオリンゴ酸ナトリウム 974
緊張性頸反射 835

く

グートマン法 421, 422, 463
偶発感染症 660
空腹時血糖値および75g経口糖
　負荷試験2時間値の判定基準
　　　　　　　　　　　　345
クームス試験 309, 925
屈位 403
クリステレル圧出法 941
クリステレル胎児圧出法 618
グルコン酸カルシウム
　　　　　　165, 195, 212
クルンプケ麻痺 937, 941
グレイ症候群 971
クレーデ法 542
クロモグリク酸ナトリウム 973
クロラムフェニコール 971

クロラムフェニコール系 981
クロラムフェニコールコハク酸エ
　ステルナトリウム 971
クロルフェニラミンマレイン酸塩
　　　　　　　　　　　973

け

経管栄養 877
頸管裂傷 578
経口血糖降下薬 974
警告出血 205
頸神経叢麻痺 941
計測診, 産褥期の 653
計測診, 新生児の 835
計測診, 妊娠期の 25
計測診, 分娩期の 420
経腟試験分娩 485
経皮的黄疸計 929
経皮的ビリルビン濃度計 925
頸部温 836
稽留流産 93, 94
痙攣発作に対する緊急処置 701
外科的嘔吐 889
ゲスナー式 448
血圧 226
── の管理, 腎疾患合併妊娠に
　おける 333
──, 新生児の 836
血液ガス分析 363
血液型不適合による溶血性黄疸
　　　　　　　　　　　924
血液型不適合妊娠 306
── における妊婦の看護 313
── における妊婦の病態関連図
　と看護問題 318
血液検査, 新生児の 839
血液量, 新生児の 850
血管性浮腫 699
結合型エストロゲン 974
結合体 219
結婚歴 17
血漿交換療法 382
血清総ビリルビン値, 新生児の
　　　　　　　827, 839, 851
血栓予防 607
血糖コントロール 346
血糖自己測定 346
血糖値, 新生児の 839
血糖値の観察 882
楔入胎盤 540
ケトアシドーシス 351

990

解熱・鎮痛・抗炎症薬　971
ケミカルメディエーター遊離抑制
　薬　973
健胃消化薬　973
限局性産褥熱　717
健康診査　16
健康被害救済制度　969
原始反射　835
懸垂腹　23
ゲンタマイシン硫酸塩　971

こ

コイルサイン　959
抗 D 免疫グロブリン　311
抗悪性腫瘍薬　976
降圧薬　972
── の副作用　773
広域ペニシリン　978
抗インフルエンザウイルス薬　971
抗ウイルス薬　976
抗うつ薬　971
口蓋床　953
口蓋の発生　952
口蓋裂　951, 952, 973
── と口唇口蓋裂の所見　952
── の手術　953
抗核抗体　378, 379
交換輸血　852, 926
後期流産　93, 94
抗菌薬　725, 971, 978
抗痙攣薬　701
高血圧　134
後在肩甲娩出　407
抗細胞質抗体　378
後産期陣痛　399, 401
甲状腺機能亢進症　385
── の自覚症状　386
甲状腺機能低下症　385
── の主な自覚症状　386
甲状腺疾患治療薬　975
口唇追いかけ反射　835
口唇口蓋裂　902, 951, 952, 957, 971
── における新生児の看護　956
── における新生児の病態関連
　図と看護問題　965
口唇口蓋裂治療のチームアプロー
　チ　953
後陣痛　172, 399, 401, 412, 664
口唇裂　951
── の手術　953
抗精神病薬　971

光線療法　852, 926, 935
── と交換輸血の適応基準
　　　　　　　　　　852, 926
光線療法時の観察　931
構造的異常　899
抗躁薬　971
酵素阻害療法　561
高体温　836
後頭位　403
抗ヒスタミン薬　973
高ビリルビン血症　924
抗不安薬　971
抗不整脈薬　972
抗リウマチ薬　974
抗リン脂質抗体症候群　108, 385
抗リン脂質抗体陽性患者　380
誤嚥の観察　892
股関節脱臼　834
呼吸窮迫症候群　848
呼吸障害　877
呼吸状態の観察　882
呼吸, 新生児の　821, 848
呼吸数, 新生児の　836
極低出生体重児　875
枯死卵　94
骨・カルシウム代謝薬　975
骨産道　401, 433
── の損傷　440
骨産道内での位置表示法　436
骨重積　406, 438
骨折　939
── の観察　944
骨盤位　403, 479, 481
── における産婦の病態関連図
　と看護問題　495
── の看護　484
── の分類　481
骨盤外計測　26, 27
骨盤濶部　401
骨盤峡部　401
骨盤腔定型区分法　437
骨盤腔の区分法　425
骨盤腔への進入様式　437
骨盤軸　615
骨盤出口部　401
骨盤側面撮影法　463
骨盤入口部　401
骨盤のタイプ, 女性の　465
骨盤誘導線　615
固定, 胎児下降度　437
小林の徴候　447

鼓膜温　836
コルヒチン　974
コントラクションストレステスト
　　　　　　　　　　　　286
コントローラー　363

さ

催奇形性　969, 976, 977
── のある薬剤　969
── の確率による分類　969
採血部位, 新生児の　839
再生不良性貧血　971
臍帯　446, 449
在胎期間別出生時身長・頭囲標準
　曲線　843
在胎期間別出生時体格標準曲線
　　　　　　　　　　　　876
在胎期間別出生体重標準曲線　843
臍帯血ガス分析　839
臍帯血流　302
臍帯巻絡　446
臍帯雑音　27
在胎週数による分類　875
臍帯真結節　450
最大垂直深度法　255, 256, 275, 297
臍帯動脈血 pH　863
臍帯付着部位　449
臍帯卵膜付着　450
ザイツ法　419, 463
サイナソイダルパターン　529, 530
座位分娩　452
臍ヘルニア　832
細胞壁合成阻害薬　978
細胞免疫, 新生児の　825
榊の体重概算法　5
搾乳介助　753
鎮骨骨折　834, 939
ザフィルルカスト　973
サリドマイド　976
サルファ剤　982
産科 DIC スコアによる診断基準
　　　　　　　　　　　　562
産科 DIC の基礎疾患　561
三角縫合　837
産科出血　554, 566, 568, 571
── における産婦の病態関連図
　と看護問題　575
── の看護　565
産科ショック　554, 566
── における産婦の病態関連図
　と看護問題　575

991

索引

── の主な原因　555
── の看護　565
── の原因　566
産科的真結合線　402
産後うつ病　779
産後の肥満　660
産褥　640
── の管理，糖尿病合併妊娠における　346
── の正常経過　638
産褥感染症　715, 721
── における褥婦の病態関連図と看護問題　731
── の看護　720
産褥期
── のアセスメント　644
── の看護診断　681
── の感染症　660
── の管理，心疾患合併妊娠における　321
── の基本的生活行動　669
── の経過診断　656
── の血液所見　657
── の心理・社会的状態の診断　669
── の貧血　657
産褥骨盤内腹膜炎　717
産褥子癇　705
産褥子宮筋層炎　717
産褥体操の効果　671
産褥熱　715
── の看護　720
── の起因菌　716
── の誘因　716
産褥付属器炎　717
産褥復古　661, 663
三胎　219
産徴　427
産痛　433
産痛緩和　474, 491, 507, 521
産痛部位と強度の変化　433
産道　401
産瘤　411, 619, 833
産瘤と頭血腫の比較　834

し

指圧　491, 508, 521
シーハン症候群　745
耳介低位　831
子癇　129, 132, 699, 705
弛緩出血　557, 557, 568

子癇前症　764
子癇と鑑別すべき疾患　702
子癇発作　700, 705
── における患者の病態関連図と看護問題　714
── の看護　704
── の前駆症状　705
── のリスク因子　705
子宮
── の大きさの変化　640
── の双手圧迫法　559
── の組織的変化　641
── の復古　662
子宮外生活適応過程　819, 849
子宮下部横切開　595
子宮峡部　402
子宮筋層炎　715
子宮腔内遺残　686
子宮頸管長　12
── の短縮　114
子宮頸管の熟化　408, 428
子宮頸管の成熟度　428
子宮頸管の復古　641
子宮頸管縫縮術　110
子宮頸管無力症　109, 111
子宮頸部　402
── の硬度　424
── の展退度　424
子宮口開大度　424
子宮口の開大　114
子宮雑音　27
子宮収縮　157, 188, 226, 259, 400, 428
── を促す因子　686
── を妨げる因子　686
子宮収縮促進薬　550
子宮収縮負荷試験　14, 297
子宮収縮不良　643
子宮収縮薬使用上の注意　498
子宮収縮抑制薬　114, 158, 189, 206, 261
子宮体部縦切開　595
子宮底圧迫法　618
子宮底長　654
── の概算式　5
子宮底のアセスメント　26
子宮底の位置，分娩後の　662
子宮底の大きさの変化　640
子宮底の下降　428
子宮内圧　497
子宮内胎児発育不全　293

子宮内反症　559, 596
子宮内膜炎の起因菌　716
子宮内面の創傷治癒　641
子宮破裂　576
子宮瘢痕部破裂　577
子宮復古　640
子宮復古不全　662, 686, 691
── における褥婦の病態関連図と看護問題　698
── の看護　690
シクロスポリン　973
ジクロフェナクナトリウム　587
シクロホスファミド　976
シクロホスファミド水和物　974
試験分娩　468, 493
── の適応　486
自己回転促進法　480, 482
自己抗体　379
自己免疫疾患　109, 378
── の分類　380
自己免疫疾患合併妊娠　378
── における妊婦の看護　384
── における妊婦の病態関連図と看護問題　394
死産　797, 798, 802
── における妊産婦の病態関連図と看護問題　814
── の看護　801
── の分類　798
──，妊娠期の　813
──，分娩進行中の　813
死産児の娩出方法　797
死産処置　802
死産届　799
脂質異常症治療薬　974
矢状縫合　837
視診，産褥期の　649
視診，新生児の　827
視診，妊娠期の　20
視診，分娩期の　416
姿勢　21
児性乳汁分泌不全　746
自然破裂　577
脂腺母斑　828
自然流産　93, 973
死胎児症候群　95
膝位　479, 481
児頭骨盤不均衡　286, 462
── の可能性がある産婦の病態関連図と看護問題　478
── の看護　467

992

児頭大横径　12
児頭の応形機能　406
児頭の回旋　406, 435
児頭の骨盤腔への進入に関する用
　語　437
児頭の高さ　410
児頭の変形　438
児頭浮動　398, 406
自動歩行　835
シノキサシン　971
自発呼吸の誘発　870
シメチジン　973
斜位　403
社会性乳汁分泌不全　746
尺側変位　937
弱毒生ワクチン　976
縦位　403, 479
習慣流産　93, 94
周期性呼吸　882
収縮輪　418
重症黄疸　851, 925
重症仮死　872
絨毛膜　220
絨毛膜羊膜炎　109, 183
―― の診断基準　153
―― の診断基準，臨床所見によ
　る　38
手根管症候群　36
手掌把握反射　835
受精　6
受胎日　32
出血性ショック　566, 706
出産育児行動　676
出産体験　674
出生前診断　955
出生体重　295
―― と在胎週数による分類　875
―― による分類　875
出生届　680
授乳婦の食事摂取基準　671
授乳方法の選択　960
受容期，母親役割行動　676
シュルツェ様式　410, 411, 448
シュレーダー徴候　447, 541
循環血液量，新生児の　823
循環状態の観察　882
循環，新生児の　821
常位胎盤早期剝離　241, 706
―― における妊婦の看護　245
―― における妊婦の病態関連図
　と看護問題　253

小横径　837
消化管，新生児の　822
消化性潰瘍治療薬　973
小球性貧血　70
症候性口唇口蓋裂　952
症候による亜分類，妊娠高血圧症
　候群　129
小骨盤腔内の区分と大きさ　421
小斜径　837
小泉門　833, 837
小頭症　837
小乳頭　902, 915
上部消化管閉塞　892
上腕骨骨折　939
初回排尿　849
初回排便　850
初期嘔吐　889
―― における新生児の看護　891
―― における新生児の病態関連
　図と看護問題　897
触診，産褥期の　652
触診，新生児の　833
触診，妊娠期の　23
触診，分娩期の　417
女性型，骨盤のタイプ　465
女性ホルモン　638
女性ホルモン薬　974
ショック指数　554, 555
ショック症状　86, 246, 567
初乳　638, 641, 667
シルバーマンスコア　868
脂漏性湿疹　828
シロッカー法　110
腎機能からみた妊娠許可基準　382
心機能，新生児の　822
腎機能，新生児の　823
腎機能低下を示す自覚症状　336
腎機能の管理，腎疾患合併妊娠に
　おける　334
腎機能の変化　332
神経損傷　940
神経麻痺の観察　944
進行性変化　640
人工妊娠中絶　59
人工破膜　498
進行流産　93, 94
人工流産　93
心疾患合併妊娠　319
―― における妊婦の看護　322
―― における妊婦の病態関連図
　と看護問題　331

腎疾患合併妊娠　332
―― における妊婦の看護　335
―― における妊婦の病態関連図
　と看護問題　342
心疾患の危険度分類　320
心室中隔欠損　955
腎障害　971
真性陥没乳頭　651
新生児
―― に必要なエネルギー量　854
―― のアセスメント　826
―― の意識レベル　829
―― の血液ガス値　839
―― の生理　818
―― の分類，国際疾病分類によ
　る　818
―― の分類と名称　842
―― の保温　885, 918
新生児黄疸　851
新生児仮死　862, 863, 864
―― における新生児の看護　867
―― における新生児の病態関連
　図と看護問題　874
新生児期
―― の看護診断　859
―― の経過診断　847
―― の養護・環境の診断　853
新生児月経　833
新生児室の環境　855
新生児集中治療室　877
新生児循環　822
新生児生理的黄疸　824
新生児遷延性肺高血圧症
　　　　　　　863, 864, 972
新生児蘇生　862, 864
新生児蘇生法アルゴリズム　866
新生児体幹の計測部位と標準値
　　　　　　　　　　　　838
新生児頭部の計測部位と標準値
　　　　　　　　　　　　837
新生児薬物離脱症候群　972
―― をきたす薬剤および嗜好品
　　　　　　　　　　　　972
新生児ループス　381
身長，新生児の　836
陣痛　400, 431
―― と前駆陣痛の比較　427
―― の周期　432
―― の種類　401
―― の強さ　400, 432
―― の分類　401

993

―― のモニタリング方法　422
陣痛持続時間　400, 432, 497
陣痛周期　400, 497
―― と陣痛の強さ　417
陣痛発作　409
浸軟　798
心拍数基線　40, 441
心拍数，新生児の　836, 848
シンバスタチン　974
深部静脈血栓症　643

す

水酸化アルミニウムゲル製剤　973
水腎症　333
推定胎児体重　441
水頭症　975
睡眠薬　971
スキン to スキンケア　857
スクラルファート水和物　973
スクリーニング，糖尿病合併妊娠
　における　348
巣ごもり　879
スタチン　974
ステロイド薬　382
ストラスマン徴候　447, 541
ストレプトマイシン硫酸塩　971
スポーツ，産後の　672

せ

正期産児　875
性器出血　665
性器出血量　566, 584
正球性貧血　70
清潔，新生児の　855
正軸進入　436
精子形成機能障害　977
性周期の再開　642
成熟胎児頭蓋骨と経線　405
成熟度の診断　841
正常な収縮輪　576
正常分娩の経過　408
精神疾患治療薬　971
生体結紮　557
成乳　638, 641, 667
生物学的結紮　412, 557
毳毛　832
生理的黄疸　924, 935
生理的嘔吐　889
生理的体重減少　825, 910
生理的多血症　824
赤色悪露　638

脊椎損傷　940
セチリジン塩酸塩　973
赤血球抗原　308
切迫早産　151, 226
―― における妊婦の看護　156
―― における妊婦の病態関連図
　と看護問題　170
切迫早産管理，腎疾患合併妊娠に
　おける　334
切迫流産　108
―― における妊婦の看護　112
―― における妊婦の病態関連図
　と看護問題　126
セファマイシン系　979
セファロスポリン系　979
セフェム系　979
遷延一過性徐脈　441, 528, 530
遷延横位　480, 483
遷延性黄疸　851, 925
遷延分娩　503, 513, 516, 524
―― における産婦の病態関連図
　と看護問題　525
―― の看護　515
―― の原因　516
全か無かの法則が働く時期　968
前期破水　42, 183, 446
―― における妊婦の看護　186
―― における妊婦の病態関連図
　と看護問題　200
前駆症状，子癇発作の　701
前駆陣痛　398, 401, 427
前後径　837
前在肩甲娩出　407
全臀位　479
染色体検査　955
全身炎症性反応症候群　717
全身性エリテマトーデス　379, 385
―― の自覚症状　385
全前置胎盤　201
全足位　479
喘息合併妊娠　361
―― における妊婦の看護　370
―― における妊婦の病態関連図
　と看護問題　377
喘息治療ステップ　364
喘息の危険因子　362
喘息発作の母体・胎児への影響
　361
選択的セロトニン再取込み阻害薬
　971

前置胎盤　201
―― における妊婦の看護　204
―― における妊婦の病態関連図
　と看護問題　217
―― の分類　201
前置癒着胎盤　202
穿通胎盤　540
先天異常の原因　968
先天性水痘症候群　976
先天性風疹症候群　976
前頭位　403
尖腹　23

そ

早期警告サイン　555
臓器特異性自己免疫疾患　380
早期破水　446
臓器非特異性自己免疫疾患　380
早期離床　671
早期流産　93, 94
造血，新生児の　823
双合診，妊娠期の　28
双合診，分娩期の　424
早産　151
―― における褥婦の看護　171
―― における褥婦の病態関連図
　と看護問題　182
早産期分娩考慮基準　131
早産児　875, 902, 914, 929
双胎　219
―― の膜性診断　450
―― の卵性診断　450
双胎一児死亡　221
双胎間輸血症候群　220, 221
―― のステージ分類　221
双胎胎盤　450
相当体重児　818, 875
早発一過性徐脈　441
早発黄疸　851, 925
足位　479, 481
側臥位分娩　452
足底採血法　839
足底把握反射　835
側面撮影法　421, 422
ソフトバキュームカップ　616
ゾルピデム酒石酸塩　972
ゾレドロン酸水和物　975
蹲踞位分娩　452

た

第1横位　479, 483

第1回旋　398
第1胎向　404
第2横位　479, 483
第2回旋　399
第2胎向　404
第3回旋　399
第4回旋　399
第8脳神経障害　971
胎位　38, 403, 435
胎位，胎向の診断　404
第一世代，セフェム系　979
第一世代ペニシリン　978
体液組成，新生児の　823
大横径　33, 837
体温，新生児の　820, 835, 847
体温測定部位の特徴，新生児の
　　　836
体温調節機構，新生児の　820
体格区分(非妊娠時)　17
体格区分別推奨体重増加量　37
大球性貧血　70
大血管転位症　975
胎向　38, 404, 435
退行性変化　640, 661
第三世代，セフェム系　979
胎児 well-being の評価　297, 527
胎児各部分の触診上の手技　24
胎児各部分の触診上の特徴　25
胎児下降度　435
胎児仮死　526
胎児機能不全　526, 533, 632, 707
　── における産婦の病態関連図
　　と看護問題　539
　── の看護　532
胎児鏡下胎盤吻合血管レーザー凝
　固術　222
胎児健康状態，腎疾患合併妊娠に
　おける　334
胎児甲状腺機能低下　975
胎児甲状腺腫　975
胎児甲状腺抑制　972
胎児循環　821, 822
胎児心音　27, 423
　── が最も明瞭に聴こえる部位
　　　27
胎児・新生児管理，糖尿病合併妊
　娠における　348
胎児心拍数　423
　── の変化　190, 441
　── の変化に関連する用語　40
　── のモニタリング方法　422

胎児心拍数陣痛図　14, 441
胎児心拍数図　528
胎児心拍数図判定の基本事項，分
　娩期　442
胎児心拍数波形の分類判定　443
胎児心拍数波形のレベル分類
　　　528
胎児心拍数波形分類に基づく対応
　と処置　443
胎児心拍数モニタリング
　　　242, 283, 297
胎児水腫　307
胎児推定体重　295
胎児赤血球　924
胎児損傷　597
胎児低酸素血症　863
胎児頭蓋骨　404
　── の構造　404
　── の骨重積　406
胎児毒性　968, 971
　── があると考えられる主な薬
　剤　970
　── が問題となる時期　968
胎児の位置　434
胎児発育・fetal well-being，腎疾
　患合併妊娠における　334
胎児発育曲線　293
胎児発育の評価　297
胎児発育不全　221, 293, 533, 877
　── における妊婦の看護　299
　── における妊婦の病態関連図
　　と看護問題　305
　── の病態　294
胎児貧血　307
胎児付属物　403
　── の観察　448
胎児部分の鑑別法　425
胎児ヘモグロビン　821
胎児娩出　440
大斜径　837
体重，新生児の　837
体重増加不良　910, 914
　── のある新生児の看護　913
　── のある新生児の病態関連図
　　と看護問題　922
胎勢　39, 403, 435
大泉門　833, 837
大腿骨骨折　939
大腿骨長　12
胎動　41
　── の消失　799

胎動音　27
胎動カウント　41
胎動初覚日　32
大動脈音　27
第二世代，セフェム系　979
第二世代ヒスタミン H$_1$ 受容体拮
　抗薬　973
胎囊　30
胎盤　446
胎盤機能検査　302
胎盤血流の変化　227
胎盤後血腫像　242
胎盤実質　448
胎盤剝離異常　446, 540, 545
　── における産婦の病態関連図
　　と看護問題　553
　── の看護　544
胎盤剝離機転　541
胎盤剝離徴候　42, 446, 447
胎盤剝離のしくみ　540
胎盤娩出　410, 440
胎盤娩出方法　448, 542
胎盤用手剝離　542
体表面温　836
胎便吸引症候群　848, 863, 865
胎胞　409, 426, 445
胎胞形成　409, 445
第四世代，セフェム系　979
大量 γ-グロブリン療法　926
ダウン症候群　951, 954, 957, 959
　── における新生児の看護　956
　── における新生児の病態関連
　　図と看護問題　965
　── の児　902
抱き方，授乳時の　678
タクロリムス水和物　973, 976
多血児　829
多血症　877
　── の臨床的診断基準　877
多胎妊娠　218, 219
　── における妊婦の看護　224
　── における妊婦の病態関連図
　　と看護問題　240
　── の発生と分類　218
多胎の胎盤　449
多胎の卵膜　450
脱水状態の観察　892
多発奇形　974
単一臍帯動脈　449, 450
単一手掌線　954, 955
ダンカン様式　411, 448

995

索引

炭酸リチウム　971
男性型，骨盤のタイプ　465
タンデムマス法　840
単殿位　479, 481
蛋白合成阻害薬　980
蛋白尿　134, 227

ち

チアマゾール　975
チアマゾール奇形症候群　969
恥骨結合離開　652
遅滞破水　446
父親役割　858
腟鏡診，妊娠期の　29
腟鏡診，分娩期の　426
腟血腫　580
腟内 pH の測定　184
腟壁裂傷　579
遅発一過性徐脈　441, 442, 528, 530
着床の過程　7
中心性紅斑　828
中枢性乳汁分泌不全　745
中性温度環境　820
中大脳動脈最高血流速度　309
中等度仮死　872
中毒性紅斑　828
超音波検査による膜性診断　218
超音波診断装置　12
　──による羊水量の測定方法
　　　　　　　　　　　　　　256
聴覚障害　971
腸肝循環　923
長期管理薬　363
聴診，新生児の　838
聴診，妊娠期の　27
聴診，分娩期の　423
超早産児　875
超低出生体重児　875
直接クームス試験　309, 925
直腸温　836

つ

痛風発作治療薬　974
つわり　56, 57

て

帝王切開　592, 601
　──の看護　600
　──の適応　592
帝王切開術後の産褥期の病態関連図
　と看護問題　614

低血糖　877, 918
　──の臨床的診断基準　877
低酸素性虚血性脳症　863, 865
低出生体重児　875, 881, 929
　──の看護　880
　──の病態関連図と看護問題
　　　　　　　　　　　　　　888
低出生体重児出生届　680
低体温　836, 877, 918
　──の状態の観察　881
低置胎盤　205
ディベロップメンタルケア　878
停留精巣　834
適時破水　446
テトラサイクリン系　981
デュボヴィッツ法　842, 844
デリのステーション　410, 425, 437
殿位　479, 481
電解質異常　877
電解質異常の臨床的診断基準　877
電解質バランス，新生児の　823
点眼　854
転座型，トリソミー　954
展退　424

と

頭位　403, 479
頭位分娩の分娩様式　435
頭蓋骨骨折　939
頭蓋内出血　938, 945, 948
　──の観察　943
頭血腫　411, 619, 833, 929, 937, 938
　──の観察　944
糖代謝　343
糖代謝異常妊娠の母児合併症　347
頭殿長　33
糖尿病合併妊娠　343, 344
　──における妊婦の看護　350
　──における妊婦の病態関連図
　と看護問題　360
糖尿病腎症　352
糖尿病素因を疑う因子　344
糖尿病治療薬　974
糖尿病網膜症　352
ドキシサイクリン塩酸塩水和物
　　　　　　　　　　　　　　971
毒素性ショック症候群（TSS）の診
　断基準　717
特発性血小板減少性紫斑病　385
トラニラスト　973
取り違え事故　856

ドンペリドン　973

な

内科的嘔吐　889
内痔核　653
内診，産褥期の　654
内診，妊娠期の　28
内診，分娩期の　426
内診所見の表記　436
内臓損傷　941
中村の基準　852, 926
軟口蓋裂　952
軟産道　402, 433
　──の変化　408
　──の裂傷　440
軟産道強靭　516
軟産道損傷　568, 665

に

二重膜濾過法　382
二絨毛膜双胎　220
二絨毛膜二羊膜双胎　218, 219
二段階法によるスクリーニング，
　糖尿病合併妊娠における　344
日本人の骨盤の大きさ　422
入院の時期，産婦　429
入口面撮影法　421, 422
乳汁　666
乳汁うっ滞　643
乳汁成分　667
乳汁分泌　640, 641, 666
　──のしくみ　641, 745
乳汁分泌不全　643, 745
　──における褥婦の病態関連図
　と看護問題　758
　──の看護　749
乳汁分泌ホルモン　639
乳腺炎　732
　──における褥婦の病態関連図
　と看護問題　744
　──の看護　735
乳頭　651
　──の形態　22, 651
　──の形態異常　915
　──の状態の観察　903
ニューバラード法　845, 846
乳房緊満　666
乳房の形態　22, 650
乳房の変化　666
乳房マッサージ　734, 747
乳幼児突然死症候群　856

996

索引

乳輪　651
―― の形態　22
尿検査, 新生児の　840
尿酸排泄促進薬　974
尿中 hCG　30
尿路感染症　333
二卵性双胎　219
妊娠
―― と自己免疫疾患の相互関係
　　380
―― と糖代謝異常の分類　343
―― に影響を及ぼす自己抗体
　　379
―― による子宮の変化　9
―― による腎機能の変化　332
―― による腎・泌尿器系への影
　響　332
―― による全身の変化　10
―― の時期による保健指導　43
―― の診断　30
―― の正常経過　4
―― の成立　6
妊娠悪阻　56, 57
―― における妊婦の看護　60
―― における妊婦の病態関連図
　と看護問題　68
―― の病態　56
妊娠期
―― のアセスメント　16
―― の基本的生活行動　43
―― の経過診断　34
―― の死産　813
―― の心理・社会的状態の診断
　　43
妊娠期間　32
妊娠許可基準, 腎機能からみた
　　382
妊娠許可基準, 腎疾患患者　334
妊娠許可条件, SLE 患者　381
妊娠高血圧　128
妊娠高血圧後遺症　760
妊娠高血圧症候群　226, 705
―― に伴う子癇発作　705
―― の診断基準　35
妊娠高血圧症候群（産褥期）　759
―― における褥婦の病態関連図
　と看護問題　778
―― の看護　763
妊娠高血圧症候群（妊娠期）　127
―― における妊婦の看護　133

―― における妊婦の病態関連図
　と看護問題　150
―― の合併症　128
―― の生活指導および栄養指導
　　130
妊娠高血圧腎症　128
妊娠子癇　702, 705
妊娠週数と子宮底の位置　26
妊娠週数と子宮の大きさ　26
妊娠週数の決定方法　7
妊娠週数の算定　33
妊娠診断薬　31
妊娠陣痛　38, 398, 401
妊娠線　23
妊娠中止基準, 腎疾患合併妊娠に
　おける　334
妊娠中における循環血液量の変動
　　69
妊娠中の ADL　45
妊娠中の明らかな糖尿病　343, 344
妊娠中の主な禁忌薬　971
妊娠中の管理, 心疾患合併妊娠に
　おける　320
妊娠中の血行動態の変化　319
妊娠中の子宮底の高さ　9
妊娠中の喘息患者に使用できると
　考えられている薬剤　368
妊娠糖尿病　343, 344
妊娠貧血　69, 70
―― における妊婦の看護　72
―― における妊婦の病態関連図
　と看護問題　80
―― の診断基準　35
妊婦の食事摂取基準　45
妊婦の身体的特徴　21
妊孕性低下　977

ね

ネーゲレ鉗子　616

の

脳室内出血　945
脳浮腫　699
ノルエチステロン　975
ノルゲストレル　975
ノンストレステスト　41, 286
ノンストレステストの判定　40
ノンリアクティブ　40

は

バーカーの仮説　295

ハーゼの身長概算法　5
バイオフィジカルプロファイルス
　コア　41, 225, 286, 297
―― の点数に基づく管理指針
　　15, 297
―― の評価法　15
敗血症性ショック（STSS）の診断
　基準　717
肺血栓塞栓症　568
背後位　404
肺水腫　706, 764
排泄機能, 新生児の　849
背前位　404
肺塞栓症　596, 643
肺低形成　274
排尿, 新生児の　849
排便, 新生児の　850
肺胞液　848
白色悪露　639
剝離出血　447
播種性血管内凝固
　　561, 566, 706, 865
破水　410, 445
―― の時期　446
―― の診断方法　447
発症時期による病型分類, 妊娠高
　血圧症候群　129
発達ケア　878
母親役割行動　676
バルーン挿入法　559
バルガンシクロビル　977
パロキセチン塩酸塩水和物　971
反屈位　403, 438
バンドル収縮輪　480, 576
バンドルの病的収縮輪　417, 472
反復帝王切開における合併症　597
反復流産　93, 94

ひ

ピークフロー　363
ヒールカット採血法　839
肥厚性幽門狭窄　890
微弱陣痛　496, 497, 503
―― における産婦の病態関連図
　と看護問題　512
―― の看護　502
―― の原因　496, 503
非出血性のショック　566
非症候性口唇口蓋裂　952
ビショップスコア　408
ピスカチェック徴候　28

997

索引

非ステロイド性抗炎症薬 969, 971
ビスホスホネート製剤 975
ピタバスタチンカルシウム 974
ビタミン K₂ シロップ 854
ビタミン K 欠乏性出血 854
ヒトインスリン様成長因子結合蛋
　白 1 型 184
ヒト癌胎児性フィブロネクチン
　184
ヒト絨毛性ゴナドトロピン 30
ヒト成人 T 細胞白血病ウイルス
　I 型感染症 678
ヒトチロトロピン アルファ 975
ヒドロキシジン 971, 973
ヒドロキシプロゲステロンカプロ
　ン酸エステル 974
皮膚科用剤 975
皮膚損傷 938
皮膚の状態の観察 944
ピペミド酸水和物 971
肥満 660
標準型トリソミー 954
病的黄疸 851, 934
病的嘔吐 889
病的収縮輪 417, 472, 576
ビリルビン 924
ビリルビン測定 925
ビリルビン代謝 824
ピロミド酸 971
貧血児 829
貧血を起こすおもな疾患 70
品胎 219

ふ

ファビピラビル 971
ファロー四徴症 975
フィジカルアセスメントの項目,
　産褥期の 645
フィブラート系薬剤 974
フェノフィブラート 974
不完全子宮破裂 576
不均衡型発育不全 881
不均衡型発育不全児 293
腹圧の評価 432
腹囲 12
腹緊 398, 401
複合ペニシリン 978
副耳 830
腹式帝王切開 596
副腎皮質ホルモン製剤 155, 382

副腎皮質ホルモン製剤投与の効果
　155
副胎盤 448
複殿位 479, 481
不正軸進入 436
不正性器出血
　86, 99, 113, 188, 226, 246, 260
不全膝位 479
不全唇裂 951
不全足位 479
不全複殿位 479
不全流産 93, 94
付着部位, 胎盤の 446
浮動, 胎児下降度 437
不当軽量児 818, 875, 877
不当重量児 818, 875
部分前置胎盤 201
ブラーの病期分類 926
ブラクストン=ヒックス収縮
　24, 38, 398, 401
ブラゼルトン新生児行動評価法
　829
ブラゼルトンの分類 829
プラバスタチンナトリウム 974
ブラント=アンドリューズ法 542
フリードマン曲線 409
フリードマン頸管開大度曲線 439
フリードマン子宮口開大曲線 513
フルバスタチンナトリウム 974
フレカイニド酢酸塩 972
プロゲステロン 974
プロスタグランジン E₂ 500
プロスタグランジン F₂ₐ 499
プロトンポンプ阻害薬 973
プロピルチオウラシル 975
プロブコール 974
ブロムチェック 184
プロラクチン 668, 745
分泌型 IgA 641
分娩開始の診断 427
分娩外傷 937, 943
── のある新生児の看護 942
── のある新生児の病態関連図
　と看護問題 950
分娩期
── のアセスメント 413
── の看護診断 457
── の基本的生活行動 451
── の経過診断 430
── の心理・社会的状態の診断
　451

── の分類 514
分娩子癇 702, 705
分娩時間 409
分娩時出血量 440
分娩時の管理, 糖尿病合併妊娠に
　おける 346
分娩時の胎位 418
分娩時の胎勢 418
分娩進行中の死産 813
分娩陣痛 427
分娩損傷 440, 576
── における産婦の病態関連図
　と看護問題 591
── の看護 582
分娩第 1 期 398, 409
分娩第 1 期遷延 514
分娩第 2 期 399, 410, 622, 632
分娩第 2 期遷延 514, 623
分娩第 3 期 411
分娩第 4 期 412
分娩体位 452
── の長所と短所 452
分娩中の管理, 心疾患合併妊娠に
　おける 321
分娩停止 514
分娩の三要素 400
分娩の正常経過 398
分娩予定日 7
── の決定方法 7
── の算定 32

へ

閉塞性黄疸 925
ヘガール第 1 徴候 28
ベカナマイシン硫酸塩 971
ベザフィブラート 974
ペニシリナーゼ抵抗性ペニシリン
　978
ペニシリン系 978
ペネム系 980
ペプチド系 980
ペミロラストカリウム 973
ベラパミル塩酸塩 972
ヘリンの法則 219
辺縁前置胎盤 201
娩出期陣痛 399, 401, 410
娩出物 403
娩出力 400, 431
ベンズブロマロン 974
片側完全唇裂 951
片側口唇口蓋裂 952

998

片側不全唇裂　951
変動一過性徐脈　441, 442, 528, 530
扁平型，骨盤のタイプ　465
扁平乳頭　651, 902, 915

ほ

放射性ヨウ素　975
帽状腱膜下血腫
　　　　619, 833, 937, 938, 948
　── の観察　943
ポートワイン血管腫　828
保温，新生児の　854
保温方法，新生児の　821
ポケット法　255
保持期，母親役割行動　676
母趾球部弓状紋　954
母子同室　856
母子標識　856
補充療法　561
ホスホマイシン系　980
母体死亡率に基づいた心疾患の危
　険度分類　320
ホッジの平行平面区分　426, 437
ホットプレート　953
母乳　641
哺乳行動　852
哺乳障害　898, 902
　── のある新生児の看護　901
　── のある新生児の病態関連図
　と看護問題　909
哺乳状態の観察　882, 902, 914, 957
母乳性黄疸　925
母乳不足の見分け方　854
哺乳方法　854
母乳免疫，新生児の　825
哺乳量　853
哺乳力の発達　852
ホフマン法　746

ま

マイクロバブルテスト　152
マクドナルド法　110
マクロライド系　981
マタニティブルーズ　675, 779, 785
　── における褥婦の病態関連図
　と看護問題　796
　── の看護　784
　── の自己質問票　781
　── の診断基準　780
マッサージ　474, 491, 508, 521
末梢血算値，新生児の　839, 850

末梢性乳汁分泌障害　745
マルチウス法　421, 422, 464

み

ミクリッツ＝ラデツキー徴候
　　　　447, 541
ミコフェノール酸モフェチル　973
ミソプロストール　973
ミゾリビン　973
ミニマルハンドリング　878
ミノサイクリン塩酸塩　971
ミノドロン酸水和物　975

む

無症候性破裂　577

め

メストラノール　975
メチルエルゴメトリンマレイン酸
　塩　550, 692
メトトレキサート　974
　── による薬物療法　83
メドロキシプロゲステロン酢酸エ
　ステル　975
メルファラン　976
免疫グロブリン　641
免疫グロブリン IgA　667
免疫不全　378
免疫抑制薬　973

も

蒙古斑　828
モザイク型，トリソミー　954
モノバクタム系　979
モロー反射　835
問診，産褥期の　646
問診，妊娠期の　16
問診，分娩期の　414
モンテルカストナトリウム　973

や

薬物中毒　972

ゆ

有益性投与　971
誘導期，子癇発作の　701
癒着胎盤　202, 540, 541, 545, 568
　── の看護　544
　── の分類　540
　── のリスク　541

よ

溶血性黄疸　924, 925
用手的子宮整復　560
羊水　442
　── の混濁　863
　── の産生と吸収　254
羊水インデックス　12, 41, 444
羊水インデックス法
　　　　255, 256, 275, 297
羊水過少症　274
　── における妊婦の看護　277
　── における妊婦の病態関連図
　と看護問題　282
羊水過多　255
羊水過多症　254, 255
　── における妊婦の看護　258
　── における妊婦の病態関連図
　と看護問題　273
羊水塞栓症　568
羊水ポケット　12, 41
羊水ポケット法　444
羊水補充療法　529
羊水量　12, 41, 444
　── の測定方法　13
要胎　219
羊膜　220
四つんばい分娩　452
四胎　219

ら

落陽現象　830
ラニチジン塩酸塩　973
ラミナリア桿　799
ラムダ縫合　837
ラロキシフェン塩酸塩　975
卵管妊娠　82
卵管流産　82
卵膜　445, 450
卵膜付着　449

り

リアクティブ　14, 40
リセドロン酸ナトリウム水和物
　　　　975
リバビリン　976
リビド着色　663
流産　93, 94
　── における妊婦の看護　98
　── における妊婦の病態関連図
　と看護問題　107

999

索引

—— の原因　95
—— の病態　93
硫酸マグネシウム　114, 261, 702
稜間径　27
リリーバー　365
臨界期　4
リンコマイシン系　981
臨床検査, 産褥期の　655
臨床的絨毛膜羊膜炎の診断基準
　　　　　　　　　　　　　184

る

類人猿型, 骨盤のタイプ　465

ルーティング反射　835

れ

レオポルド触診法
　　　　24, 404, 405, 419, 462
レチノイド胎児症　975
レチノールパルミチン酸エステル
　　　　　　　　　　　　　975
裂状乳頭　651
レナリドミド　976
レフルノミド　973

ろ

ロイコトリエン受容体拮抗薬　973
ロサルタンカリウム　972
ロスバスタチンカルシウム　974
ロラタジン　973

わ

ワクチン　976
鷲手　937
ワルトン膠様質　449
腕神経叢麻痺　937, 941